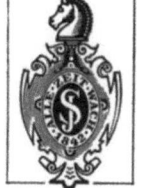

Lucien Leger · Martin Nagel

Chirurgische Diagnostik

Krankheitslehre und Untersuchungstechnik

3. überarbeitete und erweiterte Auflage

Mit einer Einleitung von L. F. Hollender und einem
Vorwort von F. Kümmerle

Unter Mitarbeit von Edgar Stahl

Übersetzung des aus der französischen Ausgabe
verwendeten Textes
Ursula Nagel

Mit 644 Abbildungen

Springer-Verlag
Berlin · Heidelberg · New York 1978

Professor Dr. LUCIEN LEGER, Clinique chirurgicale à la
Faculté de Médecine de Paris

Professor Dr. MARTIN NAGEL, Chefarzt für Allgemeinchirurgie
Krankenanstalten Ludwigsburg,
Akademisches Lehrkrankenhaus der Universität Heidelberg

Titel der französischen Originalausgabe: Sémiologie Chirurgicale par Lucien Leger.
Troisième Édition revue et augmentée. © Masson & Cie, Éditeurs, Paris 1974

ISBN-13: 978-3-540-08896-7   e-ISBN-13: 978-3-642-67019-0
DOI: 10.1007/978-3-642-67019-0

CIP-Kurztitelaufnahme der Deutschen Bibliothek. LUCIEN LEGER; MARTIN NAGEL.
Chirurgische Diagnostik: Krankheitslehre u. Untersuchungstechnik. Mit e. Einl. von
L. F. HOLLENDER u. e. Vorw. von F. KÜMMERLE. Unter Mitarb. von EDGAR STAHL.
Übers. d. französ. Beitr. URSULA NAGEL. — 3., überarb. u. erw. Aufl. — Berlin,
Heidelberg, New York: Springer 1978.
Bearb. von: LEGER, LUCIEN: Sémiologie chirurgicale.
NE: NAGEL, MARTIN

Das Werk ist urheberrechtlich geschützt. Die dadurch begründeten Rechte, insbesondere die der Übersetzung, des Nachdruckes, der Entnahme von Abbildungen, der Funksendung, der Wiedergabe auf photomechanischem oder ähnlichem Wege und der Speicherung in Datenverarbeitungsanlagen bleiben, auch bei nur auszugsweiser Verwertung, vorbehalten.

Bei der Vervielfältigung für gewerbliche Zwecke ist gemäß § 54 UrhG eine Vergütung an den Verlag zu zahlen, deren Höhe mit dem Verlag zu vereinbaren ist.

© by Springer-Verlag Berlin · Heidelberg 1974, 1975 and 1978

Die Wiedergabe von Gebrauchsnamen, Handelsnamen, Warenbezeichnungen usw. in diesem Werk berechtigt auch ohne besondere Kennzeichnung nicht zu der Annahme, daß solche Namen im Sinne der Warenzeichen- und Markenschutz-Gesetzgebung als frei zu betrachten wären und daher von jedermann benutzt werden dürften.

Vorbemerkung zur dritten Auflage

> „Lernen ist wie Rudern gegen den Strom,
> sobald man aufhört, treibt man zurück"
> (chinesisches Sprichwort)

Schneller als erwartet waren die beiden ersten Auflagen vergriffen. Für das große Interesse, zustimmende wie kritische Stellungnahmen bin ich vielen, schon praktisch tätigen und in Ausbildung befindlichen Kollegen, insbesondere auch den Examenssemestern, zu Dank verpflichtet.

Soweit es zeitlich möglich war, wurden bei der Überarbeitung Anregungen berücksichtigt und aktuelle Aspekte ergänzend eingefügt, unter bewußter Erhaltung eines straff gegliederten, vorwiegend auf die Praxis bezogenen allgemeinchirurgischen Basiswissens und Lernzielstoffes, aber auch einer Anleitung für die klinische Ausbildung und Tätigkeit. Neu konzipiert ist das Kapitel Neurochirurgische Notfälle, erweitert sind die Kapitel Tumorlehre und onkologische Chirurgie sowie Chirurgie der Brustdrüsen- und Schilddrüsenerkrankungen.

Literaturzitate sind für den speziell interessierten Leser am Ende in einer Literaturzusammenfassung angefügt. Sie sollen weiterführende Hinweise für aktuelle und in Diskussion befindliche, vorwiegend diagnostische Fragestellungen geben.

Besonderer Dank gilt wiederum den Verlagsmitarbeitern Herrn Professor GEINITZ, Frau DEIGMÖLLER und Herrn KIRCHNER für die stets verständnisvolle Unterstützung.

Ich hoffe, daß sowohl dem Kreis der Internatsstudenten als auch den in der klinischen Fachausbildung stehenden wie in der Praxis tätigen Kollegen durch das Buch eine nützliche Anleitung und Orientierung über die zeitlos wichtige chirurgische Diagnostik geboten wird.

Auch weiterhin wünsche ich ihm einen anspruchsvollen und kritischen Leserkreis.

Ludwigsburg, Sommer 1978   MARTIN NAGEL

Einleitung zur ersten Auflage

Das Erkennen der Zeichen und Symptome, durch welche sich eine Krankheit zu erkennen gibt, bedarf einer unerläßlichen und stetigen Übung, die die visuelle, auditive und taktile Beobachtungsgabe weckt und entwickelt, eine Fähigkeit, welche die Grundlage jeder klinischen Ausbildung darstellt. Bei der Abfassung des vorliegenden Lehrbuches war es den Kollegen LEGER und NAGEL wichtig, ein trockenes Aneinanderreihen von Krankheitszeichen zu vermeiden. Ihre „Chirurgische Diagnostik" ist nicht etwa eine Aufzählung und Anhäufung klinischer Symptome und Daten, sondern ein didaktisch klares und präzises Lehrbuch, das den jungen Studenten in die Wirklichkeit der klinischen und praktischen Chirurgie einführen will. Obwohl praxisnah, soll es auch den Blick schulen und das Verständnis wecken für die großen chirurgischen Probleme sowie eine Sammlung der wesentlichen Begriffe vermitteln.

Die erste französische Fassung wurde 1964 von Professor LUCIEN LEGER herausgegeben. Seine „Chirurgische Semiologie" stellte einen Markstein in der Geschichte der chirurgischen Lehrbücher dar und hatte in Frankreich einen großen Erfolg zu verzeichnen; 1970 erschien eine 2. Auflage, spanische und persische Ausgaben folgten. Vom Springer-Verlag angeregt, fand die französische Ausgabe das spontane Interesse von Professor NAGEL, da ein chirurgisches Lehrbuch dieser Konzeption im deutschen Sprachraum noch nicht vorhanden war. In der Absicht, diese Lücke zu schließen und einem Bedürfnis zu entsprechen, das gerade heutzutage bei den in der Ausbildung befindlichen Medizinern und jungen Chirurgen besteht, entschloß er sich zusammen mit seiner Frau zu einer Übersetzung. Dabei stellte sich heraus, daß die Entwicklung der letzten 10 Jahre in der Allgemeinchirurgie hinsichtlich der Differenzierung diagnostischer und therapeutischer Richtlinien eine Überarbeitung und Neufassung erforderlich machte. In der ihm eigenen resoluten und dynamischen Art nahm er sich dieser Aufgabe an, das Buch klar und eindringlich, subtil und gründlich, auf den aktuellen Wissensstand bezogen, zu erweitern. Die in der französischen Ausgabe noch integrierten Teilgebiete Gynäkologie, Schädel-Hirntrauma, Urologie und Orthopädie wurden als Kapitel gestrichen bzw. auf differentialdiagnostisch wesentliche Gesichtspunkte beschränkt. Als neue Kapitel wurden dafür das nosologische Basiswissen der thoraxchirurgischen Erkrankungen mit deren Leitsymptomen und die Differentialdiagnose des akuten Abdomens eingefügt. Besondere Beachtung fanden dabei das stumpfe Bauchtrauma und Spezialprobleme wie Appendicitis in der Schwangerschaft, entzündliche sowie präcanceröse Erkrankungen des Darmtraktes, und die aktuellen Aspekte der Pankreas-Chirurgie.

Die Methodik des Buches besteht darin, eine Einführung in die chirurgisch-klinische Wissenschaft und Praxis zu geben und dem Leser durch die reiche Illustration das Gefühl der Konfrontation mit der Krankheit und der Begegnung mit dem Patienten zu vermitteln. Hierbei wird Schritt für Schritt der praktische Untersuchungsgang beschrieben und gedanklich nachvollzogen.

Über die Lehre, die klinisch-praktische Darstellung und Untersuchungstechnik hinaus möge das Buch der Kollegen LEGER und NAGEL aber auch im klinischen Erlebnis der „Chirurgischen Diagnostik" Schüler heranbilden und in ihnen, erfüllt vom Geist der Humanität und im Respekt vor der chirurgisch-ärztlichen Erfahrung, die Liebe und Begeisterung für die Chirurgie erwecken. Weit entfernt von einer lebensfremden Technokratie will das Buch so auf jüngere Kollegen einwirken, um aus ihnen Menschen zu bilden in der ganzen Kraft und Schönheit dieses Wortes, Menschen, bereit zum Dienst an der chirurgischen Aufgabe und zum Dienen in der Verantwortung für den Kranken.

Wie jeder Chirurg, der die Bezeichnung in diesem Sinne verdient, muß der junge Student den Sinn bewährter Prinzipien erfassen lernen. Er sollte sich die warnende Mahnung PLATONS vor Augen halten, daß es schließlich zur Tyrannei führe, wenn „die Schüler den Lehrern über die Nase fahren", die letzteren aber sich den Jungen anbiedern, „um ja nicht als strenge Gebieter zu erscheinen" (Politeia 562 D – 563 C). In einer strengen Disziplin wie der Chirurgie darf keine Willkür herrschen, und schon jeder Lernende muß in sich die Verantwortung spüren für das, was er tut. Seine Arbeit muß zudem von seiner ganzen Persönlichkeit geprägt sein. Es gibt Dimensionen des Seins, die sich nicht durch den Intellekt erfassen, nur aus der Gesinnung des Herzens erfahren lassen. Für die Autorität des Erfahrenen und Lehrenden sind menschliche Qualitäten wie Objektivität, Redlichkeit und Großzügigkeit im gleichen Maße Voraussetzung wie Fachwissen und rhetorische Fähigkeiten.

Mit der Vorstellung des Buches verbinde ich den Wunsch, im Leser das Gefühl für die Pflicht und zugleich den Mut für den Kampf um das Leben des Patienten zu wecken.

Diese deutsch-französische „Chirurgische Diagnostik" stellt schließlich ein Symbol dar. Sie ist die Frucht einer schönen und lobenswerten Zusammenarbeit und soll damit gleichermaßen Brücken schlagen zu einem dauernden und befruchtenden Verständnis über alle Grenzen hinweg. Sie spiegelt auch getreulich die Synthese zweier großer französischer Chirurgenschulen wider, die durch die Namen MONDOR, SAUERBRUCH, KRAUSS und KÜMMERLE repräsentiert werden. TALLEYRAND war schon davon überzeugt, „im Wettstreit zweier Nationen, die zusammen die Natur erforschen, das Prinzip einer politischen Vereinigung zu sehen, das durch die wissenschaftlichen Beziehungen ermöglicht wird". Mehr als alle anderen wissenschaftlichen Disziplinen muß die Medizin Mittlerin internationaler Verbindungen sein. Das Buch der Kollegen LEGER und NAGEL stellt ein solches Glied dar in der Kette guter chirurgischer Zusammenarbeit zwischen unseren beiden großen Nationen. Hier liegt ein weiterer Grund für mich, Freude und Stolz zu empfinden, daß gerade ich als Straßburger, dem die europäische Idee besonders am Herzen liegt, dieses Buch als erstes seiner Art vorstellen kann. Möge es seinen verdienten Erfolg haben und ein Klassiker werden für die Medizinstudenten, die im Begriffe sind, in Beziehung zur Chirurgie zu treten.

Meine zukünftigen jungen Kollegen, ich bin davon überzeugt, daß die „Chirurgische Diagnostik" Ihnen eine wertvolle Hilfe für Ihren kommenden Beruf sein wird. Möge sie in Ihnen die Liebe zu einer Disziplin erwecken, der Königin unter allen, die RENÉ LERICHE den Mut hatte, die „heilige Chirurgie" zu nennen.

Straßburg, März 1974   LOUIS HOLLENDER

Vorwort zur ersten Auflage

Mein früherer Mitarbeiter M. NAGEL und seine Frau haben es unternommen, die „Sémiologie chirurgicale" von L. LEGER aus dem Französischen ins Deutsche zu übersetzen, sie zugleich zu überarbeiten und neuzufassen. Die griechisch-neulateinische Wortbildung läßt sich im Deutschen etwa mit „Lehre von den Krankheitszeichen (-symptomen, -bildern)" wiedergeben. Im Zuge der Herausbildung der Medizin als eigenständige Disziplin im Mittelalter und zu Beginn der Neuzeit wurde dann das neulateinische Wort *semiologia* zu einem terminus technicus für die Theorie der Diagnose. Diesem Wortgebrauch liegt der ontologische Tatbestand zugrunde, daß Gegebenheiten sich in Erscheinungen, Zeichen kundtun, die nicht selbst Wesenskern des Sachverhaltes zu sein brauchen. Andererseits ist unser menschliches Erkennen dazu fähig, in kausaler Reflexion Symptome auf zugrundeliegende Tatbestände zurückzuführen und deren Erkenntnis – im Falle der Medizin für die Therapie – fruchtbar zu machen. In diesem Sinne ist aus der chirurgischen „Semiologie" eine „Chirurgische Diagnostik, Krankheitslehre und Untersuchungstechnik" geworden. Der ursprünglich sehr prägnante Titel hat somit eine Ausweitung erfahren, die zugleich die Schwerpunkte des Buches markieren soll. Seine besondere Konzeption und die didaktisch geschickte Form der Darstellung mit vielen leicht einprägsamen Zeichnungen erleichtern dem Leser die Aufnahme des Stoffes. Die exemplarische Darstellung chirurgischer Krankheitsbilder und der entsprechenden Untersuchungsmethoden vermittelt sowohl theoretische Unterweisung als auch praktische Anleitung.

Das Lehrbuch will eine Ergänzung sein und kein Ersatz für weiterführende Lehrbücher der allgemeinen und speziellen Chirurgie. Es ist hier ein französisch-deutsches Gemeinschaftswerk entstanden, das in Frankreich bereits seine Bewährungsprobe bestanden hat. Möge es auch in unserem Lande auf dem Gebiet der Wissensvermittlung in der Chirurgie seinen Platz finden.

Nicht unerwähnt bleiben sollte bei dieser Gelegenheit – zumal der Brückenschlag von Herrn Kollegen HOLLENDER ausging – eine historische Reminiszenz: nämlich, daß das von HIERONYMUS BRUNSCHWIG verfaßte erste Lehrbuch der Chirurgie in deutscher Sprache 1497 in Straßburg von JOHANN GRÜNINGER gedruckt wurde.

Mainz, März 1974   F. KÜMMERLE

Vorbemerkung zur ersten Auflage

> „Wer von Einem lernt, der selbst mit Lernen beschäftigt ist, trinkt vom Wasser eines fließenden Baches.
> Wer jedoch von Einem lernt, der alles, was er lehrt, schon gelernt hat, trinkt vom grünen Mantel eines stehenden Pfuhls"
>
> (Alter englischer Universitätslehrer, nach Sir HANS H. KREBS)

Wie in Einleitung und Vorwort dargelegt, verdankt das Buch seine Entstehung dem Umstand, daß ein chirurgisches Lehrbuch dieser in Frankreich so erfolgreichen Form der Sémiologie in der deutschsprachigen Literatur bisher nicht vorhanden war. Dabei wurden aus der Gesamtkonzeption der französischen Fassung die bei uns heute selbständigen Disziplinen Gynäkologie, Orthopädie, traumatologische Neurochirurgie und Urologie ausgespart, dafür andere allgemeinchirurgische Schwerpunktsthemen und Befundkonstellationen behandelt.

Da der Hauptakzent auf dem diagnostischen Erfassen chirurgischer Krankheitsbilder liegt, wurde auf den propädeutischen Stoff der Allgemeinchirurgie weitgehend verzichtet, dafür jedoch scriptumartige Zusammenfassungen und Wiederholungen mit diagnostischen Richtlinien hervorgehoben. Dort, wo eine Verbreiterung und Vertiefung des Basiswissens in diesem Rahmen nützlich erscheint, wird der interessierte Leser auf entsprechende Speziallitteratur und Lehrbücher verwiesen. Pathophysiologische Grundlagen sind miterwähnt, wenn sie zum Verständnis des diagnostischen Vorgehens und zum Erfassen des klinischen Bildes nützlich erscheinen. Die Gliederung des Buches orientiert sich an den Kardinalphänomenen und erfolgt nach anatomisch-topographischen Gesichtspunkten. Bei den diagnostischen Methoden wurde auch versucht, dem noch nicht radiologisch erfahrenen Studenten und dem in der Ausbildung stehenden Assistenten exemplarisch die diagnostische Spezialfunktion der Röntgenologie nahezubringen.

Um Lerninhalt und Wissensstoff auf das Wesentliche zu beschränken, wurden in der Gesamtdarstellung Unvollständigkeiten in Kauf genommen.

Zusammen mit dem Verlag danke ich allen im Quellenverzeichnis genannten Kollegen für die Abbildungen, die sie freundlicherweise zur Verfügung gestellt haben.

Ludwigsburg, März 1974   MARTIN NAGEL

Inhaltsverzeichnis

Infektionen 1

Häufige chirurgische Infektionen 1
   I. Pyogene Infektionen 1
      1. Lokalinfektion (Typ Panaritium) 1
      2. Regionäre Begleitreaktion 1
      3. Allgemein-Manifestationen 1
         Perinephritische Phlegmone 1
   II. Putride (jauchige) Infektionen 2
   III. Heißer und kalter Absceß 2
      1. Heißer Absceß Differentialdiagnose 2
      2. Kalter Absceß Differentialdiagnose 2
      3. Kragenknopf-Absceß 6
   IV. Lymphangitis 6
      1. Lymphangitis reticularis 6
      2. Strangförmige Lymphangitis 6
   V. Osteomyelitis-Osteitis 7
      1. Akute hämatogene Osteomyelitis 7
      2. Chronische Osteomyelitis 9
      3. Exogene Osteomyelitis 9
   VI. Mykosen 9
   VII. Anaerobier-Infektionen 9
      1. Gasbrand 9
      2. Tetanus (Wundstarrkrampf) 10
   VIII. Spezifische Infektionen 11

Extremitäten-Traumatologie 12

A. Knochenfrakturen 12
   I. Frakturen 12
      1. Frakturzeichen 13
      2. Komplikationen 14
      3. Besonderheiten der kindlichen Fraktur 15
      4. Verlauf 15
      5. Verzögerte Konsolidierung 16
      6. Pseudarthrose 16
   II. Pathologische oder Spontanfrakturen 16

B. Luxationen 19
      Rezidivierende habituelle Luxationen 19

C. Distorsionen 19

D. Muskelruptur und Muskelhernie 20

E. Thermische Verletzungen 21
   I. Verbrennungen 21
      1. Lokal: Verbrennungsgrade 21

2. Die Verbrennung als Allgemeinerkrankung: Die Verbrennungskrankheit 23
  3. Pathophysiologie der Verbrennungskrankheit 23
 II. Die Verbrennungs-Weiterbehandlung 24
  1. Lokal 24
  2. Schockformen und häufigste allgemeinchirurgische Schockursachen 24
  3. Allgemeine Gesichtspunkte 25
 III. Sonderfälle 25

Tumoren 27

A. Allgemeine Tumorlehre 27
 I. Charakteristika 27
 II. Histologische Klassifizierung 27
  1. Epitheliale Tumoren 27
  2. Mesenchymale oder Bindegewebs-Tumoren 28
  3. Mischtumoren 28
  4. Embryonale Tumoren 30
  5. Placentagewebe 30

B. Carcinome 30

C. Lymphdrüsentumoren 31
  1. Disseminierte Adenopathie 31
  2. Lokalisierte, schmerzhafte Adenopathie 31
  3. „Kalte", schmerzlose Adenopathie 31
 I. Topographie der Lymphdrüsenerkrankungen 31
  1. Axilla-Drüsen 31
  2. Leistendrüsen 31
  3. Halsdrüsen 32
  4. Metastatisch-canceröse Lymphdrüsenveränderung im Halsbereich 33
  5. Supraclaviculäre Lymphdrüsenveränderung 34
  6. Tiefe Lymphdrüsen 34
 II. Schlußfolgerungen 34

D. Knochen- und Knorpeltumoren 35
 I. Diagnostische Richtlinien 36
  1. Ausschließen aller nichtossären Prozesse 36
  2. Erkennen eines sekundär malignen Knochenprozesses 37
  3. Differentialdiagnose: benigner oder maligner Knochenprozeß . 37
 II. Zusammenfassung 39

E. Hormonaktive Tumoren 39
 I. Tumoren der Nebennierenrinde 39
  1. Primärer Hyperaldosteronismus (Conn-Syndrom) 39
  2. Das Cushing-Syndrom 40
  3. Das adrenogenitale Syndrom (AGS) 40
 II. Tumoren des Nebennierenmarks 41
  Das Phäochromocytom 41
 III. Das Carcinoidsyndrom (Cassidy-Scholte-Syndrom) 41

F. Maligne Weichteiltumoren 42
 Diagnostisch-therapeutische Richtlinien 42
 Allgemeine chirurgisch-diagnostische Richtlinien 43
 Häufigkeit der Weichteiltumoren 44
 Sonderfall: malignes Melanom 44

Arterielles System 45
I. Klinische Untersuchung 45
II. Gefäßverletzungen 47
III. Gefäß-Obliterationen 48
   1. Akute, komplette Ischämie 48
   2. Inkomplette Ischämie 49
   3. Verschlußtypen und Lokalisationen 49
   4. Erkrankungen der Aorta 49
   5. Aortenaneurysmen 50
   6. Schweregrade bei arterieller Durchblutungsstörung 50
   7. Klinische Beurteilung 50
   8. Ernährungsstörungen und Nekrosen 51
IV. Arterielle Aneurysmen 52
V. Arterio-venöse Aneurysmen 54
VI. Kongenitale AV-Fisteln 55
VII. Verschluß supraaortischer Äste 55
VIII. Funktionelle Zirkulationsstörungen, Morbus Raynand, Digitus mortuus 56

Venöses System 57

A. Phlebitisformen 58
I. Phlebitis der unteren Extremität 58
   1. Oberflächliche Phlebitis: Ätiologie 58
   2. Tiefe Thrombophlebitis, Phlebo-Thrombose 59
   3. Symptomatologie der Thrombophlebitisformen 60
II. Phlebitis der oberen Extremität 60
III. Die thromboembolische Komplikation 61
IV. Lungenembolie 62
V. Chronisch-venöse Insuffizienz, Postthrombotisches Syndrom . . . 62

B. Varicen 63
   1. Allgemeine Symptome 65
   2. Klappeninsuffizienz 65
   3. Komplikationen 66

Lymphgefäß-System 68
Lymphödem 68

Obere Extremität 70

A. Schultergelenk 70
I. Funktion 70
II. Verletzungen 72
   1. Clavicula-Fraktur 73
   2. Vordere, untere Schultergelenksluxation 73
   3. Verschleppte, alte Schultergelenksluxation 74
   4. Fraktur des Collum chirurgicum humeri 74
   5. Acromio-claviculäre Luxation 74
   6. Periarthritis humeroscapularis 75

B. Ellenbogengelenk 75
I. Funktion 75
II. Verletzungen 77
   1. Ellenbogenluxation 77
   2. Fraktur und Luxation des Radiusköpfchens 77
   3. Radiusköpfchen-Fraktur 78

4. Untere Humerusschaft-Frakturen 78
   5. Olecranon-Fraktur 78
   6. Volkmann-Syndrom 79
   7. Ellenbogengelenkskörper 80
   8. Ellenbogen-Hygrom (Bursitis olecrani) 80
 C. Handgelenk 80
   I. Funktion 80
      Anatomie und Röntgenzeichen 80
   II. Radiusfraktur 81
     1. Hyperflexionsfraktur 81
     2. Gelenksfraktur des Radius 82
     3. Verletzungen der Handwurzel 82

Hand 84
   I. Funktion 84
   II. Verletzungen 85
     1. Wunden 85
     2. Frakturen 86
     3. Luxationen 87
   III. Infektionen 87
     1. Akute Infektionen 87
     2. Chronische Infektionen 89
   IV. Knochentumoren der Hand 89
   V. Nervenverletzungen der Hand 89
     1. Radialislähmung 89
     2. Medianuslähmung 89
     3. Ulnarislähmung 90
     4. Atrophische Hand 91
     5. Schnelltest bei Nervenverletzungen der Hand 92
   VI. Dupuytrensche Kontraktur 92
     1. Erstes Stadium 92
     2. Zweites Stadium 92

Untere Extremität 93
 A. Hüfte 93
      Untersuchungsmethoden 93
   I. Angeborene Hüftgelenksluxationen 95
     1. Untersuchung des Neugeborenen 96
     2. Epiphysiolysis capitis-femoris 97
   II. Schenkelhals- und Femurfrakturen 97
     1. Frakturformen 98
     2. Transcervicale, reine Schenkelhalsfrakturen 99
     3. Laterale Schenkelhalsfrakturen und Trochanterfrakturen . . . 100
     4. Komplikationen 100
     5. Frakturen der Hüftgelenkspfanne 102
     6. Oberschenkelschaftbrüche 103
   III. Traumatische Hüftgelenksluxationen 103
     1. Vordere Luxation 103
     2. Hintere Luxation 103
   IV. Infektiöse Hüftgelenksentzündungen (Coxitis) 104
     1. Hämatogene Osteomyelitis 104
     2. Coxitis tuberculosa 105
   V. Coxarthrose 107
     1. Primäre Coxarthrose 107
     2. Coxarthrose bei Hüftgelenkspfannendysplasie 108
     3. Coxarthrose bei Coxa valga 108

4. Coxarthrose, aseptische Hüftkopfnekrosen 108
5. Posttraumatische Coxarthrose 110

B. Kniegelenk 110
   1. Untersuchungsmethoden 110
   2. Verletzungszeichen 111
   I. Kniegelenksverletzungen 112
      1. Distorsionen 112
      2. Meniscusverletzungen 114
      3. Patellafrakturen 115
      4. Frakturen des Tibiakopfes 116
   II. Kniegelenksentzündungen 117
      1. Akute Kniegelenksentzündung 117
      2. Tuberkulöse Kniegelenksentzündung 117
      3. Gonorrhoische Entzündung 118
   III. Tumoröse Kniegelenksveränderungen 118
   IV. Fremdkörper im Kniegelenk 119
      1. Osteochondritis dissecans 119
      2. Osteochondromatose 120
   V. Kniegelenkslähmung 120
   VI. Chronische Kniegelenksveränderung bei Tabes 120
   VII. Aneurysma der Kniekehle 120
   VIII. Unterschenkelschaftbrüche 121

C. Oberes Sprunggelenk 121
   Untersuchungsmethoden 121
   I. Knöchelbrüche 122
      Bi-malleoläre Frakturen 123
      1. Abduktionsbrüche 123
      2. Adduktionsbrüche 124
   II. Einseitig isolierte Knöchelbrüche 125
   III. Distorsionen im Fußgelenk 125
      1. Leichte Distorsion 125
      2. Schwere Distorsion 125
   IV. Achillessehnenruptur 125

Fuß 127
  I. Fersenbeinbrüche 127
  II. Sprungbeinbrüche (Talusfrakturen) 128
  III. Mittelfußfrakturen und Zehenfrakturen 129
  IV. Lähmung des Nervus fibularis 129

Neurochirurgische Notfälle in der Allgemeinchirurgie 130
  I. Schädel-Hirntrauma 130
     1. Einteilung der Schädel-Hirntraumen 130
     2. Subarachnoidalblutung 131
     3. Subdurales Hämatom 132
     4. Intracerebrales Hämaton 132
     5. Offene Schädel-Hirntraumen 133
     6. Schädelfrakturen 133
     7. Verletzungen der Schädelbasis 133
        a) Fronto-basale Frakturen 133
        b) Latero-basale Frakturen 133
     8. Komplikationen bei Schädel-Basis-Frakturen 134
  II. Akute Situationen bei Hirntumoren 134

Kopf- und Halserkrankungen 136
A. Schilddrüse 136
    I. Struma 136
        1. Klinik 137
        2. Funktionsstörungen 139
            a) Hypothyreoidismus 139
            b) Hyperthyreoidismus 140
        3. Laboruntersuchungen 144
        4. Sonderfall: Toxisches Adenom 147
        5. Sonderfall: Rezidivstruma 147
        6. Besondere Komplikationen bei Schilddrüsenerkrankungen . . . 147
    II. Struma maligna 148
        1. Der voll entwickelte maligne Tumor 148
        2. Das kleine Schilddrüsencarcinom ohne metastatischen Lymphdrüsenbefall 148
        3. Cervicaler Lymphdrüsenbefall 148
        4. Struma maligna. Klinische Befunderhebung und Klassifikation 148
        5. Klassifikation der Schilddrüsenkrankheiten — Zusammenfassung 150
B. Nebenschilddrüsen 151
    I. Hyperparathyreoidismus (Hypercalcämie) 151
    II. Nebenschilddrüsencarcinom 152
    III. Paraneoplastische Hypercalcämie 152
    IV. Hypoparathyreoidismus (Hypocalcämie) 153
C. Tumoren im Mund- und Kieferbereich 153
D. Speicheldrüsen 154
    I. Parotistumoren 154
    II. Akute Parotitis 155

Wirbelsäule 157
    I. Klinische Untersuchung 157
        1. Fehlhaltungen 157
        2. Untersuchung der Beweglichkeit 157
        3. Lokale Schmerzphänomene 158
    II. Klinische Fernzeichen 159
        1. Absceßbildung 159
        2. Neurologische Auswirkungen 159
    III. Besondere Syndrome der Wirbelsäule 162
        1. Tuberkulöse Spondylitis 162
        2. Frakturen und Luxationen der Wirbelsäule 163
    IV. Nucleus pulposus prolaps 165
        1. Lateraler Bandscheibenvorfall 165
        2. Medialer Bandscheibenvorfall 165
    V. Osteochondrose und Spondylarthrose 166
    VI. Metabolische Osteopathien 166
    VII. Spondylarthritis ankylopoetia Bechterew Strümpel-Marie 167
    VIII. Wirbelsäulentumoren 167

Thoraxchirurgische Erkrankungen 168
A. Allgemeine Symptomatologie 168
    I. Inspektion; extrathorakale Auswirkungen 168
    II. Einzel- und Leitsymptome 169
        1. Schmerzen 169
        2. Dyspnoe 170

3. Bluthusten (Hämoptyse). 171
4. Pleuraergüsse 171
5. Atelektasen 171
B. Spezielle thoraxchirurgische Erkrankungen 172
   I. Brustwand- und Pleuratumoren 172
      1. Primäre Tumoren des Thoraxskelets und des Weichteilmantels 173
      2. Sekundäre, metastatische Tumoren der Brustwand 173
      3. Symptomatologie und Diagnostik der Brustwandtumoren . . . 173
      4. Anomalien: Halsrippe 173
   II. Systematik und Klassifizierung der chirurgischen Lungenerkrankungen 174
      1. Tumoren 174
          a) Primär, maligne Tumoren: Bronchialcarcinom 174
          b) Sekundär maligne Lungentumoren 177
          c) Lungenrundherde: Differentialdiagnose 177
          d) Benigne Lungentumoren: Bronchusadenom. 177
          e) Seltene, intrabronchiale, gutartige Tumoren 178
          f) Systemerkrankungen bei Lungentumoren. 179
      2. Entzündliche Lungenprozesse 179
          a) Spezifische Entzündungen: Lungentuberkulose 179
          b) Chronische Lungenentzündungen und Lungeneiterungen . . 181
      3. Mißbildungen 181
          a) Cysten 181
          b) Anomalien 182
          c) Angiome 182
      4. Hohlraumbildungen der Lungen 182
      5. Allgemeine diagnostische Richtlinien beim Lungenkrebs . . . 182
   III. Mediastinum 183
      1. Mediastinaltumoren 183
      2. Mediastinitis, Mediastinalhämatom, Mediastinalemphysem . . 184
   IV. Akute respiratorische Insuffizienz 185
      1. Pneumothorax 185
          a) Formen 185
          b) Ursachen 185
          c) Spontanpneumothorax, Spannungspneumothorax 187
          d) Sofortdiagnose 188
          e) Notfalltherapie 188
      2. Lungenembolie 189
      3. Fettembolie 189

Thoraxtraumatologie. 190

   I. Leichte Thoraxkontusionen 191
   II. Schwere Thoraxkontusionen 192
      Pneumothorax 192
   III. Geschlossene Thoraxwunden 193
   IV. Offene Thoraxverletzungen 194
   V. Sonderfälle 194

Bauchtrauma 195

A. Offene Bauchwandverletzungen 195
B. Geschlossene Bauchwandverletzungen 195
      Erstuntersuchung 196
   I. Syndrom bei Perforation eines Hohlorganes 196
   II. Syndrom der inneren Blutung 197

III. Sonderfälle 197
   1. Leberverletzungen 197
   2. Milzverletzungen 198
   3. Nierenverletzungen 198
   4. Blasenverletzungen-Kontusion 199
   5. Mesenterialverletzungen 199
   6. Begleit- und Kombinationsbegleitverletzungen (Gallenwege, Pankreas) 199
   7. Sonderfall: Stumpfes Bauchtrauma in der Schwangerschaft . . 200

Zwerchfellerkrankungen 201

I. Zwerchfellbrüche 201
   1. Angeborene und erworbene Zwerchfellbrüche 201
   2. Traumatische Zwerchfellbrüche (Zwerchfellruptur) 202
   3. Klinik 203
II. Eventration des Zwerchfells (Relaxatio, N. phrenicus-Parese) . . . 204
III. Gastro-oesophageale Refluxkrankheit 205
   1. Hiatushernien. Diagnostische Richtlinien und Kriterien 206
   2. Saintsche Trias 208
   3. Hiatushernien — Zusammenfassung 208
      a) Einteilung der Hiatushernien 209
      b) Kombination mit anderen Erkrankungen 209
      c) Komplikationen 210
      d) Indikation zur Operation 210

Hernienlehre 211

A. Hernien (Bruchbildungen) 211
   I. Leistenhernien 212
      1. Angeborene und erworbene indirekte Hernie 213
      2. Direkte oder mediale Leistenhernie 214
   II. Schenkelhernie 214
   III. Nabelhernie 215
   IV. Strangulationsauswirkung der Bruchbildung 215
   V. Bruchbildungen in der Linea alba 217
B. Bauchwandbrüche 217
C. Innere Brüche 218

Entzündliche Erkrankungen der Bauchhöhle: „Akutes Abdomen" 219

A. Vorbemerkungen 219
   1. Diagnostische Kriterien (Leitsymptomatik) 219
   2. Topographie der schmerzauslösenden Organe 220
B. Appendicitis 224
   I. Der klassische Entzündungsprozeß im rechten Unterbauch . . . 224
      1. Allgemeinzeichen 224
      2. Klinische Untersuchung 224
      3. Verlauf 224
   II. Die primär komplizierten Verlaufsformen der akuten Appendicitis 225
      1. Die primäre Peritonitis bei Appendicitis 225
      2. Die toxisch-septische Peritonitis bei Appendicitis 226
   III. Appendicitisformen in Abhängigkeit von der Lokalisation . . . 226
      1. Retrocoecale Appendicitis 226
      2. Becken-Appendicitis 226
      3. Appendicitis der mittleren Bauchhöhle 226
      4. Subhepatische Appendicitis 227

IV. Appendicitisformen in Abhängigkeit von Alter und bestimmten biologischen Umständen 227
    1. Alters-Appendicitis 227
    2. Appendicitis im Kindesalter — häufigste Indikation zur Laparotomie im Kindesalter 227
    3. Appendicitis in der Schwangerschaft 228
V. Schlußfolgerungen 230

C. Peritonitis 230
I. Diagnostik 230
    1. Funktionelle Auswirkungen 230
    2. Allgemeinzeichen 230
    3. Untersuchungszeichen 231
    4. Fortgeschrittenes Spätstadium 231
II. Peritonitis bei Appendicitis 231
    1. Klinisches Bild 231
    2. Symptomatologie 232
III. Peritonitis bei Ulcusperforation 232
    Krankheitsprozeß 233
IV. Akute gallige Peritonitis 235
    1. Krankheitsbild 235
        Perforationslose gallige Peritonitis 235
    2. Symptome 235
V. Peritonitis bei Colon-Sigma-Perforation 236
    1. Krankheitsbild 236
    2. Symptome 236
VI. Peritonitis bei Erkrankungen der weiblichen Genitalorgane (Pelveoperitonitis) 237
    1. Pyosalpinx-Perforation 237
    2. Tubargravidität 237
VII. Atypische Formen akuter Peritonitis 237

D. Abszeßbildungen im Abdomen 238
I. Affektionen im rechten Oberbauch, Subphrenischer Abszeß . . 239
II. Subhepatischer Abszeß 241
III. Andere Abszeßlokalisationen, retroperitoneale Entzündungen . . 242

Ileus (Darmverschluß) 243

A. Ileus-Syndrom 243
1. Drei funktionelle Störungen 243
2. Veränderungen des Allgemeinzustandes 244
3. Klinische Zeichen 244
4. Pathophysiologie 245

B. Lokalisation der Ileus-Ursache 246
I. Dünndarm-Ileus 246
II. Dickdarm-Ileus 246

C. Ileus-Ursachen 248
I. Funktionell-dynamischer Ileus 248
II. Mechanischer Ileus 248
    1. Strangulation 248
    2. Obstruktions-, Obturations-Ileus 248

D. Klinische Formen 251
    Zusammenfassung 254

E. Sonderform: Postoperativer Ileus 254

F. Akute Magendilatation 255

Innere Blutungen 258

Chirurgie des Verdauungstraktes 260

A. Oesophagus 261
    Leitsymptom: Dysphagie 261
    Sonderfall: Angeborene Oesophagus-Atresie 261
  I. Oesophagus-Carcinom 261
  II. Mega-Oesophagus, Achalasie 263
  III. Oesophagus-Divertikel 264
    1. Collares Pulsionsdivertikel 265
    2. Traktionsdivertikel 265
    3. Epiphrenale Divertikel 265
  IV. Plummer-Vinson-Syndrom 266

B. Magen — Duodenum 266
  I. Mallory-Weiss-Syndrom 266
  II. Gastro-Duodenal-Ulcus 267
    1. Magenulcus der kleinen Kurvatur 267
    2. Duodenal-Ulcus 267
    3. Callöses Ulcus 268
    4. Ulcuskomplikationen 268
    5. Pathophysiologie 271
    6. Spätstörungen nach Magenresektion 273
  III. Magencarcinom 274
  IV. Pylorushypertrophie beim Säugling 278

C. Dünndarm 278
  I. Enteritis regionalis (Morbus Crohn) 278
    1. Klinik 279
    2. Komplikationen 279
  II. Meckelsches Divertikel 281
  III. Arteriitis mesenterialis (Angina abdominalis) 281
    Klinik 282
  IV. Peutz-Jeghers-Syndrom, sog. Pigmentfleckenpolypose . . 285

E. Colon 285
  I. Coloncarcinom 285
    1. Klinische Untersuchung 286
    2. Funktionelle Auswirkungen 286
    3. Komplikationen 287
    4. Therapie 287
  II. Darmtuberkulose 288
  III. Colonpolypen 289
    1. Polypen 289
      Morphologische Klassifizierung 290
    2. Diffuse Rectum-Polypose 290
  IV. Recto-Colitis ulcerosa haemorrhagica 290
  V. Colon-Divertikulose 293
    1. Akute Sigmoiditis 293
    2. Chronische Diverticulitis, Sigmoiditis 293
  VI. Atkinische Colitis 295
  VII. Megacolon (Morbus Hirschprung) 295
    Klinisches Bild 296

F. Rectum 296
  I. Rectumcarcinom 296

1. Der makroskopische Aspekt 297
2. Klinisches Bild 297
3. Untersuchungstechnik 297
4. Diagnostische und therapeutische Behandlungsprinzipien . . . 298
5. Schlußfolgerungen 298
II. Sonderfall: Endometriose 299
G. Proktologische Erkrankungen 299
I. Hämorrhoiden 299
1. Klinik 301
2. Untersuchung 301
3. Komplikationen 301
II. Ano-rectale Fistel 302
III. Analfissur 303
IV. Analcarcinom 303
1. Randcarcinom 304
2. Analcarcinom 304
V. Ano-Rectal-Prolaps 304

Gallenwegserkrankungen 305
I. Gallenkolik 305
II. Akute Cholecystitis 305
III. Chronische Cholecystitis 306
IV. Sonderformen 307
1. Gallenblasenhydrops 307
2. Gallenblasen-Empyem (Pyocholecystitis) 308
V. Retentionsikterus 308
1. Retentionsikterus mit vergrößerter Gallenblase 308
2. Retentionsikterus ohne tastbare Gallenblase 312
3. Schlußfolgerungen und Zusammenfassung 315

Chirurgische Lebererkrankungen 316
A. Lebervergrößerung (Hepatomegalie) 316
I. Lebervergrößerung, Malignome 316
1. Klinik 316
2. Diagnose 316
II. Leber-Echinococcus 317
III. Vergrößerte Leber mit Fieber und Schmerzen 319
IV. Hypertrophisch diffus oder isoliert vergrößerte Leber 320
V. Lebervergrößerung mit portaler Hypertension 320

Portale Hypertension 322
I. Klinische und operative Diagnostik 322
II. Generalisierte portale Hypertension 327
1. Intrahepatische Blockade 327
2. Posthepatische Blockade 329
3. Prähepatische Pfortader-Blockade 329
III. Lokalisierte segmentäre portale Hypertension 330
IV. Therapeutische Richtlinien 331

Pankreaserkrankungen 332
A. Allgemeines und Untersuchungsmethoden 332
I. Röntgenuntersuchung 332
II. Pankreas-Szintigraphie 333

III. Pankreasschmerz 333
        Typische Körperhaltung beim Pankreasschmerzsyndrom . . . 333
IV. Pankreatographie 334
B. Krankheitsbilder 335
   I. Akute Pankreatitis 335
        Pathogenese der akuten Pankreatitis 337
   II. Pseudocysten des Pankreas 338
   III. Allgemeine Behandlungsrichtlinien bei der akuten Pankreatitis 341
   IV. Chronische Pankreatitis 342
        Pankreato-Lithiasis 344
   V. Pankreas und Trauma 345
   VI. Sonderform einer Pankreatitis: Gestationspankreatitis 346
   VII. Behandlungsrichtlinien der chronischen Pankreatitis 346
        Präventivmedizinische Aspekte 348
   VIII. Pankreascarcinom 349
        Carcinom im Pankreaskörper und Pankreasschwanz 349
   IX. Endokrinologische Auswirkungen bei Pankreaserkrankungen . 350
       1. Diabetes 350
       2. Hypoglykämie 351
   X. Hormonaktive Tumoren des Pankreas 351
       1. Inselzell-Adenome, Insulinome 351
       2. Zollinger-Ellison-Syndrom 353
   XI. Sonderfall: Paraneoplastische Tumorhypoglykämie — Endokrinopathie 355

Mammachirurgie 357

A. Entzündungen 357
   I. Mastitis, Absceß 357
       1. Klinische Varianten 357
       2. Differentialdiagnose 358
B. Tumoren 358
   I. Lokaluntersuchung der Brustdrüsen 359
       1. Inspektion 359
       2. Palpation 359
       3. Durchleuchtung 361
       4. Punktion, Feinnadelbiopsie 362
       5. Mammographie 362
   II. Untersuchung der Brustdrüsenumgebung 364
        Klassifizierung bösartiger Mamma-Erkrankungen 367
   III. Allgemeine Untersuchung 367
        Behandlungsrichtlinien 368
   IV. Klinische Varianten 369
       1. Gutartiger Tumor 369
       2. Bösartiger Tumor 369
       3. Die blutende Mamma 369
       4. Das ulcerierende Mammacarcinom 370
       5. Sonderfall: Paget-Carcinom 370
C. Schlußfolgerungen, Vorsorgemöglichkeiten 370
D. Brusttumoren beim Mann 371

Urogenitale Erkrankungen 372

A. Männliche Geschlechtsorgane 372
   I. Descensusanomalien des Hodens 372

1. Hodenektopie 372
2. Hodendystopie 372
II. Hodentorsion 372
III. Untersuchung der Hodengebilde 374
IV. Nebenhoden-Tumoren 375
   1a. Knoten im Nebenhodenschwanz 375
   1b. Isolierter Knoten im Nebenhoden 375
   2. Epididymitis 376
V. Erkrankungen des Hodens 376
   1. Spermatocele 376
   2. Varicocele 376
VI. Primäre Hodentumoren 376
VII. Veränderung in den Hodenhüllen (Hydrocele) 377
   Differentialdiagnose bei Hodentumoren 377
VIII. Tumoren der Hodenhüllen mit Fistelbildung oder Ulceration . . . 377
IX. Maligne Hodentumoren 378
X. Hoden- und Nebenhodentuberkulose 379
XI. Phimose — Paraphimose 380
XII. Prostata-Adenom 381
XIII. Prostata-Carcinom 382
   TNM-Klassifikation des Prostata-Carcinoms 383

B. Haupt- und Leitsymptome urologischer Erkrankungen 384
   I. Hämaturie 384
   II. Anurie 384
   III. Dysurie 385

C. Urologische Notfälle 385
   I. Harnverhaltung 385
      1. Begleitumstände 386
      2. Diagnostik bei Harnverhaltung 386
   II. Nierenkolik 386
   III. Perinephritische Phlegmone 387

Literaturverzeichnis 390

Sachverzeichnis 392

Infektionen

Bei chirurgischen Infektionen handelt es sich um alle die Krankheitsbilder, die durch das Eindringen und Wuchern oder durch das exogene Verschleppen (bei der Operation, Bakterien an den Händen des Pflegepersonals, beim Verbandwechsel) von pathogenen Keimen im Organismus entstehen.

Häufige chirurgische Infektionen

I. Pyogene Infektionen

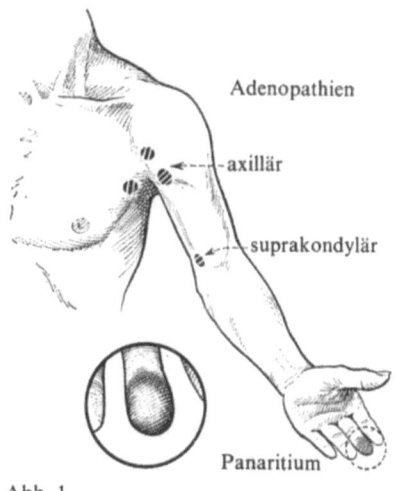

Abb. 1

Purulente = eitrige Infektionen durch Staphylokokken, Streptokokken oder Pneumokokken. Charakterisiert durch akute lokale Erscheinungen mit rahmig-gelbem Eiter (Staphylokokken), dünnflüssig-graugelbem Eiter (Streptokokken), mit typischen Gewebsveränderungen (Absceß, Phlegmone, Empyem s. unten).
Bei den relativ am häufigsten auftretenden pyogenen Infektionen sind drei aufeinanderfolgende Stadien und Gewebeveränderungen möglich.

1. Lokalinfektion (Typ Panaritium)*

Das Panaritium ist die Infektion am Finger infolge einer banalen Verletzung, z.B. durch Nadelstich, meistens an der Fingerkuppe. Sobald es erkannt ist, muß man sofort nach seinen Auswirkungen und lokalen Komplikationen suchen:

a) Regional. Drüsenschwellung am Ellenbogen, in der Axilla (Abb. 1).

b) Allgemein. Fieberschübe.

---

* Siehe auch Kapitel Handinfektionen (S. 87).

2. Regionäre Begleitreaktion

Folgende Symptome lassen den Patienten oft erst relativ spät den Arzt aufsuchen: eine regionäre Begleitreaktion, z.B. in Form einer schmerzhaften, oft schon eitrig-phlegmonösen Adenopathie in der Axilla. Sie kann die Folge einer Bagatellinfektion am Finger sein, die nicht selten schon verheilt oder vernarbt ist, vom Kranken unbeachtet blieb oder schon vergessen ist.

3. Allgemein-Manifestationen

Septicämie mit oscillierender Fieberkurve („Sägezackenfieberkurve") als Hinweis auf eine Infektion, bei der das Panaritium nur Eintrittspforte war; oder die Pyämie wirkt sich entfernt vom Infektionsherd, z.B. in Form einer *perinephritischen Phlegmone* aus.

Perinephritische Phlegmone
Der Patient konsultiert den Arzt wegen eines lumbalen Schmerzes mit wechselhaften Temperaturen. Die Leukocytose weist auf eine massive Infektion hin, die

im perinephritischen Fettgewebe lokalisiert ist. Das Abtasten der Lumbalregion verursacht Schmerz. Der untersuchende Finger hinterläßt dabei im lokalen Ödem eine Delle. Als Eintrittspforte dieser Infektion findet man ein vernarbtes Panaritium (oder ein Furunkel), das sich schon im Stadium der Heilung oder Vernarbung befindet (Abb. 2) (vgl. Abb. 640, S. 388).

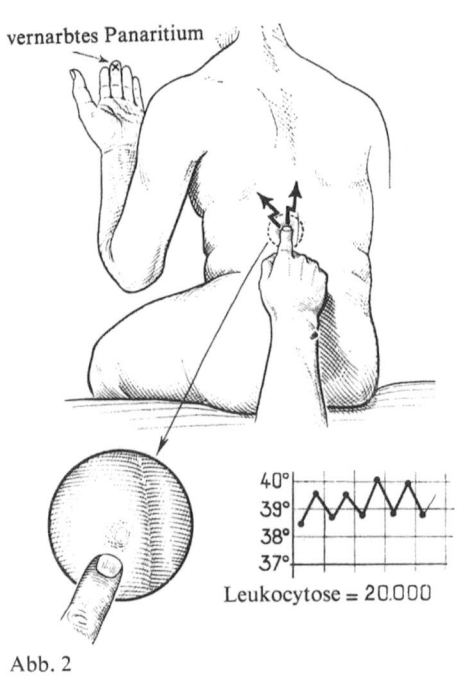

II. Putride (jauchige) Infektionen

Verursacht durch Fäulniserreger, am zweithäufigsten in der Chirurgie, mit typischer, rascher Gewebszerstörung (bräunlicher Eiter); bei Pyocyaneuserreger besteht grünlich-bläuliche Verfärbung mit süßlichem Geruch. E. coli dagegen verursacht fäkulenten Geruch und eine bräunliche Verfärbung. Eine Coliinfektion kann auch zu gasbildenden Phlegmonen führen, häufig auch zu Mischinfektionen, besonders bei Problembehandlungen, z. B. Verbrennungskrankheit und anderen Intensiv-Pflegefällen sowie bei Antibioticaresistenz.

Abb. 2

III. Heißer und kalter Absceß

1. Heißer Absceß

1a) Lokal. Deutlich begrenzte Eiteransammlung nach akuter Entzündung, entwickelt in einer spontan entstehenden Weichteilhöhle. Entsteht aus einer Infektion mit banalen Keimen (Abb. 3).

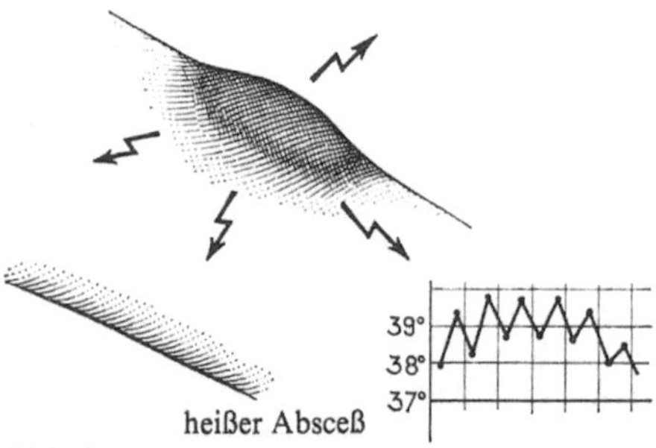

2. Kalter Absceß

2a) Lokal. Eiteransammlung, die sich langsam entwickelt, *ohne die Kardinalsymptome* einer Entzündung. Sie ist am häufigsten tuberkulöser Natur (Abb. 4).

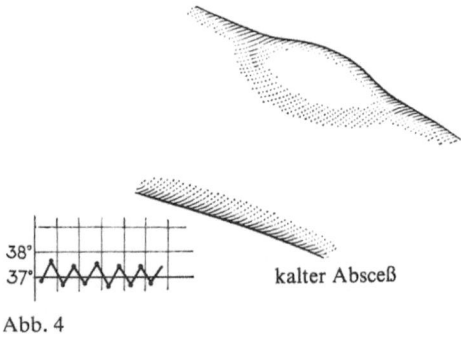

Abb. 3

Abb. 4

Heißer Absceß	Kalter Absceß
1b) Klinik (Subcutanabsceß). Die Tumorbildung (lokale Schwellung) wird begleitet von den 3 übrigen *Kardinalsymptomen* der Entzündung: Rubor, Calor, Tumor (entzündliche Schwellung), Dolor (Palpationsschmerz, daher schonend palpieren!). Die Fluktuation zeigt an, daß eine Eiteransammlung vorliegt.	*2b) Klinik* (oberflächlicher kalter Absceß). Bei der Tumorbildung *fehlen:* Rubor: die Haut hat normale Farbe, keine Rötung; Calor: keine lokale Temperaturerhöhung; Dolor: kein Palpationsschmerz, deutliche Fluktuation.

Die Fluktuation entsteht, wenn eine Hand oder ein Finger auf der Absceßwandung liegt bzw. angehoben wird, während die andere Hand oder der andere Finger am entgegengesetzten Punkt der Absceßbildung diese eindrückt (Abb. 5).

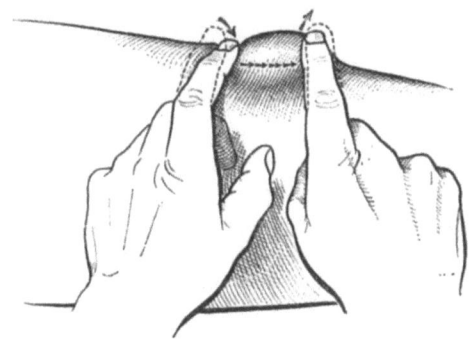

Abb. 5

Notabene. Man muß nach der Fluktuation in allen Richtungen suchen, um eine Verwechslung mit der normalen Weichteilnachgiebigkeit, z.B. in der Gesäßmuskulatur oder am Oberschenkel, zu vermeiden. Man merke sich auch, daß die normale Weichteilnachgiebigkeit an der Fingerkuppe im Falle eines Panaritiums fehlt bzw. aufgehoben und die geschwollene Fingerkuppe sehr schmerzhaft ist.

1c) Regionäre Lymphdrüsenbeteiligung. Zum Beispiel in der Leistenbeuge (Ellenbeuge, Axilla), wenn es sich um einen heißen Absceß des Oberschenkels handelt. Die Drüsen sind druckempfindlich, erhaben, deutlich druckschmerzhaft, sie verlieren ihre Verschieblichkeit. Im Falle von Eiterung: Phlegmone (Abb. 6).	*2c) Regionäre Lymphdrüsenbeteiligung.* Im Falle einer Lymphdrüsenbeteiligung keine Schmerzhaftigkeit.

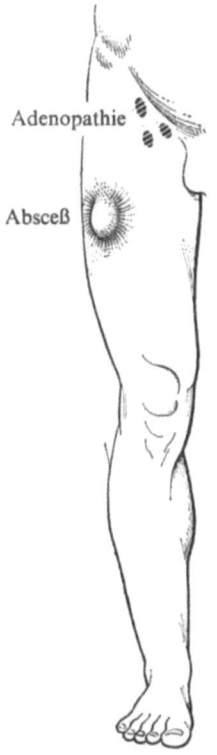

Abb. 6

Heißer Absceß	Kalter Absceß

1d) Allgemeine Auswirkungen. Mehr oder weniger veränderter Allgemeinzustand, Kopfschmerzen, Anorexie, BSG-Erhöhung, Fieber, Schüttelfrost. Leukocytose im Blut (12000 und mehr) mit Polynukleose. Fieber und Schüttelfrost sind ein Hinweis auf den Übergang in eine Allgemeininfektion, nicht vorhanden beim lokalisierten, abgekapselten Abspeß.

2d) Allgemeine Auswirkungen. Allgemeinzustand nicht verändert und wenn, nicht auf Grund der Abszeßbildung, sondern des verantwortlichen tuberkulösen Primärprozesses.
Kein Fieber.
Keine Leukocytose im Blut.

1e) Ätiologie (Ursache der Eiterung). Absceß: Meist Staphylokokken(-Infektion), sie produzieren das Enzym Koagulase, wodurch sie sich abkapseln.
Phlegmone: Häufig Streptokokken, die Hämolysine produzieren und sich deshalb gut ausbreiten. Es kann sich um eine indirekte Inoculation, z.B. durch einen schmutzigen Stich (Nageldorn, Fremdkörper) oder ein Furunkel (Haarfollikel-, Talgdrüsenabsceß) bzw. Karbunkel (konfluierende Furunkel) handeln, oder um den Folgezustand nach Injektion eines Medikaments fälschlich in subcutanes Fettgewebe (Fettgewebsnekrose, sekundäre Infektion). In diesem Fall entsteht der Absceß häufig auf nekrotischer Grundlage durch Auswirkung des Medikamentes, oder der Absceß wird provoziert nach einer injizierten Reizlösung. Dies ist der klassische, primär meist aseptisch abgekapselte Spritzenabsceß.
Der Absceß kann aber auch die Folge einer *Drüseneiterung* sein, die sekundär oder durch eine entfernte Inoculation entstanden ist: So z.B. eine Lymphdrüsenphlegmone in der Leiste als Folge einer infizierten Hautabschürfung am Fuß, die manchmal schon vernarbt oder verheilt ist, wenn der Absceß in der Leiste erst entsteht.
Oder tiefer gelegene Prozesse: *Osteitisabsceß*, der nur das Oberflächensymptom einer Eiterung im Knochen darstellt. In bestimmten Körperregionen typische pyogene Infektionen: Panaritium an der Fingerkuppe, Paronychie im Nagelbettbereich, Schweißdrüsenabsceß in der Axilla, Mastitis der Brust.

2e) Ätiologie (Ursache der Eiterung). Einschmelzung einer subcutanen Gummabildung.
Einschmelzung einer *tuberkulösen Adenopathie* (Lymphdrüsenentzündung).
Tuberkulöse Osteitis: Absceß in der Knochenhöhle. *Tuberkulöse Arthritis:* Absceß in der Gelenkshöhle.

Kalte, nicht tuberkulöse Abscesse sind selten; sie entstehen z.B. durch *Typhusinfektion* oder durch eine *Mykose*.

Heißer Absceß

Man suche nach Schmerzpunkten am Knochen und radiologischen Zeichen für eine Osteitis (s. unten, Kapitel Osteitis). Der *Eiter*, gewonnen durch Punktion oder Incision, ist eine rahmig-gelbgrüne Flüssigkeit („pus bonum et laudabile" der klassischen Medizin).
Banale Keime: meist Staphylokokken oder Streptokokken.

1f) Verlauf. Ohne Incision bricht der Absceß nach Ulceration spontan durch die Haut. Die Eiterentleerung ist jedoch unvollständig und verzögert dadurch die Heilung. Die spontane oder verzögerte Eiterentleerung soll daher nicht abgewartet, sondern die Eiterentlastung durch Incision herbeigeführt werden.

1g) Zur Pathogenese. Der heiße Absceß ist ein Abwehrvorgang des Organismus. Das heißt, seine Wand, *die pyogene Membrane*, bildet eine Zone defensiver Reaktion gegen das Nachbargewebe. Diese Absceßkapsel schützt das Nachbargewebe und neigt zum Zusammenfallen; die Höhle zieht sich rasch zusammen und verheilt sehr schnell nach Entleerung des eitrigen Inhaltes durch Incision.

Kalter Absceß

Der *Eiter*, gewonnen durch Punktion, ist bräunlich, serös und enthält bei der direkten Untersuchung gewöhnlich keine Keime. Dieser abakterielle Charakter ist um so verdächtiger. Die Tuberkelbacillen werden bei gezielter Suche direkt oder im Tierversuch erkennbar.

2f) Verlauf. Ohne Behandlung rötet sich die Haut. Sie ist infiltriert, ulceriert und wird dann für den Eiter durchlässig; die so entstandene Fistel mit bläulichroten Konturen und abgelösten Wundrändern zeigt keine Tendenz zur spontanen Vernarbung.

2g) Zur Pathogenese. Die umgebende, begrenzende Membrane des kalten Abscesses stellt nicht, wie beim heißen Absceß, eine Barriere gegen die Infektion dar, sondern ist im Gegenteil eine tuberkulöse Infektion im Stadium der aktiven Entwicklung. Die Membrane des kalten Abscesses enthält tuberkulöse Keime, woraus sich seine extensive Entwicklung erklärt. Als Beispiel hierfür: Die Riesenabscesse, die sich von der Wirbelsäule aus entwickeln und als Senkungsabscesse durch die Leistenbeuge eröffnen. Das bedeutet, daß man einen kalten Absceß im Prinzip niemals eröffnen darf, denn seine Wand besitzt keine Tendenz zur spontanen Rückbildung.

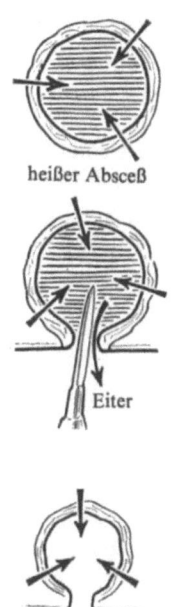

heißer Absceß
Eiter
Schrumpfung der Absceßkapsel
Abb. 7

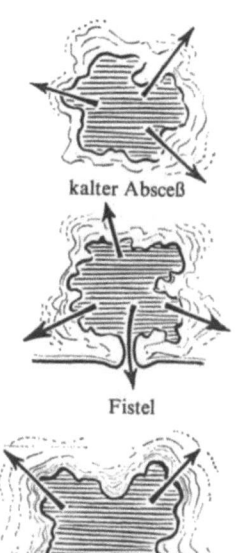

kalter Absceß
Fistel
chronische Fistel

Heißer Absceß

Also:
zentripetale Entwicklung.
Sonderfall: Die *Phlegmone* ist eine *diffuse*, infiltrierende, schwer abgrenzbare, akute infektiöse Entzündung des Zellgewebes.

Kalter Absceß
In einem solchen Fall würde eine Resthöhle bleiben, die — je nach Incisionsort oder spontaner Fistelbildung — die Haut tuberkulös unter Fistelbildung infiziert, die nach außen kommuniziert und keine Tendenz zur Spontanheilung zeigt.
Also:
zentrifugale Entwicklung.
Bei chirurgischer Behandlung des kalten Abscesses ist die Excision in toto erforderlich, die das tuberkulöse Infektionsgebiet beseitigt.

3. Kragenknopf-Absceß

Der Kragenknopf-Absceß (Abb. 8) ist ein tiefliegender Absceß, meist kalt, der eine oberflächliche Tumorbildung verursacht, nachdem die Eiterung die Aponeurose durchbrochen hat und sich unter der Haut ausbreitet.

Die beiden Eiterhöhlen, eine tiefe und eine oberflächliche unter der Haut, kommunizieren miteinander durch einen mehr oder weniger engen Kanal. Dieses muß beachtet werden. Eine Behandlung nur der oberflächlichen Eiterhöhle, die die tiefergelegene — die primäre und, weil Quelle des Übels, auch die wichtigste — übersieht, genügt nicht, um eine Heilung herbeizuführen.

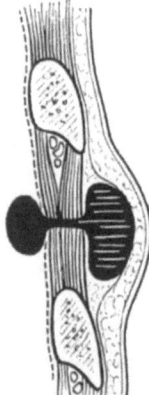

Abb. 8. Kragenknopfabsceß durch die Intercostalmuskulatur

IV. Lymphangitis

Die akute Lymphangitis, eine akute Entzündung der Lymphgefäße und Lymphstränge, entsteht, wenn virulente Bakterien, in dieselben eindringen.

Die häufigste Ursache der Lymphangitiden ist eine infizierte Hautwunde, jedoch kann sich auch jede Infektion der Extremitäten zu einer Lymphangitis komplizieren (z.B. bei Furunkel, Arthritis).

Die Lymphangitis wird immer begleitet von Allgemeinreaktionen (Temperaturerhöhung bis 40°) und einer schmerzhaften Funktionseinschränkung.

1. Lymphangitis reticularis

Die Lymphangitis reticularis manifestiert sich auf der Oberfläche der Haut durch ein feines Netzwerk von roten Linien in der Umgebung einer infizierten Wunde. Gleichzeitig besteht immer ein auffallendes Ödem. Bei Druck entsteht heftiger Schmerz und ein vorübergehendes Verschwinden der Rötung. Besonders gut sichtbar unter Glasspateldruck.

Daneben besteht immer auch eine schmerzhafte Schwellung in den umgebenden Weichteilen (Abb. 9a).

2. Strangförmige Lymphangitis

Die strangförmige Lymphangitis ist erkennbar an roten Hautstrichen entlang der

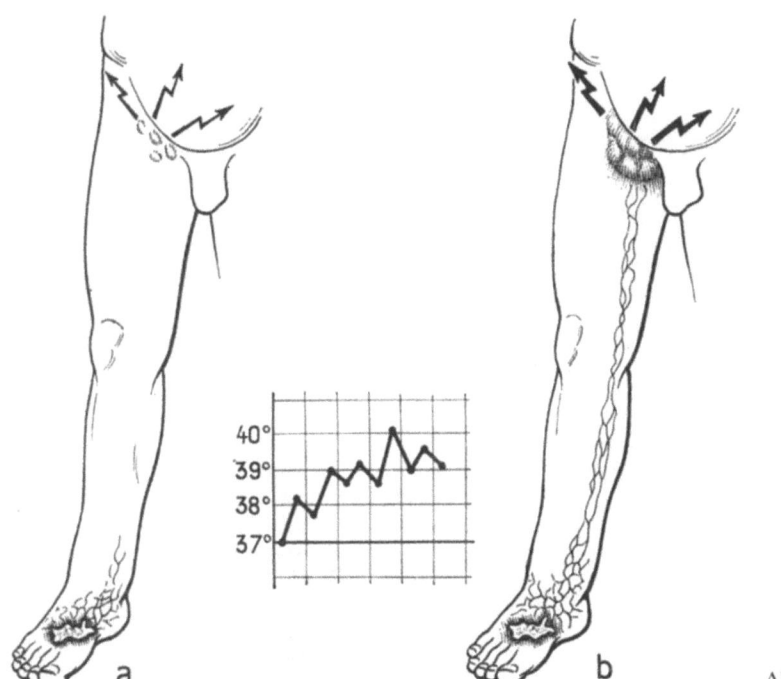

Abb. 9

lymphatischen Stränge (dies ist die „Blutvergiftung" des Laien, nicht die Sepsis!). Diese lymphangitischen Streifen bestehen aus mehr oder weniger parallelen und geradlinigen Gefäßlinien, die manchmal untereinander anastomosieren. Bei der Palpation werden schmerzhafte Stränge fühlbar, die unter dem Finger rollen und die infizierte Eintrittsstelle in der Haut mit den nächstliegenden Lymphknoten verbinden (Abb. 9 b). Wird die Lymphschranke durchbrochen, entstehen Schüttelfrost und septische Temperaturspitzen.

V. Osteomyelitis — Osteitis

1. Akute hämatogene Osteomyelitis

Sie kann je nach Infektionsweg und Eintrittspforte hämatogen oder exogen entstehen.

Als akute Infektion des Knochens durch Staphylokokken wird sie manchmal auch mit dem Begriff „Knochenfurunkel" bezeichnet. Die akute hämatogene Osteomyelitis tritt meist beim *Kind* auf und lokalisiert sich in der Regel in der Nachbarschaft der Wachstumszonen (*metaphysär*), bevorzugt an den Röhrenknochen der unteren Extremität, Femur, Tibia, *nahe dem Kniegelenk*; seltener an der oberen Extremität (am proximalen Humerus, distalen Radius), *also entfernt vom Ellenbogen.*

a) Zur Pathogenese
Man kann sie folgendermaßen schematisieren:
Exogen: die Staphylokokken dringen in den Organismus ein, von einer offensichtlich banalen Eintrittspforte (Furunkulose oder Pyodermie) aus oder nicht erkennbar (nasal, rhino-pharyngeale Eiterherde).

Hämatogen: im Verlaufe einer okkulten Bakteriämie.

Posttraumatisch: ein Trauma, das auf den Infektionsherd trifft, löst die Krankheit aus, die spontan zwei Stadien durchläuft:
   1. die Allgemeininfektion, die mit allgemeinen Reaktionszeichen ohne genaue Lokalisation verläuft;
   2. den Knochenprozeß, der einen Eiterherd bildet.

Der Beginn der Osteomyelitis ist akut mit zwei beherrschenden Symptomen:
- Fieber,
- Schmerz.

b) Das Infektionsbild ist durch gravierende Symptome gekennzeichnet: Temperatur bis 39 und 40°, Schüttelfröste, erhöhte BSG. Der Allgemeinzustand des entkräfteten Kindes deutet auf die schwere Infektion hin. Der *Spontanschmerz* ist in der Regel sehr heftig und lenkt als erstes die Aufmerksamkeit auf die befallene Region, bei einem kleinen Kind nur schwer lokalisierbar. Bei der Häufigkeit der Osteomyelitis muß man bei jeder kindlichen Infektion die Extremitäten abtasten, ebenso wie man den Rachen und die Lungen untersuchen sollte (Abb. 10).

Die Symptome sind kurz oberhalb des Knies im distalen Femurbereich lokalisiert. Der provozierte Schmerz zeigt typische Lokalisation:
1. oberhalb des Gelenkes und
2. in der Umgebung: provozierbar durch geringsten Druck innenwärts wie außenwärts oder an der Vorderseite; es ist der klassische *„circumscripte"* Schmerz *innerhalb eines lokalisierbaren Schmerzgebietes,* das zuverlässigste Zeichen einer beginnenden Osteomyelitis (Abb. 11).

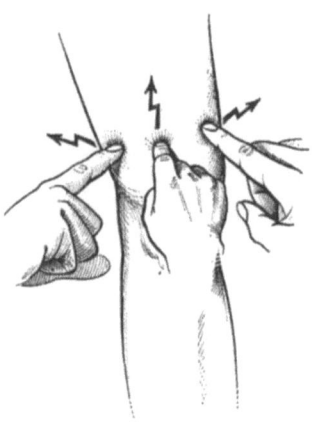

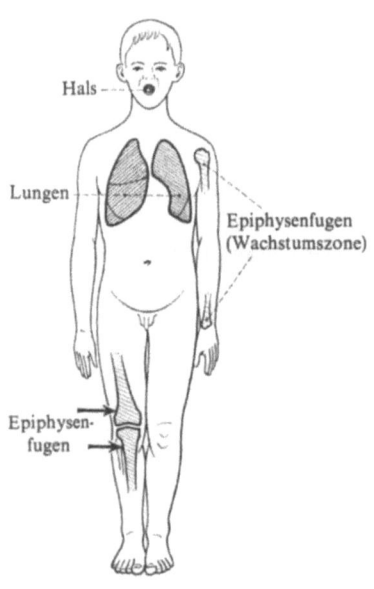

Abb. 10

Abb. 11. Schmerz in der Circumferenz des Kniegelenks bei akuter Osteomyelitis im distalen Femurbereich

c) Die Anamnese weist auf ein Trauma hin, das im Hinblick auf die Häufigkeit beim Kind ohne Bedeutung ist, hauptsächlich auf eine entfernte Infektion: Furunkel, Impetigo, einige Wochen zurückliegend, die sich manchmal noch im Entwicklungsstadium befindet oder schon eine Hautnarbe aufweist.

Lokaluntersuchung. Im typischen Fall der Lokalisation am distalen Femur ist am häufigsten festzustellen:
Bei der *Inspektion* eine zunächst normal aussehende Region, manchmal ein wenig erhaben und gerötet.
Bei der *Palpation,* die sehr vorsichtig erfolgen muß zur Vermeidung von Abwehrreaktionen, stellt man fest, daß das Gebiet wärmer, aber das Kniegelenk frei beweglich ist, was eine Gelenksinfektion oder akute Arthritis ausschließt.

Das Blutbild zeigt eine Leukocytose mit Polynucleose.
Die bakteriologische Blutuntersuchung ist fast immer positiv, mit pathogenen Staphylokokken.
Das Röntgenbild in zwei Ebenen läßt in diesem Frühstadium meist noch nichts Auffälliges erkennen.
Unter der *Behandlung* (Ruhigstellung und Antibiotica) verschwinden die Allgemeinsymptome in einigen Tagen mit dem Schmerz.

Der weitere *Verlauf* verlangt genaue Beobachtung.
Gegen den 10.—15. Tag erlaubt eine neue klinische und radiologische Kontrolluntersuchung Unterscheidungen:
1. komplikationslose Rückbildung,
2. klinisch günstiger Verlauf (normalisierte Temperatur, keine lokalen Symptome), aber auf dem Röntgenbild: periostale Ablösung, Osteoporose (rarefizierte Knochenzeichnung) im Corticalis-Bereich, die auf die Entwicklung eines Abscesses hinweist,
3. Bildung eines Abscesses, der durch Palpation und Röntgenbild objektivierbar wird.

2. Chronische Osteomyelitis

Bei den letzten zwei Entwicklungsmöglichkeiten besteht das Risiko einer chronischen Verlaufsform.
Die chronische Osteomyelitis ist charakterisiert durch die Bildung eines Knochensequesters, der die Quelle eines wiederholten Abscesses darstellt. Die Wechselfolge von Phasen der Eiter-Retention und Eiter-Entleerung bei bestehender Hautfistel stellt ein chirurgisch nur schwer heilbares Krankheitsbild dar, denn der nekrotische Knochen unterhält die Infektion. Eine Sanierung ist daher nur bei radikaler Entfernung möglich. Chronisch-rezidivierender Verlauf bei Belassen kleiner Areale devitalisierten bzw. sklerosierten Knochengewebes.
Lokale Komplikationsmöglichkeiten. Übergreifen der Osteomyelitis auf die Epiphysenfugen mit sekundärer Wachstumsstörung, Arthritis bei Einbruch ins Nachbargelenk, Spontanfraktur (pathologische Fraktur) bei fehlender oder ungenügender Regeneration und Konsolidierung des Knochens.

3. Exogene Osteomyelitis

Die exogene Osteomyelitis entsteht durch pyogene Infektion von außen bei offenen Frakturen, Infektionen nach Knochenoperationen, fortgeleitetem Panaritium (Panaritium ossale). Die exogene Osteomyelitis entwickelt sich subakut, schleichend. Ihre Ausbreitung in die Tiefe kann bei rechtzeitiger Therapie verhindert werden; es entsteht, wenn sich der Erreger im Periost ansiedelt, eine Periostitis. Bei einer Entzündung unter dem Periost entsteht eine oberflächliche lamellenförmige Nekrose, eine Osteitis mit möglicher lokaler corticaler Nekrose und nachfolgender Bildung eines Corticalissequesters, der eine chronische Osteomyelitis unterhält.
Spätkomplikation bei jeder chronischen Osteomyelitis: *Amyloidose* besonders der Nieren mit drohender Niereninsuffizienz.

VI. Mykosen

Primäre Pilzinfektionen im Mundboden-Hals-Lungenbereich und als Superinfektion im Verdauungs-, Urogenitalsystem und in durchblutungsgestörten Hautarealen (Interdigitalmykose, Stauungsdermatitis!).

VII. Anaerobier-Infektionen

1. Gasbrand

Der eigentliche Gasbrand mit typischer Ödem- und Gasbildung wird durch das Bacterium clostridium perfringens (Clostridium novyi, Clostridium septicum, Clostridium histolyticum) verursacht. Verletzte Haut, besonders Schleimhaut und tote Muskulatur, bei Quetsch- und Rißwunden und Wunden mit Taschenbildung, begünstigen durch anaerobe Kulturbedingungen die Infektion. Die von dem Bacterium produzierten Toxine (Proteinasen, Collagenasen, Lecithinasen, Desoxyribonucleasen, Phospholipasen, Hämolysine) verursachen schwerste toxische Krankheitsbilder. Typisch hierfür ist *klinisch* die rasche Verschlechterung des Allgemeinzustandes und die kurze Inkubationszeit (3 Stunden bis 3 Tage). Kreislaufalteration mit Schockzeichen ohne Temperaturveränderung, nach anfänglich starken Schmerzen, später Empfindungslosigkeit. *Lokal* im Wundgebiet ist die

Haut bräunlich-bläulich verfärbt mit süßlich-fauligem Wundgeruch bei sulzigem Gewebe und Wundknistern bei der Palpation. Auf dem Röntgenbild der Weichteile Hautemphysemzeichen.

Differentialdiagnostisch muß eine gasbildende Phlegmone abgegrenzt werden.

1. *Chirurgisch-operative Therapie.* Große Wunderöffnung durch großzügige In- und Excision von Gewebstrümmern, Antibiotica-Gaben*, Spülungen mit Wasserstoffsuperoxyd*, polyvalentes Gasbrand-Serum **, und u.U. Gliedmaßenamputation.

2. *Kausale Therapie.* Hyperbare Sauerstofftherapie mit 2 atü (Sauerstoffüberdruckkammer)***.

Unbehandelt, oder zu spät erkannt, verläuft fast jeder Gasbrand in kürzester Zeit tödlich (Septischer Schock, Ikterus).

Chirurgische Therapie und hyperbare Sauerstofftherapie stellen heute keine konkurrierenden Maßnahmen mehr dar, sondern ergänzen sich sinnvoll. Die Sauerstofftherapie hat eine Einschränkung der radikalen chirurgischen Therapie bewirkt, jedoch können ausgedehnte Fälle nicht ohne chirurgische Eingriffe auskommen.

2. Tetanus (Wundstarrkrampf)

Nicht zu verwechseln mit funktionell bedingter Tetanie bzw. Tetanie bei Nebenschilddrüseninsuffizienz (Hypocalciämie).

Tetanus wird häufig verursacht durch Bagatellwunden bei perforierenden, abgeschlossenen Stichverletzungen, die mit anaerobem Wundmilieu zu Wachstumsbedingungen für Anaerobier disponieren (z.B. rostiger, verschmutzter Nagelstich in der Fußsohle, eingekapselte Fremdkörper, Granatsplitter in den Weichteilen).

Keine lokalen, aber schwere toxische Allgemeinsymptome durch das Ektotoxin des Erregers. Aber auch Tetanus post partum oder nach gynäkologischen oder chirurgischen Operationen möglich. Neuerdings auch in den USA beobachtet nach wiederholten unsterilen Injektionen von Rauschgiften. Ebenso geographische Bevorzugung z.B. in Indien mit großer Säuglingssterblichkeit; hierbei Tetanus nach Durchbeißen und Verschmutzung der Nabelschnur durch Mutter und Hebamme.

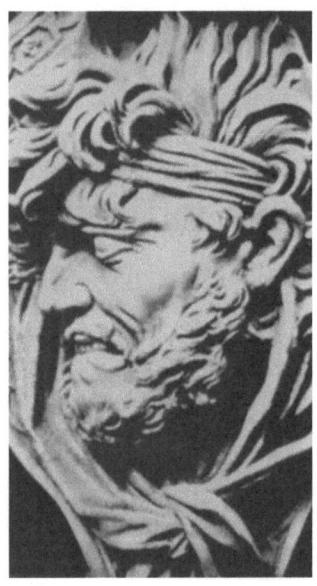

Abb. 12. Risus sardonicus bei Tetanus. ANDREAS SCHLÜTER: Maske eines sterbenden Kriegers mit Wundstarrkrampf (Innenhof des Berliner Zeughauses)

Der Tetanuserreger (Clostridium tetani) selbst bleibt in der Eintrittspforte, sondert aber hier seine Ektotoxine ab (Tetanospasmin, Neurotoxin, Hämolysin = Tetanolysin). Entlang der Achsenzylinder der motorischen Nerven (0,335 – 1 cm/Stunde), lymphogen und hämatogen gelangen diese aus der Wunde bevorzugt zum zentralen Nervensystem und zur motorischen Endplatte.

Die Inkubationszeit beträgt 2 bis etwa 60 Tage; je kürzer die Inkubationszeit, desto schwerer im allgemeinen der Krankheitsverlauf.

Frühsymptome des klinischen Bildes sind Krampf der Kaumuskulatur mit Kiefersperre (Trismus). Krämpfe der mimischen Muskulatur (Risus sardonicus, s. Abb. 12),

---

*   In ihrer Wirksamkeit sehr umstritten.
** Wird von den meisten Autoren abgelehnt, da zu hohe Komplikationsrate (schwere anaphylaktische Reaktionen).
*** Auch diese Therapie ist nicht ohne Gefahren, zum Teil sogar für das begleitende Behandlungspersonal.

der Nacken- und Rückenmuskulatur (Opisthotonus) und Schluckbeschwerden (Stadium I).

Danach kommt es zusätzlich zu vermehrter Krampfneigung, die Grenze der Ateminsuffizienz wird erreicht (Stadium II). Die weitere Zunahme der Muskelrigidität mit Übergriff auf die Zwerchfellmuskulatur führt zur gänzlichen Ateminsuffizienz, es kommt zu häufigen generalisierten Krampfanfällen und Kreislauflabilität (Stadium III).

Latente Krampfdisposition kann durch optische oder akustische Reize ausgelöst werden, Erschrecken des Patienten durch plötzlichen Lichteinfall oder Zuschlagen einer Tür. Daher ist absolute Isolierung und Ruhigstellung des Patienten erforderlich.

Beste Prophylaxe ist nur durch aktive Immunisierung zu erreichen. Im Notfall passive Immunisierung mit antitoxischem Hyperimmunglobulin vom Menschen oder kombiniert.

Für die *Prophylaxe* und *Frühtherapie* gleichbedeutend ist die korrekte Ausschneidung der Wunde. Antibiotica haben zweifelhaften Wert, da sie die Toxinwirkung des Erregers unbeeinflußt lassen.

Die *Therapie* des Stadium I besteht in einer Sedierung, die des Stadium III in einer zusätzlichen Intubation bzw. Tracheotomie und die des Stadium II, des manifesten Tetanus, besteht in der „heroischen" Langzeitrelaxation mit künstlicher Dauerbeatmung.

Bei jugendlichen Patienten kann damit die Prognose durch Senkung der Mortalität auf etwa 30—40% verbessert werden. Sie erfordert einen erheblichen intensivpflegerischen Aufwand. Nicht selten treten schwere tracheopulmonale, kardiale, abdominelle Komplikationen in Form von Streßulcear mit Blutungs- und Perforationsgefahr, paralytischem Ileus, Pankreatitis, ebenso thromboembolische Komplikationen, Augenkomplikationen (Keratitis), und Luxation der Wirbelsäule und Extremitäten auf.

Merke: Ein überlebter Tetanus hinterläßt keine Immunität!
Rezidive können auftreten, ihre Verhütung ist nur durch aktive Immunisierung möglich!

VIII. Spezifische Infektionen

z.B. Lungen-Tuberkulose und extrapulmonale Tuberkulose (s. unter „Kalter Absceß") sind relativ selten lokalisiert als Knochentuberkulose, Lymphknotentuberkulose, Darm- und Peritonealtuberkulose, Uro-Genitaltuberkulose. Bei Dünndarmbefall differentialdiagnostische Abklärung gegen die granulomatöse Enteritis regionalis *Crohn* bzw. Ileo-Colitis (s. dort).

Lues (Syphilom oder Gumma), Anthrax, Erysipeloid, Malleus (Rotz), Typhus, Lymphogranuloma inguinale, Katzenkratzkrankheit, Echinococcuscysten (s. Kapitel Lebererkrankungen).

Extremitäten-Traumatologie

A. Knochenfrakturen

Es sind Unterbrechungen in der Kontinuität – also der Festigkeit – in einem der Skeletelemente.

Sonderfall: Impressionsfrakturen (Schädelkalotte), Auslösen des Imprimats aus dem Knochengefüge nach innen.
Die verantwortliche Gewalteinwirkung kann direkt oder indirekt erfolgen (Abb. 14a u. b).

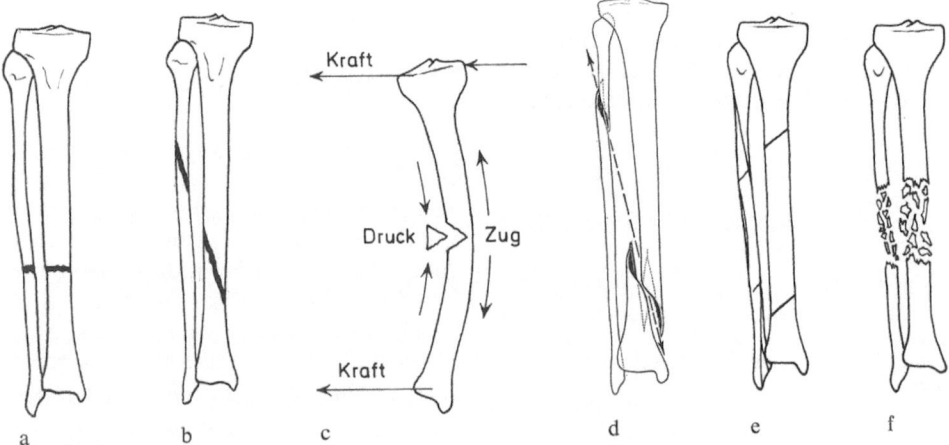

Abb. 13a u. b. Querbruch
Abb. 13c. Biegungsbruch. Es kommt zu einer Aussprengung eines Dreiecks auf der Innen- = Konkavseite der Fraktur

Abb. 13d. Spiralbruch
Abb. 13e. Stückbruch
Abb. 13f. Trümmerfraktur

I. Frakturen

Frakturen entstehen im allgemeinen durch ein *schweres Trauma.*
(Die Frakturen durch ein minimales Trauma – sozusagen spontan auftretend – werden weiter unten behandelt unter dem Begriff der pathologischen Frakturen.)
Die Frakturen können sein: Einfach oder mehrfach (Querbruch, Biegungsbruch, Spiralbruch, Stückbruch, Trümmerfraktur).
Kompressionsfrakturen treten besonders bei Spongiosaknochen auf: Schädel, Wirbel, Talus, Petrosum etc.
Berstungsbrüche: Sie liegen nicht im Bereich der Gewalteinwirkung.

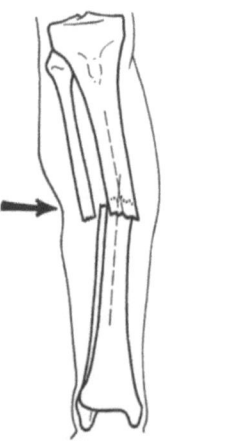

Abb. 14a

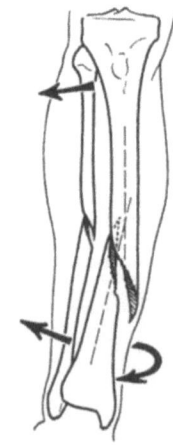

Abb. 14b

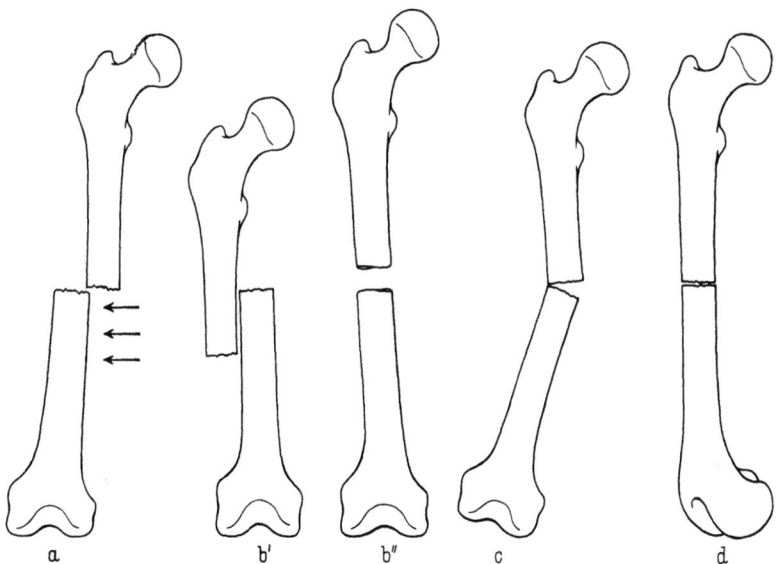

Abb. 15a—d. Schematische Darstellung des Dislokationsmöglichkeiten: a dislocatio ad latus; b dislocatio ad longitudinem: b′ Dislocatio ad longitudinem cum contractione, b″ dislocatio ad longitudinem cum distractione; c dislocatio ad axim; d dislocatio ad peripheriam. (Aus H. ALLGÖWER, 1973)

Der Bruch ist:
— geschlossen, wenn die Hautdecke geschlossen bleibt,
— offen, wenn die Hautdecke verletzt ist. Nur dies ist ein komplizierter Bruch (eine Rippenserienfraktur oder eine Trümmerfraktur mit riesigem Hämatom und geschlossener Haut ist keine komplizierte Fraktur. Wenn sie vielleicht auch chirurgisch-technisch „komplizierter" — im herkömmlichen Sprachgebrauch — ist als ein glatter Querbruch, bei dem die Haut perforiert ist.)

Die Hautverletzung kann sofort erfolgen:
— durch gleichzeitige Gewalteinwirkung auf Weichteile und Knochen, oder
— die Haut wird von innen durch das spitze Knochenfragment aufgespießt, besonders bei Schrägbrüchen.
— Manchmal tritt die Hautläsion erst sekundär auf, wenn sie von der Fragmentspitze angehoben wird und durch Druckschädigung nekrotisiert.

1. Frakturzeichen

a) *Verformung*. Häufig erkennbar als Achsenverschiebung und Achsendrehung des betroffenen Knochensegmentes (Abb. 15):
— seitliche Verschiebung,
— Verschiebung in der Längsrichtung mit Übereinanderschieben oder mit Auseinanderweichen in der Längsrichtung,
— Achsenknickung in Varus- oder Valgusstellung,
— Rotationsfehler.

b) *Schmerz*. Spontan oder provoziert, besonders verstärkt bei Berührung, Palpation oder passiver Bewegung.

c) *Abnorme Beweglichkeit der Extremitäten*.

d) *Knochenreiben* (Krepitation bei Mobilisation der gebrochenen Extremität).

e) *Röntgenologischer Frakturnachweis*.
Bei gesicherter Frakturdiagnose wird man oben genannte Knochenzeichen zu vermeiden suchen, um dem Kranken unnötige Schmerzen zu ersparen. Außerdem besteht bei diesen diagnostischen Manövern das Risiko einer Verschlimmerung, ebenso zeigen sich ungewollt, beim Abrutschen der zu untersuchenden Extremität, verstärkte Verletzungszeichen. Das gelegentliche Fehlen von Knochenreiben hat eine besondere Bedeutung, da es sich dabei um eine Interposition von Weichteilen han-

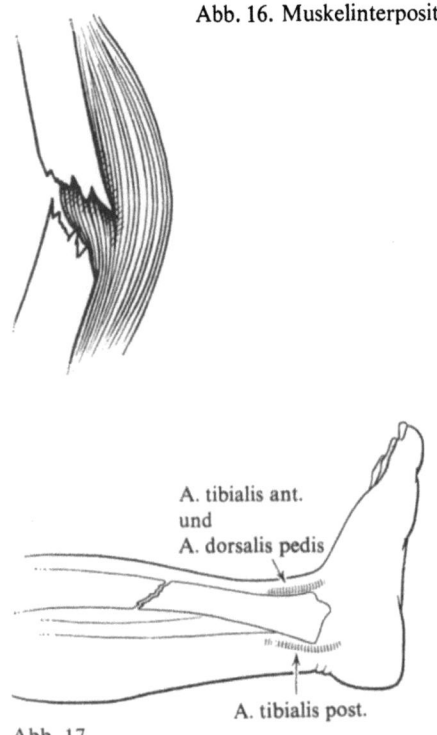

Abb. 16. Muskelinterposition

Abb. 17

Aus diesem Grunde muß man nach der Weichteil-Interposition fahnden und sie, wenn festgestellt, sofort operativ beseitigen. Für Diagnose und Beurteilung einer Fraktur genügt nicht allein das Röntgenbild!

2. Komplikationen

Neben der Weichteilverletzung und Muskelinterposition muß man weiter systematisch suchen:

a) Nach einer arteriellen Gefäßbeteiligung durch Kompression oder Aufspießen des Gefäßbündels:
- Beachtung der distalen Hauttemperatur;
- Beachtung des Gefäßpulses in Frakturhöhe, z.B. distal der A. tibialis anterior und posterior am Bein (Abb. 17).

b) Nach einer venösen Gefäßbeteiligung. Die Venenverletzung — sehr häufig, obwohl meist unerkannt — ist verantwortlich für Venenthrombosen und Venenentzündungen. Unwesentlich für den Verletzten, besonders bei den unteren Gliedmaßenverletzungen, sind sie häufig Ursache eines sekundären Frakturödems oder späteren Ödems, aber auch, früher auftretend, von lebensbedrohlichen Lungenembolien.

deln kann, insbesondere von Muskeln, die von einem Knochenfragment aufgespießt sind (Abb. 16). Wird die Weichteil-Interposition nicht beseitigt, kann sie, da sie die Knochenfragmente auseinanderhält und den Knochenkontakt verhindert, für eine fehlerhafte Knochenkonsolidierung verantwortlich werden.

c) Nervenverletzungen. Man exploriert vorsichtig die Bewegungen des distalen Glied-

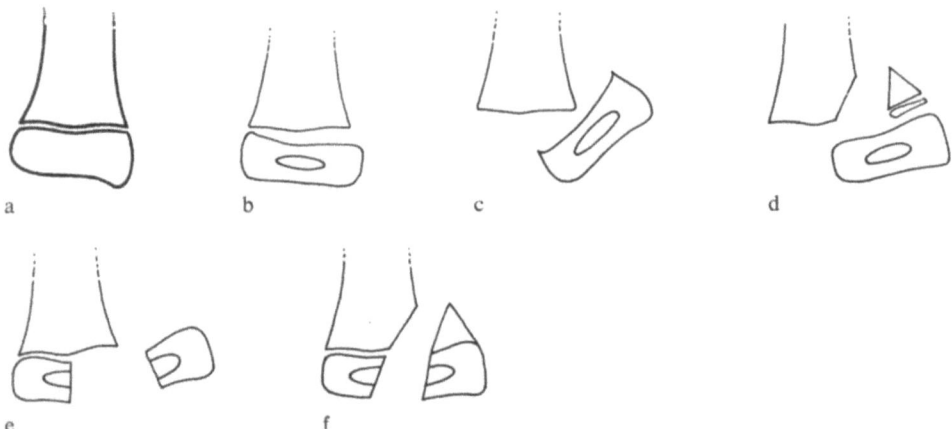

Abb. 18a—f. Normaler Gelenksknorpel (a) und Epiphysenlösungen (b—f). (b) Reine Epiphysiolyse. (c) Reine Epiphysiolyse mit Dislocation. (d) Läsio Typ *Aitken I*. (e) Läsio Typ *Aitken II*. (f) Läsio Typ *Aitken III*

segmentes, hauptsächlich die Sensibilitätsstörungen in Frakturhöhe und unterhalb der Fraktur, die auf eine Nervenbeteiligung hinweisen.

Sonderfall. Eine Beteiligung des N. radialis bei Brüchen im Bereich der Humerusdiaphyse zeigt sich sofort am Symptom der „Fallhand", die nicht mehr gehoben werden kann. Nur bei rascher neuro-chirurgischer Intervention besteht Aussicht auf Heilung.

Mit der klinischen Untersuchung muß zugleich die *radiologische* in zwei Ebenen, erfolgen um die anatomische Veränderung zu präzisieren und um das beste Behandlungsverfahren zu entscheiden.

3. Besonderheiten der kindlichen Fraktur

An den knöchernen Extremitäten findet sich beim Kind häufiger als eine Fraktur eine *Epiphysenlösung:* Eine Unterbrechung der Kontinuität des Knochens an der Knochen-Knorpelgrenze (Abb. 18 a—f).

In Höhe der Diaphyse findet man beim Kind häufig:

a) Eine subperiostale Fraktur bei erhaltener Knochenmanschette; als Fraktur ohne Dislokation konsolidiert sie ohne Komplikationen;

b) eine Grünholzfraktur (Abb. 19), eine unvollständige, aber teilweise fixierte Verschiebung durch einige nicht gebrochene, sondern nur verbogene Knochenlamellen. Bei der Reposition kann es dann zu einer vollständigen Fraktur kommen. *Verlauf:* Fast immer ohne Komplikationen. Die Diaphysenfrakturen des Kindes konsolidieren schnell und problemlos.

4. Verlauf

Die Behandlung einer Fraktur erfordert zwei Maßnahmen:

a) Die Reposition: d.h., die Wiedervereinigung der dislozierten Knochenfragmente, um so weit wie möglich die Achse des Knochens wiederherzustellen (Abb. 20).

b) Die Fixation: d.h. die Ruhigstellung der reponierten Knochenfragmente.

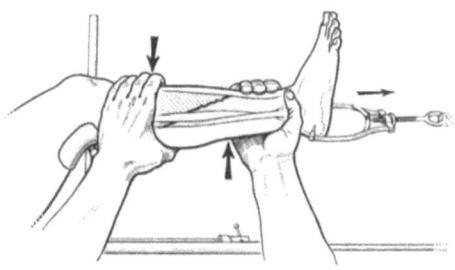

Abb. 20. Reposition einer Unterschenkelschrägfraktur: Calcaneusdrahtextension, Gegenzug über eine Kniegelenksrolle oder Kniegelenkswiderlager

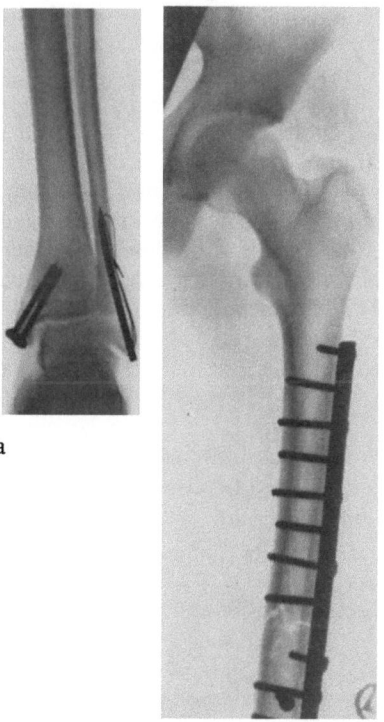

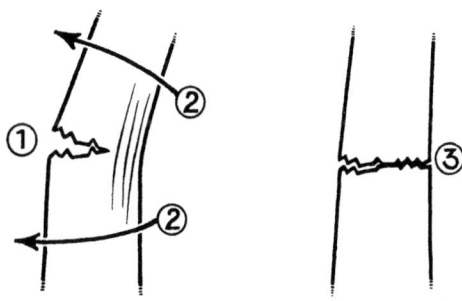

Abb. 19. Links: *1* Grünholzfraktur, *2* Repositionsmanöver. Rechts: *3* Reposition vollständig

Abb. 21. a Osteosynthese einer bimalleolären Fraktur durch Schrauben, Marknagel und Zuggurtung. b Stabile Osteosynthese einer Oberschenkelschafttrümmerfraktur durch äußere Plattenfixation

Diese Fixation wird im allgemeinen durch einen Gipsverband hergestellt, manchmal durch einen operativen Eingriff unter Verwendung verschiedener Hilfsmittel: Schrauben, Cerclagen, Drähte, Schraubenplatte, Marknagel (Abb. 21a und b).

c) Die Konsolidierung kommt im allgemeinen durch eine Callusbildung, eine Knochenneubildung als Brücke zwischen den Fragmenten, zustande.

Der Beginn der Knochenbildung und die weitere Knochenbruchheilung wird durch Röntgenkontrollen in bestimmten Abständen überprüft.

Vorsicht! Ein zirkulärer Gipsverband kann Ursache von Gefäßkompressionen mit arteriovenösen Durchblutungsstörungen distal der Fraktur sein, die ihrerseits schwere Beschwerden und Folgeerscheinungen verursachen können, besonders am Unterarm: *Volkmann*sches Syndrom der ischämischen Beugekontraktur (s. S. 79). Daher: Patient auf mögliche Komplikationen hinweisen, damit er schon bei geringen Mißempfindungen sofort (!) zur Kontrolle kommt. Bei Beschwerdefreiheit jeden neuen Gipsverband nach 24 Std ansehen. Ein Patient, der über einen schmerzenden Gipsverband klagt, hat immer recht! Im Zweifel Gips „öffnen", Längsincision.

Der normale Zeitraum für den Knochen-Konsolidierungsprozeß variiert je nach Umfang und Lokalisation des betroffenen Knochens. Er ist immer länger an den unteren Gliedmaßen, deren Funktion im wesentlichen eine statische ist und daher auch eine größere Stabilität erfordert. Der normale Konsolidierungsprozeß beträgt in der Regel wenigstens 2 Monate bei einer Beinfraktur. In bestimmten Fällen ist aber in diesem Zeitraum noch keine Konsolidierung eingetreten.

5. Verzögerte Konsolidierung

Zunächst kann es sich um eine einfache Verzögerung handeln, sie erfordert Geduld vom Patienten und vom Arzt. Die Konsolidierung kann aber auch durch verschiedene sich ungünstig auswirkende Faktoren gestört sein. Diese gestörte Konsolidierung bezeichnet man als:

6. Pseudarthrose

Die Pseudarthrose gibt sich zu erkennen:

a) Klinisch durch persistierende Belastungs- oder Bewegungsschmerzen, eine lokale Druckschmerzhaftigkeit und durch das Fortbestehen der abnormen Beweglichkeit der Fragmente.

b) Röntgenologisch durch das Fehlen der Callusbildung zwischen den atrophischen oder hypertrophischen Knochenfragmenten („Elephantenfuß").

c) Lokal. Muskelinterposition, zu großzügige Fragmententfernung bei operativer Reposition, schlecht plaziertes Stabilisierungsmetall;

d) Allgemein. Andere Störungen sind Infektion, übermäßige Callusbildung, ischämische Muskelkontrakturen, Myositis ossificans, Störungen des Knochenstoffwechsels, insbesondere durch mechanische Störmomente bei schlechter, instabiler Ruhigstellung, schlechter Blutversorgung, die Sudek-Dystrophie:

Stadium I. Haut überwärmt, bläulich-livide verfärbt, glänzend infolge eines subcutanen Ödems mit Schwellung der Extremität. Verstärkte Schweißabsonderung, Muskulatur wird zunehmend atonisch und atrophisch, Bewegungen eingeschränkt und schmerzhaft, Ruheschmerz.
Röntgenologisch findet sich eine feinfleckige Entkalkung des Knochens.

Stadium II. nach 2–4 Monaten: Haut kühl, cyanotisch, Schweißabsonderung verstärkt, Muskulatur atrophisch, Schwund des subcutanen Fettgewebes, Schrumpfung der Gelenkkapsel.
Röntgenologisch: feinfleckige Entkalkung, Schwund der Compacta und Spongiosa mit Erweiterung der Markräume.

Stadium III. Atrophie der gesamten Extremität, erhebliche Bewegungseinschränkung, Schmerzhaftigkeit. Forcierte Bewegungsübungen und Massagen sind kontraindiziert.

II. Pathologische oder Spontanfrakturen

Bei jungen und gesunden Menschen ist ein erhebliches Trauma erforderlich, um eine Fraktur zu verursachen, z. B. ein Skiunfall. Eine Ausnahme bildet die sog. Marschfraktur bei jungen Soldaten, die nicht an lange Märsche mit Lastentragen gewöhnt

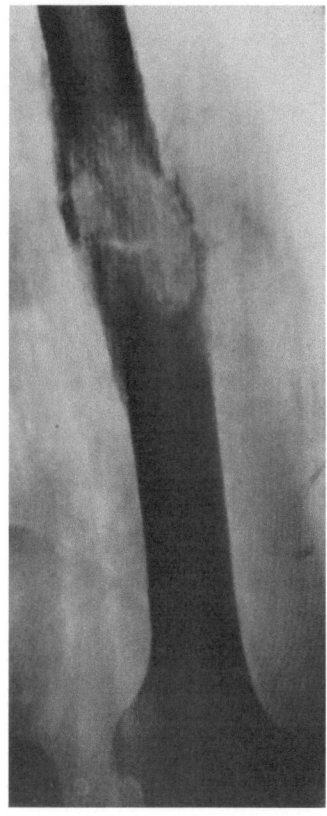
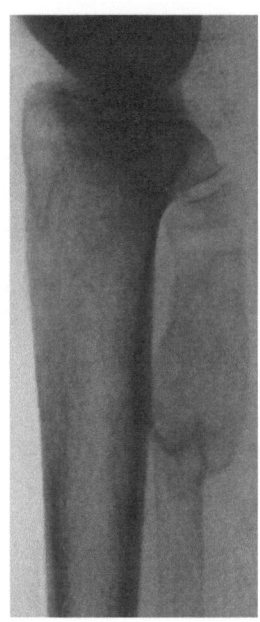

Abb. 22. a Pathologische Fraktur des Femurschaftes in einem decalcifizierten Knochenbereich, Sitz einer Carcinommetastase. b Osteofibrose *Recklinghausen:* Auftreibung des oberen Wadenbeines durch eine Knochencyste

sind. Unter diesen Bedingungen bildet sich manchmal, ohne ein bestimmtes Trauma, eine Fraktur ohne Dislokation in Höhe des zweiten oder dritten Metatarsalknochens. Beim alten Menschen genügt schon ein geringfügiges Trauma, um bei der altersbedingten Osteoporose eine Fraktur zu erzeugen. Das ist der Fall bei den Schenkelhalsfrakturen, die durch einfaches Umfallen oder Abstürzen, z.B. an der Bordsteinkante, entstehen können. In manchen Fällen ist die verantwortliche Verletzung minimal. Man muß dann eine lokale und allgemeine Ursache suchen, die diese abnormale, pathologische Knochenfragilität erklären kann.

Die *lokale Ursache* kann man im allgemeinen durch die Röntgenuntersuchung feststellen. Die Fraktur befindet sich in dem betreffenden Knochensegment in einer isolierten Anomalie, z.B. einer Knochencyste. Manchmal zeigen mehrere Skeletsegmente, auch außerhalb der Fraktur, radiologische Anomalien:
— Multiple Knochendefekte: Knochenmetastasen eines Adenocarcinoms (Mamma, Struma maligna, Seminom);
— multiple Knochencysten: Morbus *Recklinghausen* (Abb. 22).

Diese Krankheit entsteht durch ein Nebenschilddrüsen-Adenom, das neben einer generalisierten fibrocystischen Veränderung im Skelet eine charakteristische Hypercalcämie nach sich zieht. Diese Diagnose ist von größtem Interesse, denn die chirurgische Beseitigung des Adenoms heilt die Krankheit.

Allgemeine Ursachen. Im wesentlichen die Tabes (syphilitischer Knochenmarksbefall). Hierbei muß besonders auf die neurologischen Symptome geachtet werden: das Fehlen der Sehnenreflexe, das *Argyll-Robertson*-Zeichen (Unterdrückung des Iris-Lichtreflexes).

In bestimmten Fällen läßt sich jedoch gar kein Trauma nachweisen: die Frakturen

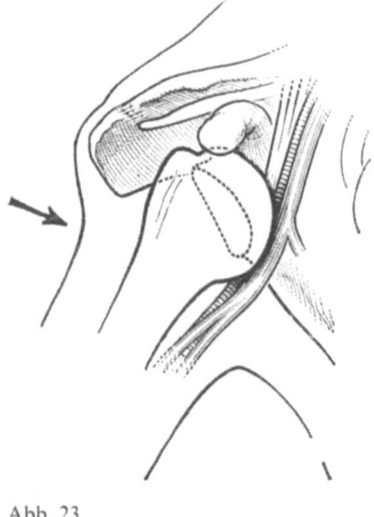

Abb. 23

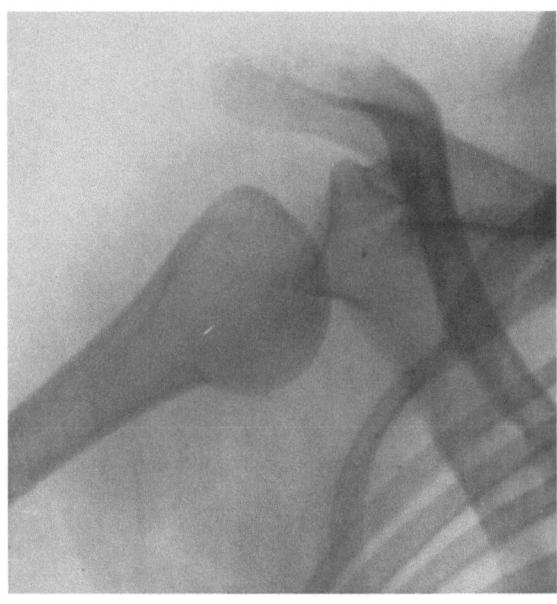

Abb. 24. Röntgenaufnahme bei einer vorderen, inneren Schulterluxation. Der Kopf des Humerus hat die Gelenkspfanne verlassen mit Dislokation nach unten und innen

entstehen durch eine ganz banale Bewegung, z. B. gelegentlich des Umdrehens im Bett.

Es handelt sich um die Osteogenesis imperfecta (congenita = angeborene Form, tarda = Spätform), die *Lobstein*sche Er-

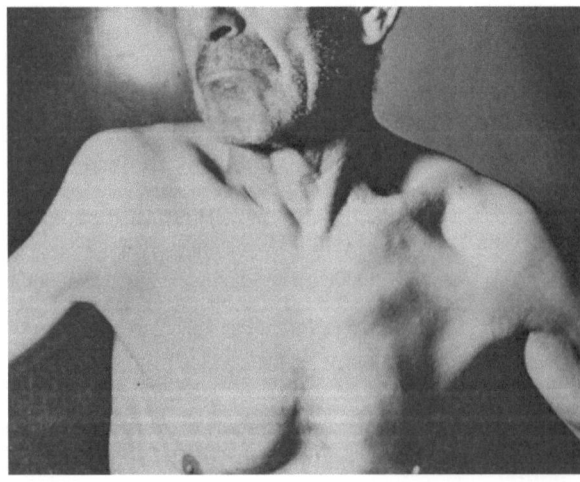

Abb. 25. Alte, „verschleppte" Schulterluxation rechts: Man beachte die Deformität der Schulter: „Epaulettendeformität" (Vergleiche Abb. 23, 24, 93)

krankung, früher auch Osteo-Psathyrosis genannt, die Krankheit des „Glasmenschen" wegen einer ungewöhnlich stark ausgeprägten Brüchigkeit des Skelets. Einige Patienten weisen bis zu 30–40 Frakturen im Verlauf ihres Lebens auf.

Diese Krankheit wird durch ihre übrigen Zeichen identifiziert:
- abnorme Beweglichkeit der Gelenke und der Ligamente,
- Schwerhörigkeit,
- schieferblaue Verfärbung der Skleren.

Schließlich gibt es auch noch Fälle, bei denen überhaupt gar kein Trauma eintritt. Das Decalcifizierungs-Syndrom des Skelets kann auch bei unterernährten Patienten beobachtet werden, es handelt sich um das *Looser-Milkman*-Syndrom, einen Umbau des lamellären Knochens bei Osteomalacie. Es verschwindet im allgemeinen nach normaler Ernährung.

B. Luxationen

sind Dislokationen der Gelenksflächen.
Es gibt verschiedene Verletzungsursachen. Der Knochen bleibt unverletzt, die Gelenkskapsel und die Gelenksbänder zerreißen und ermöglichen damit eine Verschiebung der Gelenksflächen. Der klassische Typ hierfür ist die Schulterluxation, am häufigsten die vordere untere Luxation (Abb. 23).

Klinische Symptomatik. Das Hauptsymptom ist die Gelenksdeformierung. Sie ist hier deutlicher ausgeprägt als bei einer gelenksnahen Fraktur. Die Differentialdiagnose ist aber klinisch schwierig. Auch fehlt bei der Prüfung der Gelenksbeweglichkeit die Knochenkrepitation.

Komplikationen. Als erstes muß die Untersuchung der Gefäß- und Nervenversorgung erfolgen:
— Gefäßkompression: Untersuchung des peripheren Pulses;
— Nervenkompression: die Prüfung der Gelenksbeweglichkeit ist wegen der Schmerzen schwierig, ebenso muß die Sensibilität bzw. ein Sensibilitätsausfall über dem Musculus deltoideus (Nervus cutaneus brachii lateralis superior, Ast des Nervus axillaris) geprüft werden.
Auch muß eine begleitende Epiphysenfraktur mit in Erwägung gezogen werden, sie wird im allgemeinen durch die Röntgenuntersuchung aufgedeckt. Nach dieser Untersuchung ist folgendes Vorgehen erforderlich:
Reposition der dislozierten Gelenksflächen und anschließend Fixation und Ruhigstellung, um das Ausheilen der Gelenkskapsel zu gewährleisten. Danach vorsichtige funktionelle Weiterbehandlung.

Eine übersehene Luxation läßt sich an der persistierenden Gelenksdeformierung mit deutlicher Muskelatrophie erkennen. Sie ist ein Krankheitsbild, das ohne operativen Eingriff nicht mehr zu beheben ist (Abb. 25).

Rezidivierende habituelle Luxationen

Sie werden besonders häufig bei extrem beweglichen Gelenken, vorwiegend der Schulter und an der Patella, beobachtet. Einige Patienten erleiden bis zu 20 bis 30 Luxationen gelegentlich banaler Bewegungen, z.B. beim Einschlüpfen in den Mantelärmel. Die Rezidivneigung bzw. Disposition zur Luxation kann die Folge eines Kapselschadens des Gelenks nach der ersten Luxation oder einer angeborenen Deformität der Gelenksflächen mit schwachem Halteapparat sein: Abflachung des Humeruskopfes und hellebardenartige Deformität des proximalen Humerus, Abriß des Limbus glenoidalis. Hierbei ist alleinige Reposition ohne operative Korrektur, d.h. Rekonstruktion des Pfannenrandes erfolglos.

C. Distorsionen

Gelegentlich eines schweren Traumas, hervorgerufen durch eine starke und abnorme Bewegung im Gelenksbereich, wobei das

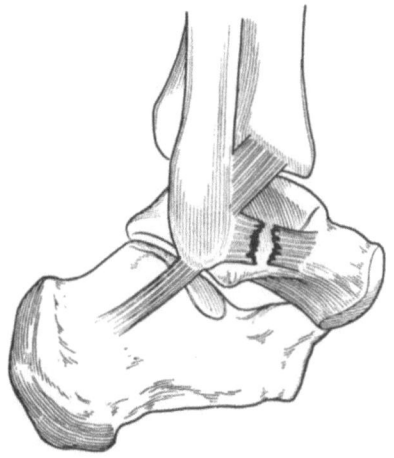

Abb. 26. Ruptur des vorderen Anteils des äußeren Seitenbandes im Sprunggelenk

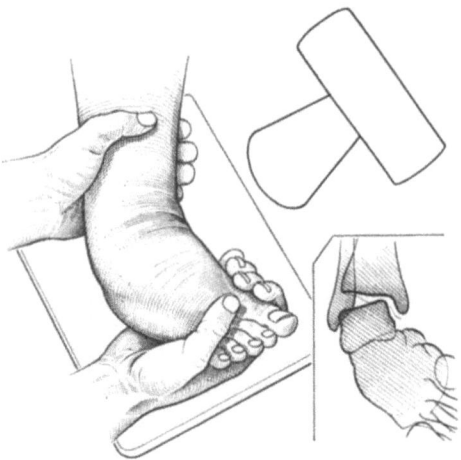

Abb. 27

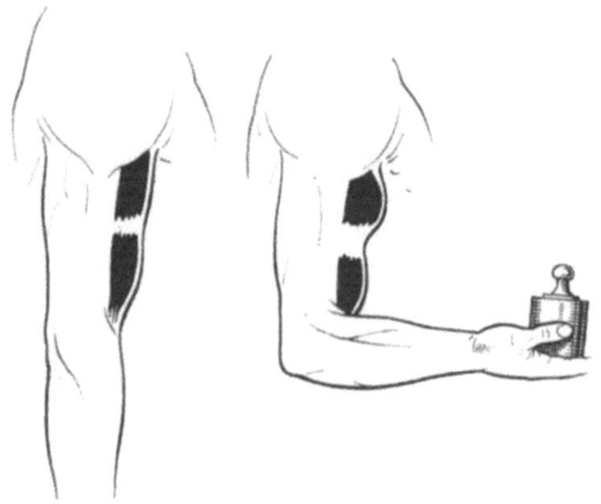

Abb. 28. Bicepsruptur: Die Muskelfurche zeigt sich besonders bei der Muskelkontraktion

knöcherne Skelet intakt bleibt, kommt es durch die Abweichung und das Auseinanderweichen der Gelenksflächen zu einer Verlängerung bzw. einem Einriß der Gelenksbänder.

Es gibt zwei bevorzugte Lokalisationen:
1. Knöchelgegend und Sprunggelenke. Durch die Innendrehung des Fußes, z. B. beim Einklemmen in einer Wegrinne, wirkt sich die Überdehnung oder Ruptur am Außenband aus (Abb. 26).
2. Am Kniegelenk ist ein größeres Trauma erforderlich für eine Distorsion mit Bandverletzung, z. B. ein Skiunfall. Hierbei betrifft die Verletzung das äußere oder innere Kniegelenksband.

Zwei Schweregrade der Bandverletzung sind möglich:
1. Die einfache *Dehnung* mit einem kleinen Einriß ohne abnorme Gelenksbeweglichkeit. Diese Verletzung ist trotzdem sehr schmerzhaft durch reflektorische Schmerzen, die sich durch lokale Anaesthesie mildern lassen.
2. Der *Gelenksbandriß* bringt im Gegensatz dazu abnorme Beweglichkeit des Gliedes mit sich. In diesem Fall ist die Immobilisierung erforderlich.

Klinisch bedeutsam ist der umschriebene Schmerz und eine Schwellung mit Hämatom im Verletzungsgebiet.

Das *Röntgenbild* zeigt keine knöcherne Verletzung, aber im Falle der schweren Bandverletzung einen breiten Gelenksspalt durch das Auseinanderweichen der normalerweise parallelen Gelenksflächen bei passiver Bewegung des Gelenkes (Abb. 27).

Sonderfall. Das Ligament widersteht dem Unfallmechanismus. Dagegen reißt die knöcherne Bandinsertion. In diesem Falle deckt die Röntgenuntersuchung die mitvorhandene Knochenschädigung auf.

D. Muskelruptur und Muskelhernie

1. Die *Muskelruptur* (Muskelriß) entsteht durch eine heftige Muskelkontraktion. Bei gesunden Muskeln sind der vordere rechte Rectus, der Biceps und die Adductoren am Oberschenkel bevorzugt.

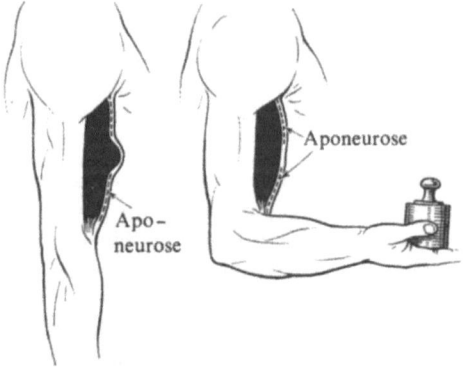

Abb. 29. Muskelhernie: Die in Ruhestellung sichtbare Muskelvorwölbung verschwindet bei Kontraktion

Die vollständige Ruptur ist leicht zu erkennen an der Eindellung zwischen den beiden Muskelenden, die sich bei willkürlicher Muskelkontraktion verstärkt (Abb. 28).

Beim pathologisch veränderten Muskel entstehen sog. Spontanrupturen durch kleinste Anstrengungen, z.B. beim Typhuskranken, beim Grippekranken und beim Leukämiker.

2. Die *Muskelhernie* entsteht durch Austritt von Muskelgewebe im Riß der Aponeurose. Sie tritt bevorzugt auf am Biceps des Armes, am Unterschenkel, am rechten vorderen Oberschenkel und an den Muskeln des Unterarmes. Eine weiche, wenig schmerzhafte Tumorbildung, die nur beim erschlafften Muskel fühlbar ist und bei Kontraktion des Muskels verschwindet (Abb. 29).

E. Thermische Verletzungen

I. Verbrennungen

Die Pathologie der Verbrennungen hat zwei Aspekte. Sie ist einmal eine lokale Wunde, deren Krankheitsverlauf von der Tiefe der Verbrennung abhängt. Zum anderen stellt sie eine Allgemeinerkrankung durch Auswirkung der Verbrennungswunde auf den Allgemeinzustand dar, abhängig vom Ausdehnungsgrad bzw. der Größe der Verbrennungsfläche. Sie kann sich im Extremfall tödlich auswirken durch Exsudationsvorgänge, Elektrolytverlust, Sekundärinfektion und Resorption toxinartiger Abbauprodukte aus der Verbrennungswunde mit Schockfolge.

Diese Verbrennungs-Schwerverletzten müssen sofort einer Intensivbehandlung unterzogen werden.

Sobald die Verbrennungswunde versorgt ist, muß die Sofort- und Weiterbehandlung unter dem Doppelaspekt der lokalen und allgemeinen Auswirkungen der Verbrennungskrankheit gesehen werden.

1. Lokal

Nach der jeweiligen Verbrennungstiefe unterscheidet man vier Schweregrade:

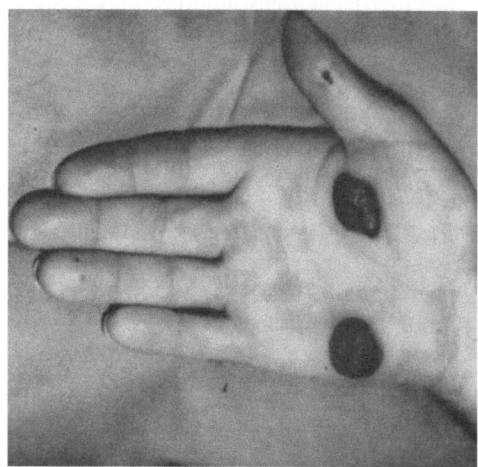

Abb. 30. Strommarken bei Verbrennung 4. Grades durch Starkstrom

a) Verbrennung I. Grades (Erythem, Rötung). Der Sonnenbrand z.B. erreicht nur die Epidermis mit einer diffusen Rötung und Schwellung der Haut im betroffenen Gebiet; deutliche Hyperaesthesie.

b) Verbrennung II. Grades. Teilzerstörung der Haut, erhaltene Hautanhangsgebilde. Dieser Verbrennungsgrad entsteht z.B. durch eine kochende Flüssigkeit. Die tiefen Hautschichten werden dabei noch nicht erreicht, daher oberflächliche, geringe Narbenbildung. Die Verletzung gibt sich an der charakteristischen Bläschenbildung zu erkennen: Auf rotem Untergrund heben sich durchsichtige Bläschen ab, die mit klarer oder sanguinolenter Flüssigkeit gefüllt sind, regelmäßig gewölbt, einige sind gespannt, andere sind schlaff, andere wiederum lassen bei einem Einriß die nackte, leuchtend rote Haut erkennen und es entsteht Sekretion einer plasmatischen Flüssigkeit sowie eine Hypersensibilität.

Die Verbrennungsregion ist ödematös verdickt.

c) Verbrennung III. Grades. Eine tiefe Verbrennungswunde, die alle Hautschichten zerstört hat und sich bis in die Tiefe der Unterhaut ausdehnt, charakterisiert durch eine Schorfbildung. Dieser Verbrennungsgrad zeichnet sich durch pergamentartige, bräunliche oder schwärzliche Hautfärbung aus.

Die Oberflächensensibilität ist aufgehoben, während die tiefe Sensibilität auf Druck noch vorhanden ist.

d) Der nächste *IV. Verbrennungsgrad* ist die *Verkohlung*, die bis auf die Muskulatur und sogar bis auf den Knochen vordringen kann. Hierbei sind auch die neurovasculären Gebilde zerstört, z.B. bei elektrischen Verbrennungen mit typischen Strommarken (Eintritts- und Berührungspunkte mit dem Starkstrom, Abb. 30). Zwischen diesen klassischen Einteilungsgraden gibt es Übergänge.

Die tieferen Verbrennungswunden heilen allgemein nicht mit normaler Narbenbildung aus, da die vollständige Defektregeneration unmöglich ist. Die Erst- und Notfallbehandlung jeder Verbrennungswunde besteht in erster Linie in der Infektionsverhütung.

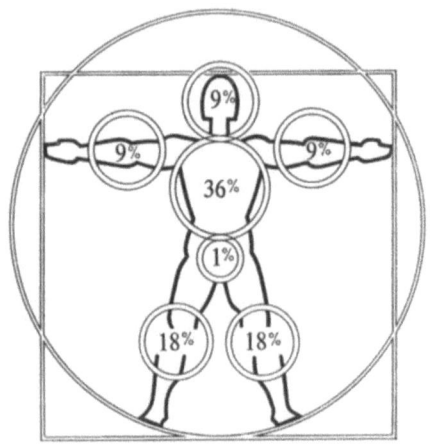

Abb. 31. Die „Neunerregel": Praktisches Schema zur schnellen Bestimmung der Oberflächenausdehnung bei Verbrennungen. Beim Kind ist die Oberfläche des Kopfes und des Halses im Verhältnis zu den Gliedmaßen größer, dieses um so mehr, je kleiner das Kind ist (Abb. 32).

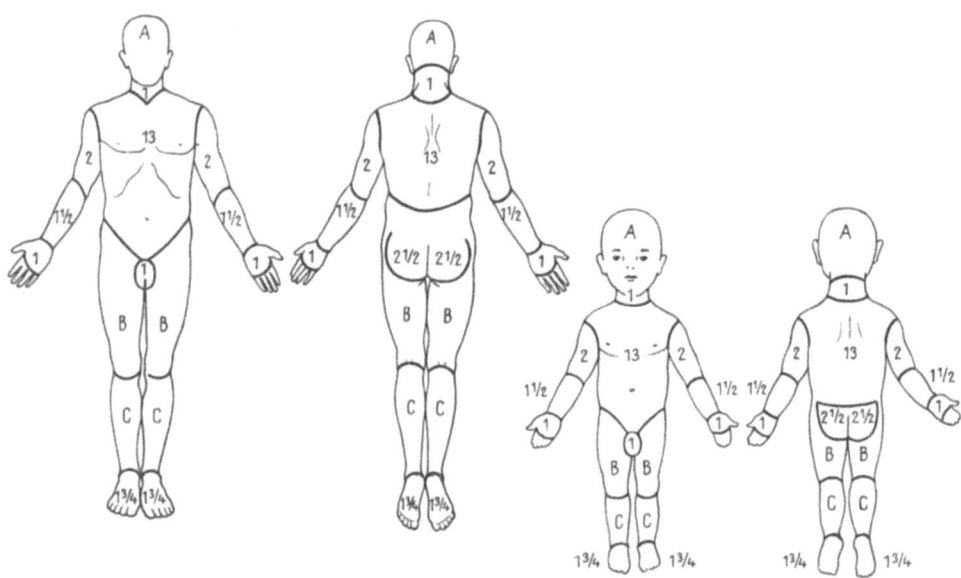

Abb. 32. Bestimmung der Ausdehnung der Verbrennung beim Erwachsenen und beim Kind. Durch das Wachstum verändert sich der prozentuale Anteil verschiedener Körperteile. (Aus M. ALLGÖWER, 1976)

Körperteil	Alter in Jahren					
	0	1	5	10	15	Erwachsene
A = 1/2 Kopf	$9^1/_2$	$8^1/_2$	$6^1/_2$	$5^1/_2$	$4^1/_2$	$3^1/_2$
B = 1/2 eines Oberschenkels	$2^3/_4$	$1^1/_4$	4	$4^1/_4$	$4^1/_2$	$4^3/_4$
C = 1/2 eines Unterschenkels	$2^1/_2$	$2^1/_2$	$2^3/_4$	3	$3^1/_4$	$3^1/_2$

2. Die Verbrennung als Allgemeinerkrankung: Die Verbrennungskrankheit

Das entscheidende prognostische Kriterium bei jeder Verbrennungsbehandlung ist die Ausdehnung der Verbrennung im Zusammenhang mit dem Schweregrad. Die Ausdehnung der Verbrennung wird in Prozenten der Oberflächenausdehnung angegeben.
Damit können etwa drei Kategorien aufgestellt werden:
1. Bei geringer Ausdehnung ist der Verlauf günstig, Ausdehnungsgrad 15%.
2. Verbrennungsausdehnungen von 15 bis max. 50% sind therapeutisch beeinflußbar.
3. Verbrennungen über 50% werden nur in Ausnahmefällen überlebt.

Die Bemessung der Verbrennungsausdehnung erfolgt nach der sog. Neunerregel (Abb. 31). Hierbei werden bestimmte verbrannte Körperteile mit dem Vielfachen von neun berechnet.

3. Pathophysiologie der Verbrennungskrankheit

Der sofort eintretende *Verbrennungsschock* hängt ab von der Ausdehnung und Tiefe der Verbrennungswunde und entwickelt sich innerhalb der ersten 48 Std. Neben den Sekundärfaktoren wie starkem Schmerz (Schmerzmittel!) ist der Plasmaverlust von Bedeutung. Er entsteht nach außen durch die Exsudation von Plasma in die Blasenbildungen und in die offene Verbrennungswunde, nach innen durch ödematöse Infiltration der tieferliegenden Hautschichten und der benachbarten Weichteile.

Das Verbrennungsödem kann auf rein mechanische Weise eine Schädigung des Gewebes bewirken. Durch den Plasmaverlust kommt es zu Störungen des Wasser- und Elektrolythaushaltes, zum Anstieg des Hämatokrits über 50%, zur Hypovolämie, zum Verlust an Serumeiweiß (bis 50%), wobei der Albuminverlust im Vordergrund steht, was eine Erniedrigung des colloidosmotischen Drucks zur Folge hat. Dies kann, wenn nicht rechtzeitig Plasmaproteine infundiert werden, sondern nur Infusionen mit niedrigem onkotischem Druck, zur Ausbildung eines Lungen- und Hirnödems führen. Weitere Komplikationen sind: Permeabilitätsstörungen durch Freisetzung von Histaminen (nach 1—3 Std bis zum 10fachen der Norm) und Proteinmetaboliten (Kinine, vasoaktive und permeabilitätswirksame Substanzen), die Anurie, eine enorme Erhöhung der Katecholamine auf das 20—30fache der Norm schon nach wenigen Stunden, mit der Ausbildung von Streßgeschwüren im Gastrointestinaltrakt, die zu weiteren Komplikationen (Perforation, Blutung) Anlaß geben können, eine starke Vasoconstriction mit Mikrozirkulationsstörungen, Gewebshypoxie und Acidose. Der vollausgeprägte Verbrennungsschock ist gekennzeichnet durch einen Erschöpfungszustand mit Stupor, manchmal mit Unruhe oder Delirium einhergehend. Der Puls ist flach und beschleunigt, der arterielle Blutdruck erniedrigt. Eine Oligurie deutet auf eine schockbedingte Durchblutungsstörung der Niere hin: Hypovolämie mit Bluteindickung oder durch Zustrom von Blut- und Muskelpigmenten bei Starkstromverbrennungen.

Bei drohendem Nierenversagen sofortiges Einlegen eines Blasenkatheters zur Beobachtung der Nierenleistung, stündlich 40—50 ml beim Erwachsenen.

Der starke Eiweißverlust und Eiweißzerfall führt bei starken Verbrennungen zu einer negativen Stickstoffbilanz. Vom 4. Tag ab beginnt die Rückresorption des Ödems, die Flüssigkeitszufuhr muß gedrosselt werden, sobald die Urinausscheidung größer als 100 ml/Std wird, da es sonst zur Überwässerung mit Lungen- und/oder Hirnödem kommt.

Der Schockindex nach Allgöwer:

Verhältnis von Pulsfrequenz und arteriellem Blutdruck ist eine gute Orientierungsgröße.

Bei einem Blutverlust von etwa 20—30% kommt es zu einer Überkreuzung der Blutdruck- und Pulsfrequenzwerte. Der Schockindex ist als alleiniges Kriterium nur ein grober Parameter, der wiederholt überprüft werden muß. Hieraus kann aber die Tendenz der Schockentwicklung erkannt werden, da anhaltender Blutdruck und steigernder Puls eindeutige Hinweise für eine weitere Abnahme des Blutvolumens sind. Im allgemeinen reagiert die Pulsfrequenz früher und schneller als der Blutdruck.

Der Schockindex: Puls/systolischer Blutdruck beträgt normalerweise 0,5. Bei zunehmendem Blutverlust steigt der Index auf 1, da Blutdruck und Puls um etwa 100 liegen. Bei weiterem Volumenverlust mit zunehmender Pulsfrequenz und Blutdruckabnahme resultiert ein Schockindex von etwa 1,5. Er bedeutet absolute Lebensgefahr (Abb. 33).

Normalzustand	Puls 60 BD 120	Index 0,5
Drohender Schock	Puls 100 BD 100	Index 1,0
Manifester Schock	Puls 120 BD 80	Index 1,5

Abb. 33. Der „Schockindex" nach *Allgöwer*

Puls, Blutdruck, Urinausscheidung (Blasenkatheter) sind zusammen mit der Bilanzierung des Flüssigkeitsverlustes die drei Hauptelemente und Kriterien in der Überwachung und Behandlung während der ersten Tage nach einer Verbrennung.

Die Menge des Flüssigkeitsersatzes kann grob orientierend aus der Nierenleistung als Anhaltspunkt für die minimal notwendige Menge und nach dem zentralen Venendruck als Richtlinie für die obere Grenze der Zufuhr errechnet werden. Der zentrale Venendruck (ZVD) darf 15 cm Wassersäule nicht überschreiten (Gefahr eines Lungenödems). Weitere wichtige Kontrollwerte sind die Bestimmung des Säurebasenhaushaltes und der Blutgase.

Bei der speziellen Berechnung der Infusionsmenge und Infusionsqualität hat sich die Formel von *Evans* bewährt. Sie besagt, daß pro 1% verbrannter Körperoberfläche und pro kg Körpergewicht 1 ml kolloidale Ersatzlösung, Elektrolytlösung und 5%ige Glucose zu veranschlagen sind.

II. Die Verbrennungs-Weiterbehandlung

1. Lokal

Die Hauptkomplikation ist die Infektion, die daher eine rigorose Asepsis verlangt. Die hauptverantwortlichen Bakterien sind Streptokokken, manchmal eine Pyocyaneus-Infektion, die sehr resistent ist. Es wäre falsch anzunehmen, daß die Verbrennungswunde primär steril ist. Dafür ist die Einwirkungszeit zu kurz und die Wunde ist häufig schmutzig. Tiefe Verbrühungen sind besonders gefährdet durch Eiterbildung unter dem Wundschorf. Hier bilden sich teils eitrige, geschwürig wuchernde Gewebsgranulationen. Von der Verbrennungswunde breitet sich die Begleitlymphangitis aus. Der Kranke bietet das typische Aussehen eines septisch Kranken mit klassisch septischem Temperaturverlauf, wechselnden Fieberzacken. Durch die Resistenzminderung des Verbrennungskranken ist die Infektanfälligkeit eines der Hauptprobleme innerhalb der Gesamttherapie.

Die *Wundvernarbung* stellt die letzte, immer anzustrebende Heilungsetappe im Verlauf der Verbrennungskrankheit dar.

Erster Verbrennungsgrad. Nach einigen Tagen Abschuppung der Haut mit bräunlicher Verfärbung.

Zweiter Verbrennungsgrad. Schnelle Regeneration der Epidermis bei erhaltenen Hautanhangsgebilden.

Dritter Verbrennungsgrad. Hierbei ist die spontane Wundheilung durch Narbenbildung unmöglich, sie erfordert daher Hautverpflanzungen zur Deckung des Hautdefektes.

2. Schockformen und häufigste allgemeinchirurgische Schockursachen

a) *Hypovolämischer Schock*

1. Hämorrhagischer Schock durch Blutverlust (innere und äußere Blutungen, z. B. Gastrointestinalblutungen).

2. Dehydratationsschock: Flüssigkeitsverlust durch Erbrechen, Ileus, Durchfall, Dünndarmfisteln, Magensonde, Peritonitis, Pleuritis, Pankreatitis, ausgedehnte Verbrennungen.

b) *Septischer Schock:* Septische Infektionen mit gram-negativen Erregern (Coli, Aerobacter aerogenes, Klebsiellen, Proteus, Pseudomonas aeruginosa, Salmonellen).

Sonderfall: Peritonitis, Verbrennungskrankheit mit infizierten Verbrennungswunden.

c) *Kardiogener Schock*

1. Funktionsstörungen des Herzens: Herzinfarkt, Myocarditis, tachykarde und bradykarde Herzrhythmusstörungen, traumatische Klappenläsionen.

2. Behinderung der Herzfüllung: Herzbeuteltamponade, Pericarditis exsudativa, Lungenembolie, Panzerherz.

d) *Anaphylaktischer Schock* durch Freisetzung von größeren Mengen von Kininen, Freisetzung von „slow reacting sub-

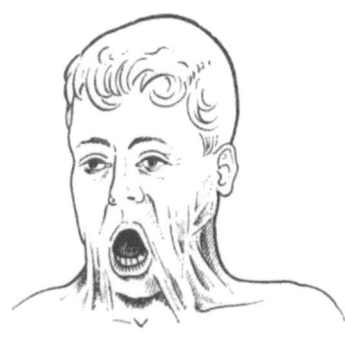

Abb. 34

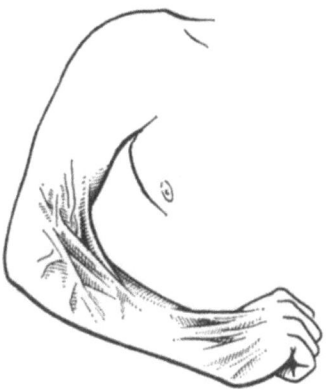

Abb. 35

stance" nach Antigen-Antikörperreaktionen.

e) *Neurogener Schock.* Schädigung des ZNS durch Trauma, Hypoxie, Intoxikation.

Endokrin ausgelöste Schockformen lassen sich auf eine der vorgenannten Schockformen zurückführen, z. B. *Addison*-Krise s. hypovolämischer Schock.

3. Allgemeine Gesichtspunkte

Jeder Patient mit schwerer Verbrennung ist der Unterernährung, manifestiert durch große Schwäche und Abmagerung, ausgesetzt. Regelmäßige Gewichtskontrollen dokumentieren den schweren Gewichtsverlust.
Zur Unterstützung der Infektionsabwehr und einer guten Wundheilung sind allgemeinverbessernde Maßnahmen erforderlich, z. B. calorien- und vitaminreiche Nahrung und Transfusion von Frischblut. Man unterscheidet ein *sekundär toxisches Syndrom* am 4.–8. Tag (Verbrennungskrankheit) durch Resorption des toxischen Ödems und ein *Spätsyndrom*, eine oft lang dauernde und kritische Phase mit der Gefahr der Infektion und Unterernährung.

Im Kindesalter sind tödliche Frühkomplikationen häufiger als beim Erwachsenen wegen des labileren Stoffwechsels und Flüssigkeitshaushalts. Alte und kranke Menschen mit reduziertem Allgemeinzustand sind dagegen leichter den Gefahren im Spätstadium ausgesetzt.
Patienten mit neurologisch bedingten Hautempfindungsstörungen, z. B. bei Syringomyelie, sind naturgemäß besonders leicht Hautverbrennungen an den Händen ausgesetzt.

III. Sonderfälle

Besonders schwer sind im allgemeinen Verbrennungen in *Nylon- oder Ölkleidung.* Sie bedingen großflächige und tiefe Verbrennungen wegen der Schwierigkeit des Auslöschens und damit der längeren Exposition.

Verbrennungen in bestimmten Körperregionen (Geschlechtsteile, Gelenke, Gesicht, Kopfhaut) sind besonders schweren Folgen ausgesetzt durch große Narbenbildung bzw. Narbenkontraktur, die spezielle chirurgisch-plastische Maßnahmen erfordern (Abb. 34 und 35).

Kälteschäden. Bei allgemeiner Hypothermie kommt es zum Absinken der Stoffwechselvorgänge, Vasoconstriction der Hautgefäße, Kältezittern, Störungen der Herztätigkeit mit Absinken von Puls- und Blutdruck, Reflex- und Atemabschwächung, Hypoxie und Acidose und beim Abfall der Kerntemperatur unter 24° C zum Erfrierungstod (Kammerflimmern). In ungünstigen Fällen können schon unter 35° C große Schäden auftreten.

Die lokale Erfrierung läuft in 3 Stufen ab:
1. Weißfleckige Haut, nach Erwärmung leichte Cyanose
2. Blasenbildung, lokales Ödem
3. Nekrose

Der bei einer Erfrierung entstandene Gefäßschaden kann noch nach Jahren zu einer solchen Durchblutungsverminderung führen, daß u. U. noch eine Amputation notwendig wird. (Lokale Erfrierungen sind meist mit einer allgemeinen Hypothermie verbunden, können aber auch allein auftreten.)

Therapie: keine Wärmezufuhr! (wie Heizkissen, warmes Bad für Hände oder Füße). Behandlung wie bei Verbrennungen.

Verletzungen durch elektrischen Strom. Haushaltsstrom ist sehr gefährlich, dabei ist die häufigste Todesursache das Kammerflimmern. Bei Starkstrom dagegen stehen andere Ereignisse im Vordergrund (Herzflimmern selten, eher sofortiger Herzstillstand), wie starke Verbrennungen mit tiefen Nekrosen (Strommarken, Abb. 30), oft unter Mitbeteiligung des Knochens. Haushaltsstrom mit 50 Hertz ist gefährlicher als höherfrequenter Strom. Über 100000 Hertz nur noch Wärmeerzeugung, die therapeutische Anwendung findet (Diathermie).

Therapie: Bei Stromunfällen, besonders Starkstrom, Klinikeinweisung, intensive Überwachung ist angezeigt.

Chemische Verätzung mit Säuren und Laugen entsprechen in ihren Gewebsreaktionen allen Graden der Verbrennungen. Säuren erzeugen Coagulationsnekrosen, Laugen Colliquationsnekrosen, die meist tiefer reichen als die Coagulationsnekrosen, mit Ausnahme bei der Flußsäure.

Tumoren

A. Allgemeine Tumorlehre

I. Charakteristika

Gutartige Tumoren	*Bösartige Tumoren*
Gut begrenzt, manchmal eingekapselt, entwickeln sich lokal umschrieben	Schlecht begrenzt, ins Nachbargewebe einwuchernd
Langsame Entwicklung	Schnelles, destruierendes und infiltrierendes Wachstum, Atypien von Zellkernen und Cytoplasma, vermehrt atypische Mitosen, Verschiebung der Kern-Plasma-Relation zugunsten des Kerns, stark wechselnde Kerngröße (Anisonucleose), Kernpolymorphie, Zellpolymorphie, Polychromasie, gering ausdifferenziertes Zellbild bis zur Anaplasie
Mikroskopische Tumorzellen ohne Destruktion, organotypisch, ausdifferenziertes, ruhiges Zellbild, wenig Mitosen, Kernchromatin regelmäßig	
Keine Metastasierung	Lymphogene oder hämatogene Metastasierung, durch diese Dissemination Entstehung von echten Zweittumoren
Nach Entfernen keine Neigung zum Rezidiv	Nach Exstirpation oder Bestrahlung lokales Rezidiv oder Fernmetastasierung in andere Organe möglich

Diese schematisierende Gegenüberstellung verlangt weitere Differenzierungen:

1. Auch gutartige Tumoren können, wenn auch selten, entarten.
2. Bestimmte Tumoren sind morphologisch-histologisch schwer zu klassifizieren.

Aus prognostischen und therapeutischen Gründen ist bei jedem Tumor die eindeutige histologische Klärung durch Biopsie oder Cytologie unerläßlich.

II. Histologische Klassifizierung

(Bezeichnung der Tumoren nach ihrem Gewebsursprung)

1. Epitheliale Tumoren

(entwickeln sich aus der Haut, der Schleimhaut oder den Drüsen)

Gutartige Tumoren	*Bösartige Tumoren*
	Plattenepithel:
Epitheliome, Papillome, Basaliome: semimaligne, können sogar metastasieren!	Plattenepithelcarcinome, Carcinoma spinocellulare, Portiocarcinom

Übergangsepithel

Papillome sind besonders schwierig in der histologischen Beurteilung, einige von ihnen neigen zur malignen Entartung

Transitionalcarcinome (Übergangscarcinome, z. B. des Nierenbeckens, Ureter, Harnblase)

Drüsenepithel

Adenome, adenomatöse Polypen, Fibroadenome, z. B. der Mamma mit intracanaliculärem oder pericanaliculärem Wachstum
Mastopathia chronica fibrosa cystica = Praecancerose

Adenocarcinome

2. Mesenchymale oder Bindegewebs-Tumoren

entwickeln sich aus:

Gutartige Tumoren	Ursprungsgewebe	Bösartige Tumoren
Fibrom, Xanthom	Faseriges Bindegewebe	Fibrosarkom
Ganglioneurom, Ependymom, Astrocytom, Oligodendrogliom, Neurinom (Schwannom), Meningeom	Nervengewebe (Abb. 36)	Ganglioneuroblastom, Ependymom, Glioblastom, Neurinom (Schwannom), Meningeome (zeigen nur selten sarkomatöse Entartung)
Lipome	Fettgewebe	Liposarkome
Chondrome, Osteome	Knochen und Knorpel	Chondrosarkome, Osteosarkome, Ewing-Sarkom
Myome, Rhabdo-, Leiomyome	Muskelgewebe	Rhabdo- oder Leiomyosarkome, je nach Ursprung aus der glatten oder quergestreiften Muskulatur
Lymphangiome, Hämangiome (Hamartome)	Blut und Lymphgefäße	Lymphosarkom, Myelosarkom, Reticulosarkom (RES), myeloische und lymphatische Leukämie, Lymphogranulomatose, Polycythämia vera, Thymome

3. Mischtumoren

So genannt nach ihrer komplexen Gewebsstruktur epithelialen und mesenchymalen Ursprungs. Maligne Mischtumoren sind wahrscheinlich epithelialen Ursprungs. Ihr

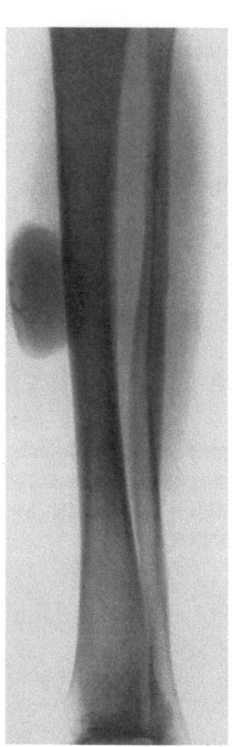

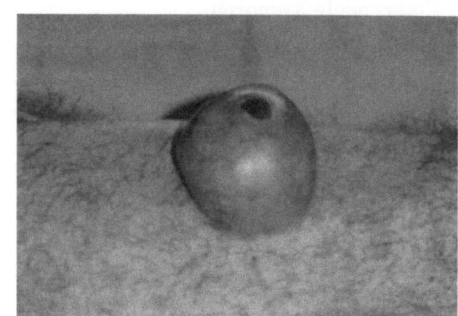

Abb. 36a. Unterschenkel mit prätibialem Weichteiltumor, oberflächlich ulcerierend mit Calcificierung

Abb. 36b. Dazugehörige Abbildung des Tumors: Neurofibrom

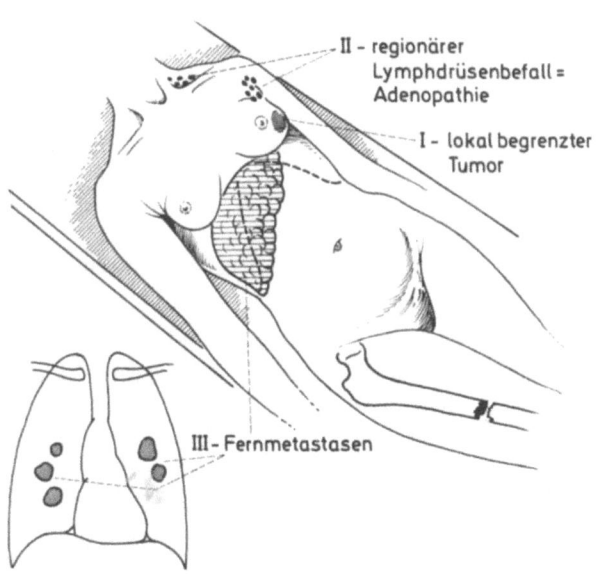

Abb. 37. Die drei Entwicklungsstadien beim Brustdrüsenkrebs

myxoides und chondroides Aussehen in bestimmten Abschnitten kommt durch Metaplasie zustande. Wegen dieser potentiellen Malignität bzw. vor Auftreten einer malignen Entartung sollten diese Tumoren entfernt werden.

Klassisches Beispiel:
Pleomorphes Adenom, der sogenannte Parotis-Mischtumor, Cylindrom, Carcinoid. Auch Mischtumoren neigen zur malignen Entartung.

4. Embryonale Tumoren

Teratome, Entstehung aus den Keimblättern: Zähne, Haare, Knochen, Knorpel enthaltend.

Gutartige Tumoren	*Bösartige Tumoren*
Dermoidcyste, Ganglioneurom, Phäochromocytom, Naevus	Maligne Hodenteratome, *Wilms*-Tumor, Sympathogoniom (Typ *Pepper*, Typ *Hutchinson*), Sympathoblastom, Phäochromocytom (selten), Melanom

5. Placentagewebe

Gutartige Tumoren	*Bösartige Tumoren*
Blasenmolen	Destruierende Blasenmole, Corionepitheliom: es entsteht aus zurückgebliebenem Epithel der Placenta (HCG-Test positiv)

Maligne Tumoren können hormonaktiv sein.

Metastasierungstypen. Carcinome metastasieren im allgemeinen zuerst lymphogen, dann erst hämatogen.

Sarkome metastasieren primär hämatogen, lymphogene Metastasen richten sich nach den einzelnen Lymphabflußregionen.

Hämatogene Metastasierungswege
1. Lungentyp: Lunge → Leber, Hirn, Skelet → Lunge.
2. Lebertyp: Leber → Lunge → Hirn, Knochen, Leber.
3. Cavatyp: Tumoren im Einzugsgebiet der Vena cava → Vena cava- Einbruch → Lunge → Leber, Skelet, Hirn.
4. Pfortadertyp: Einzugsgebiet von Pfortader, Venae hämorrhoidales mediae et superiores → Leber → Lunge → Hirn, Skelet, Leber.
5. Paravertebraltyp, retrograder Typ: Primärtumor im Bereich der Wirbelsäulenvenen, durch Husten und Pressen.

B. Carcinome

Maligne Tumoren epithelialen Ursprungs mit drei Ausbreitungsstadien: lokal, regional, generalisiert.

Beispiel Brustkrebs (Abb. 37).

1. *Lokales Stadium* (Einzelheiten s. S. 359).
2. *Regionales Stadium.* Befall der axillären, infraclaviculären Drüsen. Sie sind unter Umständen die ersten Hinweise für einen Tumorbefall, andererseits stellen sie eine gewisse Barriere gegen den generalisierten Ausbruch dar. Der Drüsenbefall stellt damit immer einen Hinweis für malignes Wachstum dar. Chirurgisch gesehen verlangt er die operative Entfernung mit dem Tumor oder die Bestrahlung.

3. *Generalisiertes Stadium.* Fernmetastasierung (Befall von Leber, Lunge, Knochen).

Diese Stadieneinteilung ist diagnostisch nicht immer relevant, da erst ein regionaler Drüsenbefall den ersten Hinweis auf einen okkulten lokalen Primärtumor abgeben kann. Drüsenbefall in der Axilla verlangt daher die Untersuchung des entsprechenden Organs in diesem Abflußgebiet: Brustdrüse.

Pathologische Knochenfrakturen müssen an Fernmetastasierung eines unerkannten Primärtumors, z.B. Brustkrebs, denken lassen.

C. Lymphdrüsentumoren

Hier werden nur die oberflächlich gelegenen Lymphdrüsen-Areale behandelt: im lateralen Halsdreieck, supraclaviculär, in der Achselhöhle und in der Leistenbeuge.

Die tiefer gelegenen Adenopathien paraaortal, parailiacal oder mediastinal stellen besondere diagnostische Probleme dar, die weitere klinische Untersuchungen erfordern (s. unten).

Die oberflächlich gelegenen Lymphdrüsenveränderungen sind teils sichtbar, in den meisten Fällen tastbar, durch Hauttumorbildung erkennbar oder unter der Haut isoliert oder kettenförmig palpabel, manchmal aber auch zu Lymphdrüsenpaketen fixiert, im allgemeinen schmerzlos oder bei der Palpation druckempfindlich, hart oder (sekundär) weich, oder als Konglomerattumor verbacken palpabel.

1. Disseminierte Adenopathie

Sie betrifft alle Lymphknoten cervical, axillär, inguinal oder generalisiert.

Zu denken ist in erster Linie an eine hämatopoetische Systemerkrankung. Dabei ist die Milz auf eine Vergrößerung genau zu palpieren. Des weiteren ist zu achten auf Juckreiz mit Kratzspuren bei gleichzeitigem Fieber. Die weitere Abklärung erfordert ein Differentialblutbild. Splenomegalie, Juckreiz, Fieber, Eosinophilie im Blutbild legen den Verdacht auf *Hodgkin*sche Erkrankung nahe, der durch die Lymphknotenbiopsie mit histologischer Diagnose von *Sternberg*-Riesenzellen seine Bestätigung findet.

Oft ist das Differentialblutbild sehr verändert: Leukocytose mit entsprechend veränderten Zellelementen.

Dabei ist zu denken an: Lymphoreticuläre Sarkome und das großfolliculäre Lymphoblastom (Morbus *Brill-Symmers*), Leukämien, Paraproteinämien, Reticulosen, den Morbus *Boeck*, die Mononucleosis infectiosa, das *Pfeiffer*sche Drüsenfieber, aber auch an medikamentös bedingte generalisierte Lymphadenopathien, welche anfangs mit einem *Hodgkin* oder einem Lymphosarkom verwechselt werden können.

2. Lokalisierte, schmerzhafte Adenopathie

Häufig mit febrilen Temperaturen.
Im Differentialblutbild unterschiedliche Leukocytose. Die Adenopathie ist im allgemeinen Ausdruck einer Infektion, die sich im nahegelegenen Zuflußgebiet befindet.

Beispiel. Axilla-Drüsenschwellung bei Panaritium, Lymphdrüsenschwellung bei Entzündungen im Zehen- bzw. Fußbereich (inguinal).

3. „Kalte", schmerzlose Adenopathie

Schmerzlos, lokalisiert auf ein umschriebenes Lymphdrüsengebiet. Sie kann Ausdruck einer Carcinomentwicklung in diesem Gebiet sein, z.B. axilläre Adenopathie bei Mammacarcinom, *Virchow*sche Lymphdrüse über der Clavicula in 10–20% der Fälle von Magencarcinomen.

Sie kann aber auch Ausdruck einer regionären Tuberkulose sein, z.B. einer tuberkulösen Gelenksentzündung oder anderer Erkrankungen, wie Lymphogranuloma inguinale (*Nicolas-Favre*).

Beispiel. Oberschenkeldrüsenschwellung bei Coxitis.

I. Topographie der Lymphdrüsenerkrankungen

1. Axilla-Drüsen

a) Kalt. Systematische Suche nach Brustkrebs.

b) Schmerzhaft und fieberhaft. Suche nach eitrigen Fingererkrankungen. Manchmal ist eine Lymphdrüsenschwellung zwischengeschaltet im Bereich des Ellenbogengelenkes (Abb. 38). Besonders bei Kindern sollte man auf Kratzspuren am Arm achten, die manchmal eine umschriebene Rötung zeigen: Katzenkratzkrankheit (Virus-Kratzlymphadenitis, Maladie des griffes de chat).

2. Leistendrüsen

Anatomisch unterscheidet man in diesem Gebiet vier Lymphdrüsengruppen. Die

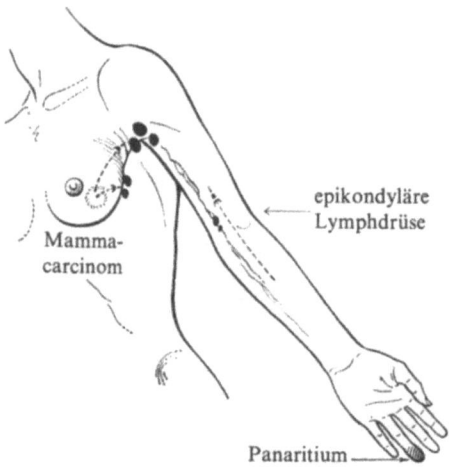

Abb. 38. Die Achsellymphdrüsen drainieren sowohl das Gebiet der Brustdrüse wie auch das der oberen Extremität

zwei unterhalb des Leistenbandes vertikal verlaufenden erhalten ihren Zufluß aus der unteren Extremität. Die zwei oberhalb des Leistenbandes lokalisierten Gruppen erhalten ihre Drainage aus dem Bereich der äußeren Genitale und dem Anus (Abb. 39).

Merke: Affektionen der Lymphdrüsen durch eine Erkrankung der Extremitäten sind streng einseitig, während Lymphdrüsenbefall bei Erkrankungen im Dammbereich im allgemeinen doppelseitig ist.

Hinweis: Die Lymphgefäße der Testikel drainieren sich — entsprechend ihrer embryologischen Entwicklung im Nierenbereich — paraaortal in Höhe des Nabels bzw. der Aortenbifurkation. Metastasierende Hodenmalignome sind daher nicht im Inguinalbereich zu tasten.

a) Heiße, schmerzhafte und fieberhafte Adenopathie der Leiste. Ursachen sind perianale Erkrankungen, z.B. infizierte Hämorrhoiden, Absceß oder eine Verletzung; im äußeren Genitalbereich Ulcerationen oder eine venerische Infektion (Balanitis, Vaginitis, Lymphogranuloma inguinale, syphilitischer Primäraffekt etc.); im Bereich des Beins eine Wunde, eine Fußverletzung, meist im Bereich der Zehen.

b) Kalte Lymphdrüsenerkrankung. Ursachen: Anal: Carcinom; Genitalbereich: Infektionen; Bein: Spezifische Knochenerkrankung.

3. Halsdrüsen

Die Halsdrüsenerkrankungen haben zahlreiche Ursachen.
Eine diskrete, diffuse oder lokalisierte Drüsenerkrankung, schmerzhaft oder schmerzlos, beruht häufig auf einer banalen Infektion:
— der Haut, im besonderen der *Kopfhaut*, die systematisch untersucht werden muß,
— im Mundbereich: Zahnerkrankung, Pharyngitis, Angina.

In letzteren Fällen beherrschen die Begleitsymptome (Dysphagie, Zahnschmerz) das Krankheitsbild und weisen damit auf die Ursache der Adenopathie hin.
Die Adenopathie kann kalt sein, unilateral oder bilateral. Zwei Hauptursachen: Tuberkulose oder Krebs.
Die Lymphdrüsentuberkulose hat folgende Erscheinungsformen:

1. Polymikroadenopathie, häufig im Kindesalter, mit kleinen Lymphdrüsenknötchen wie Bleikörner, hart, gut verschieblich unter dem tastenden Finger, ohne Begleitentzündung und schmerzlos bei der Palpation. Die übrigen Drüsengebiete sind ebenfalls betroffen bei positivem Cutantest.

2. Eitrige, tuberkulöse Halslymphdrüsenerkrankung (Abb. 40): Sie imponiert wie

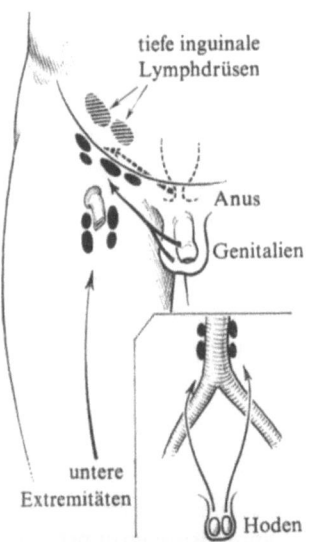

Abb. 39

ein kalter Absceß eines dicken Drüsenkonglomerates. Die Haut ist gerötet bei gleichzeitiger Fistelbildung: chronische Eiterung mit schlechter Narbenbildung, Skrofulose.

3. Das tuberkulöse Lymphom ist ein polylobulärer Konglomerattumor, schmerzlos, beweglich, der differentialdiagnostisch weiteste Abklärung verlangt.

4. Metastatisch-canceröse Lymphdrüsenveränderung im Halsbereich

Erste Manifestation eines Krebses der Mundhöhle, des Pharynx oder des Larynx. Beachte Abb. 41: Tumorlokalisation und entsprechender Drüsenbefall bei Zungenkrebs.

1. Zungenspitzenkrebs: Erster Lymphdrüsenbefall unterhalb des Kinnbogens, nachfolgend retrocervical.

2. Zungenkrebs im mittleren Abschnitt: Zunächst Lymphdrüsenbefall im Unterkieferbereich, danach Lymphdrüsenbefall im mittleren Halsbereich.

3. Zungenbodenkrebs: Häufig hochgelegener, tiefer Lymphdrüsenbefall.
Bei negativem vorderem Mundhöhlenbefund ist weitere laryngoskopische Abklärung erforderlich.

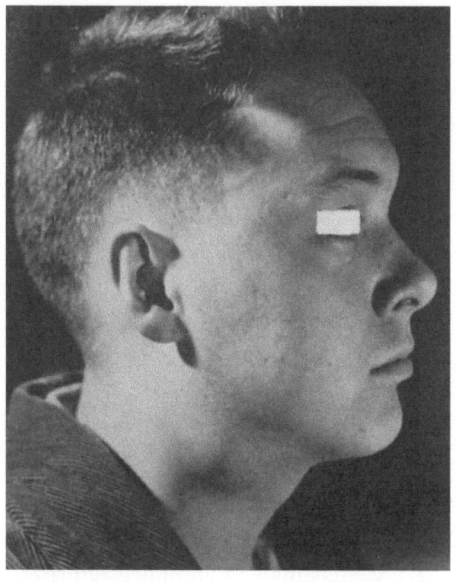

Abb. 40. Halslymphdrüsenerkrankung: Bemerke die Tumorbildung unterhalb des Unterkieferwinkels, am Vorderrand des M. sterno-cleidomastoideus

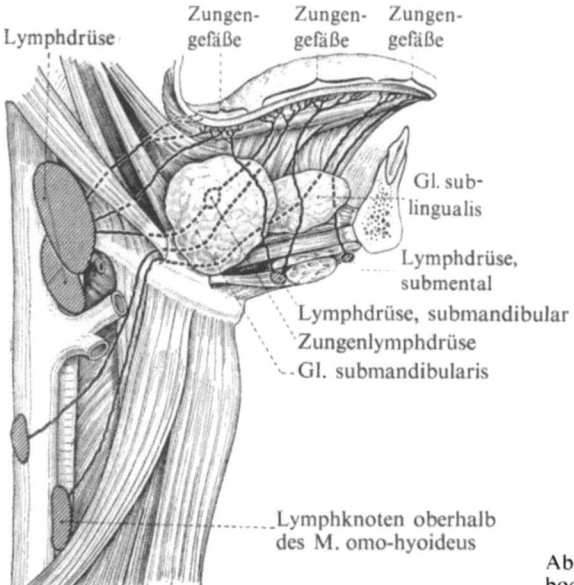

Abb. 41. Lymphdrüsenstationen des Mundbodens (nach *Rouvière*)

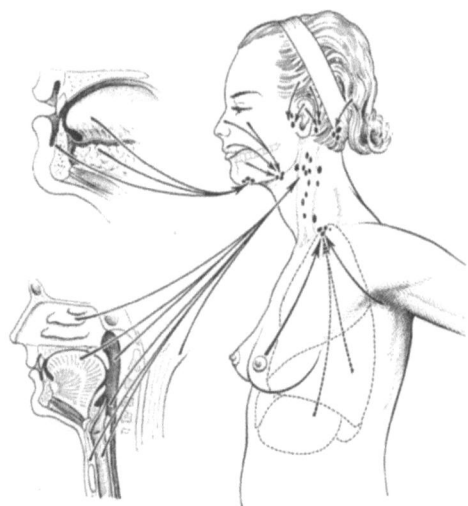

Abb. 42. Drainagegebiete der Lymphdrüsen des Halses

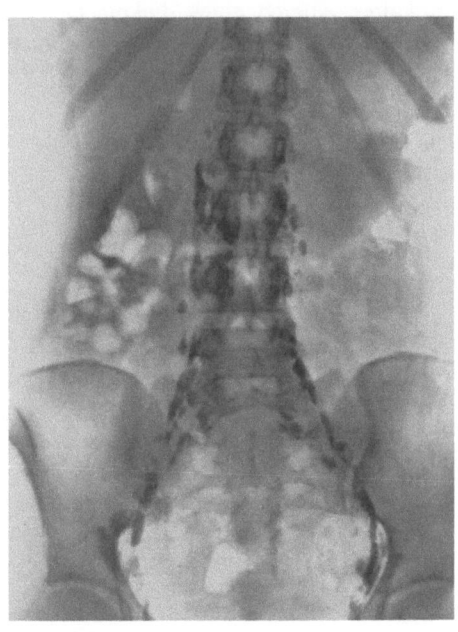

Abb. 43. Paraaortale Lymphographie

5. Supraclaviculäre Lymphdrüsenveränderung

Abb. 42 zeigt die Lymphdrüsen-Drainagegebiete der supraclaviculären Lymphdrüsen aus der Mamma und den oberen Gliedmaßen mit zwischengeschalteten Achsellymphdrüsen. Daher muß bei supraclaviculärem Lymphdrüsenbefall immer erst die axilläre Region mituntersucht werden. Darüber hinaus stellen axilläre und supraclaviculäre Drüsenveränderungen erste Hinweise auf tiefergelegene Organerkrankungen, wegen der engen Beziehungen der Lymphgefäße in diesem Bereich mit den Hohlvenen, dar:
- Magenmalignom: *Virchow*sche Drüse,
- Mediastinalerkrankungen,
- Pulmonalerkrankungen.

Bei Verdacht auf eine intrathorakale Krebserkrankung und bei Fehlen palpabler Drüsen im Axillar- oder Supraclavicularbereich ist die Scalenus-Biopsie nach *Daniels* eine wertvolle diagnostische Methode.

6. Tiefe Lymphdrüsen

Bisher wurden die oberflächlichen palpatorisch erfaßbaren Lymphdrüsenerkrankungen besprochen. Die tiefen Lymphdrüsenerkrankungen erfordern zusätzliche klinische Untersuchungen:

1. Mediastinale Lymphdrüsenprozesse sind am einfachsten durch eine Thorax-Röntgenaufnahme in 2 Ebenen (S. 368, Abb. 607, Brustkrebs) zu erfassen, gelegentlich auch endoskopisch: Mediastinoskopie (s. Kapitel Chirurgische Thoraxerkrankungen).

2. Lymphdrüsenprozesse im Abdomen, paraaortal, auch erkennbar an einer Verdrängung der Ureteren (durch Urographie, bei Hodentumoren) oder Verdrängung des Duodenalknies, erkennbar bei der Duodenographie (S. 379, Abb. 627 am Beispiel des Hodencarcinoms), Knochenmetastasen.

Die *Lymphographie* identifiziert paraaortale Drüsenvergrößerungen oder -anomalien (Abb. 43).

II. Schlußfolgerungen

Da die Adenopathien häufig von diagnostischem Wert sind, muß man sich stets um eine exakte ätiologische Abklärung bemühen und im allgemeinen folgende Untersuchungen vornehmen:

- Drüsenpunktion

– oder Biopsie durch operative Freilegung.

Damit ist am ehesten die frühzeitige Diagnose gegeben und auch die Möglichkeit entsprechender therapeutischer Maßnahmen.

D. Knochen- und Knorpeltumoren

Folgende Symptome bei diesen Tumoren führen den Kranken gewöhnlich zum Arzt:
- Schmerzen: heftig oder mäßig, immer aber andauernd,
- Tumorbildung: zufällig,
- Spontanfraktur, wobei das Röntgenbild den ungewöhnlichen Charakter des Knochendefektes aufdeckt.

Das Alter des Patienten gibt gewisse Hinweise. Primärtumoren häufiger bei jugendlichen Patienten: Chondrome, Osteoma spongiosum, ossifizierendes Fibrom, nichtossifizierendes Fibrom, Osteoid-Osteom, Hämangiome (platte Knochen, Wirbel), Osteoclastome, Osteom, Sarkom, Chondroblastom (*Codman*-Tumor), Osteoblastom, Fibrosarkom, Spindelzellsarkom, *Ewing*-Sarkom, Reticulumzellsarkom. Sekundärer, metastatischer Knochentumor häufiger beim älteren Patienten.

In der Anamnese weist eine Operation wegen Krebsbefall auf die mögliche metastatische Natur hin.

Die klinische Untersuchung ergibt häufig nur wenige Hinweise, lokal ohne deutliche Zeichen, manchmal lokale Schmerzhaftigkeit mit Palpation eines mit dem Knochen zusammenhängenden Tumors. Dieser Befund ist leicht zu erheben bei oberflächlich gelegenen Knochen, in den anderen Fällen dagegen erst bei Spätzeichen zu verwerten. Stets muß das ganze Skeletsystem abgesucht werden, um nicht multiple Prozesse zu übersehen.

Für den Fall einer Spontanfraktur gilt folgende klinische Regel:

Untersuchung von Brustdrüse, Nieren, Hoden, Prostata, Schilddrüse, wegen be-

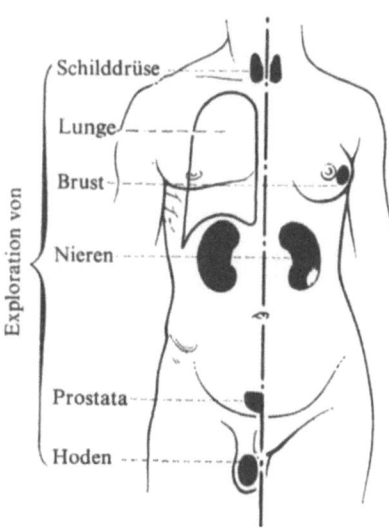

Abb. 44. Systematische Suche nach einem okkulten Malignom: beim Mann (linke Bildhälfte, rechte Körperseite); bei der Frau (rechte Bildhälfte, linke Körperseite)

vorzugter Metastasierung dieser Malignome in das Knochensystem. Die Spontanfraktur kann daher Erkennungszeichen eines dieser genannten Organcarcinome sein (Abb. 44).

Laboruntersuchungen. Urin-Sediment, Differential-Blutbild, Myelogramm, Calcämie, Phosphatämie, Elektrophorese sind differentialdiagnostisch mehr zum Ausschluß anderer Prozesse als zur Bestätigung der Verdachtsdiagnose von Bedeutung.

Röntgenuntersuchungen sind unerläßlich, in verschiedenen Ebenen und mit Tomographie, ganz besonders aber mit Vergleichsaufnahmen bei doppelpaarigen Skeletanteilen, nötigenfalls Röntgenuntersuchung des gesamten Skeletsystems.

Die Röntgenuntersuchung ergibt insbesondere die wichtigen Hinweise auf die Lokalisation, den Röntgenaspekt des Tumorprozesses und die Tumorbegrenzung.
- Tumorlokalisation: Epiphyse, Diaphyse, Metaphyse;
- Röntgenzeichnung des Tumors: klar oder cystische Aufhellung, Verdichtung der Knochenstruktur;
- klare Tumorzeichnung ohne Durchbrechung der Corticalis oder Ausbruch des Knochenprozesses in die Weichteile.

Die histologische pathologisch-anatomische Untersuchung erfolgt durch Probe-Excision (Knochenfreilegung). Einfache Punktion des Knochens dagegen riskiert unzureichende Erfassung des Prozesses.

Die Arteriographie bzw. Angiographie kann nützlich sein, da sie, z.B. durch Hypervascularisation, bestimmte Hinweise auf die maligne Natur des Prozesses gibt.

Die Szintigraphie mit radioaktivem Strontium weist eine selektive Fixation im Bereich der Zone mit Demineralisation im Skelet auf und erlaubt so, eine Metastase aufzudecken oder die bevorzugte Anreicherung, z.B. im Bereich eines Osteosarkoms, aufzuzeigen.

I. Diagnostische Richtlinien

1. Ausschließen aller nichtossären Prozesse

Dieses ist naturgemäß leicht bei multiplen Knochenprozessen oder Systemerkrankungen, z.B.:

1. Myelome: ossäre, multiforme Knochendefekte in der Art von Ausstanzdefekten (Abb. 45). Charakteristisches Syndrom: Proteinurie, hohe BSG, in der Elektrophorese meist stark vermehrte Gamma-Globuline (*Riva*-M-Gradient), aber auch Alpha- oder Beta-Globulinvermehrung, häufig *Bence-Jones*-Eiweißkörper, Spontanfrakturen, Veränderungen bei der Auswertung der Knochenmarkspunktion.

2. generalisierte Knochendystrophie: Morbus *Paget*, mit typischen diffusen radiologischen Veränderungen, verdickte, im Röntgenbild wattiert erscheinende Corticalis, besonders am Schädeldach, des Beckens und der Tibia (Abb. 46 und 47); Riesenschädel: Patienten wird der Hut zu klein;

3. *Osteodystrophia fibrosa generalisata Recklinghausen:* charakterisiert durch multiple Knochenaussparungen. Verursacht infolge Hyperfunktion der Nebenschilddrüsen, daher muß immer klinisch oder durch operative Freilegung der Schilddrüse nach einem Nebenschilddrüsen-Adenom gefahndet werden.

Die Entfernung des Adenoms heilt die Krankheit (s. Kapitel Kopf- und Halserkrankungen).

Die Diagnose kann bei Solitärbefall schwierig sein, z.B. bei chronischer Osteomyelitis mit Schmerzen und radiologisch schlecht limitierter Knochenzeichnung. Es besteht eine Hypophosphatiämie mit Hypercalciämie.

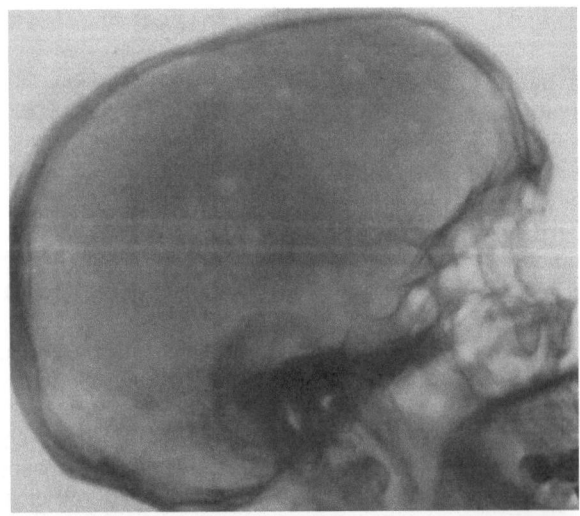

Abb. 45. Defekte im knöchernen Schädel bei einem Myelom

Diagnostische Richtlinien

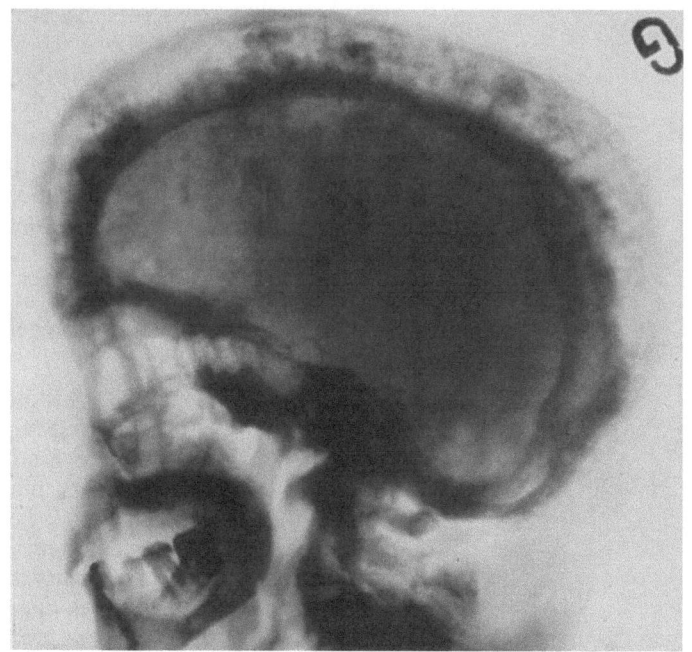

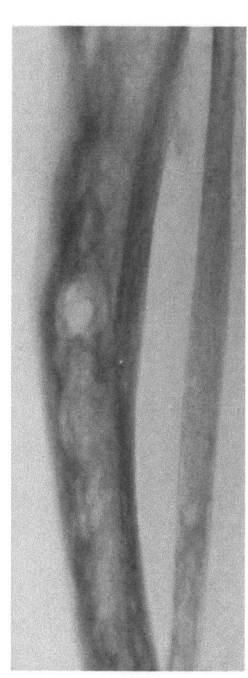

Abb. 46. Typischer Schädelknochen bei Morbus *Paget:* Verdickung, wattiertes Aussehen der Schädelcalotte

Abb. 47. Typisches Bild der Tibia bei Morbus *Paget:* Säbelartige Verkrümmung

2. Erkennen eines sekundär malignen Knochenprozesses

Leicht, wenn der maligne Primärtumor bekannt ist oder in den Organen entdeckt werden kann, die typisch für eine Knochenmetastasierung sind: Mamma, Hypernephrom, Prostata, Seminom, Struma maligna, Magencarcinom. Die Metastasen können solitär oder multipel auftreten. Sie zeugen damit auch von generalisierter Metastasierung und somit von schlechter Prognose.

3. Differentialdiagnose: benigner oder maligner Knochenprozeß

Für eine gutartige Knochenerkrankung vom Typ der Knochencysten sprechen folgende Kriterien:
Klinisch häufig unerkannt, Zufallsbefund. Keine Veränderung des Allgemeinzustandes, hauptsächlich röntgenologischer Hinweis: scharfe Begrenzung, keine oder nur geringe destruktive

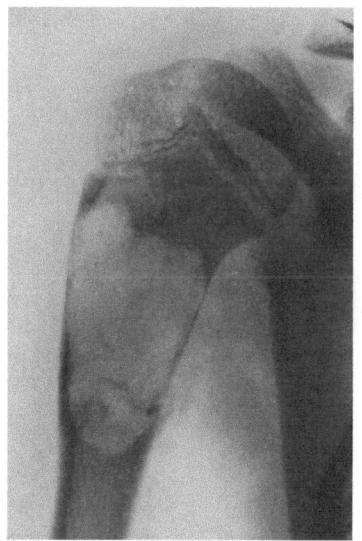

Abb. 48. Isolierte Knochencyste im Humerus *unterhalb* der proximalen Epiphysenfuge

Veränderung der Corticalis, Weichteile bleiben verschont, langsames Wachstum, keine Metastasen (Abb. 48).

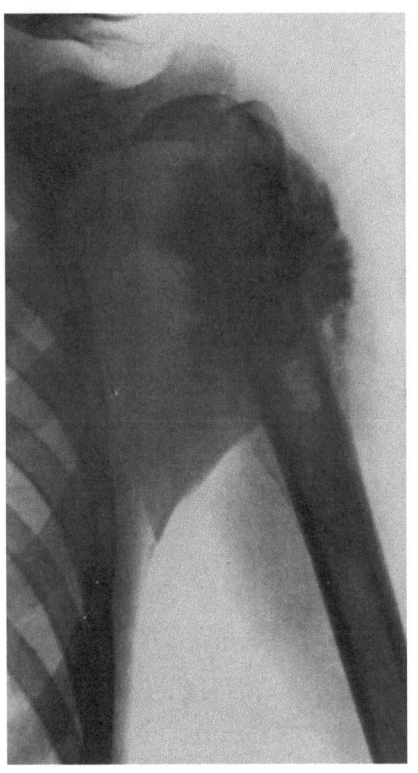

Für eine maligne Knochenerkrankung, z. B. vom Typ eines Osteosarkoms, sprechen:

Röntgenbefund. Unregelmäßige Ausbreitung, schlechte Begrenzung, Befall bzw. Destruktion der Corticalis, Veränderung der Knochenlamellen, Übergriff auf die Weichteile. Frühe, periostale Reaktion, „Rauchwolkenmuster" (z. B. beim *Ewing*-Sarkom, Abb. 49).

Verlaufsform. Rapides Wachstum und Ausbreitung, erkennbar auch an Lungenmetastasen.

Die pathologisch-anatomische, histologische Untersuchung kann den Ursprung des Prozesses vom Knochen, vom Knorpelgewebe oder vom Knochenmark oder Bindegewebe aufdecken. Schwierigkeiten bereitet morphologisch die Differenzierung zwischen benignem und malignem Prozeß in allen Stadien, gelegentlich durch die Möglichkeit einer *Entartung von chronischen, benignen* Knochenveränderungen.

Abb. 49. Verknöchertes Sarkom des Humerus. Rauchwolkenartige Periostreaktion mit Corticalisaufbrüchen

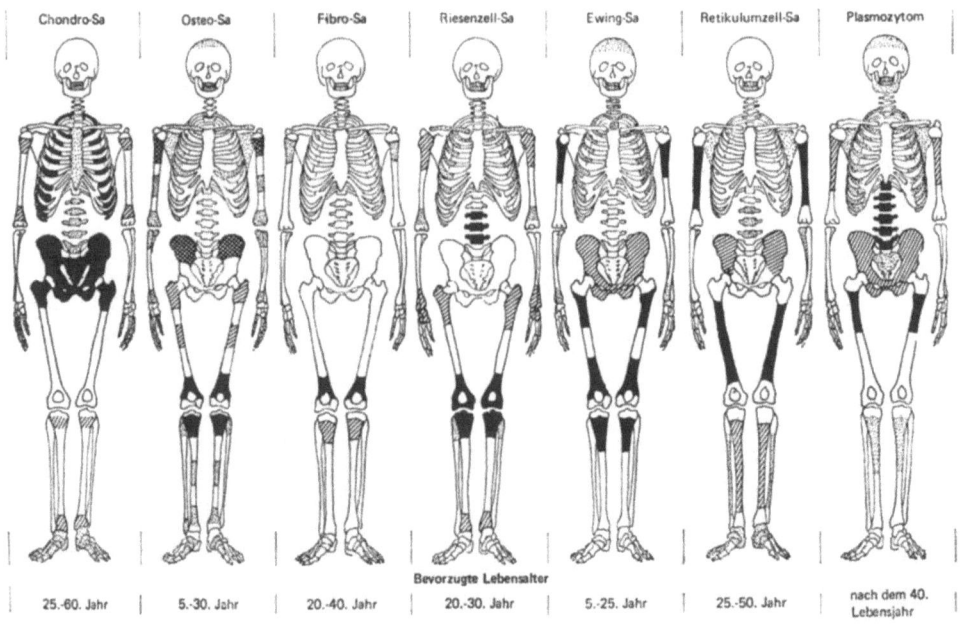

Abb. 50. Lokalisation einiger maligner Knochentumoren (nach LIEBEGOTT) mit Angabe der von diesen Tumoren bevorzugten Lebensalter. Schwarz dargestellt sind die Hauptlokalisationen, kariert die nächsthäufigen, schraffiert die weniger häufigen und gepunktet die seltenen Expositionsbereiche

So finden sich die meisten Kranken mit Knorpel- und Knochensarkomen im Kindes- oder Jugendalter. Die Anfangssymptome werden oft überspielt und nicht rechtzeitig erkannt. Der Grad der Bösartigkeit differiert hierbei erheblich, da die Grenze zwischen Gut- und Bösartigkeit bei diesen Geschwülsten makroskopisch und mikroskopisch nicht einwandfrei zu ziehen ist (Abb. 50).

II. Zusammenfassung

Solitär oder multipel, benigne oder maligne, primär oder sekundär (metastatisch) können sich Knochentumoren an allen Skeletpunkten des Skeletsystems entwickeln. Dieses bedeutet Komplexität der Diagnose und andererseits ein streng diagnostisch-methodisches Vorgehen. Daher erfordert die Diagnose von allen Knochenerkrankungen, insbesondere den tumorösen, die Synopsis von klinischen, röntgenologischen und mikroskopisch-histologischen Befunden. Eine absolut sichere diagnostische Einzelmethode gibt es nicht. Aus der Synthese aller Befunde, wobei den angio-radiographischen die Hauptbedeutung zukommt, kann jedoch im Einzelfall die Diagnose unter Berücksichtigung von Verlaufsbefunden gestellt werden. Hierbei bringt die Angiographie entscheidende Mehrinformationen insofern, als Ausdehnung, Metastasierung, Rezidivierung und Sekundärentartung wie auch der Erfolg der jeweiligen Therapie mitbeurteilt werden können.

Die wichtigsten klinischen Zeichen für die Entwicklung und Erkennung maligner Knochentumoren sind Schmerzen, Schwellung und Funktionsbeeinträchtigung. Die Frühdiagnose ist daher häufig Zufall, wenn eine Röntgenaufnahme aus anderer Indikation erfolgt oder vorausgeht. Unter den von Knochen und Knorpel ausgehenden malignen Tumoren sind Osteosarkom, Fibrosarkom, Chondrosarkom und *Ewing*-Tumor die häufigsten.

Infektiöse Prozesse wie Tuberkulose und Syphilis, Traumen, Stoffwechselstörungen, eosinophiles Granulom und Erkrankungen des rheumatischen Formenkreises können das Bild maligner Tumoren imitieren.

E. Hormonaktive Tumoren

I. Tumoren der Nebennierenrinde

Die Nebennierenrinde gliedert sich in drei Zonen:

1. Die Zona glomerulosa als Bildungsort des Mineralcorticoids Aldosteron,

2. die Zona fasciculata als Bildungsort der Glucocorticoide (Cortisol),

3. die Zona reticularis als Bildungsort von Androgenen, Östrogenen, und Gestagenen.

Diagnostik. Da der größte Teil der Steroide und ihrer Metaboliten über die Nieren ausgeschieden wird, kann man zur Diagnose endokriner Erkrankungen mit verändertem Steroidhaushalt die jeweiligen Steroide und ihre Stoffwechselprodukte im Urin bestimmen. Heute besteht außerdem die Möglichkeit zur direkten Bestimmung der jeweiligen Blutspiegel durch einen Radio-Immuno-Assay (RIA).

1. Primärer Hyperaldosteronismus (Conn-Syndrom)

Dem *Conn*-Syndrom liegt in den allermeisten Fällen ein aldosteronproduzierendes Adenom zugrunde, nur selten handelt es sich um ein Nebennierenrindencarcinom.

Klinik. Da Aldosteron als Mineralocorticoid vornehmlich den Natrium-Kalium- und Wasserhaushalt beeinflußt, finden sich charakteristischerweise eine Hypokaliämie bei gleichzeitiger Hypernatriämie und metabolischer Alkalose. Die Hypernatriämie muß nicht unbedingt starke Ausmaße annehmen, da sich die Niere in kurzer Zeit dem natriumretinierenden Einfluß des Aldosterons entzieht (*Escape*-Phänomen).

Aus diesen pathophysiologischen Zusammenhängen erklären sich die klinischen Erscheinungen wie: Müdigkeit, Muskelschmerzen, Muskelschwäche, Lähmungen, EKG-Veränderungen, Polyurie, Polydipsie, Hypervolämie ohne ausgeprägte Ödeme und eine Hypertonie. Durch die Hypervolämie ist die Renin-Sekretion des iuxtaglumerulären Apparates gehemmt (Plasmarenin erniedrigt).

Labor. Beweisend für einen Hyperaldosteronismus ist die Konstellation mit einem erhöhten Aldosteronspiegel und einem erniedrigten Plasmareninspiegel mit nur geringem Anstieg bei Stimulation (Saluretica-Gabe). Die anderen obengenannten Parameter (Natrium, Kalium etc.) können, müssen jedoch nicht stark verändert sein.

*Röntgen*ologisch lassen sich die Nebennierenrindentumoren oft wegen ihrer geringen Größe nicht nachweisen. Darstellungsversuche mit Retropneumoperitoneum, Arteriographie.

Differentialdiagnose. Bilaterale Nebennierenrindenhyperplasie, sekundärer Aldosteronismus bei Nierenarterienstenose (Goldblatt-Hypertonie, Plasmareninkonzentration peripher und im Nierenvenenblut erhöht). Sekundärer Aldosteronismus bei Laxantien- und Saluretica-Abusus und Einnahme größerer Mengen des Mineralocorticoid-ähnlich wirkenden Succus liquiritiae (im echten Lakritz, Glycerrhicinsäure).

2. Das Cushing-Syndrom

Das *Cushing*-Syndrom wird durch eine Überproduktion der Glucocorticoide hervorgerufen. Ursächlich hierfür können sein: Bilaterale diffuse Nebennierenrindenhyperplasie infolge hypothalamisch-hypophysärer Dysfunktion mit erhöhter ACTH-Sekretion; autonomes (unilaterales) Nebennierenrindenadenom, Nebennierenrindencarcinom. Verschiedene maligne Tumoren sind in der Lage, eine ACTH-ähnlich wirkende Substanz zu produzieren, z. B. von Lunge, Thymus, Pankreas, Leber u. a.

Klinik. Das *Cushing*-Syndrom ist meist eine Blickdiagnose: Stammfettsucht, wobei die Hüften nicht betroffen sind, grazile Extremitäten, Facies lunata (Vollmondgesicht), Stiernacken, ausgeprägte Striae. Hinzutreten: Müdigkeit, Leistungsschwäche, Osteoporose, Diabetes mellitus, Amenorrhoe, Hypertonie, Hirsutismus, psychische Störungen wie Depressionen, Suicidgefahr, Wahnvorstellungen, ausgeprägte Ödemneigung.

Labor. Erhöhung des Plasmacortisols, 17-Hydroxycorticosteroid- und 17-Ketosteroidausscheidung im Urin erhöht, Glucoseintoleranz, aufgehobener Tagesrhythmus der Plasmacortisolwerte.

Differentialdiagnose. Dexamethason-Hemmtest: Die Applikation von Dexamethason zwischen 23 und 24 Uhr führt zu einem starken Abfall des Plasmacortisols. Autonome Nebennierenrindenadenome und Carcinome sind vom endokrinologischen Regelkreis weitgehend unabhängig und können daher in ihrer Steroidproduktion nicht unterdrückt werden.

Röntgen-Diagnostik. 1. Übersichtsaufnahme, manchmal Verkalkungen im Bereich der Nebennierenloge erkennbar. 2. i.v.-Pyelogramm: Erkennung des Nebennierenrindentumors durch raumfordernden Prozeß an der Niere. 3. Retropneumoperitoneum. 4. Superselektive Arteriographie. 5. Spezialaufnahme der Sella turcica. 6. Nebennierenszintigraphie mit Jod 131-Cholesterin.

3. Das adrenogenitale Syndrom (AGS)

Das angeborene AGS ist ein autosomal recessiv vererbter Enzymdefekt in der Steroidsynthese der Nebennierenrinde. Die wichtigsten Enzymdefekte sind: 3-Dehydrogenasemangel, 21-Hydroxylasemangel, 11-Beta-Hydroxylasemangel. Hierdurch kommt es zu einer Verminderung der Cortisolsynthese, was zu einer Stimulation der ACTH-Sekretion führt. Dies führt zu einer Hyperplasie der Nebennierenrinde mit gesteigerter Androgenbildung und dadurch bedingter Verminderung der Gonadotropinsekretion (hypogonadotroper Hypogonadismus).

Dem erworbenen AGS liegen androgenproduzierende Nebennierenrindentumoren (Adenome oder Carcinome) zugrunde.

Klinik. Beim Knaben: Frühzeitige Ausbildung der sekundären Geschlechtsmerkmale, starkes Peniswachstum (Makrogenitosomia praecox), andererseits Hypogonadismus (Pseudopubertas praecox), Azoospermie, anfänglich beschleunigtes Längenwachstum, jedoch frühzeitiger Wachstumsstillstand, definitive Körpergröße unter 160 cm.

Beim weiblichen Neugeborenen: genotypisch weiblich, inneres Genital weiblich, äußere Genitalentwicklung durch Androgene vermännlicht, skrotumähnliche Labia majora, fehlende Labia minora, penisartige Clitorishypertrophie mit Hypospadie.

Pseudopubertas praecox beim Mädchen: (Merkmale, die beim angeborenen weiblichen AGS hinzutreten), männlicher Typ der Schambehaarung, Stimmbruch, Stirnglatze, primäre Amenorrhoe, fehlende Brustentwicklung (Telarche).

Labor. 17-Ketosteroide im Harn erhöht, Normalisierung nach Gabe von Glucocorticoiden, ACTH-Spiegel im Blut erhöht.

Differentialdiagnose. Pubertas praecox (normale Gonadotropinsekretion), androgenproduzierende Ovarialtumoren, *Stein-Leventhal*-Syndrom.

Therapie. Chirurgisch nur bei Tumoren, sonst Substitution.

II. Tumoren des Nebennierenmarks

Das Nebennierenmark produziert als wirksame Hormone 80% Adrenalin und 20% Noradrenalin.

Das Phäochromocytom

Dieser Tumor findet sich am häufigsten im Nebennierenmark, seltener als ektopische Lokalisation in Paraganglien, *Zuckerkandl*sches Organ, Glomus caroticum. Meist ist die Noradrenalin-Sekretion erhöht, in einem Drittel der Fälle auch die Adrenalin-Ausschüttung, selten bilden Tumoren nur Adrenalin.

Das Phäochromocytom ist meist gutartig, seltene bösartige Formen meist bei Kindern. Auffallend, jedoch ätiologisch ungeklärt, ist das gehäufte Auftreten zusammen mit der Neurofibromatose von *Recklinghausen*.

Klinik. Im Vordergrund stehen die veränderten Herz-Kreislaufverhältnisse. Je nach Art der Sekretion (kontinuierlich, diskontinuierlich) handelt es sich um einen Dauerhochdruck oder um anfallsartige Blutdruckkrisen neben völlig normalen Blutdruckwerten im anfallsfreien Intervall. Subjektive Beschwerden sind Kopfschmerzen, Herzklopfen, Nervosität, diffuse Schweißausbrüche, Brust- und Bauchschmerzen, Dyspnoe.

Labor. Kohlenhydratintoleranz, erhöhte Katecholaminkonzentration im Blut, vermehrte Ausscheidung im Urin. Einfacher ist der Nachweis des hauptsächlichen Abbauprodukts von Adrenalin und Noradrenalin, der 3-Metoxy-4-Hydroxy-Mandelsäure (Vanillin-Mandelsäure); Erhöhung der freien Fettsäuren, Leukocytose.

Tumornachweis. Palpatorisch nur selten möglich, Schichtaufnahme der Nebennieren, Retropneumoperitoneum, superselektive Angiographie, chirurgische Exploration beider Nebennieren.

III. Das Carcinoidsyndrom (Cassidy-Scholte-Syndrom)

Carcinoide entstehen meist primär im Magen-Darm-Kanal, können jedoch auch von anderen Organen, z. B. Bronchien, Pankreas, Ovarien oder Hoden ausgehen. Die klinischen Symptome sind durch die endokrinologische Aktivität des Tumors erklärbar, der 5-Hydroxytryptamin (Serotonin) und indirekt über das Kallikrein-Kinin-System, Histamine und Bradykinin freisetzt.

Im Vordergrund stehen zu Anfang Symptome des Magen-Darmtraktes wie Diarrhoen, Darmspasmen, dauernde Erhöhung von Darmperistaltik- und tonus, was in schweren Fällen zur Ausbildung eines Malabsorptionssyndroms führen kann.

An ein Carcinoid wird jedoch häufig erst dann gedacht, wenn ein flush auftritt, bei dem sich innerhalb von kürzester Zeit eine Rötung vom Gesicht über den Hals auf den Thorax und die Oberarme ausdehnt. Beim primären gastrointestinalen Carcinoid tritt der flush erst bei vorhandenen Lebermetastasen auf. Langanhaltende flush-Attacken können von Tränenfluß und periorbitalen Ödemen begleitet sein. Bei längerem Fortbestehen der Krankheit kommt es zur Ausbildung von Teleangiektasien auf Gesicht und Hals infolge der fortdauernden Einwirkung von Kininen auf die Kapillaren. Ebenso kann es durch die bronchokonstriktorische Wirkung des Serotonins zu asthmaähnlichen Anfällen kommen. Ein Spätsymptom des Carcinoids ist die fibröse Endokardose, Hyalinauflagerungen auf Herzklappen und parietalem Endokard, mit Ausbildung von Klappenstenose oder Insuffizienz, wobei besonders das rechte Herz (*Hedinger*-Syndrom), die herznahen Venen und die Pulmonalarterien befallen sind. Als Ursache hierfür wird die höhere Konzentration von Serotonin im rechten Herzen bei Lebermetastasen angesehen, was im Einklang mit der Beobachtung steht, daß das linke Herz beim primären Bronchialcarcinoid stärker befallen ist. Ob jedoch Serotonin als Ursache für die verstärkte Fibrosierung anzusehen ist, konnte bisher noch nicht geklärt werden.

Diagnostik. Nachweis der starken Vermehrung (mehr als 25 mg) von 5-Hydroxyindolessigsäure, dem letzten Abbauprodukt des Serotonins, im 24 Std-Urin. Der Genuß von Bananen und Walnüssen verfälscht das Ergebnis, da beide viel Serotonin enthalten.

F. Maligne Weichteiltumoren

Definition. Weichteiltumoren sind nichtepitheliale Geschwulstbildungen außerhalb des Skeletsystems, ausgenommen Tumoren der Glia, des RES-Systems und Tumoren der Stützgewebe spezifischer Organe und der Eingeweide. Eine Sondergruppe stellen die Tumoren des Retroperitoneums und des Mediastinums dar. Unter Zugrundelegung der WHO-Tumor-Nomenklatur bzw. Tumorklassifikation gelten folgende diagnostische Richtlinien:

Diagnostisch-therapeutische Richtlinien

Weichteiltumoren schaffen besondere diagnostische Probleme, da gerade an Haut und Weichteilen die Abgrenzung zwischen eigentlichen Neubildungen und entzündlichen, reaktiv hyperplastischen Veränderungen sowie Fehlbildungen sehr schwierig, oft unmöglich ist. Die Ursachen liegen in großer klinischer, histologischer und biologischer Vielfältigkeit bei relativer Seltenheit dieser Tumoren.

Topographisch werden nach modernen Klassifikationskriterien zentrale, innere und periphere Weichteilneubildungen unterschieden. Zu den peripheren Weichteiltumoren gehören die Tumoren des Coriums, der Subcutis, der Faszie und Aponeurosen, der Skeletmuskulatur, Sehnen, der Schleimbeutel und des periarticulären Gewebes sowie der Gefäße und der peripheren Nerven. Lymphknoten dagegen zählen, obwohl sie innerhalb dieser Strukturen liegen, nicht zu den Weichteiltumoren. Sie haben besondere Eigentümlichkeiten und sind auch aus therapeutischen Konsequenzen keine allgemeinchirurgischen Krankheitsbilder.

Grundsätzlich soll jede tumoröse Weichteilbildung bis zum Beweis des Gegenteils als maligne angesehen werden, auch aus praeventivmedizinischen Gründen, da hiervon nicht selten Jugendliche befallen sind.

Intensive Zusammenarbeit zwischen Morphologen bzw. Pathologen und Chirurgen einerseits sowie Strahlen- und Chemotherapeut andererseits ist die Grundlage einer zeitgemäß optimalen Therapie dieser Tumoren. Diagnose und Therapie dieser besonderen Tumorgruppe sind noch uneinheitlich, weil die Nomenklatur und das therapeutische Vorgehen noch nicht standardisiert sind.

Die Diagnostik der Weichteilgeschwülste ist, obwohl sie relativ leicht durch direkte Inspektion zugänglich sind, vergleichsweise problematisch.

Haut- und Weichteiltumoren nach Lokalisation und Ausgangspunkt

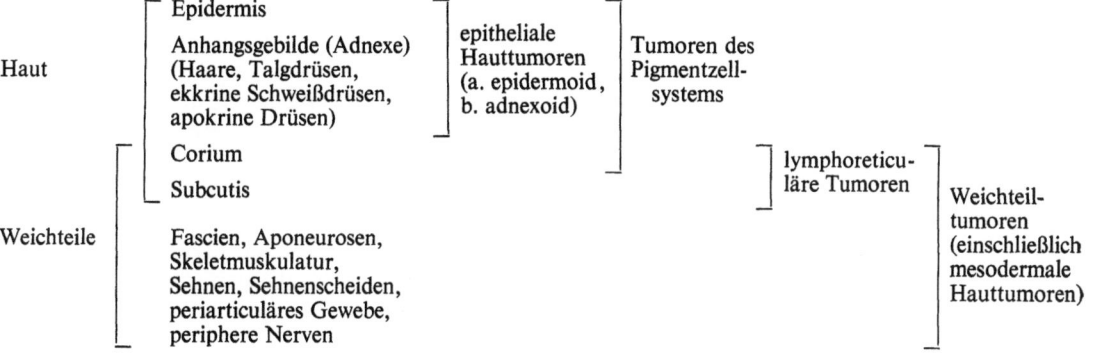

Allgemeine chirurgisch-diagnostische Richtlinien

Jeder Weichteiltumor muß sofort operativ entfernt und histologisch untersucht werden.

Bis zum Beweis des Gegenteils ist jede Weichteilneubildung als maligne anzusehen. Daher ist histologische Exzision unerläßlich. Der Tumor muß soweit wie möglich im Gesunden dreidimensional exzidiert werden. Feinnadelbiopsien sind für die histologische Diagnostik unergiebig.

Die intraoperative Schnellschnittdiagnostik ist unsicher. Verdächtige regionale Lymphknoten müssen exstirpiert werden, da hier Befall oder Nichtbefall nur histologisch nach Aufarbeitung in Stufenschnitten geklärt werden kann. Bei Weichteiltumoren spielt die lymphogene Metastasierung die dominierende Rolle.

Die inneren Weichteiltumoren sind deswegen gegenüber Haut- und Knochentumoren problematisch, weil sie erst durch histologische Abklärung eindeutig eingeordnet werden können. Verbesserte diagnostische Möglichkeiten können von der Ultraschall-Tomographie oder der Verwendung spezieller Röntgenstrahlen sowie von der Thermo- und Angiographie erwartet werden. Hierdurch kann allerdings weniger die Artdiagnose als die Ausdehnung des Tumorprozesses und seine Beziehung zu den Nachbarstrukturen festgestellt werden. Damit ergeben sich die Richtlinien für das, immer wenn möglich, radikal-chirurgische operative Vorgehen. Allerdings wachsen gutartige Weichteiltumoren häufig infiltrativ bei fehlender Inkapsulierung, ebenso können hochmaligne Tumoren von einer Pseudokapsel umhüllt sein und damit Semimalignität vortäuschen.

Histologisch zunächst hochdifferenzierte benigne Weichteilgeschwülste neigen häufig zu Rezidiven, die sich dann durch Metastasierung letal auswirken.

Häufigkeit der Weichteiltumoren

Die vom Fettgewebe ausgehenden benignen Geschwülste stehen statistisch an erster Stelle, gefolgt von Liposarkomen und Myxosarkomen. Das Liposarkom, in den tieferen Faszienschichten entstehend, bevorzugt topographisch Oberschenkel und Retroperitoneum. Im Retroperitoneum können sowohl synchron als auch metachron Mehrfachsarkome vorkommen. Von der glatten Muskulatur ausgehende Tumoren werden bevorzugt im Uterus und in der Darmmuskulatur bzw. Oesophagusmuskulatur angetroffen. Rhabdo-Myosarkome sind relativ selten, auch wenn die Muskulatur fast 50% der Körpermasse ausmacht. Häufiger werden Angiome und Lymphangiome angetroffen. Geschwülste der Synovia sind verhältnismäßig häufig primär maligne. Durch langsames Wachstum, schmerzhafte Gelenkschwellung und die schwere Zugänglichkeit des Tumors führen maligne Synovialome häufig zu Fehldiagnosen wie Arthrosis oder Bursitis.

Sonderfall: malignes Melanom

Hinweise und Verdachtszeichen für die Diagnose eines malignen Melanoms (nach KORTING):

▶ Größe:	rasches Wachstum nach Seite und/oder Höhe (Protuberanz)
▶ Form:	Entwicklung einer unregelmäßigen Begrenzung, Pigment-,,Abfluß" in die umgebende Haut, Satellitenherde
▶ Oberfläche:	Schuppung, Verlust des Oberflächenreliefs, vor allem der Follikelmarkierung, Nässen, Krusten, Blutung, Erosion, Ulceration, Verletzlichkeit
▶ Farbe:	rasche Dunkelung, bezirksweise Hyper- oder Hypopigmentierung innerhalb des Tumors wie Sprenkelung oder Entstehung von achromen Flächen im Tumor
▶ Umgebung:	entzündlicher roter Hof, entzündliches Infiltrat
▶ subjektiv:	Juckreiz, Schmerz

Das maligne Melanom nimmt eine Sonderstellung unter den Hauttumoren ein, da es zu den bösartigsten Tumoren zählt; es steht seit vielen Jahren im Mittelpunkt auch des chirurgischen Interesses. Klinik und Pathologie sind dadurch besser bekannt geworden. Die klinische Diagnose eines malignen Melanoms ist unsicher. Daher ist die entscheidende Früherkennung keineswegs einfach. Sehr häufig wird das maligne Melanom als harmlose Hautveränderung verkannt.

Merke: Stets an die Möglichkeit eines malignen Melanoms denken!

Die Notwendigkeit der histologischen Diagnose ist daher zwingend!

Neuerdings hat sich eine Klassifikation von 3 Typen des malignen Melanoms durchgesetzt, wobei die Eindringtiefe des Tumors das prognostisch mitentscheidende Kriterium ist.

Level I: Tumor auf Epidermis beschränkt.

Level II: Tumorzellen dringen in das obere Corium ein.

Level III: Tumorzellen füllen das obere Corium und die tiefere Hautschicht aus.

G.W. KORTING in: das maligne Melanom. Deutsches Ärzteblatt, Heft 37 (1977).

Arterielles System

I. Klinische Untersuchung

Welches auch immer Sitz und Natur einer arteriellen Erkrankung sein mögen, die systematische Untersuchung des arteriellen Gefäßsystems ist immer komplex. Naturgemäß muß dabei auch die Herzleistung berücksichtigt werden, die bei der folgenden Erörterung aber außer acht gelassen wird, da allein die arteriellen Gefäßerkrankungen besprochen werden. Erwähnt sei lediglich, daß auch viscerale arterielle Durchblutungsstörungen vorkommen und zunehmendes klinisches Interesse erlangen (Angina abdominalis, s. Kapitel Darmerkrankungen; chronische Pankreatitis; Maldigestion).

a) Das klinische Erscheinungsbild der Extremität kann wichtige Hinweise auf die Durchblutung geben:

Hautkolorit: normal rosa, blaß oder cyanotisch, pigmentiert.

Ernährung der Haut: Flecken, Bläschenbildung, Ulcerationen.

Veränderung der Behaarung und der Nägel: dünn und brüchig.

Muskelschwund, Veränderung der Hauttemperatur, daher Notwendigkeit der Temperaturmessung.

Die Untersuchung des arteriellen Gefäßsystems muß immer systematisch die ganze Extremität im Vergleich mit der Gegenseite erfassen.

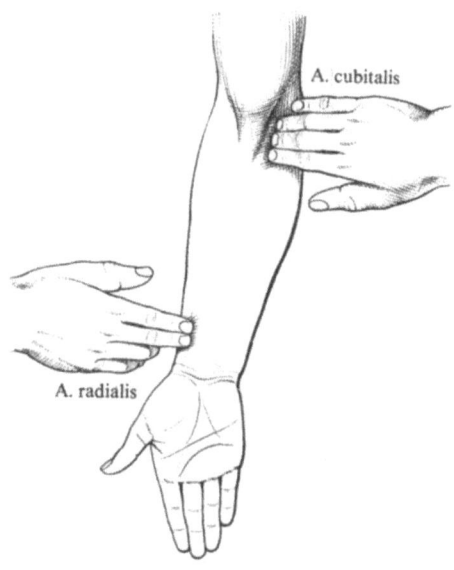

Abb. 51. Abtasten der Arterienpulse in der Ellenbeuge und am Unterarm (Radialispuls)

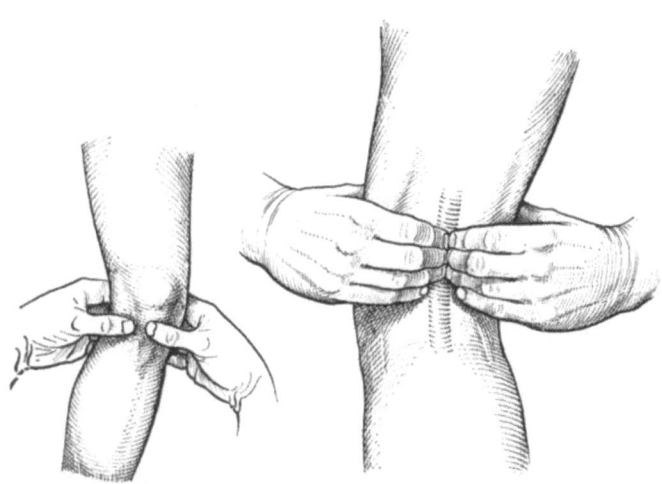

Abb. 52. Untersuchung der Arterienpulse in der Kniebeuge in leichter Beugestellung; Arteria poplitea

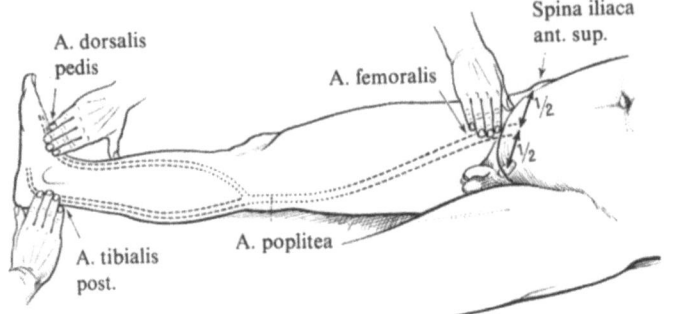

Abb. 53

b) Prüfung des Pulses. Obere Extremität: Arteria radialis (Abb. 51). und Arteria brachialis. Untere Extremität: Arteria femoralis und Arteria poplitea (Abb. 52). Arteria tibialis posterior, dorsalis pedis (Abb. 53).

c) Auskultation der Arterien. Stenose und Reibegeräusche (Wirbelbildungen) sind erste Hinweise auf eine arterielle Verschlußkrankheit; durch zu festes Aufdrücken des Stethoskops werden artefizielle Geräusche erzeugt.

d) Belastungsproben. Lagerungsversuch nach *Ratschow*: Der auf dem Rücken liegende Patient hebt die Beine um 45 Grad an und kreist gleichzeitig mit beiden Füßen. Die schlechter durchblutete Extremität blaßt zuerst ab, anschließend treten Ischämiezeichen auf, je früher, um so stärker die Durchblutungsstörung. Anschließend setzt sich der Patient auf und läßt die Beine frei herabhängen. Normalerweise kommt es dann nach 5 (bis 10) Sekunden zur capillären Füllung (Hautrötung) und nach ca. 8 (bis 12) Sekunden zur Venenfüllung. Seitendifferenzen oder starkes Überschreiten der Durchschnittswerte (symmetrisch bei beidseitigem Verschluß) weisen auf Durchblutungsstörungen hin.

e) Faustschlußprobe. Der Patient streckt die Arme senkrecht nach oben und schließt beide Hände ca. einmal pro Sekunde zur Faust. Beim Auftreten von Blässe bzw. Schmerzen läßt er die Arme herabhängen und man mißt die Zeit bis zur reaktiven Hyperämie und bis zur Venenfüllung. Durch Verschluß der Arteria radialis bzw. ulnaris durch digitale Kompression läßt sich eine Durchblutungsstörung der jeweils anderen Arterie erkennen. Die reaktive Hyperämiezeit beurteilt man bei noch erhobenen Armen (*Allen*-Test).

f) Gehtest. Auf einem Laufband-Ergometer spaziert der Patient mit einer Geschwindigkeit von 2 Schritten pro Sekunde. Dabei wird die Gehstrecke in Metern bestimmt, bei der Schmerzen auftreten. Beim Herz-Kreislaufgesunden ist sie praktisch unbegrenzt.

g) Blutdruckmessung. Der Blutdruck sollte an beiden Armen und Beinen gemessen werden, um Differenzen zu erkennen. Bei der Methode nach *Riva-Rocci* ist der Blutdruck an den unteren Extremitäten erheblich höher als an den oberen; liegt er tiefer oder ist er nur gleich, besteht Verdacht auf eine Aortenisthmusstenose (erhöhteWerte an beiden Armen).

h) Oscillographie. Messung der Pulswelle mit der Oscillographie zur Bestimmung der Höhe und Größe der Pulswelle. Zur Oscillographie gibt es zahlreiche ergänzende Spezialmethoden wie elektronische Oscillographie, Belastungsoscillographie, Rheographie, lichtelektrische Reflexplethysmographie, Venenverschlußplethysmographie. Andere spezielle Untersuchungsverfahren sind Radio-Isotopen-Clearance, Fluorescenz-Angiographie, Thermometrie, Thermovision (Infrarot-Thermographie), Ultraschall-Untersuchungen mit dem *Doppler*-Prinzip zur Untersuchung der Blutströmung, B-Scan-Verfahren zur Bestimmung von Gefäßdurchmessern und zur Erkennung von darin enthaltenen Thromben oder Plaques.

i) Mit der *Arteriographie* ist die Darstellung des Gefäßsystems nach intra-

Abb. 54. Arteriographie (retrograde Aortographie) bei arterieller Durchblutungsstörung. Die A. iliaca communis ist frei durchgängig, die Iliaca interna am Abgang hochgradig stenosiert, die Iliaca externa frei durchgängig. Die Femoralisgabel ist unauffällig mit regelrechter A. profunda femoris. Auffallend ist die A. femoralis superficialis durch ihre hochgradigen Kaliberschwankungen und die an mehreren Stellen im mittleren Abschnitt erkennbaren subtotalen Stenosierungen. Relativ frühe Venenfüllung der Oberschenkelvene mit 2 Klappen

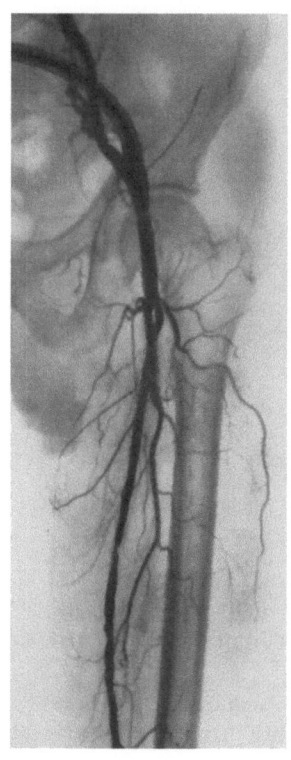

arterieller Verabfolgung eines Kontrastmittels möglich. Verträglichkeit des Kontrastmittels muß durch vorherige intravenöse Verabfolgung getestet werden.

k) Die *Arteriographie der Aorta oder Femoralis* erfolgt durch direkte Punktion oder durch retrograde Katheterisierung nach *Seldinger*. Es können mit speziell gekrümmten Kathetern fast alle Abschnitte des Arteriensystems erreicht und superselektiv dargestellt werden, z. B. Coronarangiographie, Nierenarteriendarstellung, Mesentericographie, Vertebralisangiographie etc.

II. Gefäßverletzungen

a) *Blutung.* Bei den arteriellen Gefäßverletzungen können wir drei Schweregrade unterscheiden:
Beim scharfen Trauma:
  1. die partielle Wanddurchtrennung, bei der das Gefäßlumen nicht eröffnet wird.

Sie tritt klinisch primär nur als Zufallsbefund in Erscheinung, wenn aus anderen Gründen eine Operation des Verletzungsgebietes vorgenommen wird. Sekundär kann es zu einer Gefäßruptur oder zur Ausbildung eines Aneurysmas kommen.

  2. Die teilweise Eröffnung des Gefäßlumens.
  3. Die völlige Durchtrennung des Gefäßes.

Der 2. und 3. Grad machen sich durch starke Blutungen und Minderversorgung des distal gelegenen Versorgungsbereichs bemerkbar.

Gelegentlich fehlt, bei einer totalen Durchtrennung einer Arterie vom muskulären Typ, den herzfernen Arterien (z. B. A. brachialis, A. radialis, A. femoralis) eine Blutung, weil sich die Gefäßenden retrahieren und sich die Intima nach innen einrollt, wodurch es zum Gefäßverschluß kommt.

Beim stumpfen Trauma kommt es zuerst zur Intimaläsion, dann wird zusätzlich die

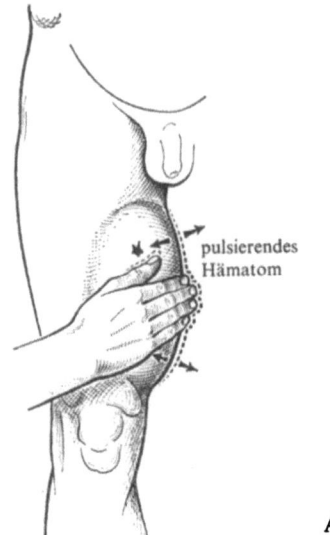

Abb. 55

Media geschädigt und zuletzt kommt es zu einer völligen Durchtrennung des Gefäßes.
Ist die Adventitia noch erhalten, kommt es zu einer Unterblutung und zweizeitig zur Ruptur.
Die äußere arterielle Gefäßverletzung ist meist erkennbar an einer massiven hellroten, pulsierenden Blutung. Sie führt bei einer größeren Gefäßverletzung innerhalb weniger Minuten zu einer akuten Anämie mit extremer Hautblässe, Pulslosigkeit und unter Zusammenbruch des Kreislaufs zum Tode, wenn nicht notfallmäßig eine rasche Blutstillung durch Kompression der Verletzung erreicht wird. Unterbindungen oder Abklemmungen am Unfallort sollen unterbleiben, da hierdurch zusätzliche Gefäßschäden hervorgerufen werden, die eine spätere einfache, direkte Naht des Gefäßes unter Umständen unmöglich machen.
Oberflächlich gelegene, leicht zugängliche Arterien sind häufiger betroffen, z.B. die A. radialis beim Suicidversuch, die A. femoralis bei der Metzgerstichverletzung.

b) Ein pulsierendes Hämatom entsteht bei einer kleinen, von Haut gedeckten Gefäßverletzung (Abb. 55). Der betroffene Abschnitt der Extremität zeigt eine pulsierende Tumorbildung. Das abgekapselte Hämatom verursacht durch Kompression bald eine Ischämie des distalen Gliedabschnittes, erkennbar an der lividen Hautverfärbung und Hautkälte.

c) Bei spontaner Verstopfung einer kleinen arteriellen Gefäßverletzung resultiert eine „trockene Wunde". Besondere Beachtung verdienen solche Wunden, die einen arteriellen Gefäßverlauf kreuzen. Auch muß nach kleinen peripheren ischämischen Hautsegmenten gesucht werden, erkennbar an blassen Hautbezirken oder schwacher Pulsfüllung, Parästhesien (Nervenverletzungen). Sekundär kann sich ein arterielles Aneurysma entwickeln.
Besonders bei Durchschußverletzungen muß immer die Schußrichtung rekonstruiert werden unter Berücksichtigung der Ein- und Ausschußstelle. Falls nur Einschußstelle vorhanden, röntgenologische Suche nach dem Projektil.

d) Geschlossene arterielle Rupturen verursachen große Hämatome ohne erkennbare Verletzungen. Sie treten häufig auf bei durchspießenden Splitterbrüchen oder Luxationsfrakturen, aber auch durch indirekte Mechanismen, z.B. nach stumpfem Bauch- und Thoraxtrauma mit Gefäßrupturen (Überdehnung und Zerreißung durch die Deceleration bei Kollisionsunfällen).

III. Gefäß-Obliterationen

1. Akute, komplette Ischämie

Die akute, komplette Ischämie kommt zustande durch einen *Embolus* (arterielle Obliteration durch Verschleppen eines Gerinnsels), z.B. bei Vorhofflimmern (Absolute Arrhythmie), Verschleppung von atheromatösen Plaques aus der Aorta oder durch eine akute Thrombose (Obliteration durch einen intra-arteriellen, entzündlichen Prozeß, häufig eine lokale Thrombose). Die Extremität ist blaß, kalt, unbeweglich, schmerzhaft und pulslos.

Differentialdiagnose. Phlegmasia alba dolens, es tritt ein ausgeprägtes Ödem zu den anderen Symptomen hinzu, wodurch Extremitätenpulse nicht tastbar sein können.

Die Ischämie entwickelt sich weiter zur vollständigen trockenen Gangrän. Große Flächen von Gangränbezirken fließen rasch zusammen, der gesamte distale Bereich der Extremität verfärbt sich schwarz. Sehr rasch stellt sich eine sekundäre Eiterung durch Superinfektion ein (feuchte Gangrän).

2. Inkomplette Ischämie

Das funktionelle Syndrom wirkt sich in einer *Claudicatio intermittens* beim Gehen aus, während im Ruhezustand die Durchblutung noch ausreichend ist. Nach einer bestimmten Wegstrecke wird der Kranke durch heftigen Wadenschmerz zum Anhalten gezwungen. Der Schmerz verschwindet nach einigen Minuten, der Kranke kann seinen Gang fortsetzen. Nach einem weiteren, verkürzten Wegstück tritt wiederum Schmerz auf und zwingt erneut zum Anhalten („Schaufenstersteher"). Manchmal ist der Schmerz von so heftiger Natur, daß der Patient sich hinsetzen und das Abklingen des Schmerzes abwarten muß.

Die intermittierende Claudicatio ist Ausdruck einer arteriellen Muskelmangeldurchblutung, die sich besonders beim Steigen oder bei Kälte verstärkt und auswirkt.

Die arterielle Durchblutungsinsuffizienz bleibt so lange symptomlos, bis (durch Verschluß des Lumens) eine Durchblutungsstörung entsteht, aus der für den Patienten spürbare Symptome folgen, die ihn zum Arzt führen. Die für den Arzt erkennbaren Symptome weisen nur auf den Zustand und den Grad der Verschlußkrankheit, nicht aber auf die primäre Ursache hin.

Die Hauptursache einer arteriellen Verschlußkrankheit ist die *Arteriosklerose*, viel seltener sind *entzündliche Gefäßerkrankungen*. Die genaue Unterscheidung ist nur durch histologische Untersuchung möglich. Gewisse Anhaltspunkte sprechen für eine allgemeine Arteriosklerose, wie Alter und Geschlecht des Patienten und disponierende Risikofaktoren wie: Diabetes, Hypertonie, Adipositas, Nicotinabusus, Hyperlipidämie. Die Kombination der Risikofaktoren läßt die Verschlußkrankheit vorzeitig als Pathosklerose (nach *Ratschow*) entstehen. Obgleich im Beginn der Erkrankung Stenosen und Verschlüsse begrenzt sind, darf nicht vergessen werden, daß es sich um eine Allgemeinerkrankung handelt, die mit zunehmendem Alter weitere Gefäßabschnitte erfassen kann. Bestimmte Gefäßabschnitte sind bevorzugt (Arteria femoralis im Adductorenkanal sowie die A. iliaca ext. und comm.). Alle Körperregionen und Organe können befallen werden. Neben den Coronarien und Carotiden sowie der A. subclavia sind die unteren Extremitäten am häufigsten betroffen.

3. Verschlußtypen und Lokalisationen

– Beckentyp (Iliaca-Etage) mit Claudicatio in der Hüfte,
– Oberschenkeltyp mit Claudicatio in der Wade,
– Unterschenkeltyp mit Claudicatio im Fuß.

Häufig treten alle drei Typen kombiniert auf.

Auch Lumenänderungen der Aorta (Obliterationen, Stenosen, Atresien) führen zu entsprechenden arteriellen Durchblutungsinsuffizienzen. Sie können ebenfalls durch die Angiographie bestimmt und erfaßt werden.

4. Erkrankungen der Aorta

Eine typische Form und Lokalisation ist die Aortenisthmusstenose (Einmündungsstelle des Ductus arteriosus Botalli, d.h. der 6. Kiemenbogenarterie). Sie tritt in zwei Formen auf

1. der juvenilen (infantilen oder praeductalen) Form, bei der die Stenose zwischen dem Abgang der linken A. subclavia und dem Ductus arteriosus (*Botalli*) liegt;

2. dem postductalen oder Erwachsenentyp, bei dem die (meist kürzere, ringförmige) Verengung jenseits des Ductus liegt. An der Bauchaorta handelt es sich um Stenosen in enger topographischer Beziehung zur Nierenarterie: supra-, inter- und infrarenale Formen. Bei den erworbe-

nen Aortenstenosen handelt es sich um diffusen Befall längerer Segmente, häufig mit multiplen Stenosen und Atresien. Die häufigste Lokalisation ist der Aortenbogen und das sog. *Leriche*-Syndrom (Bifurkationssyndrom).
In Abhängigkeit von der Lokalisation, dem Stenosegrad, der Ausdehnung und vorhandener Kollateralisationen ist die klinische Symptomatik vielgestalt. Bei der thorakalen Aortenstenose entwickelt sich praestenotisch eine Hypertonie mit hämodynamischer Auswirkung (z. B. verstärkte Intercostalarterien, Rippenusuren nach dem 10. Lebensjahr, unterschiedlicher Blutdruck der oberen und unteren Extremität). Bei den Durchblutungsstörungen im abdominellen Bereich ist häufig eine okkulte und nicht gleich erfaßbare Maldigestion die Folge (s. Angina abdominalis S. 281).

5. Aortenaneurysmen

entwickeln sich auf dem Boden von angeborenen Gefäßwanddefekten, am häufigsten lokalisiert im Bereich der Aorta ascendens und des Aortensinus, häufig mit anderen Mißbildungssyndromen kombiniert.
Erworbene Aneurysmen der Aorta entstehen ursächlich durch degenerative, arteriosklerotische Gefäßschäden, bevorzugt in der Bauchaorta. Diese Aneurysmen sind oft durch geschichtete Thromben ausgefüllt, weshalb sich die tatsächliche Größe des Aneurysmas der angiographischen Darstellung entzieht. Hier kann die einfache Leeraufnahme die Größe manchmal dadurch besser zeigen, daß Verkalkungen in den Randbezirken sichtbar sind.
Das Aneurysma dissecans entsteht durch Intima-Zerreißungen auf dem Boden von idiopathischen Medianekrosen, am häufigsten direkt oberhalb der Aortenklappe. Es kann sich bis zur Bauchaorta und auf die Seitenäste ausdehnen. Ein Durchbruch nach innen führt zur sogenannten Selbstheilung, während eine Ruptur nach außen zu einer in Minuten tödlich endenden Blutung führt.

Sonderform. Direkt bakteriell bedingtes, luisches Aneurysma.

Symptomatik. Wichtig, wenn auch nicht obligat: pulsierender Tumor, Gefäßgeräusche, fühlbares Schwirren. Kompression von Nachbarorganen (Oesophagus, Wirbelkörper, Nerven, besonders des linken Nervus recurrens, der dorsal vom Ligamentum arteriosum um den Aortenbogen verläuft und dadurch keine Ausweichmöglichkeit hat, heisere Stimme!).

6. Schweregrade bei arterieller Durchblutungsstörung

Nach *Fontaine* läßt sich der Schweregrad einer arteriellen Durchblutungsstörung in folgende Stadien einteilen:

1. Subjektiv keine Symptome und besonders keine Schmerzen. Häufig Zufallsbefund, starke Pulsabschwächung oder Pulsausfall. Angiographisch Frühbefunde feststellbar, die wegen guter Kollateralisation noch keine Symptome verursachen.

2. Typische Claudicatio intermittens. Belastungsschmerz.

3. Ruheschmerz! Nicht mehr ausreichende Ruhedurchblutung.

4. Nekrosen, Ulcerationen, Gangrän mit schwersten, auch medikamentös unbeeinflußbaren Schmerzzuständen.

7. Klinische Beurteilung

Fehlen der Pulsation. *Systematische Untersuchung aller Pulse*, systematisch von cranial nach caudal. Das arterielle Hindernis ist unterhalb des letzten tastbaren Pulses lokalisiert (Abb. 56, 57, 58).
Ergänzende Aufschlüsse zur Auskultation und Pulspalpation gibt die Abflachung der Oscillationskurve. Die Oscillationen bestehen noch geringgradig unterhalb des Hindernisses oder fallen vollkommen aus.
Klinische Zeichen der Hypovascularisation: Muskelschwund, besonders im Bereich der Wade, Rötung bei Hängenlassen der Beine. Das durchblutungsgestörte Bein färbt sich blau. Die obere Begrenzungslinie wird deutlich erkennbar („Socken-Phänomen", Abb. 59). *Blaufärbung verschwindet nach Wiederanhebung des Beines.* Hängenlassen der durchblutungsgestörten

Gefäß-Obliterationen

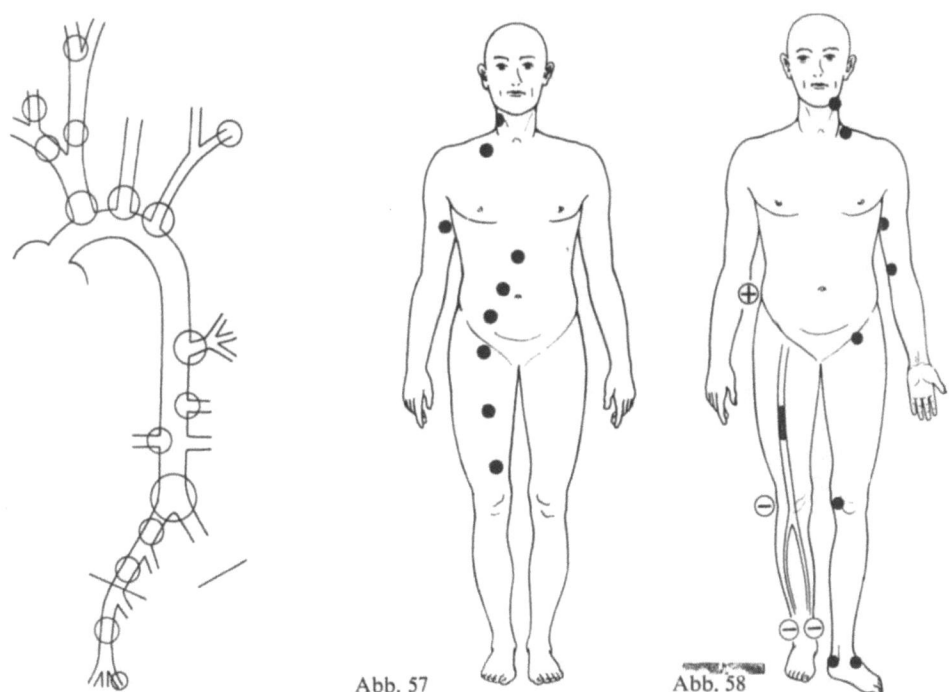

Abb. 56. Häufigste Lokalisation von Stenosen und Verschlüssen im arteriellen System. (Aus P. Waibel, 1973)

Abb. 57. An den mit einem Kreis bezeichneten Stellen muß bei der Untersuchung eines Patienten auf Stenosegeräusche auskultiert werden. (Aus P. Waibel, 1973)

Abb. 58. An den mit Kreis bezeichneten Stellen muß bei jedem Patienten der Puls geprüft werden. Das Beispiel zeigt, wie ein Femoralisverschluß durch Palpation erfaßt werden kann

Beine bringt Schmerzlinderung durch verbesserte Sauerstoffutilisation. Eine wichtige klinische Untersuchung zur Beurteilung der Funktion ist die Lagerungsprobe nach *Ratschow*.

Vasomotorische Streifenzeichnung. Normalerweise entsteht nach heftigem Reiben mit dem Finger oder einem Alkohol- oder Äthertupfer ein roter Längsstreifen. Bei der arteriellen Durchblutungsstörung entspricht die Zone unterhalb, distal der unterbrochenen Streifenzeichnung dem Bereich, in dem die kollaterale Durchblutung noch eben ausreicht.

8. Ernährungsstörungen und Nekrosen

Sie finden sich besonders im distalen Bereich der Zehen in Form von Blasen, Gangrän, Fissuren der Haut, plantarem „*Mal perforans*" (Abb. 60), häufig beim Diabetiker bzw. bei diabetischer Angiopathie: Eine schmerzlose Ulceration, rund, kraterförmig, umgeben von hyperkeratotischer

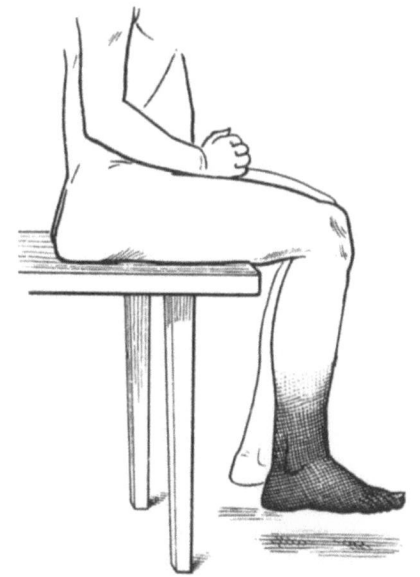

Abb. 59. Sockenphänomen: Rotfärbung des Beines im Hängen

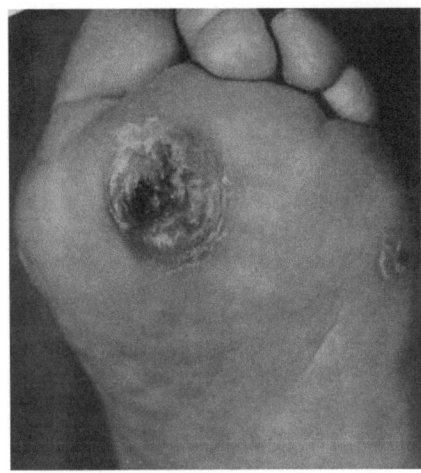

Abb. 60. „Mal perforans" an der Fußsohle

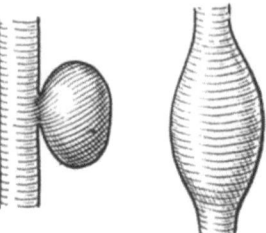

Abb. 61

Haut, langsame Entwicklung bei chronischem Verlauf. Sie ist häufig lokalisiert unterhalb des zweiten Metatarsalköpfchens. Die Röntgenuntersuchung des Fußskelets ist unerläßlich, um einen Knochen- oder Gelenksbefall zu erfassen. Das kontralaterale Glied muß mituntersucht werden, wenn auch der Patient es noch für gesund erachtet. Häufig ist hier auch schon eine diskrete Durchblutungsstörung vorhanden, die von großer prognostischer Bedeutung ist.

Manchmal ist die Symptomatologie auch deswegen bilateral ausgeprägt, da eine Obliteration im Bereich der Aortenbifurkation besteht. Es kann eine Impotenz auf Grund einer Minderdurchblutung im kleinen Becken folgen.

Ein besseres Bild von der Durchgängigkeit der großen Gefäße und der bestehenden kollateralen Durchblutung ergibt die *Arteriographie*.

Die *Untersuchung des arteriellen Gefäßsystems* muß komplett und systematisch erfolgen, auch durch Miterfassen der anderen peripheren Arterien, hier insbesondere der oberen Gliedmaßen, an denen die arteriellen Pulse besser palpabel sind. Ihr geschlängelter Gefäßverlauf und ihre oberflächliche Pulsation kann spontan sichtbar sein, besonders im Bereich des Oberarmes oder im Bereich der Schläfenbeine.

Die systematische *Untersuchung* schließt ab mit der *Beurteilung der Durchblutung der Vitalorgane*. Die arterielle Durchblutungsstörung in den unteren Extremitäten läßt damit immer auch an eine Minderdurchblutung der inneren Organe denken: Herz, Nieren, Eingeweide, Gehirn (Augenhintergrund — Gefäßzeichnung; Gefahr des Hirn-Apoplexes!).

Schließlich muß nach den *Hauptursachen* einer Arteriitis gesucht werden: Diabetes, Nicotinabusus, Syphilis, Typhus, Erfrierung, hyperergische Gefäßreaktionen bei Arzneimittelunverträglichkeit, Kälteagglutinine, rassische Faktoren bzw. Bevorzugungen (Endangiitis obliterans = Morbus *Winiwarter-Buerger*).

Systematische Laboruntersuchungen: Glucosurie (Diabetes), *Wassermann*-Reaktion und *Nelson*-Test, Cholesterinspiegel im Blut. Vielfach bleibt die Ätiologie jedoch ungeklärt.

Pathophysiologie. Das ischämische Syndrom resultiert aus einer Hypovascularisation auf dem Boden einer Minderdurchblutung bei Veränderung bzw. Verringerung des Gefäßlumens.

Zwei Erscheinungsformen müssen gegenübergestellt werden: am häufigsten die arteriosklerotisch bedingte Veränderung des alten Menschen, im Gegensatz dazu die diffuse Mikroangiopathie Endangiitis obliterans, die fast ausnahmslos rauchende jüngere Männer befällt.

IV. Arterielle Aneurysmen

Das arterielle Aneurysma ist eine Gefäßwandausbuchtung in Form einer Hernie, Aneurysma verum, zylindrisch, kahnförmig, spindelförmig oder sackförmig (Abbildung 61). Dadurch kommt eine Tumorbildung im Verlauf der Arterien zustande, mehr oder weniger begrenzt, aber eindrückbar, dabei in erster Linie

— *pulsierend:* synchron mit der Pulswelle (Abb. 62);

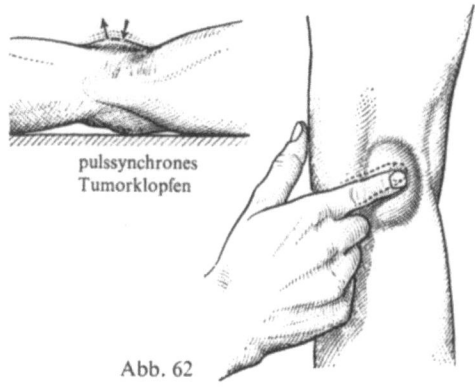

Abb. 62

- *expansiv:* d. h., bei jeder Systole kommt es zu einer sichtbaren und palpablen Vergrößerung zwischen den palpierenden Fingern (Abb. 63);
- systolisches Geräusch von geringer Ausbildung.

Die genannten drei Phänomene sind immer synchron mit der Pulswelle und verschwinden nach proximaler Kompression der Arterie.

Die Gefäßversorgung distal vom Aneurysma muß klinisch exakt analysiert werden. Die Arteriographie gibt Auskunft über die Lokalisation, das Ausmaß, den anatomischen Typ der Aneurysmabildung (Aneurysma verum, spurium, dissecans, arteriovenöse Aneurysmen) sowie den Zustand der kollateralen Zirkulation (Abbildung 64).

Ein älteres bzw. chronisches Aneurysma kann neurologische Auswirkungen durch

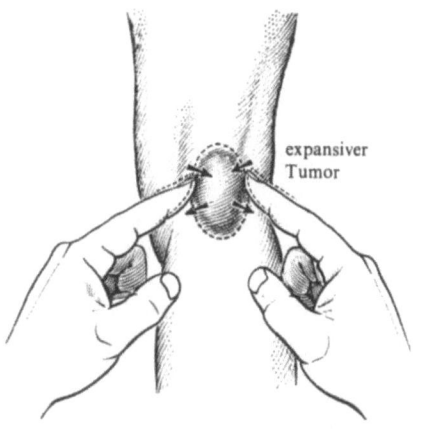

Abb. 63

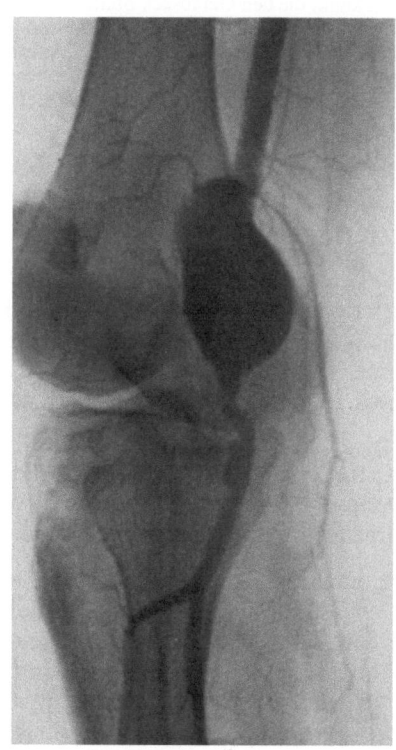

Abb. 64. Aneurysma der Arteria poplitea. Spindelförmige Auftreibung der Arterie. Deutliche Kollateralgefäße von mittlerem Gefäßkaliber. Am Boden des Aneurysmas ist die Arterie deutlich spindelförmig pathologisch verändert, von unregelmäßigem Gefäßkaliber

Kompression verursachen. Schließlich kann es sich aber auch in Form einer Gliedmaßen-Gangrän auswirken und durch ausgedehnte Thrombose oder Embolie im distalen Bereich komplizieren.

Häufig sind Aneurysmen multipel vorhanden, eine generalisierte Erkrankung, die den gesamten arteriellen Verlauf betrifft. Andere Aneurysmenbildungen und Lokalisationen müssen ausgeschlossen oder erfaßt werden, nicht nur im Bereich der Peripherie, sondern auch besonders im Bereich des Aortenbogens.

Schließlich muß auch die Ätiologie berücksichtigt werden: am häufigsten Atheromatose, spezifische Erkrankung (Syphilis), traumatische Gefäßschädigung.

Pathophysiologie. Die ständige rhythmische Veränderung der Blutströmung in Abhängigkeit von Systole und Diastole führt zu Wirbelbildungen mit ruhigen Zonen, in denen sich eine Thrombose ausbilden kann, die den Gefäßsack obliteriert oder den Arterienstamm oder seine Seitenäste verlegt oder eine Thrombenlösung bewirkt. Dadurch droht ein akuter Gefäßverschluß. Bei Fehlen einer Thrombose dehnt der systolische Druck das Gefäß aus: Rupturgefahr

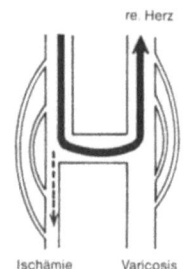

Abb. 66. Eine arteriovenöse Fistel führt zu arterieller Ischämie der Peripherie, zu Varicosis und zu Mehrbeanspruchung des rechten Herzens

V. Arterio-venöse Aneurysmen

Das arterio-venöse Aneurysma ist eine abnorme traumatische, kongenitale oder iatrogene Verbindung zwischen einer Arterie und einer Vene. Es manifestiert sich durch:

- Ödem   ⎫ alle Symptome uni-
- Cyanose   ⎬ lateral, nur eine Ex-
- Varicenbildung ⎭ tremität betreffend.

Eine Hautnarbe im Verlauf der großen Gefäße weist auf die meist vom Patienten vergessene, aber verantwortliche Wunde hin (Abb. 65, 66, 67). In diesem Bereich sind zwei pathognomonisch wichtige Symptome zu finden:

Eine subcutane *Vibration*, synchron mit der Systole, deutlich unter der palpierenden Hand zu tasten; bei der Auskultation ein Maschinengeräusch, das sich bei der Systole verstärkt und bei Kompression der zuführenden Arterie verschwindet. Außerdem kommt es hierbei zum Ansteigen des

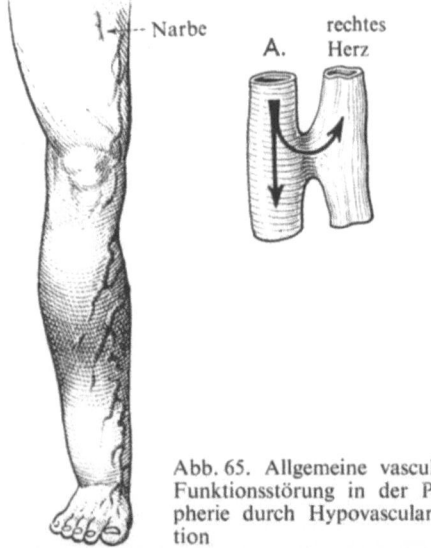

Abb. 65. Allgemeine vasculäre Funktionsstörung in der Peripherie durch Hypovascularisation

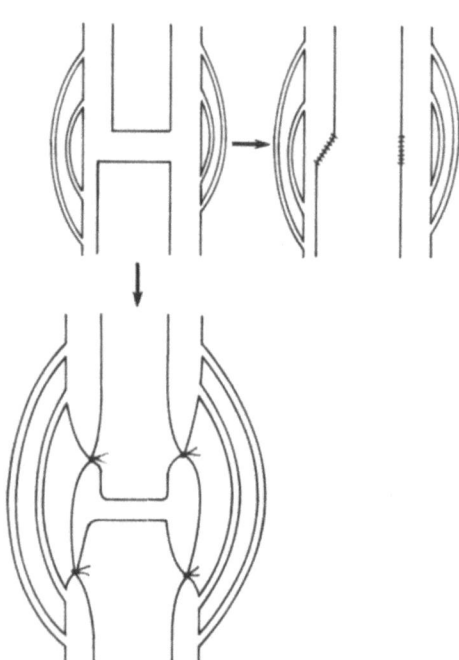

Abb. 67. Die Behandlung einer arteriovenösen Fistel besteht in Resektion der Verbindung mit seitlicher Naht von Vene und Arterie oder bei kleineren Arterien in Ligatur des zu- und abführenden Arterien- und Venenschenkels

Blutdruckes und zum Abfall der Herzfrequenz (*Nicoladoni-Branham*-Test positiv). Geräuschbildung und Vibration sind am deutlichsten in Höhe der arterio-venösen Fistel feststellbar. Sie breiten sich aus entlang dem distalen Gefäßverlauf durch Geräuschfortleitung.

Kompression der proximalen Arterie oder der Gefäßkommunikation lassen beide Symptome verschwinden.

Eine *Röntgenaufnahme* deckt häufig die verkannte Ursache (z.B. Projektil) auf. Die Arteriographie bringt die Fistelbildung zur Darstellung und klärt insbesondere auch über die Kollateralisation in der Umgebung auf.

Die hämodynamische Kompensation, die diese arterio-venöse Anomalie erfordert, bewirkt eine Herzbelastung, die bevorzugt das rechte Herz betrifft; sie ist um so bedeutender und früher ausgeprägt, je größer die Fistel und je näher dem Herzen sie lokalisiert ist.

Die funktionellen Störungen (Herzklopfen, Belastungsdyspnoe), Erweiterung des rechten Herzens (Thorax-Röntgenaufnahme), Veränderungen im EKG sind Auswirkungen dieser Herzinsuffizienz, die eine chirurgische Unterbrechung der arteriovenösen Fistel verlangen.

Pathophysiologie. Im Innern der Fistel ist der Blutstrom so beschleunigt, daß die Gefahr einer Thrombose, im Gegensatz zum arteriellen Aneurysma, nicht besteht. Arterieller und venöser Blutdruck gleichen sich aus, woraus eine Abnahme des arteriellen Blutdruckes distal vom Aneurysma mit Ischämiezeichen resultiert. Die venöse Hypertension überträgt sich auf das rechte Herz, das sich ausdehnt, mit nachfolgender Insuffizienz. Diese Fernwirkung macht den klinischen Schweregrad der arterio-venösen Aneurysmabildung aus.

VI. Kongenitale AV-Fisteln

Sie entstehen durch Differenzierungsstörungen der Arterien und Venen aus dem embryologisch gemeinsam angelegten Gefäßplexus.

Bei den mittelgroßen Arterien findet sich bevorzugt eine einzelne, direkte AV-Fistel, die operativ meist gut anzugehen ist.

Die generalisierte Form vom Typ des *F.-P.-Weber*-Syndroms mit fortschreitender Erweiterung der Arterien und Venen (Phlebectasia *Nicoladoni*), oder des *Klippel-Trenaunay*-Syndroms, welches bevorzugt die Extremitäten befällt und hier zu Riesenwuchs führt, zeigt multiple AV-Fisteln, deren Korrektur äußerst schwierig ist und nicht immer gelingt.

Das *Sturge-Weber*-Syndrom ist eine lokalisierte tumoröse Form, bei der die Arterien ohne Zwischenschaltung eines Kapillarnetzes direkt in große kavernös erweiterte Venen übergehen. Die operative Korrektur erfolgt durch Exstirpation in toto.

VII. Verschluß supraaortischer Äste

Das Aortenbogen-Syndrom, Pulseless-disease. Es handelt sich dabei um arteriosklerotische Veränderungen, die zu Stenosierung oder Verschluß eines oder mehrerer Äste an der Abgangsstelle aus dem Aortenbogen führen (*Martorell-Fabre*-Syndrom).

Von einer entzündlichen, obliterierenden Form sind besonders junge Frauen befallen, wobei es meist zu einseitigen Verschlüssen von Arteria carotis, Arteria subclavia oder des Truncus brachiocephalicus kommt (*Takayasu*-Syndrom). Die Ätiologie ist ungeklärt, diskutiert werden allergisch-hyperergische sowie rheumatoide Reaktionen und Kollagenosen.

Die klinischen Symptome leiten sich von der Mangelversorgung der jeweils betroffenen Äste ab, wie auch bei allen anderen Einengungen, gleich welcher Ätiologie.

Topographische Einteilung:

1. Arteria carotis externa: claudicatio masticatoria, Atrophie der befallenen Gesichtsseite, Parodontose.

2. Arteria carotis interna:

Stadium I: asymptomatische, kompensierte Stenosen oder Verschlüsse.

Stadium II: little Stroke: Sekunden bis Stunden dauernde neurologische Ausfälle, die sich vollständig zurückbilden.

Stadium III: progressive Stroke: bekannt unter dem typischen Bild des apoplektischen Insults; für dieses Stadium ist zu fordern, daß sich die neurologischen Ausfälle in 4 Wochen zurückbilden.

Stadium IV: completed Stroke: wie Stadium III, jedoch bestehen die Ausfälle länger als 4 Wochen.

3. Arteria subclavia: Kältegefühl und Paraesthesien im Arm, claudicatio brachialis.

4. Vertebralis-basilaris-Versorgung:

Corticale Sehstörungen, Hemianopsie, Diplopie, Schwindel, Nystagmus, Hirnnervenkern- und Pyramidenbahnausfälle.

Subclavian-Steel-Syndrom

Der Verschluß der A. subclavia liegt proximal vom Abgang der Arteria vertebralis. Poststenotisch kommt es zum Druckabfall und dadurch zur Stromumkehr in der gleichseitigen Arteria vertebralis, die der Arteria subclavia Blut aus der kontralateralen Arteria vertebralis zuführt (vertebrovertebraler-Shunt), oder aus dem Circulus arteriosus cerebri (*Willisi*), (carotido-basilarer-Shunt).

Bei Armarbeit (Faustschlußprobe) kommt es zu einer Summation der unter Punkt 3 und 4 genannten Symptome. Außerdem besteht bei der Blutdruckkontrolle an beiden Armen eine Seitendifferenz.

VIII. Funktionelle Zirkulationsstörungen, Morbus Raynaud, Digitus mortuus

Eine vasomotorische Gefäßerkrankung, die einen Spasmus der Arteriolen verursacht. Sie betrifft vor allem die *peripheren* oberen Extremitäten (Fingerkuppen, selten Zehen). Die Anfälle entwickeln sich krisenhaft in zwei Phasen:

a) Akute Ischämie. Nach Kältebelastung wird die Haut häufig blaß, kalt und gefühllos. Sind dabei beide Hände symmetrisch befallen, liegt ein Morbus *Raynaud* vor, bei Beteiligung einzelner Finger sprechen wir von digitus mortuus.

b) Asphyxie. Nach einigen Minuten kommt es zu einer Rötung der betroffenen Zonen unter heftigen Schmerzen.

Bei Wiederholung dieser Krisen kommt es zu Ernährungsstörungen, besonders im Bereich der Haut, und bei schweren Formen auch zu Nekrose, Gangrän und Verstümmelung der Finger.

Auszuschließen ist ein übermäßiger Gebrauch von Ergotaminpräparaten (Kopfschmerzmittel, Gynergen). Wird das Krankheitsbild trotz konservativer Maßnahmen, physikalische Therapie, Kälteschutz, Vasodilatantien, nicht beherrscht, ist die transthoracale laterale Sympathektomie indiziert.

c) Erythromelalgie. Eine anfallsweise Erweiterung der Endstrombahn mit symmetrischer, schmerzhafter Rötung und Schwellung der Haut im Bereich der Füße und Hände. (Keine chirurgische Therapie möglich.)

d) Kompressionssyndrome im Schulter-Halsbereich. Kompression der A. subclavia und des plexus brachialis in der hinteren Scalenuslücke durch Hypertrophie des Musculus scalenus anterior, durch eine Halsrippe, costo-claviculäre Kompression und Einengung durch den Musculus pectoralis minor bei Hyperabduktionssyndrom.
Klinik. Bei tiefer Inspiration, Abduktion der Arme, Kopfbeugung nach hinten und Kopfdrehung zur kranken Seite kommt es beim Scalenus-anterior-Syndrom zur Abschwächung des Radialispulses (*Adson*-Test).

Erheben der Arme über den Kopf und Kopfdrehung zur gesunden Seite führt beim Costo-clavicular-Syndrom zur Radialispulsabschwächung.

Venöses System

An der unteren Extremität bestehen vier Venensysteme. Sie sind für die Kenntnis der Pathogenese, der Pathophysiologie und damit der Indikationsstellung für die Therapie der venösen Insuffizienz von grundlegender Bedeutung: 1. Das oberflächliche Venensystem; 2. das tiefe Venensystem; 3. die Vv. perforantes und 4. die Muskelvenen (Abb. 68).

1. Das oberflächliche Venensystem liegt außerhalb der Unterschenkelfascie im subcutanen Fettgewebe. Die *V. saphena magna* läuft an der Innenseite des Unter- und Oberschenkels zur Fossa ovalis und mündet hier in die V. femoralis. Sie nimmt dabei zahlreiche oberflächliche Äste auf.

Die *V. saphena parva* verläuft dorsal im subcutanen Unterschenkelgewebe und mündet oberhalb des Kniegelenkes in die *V. poplitea* ein.

2. Das tiefe Venensystem setzt sich aus zwei Venengruppen zusammen, die untereinander durch Anastomosen verbunden sind. In die *V. profunda femoris* mündet das venöse Blut aus den Oberschenkelweichteilen. Oberhalb vom Leistenband beginnen die Beckenvenen mit den *Vv. iliacae externae* und *communes* mit Anschluß an die untere Hohlvene.

3. Die *Vv. perforantes* verbinden die oberflächlichen mit den tiefen Venen. In jede tiefe Unterschenkelvene münden etwa 10–50 Vv. perforantes. Zwar sind nur einige von ihnen von praktischer Bedeutung, werden aber dann Gegenstand chirurgischer Behandlung, wenn sie durch Funktionsinsuffizienz nach erfolgter oberflächlicher Varicenentfernung rezidivierende Entzündungszustände aufrechterhalten.

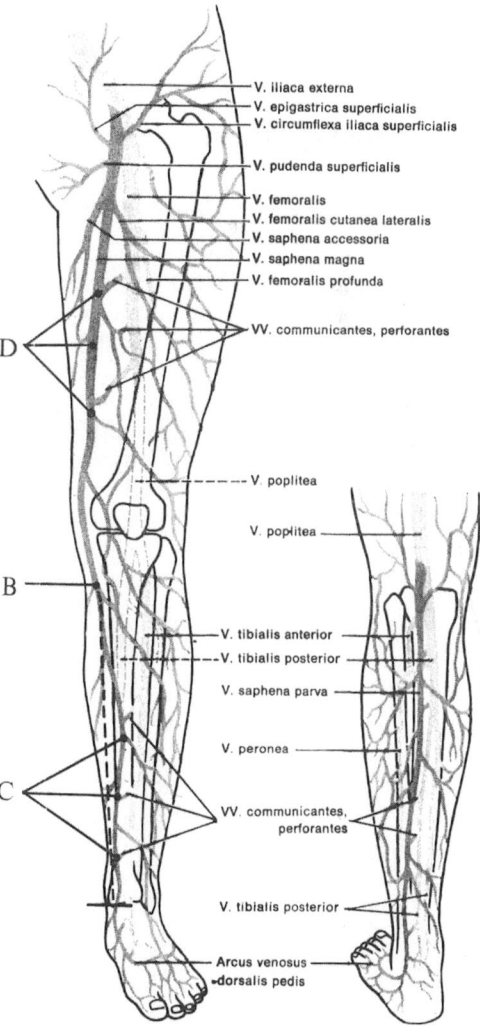

Abb. 68. Oberflächliche und tiefe Venensysteme der unteren Extremität
D *Dodd*sche Venen;
B *Boyd*sche Vene;
C *Cockett*sche Venen

Bedeutend sind die *Boyd*sche Vene am Unterschenkel, etwa eine Handbreit unter dem Kniegelenk, die die Vena saphena magna mit den Venae tibialis posteriores verbindet: die *Cockett*sche Venengruppe, die den Ramus posterior der V. saphena magna mit den Venae tibialis posteriores verbindet.
Vena perforans *Cockett* I, etwa 7 cm, V. perforans *Cockett* II etwa 13 cm, V. perforans *Cockett* III etwa 18 cm hoch am Unterschenkel, auf einer gedachten Linie, die an der Dorsalseite des Malleolus internus liegt und bis zur Kniekehle reicht (*Linton*sche Linie). Hier finden sich auch bevorzugt Ulcerationen.
Die *Dodd*sche Venengruppe sind Verbindungsvenen der V. saphena magna zur V. femoralis in Höhe des Adduktorenkanals.

A. Phlebitisformen*

I. Phlebitis der unteren Extremität

Die *oberflächliche Thrombophlebitis* oder *Venenthrombose* (Obliteration der Vene durch ein Blutgerinnsel) beginnt gewöhnlich im Bereich der Muskelweichteile der Wade und dehnt sich dann von hier aus über die Vv. communicantes auf die tiefen, großen Venengefäße aus (Abb. 69).

1. Oberflächliche Phlebitis: Ätiologie

Sie kommt meist durch lokale Ursachen zustande und führt zunächst nicht direkt zur Embolie. Häufige Ursachen sind: längere Bettlägerigkeit, Lähmungen, Zusammenspiel von Zirkulationsstörungen und Hypercoagulabilität, besonders nach Operationen, Gravidität, als lokale Ursachen häufig ein Trauma im Rahmen einer Varicosis. Fehlen allerdings solche Ursachen, so muß an eine paraneoplastische *Thrombophlebitis migrans* gedacht werden. Sie findet sich häufig in der Anamnese von Patienten mit Pankreas-, Lungen- oder Intestinalcarcinomen. Sie kann als Leitsymptom vor Manifestwerden dieser Tumoren auftreten.

---

* Die klinischen Begriffe „Phlebitis, Phlebothrombose, Thrombophlebitis" werden häufig synonym verwendet. Unter Phlebitis wird eine Entzündung der Venenwand ohne Begleitthrombose verstanden. Dieses Zustandsbild ist jedoch nur ein vorübergehendes Entzündungsstadium, da das entzündete Endothel die Thrombusbildung rasch induziert.
Eine Thrombosierung des Venenlumens ohne Entzündung der Venenwand stellt die Phlebothrombose dar. Fast immer kommt es jedoch dabei auch zu einer entzündlichen Mitreaktion der Veneninnenwand. Sie ist nur so geringfügig, daß sie sich klinisch nicht zu erkennen gibt. Insgesamt ist der Begriff „Thrombophlebitis" am besten zutreffend für alle in der Regel anzutreffenden Veränderungen.

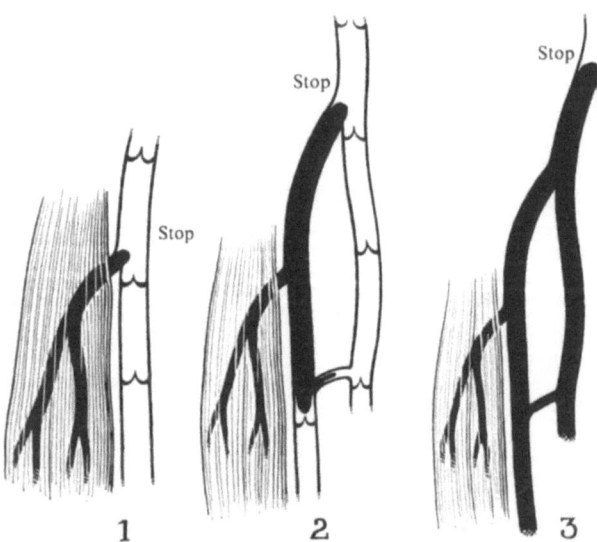

Abb. 69. Stufenweises Fortentwickeln einer zunächst oberflächlichen Thrombophlebitis

Therapie. Die oberflächliche Thrombophlebitis heilt unter Kompressionsverband mit viel Bewegung und unter medikamentöser Behandlung mit Antiphlogistica im allgemeinen rasch ab.

2. Tiefe Thrombophlebitis, Phlebothrombose

Das proximale Segment eines Gerinnsels kann im Blutstrom flottieren. Es bewirkt zunächst keine entzündliche Reaktion (Abb. 70).

Wenn das flottierende Gerinnsel seine dünne, fadenförmige Verbindung zum Thrombus verliert, wird es mit dem Blutstrom zur rechten Herzkammer und von hier in die Pulmonalarterien weiterverschleppt.

Die Ursprungsvene des Thrombus ist desobstruiert, der Ursprungsthrombus bleibt aber als Koagulationszentrum bestehen und damit als Rezidivquelle einer Thrombembolie (tiefe Thrombophlebitis, Abb. 71).

Wenn sich das Blutgerinnsel nur wenig retrahiert bei gleichzeitigem Spasmus der Vene, ist das Gefäßlumen bald vollständig obliteriert. Es entwickelt sich dann rasch eine reaktive Entzündung. Der Thrombus ist an der Venenwand fixiert und kann sich daher nicht mehr ablösen. Die klinischen Auswirkungen sind deutlich erkennbar (Phlebothrombose, Abb. 72).

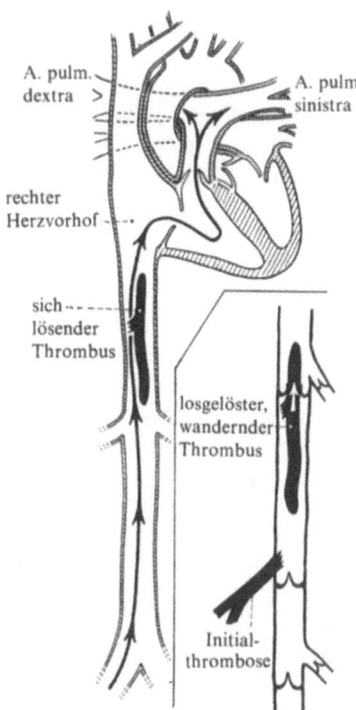

Abb. 71. Schematische Darstellung: Mechanismus einer Thromboembolie in der Lunge

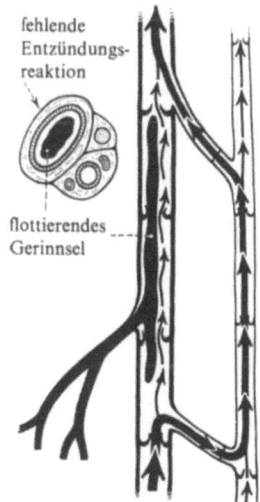

Abb. 70. Schematische Darstellung: Entwicklung einer Phlebothrombose: Tiefe Thrombophlebitis

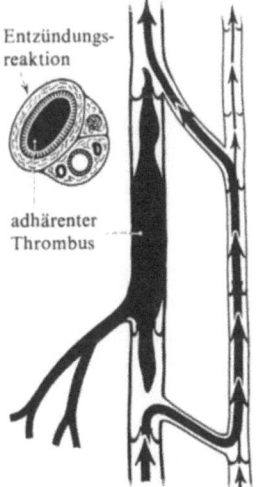

Abb. 72. Schematische Darstellung einer Thrombophlebitis

3. Symptomatologie der Thrombophlebitisformen.

1. *Unterschenkelthrombose.* Spontaner Wadenschmerz, Krampfgefühl, Schweregefühl, abnormes Kälte-Hitzegefühl begleiten einen durch Palpation provozierbaren Schmerz, besonders in der Mittellinie der Wade mit einem bei der Betastung schmerzhaften Strang. Bei Dorsalflektion des Fußes tritt ein tiefer Wadenschmerz auf (*Homan*-Zeichen) und bei Druck auf die mediane Plantarmuskulatur findet sich oft ein lokaler Schmerz der Fußsohle (*Payr*-Zeichen). Ebenso ist die Weichteilnachgiebigkeit der Wade durch Ödembildung vermindert. Ein diskretes Ödem mit kollateraler Zirkulation und Blauverfärbung ist beim Hängenlassen eines betroffenen Beines deutlich als Spätsymptom zu erkennen. Oberschenkel und Kniegelenk zeigen in diesem Stadium keine Auffälligkeit.

Schließlich kann eine isolierte Unterschenkelthrombose oder eine prolongierte Phlebothrombose des Unterschenkels, die klinisch unerkannt blieb, zu einer spontanen, gefürchteten, schweren Lungenembolie führen (s. unten).

2. *Beckenvenen-Thrombose.* Dysurie, Pollakisurie, Harnverhaltung mit Stuhlzwang und schmerzhafter Defäkation sind die wichtigsten Verdachtssymptome. Hauptsächlich ist im Unterbauch nach Schmerzsensationen zu suchen, mit gleichzeitigem Ödem im Bereich der Genitale und des Schambeinbogens, seitlichem Becken- und Rectalschmerz bei der rectal-vaginalen Untersuchung.

2a. *Phlegmasia alba dolens* entsteht auf dem Boden einer ausgedehnten Thrombophlebitis vom Unterschenkel bis zum kleinen Becken. Ein Begleitödem erfaßt die gesamte Extremität. Distale Pulse und Oscillationen sind nur geringfügig verändert. Die Hauttemperatur ist erhöht. Das Ödem ist von einem Kniegelenkserguß begleitet, die Palpation der Oberschenkel-Gefäßstränge ist deutlich schmerzhaft. Falls die allgemeinen Befunde keine Thrombose befürchten lassen, insbesondere, wenn am Unterschenkel keine verdächtigen Zeichen bestehen, muß man nach anderen Ursachen fahnden. (Differentialdiagnose akuter Gefäßverschluß s. Seite 48.)

2b. *Phlegmasia coerulea dolens* ist eine ausgedehnte Thrombose im ileo-femoralen Bereich. Sie tritt meist plötzlich unter intensiver Blaufärbung und Schwellung der Extremität auf. Schockauswirkungen sind nicht selten, zumal, wenn das Blut in der geschwollenen Extremität blockiert wird, und dann auch Gangrän-Komplikationen nicht zu verhindern sind (s. weiter unten).

3. *Tiefe Beinvenen-Thrombose.* Sie tritt auf mit Spontanschmerz, begleitet von einem leichten Ödem im Bereich der Adductoren. Es besteht häufig Fieber und Tachykardie. Bei bettlägerigen Patienten kann die tiefe Venenthrombose besonders symptomarm verlaufen und leider ist die Lungenembolie manchmal das „erste" Zeichen. Eine unerklärliche Pulserhöhung (*Mahler*-Zeichen) ohne sonstige Begleitzeichen sollte an eine Thrombose denken lassen.

II. Phlebitis der oberen Extremität

Als Ursachen sind bekannt: Traumen, Infusionen mit gefäßwandreizenden Lösungen, Venenkatheter, paravasale Injektionen. Hierbei kommt es, wie auch bei den oberflächlichen Beinvenenthrombosen, nicht zur Lungenembolie.

Nach schweren körperlichen Anstrengungen kann es zur überwiegend thrombotisch bedingten Schwellung eines ganzen Armes kommen (*Paget-von Schwetter*-Syndrom).

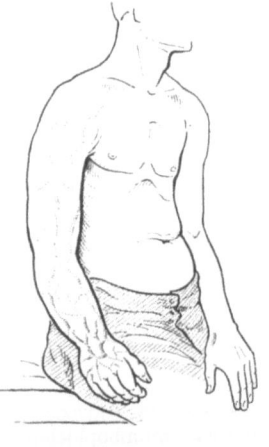

Abb. 73

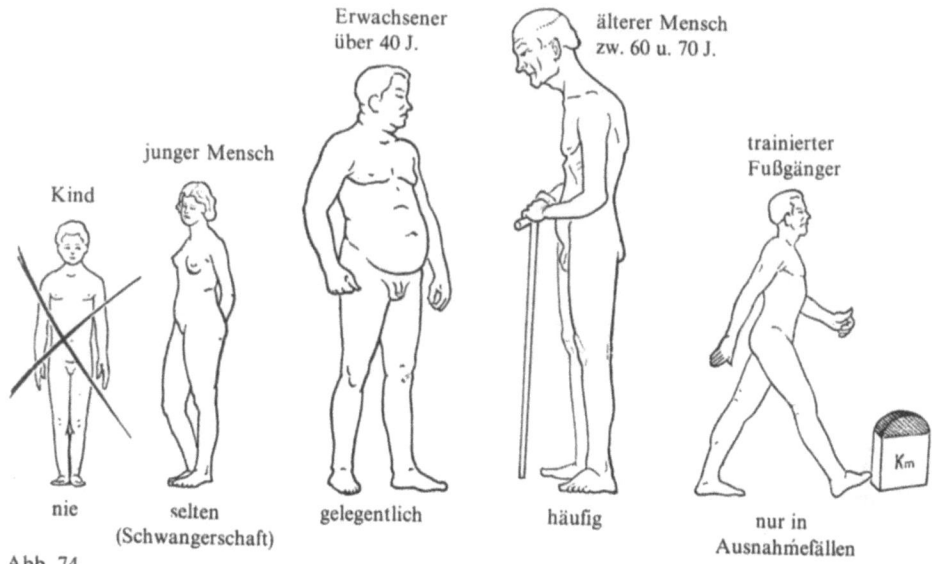

Abb. 74

Das Ödem beginnt am Handrücken mit rascher Ausbildung über den Unterarm zum Oberarm. Es wird begleitet von bläulichem Hautkolorit und der Entwicklung einer oberflächlichen kollateralen Venenzeichnung.

Die Palpation entdeckt in der Axilla schmerzhafte Knotenbildungen entlang der thrombosierten Vena axillaris, die durch Phlebographie radiologisch bestätigt werden kann (Abb. 73).

Mediastinaltumoren können zur Thrombose der V. cava superior mit oberer Einflußstauung führen, während die Thrombose der V. cava inferior zu Cyanose, Schwellung, vermehrter Venenfüllung führt, und das Überschreiten der Nierenvenen Hämaturie, starke Proteinurie und Flankenschmerz auslöst.

Als Ursachen kommen ascendierende Bekkenvenenthrombosen, Einengung durch Tumoren und Metastasen in Frage.

III. Die thromboembolische Komplikation

wird nie beim Kind, selten bei jungen Menschen beobachtet. Am häufigsten tritt sie auf jenseits des 40. Lebensjahres mit einem Altersgipfel zwischen 60 und 70 Jahren, häufig auch bei Bettlägerigen als Komplikation nach Entbindung, Nierenerkrankungen, chirurgischen Eingriffen und Extremitätenverletzungen. *Pathogenetisch* dominieren hierbei hämodynamische Faktoren und eine Hyperkoagulabilität:

Virchowsche Trias

— Venenwandschädigung durch lokale Infektion oder Trauma,
— Strömungsverlangsamung,
— gerinnungsfördernde Faktoren (Bettlägerigkeit nach Operationen, Wochenbett).

Klinik. Zur Früherfassung bzw. Vermeidung einer thromboembolischen Komplikation ist die regelmäßige Überwachung und Untersuchung von bettlägerigen Patienten erforderlich.

Beachte Fieberkurve: Jede unerklärbare Temperaturerhöhung mit Pulsbeschleunigung muß bei einem Rekonvaleszenten nach chirurgischen Eingriffen an eine thrombophlebitische Komplikation denken lassen. Schockprophylaxe, Vermeidung von Blut- und Flüssigkeitsverlust.

Kommt es nicht zu einer Lungenembolie durch Thrombusabriß, so entsteht nach

Organisation des Thrombus eine lokale Thrombophlebitis, die unter narbiger Ausheilung zur Zerstörung und Funktionslosigkeit der Venenklappen führt. Zunächst besteht ein okkultes, tiefgelegenes, später oberflächliches Ödem. Es entwickelt sich ein Kollateralkreislauf mit dilatierten oberflächlichen Venen, die beim Hängenlassen zur Blauverfärbung führen. Bei weiterbestehender Abflußstörung und ausgedehnter Thrombose mit Übergriff auf das arterielle System kommt es zur venösen Gangrän (Phlegmasia coerulea dolens).

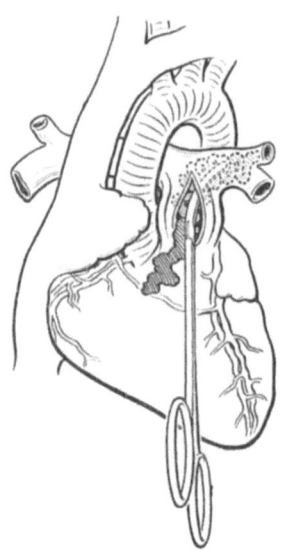

Abb. 75. Entfernung eines Embolus aus der Arteria pulmonalis (Operation nach *Trendelenburg*)

IV. Lungenembolie

Akuter Tod im Kreislaufkollaps mit Asphyxie, wird verursacht durch Obliteration des Hauptastes oder eines Nebenastes der Pulmonalarterien durch einen langen, abgelösten Venen-Thrombus, der durch Zusammenballung das Gefäßlumen vollständig verlegt. Die Entfernung des Embolus (Embolektomie, Trendelenburgsche Operation) kann in Ausnahmefällen den Patienten retten (Abb. 75).

Die nichttödliche Lungenembolie manifestiert sich mit heftigen seitlichen Brustschmerzen und Dyspnoe, die Todesangst verursacht: Der Schmerz kann atypisch präcordial oder epigastrisch vom Patienten empfunden werden. Im Allgemeinzustand treten Temperaturerhöhung, Blutdruckabfall und Pulsbeschleunigung auf. Die klinisch-physikalische Untersuchung der Thoraxorgane kann – nicht vor 12–24 Std – einen leichten Pleuraerguß und Hämoptoe als Spätbefunde ergeben. Sie sind Folgeerscheinungen eines abgelaufenen Lungeninfarktes. Die *Röntgenaufnahme* der Lungen zeigt ein charakteristisches Infarktdreieck mit gleichzeitig diskretem basalem Pleuraerguß. Im *EKG* treten Veränderungen mit Zeichen des akuten Cor pulmonale auf (Differential-Diagnose: Myokardischämie).

Therapie. Die beste Behandlung ist die Prophylaxe, und damit Vermeidung oder Vorbehandlung der disponierenden Ursachen, d.h. der *Virchow*schen Trias. Ist eine Thrombose eingetreten, so muß durch die Behandlung die Prophylaxe der Komplikationen erzielt werden: Verabfolgung von Antikoagulantien. Bei chronisch venöser Insuffizienz operative Entfernung des Thrombus oder medikamentöse Thrombolyse. Nach Thrombektomie ist eine Nachbehandlung mit Heparin für mehrere Monate erforderlich. Treten trotz Antikoagulationstherapie (bei optimaler Einstellung genaue Überwachung!) Rezidive auf, so kann u.U. durch operative Cavaligatur oder Implantation eines Cavafilters weiteren Komplikationen vorgebeugt werden.

V. Chronisch-venöse Insuffizienz

Postthrombotisches Syndrom

Ist der venöse Abfluß aus einer Extremität chronisch gestört und im Vergleich zur arteriellen Durchblutung zu gering, so entsteht eine venöse Stauung mit Rückfluß über Kollateralen. Das Blut fließt über Venae perforantes bei Abflußstörungen in den tiefen Venen in die oberflächlichen Venen, die mit der Zeit dilatieren, wodurch es zur Klappeninsuffizienz kommt. Der erhöhte Venendruck führt dann zum Stauungsödem. Klinisch ist die Stauung erkennbar an einer Phlebektasie, besonders in der Umgebung des inneren Knöchels mit Knöchelödemen. Durch die Ödeme kommt es zur Infiltration und Induration der Haut mit sekundärer Pigmentierung als Ausdruck abgebauter Erythrocyten. Durch Dekompensation in der Ernährung entsteht das *Ulcus cruris*.

Behandlung. Eine kausale Heilung ist nicht mehr möglich, daher ist die Prophylaxe und Vorbehandlung der tiefen Venenthrombosen vordringlich anzustreben.
Die chirurgische Behandlung kann lediglich in der Resektion oberflächlich insuffizienter Venenstämme oder Ligatur der Verbindungsvenen mit dem tiefen Venensystem bestehen. Zusätzlich muß den Stauungsödemen durch Kompressionsverbände entgegengewirkt werden. Die Ulcusdefekte können in günstigen Fällen durch freie Hauttransplantate gedeckt werden.

Differentialdiagnose. Bei akuter oberflächlicher Thrombophlebitis Ausschluß einer Lymphangitis. Diese weist in den meisten Fällen eine gleichzeitige Lymphadenitis auf, ebenso kommen differentialdiagnostisch eine Entzündung der Sehnenscheiden oder fortgeleitete Schmerzen bei Tendoperiostitis oder Arthritis vor.
Bei der septischen Thrombophlebitis muß ein Erysipelverdacht ausgeschlossen werden.

B. Varicen

Beim Gesunden ist der Venenrückfluß in den unteren Gliedmaßen durch den Venentonus und durch den venösen Unterdruck im Thorax gewährleistet. Weitere Voraussetzung hierfür ist der Muskeltonus, außerdem verhindert das System der Venenklappen den Reflux des Blutes nach distal bzw. in das oberflächliche Venennetz (Abb. 76 [vgl. Abb. 68]).
Bei der Varicosis wird die symptomatische von der idiopathischen Form unterschieden. Beide führen zur Erweiterung der oberflächlichen Venen.

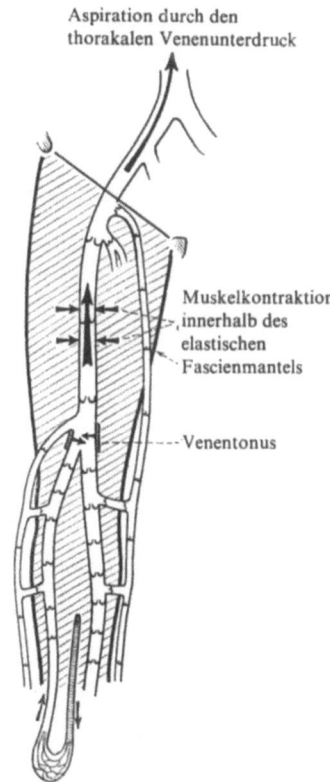

Abb. 76. Die verschiedenen Faktoren für den venösen Rückfluß

Symptomatisch entstehen die Varicen am häufigsten postthrombotisch, lange Zeit nach Ablauf einer tiefen Venenthrombose, da die oberflächlichen Kollateralvenen insuffizient und überdehnt werden (sekundäre Varicen). Eine seltene symptomatische Form entsteht bei arteriovenösen Fisteln infolge Übertragung des arteriellen Drucks auf das kurzgeschlossene, druckerhöhte Venensystem (z. B. Phlebectasia *Nicoladoni* s. S. 55).
Bei der *idiopathischen* Varicosis (primäre Varicen) besteht wahrscheinlich ein konstitutionsabhängiger Dispositionsfaktor, außerdem werden Klappenanomalien, gestörte Funktion arterio-venöser Anastomosen und Mißbildungen diskutiert. Eine wesentliche Rolle spielen zudem disponierende, hämodynamisch und stoffwechselwirksame Körperbelastungen, z. B. hormonelle Einflüsse: Pubertät, Schwangerschaft, Bevorzugung des weiblichen Geschlechts.

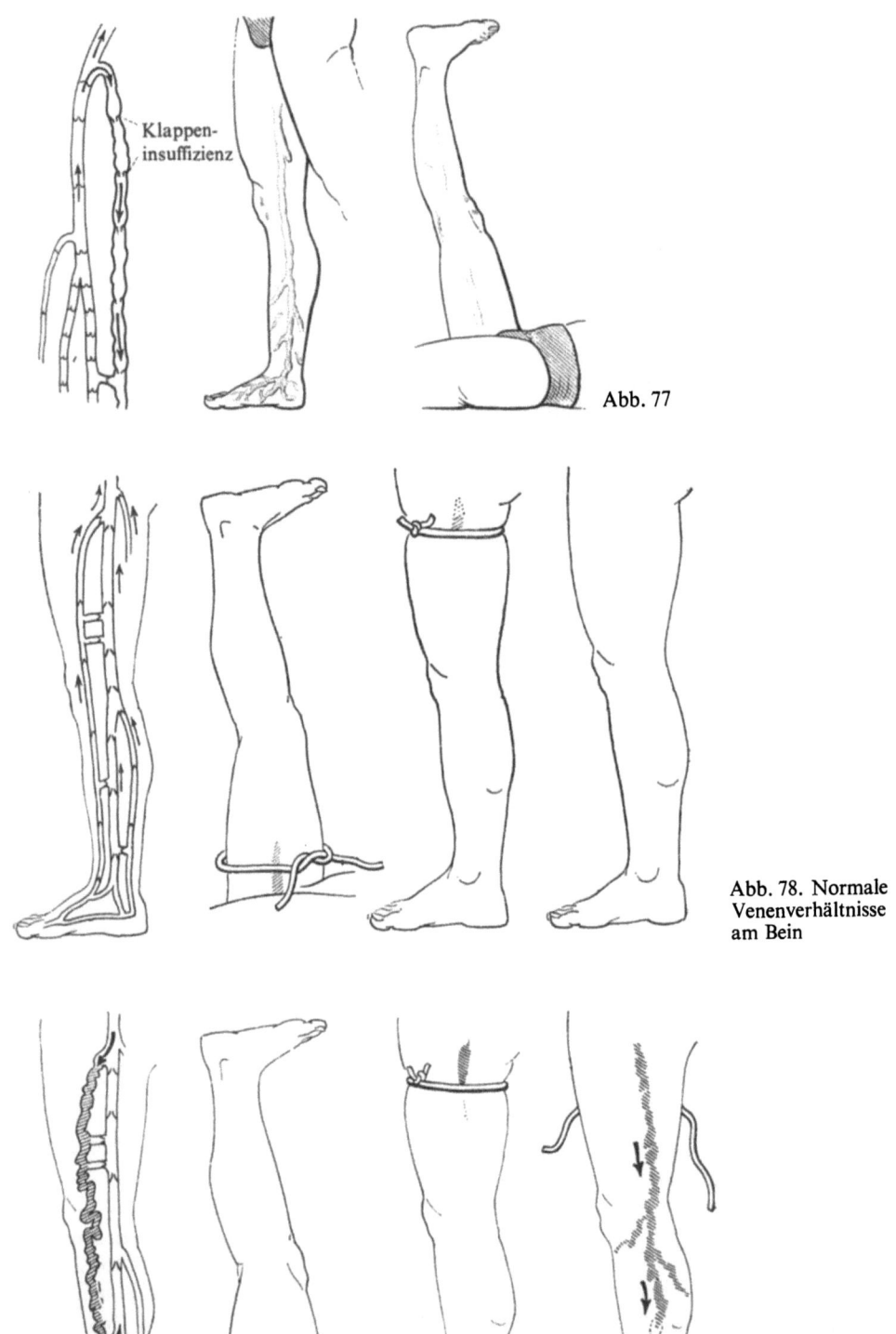

Abb. 77

Abb. 78. Normale Venenverhältnisse am Bein

Abb. 79. Klappeninsuffizienz der V. saphena magna, *Trendelenburg*-Test positiv

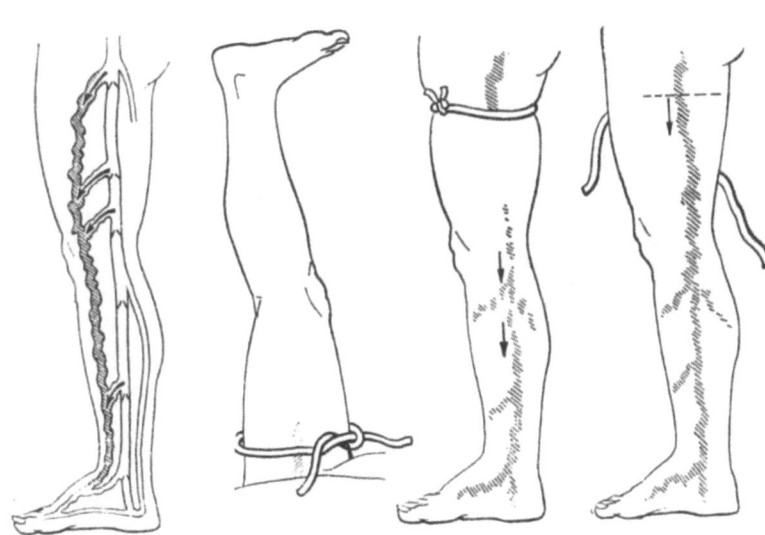

Abb. 80. Insuffizienz der Venae perforantes, *Trendelenburg* doppelt positiv

1. Allgemeine Symptome

a) Unkomplizierte Form: Schweregefühl mit Müdigkeit in den Beinen, Beinschwellung nach längerem Stehen, besonders abends.

b) Komplikationen der Varicosis: Ernährungsstörung der Haut mit Pigmentierung, Verhärtung, Geschwürbildung und Varicothrombosis.

Sie werden verursacht durch eine Druckerhöhung und durch Venenstau und Blutrückstau im Venensystem mit insuffizienten Klappen.

2. Klappeninsuffizienz

Bei den idiopathischen Varicenbildungen zeigen die tiefen Beinvenen keine wesentlichen Veränderungen. Bei den symptomatischen Varicen ist die Klappeninsuffizienz ein postthrombotischer Zustand. Oberflächliche Kollateralvenen werden nach tiefer Venenthrombose insuffizient. Die Klappeninsuffizienz bezieht sich hauptsächlich auf das oberflächliche Venennetz (vorwiegend auf die Vv. saphenae magna und parva, manchmal beide) und verschiedene tiefe Venae perforantes.

Im Stehen füllen sich die Varicen, bei Beinhochlagerung entleeren sie sich (Abb. 77).

Untersuchung der Vena saphena. Der *Test nach Trendelenburg* weist eine Klappeninsuffizienz nach: Die Varicen sind bei angehobenem Bein schlaff und leer, Kompression der Wurzel der Vena saphena unterhalb ihrer Einmündung in die Vena femoralis, danach Aufstehen des Patienten. Nach Entfernen der Kompression zeigt sich beim Gesunden keinerlei Veränderung (Abb. 78). Bei Varicen im Bereich der Saphena magna ist durch Füllung der Varicen infolge Klappeninsuffizienz der Test positiv (Abb. 79, 80).

Bei Varicen im Bereich der Saphena parva bzw. interna hat die Varicenbildung mehrere Ausgangspunkte.

Füllen sich bei ausgelegtem Schlauch die Venen von einer bestimmten Stelle schlagartig nach distal auf, besteht eine Insuffizienz der Venae communicantes. Bei anschließendem Loslassen des Schlauches kommt es nicht zur Auffüllung der proximalen Venen, da die proximalen Mündungsklappen intakt und nur die distal gelegenen Venen insuffizient sind.

Füllt sich nach Loslassen des Schlauches der proximale Venenabschnitt schlagartig, so ist auch die Mündungsklappe unterhalb der Einmündung in die Vena femoralis insuffizient (*Trendelenburg* doppelt positiv) (Abb. 80).

Die Durchgängigkeit der tiefen Hauptvenen kann angenommen werden, wenn

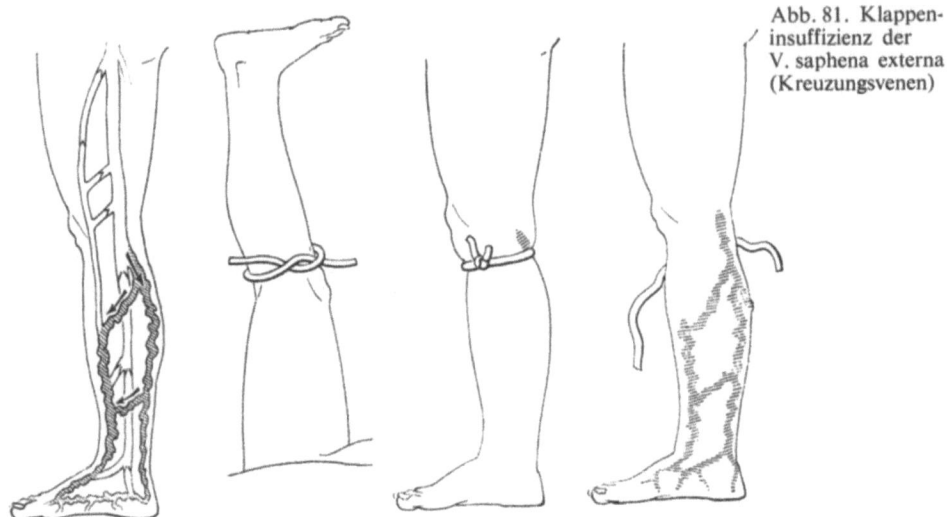

Abb. 81. Klappeninsuffizienz der V. saphena externa (Kreuzungsvenen)

sich die oberflächlichen und gestauten Venen, nach Anlegen eines Stauschlauches, 1. beim schnellen Gehen entleeren (*Perthes*-Test) oder 2. beim Hochlagern des Beines entleeren (*Linton*-Test).

Röntgenologische Diagnostik durch *Phlebographie* (Abb. 82).

Merke: Für jede chirurgische Therapie des Varicenleidens ist die entscheidende Voraussetzung, daß das tiefe Venensystem durchgängig ist. Daher muß diese entscheidende Frage vor jeder Indikationsstellung mit klinischen Funktionsuntersuchungen und durch eine Phlebographie geklärt werden.

3. Komplikationen

Die *äußere Varicenruptur* verursacht eine schwere Blutung, die im Stehen oder Sitzen anhält. Um die Blutung zu beherrschen genügt die Hochlagerung des Beines und ein Kompressionsverband (Abb. 83).

Varicöse Phlebitis (Varicothrombophlebitis). Ein bisher schmerzloser und weicher Varicenstrang wird hart und schmerzhaft durch Thrombose. Die umgebende Haut ist rosa, warm und ödematös.

Lokale, feuchte Wärmebehandlung, aktive Bewegung in Hochlagerung, kurze Bewegungsübungen mit elastischem Verband genügen im allgemeinen, um rasch eine Rückbildung dieser Komplikation herbeizuführen.

Hauternährungsstörungen. Pigmentierung, Verhärtung, Ödem und Geschwürsbildung sind die Folgeerscheinungen der venösen Stase und der Hypertension in dem Venengebiet. Das Geschwür kann narbig verheilen, wenn die venöse Stase beseitigt wird,

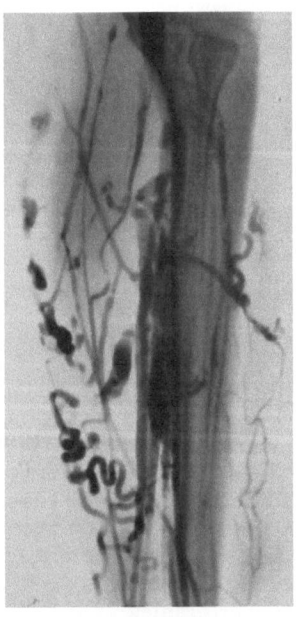

Abb. 82. Phlebographie des Unterschenkels bei Unterschenkelvaricosis; Durchgängigkeit der tiefen Beinvenen

entweder durch Bettruhe in Hochlagerung oder bei ambulanter Behandlung durch feste Kompressionsverbände (Zinkleimverband, elastischer Strumpf); aber nur die Unterdrückung oder Beseitigung der Varicen garantiert eine dauerhafte Heilung.

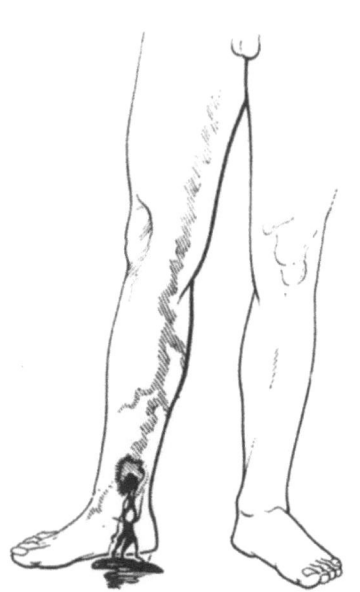
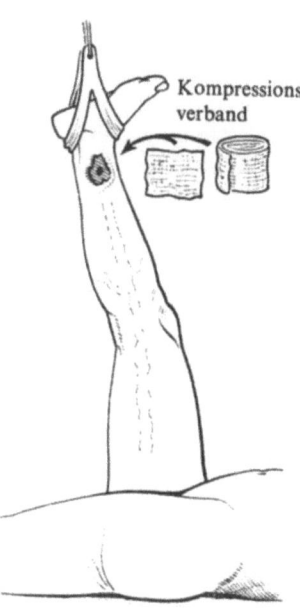

Abb. 83

Lymphgefäß-System

Die *Lymphographie* wird durch Injektion eines öligen Kontrastmittels in die Hautlymphgefäße ermöglicht. Durch das Kontrastmittel kommt es zur Darstellung der Lymphgefäße und des Ductus thoracicus sowie 24 Std später durch Einlagerung zur Darstellung der Lymphknoten, die das Kontrastmittel über Wochen retinieren und schließlich über den Ductus thoracicus in den großen Kreislauf drainieren.

Die *tiefen Lymphdrüsenerkrankungen* können auch durch Lymphographie erfaßt werden.

Die Lymphographie zur Fahndung nach paraaortalen Lymphknotenmetastasen bei gesicherten Carcinomen hat nicht nur diagnostische, sondern auch praktische Bedeutung für eventuell primäre oder secundäre nachfolgende Operationen oder für die präoperative Beurteilung des Operationsausmaßes (erweiterte Tumorexstirpation) oder der Operabilität bei bereits eingetretener Metastasierung (Lymphknotendissektion). Dadurch können u. U. die Behandlungsergebnisse bei malignen Tumoren verbessert werden.

Lymphödem

Das Lymphödem ist ein fortbestehendes Ödem, das auch bei Nachtruhe nicht verschwindet, von weißer Farbe (ohne Cyanose derb, mit nur ganz geringer Dellenbildung bei Fingerdruck), die von der Destruktion, Okklusion oder Mißbildung der Lymphgefäße herrührt. Es kann obere wie untere Extremitäten und auch die Genitalregion befallen.

Als Ursachen kommen in Frage:

a) Aplasie, Hypoplasie
Lymphoedema congenitum (hereditär), *Nonne-Milroy*-Typ.
Lymphoedema praecox: Erscheint erst nach der Pubertät, Typ *Meige*.
Lymphoedema tardum: tritt erst nach dem 35. Lebensjahr auf.

b) entzündlich-degenerative Veränderungen

c) neoplastische Umwandlungen

d) Verlegung der Abflußbahn durch Tumoren

e) Strahlenbedingte Zerstörung

f) Traumatisch-operativ bedingte Ödeme (z. B. nach Axilla-Ausräumung bei Mamma-Carcinom)

g) postthrombotisches Syndrom

h) Allergien

i) Parasiten, Wuchereria bancrofti bei der „tropischen" Elephantiasis

k) Morbus Ormond (idiopathische Retroperitonalfibrose) eventuell mit Ureterstenose. Sehr selten!

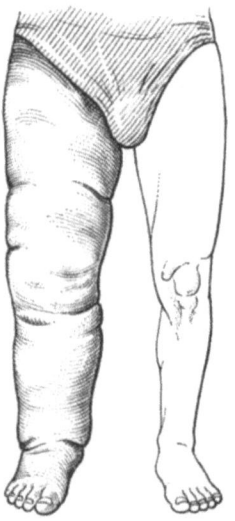

Abb. 84

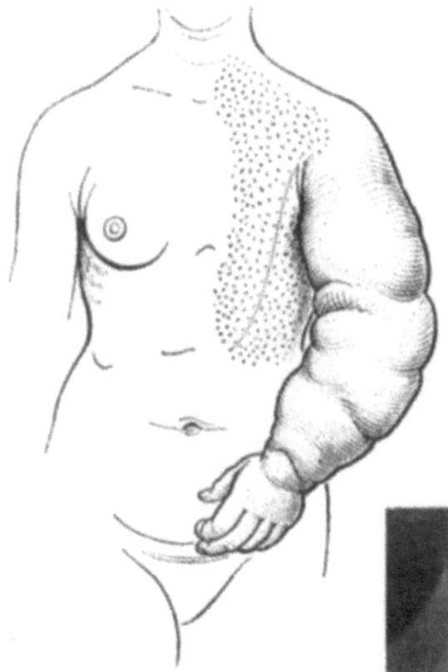

Lymphödem

Abb. 85. Oberarmverdickung durch Lymphödem nach Mammaamputation und Röntgennachbestrahlung

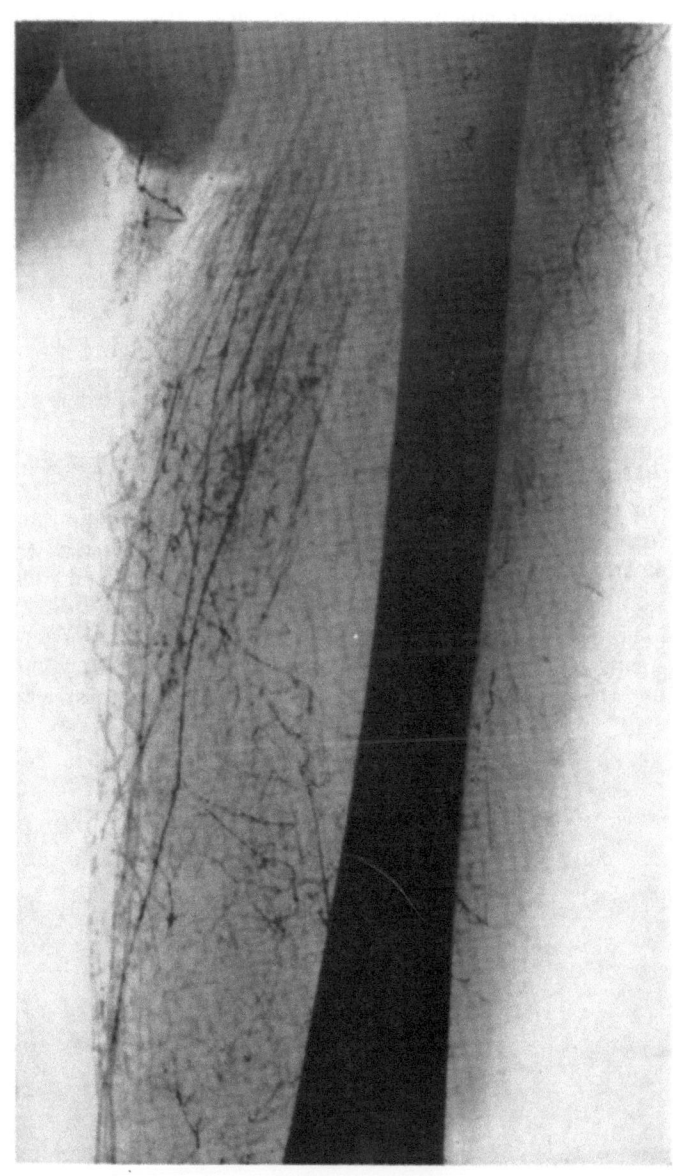

Abb. 86. Lymphographie bei Oberschenkellymphödem. Man beachte die Vermehrung der Lymphgefäße bei gleichzeitiger Lymphstase

Obere Extremität

A. Schultergelenk

I. Funktion

Dieses Gelenk stellt ein anatomisches System von Schultergelenk, Schultergürtel und Oberarm dar.

Das ossär-anatomische Gelenk wird gebildet von Scapula und Humerus einerseits sowie von Akromion und Clavicula andererseits.

Funktionell besteht das Gelenk aus der scapula-thorakalen Verbindung und der zweiten Artikulation der Schulterblattpfanne mit dem oberen Humerus und dem akromio-claviculären Schultergelenksabschnitt sowie dem inneren Schlüsselbeingelenk (articulatio sternoclavicularis).

Kräftige Muskeln und Bänder sichern dem Gelenk und der Gelenkkapsel eine große Beweglich- und Festigkeit. Der Musculus deltoideus spielt die Hauptrolle hinsichtlich Formgebung und Abduktions-Funktion. Er ist innerviert vom N. axillaris, einem Ast aus dem zweiten Stamm des Plexus brachialis.

Die *klinische Untersuchung* besteht aus Inspektion, Palpation, Funktionsprüfung und Röntgenuntersuchung.

1. Inspektion bzw. Untersuchung der Konfiguration von Clavicula, Akromion, Scapula und Humerus. Weichteilgebilde: Pectoralis major, delto-pectorale Furche.

2. Die Palpation erfaßt insbesondere die Gegend des Coracoid mit der delto-pectoralen Furche (Abb. 87, 88).

3. Funktionsprüfung im Stehen oder Sitzen, Frontal-, Dorsal- und Seitwärtsansicht:

Neutral-0-Methode (s. Abb. 90, 92, 98, 112, 113): Die Neutral-0-Methode geht von der sogenannten 0-Stellung aus, die eingenommen wird, wenn beim aufrechtstehenden Gesunden die Füße parallel stehen, die Arme gestreckt sind und dem Körper anliegen und wenn die Daumen nach vorne zeigen. Die Bewegung der Gelenke erfolgt in Sagittal-, Frontal- und Transversalebene. Die Exkursionen der Bewegungen werden durch drei Zahlen festgelegt: Die erste Zahl gibt die Bewegung vom Körper weg an (Extension, Abduction, Außenrotation).

Die zweite Zahl entspricht der 0-Stellung, die bei der gegensinnigen Bewegung anschließend durchlaufen wird. Wird die Neutral-0-Stellung nicht erreicht, so steht die 0 an erster Stelle, wenn die 0-Stellung bei einer vom Körper wegführenden Bewegung, an letzter Stelle, wenn sie bei einer

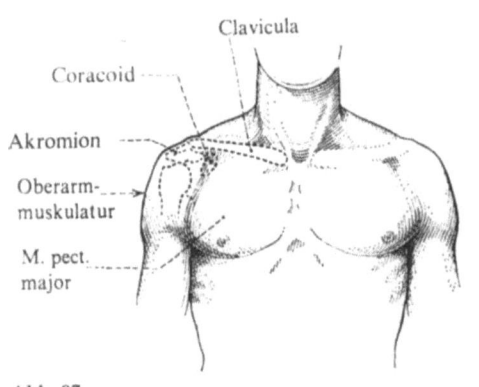

Abb. 87

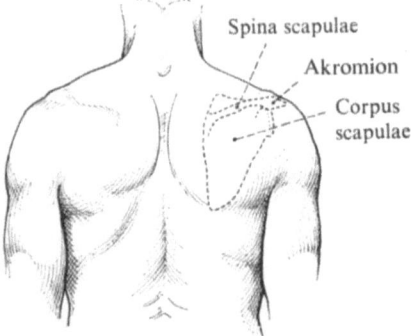

Abb. 88

Schultergelenk

zum Körper hinführenden Bewegung nicht erreicht wird.

Die dritte Zahl gibt die zum Körper hinführende Bewegung an (Flexion, Adduktion, Innenrotation).

Auch Längen- und Umfangmessungen sollten von festen knöchernen Bezugspunkten ausgehend bestimmt werden.

Bewegungsexkursionen und feste Bezugspunkte der oberen Extremität nach der Neutral-0-Methode.

Schultergelenk:

Arm seitwärts/körperwärts
20–40/0/180 Grad

Arm rückwärts/vorwärts
40/0/150–170 Grad

Arm auswärts/einwärts drehend
(Oberarm anliegend)
95/0/40–60 Grad

Arm auswärts/einwärts
(Oberarm 90 Grad seitwärts abgehoben)
70/0/70 Grad

Ellenbogengelenk:
Extension/Flexion
10/0/150 Grad

Unterarmdrehung:
auswärts/einwärts
80–90/0/80–90 Grad

Handgelenk:
dorsal/palmar
35–60/0/50–60 Grad

ulnar/radial
30–40/0/25–30 Grad

Umfang am hängenden Arm (in cm):
15 cm oberhalb des Epicondylus radialis

Ellenbogengelenk:
10 cm unterhalb des Epicondylus radialis

Handgelenk:
Mittelhand (ohne Daumen)

Armlänge von Schulterhöhe bis zum distalen Ende des Radius (in cm)

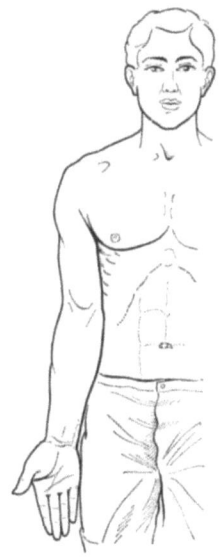

Abb. 89

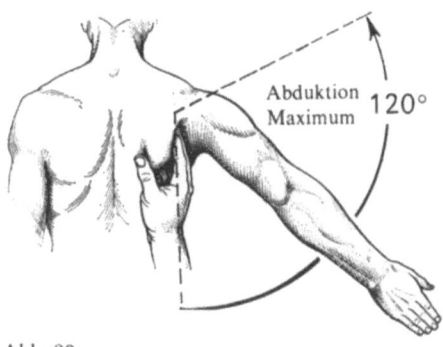

Abb. 90

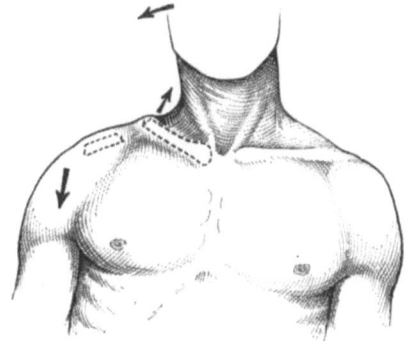

Abb. 91

Anmerkung. Das Schultergelenk hat die größte Beweglichkeit von allen Gelenken durch die Unterstützung der oben beschriebenen Nachbargelenke zwischen Schultergürtel und Scapula. Wenn das Schultergelenk allein in seiner Beweglichkeit gemessen werden soll, muß man es fixieren (Abb. 90). Dann beträgt die Beweglichkeit nicht mehr als 120°.

4. Röntgenuntersuchung ist bei allen Affektionen des Schultergelenks erforderlich; wie bei jeder Gelenkuntersuchung Aufnahmen in zwei Ebenen.

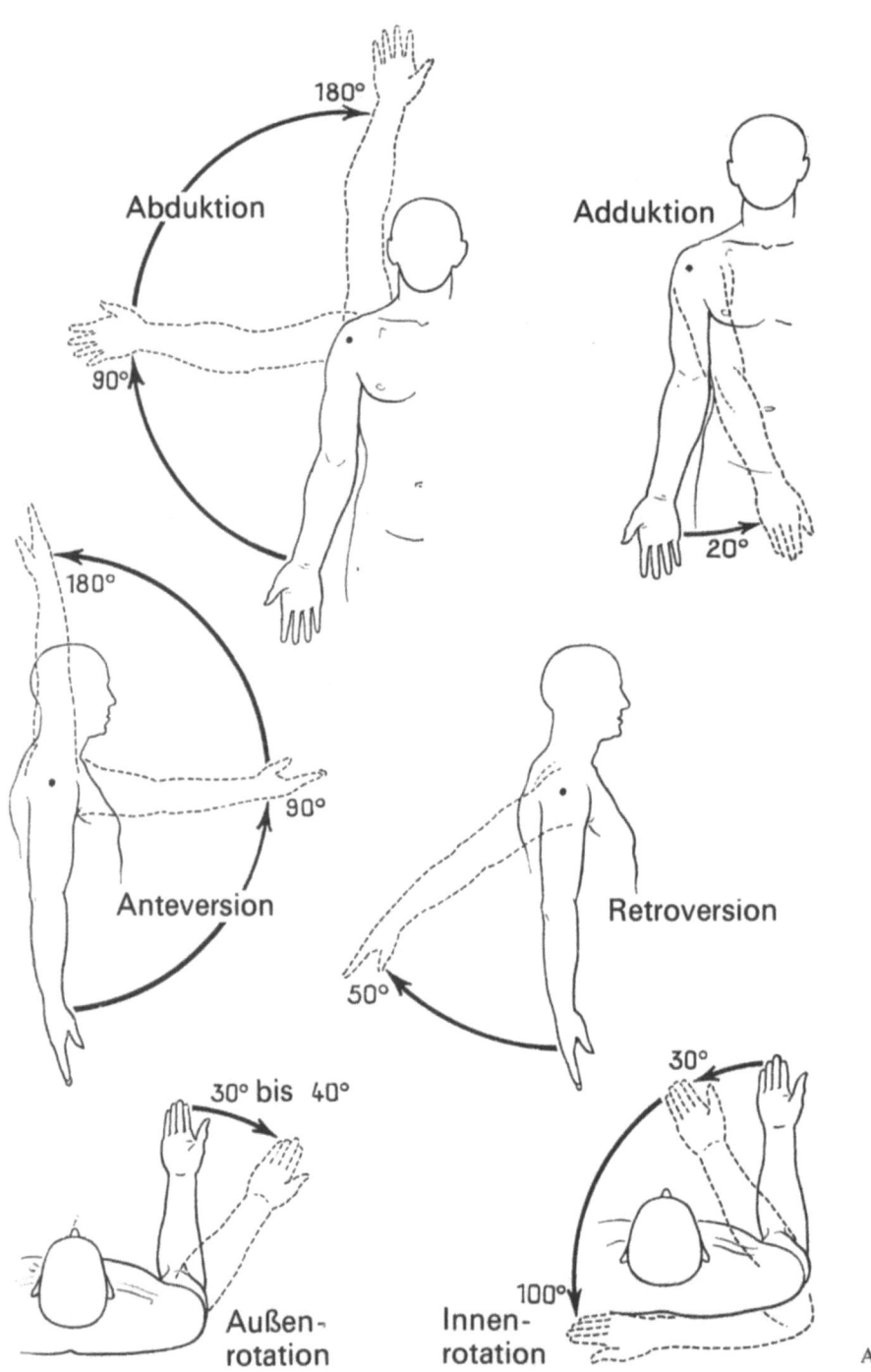

Abb. 92

II. Verletzungen

Die Verletzungen dieses Gelenks sind durch seine besondere Exposition häufig, und zwar direkt durch Schlag und Stoß, indirekt bei Sturz auf den Unterarm. Welche Verletzung auch vorliegt, der Unfallpatient zeigt immer die gleiche Hal-

Verletzungen

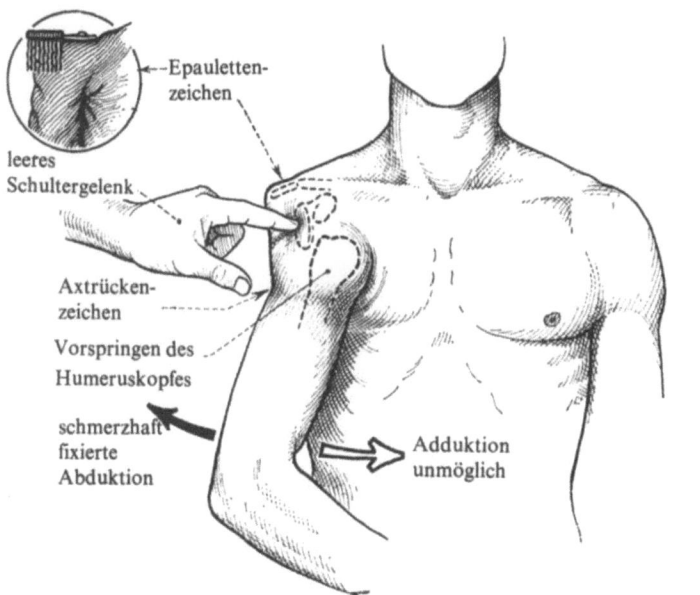

Abb. 93

tung: die verletzte Schulter hängt herunter, der gesunde gegenseitige Arm stützt den angewinkelten Unterarm.

Zwei hervorstechende Symptome: Lokalisierter, starker Schmerz in der Schulterecke, absolute Functio laesa.

1. Clavicula-Fraktur

Durch einen direkten Sturz auf die Schulter beim Radfahren oder Arbeiten entsteht durch Überbiegung und indirekte Auswirkung des Traumas diese Fraktur.

Klinik. Sichtbarer, tastbarer und äußerst schmerzhafter Knochenhöcker mit herabhängender Schulter (Abb. 91), am häufigsten im mittleren und akromialen Drittel. Die Röntgenaufnahme zeigt die genaue Lokalisation der Knochenfragmente oder evtl. interponierter Fragmente.

2. Vordere, untere Schultergelenksluxation

Typische Zeichen bei der *Inspektion:* Epauletten-Zeichen (Verschwinden der Schulterrundung, Abflachung, deutlich hervorstehende Akromionspitze (Abb. 93).
Axtrückenzeichen: brüskes Abbrechen der oberen Gelenkshöhle.

Fixierte Abduktion: Humeruskopf ragt nach vorn, dadurch Verschwinden der delto-pectoralen Furche.

Palpation. Leere Gelenkspfanne, in die sich die Weichteile mit dem Zeigefinger leicht eindrücken lassen, Humeruskopf ist deutlich tastbar im vorderen oder hinteren Bereich der Schulterweichteile.
Die Abduktion des Armes ist vollständig und schmerzhaft eingeschränkt (Functio laesa).

Notabene. Sensibilitätsausfall muß stets überprüft werden. Er weist auf eine begleitende Nervenverletzung des N. axillaris im Bereich des Collum chirurgicum humeri infolge Überdehnung oder Ruptur bei der Luxation hin.

Die *Röntgenaufnahme* bestätigt die klinische Diagnose (s. Abb. 23–25).

Die Reposition der Luxation ist im allgemeinen einfach. Das Gelenk wird für 10 Tage durch Verband ruhiggestellt mit anschließender funktioneller Nachbehandlung.

Durch kongenitale Prädisposition kann es leicht zu wiederholten Luxationen kommen. Diese rezidivierende, habituelle Luxation verlangt bei häufigen Luxationen entsprechende gelenksplastische korrigierende Operationen (s. Kapitel Luxationen).

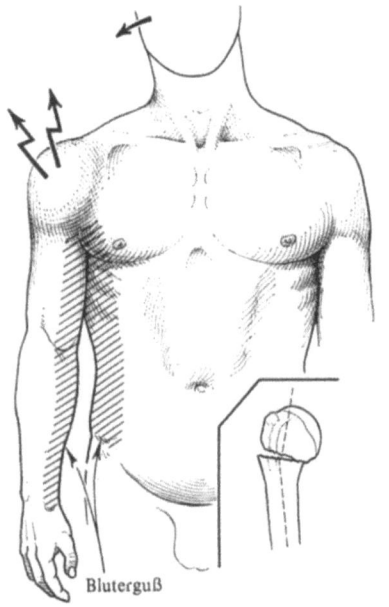

Abb. 94

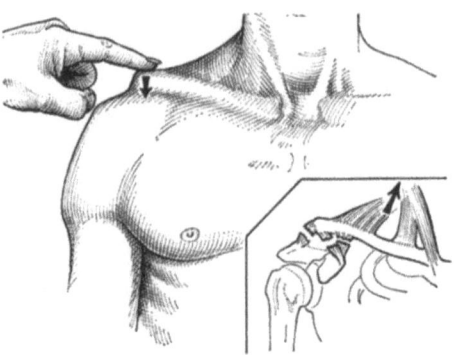

Abb. 95

"Klaviertasten"-Phänomen (Abb. 95): Stufenförmiges Hervortreten der cranial verschobenen peripheren Clavicula. Sie kann mit dem Zeigefinger eingedrückt werden. Bei Loslassen steigt das Fragment wieder durch den Zug des M. sternocleidomastoideus und des oberen Anteils des Musculus trapezius hoch. Bei der Luxatio sterno-clavicularis, bei der die Syndesmose zwischen Sternum und Clavicula gesprengt ist, muß differentialdiagnostisch an das *Tietze*-Syndrom gedacht werden, bei dem es sich um einen schmerzhaften degenerativen Entzündungsschaden am knorpeligen Ansatz der zweiten Rippe handelt.

3. Verschleppte, alte Schultergelenksluxation

behält die Symptome der akuten Luxation mit beachtlicher, oft irreversibler Beeinträchtigung der Gelenksbeweglichkeit (s. Abb. 25).

4. Fraktur des Collum chirurgicum humeri

Die klinischen Zeichen sind weniger deutlich: Allgemeine Schwellung des proximalen Oberarmes, Druckschmerzhaftigkeit, subcutane Hämatombildung an der Oberarm-Innenseite und Thorax-Außenseite (Abb. 94).

5. Acromio-claviculäre Luxation

Hierbei zerreißt das Ligamentum acromioclaviculare, welches den Zusammenhalt von Clavicula und Akromion sichert. Reißt es alleine ein, so kommt es zu einer inkompletten Luxation, während sich eine komplette ausbildet, wenn das Ligamentum coraco-claviculare ebenfalls zerreißt.

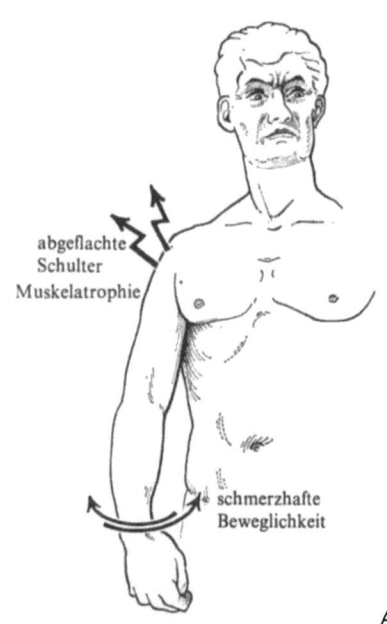

Abb. 96

Ellenbogengelenk

6. Periarthritis humeroscapularis

Charakteristische Symptome:
1. Einfacher Schulterschmerz;
2. akute Periarthritis: unerträgliche Schmerzen, Schlaflosigkeit, Unbeweglichkeit;
3. blockierte Schulter: Schulterschmerz, atrophische Muskulatur, eingeschränkte Abduktion. Durch Versteifung mit dem Schulterblatt entsteht das sog. „Glockenschwengelzeichen" (Abb. 97).

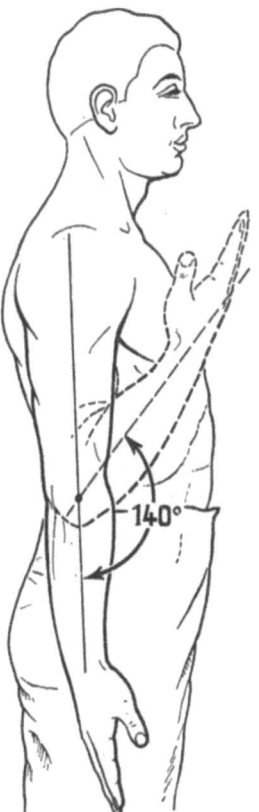

Abb. 98. Normalposition bei Funktionsprüfung der Oberarmbeugung

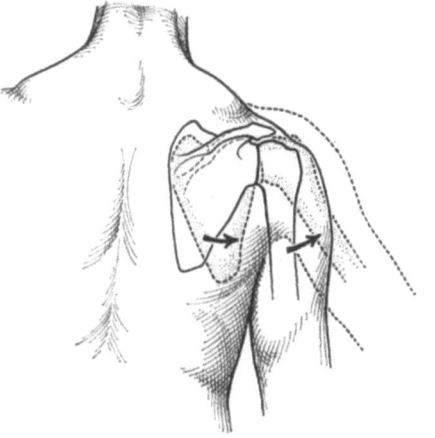

Abb. 97. Heben des Oberarmes bewirkt ein hebelartiges Mitschwingen des Schulterblattes: „Glockenschwengelzeichen"

Die Ursachen sind meist traumatischer Natur oder entzündungsbedingte Kontrakturauswirkungen auf die Gelenkkapselelemente durch Riß von Sehnen und Verletzung der Schleimbeutel.

Diese Beweglichkeit des Ellenbogengelenks wird gemessen an dem Ausmaß der ausgestreckten, am Oberschenkel liegenden Hand und dem nach oben gebeugten Unterarm (Abb. 98).
Die Bewegungen der Einwärts- und Auswärtsdrehung (Pronation und Supination)

B. Ellenbogengelenk

I. Funktion

Das Ellenbogengelenk besteht aus mehreren Gelenkflächen.
Die Hauptartikulation wird gewährleistet durch eine gut ineinandergefügte Verbindung zwischen dem Condylus humeri und dem Olecranon; sie erlaubt die Flexion und Extension (Beugung und Streckung) in sagittaler Richtung (Abb. 98).

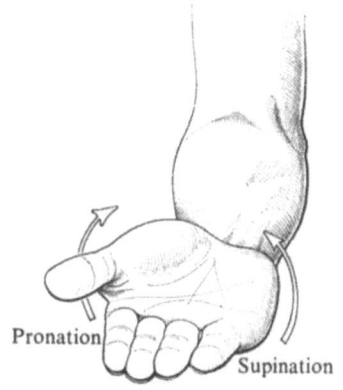

Abb. 99

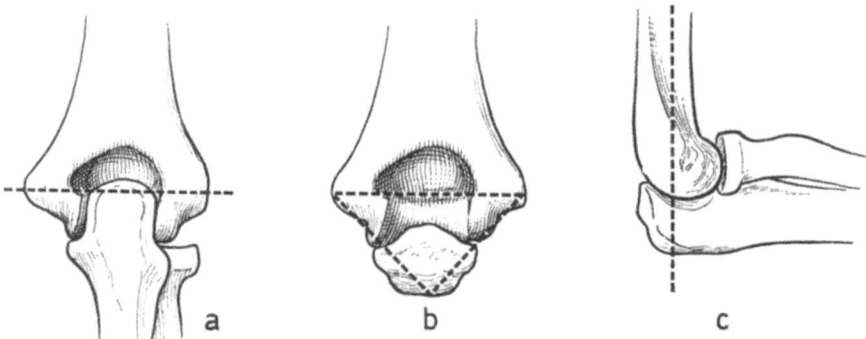

Abb. 100a–c. Anatomische Normalansicht des Ellenbogengelenkes. a Bei ausgestrecktem Ellenbogengelenk befinden sich Trochlea, Olecranon und die Epicondylen des Humerus in einer waagerechten Linie. b Gebeugtes Ellenbogengelenk: Die drei genannten anatomischen Punkte bilden ein gleichschenkliges Dreieck. c Die Profilansicht bei Beugestellung von 90° zeigt Olecranon und Trochlea mit Epicondylen in einer senkrechten Ebene

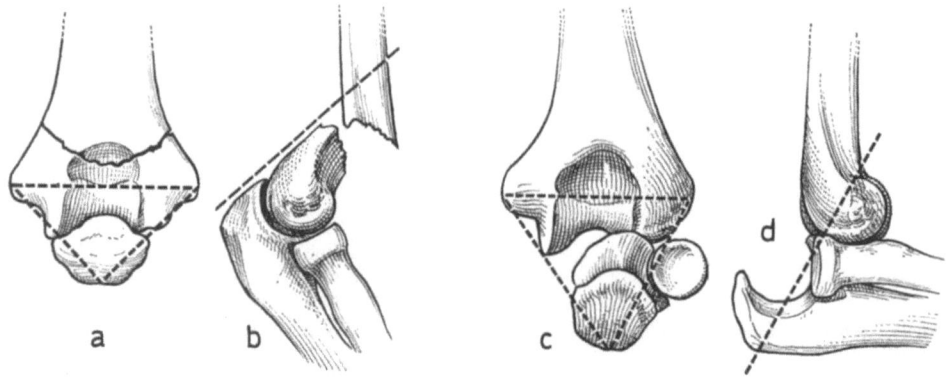

Abb. 101a u. b. Supracondyläre Fraktur des Oberarms. Häufige Verletzungsart, besonders beim Kind. Das Humerusdreieck ist nicht deformiert. Typischer Palpationsschmerz im Condylenbereich. Das Condylenmassiv ist gegenüber dem Oberarmschaft verschoben. c und d Ellenbogenluxation nach hinten. Das Dreieck ist verschoben (vgl. Abb. 100). Lokaler Palpationsschmerz. In Profilansicht sind die Epicondylen des Humerus nicht mehr in Höhe des Olecranons, die Hinterseite des Ellenbogens liegt außerhalb der Verlängerung des Oberarmschaftes (Abb. 101).

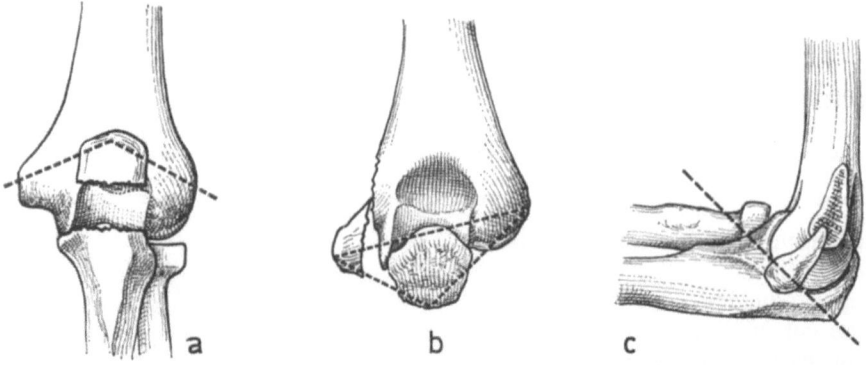

Abb. 102. a Olecranonfraktur: Die Horizontallinie ist unterbrochen; b u. c. Bruch des Epicondylus ulnaris humeri; b Das Dreieck (Abb. 100) ist verschoben. c Dislokation des Epicondylus ulnaris in der Profilansicht

vollziehen sich durch die proximale humero-radiale und distale radio-ulnare Verbindung zum Handgelenk mit dem unteren Radiocarpalgelenk (Abb. 99).
Das Bewegungsausmaß Pronation – Supination der Hand bei 90° Beugung beträgt 90°.

Da das gesamte Ellenbogengelenk frei von Muskeleinhüllungen ist, kann es sehr leicht palpiert werden (Abb. 100).

II. Verletzungen und Frakturen
durch direkte oder indirekte Einwirkungen

Stürzt der Verletzte mit ausgestrecktem Arm, kommt es zur Hyperextension im Ellenbogengelenk und damit zu einer Fraktur oder zu einer Luxation (Abb. 101a und b sowie c und d, Abb. 102a, b und c).

1. Ellenbogenluxation

Die Ellenbogenluxation kommt zustande durch Sturz (bei ausgestrecktem Ellenbogen) (Abb. 103) und bei Sportverletzungen (Ringer!).
Die Konfiguration des Ellenbogens ist vollständig verändert. Bei der Palpation tastet man deutlich die dislozierten Epiphysen mit den Condylen sowie die Trochlea und das Olecranon auf der Rückseite. Die Bewegungen sind äußerst schmerzhaft eingeschränkt. Gefahr von Begleitverletzungen der Gefäße und Nerven!

Das *Röntgenbild* bestätigt die Dislokation. Die sofortige Reposition ist unerläßlich.

2. Fraktur und Luxation des Radiusköpfchens

Die isolierte Subluxation des Radiusköpfchens (*Chassaignac*) tritt ausschließlich beim Kleinkind auf. Das Radiusköpfchen, welches beim Kleinkind kaum breiter als der Schaft ist, kann bei kräftigem Zug am ausgestreckten Arm aus dem Ligamentum anulare radii hinausgleiten. Es besteht dabei eine erhebliche Schmerzhaftigkeit. Der Arm wird leicht gebeugt gehalten. Die

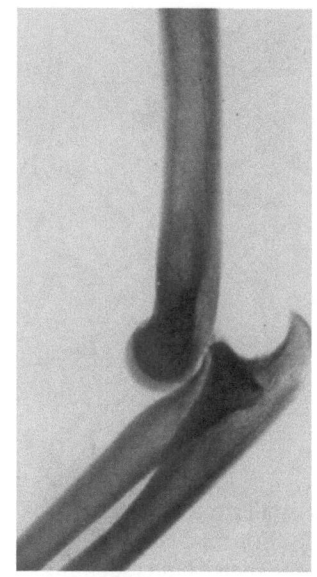

Abb. 103. Röntgenaufnahme (Seitenansicht) bei Ellenbogenluxation: Leere Gelenkspfanne, Verschiebung der Gelenksrolle

Subluxation kann sich dem röntgenologischen Nachweis entziehen. Eine Reposition ist zur Vermeidung von Funktionsstörungen unbedingt erforderlich.
Häufiger ist die Luxation des Radiusköpfchens kombiniert mit einer Fraktur im oberen oder mittleren Drittel der Elle: *Monteggia*-Fraktur (Abb. 104). Ein isolierter Bruch der Speiche im distalen Drittel mit Luxation des Ulnaköpfchens nach dorsal oder ventral ist die *Galeazzi-*

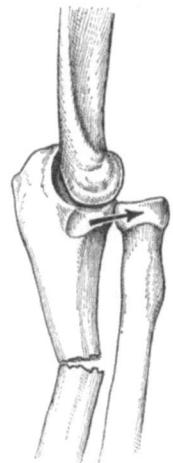

Abb. 104. *Monteggia*-Fraktur (Luxation des Radiusköpfchens, isolierte Fraktur der Ulna im proximalen Drittel)

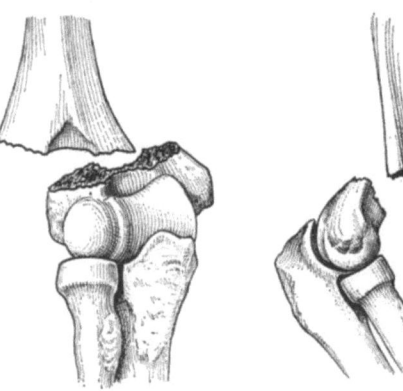
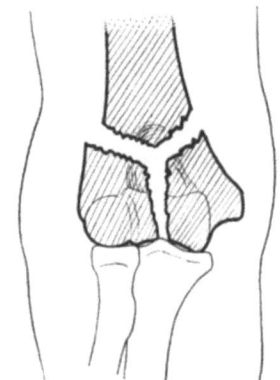

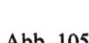
Abb. 105

Abb. 106

Fraktur. Jede isolierte Radiusschaftfraktur mit der Lokalisation im distalen Anteil muß Anlaß zur genauen Untersuchung des Handgelenks und seiner Umgebung geben. Sowohl bei der *Monteggia-* wie bei der *Galeazzi*-Fraktur sind Fehldiagnosen durch Übersehen oder Versäumnis der Sofortbehandlung möglich, wenn diese Kombinationsverletzungen nicht erkannt werden. Obgleich es am Ellenbogen keine rezidivierenden Luxationszustände gibt, sind dafür um so leichter unerkannte bzw. verschleppte anzutreffen.

3. Radiusköpfchen-Fraktur

Sie ist röntgenologisch schwierig bzw. nicht eindeutig zu erkennen und verlangt eine besonders eingehende klinische Untersuchung. Beim Erwachsenen handelt es sich um Frakturen des Radiusköpfchens, beim Kind um eine Fraktur des Halses vom Radius, da in diesem Alter der knorpelige bzw. noch nicht verknöcherte Kopf nicht bricht.

Besondere Richtlinien für die Ruhigstellung im Gipsverband. Das Glied muß in Funktionsstellung eingegipst werden:
1. zwischen Haut und Gipsverband sollte eine Polsterschicht liegen;
2. bei ungepolsterter Haut darf der Gips nicht zirkulär angelegt, sondern nur eine dorsale Gipslongette verwendet werden;
3. Gipsverband bei einer frischen Fraktur für die ersten Tage längs spalten, um einer evtl. Ischämie durch das Frakturhämatom vorzubeugen.

4. Untere Humerusschaft-Frakturen

Supracondyläre Fraktur (Abb. 105) und transcondyläre Fraktur = Y-Fraktur (Abb. 106), Epicondylen-, Condylenfrakturen (Abb. 107) und trochleare Frakturen. Hämatom und Schmerzen, evtl. abnorme Beweglichkeit, sind wichtige klinische Ergänzungsbefunde zur Beurteilung des Röntgenbildes. Beachte Begleitverletzungen von Gefäßen und Nerven! Nur die supracondyläre Fraktur zeigt eine typische Symptomatologie: Die Deformität ist der Luxation ähnlich, allerdings ist das Diaphysenfragment erkennbar, während die hinteren Knochenkonturen unverändert sind. Die hintere Ellenbogengelenkskontur ist verändert durch Unterbrechung der sonst normalen Profilansicht.

5. Olecranon-Fraktur

Sie ist sehr häufig, meistens durch *direkten* Sturz auf den Ellenbogen. Man

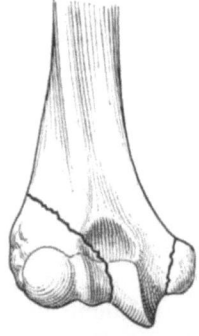

Abb. 107. Schematische Darstellung der Oberarmcondylenbrüche: links: Fraktur des Epicondylus radialis, rechts: Fraktur des Epicondylus ulnaris

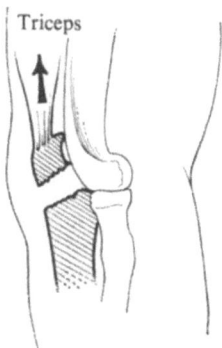

kann durch die Haut im allgemeinen gut die dislozierten Olecranonfragmente tasten, die Extensionsbewegung ist aufgehoben. Eine operative Osteosynthese ist erforderlich (Abb. 108 und 109).

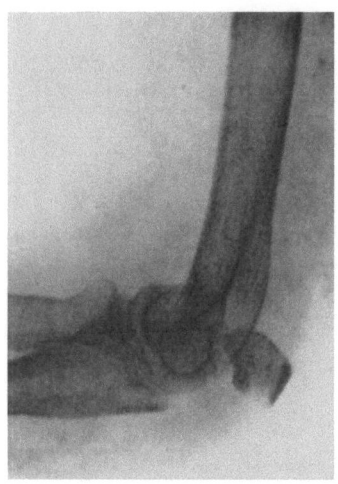

Abb. 109. Röntgenaufnahme (Seitenansicht) bei Olecranonfraktur

6. Volkmann-Syndrom

Die schwerste Komplikation bei den Ellenbogenverletzungen ist die *Volkmann*sche Kontraktur. Sie kommt zustande durch primäre Gefäß- und Nervenverletzungen, Frakturhämatome, aber auch durch zu enge Gipsverbände in extremer Beugestellung im Ellenbogengelenk mit lokaler Ischämie. Sie ist erkennbar im

Stadium I, 1. Tag: an einer starken Schwellung im Unterarm und Ellenbogenbereich, hervorgerufen durch eine Blutung in die Fascienloge. Der Radiuspuls schwächt sich ab, bis er nicht mehr tastbar ist. Bei sofortigem Eingreifen lassen sich jetzt noch irreversible Schäden von Nerven und Muskulatur vermeiden.

Stadium II, 1. Woche: Fingerbeuge-Kontraktur, Ausfälle im Bereich des Nervus ulnaris und medianus, trophische Störungen der Haut mit Geschwürbildungen, Ausbildung von Nekrosen der Muskeln und Nerven.

Stadium III, 1. Monat: Es kommt zu bindegewebiger Umwandlung der nekrotischen Bezirke mit Schrumpfung des Narbengewebes mit Pronationsstellung des Unterarms, Handgelenks-Beugekontraktur, Extensionskontraktur der Fingergrundgelenke, Fingerbeuge-Kontraktur der Mittel- und Endgelenke, Abduktionskontraktur des Daumens, allgemeine Atrophie der Muskulatur, cyanotische Verfärbung der Hand und Sensibilitätsstörungen.
Daher muß auf diese schwere Komplikation bei jeder Ellenbogenverletzung geachtet werden (Abb. 110).
Die Differentialdiagnose gegenüber der *Sudeck*schen Dystrophie liefert vor allen Dingen das Röntgenbild, außerdem sind Hand- und Fingergelenke eher in Streckstellung versteift.

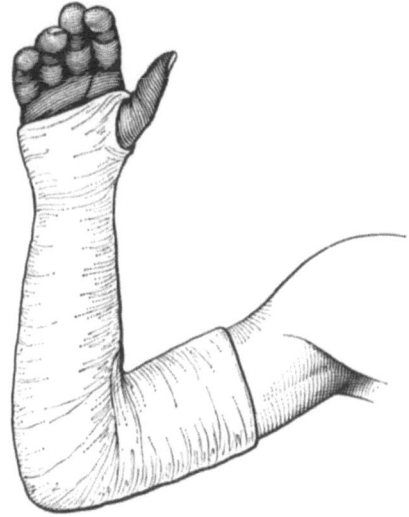

Abb. 110. *Volkmann*sche Kontraktur am Arm bei zu engem Gipsverband und zu starker Beugestellung im Ellenbogengelenk

7. Ellenbogengelenkskörper

Im Ellenbogengelenk ist die Osteochondromatose am häufigsten vorhanden (vgl. Kniegelenk).

8. Ellenbogen-Hygrom (Bursitis olecrani)

Seröser Erguß im hinteren Ellenbogenschleimbeutel, erkennbar an einer Fluktuation im dorsalen Ellenbogenbereich, die häufig zu Entzündungen neigt (Abb. 111).

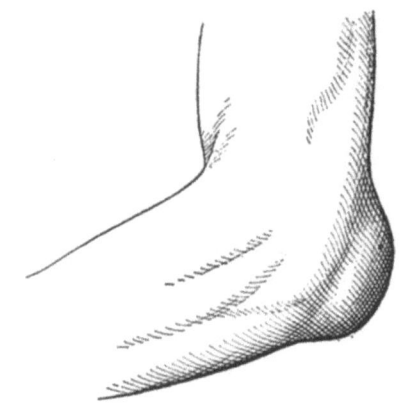

Abb. 111. Ellenbogenhygrom (Ellenbogenbursitis)

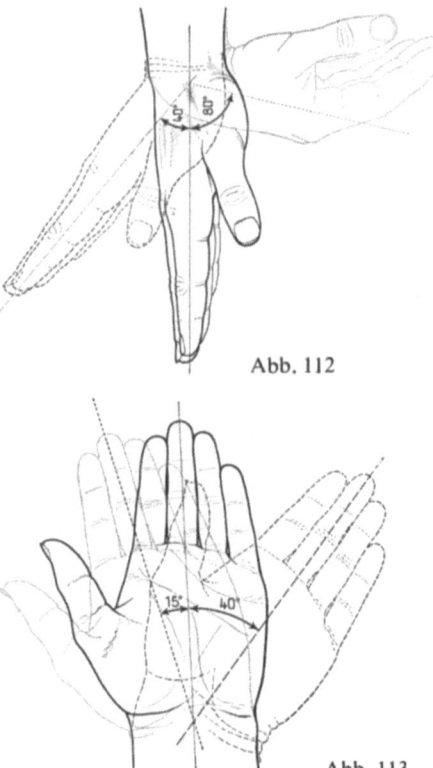

Abb. 112

Abb. 113

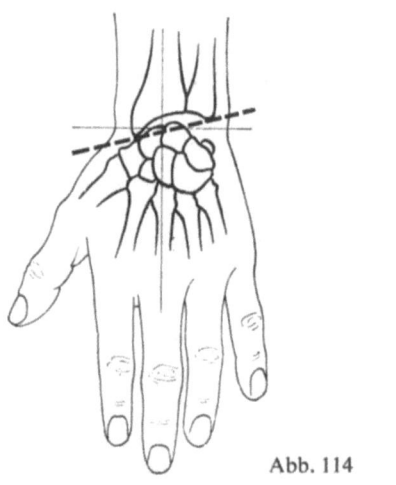

Abb. 114

C. Handgelenk

I. Funktion

Das Handgelenk umfaßt zwei Hauptgelenkflächen:
1. Das proximale Radiocarpalgelenk (Articulatio radio carpea) zwischen der Gelenkfläche des Radius und den proximalen Handwurzelknochen, die locker miteinander verbunden sind sowie
2. das distale Intercarpalgelenk (Articulatio medio carpea), welches zwischen der proximalen und distalen Reihe der Handwurzelknochen liegt.

Zu diesen zwei Hauptgelenkflächen treten zahlreiche Nebengelenkflächen hinzu, die eine Verschieblichkeit der Handwurzelknochen gegeneinander ermöglichen.

Hierdurch bedingt ist das Handgelenk von so großer Beweglichkeit wie ein Kugelgelenk. (Funktionsprüfung und Funktionsgrade s. Abb. 112, 113 und Tabelle der Neutral-0-Maße auf Seite 71).

Adduktion und Abduktion werden gemessen an der Abweichungsmöglichkeit des Mittelhandknochens (Abb. 113).

Anatomie und Röntgenzeichen

Der radiale Griffelfortsatz (Proc. styl. rad.) ist 1 cm weiter distal als der ulnare Griffelfortsatz (Abb. 114).

Die Röntgen-Profilaufnahme des Handgelenks zeigt die Gelenkfläche normalerweise 10° nach volar geneigt (Abb. 115).

II. Radiusfraktur

Die klassische Radiusfraktur loco typico (Abb. 116) entsteht im allgemeinen durch Sturz auf das Handgelenk in Hyperextensionsstellung (*Colles*-Fraktur).

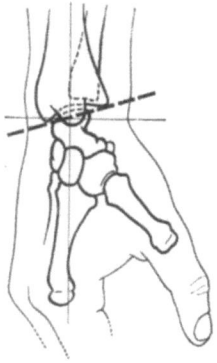

Abb. 115

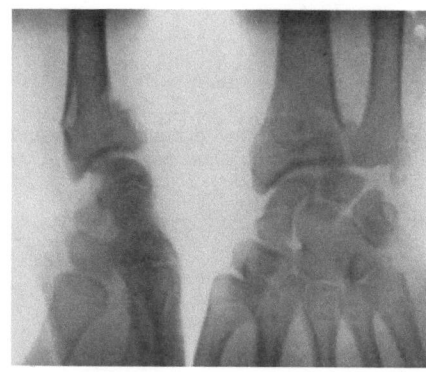

Abb. 116. Radius-Fraktur loco typico

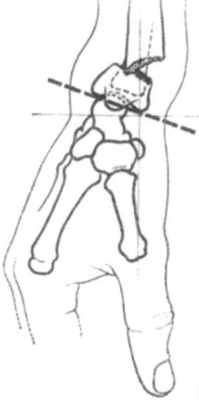

Abb. 117. „Gabelrücken"-Deformierung: Dorsalverschiebung

Sie betrifft als eine der häufigsten Frakturen besonders den Erwachsenen und älteren Patienten. Die Frakturlinie verläuft etwa 2 cm oberhalb des Gelenkspaltes. Beim Kind ist das Äquivalent die Radiusepiphysenlockerung.

– In Profilsicht besteht eine Deformität in Bajonettstellung,
– in Frontalansicht eine Seitenverschiebung der Hand. Hierbei besteht häufig auch ein Abriß des Gelenkfortsatzes der Elle (Abb. 117/118).

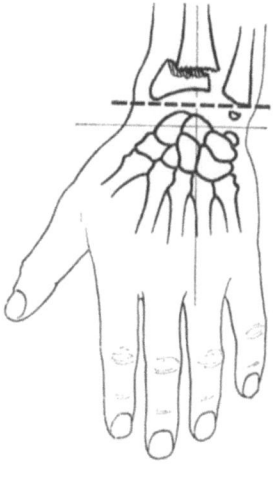

Abb. 118. Dislokation des Proc. styloideus radialis (Bajonettstellung) (vgl. Abb. 147)

Bei der *Palpation* befinden sich Griffelfortsatz von Elle und Speiche *atypisch* auf einer Höhe (Zeichen nach *Laugier*).
Nach guter Reposition tritt eine schnelle Heilung ein.

1. Hyperflexionsfraktur

Die Hyperflexionsfraktur des Radius ist selten. In Profilansicht (Abb. 119) besteht eine Dislokation nach volar, in Frontalansicht besteht der gleiche Befund wie bei der Extensionsfraktur.

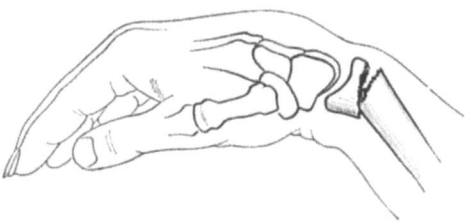

Abb. 119. Ventraldeformierung bei Radiusfraktur

2. Gelenksfraktur des Radius

Die Gelenksfrakturen des Radius haben ähnliche Symptome mit gleicher und äußerst schmerzhafter Funktionsstörung. Die Reposition ist nicht selten schwierig, häufig entsteht eine sekundäre Arthrose.

3. Verletzungen der Handwurzel

Zwei häufige Verletzungsarten:
- Kahnbeinfraktur und
- Handwurzel- und Os lunatum-Dislokation. Luxation des Handgelenks oder einer vorderen perilunären Luxation des Handwurzelgelenks.

a) Kahnbeinfraktur (Navicular-Fraktur). Sie entsteht im allgemeinen bei Sturz auf die Hand in Hyperextension und ulnarer Abduktionsstellung (Abb. 120).

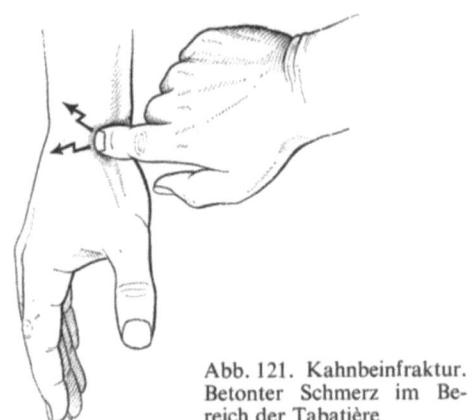

Abb. 121. Kahnbeinfraktur. Betonter Schmerz im Bereich der Tabatière

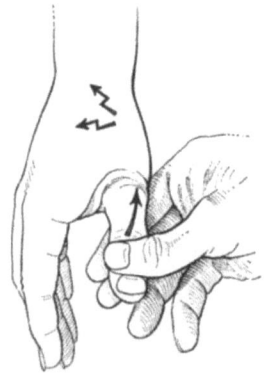

Abb. 122. Kahnbeinfraktur. Schmerzprovokation bei Schub und Druck im Daumengelenk

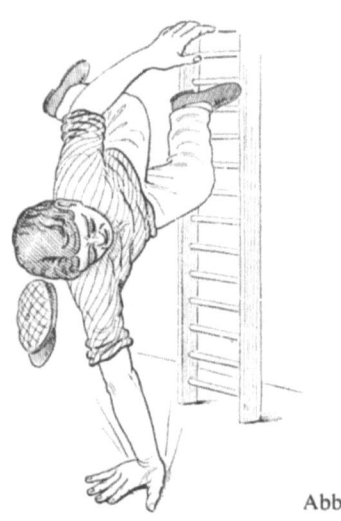

Abb. 120

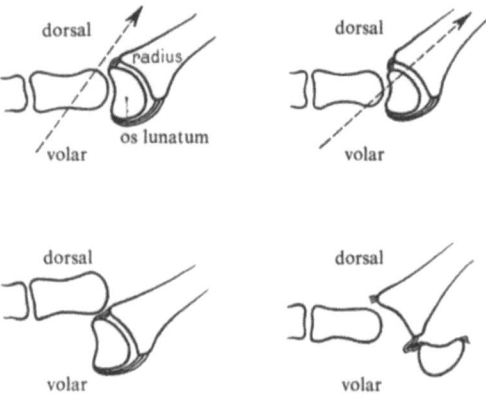

Abb. 123. Handwurzeldislokation. Links: Lunatumluxation, die Handwurzel ist disloziert; rechts: Lunatumluxation nach vorn, Os lunatum luxiert

Der (deutliche) Druckschmerz besteht am äußeren Handgelenk bei Druck in der Tabatière (Abb. 121) wie bei Druck des Daumens in das Daumensattelgelenk (Abb. 122), sowie bei Zug und Druck am Daumengrundgelenk.
Eine Navicular-Fraktur erfordert eingehende *Röntgenuntersuchung*, im Zweifelsfall mit Spezialaufnahmen im halbschrägen Strahlengang, wodurch sich das Os naviculare frei darstellt.

Navicular-Frakturen heilen sehr schlecht, häufig mit Pseudarthrosenbildung, Nekrose des proximalen Fragments bei post-

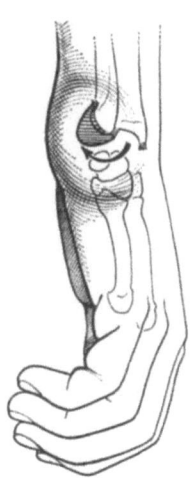

Abb. 124. Vordere Luxation (Enukleation) des Os lunatum

traumatischer schlechter Blutversorgung. Sie sind äußerst schmerzhaft und verlangen nicht selten operative Behandlung.

b) Handwurzelgelenks-Dislokation. Sie entsteht ebenfalls durch Sturz auf die Hand in Hyperextension.

Verschiedene Formen von Handwurzelluxationen sind möglich, oft verbunden mit Frakturverletzungen. Die perilunäre Handwurzelluxation (bei Navicular-Fraktur die sog. transnaviculare, perilunare Luxation) ist die häufigste Form. Hierbei bleibt das Os lunatum in Verbindung mit dem Radius, die übrigen Handwurzelknochen dislozieren jedoch nach dorsal. Kommt es dagegen zum Einriß des dorsalen Bandes am Os lunatum, ist allein die volare Luxation und Drehung um 180° möglich (Abb. 123, 124).

Die Hand ist verklemmt, die Finger stehen in Halbflexion. Flexion und Extension des Handgelenks sind sehr eingeschränkt. Die Röntgenaufnahmen sind nur schwer zu analysieren und zu beurteilen und erfordern eine große Erfahrung.

Obgleich Handwurzelluxationen, welche durch den gleichen Mechanismus entstehen, der zur klassischen Radiusfraktur führt, selten sind, müssen sie rechtzeitig erkannt werden. Die frühzeitige Reposition ist im allgemeinen nicht schwierig, wohingegen veraltete, verschleppte Fälle mit erheblichen funktionellen Störungen belastet sind.

Hand

Die Hand ist ein Bewegungs- und Empfindungsinstrument von ungewöhnlicher Bedeutung. Sie ist durch ein besonderes Tastempfinden ausgezeichnet, das sie zu speziellen Tätigkeiten befähigt.

Anatomie und morphologische Terminologie. Insbesondere muß darauf aufmerksam gemacht werden, daß die proximale Hohlhand-Beugefalte distaler liegt als die entsprechenden Mittelhandköpfchen. Umgekehrt ist es bei den Beugefalten der Phalangealgelenke (Abb. 125, 126). Die wichtigsten anatomischen Elemente der Hand sind die Sehnen und Nerven.

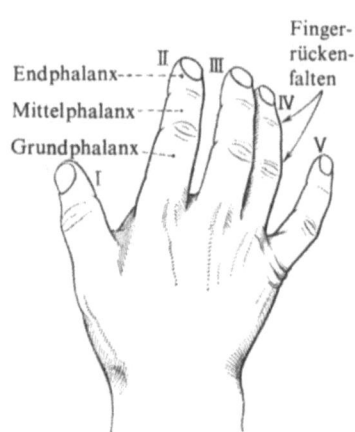

Abb. 126

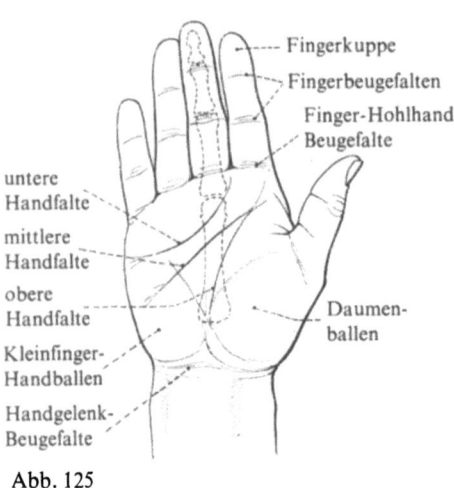

Abb. 125

Beweglichkeit. Bei ihrer Analyse ist der Hauptgesichtspunkt die Funktion bzw. Greiffähigkeit von Daumen und Zeigefinger. Die spezifischen Handfunktionen kommen in ihrer Anwendung bei den verschiedenen Griffarten der Arbeit wie auch bei künstlerisch-gestaltenden Funktionen und durch die Handgebärde zum Ausdruck.

Flexions- und Extensionsmaße sowie die Oppositionsmöglichkeit und Adduktion

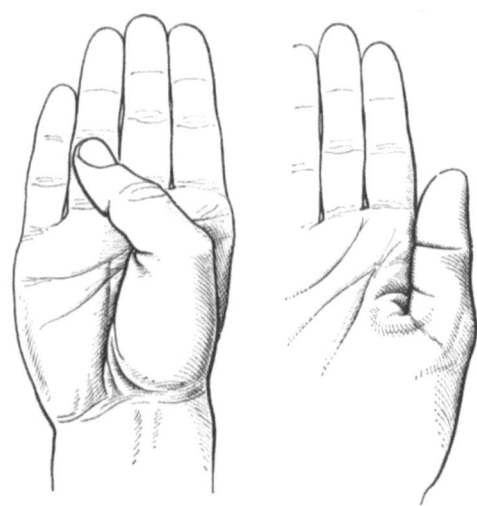

Abb. 127. Links: Opposition; rechts: Adduktion des Daumens

I. Funktion

Aspekt, Beweglichkeit, Sensibilität. Bei der äußeren Betrachtung ist neben der Konfiguration der Ernährungszustand der Weichteile von besonderer Bedeutung, daher Erfassung von trophischen Störungen. Zustand der Haut (Trockenheit, Beschwielung, Sensibilität, Beachtung von Ödemen, Cyanose oder Schweißneigung).

müssen genau bestimmt und gemessen werden (Abb. 127, 128).

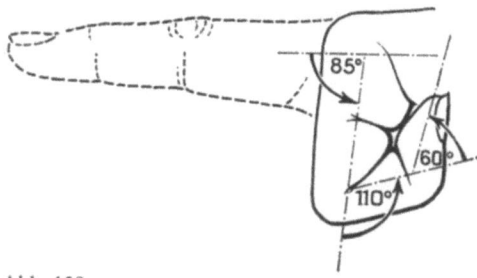

Abb. 128

Sensibilitätsprüfung auf Berührung, Stich- und Temperaturempfindlichkeit.

Das Beachten der Hauptinnervationssegmente durch die drei Nerven der oberen Extremitäten ist wichtig (Abb. 129).

Für die Prüfung der Arbeitsfunktion sind die speziellen Griffarten wie Spitz- oder Feingriff, Schlüsselgriff oder Hakengriff bzw. Breit- und Grobgriff besondere zusätzliche Beurteilungskriterien.

II. Verletzungen

1. Wunden

Bei den Handverletzungen handelt es sich meist um komplexe Verletzungen der Weichteile, der Nerven, der Sehnen und der Knochen.

a) Hautverletzungen stellen dann Probleme, wenn größere Defekte bestehen, die mit Spalthaut bedeckt werden müssen.

b) Sehnenverletzungen sind an der Beeinträchtigung oder dem Verlust von Extension und Flexion erkennbar.

Bei *Handrückenverletzungen* sind leicht die Strecksehnen, bei *Verletzungen der Hohlhand* (volare Verletzungen) sind leicht die Beugesehnen betroffen. *Verletzungen der oberflächlichen Beugesehne* beeinträchtigen die Beweglichkeit der Grund- und Mittel-Phalangen.

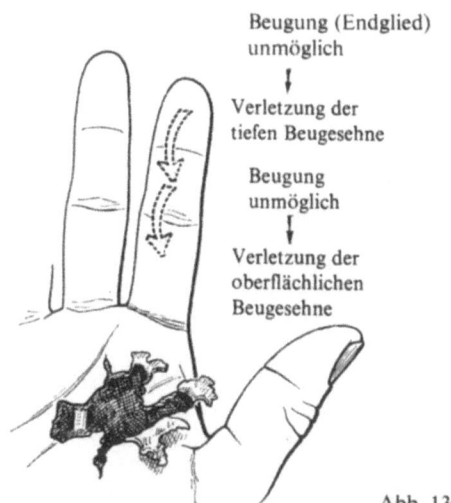

Abb. 130

Verletzungen der tiefen Beugesehne wirken sich aus auf die Beweglichkeit der Endphalangeale. Sind beide Sehnen gleichzeitig betroffen, können die distalen Phalangen nicht bewegt werden. Durch das interphalangeale Ligament bleibt die Beweglichkeit der Grundphalangen aber trotzdem in den meisten Fällen erhalten (Abb. 130).

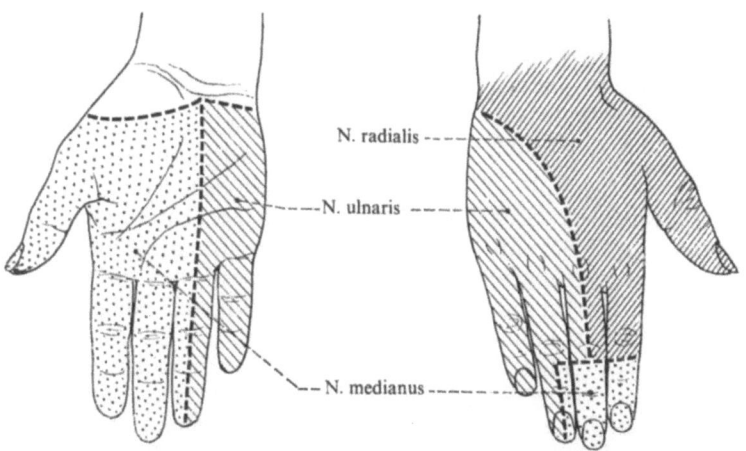

Abb. 129

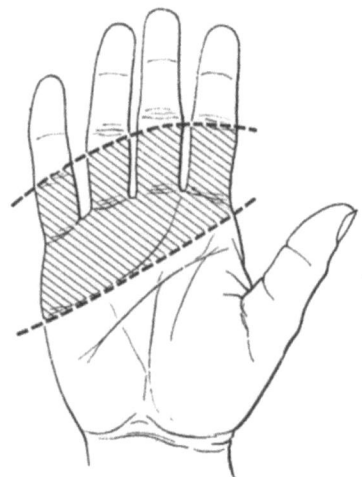

Abb. 131. „Niemandsland" bei Sehnenverletzung. Erstversorgung von Beugesehnen und Begleitverletzungen in diesem Gebiet nur unter optimalen handchirurgischen Voraussetzungen (Asepsis, subtile erfahrene Operationstechnik)

trotz ihrer geringen Größe besonders gefährlich, weil sie zu Nebenverletzungen und Superinfektionen disponieren (Tetanus und Tollwut).

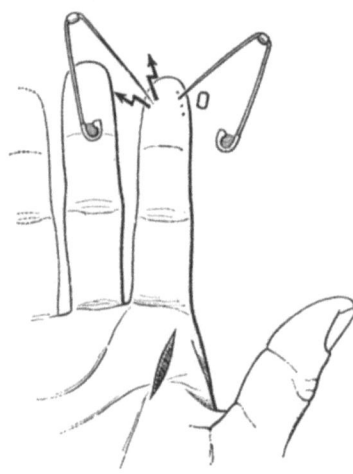

Abb. 132

Eine besonders gefährliche Verletzungszone ist das Gebiet zwischen der distalen, volaren Querfalte und der Beugefalte über den Mittelgelenken (Abb. 131). Es ist das sog. „Niemandsland". Das soll bedeuten, daß diese Sehnenverletzungen bei Notfallversorgungen nur unter Idealvoraussetzungen primär rekonstruiert werden sollen wegen hierbei häufiger Wundheilungsstörungen.

c) *Nervenverletzungen.* Bei allen Handverletzungen muß besonders nach Sensibilitätsausfällen gesucht werden, die dann auftreten, wenn die kollateralen Nervenverläufe mitbetroffen sind (Abb. 132).

d) *Knochenverletzungen.* Während bei offenliegenden Hand- und Knochenverletzungen die Diagnose einfach ist, werden die übrigen Knochenbegleitverletzungen durch die Röntgenaufnahme der Hand festgestellt.

Die Hauptverletzungsarten entstehen durch Quetschung, Amputation, durch Schnittverletzungen und Kreissägenverletzungen, ebenso durch Verbrennungen. Hierbei sind tiefere Auswirkungen und damit Beeinträchtigungen der Beweglichkeit möglich, weswegen bei der primären Versorgung die Ruhigstellung in Funktionsstellung erfolgen muß. Bißwunden der Hand sind

2. Frakturen

Von den Frakturen der Mittelhand ist die sog. *Bennett*sche Fraktur von Bedeutung, z. B. bei Boxern (Abb. 133).

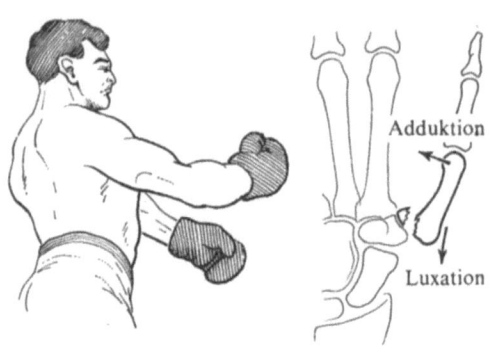

Abb. 133

Die *Bennett*sche Fraktur ist eine intraartikuläre Luxationsfraktur des 1. Mittelhandknochens. Auf dem Röntgenbild erkennt man ein kleines, zurückgebliebenes proximales Knochenfragment auf der ulnaren Seite, während das Metacarpale durch Zug des Abductor pollicis longus nach proximal disloziert ist.
Diese Fraktur läßt sich konservativ nur selten ideal reponieren und verlangt daher die operative Versorgung durch Osteosynthese (Kirschnerdrähte, Schrauben).

Die sog. *Rolando*fraktur ist eine intraartikuläre Trümmerfraktur an der Basis des 1. Metacarpale in Form eines großen T oder Y. Hierbei Extensionsbehandlung oder ebenfalls Osteosynthese.
Bei den übrigen Knochenverletzungen der Hand handelt es sich meist um die isolierte Verletzung der Phalangen; bei der Reposition und Fixierung ist immer auf die Vermeidung von Verkürzungen zu achten.

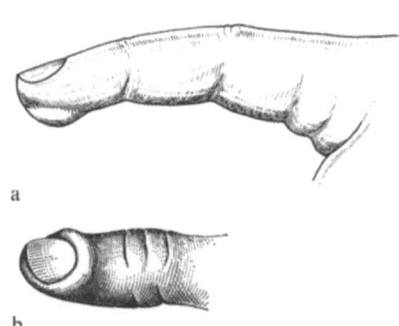

Abb. 135

3. Luxationen

Die Hauptverletzung betrifft hier den Daumen und dabei das Daumengrundgelenk, wodurch eine Z-förmige Luxationsstellung zustande kommt (Abb. 134).

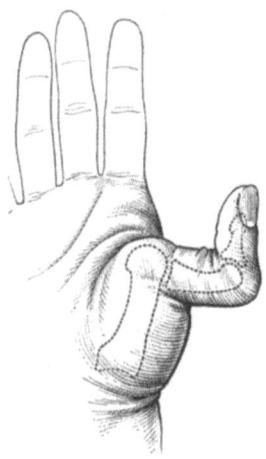

Abb. 134

In geringerem Ausmaß ist eine Luxation möglich auf Grund einer angeborenen Überbeweglichkeit der Gelenke durch Bänderlockerung.
Die Luxation im Bereich der Phalangealgelenke ist leicht zu beheben.

III. Infektionen

1. Akute Infektionen

a) Panaritium. Hiermit werden alle Infektionen der Finger, insbesondere der Fingerkuppen, bezeichnet. Sie sind dann besonders gefährlich, wenn sie auf die Knochen und Sehnen übergreifen. Sie entstehen häufig auf Grund kleiner, vom Patienten oft nicht beachteter oder vernachlässigter Verletzungen, daher können Eintrittspforten auch nicht immer nachgewiesen werden.

1. Oberflächliches Panaritium (cutaneum bzw. subcutaneum): Subcutaner Absceß in der bindegewebigen Fingerkuppe (Abb. 135a).
Beim sog. „Kragenknopf"-Panaritium besteht eine intracutane Eiterblase, die mit einem tieferen Absceß durch einen feinen Kanal in Verbindung steht.
Paronychie („Umlauf"): Eitrige Infektion des seitlichen oder hinteren Nagelwalles mit Schwellung und Rötung des Nagelwalles (Abb. 135 b), sehr starke, klopfende Schmerzen, die sich bei hängendem Arm noch verstärken.
Chronische Paronychien und Panaritien sind meist an einer chronischen Sekretion erkennbar, nicht selten superinfiziert durch Bakterien oder Pilze (Abb. 136, 137).

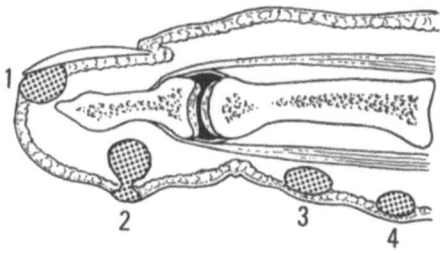

Abb. 136. Typische Panaritium-Absceßlokalisationen. *1* Subunguinaler Apikalabsceß, *2* Kragenknopfabsceß der Fingerbeerenkuppe, *3* Subcutanabsceß, *4* Intracutanabsceß

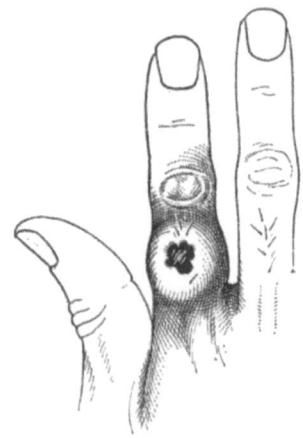
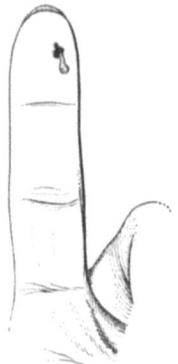

Abb. 139

Abb. 137

2. Tiefe Panaritien: Panaritium tendinosum, ossale, articulare.
Bei allen verschleppten Panaritiumbildungen muß ein Übergreifen auf die tieferen Weichteile wie Sehnen, Knochen und Handgelenke befürchtet werden. Die Röntgenaufnahme deckt beim Panaritium ossale einen entsprechenden Strukturverlust der Phalangen auf (Abb. 138).
Bei einem Panaritium ossale kommt es auf dem Boden der Osteomyelitis zur Fistelbildung, oder aber die chronische Fistel ist die Folgeerscheinung einer unzureichenden primären Excisionsbehandlung eines Panaritium cutaneum (Abb. 139).

b) *Handphlegmone* (Abb. 140). Sie entsteht durch Übergreifen eines Panaritium auf die Beugesehnenscheiden mit proximaler Ausdehnung. Da die Sehnenscheiden am Daumen und Kleinfinger bis zum Handgelenk reichen und hier miteinander kommunizieren, entsteht auf dem Boden dieser Verbindung die sog. V-Phlegmone, die sich in besonders schweren Fällen zur Vorderarm-Phlegmone ausdehnen kann.

c) *Schwielen-Absceß.* Schließlich können sich Infektionen auch subcutan unter einer Hornhautschwiele volar über den Fingern und Gelenken entwickeln. Die spontane Perforation einer subcutanen Absceßbildung ist hier durch die Dicke der Haut

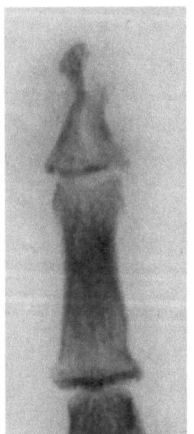
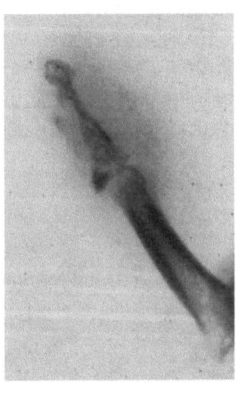
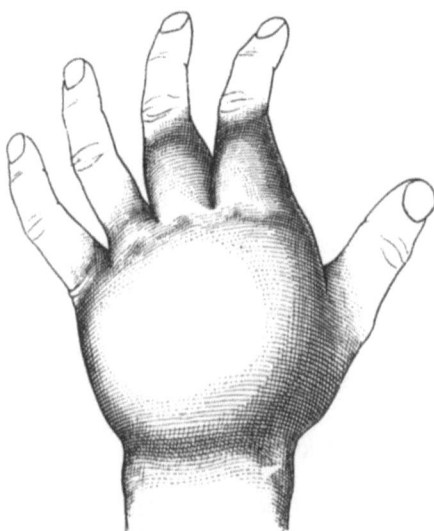

Abb. 138a u. b. Kompliziertes Panaritium durch Osteitis der distalen Phalange: Panaritium ossale. Röntgenaufnahme in Vorder- und Seitenansicht. Periostale Aufrauhung und Aufweichung des Knochens

Abb. 140. Voluminöses Handrückenödem bei Handphlegmonen

handknochens, besonders beim Kleinkind möglich. Zu Beginn der Erkrankung ist der Prozeß an einer periostalen Auftreibung erkennbar. Auf dem Röntgenbild Deformität bzw. Nekrosen im Bereich der Diaphyse und Knochensequesterbildung.

IV. Knochentumoren der Hand

Besonders häufig sind *Chondrome:* Doppelseitige und multiple Tumorbildung im Bereich der Mittelhand und Fingerphalangen durch Hypertrophie des Knorpelgewebes. Trotz beachtlicher Größe sind sie gutartige Tumoren (Abb. 143).

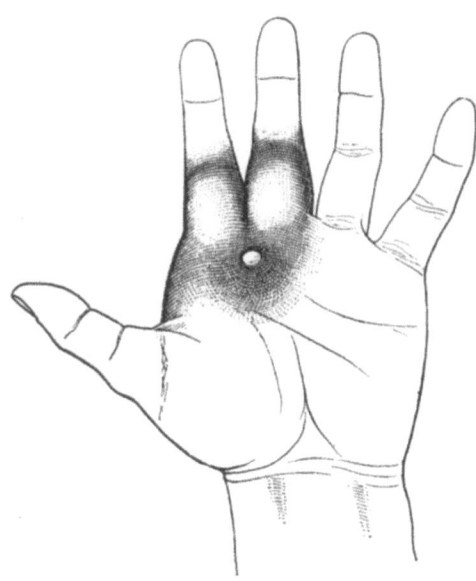

Abb. 141. „Handschwielenphlegmone"

erschwert, weswegen hierbei leicht Ausdehnung der Infektion zur Hohlhand-Phlegmone möglich ist (Abb. 141).

2. Chronische Infektionen

a) *Sehnenscheiden-Tuberkulose.* Kalte Absceßbildung ist heute durch tuberkulostatische Behandlung relativ selten. Bei Eiteransammlung im Unterarm proximal des Handwurzelgelenks und distal davon entsteht eine Doppelsackbildung (Abb. 142). Bei chronischem kaltem Absceß ist an Stelle von Eiterfluktuation eine körnige Resistenz tastbar („Reiskörner" mit typischem Reibegeräusch).

b) *Die Spina ventosa* ist die Knochentuberkulose der Handwurzel und des Mittel-

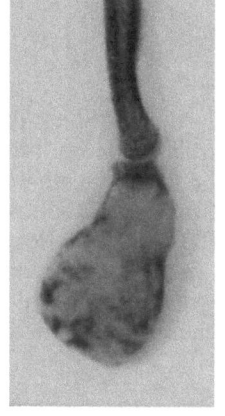

Abb. 143. Chondrom eines Fingerendgliedes, der Knochen ist kolbig aufgetrieben mit aufgelockerter Knochenstruktur

V. Nervenverletzungen der Hand

Sie sind gekennzeichnet durch Lähmungen.

1. Radialislähmung (Fallhand)

Unfähigkeit, die Hand zu heben und den Daumen auszustrecken, da der Radialisnerv alle Strecker der Finger und der Hand innerviert (Abb. 144).

2. Medianuslähmung (Schwurhand)

Der Kranke kann nur den 4. und 5. Finger beugen, daher im Hinblick auf die Finger 1 und 3 sog. „Schwurhand" (Abb. 145). Darüber hinaus besteht eine Beeinträchtigung der Interdigital-Bewegungen zwischen den anderen Fingern. Bei entsprechender Innervationsstörung sind die Finger 3 und

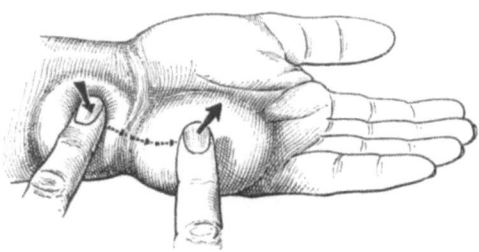

Abb. 142

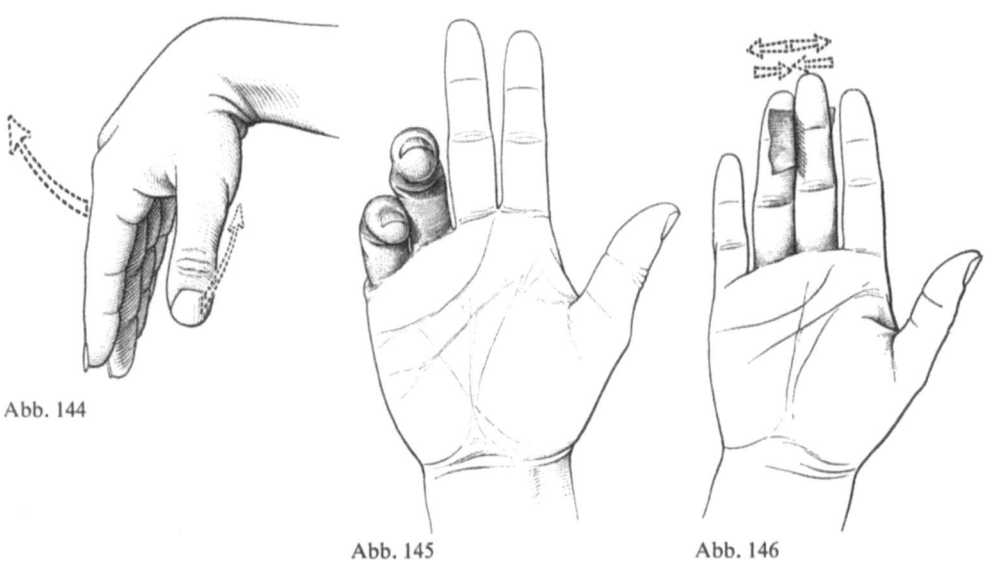

Abb. 144

Abb. 145   Abb. 146

4 nicht in der Lage, ein dünnes Stück Papier zu halten bzw. loszulassen (Abb. 146). Durch die funktionelle Beeinträchtigung des Musculus opponens policis, M.abductor policis brevis und eines Teils des M. flexor policis brevis können runde Gegenstände (Flasche) nicht mehr ganz erfaßt werden (positives Flaschenzeichen), es kommt zur Atrophie des Thenar.

3. Ulnarislähmung (Krallenhand)

Sensibilitätsausfall und motorische Störung entsprechend der Innervation dieses Nervs. Die Finger, besonders Klein- und Ringfinger, sind in den Grundgelenken überstreckt und in den Mittel- und Endgliedern gebeugt, wodurch die typische Krallenhand entsteht. Interdigitalmuskulatur, M. abductor policis (Thenar) und Hypothenar zeigen eine deutliche Atrophie. Der Daumen zeigt eine Hyperextensionsstellung im

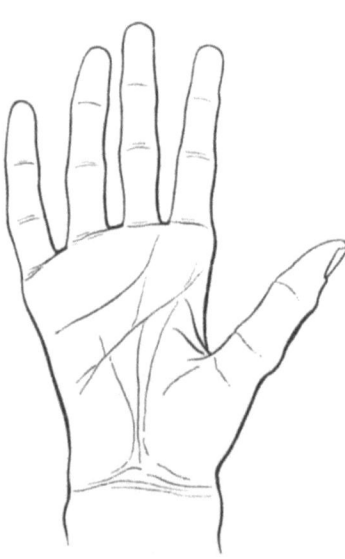

Abb. 147. Prüfung der Innervation: Motorik und Sensibilität bei Verletzung des Nervus medianus. Auffallend die Atrophie des Daumenballens!

Abb. 148

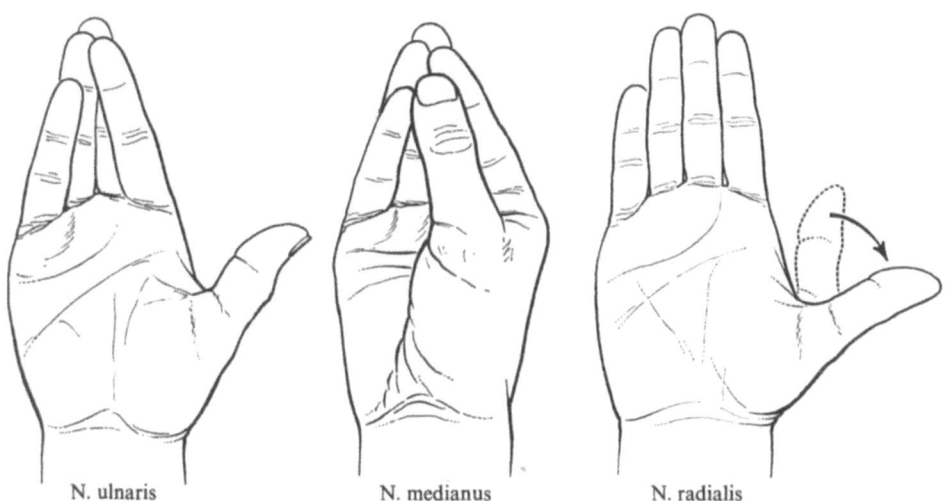

N. ulnaris   N. medianus   N. radialis

Abb. 149. Innervationsprüfung, Schnelltest der drei Handnerven (nach *Philip Thorek*). N. ulnaris ist intakt, wenn die vier Finger tütenförmig zusammengefügt werden können. N. medianus ist intakt, wenn Daumen und übrige Fingerkuppen „domförmig" zusammengefügt werden können. Der N. radialis ist intakt, wenn der Daumen abgespreizt werden kann

Metacarpophalangealgelenk. Beim Greifen eines Blatt Papiers mit Daumen und Zeigefinger wird, wegen Lähmung des M. adductor policis, das Daumenendglied gebeugt (*Froment*sches Zeichen).

4. Atrophische Hand (Affenhand)

Bei zentralnervösen Systemerkrankungen (zentrale Gliome, Syringomyelie) entsteht der charakteristische Aspekt einer „*Affen-*

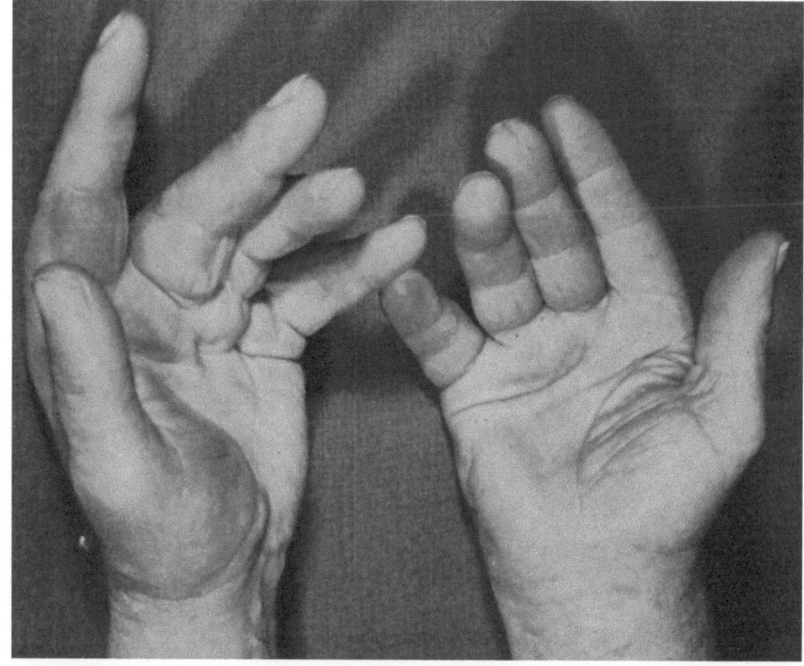

Abb. 150

hand" mit Atrophie des Thenar und Hypothenar der Hohlhandmuskeln *(Aran-Duchenne)*. (Abb. 148)

5. Schnelltest bei Nervenverletzungen der Hand (nach *Thorek*) (Abb. 149)

a) Ulnarisnerv intakt. Der Kranke kann die 4 Finger der Hand tütenförmig zusammenlegen.

b) Medianusnerv intakt. Der Daumen kann mit den 4 Zeigefingerkuppen konusartig zusammengeführt werden.

c) Radialisnerv intakt. Der Daumen kann opponiert und zurückbewegt werden.

VI. Dupuytrensche Kontraktur
(Kontraktur der Palmar-Aponeurose)

1. Erstes Stadium

Knötchenbildung mit Hauteinziehung in Höhe der distalen Beugefalte, meist des 4. Fingers.

2. Zweites Stadium

Beginnende Kontraktur durch progressive Beugestellung mit Bevorzugung eines Fingers. Funktionsstörungen auch der übrigen Finger mit jahrelanger Verlaufsform, Beugestellung von Grund- und Mittelgelenk, Hyperextensionsstellung des Endgelenks (Abb. 150).

Andere Lokalisationen der Kontraktur müssen systematisch gesucht werden, nicht nur im Bereich der gegenseitigen Hand (bilateraler Charakter der Krankheit), auch verschiedenartig ausgeprägt, ebenso auch im Bereich der Fußsohle. Kontraktur der Plantar-Aponeurose, Aponeurositis plantaris *(Ledderhose)* und auch im Bereich der Corpora cavernosa: Induratio penis plastica (Maladie de *Lapeyronie*).

Ätiologie wie Pathogenese noch ungeklärt, fast ausschließlich Männer befallen. Kein Zusammenhang mit Beruf! Wichtig für gutachterliche Fragestellungen bei Berufserkrankungen. Neuerdings auch signifikante Häufungen bei Epileptikern, Alkoholikern und spezifischen Lungenerkrankungen diskutiert. Hereditäre Belastung nicht ausgeschlossen, hauptsächlich im 5.–7. Dezennium.

Untere Extremität

Winkel und Meßpunkte nach der Neutral-0-Methode

Hüftgelenke:
   Extension/Flexion
   10/0/130 Grad

   Abduktion/Adduktion
   30–45/0/20–30 Grad

   Außenrotation/Innenrotation
   (Hüftgelenk in Rückenlage 90° flektiert)
   40–50/0/30–45 Grad

   Außenrotation/Innenrotation
   (Hüftgelenk in Bauchlage gestreckt)
   40–50/0/30–40 Grad

Kniegelenke:
   Extension/Flexion
   5–10/0/120–150 Grad

Obere Sprunggelenke:
   Dorsalflexion/Plantarflexion
   20–30/0/40–50 Grad

Untere Sprunggelenke:
   Gesamte Beweglichkeit
   (Fußaußenrotation, Heben und Senken)
   Angabe in Bruchteilen der normalen Beweglichkeit

Zehengelenke:
   in Bruchteilen der normalen Beweglichkeit

Umfangmaße:
   20 cm oberhalb des inneren Kniegelenkspaltes
   10 cm oberhalb des inneren Kniegelenkspaltes

Kniescheibenmitte:
   15 cm unterhalb des inneren Kniegelenkspaltes

Unterschenkel:
   Kleinster Umfang

Knöchel:
   Rist über os naviculare

Vorfußballen

Beinlänge in cm:
   Von Spina iliaca anterior superior bis Malleolus lateralis

Stumpflänge in cm:
   Sitzbein bis Stumpfende
   Innerer Kniegelenksspalt bis Stumpfende

A. Hüfte

Das Hüftgelenk ist auf Grund seiner Beweglichkeit und Belastungsfähigkeit ebenfalls von besonderer Bedeutung.

Untersuchungsmethoden

Systematisches Vorgehen ist erforderlich. Durch *Befragung* Analyse des charakteristischen *Schmerzes:*

Lokalisation auf den Hüftgelenkskopf und den Adductorenansatz am Kniegelenk. Diese Gonalgie erklärt sich aus einer Irritation des Hauptastes des N. obturatorius, der entlang der Adductorenloge auf der Innenseite des Knies und der Gelenksfläche verläuft.

Zeitliches Auftreten des Schmerzes: Tagsüber in Ruhigstellung, bei Müdigkeit oder beim Aufstehen. Bei Nacht Schlaflosigkeit durch die Schmerzen: Zeichen eines fortgeschrittenen Stadiums oder einer weiterbestehenden Entzündung.

Auffallendes Hinken beim Gehen, Benützen von zwei Gehstöcken, Vergleich der Gehstrecke in Abhängigkeit vom Schmerz.

Inspektion. Spitzfußstellung mit leichter Flexion und in Außenrotation fixiert.

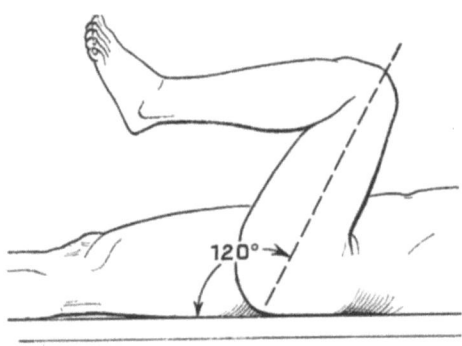

Abb. 151

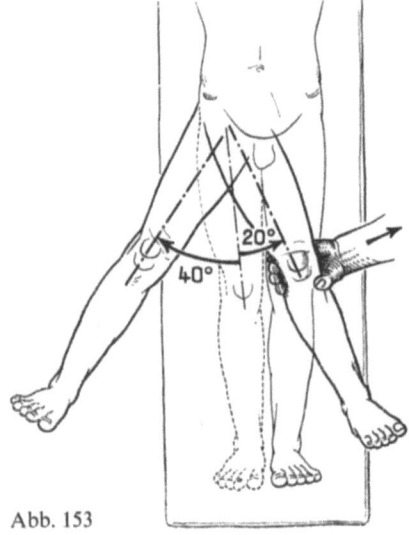

Abb. 153

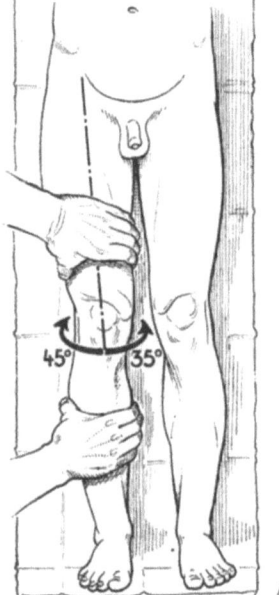

Abb. 152

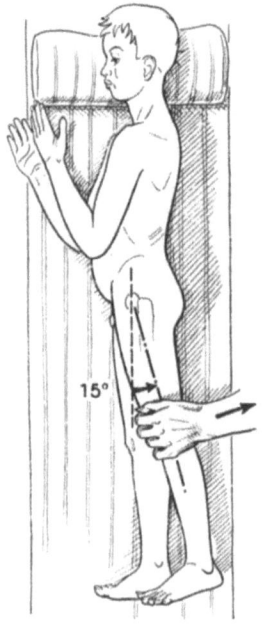

Abb. 154

Die Palpation präzisiert die Stellung bzw. das Verhalten der für die Vergleichsbeurteilung besonders wichtigen Punkte: Spina iliaca ant., Trochanter major, Femurkondylen, äußerer und innerer Knöchel als Anhaltspunkte für vergleichende Messungen (Beinverkürzung, Beinverlängerung).

Die *Beweglichkeit* der Hüfte wird ebenfalls systematisch gemessen, besonders wichtig bei gutachterlichen Beurteilungen nach Verkehrs- oder Arbeitsunfällen:
Flexion, Extension, Abduktion und Adduktion, Innen- sowie Außenrotation (Abb. 151, 152, 153, 154).

Ebenfalls muß durch Palpation eine *Leistendrüsen-Adenopathie* erfaßt bzw. ausgeschlossen werden. Die Fingerkuppen tasten die Region des Leistenbandes im Liegen. Bei hakenförmiger Stellung der Fingerkuppe kann auch die Tiefe der Leistenbandregion ertastet werden. Der Puls der A. femoralis projiziert sich auf den Femurkopf (Abb. 155).

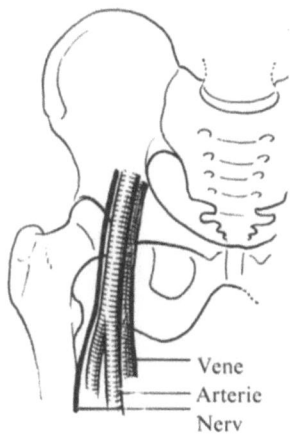

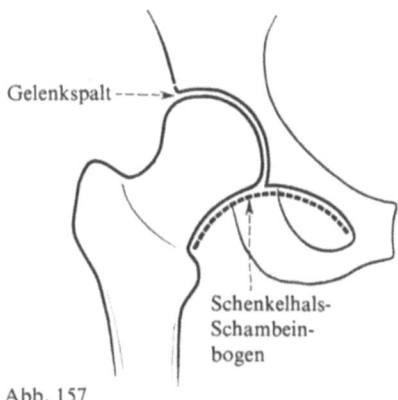

Abb. 157

Abb. 155

Merke: Topographie von Vene, Arterie und Nerv in der Reihenfolge von innen nach außen: Vene, Arterie, Nerv: „IVAN" (Merkwort).

Die *Röntgenuntersuchung* des Hüftgelenks erfordert Aufnahmen in 2 Ebenen und Spezialaufnahmen, besonders in axialer Richtung.

Wichtig ist die Beurteilung einmal der Gelenks-Konfiguration mit Veränderung des Gelenkspaltes durch Kopfnekrose oder Arthrosis deformans (Coxarthrose). Zeitpunkt der Schmerzen und der Schweregrad werden bestimmt von der Deformität des Hüftgelenkkopfes bzw. seiner Dislokation und der Belastung des Gelenkes (Abb. 156).

Wichtig sind daher Früherfassung, Frühdiagnose und entsprechende Beratung.

Weitere Röntgenzeichen: Höhenabnahme der Femur-Epiphyse, periostale Reaktionen an der *Shenton-Ménard*schen Linie (Abb. 157).

Therapie. Früher konservativ oder plastisch-positionskorrigierende, indirekte Maßnahmen, neuerdings auch operativ mit endoprothetischem Gelenkersatz.

I. Angeborene Hüftgelenksluxationen

Wenn die angeborene Hüftgelenksluxation nicht rechtzeitig und korrekt behandelt wird, läßt sie schwere Folgeerscheinungen zurück mit wesentlicher Lebensbeeinträchtigung des Patienten. Hier ist die Kenntnis der klinischen und röntgenologischen Zeichen von grundlegender Bedeutung.

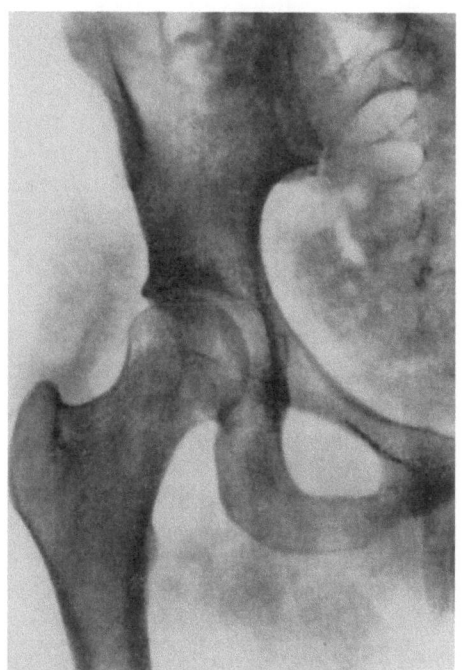

Abb. 156. Hüftgelenk im Röntgenbild (Vorderansicht)

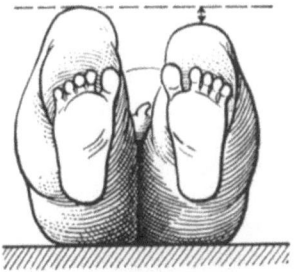

Abb. 158

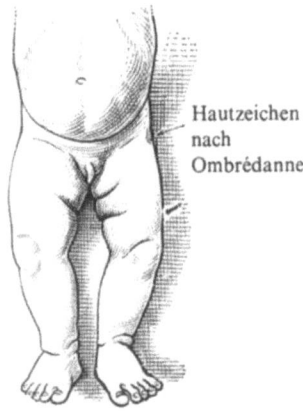

Abb. 159

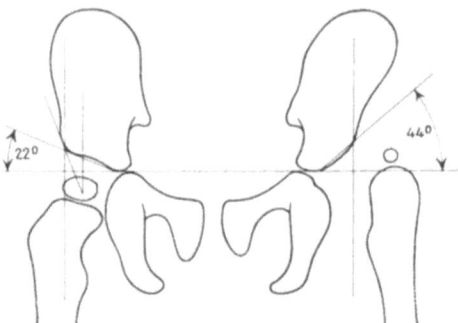

Abb. 160a. Die röntgenologischen Kriterien der kongenitalen Hüftgelenksluxation (*Putti*-Trias): 1. Pfannendysplasie, 2. Hypoplasie des proximalen Femurendes, 3. Hochstand und Lateroposition des Femurkopfkernes. (Aus ALLGÖWER 1976)

1. Untersuchung des Neugeborenen

Beinverkürzung im Liegen bei Kniebeugung (Abb. 158).
– Asymmetrie der Oberschenkelfalten (Abb. 159).
– Abduktionsbehinderung (nicht mehr als 50°).
– Einziehung der Haut in Höhe der Hüfte direkt oberhalb der Hüftgelenksluxation, Abduktionshemmung!
– Verspätetes Laufen (Spätzeichen!).

Beim bereits gehfähigen Kind ist ein wichtiges klinisches Untersuchungszeichen die Prüfung der glutäalen Muskulatur: Bei Insuffizienz sinkt das Becken beim einbeinigen Stand (Seite der Hüftdysplasie) infolge der Glutäalinsuffizienz an der gesunden Seite herab, wobei sich der Rumpf zur deformierten Seite neigt (positives *Duchenne-Trendelenburg*-Zeichen). Weiter fällt bei diesem Befund klinisch ein Watschelgang (sog. Entengang, ebenfalls durch die insuffiziente Glutäalmuskulatur) auf.

Sogenanntes „Schnapp-Phänomen" der Hüfte beim Neugeborenen bei Ab- und Adduktionsbewegungen des in Hüfte und Knie gebeugten Beines (Zeichen nach *Ortolani*).

Auch die Röntgenuntersuchung ist beim Neugeborenen und beim Säugling für die Untersuchung und Beurteilung des Hüftgelenks von größter Bedeutung. Sie erlaubt die Beurteilung der Femurepiphyse und insbesondere der Gelenkfläche in ihrer Beziehung zum Knochenkern des Schenkelhalskopfes durch Röntgen-Hilfskonstruktionen.

1. Das Schema nach *Hilgenreiner* beinhaltet (Abb. 160b, oben):
– den Winkel c zwischen der Horizontalen und der Tangente des Pfannendaches, der gewöhnlich 25° beträgt oder darunter liegt;
– die Messung der Cranialabweichung des proximalen Femurendes durch Einzeichnung der rechtwinkeligen Linie h vom höchsten Punkt der Femurmetaphyse bis zur Horizontalen, welche durch beide Y-Fugen verläuft;
– die Messung des Abstandes d auf der Horizontalen zwischen der Y-Fuge und dem Schnittpunkt der Linie h; Normalwerte h 7–10 mm, d 10 bis 15 mm.

2. die *Shenton-Ménard*sche Linie (Abb. 160b, unten), welche von der medialen Schenkelhalskontur ohne Unterbrechung auf den Oberrand des Foramen obturatorium übergehen muß, objektiviert eine Fehlstellung (luxierte Hüfte) bei Unterbrechung der sonst durchgehenden Linie.

Die Röntgenuntersuchung erlaubt noch weitere Auskünfte über die Morphologie, insbesondere über Pfannendach (Dysplasie), Hypoplasie bzw. Fehlen des Femurkopfkernes, Lateralposition des Femurkopfkernes, unter Umständen mit zusätzlicher Verschiebung nach oben.

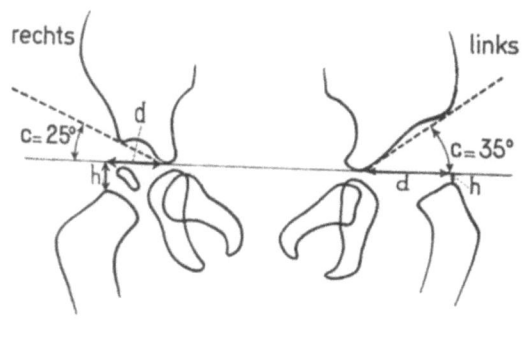

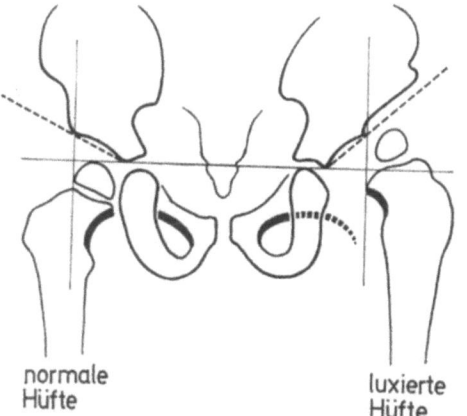

normale Hüfte   luxierte Hüfte

Abb. 160 b

Weitere Befunderhebungen durch Arthrographie, besonders auch im Hinblick auf mögliches Vorliegen von Repositionshindernissen.

2. Epiphysiolysis capitisfemoris

Ein- oder doppelseitiger Erweichungsprozeß der oberen Metaphyse des Femur mit Lockerung der Verbindung zwischen Kopf und Hals. Der Halsteil dreht sich unter Belastung nach vorn und oben, der Kopf nach hinten und unten. Diese Verschiebung kann akut auftreten, Epiphysiolysis acuta, oder sich langsam ausbilden, Epiphysiolysis lenta.

Da es sich immer um männliche Jugendliche vor oder in der Pubertät handelt, wird eine hormonale Störung als Ursache diskutiert.

Klinik. Patienten mit eunuchoidalem Hochwuchs, häufig X-Beine, Abmagerung, Verkürzung und Auswärtsdrehung des Beines, positives *Trendelenburg*sches Zeichen, eingeschränkte Hüftgelenksbeweglichkeit, Abduktion, Flexion und Innenrotation sind eingeschränkt, die Außenrotation ist vermehrt. Eine vermehrte Beugung ist nur bei gleichzeitiger Außenrotation möglich (*Drehmann*sches Zeichen). Bei rechtwinklig gebeugten Knien können die Oberschenkel nur zusammengelegt werden, wenn sich die Unterschenkel kreuzen (Scherensymptom).

II. Schenkelhals- und Femurfrakturen

Fraktur des alten Menschen, insbesondere der alten Frau, nach verhältnismäßig geringfügigen Traumen.

Die Untersuchung der Knochenstruktur im Schenkelhals zeigt, daß beim Erwachsenen der schwächste Punkt in der Mitte des Halses lokalisiert ist.

Beim alten Menschen dagegen an der Basis des Schenkelhalses, an der Verbindungslinie vom Trochanter major zum Schenkelhals, häufigster Sitz der Alters-Osteoporose (Abb. 161).

Die Schenkelhalsfrakturen werden in Gruppen eingeteilt:
- isolierte Schenkelhalsfrakturen, mediale, intermediäre und laterale;
- pertrochantäre Schenkelhals- bzw. Femurfrakturen.

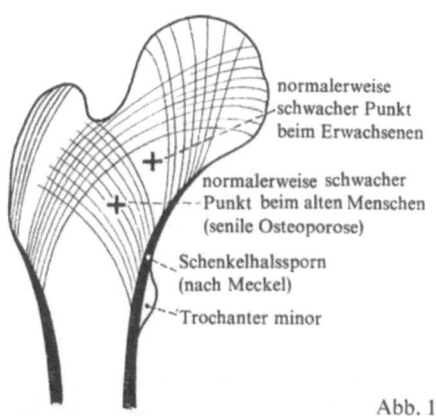

Abb. 161

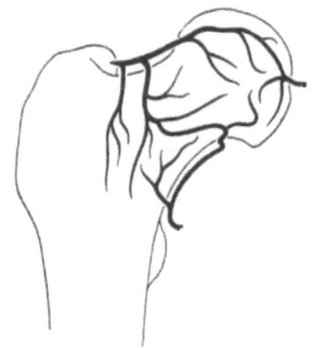

Abb. 162

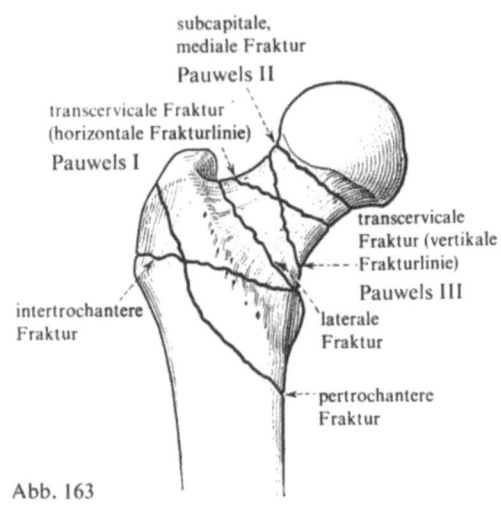

Abb. 163

Die medialen Schenkelhalsfrakturen werden nach PAUWELS in 3 Gruppen eingeteilt, bei denen jeweils verschiedene Heilungstendenzen bestehen.

Pauwels I. Winkel alpha 30 Grad, Frakturlinie verläuft flach, günstige Heilungstendenz, da Frakturstücke gegeneinander gepreßt.

Pauwels II. Winkel alpha bis 50 Grad, da sich hierbei schon Scherwirkungen bemerkbar machen, ist die Heilungstendenz weniger günstig.

Pauwels III. Winkel alpha beträgt mehr als 70 Grad, steile Frakturlinie, schlechte Heilungstendenz, Pseudarthrosenbildung.

Diese Klassifikation verlangt nach anatomischen Gesichtspunkten eine weitere Präzisierung. Sie erlaubt aber andererseits, die Frakturen hinsichtlich ihres Heilungsverlaufs in zwei Komplikationsgruppen einzuteilen: Pseudarthrosenbildung und gestörte Callusbildung. Auch spielen bei den Komplikationen innerhalb der Frakturheilung die Kopfnekrosen eine wichtige Rolle. Sie hängen entscheidend mit der trauma- bzw. frakturbedingten Störung der Vascularisation im Kopfbereich zusammen (Abb. 162).

Insofern erlaubt die Topographie der Frakturebenen ihre Beziehungen bzw. Auswirkungen auf die Vascularisation und durch sie bedingte Komplikationen aufzuzeigen. Die Wiederherstellung der normalen Blutversorgung und die daraus resultierende biomechanische Konstellation bestimmt den Heilverlauf.

Trochanterfrakturen sind an sich keine Schenkelhalsfrakturen, werden aber traditionsgemäß zu diesen gerechnet, ebenso die basisnahen Schenkelhalsfrakturen. Sie würden an sich nur die Definition Schenkelhals-Trochanter-Brüche verdienen (Abb. 163).

1. Frakturformen

a) Die reinen Schenkelhalsbrüche disponieren zur starken Dislokation und damit zur Pseudarthrosenbildung. Auch kommt es hierbei leicht zu Verletzungen von Gefäßen, die von der Gelenkkapsel zum Femurkopf verlaufen, mit dadurch sekundärer Kopfnekrose.

b) Die Trochanterfrakturen sind überwiegend reine Spongiosafrakturen, weswegen selbst bei Dislokation immer noch relativ gute Kontaktstellen und damit bessere Frakturheilungsbedingungen verbleiben. Bei diesem Frakturtyp kommt es nur selten zu Gefäßverletzungen, daher auch keine Entwicklung von Nekrosen im Heilungsverlauf.

c) Basisnahe laterale Schenkelhalsfrakturen. Hierbei kann es auch zu Gefäßverletzungen und nachfolgenden Nekrosen kommen, auf der anderen Seite sind Pseudarthrosen wegen des relativ guten Spongiosakontaktes selten.

Durch die Dislokation bei diesen Frakturen kommt es zu folgenden *Fehlstellungen:*

- Verkürzung des Beines durch Höhertreten des Trochanter major,
- Außenrotation des Femur (Trochanter minor deutlich erkennbar bei der Röntgenaufnahme in der a.p.-Ebene) und schließlich
- eine Adduktion (Abb. 164).

durch das *Bryantsche Dreieck* (die Vertikale zwischen Spina iliaca ant. sup. und äußerem Trochanter ist bei diesem Frakturtyp verkürzt, Abb. 167).

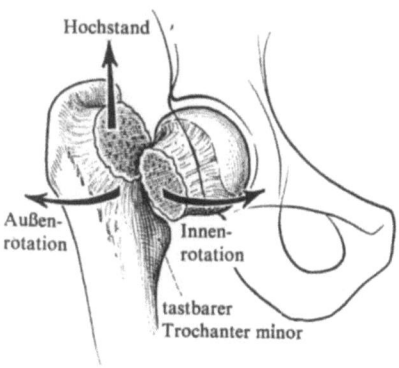

Abb. 164

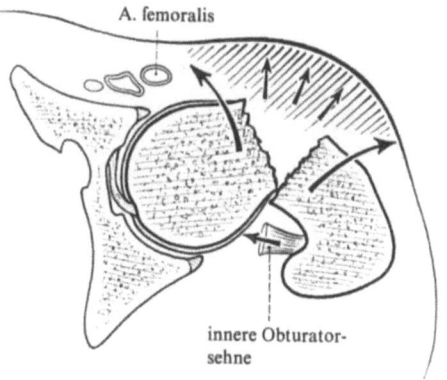

Abb. 166. Zeichen nach *Laugier*. Horizontalschnitt durch das Hüftgelenk. Schmerzhafte Vorwölbung in der Leiste durch die in den Weichteilen hervorragenden, auseinandergewichenen Fragmente (vgl. Abb. 165)

2. Transcervicale, reine Schenkelhalsfrakturen

Auffälligstes klinisches Symptom: absolute Funktionsstörung mit Fehlstellung: Schmerzhafter Höcker an der Basis des *Scarpa*schen Dreiecks neben der Pulsation der A. femoralis (Rotation der zwei Fragmente nach vorn, Zeichen nach *Laugier*), Druckschmerz über dem Schenkelhalskopf-Bereich, Beinverkürzung und Außenrotation (Abb. 165).

Die Fragmente haben keinen Kontakt, daher ohne Reposition keine Konsolidierungstendenz (Abb. 166).

Die Beinverkürzung durch das Höhertreten des Trochanter major wird bestimmt

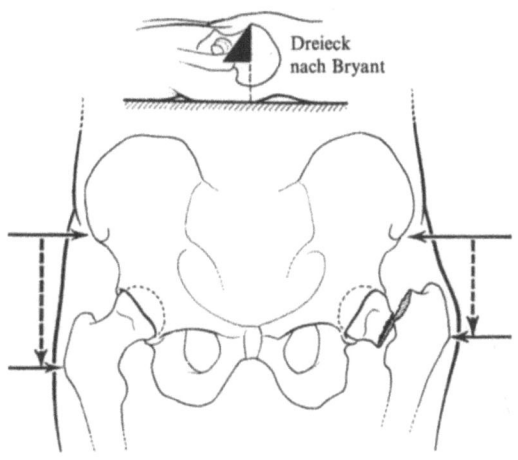

Abb. 167

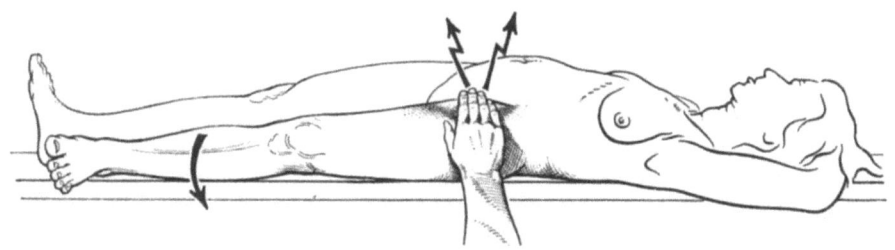

Abb. 165. Palpationsschmerz in der Leistenbeuge bei Schenkelhalsfraktur. Beachte: Verkürzung des Beines in Außenrotationsstellung

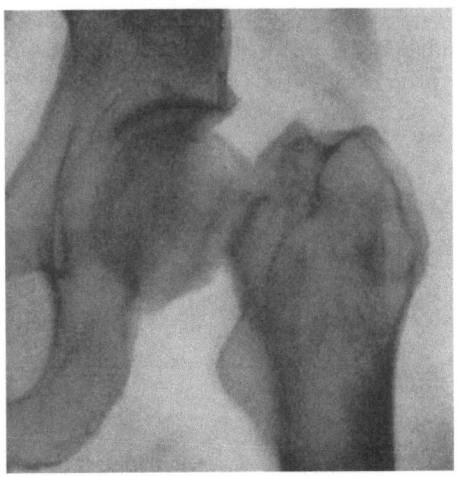

Abb. 168. Röntgenbild einer transcervicalen Schenkelhalsfraktur

Die *Röntgenaufnahme* ist das Haupt-Untersuchungskriterium. Sie zeigt die Ruptur des Schenkelhalses und gibt weiterhin Aufschluß über die Länge des Schenkelhalsstumpfes am Trochantermassiv, als entscheidender Gesichtspunkt für die spezielle operationstherapeutische Maßnahme (Abb. 168).

3. Laterale Schenkelhalsfrakturen und Trochanterfrakturen

Hierbei etwas geringere Störung der Beweglichkeit, der Patient kann im Liegen die Ferse auf der Unterlage hin und her bewegen. Die Außenrotation ist weniger deutlich ausgeprägt, die Beinverkürzung nimmt im weiteren Verlauf nicht zu, da die Fragmente ineinander verkeilt sind.

Die Frakturzeichen befinden sich an der seitlichen Hüfte, keine vordere Höckerbildung (fehlendes Zeichen nach *Laugier*). Der Trochanter major erscheint schmerzhaft vergrößert, da sich im allgemeinen in diesem Bereich ein großes Fraktur-Hämatom entwickelt (Abb. 169 und 170).

4. Komplikationen

a) Allgemeine Komplikationen bei allen Frakturtypen. Diese Frakturen mit Bevorzugung des Greisenalters können zu schwerwiegenden Komplikationen durch Beeinträchtigung des Allgemeinzustandes führen, insbesondere durch die langen Liegezeiten.

Daher wenn immer möglich operative Osteosynthese oder sofortiger prothetischer Ersatz mit Frühmobilisation und Prophylaxe von:

— Bronchopneumonie,
— Decubitalgeschwüren an der Ferse, über dem Gesäß und in der Kreuzbeingegend,
— Harnwegsinfektionen.

Andere schwere Allgemeinkomplikationen: Unterschenkel- und Beckenvenen-Thrombose, mit deren Entwicklung beim alten, bettlägerigen Menschen ab dem 7. und 8. Tag immer gerechnet werden muß. Diese Thrombosen führen leicht zu gefährlichen thromboembolischen Komplikationen: Lungenembolie (s. dort).

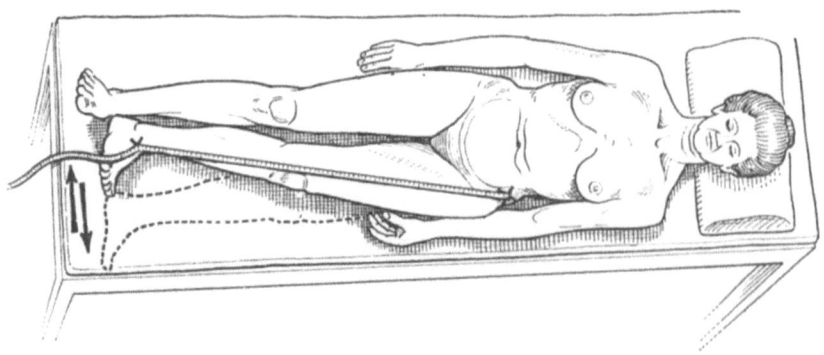

Abb. 169. Schenkelhalsfraktur mit Beinverkürzung: Abstand von der Spina iliaca anterior bis zum inneren Knöchel verkleinert. Man bemerke außerdem die Adduktions- und Außenrotationsstellung

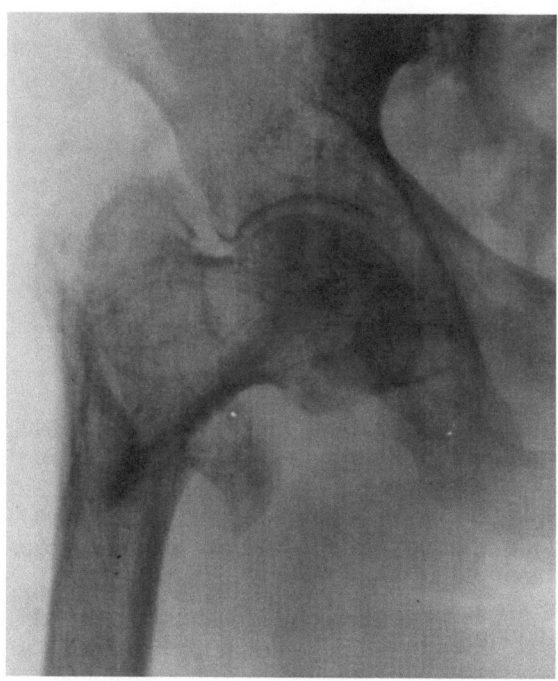

Abb. 170. Röntgenbild einer pertrochanteren Schenkelhalsfraktur. Nebenbefund: Abriß des Trochanter minor in Höhe der Fraktur

b) Komplikationen der Frakturheilung. Die Schenkelhalsfrakturen und die pertrochanteren Oberschenkelfrakturen verhalten sich völlig unterschiedlich in ihrem Heilungsverlauf.

1. *Schlecht oder spät behandelte Schenkelhalsfrakturen* führen fast immer zur Pseudarthrosenbildung. Diese Pseudarthrosenbildung hat ihre Hauptursache in dem schlechten Kontakt der Fragmente (bei *Pauwels* III). Ein weiteres disponierendes Moment stellen die Gefäßverletzungen mit Nekrosenbildung dar (Abb. 171).

Eine besondere Komplikation: die Resorption im Hals nach Schenkelhals-Nagelung mit nachfolgender Nagellockerung. Auch hierbei handelt es sich wiederum um eine primär gefäßbedingte Heilungsstörung (Abb. 172).

Selbst nach zunächst eingetretener Frakturheilung und Fragmentkonsolidierung kann es noch im Spätverlauf (nach 1 bis 2 Jahren) zur Kopfnekrose kommen auf

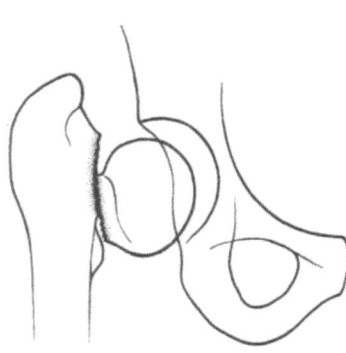

Abb. 171. Pseudarthrose einer Schenkelhalsfraktur

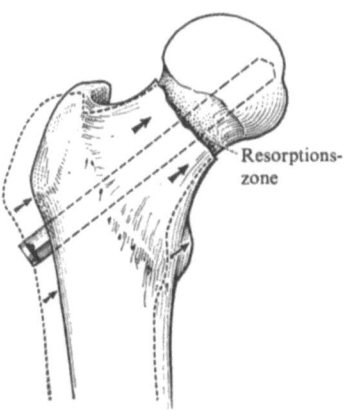

Abb. 172. Resorptionszone bei medialer Schenkelhalsfraktur

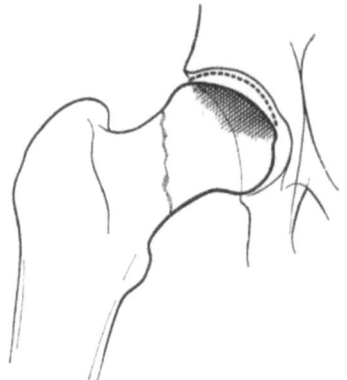

Abb. 173. Polnekrose im Schenkelhalskopf

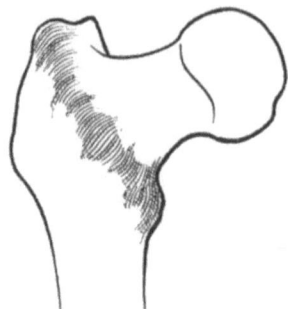

Abb. 175. Posttraumatische Coxa vara

Grund einer gestörten Ernährung der Epiphyse durch Gefäßverletzung (Abb. 173). Der obere Gefäßstiel ist der ernährungsmäßig bedeutendste, Kompensation durch das runde Gefäßband ist nicht immer gegeben.

2. *Die lateralen Halsfrakturen* können ebenfalls Nekrosen am Schenkelhalskopf nach sich ziehen.

3. Bei den *Trochanterfrakturen* gibt es keine wesentlichen vasculären Störungen, dafür können aber mechanische Probleme entstehen. Im allgemeinen kommt es bei Verkeilung der Fragmente zu einer ungestörten Konsolidierung durch Callusbildung (Abb. 174). Daher ist bei dieser eingekeilten pertrochantären Fraktur der Funktionsausfall verhältnismäßig gering und schmerzlos. Ist die Fraktur jedoch nicht verkeilt bzw. reponiert, kann es auch zur fehlerhaften Callusbildung kommen. Die hierdurch bedingte Fehlstellung ergibt eine sog. Coxa vara (Abb. 175) auf Grund der Kontraktionswirkung der Glutäalmuskulatur und der Adductoren, die sich in einer Varisationsstellung des Schenkelhalses mit Verkleinerung des cervicodiaphysären Winkels auswirkt.

4. Schließlich können sich alle Schenkelhalsfraktur-Formen in einer späteren posttraumatischen *Coxarthrose* nachteilig auswirken.

5. Frakturen der Hüftgelenkspfanne

Sie entstehen durch eine Stauchung des Femurkopfes gegen die Hüftgelenkspfanne. Dabei kommt es je nach Gewalteinwirkung zu unterschiedlichen Frakturen. Zur Einleitung der richtigen Therapie ist die Einteilung in 4 Grundfrakturen notwendig:

1. dorsaler Pfannenrandbruch

2. dorsaler Pfeilerbruch mit Verschiebung des Femurkopfes nach dorso-medial

3. ventraler Pfeilerbruch mit Verschiebung des Femurkopfes nach ventro-medial

4. Querbruch durch den Pfannengrund mit Verschiebung des Femurkopfes nach medial.

Diese Grundtypen kommen häufig kombiniert vor und manchmal ist die Zertrümmerung der Pfanne so groß, daß eine Einteilung nicht mehr möglich ist.

Zur exakten Diagnostik der Hüftgelenksverletzungen sind eine normale Beckenübersichtsaufnahme und zwei Spezialaufnahmen notwendig.

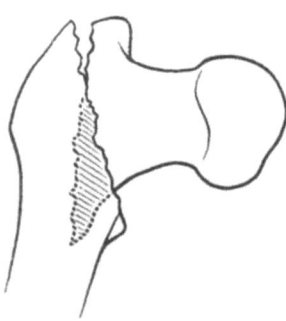

Abb. 174. Verkeilung einer pertrochanteren Schenkelhalsfraktur

6. Oberschenkelschaftbrüche

1. Bei den distalen Oberschenkelschaftbrüchen handelt es sich um gelenksnahe Frakturen mit ähnlicher Symptomatik wie bei der Tibiakopffraktur, die ebenfalls die Funktionen des Kniegelenks beeinträchtigen. Auch hierbei ergibt die *Röntgenuntersuchung* entscheidende Hinweise auf die Hauptfrakturtypen:
- Äußerer oder innerer Condylenbruch (isoliert),
- supra- oder intercondylärer Bruch (Y-Bruch) (Abb. 176).

2. Die Oberschenkel*schaft*brüche sind typische Brüche von langen Röhrenknochen als Auswirkung eines kombinierten Biegungs-, Drehungs- und Stauchungstraumas.

a) Bruchformen. Schrägbrüche mit Keilbildung,
Biegungsbrüche mit Biegungsdreieck oder Querbrüche bei direktem Trauma.

b) Symptomatologie. Besonders die Oberschenkelschaftbrüche sind durch große Hämatombildungen charakterisiert, die auch bei der Behandlung des posttraumatischen Schocks (Volumenmangel) berücksichtigt werden müssen (Blutverluste von 1–2 l). Auch ist die Gefahr der Fettembolie gegeben sowie von Gefäß- und Nervenverletzungen.

Typisch sind weiterhin Dislokationen, da sich hier die Muskelansätze in Abhängigkeit von der Frakturhöhe besonders auswirken.

c) Behandlungsrichtlinien. Nach Möglichkeit Osteosynthese. Bei den Röhrenknochen besonders gut geeignet innere, stabile Osteosynthese durch Marknagelung.

III. Traumatische Hüftgelenksluxationen

Nur ein schweres Trauma führt zu einer Hüftgelenksluxation, da das Hüftgelenk im Gegensatz zum Schultergelenk gut verankert ist. Dennoch wird sie im Zusammenhang mit den zunehmenden Verkehrsunfällen häufig beobachtet: durch Stoß des gebeugten Kniegelenks, z.B. gegen das Armaturenbrett im Auto. Die Gewalteinwirkung wird über die Längsachse des Femurs zum Schenkelhalskopf fortgeleitet. Mehrfachfrakturen sowie Trümmerfrakturen sind möglich. Bei den Luxationsfrakturen kommt es bei intaktem Schenkelhalskopf zu zwei typischen Lageverschiebungen:

1. Zentrale Femurluxation mit Einbruch in das Pfannendach;
2. hintere Luxation durch Ausbruch der dorsalen Pfannenwand. Dieser Frakturtyp ist der häufigste.

Die Symptomatologie aller Hüftgelenksluxationen ist variabel, die Deformationen sind von größter Bedeutung für die Diagnostik.
Zwei Haupttypen werden unterschieden:

1. Vordere Luxation

Das Bein steht in Außenrotation und Abduktionsstellung. Bei der Palpation ist der Femurkopf in der Leiste zu tasten (Abb. 177).

2. Hintere Luxation

Bein in Innenrotation und Adduktionsstellung. Der Femurkopf ist deutlich im Gesäß zu tasten (Abb. 178).

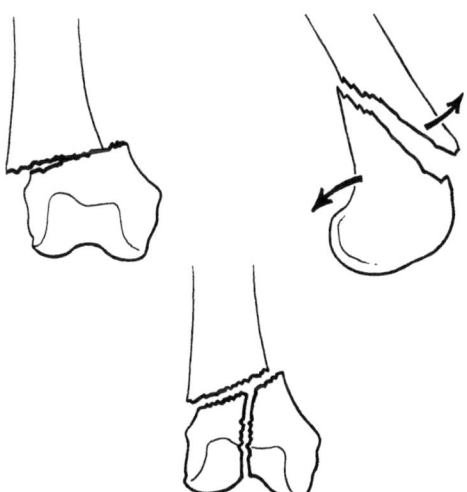

Abb. 176. Oben: supracondyläre Femurfraktur, Vorder- und Seitenansicht; unten: supra- und intracondyläre Femurfraktur

Abb. 177. Beinfehlhaltung bei vorderer Hüftgelenksluxation

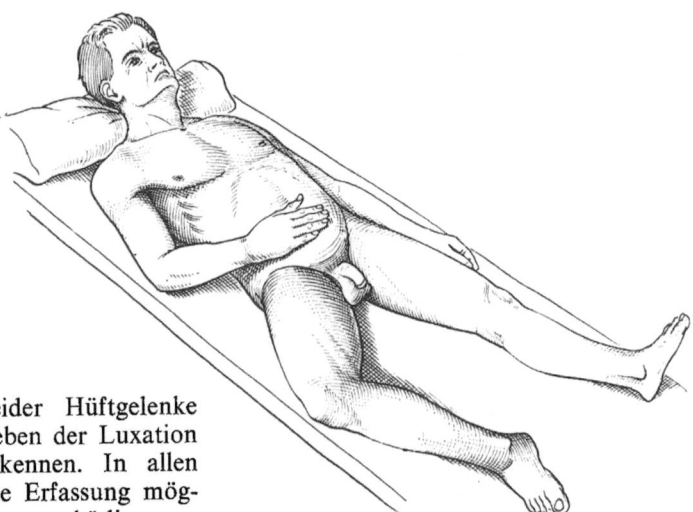

Röntgenaufnahmen beider Hüftgelenke sind unerläßlich, um neben der Luxation Begleitfrakturen zu erkennen. In allen Fällen muß eine genaue Erfassung möglicher Gefäß- oder Nervenschädigungen erfolgen. Besonders bei der hinteren Luxation ist eine Ischiasnerv-Schädigung möglich (Abb. 179).

IV. Infektiöse Hüftgelenksentzündungen (Coxitis)*

Zwei Hauptformen:
− Die akute Arthritis bei Osteomyelitis,
− die tuberkulöse Arthritis oder Coxitis tuberculosa.

* Siehe Kap. Chirurgische Infektionen.

1. Hämatogene Osteomyelitis (Abb. 180)

Sie tritt hauptsächlich beim Säugling und Kleinkind auf. Sie verläuft in der Regel akut, häufig fortgeleitet (Furunkel oder Pyodermitis) entsteht ein hyperpyretischer Zustand mit heftigen und umschriebenen Schmerzen im Hüftgelenk mit späterer Ausstrahlung in den Oberschenkel. Das Hüftgelenk ist in Schonhaltung − in Halbflexion und Außenrotation zur Entspannung der durch Eiteransammlung gedehnten Hüftgelenkskapsel − fixiert. Einige Tage nach dem akuten Auftreten kann durch Hüftgelenkspunktion Eiter gewonnen werden.

Die radiologischen Symptome zeigen sich erst später, etwa am 10.−15. Tag, mit deutlicher periostaler Reaktion unterhalb der Epiphysenfuge.

Bei günstigem Verlauf kommt es zu einer Knochensequestration (isolierte Knochen-

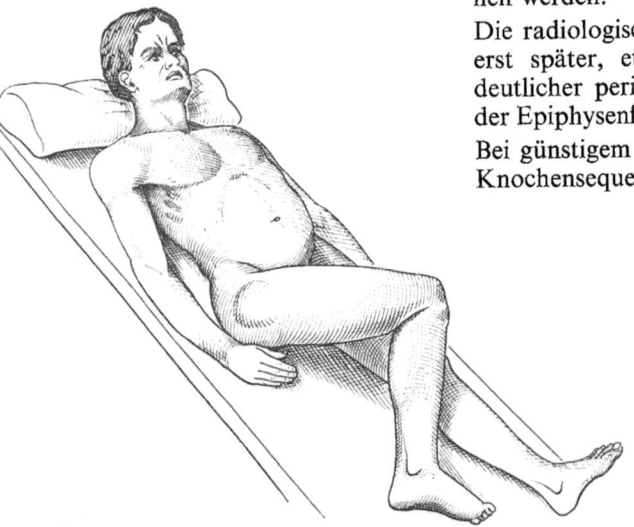

Abb. 178. Beinfehlhaltung bei hinterer Hüftgelenksluxation

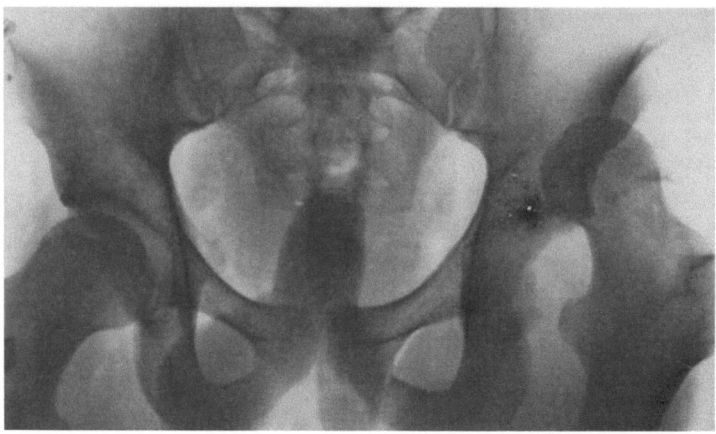

Abb. 179. Hüftgelenksluxation links: Der Schenkelhalskopf hat die Hüftgelenkspfanne verlassen. Hüftgelenkspfanne leer

nekrose, „Totenlade") in einer Aussparung, Aushöhlung des gesunden Knochens. Die Prognose ist immer ernst. Obwohl die vitale Bedrohung durch die antibiotische Therapie weitgehend beherrschbar ist, sind funktionelle Auswirkungen nicht vermeidbar. Sie kommen zustande durch die Schenkelhalskopfnekrose mit späterer pathologischer Luxationsneigung.

2. Coxitis tuberculosa (Abb. 181)

Sie kann im jugendlichen Alter, seltener beim Erwachsenen oder älteren Patienten auftreten. Im Zusammenhang mit der Hüftgelenkserkrankung kann auch das Kniegelenk befallen sein (hinkender Gang). Der Allgemeinzustand ist verändert, insbesondere durch persistierendes Fieber um 38°.

Untersuchung. Zu Beginn sind die Hüftgelenksbewegungen eingeschränkt, vor allem bei Extension, Abduktion, Innenrotation. Hieraus resultiert leicht eine Fehlstellung in leichter Flexion, Abduktion und Außenrotation. Das nächste auffällige Symptom ist eine Lymphdrüsenschwellung der Leistenbeuge. Ebenso muß

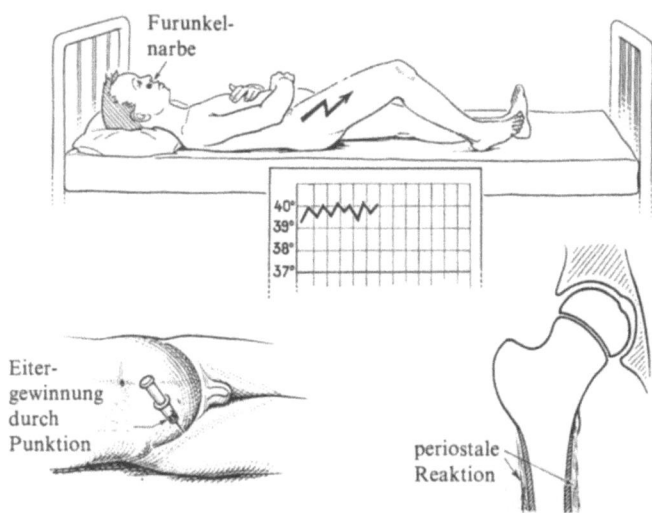

Abb. 180

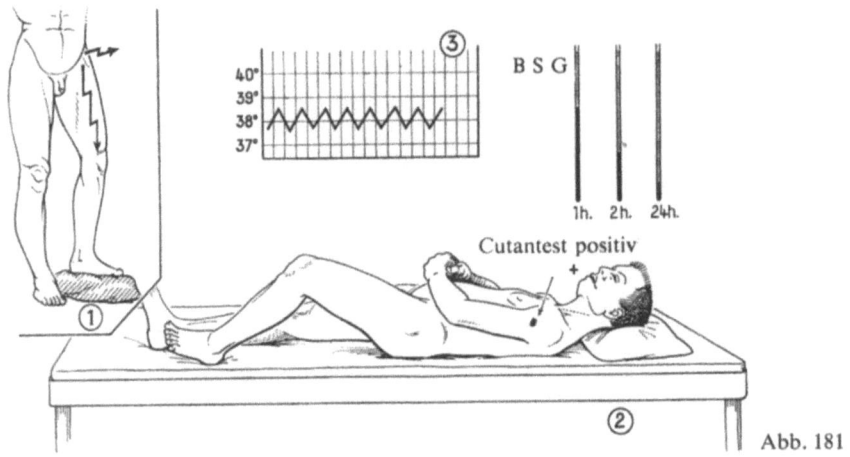

Abb. 181

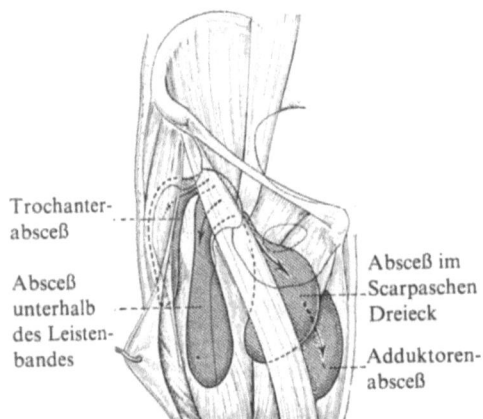

Abb. 182. Absceß bei Coxitis tuberculosa (spezifischer, kalter Absceß), Entwicklung nach vorn

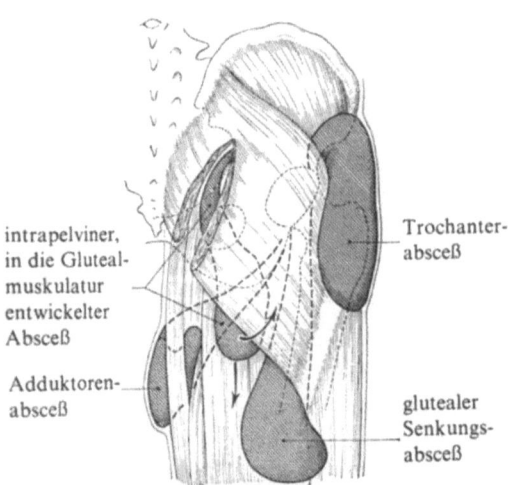

Abb. 183. Abszeßbildung bei spezifischer Coxitis mit Entwicklung nach hinten

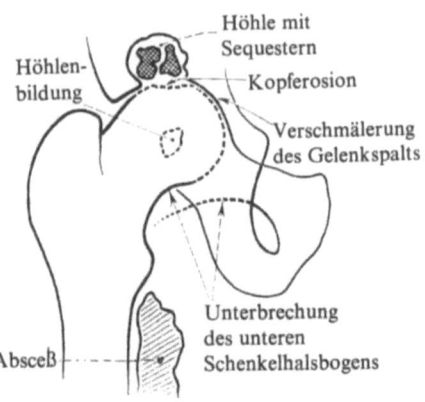

Abb. 184

systematisch nach einem Wander- oder Senkungsabsceß nach hinten oder vorne gesucht werden (Abb. 182 und 183). Notabene: Kalter Absceß! (s. Kapitel Infektionen, Abb. 4 und 6).

Die weiteren Laboruntersuchungen weisen ebenfalls auf einen entzündlichen Prozeß hin. Bei normalem Blutbild ist die BSG beschleunigt. Die Tuberkulin-Hautreaktion ist positiv.

Die Röntgenuntersuchung ist von entscheidender Bedeutung. Hauptbefunde sind (Abb. 184):

— Unterbrechung des Schenkelhals-Obturatorbogens,
— Verschmälerung des Gelenkspalts,
— Erosion des Schenkelhalskopfes,

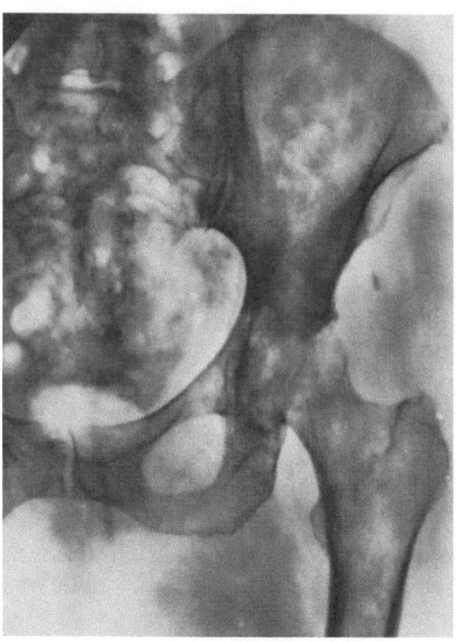

Abb. 185. Röntgenbild — Standardaufnahme — Vorderansicht bei Coxitis tuberculosa. Verschmälerung des Hüftgelenksspaltes, Erosionen im Schenkelhalskopfbereich, an der Schenkelhalskopf- und Hüftgelenkspfanne. Der Schenkelhalsbogen ist nicht (noch nicht) unterbrochen

- Knochenkaverne im Schenkelhalskopf oder in der Gelenkspfanne mit oder ohne Sequesterbildung,
- manchmal eine Abszeßbildung entlang des Femurschaftes, jedoch keine Osteolyse.

Zu den normalen Röntgen-Standardaufnahmen sind Röntgenschichtaufnahmen des Knochens erforderlich (Abb. 185).

Die Prognose der Coxalgie hat sich durch die tuberkulostatische Antibiotica-Therapie gebessert, verbunden mit dem direkten, spezial-chirurgischen Eingriff am lokalisierten tuberkulösen Knochenprozeß.

V. Coxarthrose

Die Coxarthrose ist eine degenerative Hüftgelenkserkrankung, die sowohl einen destruktiven (Erosion, „Geröllcysten") wie einen osteophytischen Prozeß (überschießende Knochenproduktion) darstellt (Abb. 187).

Es gibt verschiedene ätiologische Typen der Coxarthrose (Abb. 186):

1. Primäre Coxarthrose

Die primäre Coxarthrose des Hüftgelenks ist ohne anatomische oder andere Defektbildungen (s. Abb. 186a).

Insbesondere ist der Femurschenkelhalswinkel normal (120–130°) mit normaler Anteversion des Schenkelhalses (20°) und normaler Hüftgelenkspfanne.

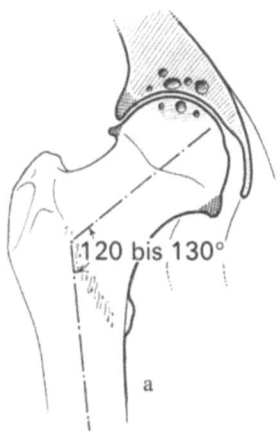
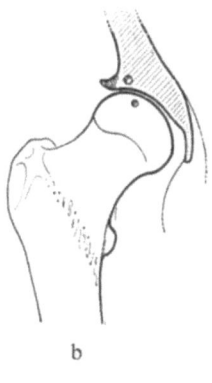
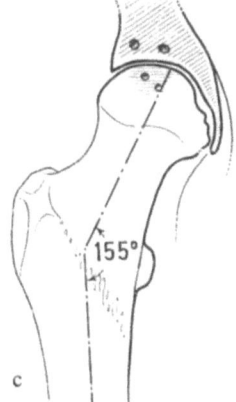

Abb. 186a—c

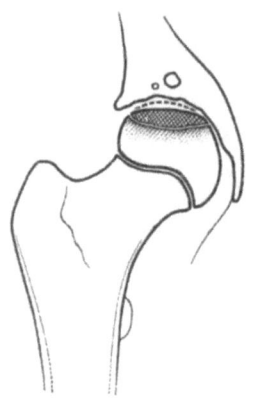

Abb. 187

Die primäre Coxarthrose betrifft meist ältere Altersgruppen und hier wieder besonders das weibliche Geschlecht. Sie verursacht Schmerzen in der Hüfte und im Knie mit bestimmten Tagesrhythmen (tags oder nachts), von bestimmter Intensität, weiterhin Gehbehinderung, charakterisiert durch hinkenden Gang (Gehen an einer Stütze) mit limitierten Gehstrecken.

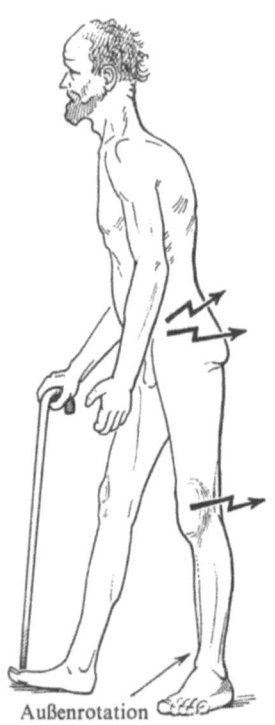

Außenrotation

Abb. 188

Da als erstes die Innenrotation und die Extension eingeschränkt sind, ist eine Fehlstellung in Außenrotation und leichter Flexionsstellung der Hüfte erkennbar (Abb. 188).

Die Röntgenuntersuchung ist unerläßlich, sie zeigt eine Verschmälerung des Hüftgelenkspaltes, Geröllcysten und/oder sklerosierte Bezirke im Knochen sowie Osteophyten (Abb. 189, 190).

2. Coxarthrose bei Hüftgelenkspfannendysplasie (s. Abb. 186b)

Dieses ist eine angeborene Fehlbildung und Wachstumsstörung der Hüfte mit mechanischen Auswirkungen, da die Gelenkfläche zwischen Kopf und Pfanne verkleinert ist. Hieraus resultieren Zonen von Hyperpression, die eine Arthrose nach sich ziehen.

3. Coxarthrose bei Coxa valga (s. Abb. 186c)

Der Femurschenkelhalswinkel ist vergrößert, daher tritt eine Veränderung der Hebelarmkräfte auf, wodurch sich unphysiologisch das Körpergewicht einerseits, die Muskelkräfte andererseits auf den Femurkopf auswirken. Auch hierbei kommt es zu umschriebenen Hyperpressionszonen, die zur Coxarthrose führen (Abb. 187).

4. Coxarthrose, aseptische Hüftkopfnekrosen

*Perthes*sche Erkrankung im Entwicklungsalter, *aseptische Osteonekrosen* im Femurkopf des Erwachsenen.

Diese beiden Affektionen haben verschiedene Entwicklungen und Knochenlokalisationen. Im Entwicklungsalter ist der Verlauf cyclisch. In beiden Fällen resultiert eine Deformation des Schenkelhalskopfes, hauptsächlich in seinem obersten Pol, auf Grund einer Osteomalacie mit Sequesterbildung und nachfolgender Kopfarthrose.

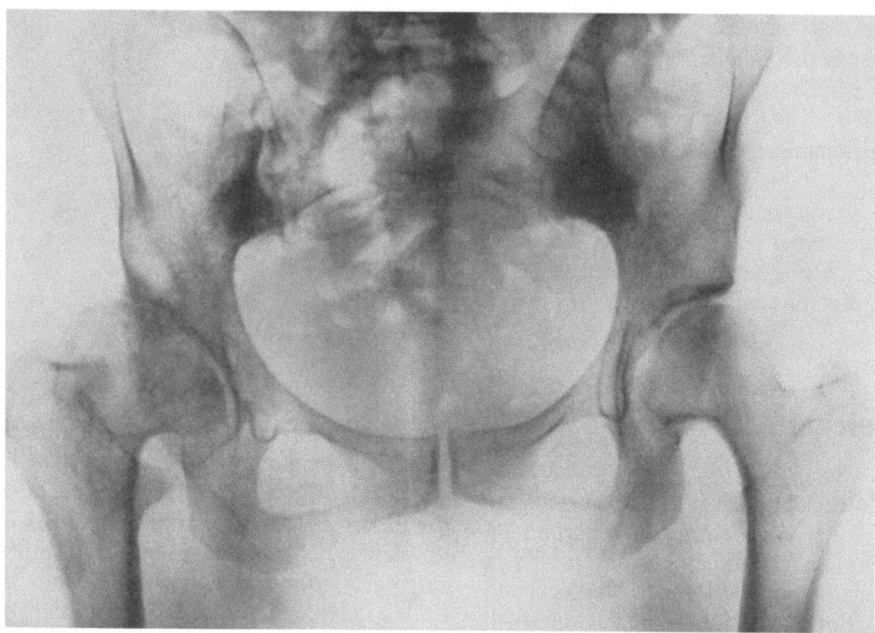

Abb. 189. Sekundäre Coxarthrose auf dem Boden einer Hüftgelenksdysplasie, doppelseitig. Coxarthrose rechts mehr als links fortgeschritten. Rechts: Die Dysplasie besteht in einer Hypertrophie des Schenkelhalskopfes, dadurch Mißverhältnis zur Gelenkpfanne. Links: Kleine Coxa valga kombiniert mit abgeflachter Pfanne durch ungenügende Entwicklung

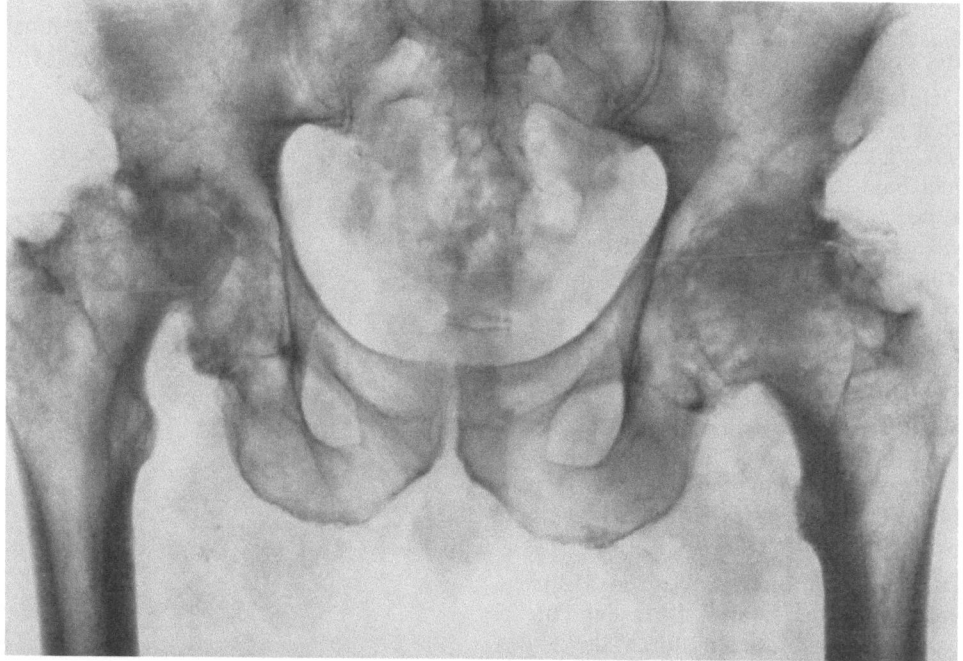

Abb. 190. Primäre beidseitige Coxarthrose, rechts mehr als links fortgeschritten

Die *Perthes*sche Erkrankung (Juvenile Osteochondropathie) gehört zur Krankheitsgruppe der Osteochondrosen.

5. Posttraumatische Coxarthrose

Die posttraumatische Coxarthrose entsteht nach einer Fraktur im Schenkelhals oder nach Hüftgelenksluxation bzw. Luxationsfraktur des Hüftgelenks.

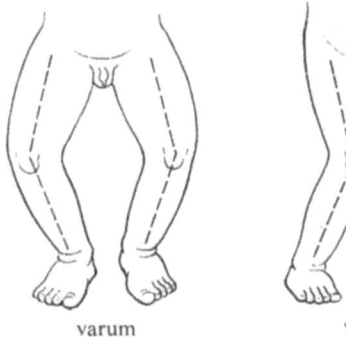
varum   valgum
Abb. 191

B. Kniegelenk

Das Kniegelenk, ein komplexes Gelenk, wird gebildet von Femurkondylen und Tibiagelenkflächen mit einem Sesambein in der Quadricepssehne, der Kniegelenkscheibe. Für die Statik und Bewegung spielt der Quadriceps die Hauptrolle, daher keine gute Kniegelenksbeweglichkeit ohne guten Quadricepsmuskel!

1. Untersuchungsmethoden

Inspektion im Stehen. Normal ist das physiologische Genu valgum. Femur und Tibiaachse bilden einen nach außen offenen Winkel von 170°. Bestimmte angeborene Deformitäten oder Entwicklungsstörungen oder posttraumatische Folgen können diesen Winkel verändern. Bei verstärkter Verschiebung der Unterschenkelachse nach außen resultiert ein pathologisches Genu valgum (X-Bein). Diese Deformität war früher am häufigsten nach Rachitis zu beobachten. Die umgekehrte Knieverschiebung mit nach innenwärts offenem Winkel ist das Genu varum (O-Bein). Es handelt sich um eine Deformierung des Gesamtbeins mit Auswärtskrümmung, meistens beidseitig. Bei Streckhemmung im Kniegelenk: Genu flexum. Bei Hyperextensionsstellung des Kniegelenks: Genu recurvatum (Abb. 191, 192).

Die Konfiguration des Kniegelenks ist nach vorn durch die Dreiecksform der Patella bestimmt, nach hinten durch die Kniekehle (Poplitea) mit den Oberschenkel- und Unterschenkelmuskelansätzen.

Palpation. Bei entspanntem Quadriceps läßt sich die Kniescheibe gut seitlich bewegen. Bei gebeugtem Kniegelenk steht die untere Spitze der Kniescheibe in Höhe des Kniegelenkspaltes, innen- und außenwärts, in Höhe des Kniegelenkspaltes befinden sich die Meniscus-Vorderhörner. Bei allen pathologischen Veränderungen sind diese Gelenkskonturen in irgendeiner Weise verändert.

Ein wichtiges Untersuchungskriterium bei allen Kniegelenkserkrankungen sind die vergleichenden *Muskelumfangsmessungen* in der Mitte des Oberschenkels, der Wadenmuskulatur und im Knöchelbereich.

Kniegelenksbeweglichkeit. Die Hauptfunktionen zeigen sich beim Gehen, beim Treppensteigen und Absteigen.

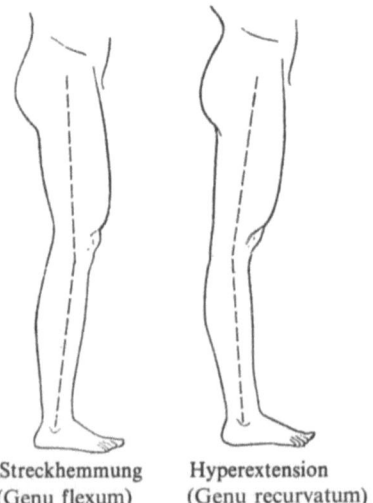
Streckhemmung   Hyperextension
(Genu flexum)   (Genu recurvatum)
Abb. 192

Die *Funktionsanalyse* erfolgt im Liegen oder Stehen, wobei die Hauptbeweglichkeit in der Sagittalebene durch Flexion und Extension erfolgt (Abb. 193).

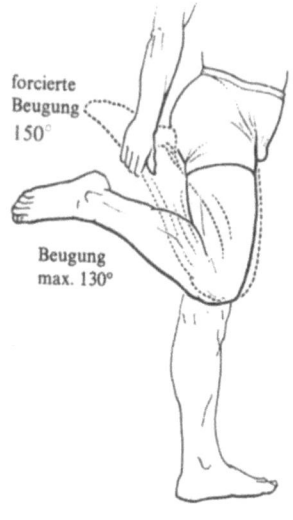

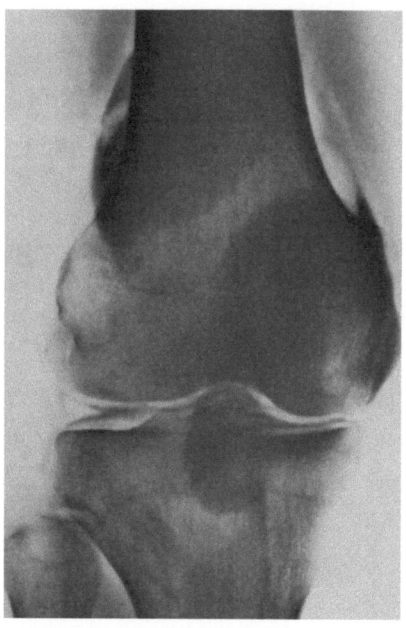

Abb. 193

Abb. 195. Arthrographie unter gleichzeitiger Instillation von Luft und Kontrastmittel. Die Knorpelgelenkfläche und Meniscen sind gut erkennbar

In Extensionsstellung sind keine Seitwärtsbewegungen im Kniegelenk möglich.

Die Röntgenuntersuchungen erfolgen in zwei Ebenen, erforderlichenfalls Vergleichsaufnahmen mit dem anderen Knie. Ebenso können durch Röntgenaufnahmen in verschiedenen Funktionsstellungen zusätzliche Befunde erfaßt werden. Schließlich weitere Befunderhebungen durch Injektion von Kontrastmittel und Luft in das Kniegelenk (Arthrographie) und durch Schichtaufnahmen, insbesondere auch bei Meniscuserkrankungen (Abb. 194, 195).

2. Verletzungszeichen

Zwei Symptome dominieren bei der Pathologie des Kniegelenks:
— der *Schmerz* (Gonalgie) und
— der *Kniegelenkserguß* (Hydarthrose).

Bei allen Kniegelenksbeschwerden muß wegen der gegenseitigen Auswirkungen auch das Hüftgelenk mituntersucht werden.

Beim Kniegelenkserguß sind die Kniegelenkskonturen verstrichen, mit Vor-

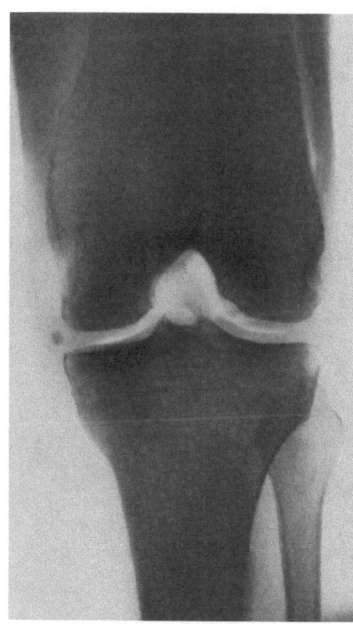

Abb. 194. Arthrographie des Kniegelenkes durch Luftinstillation. Röntgenaufnahme in leichter Beugestellung, Röntgenfilm in der Kniekehle. Dadurch genaue Darstellung der condylären Aushöhlung. Die weiteren Meniscusvorder- und -hinterhörner gut sichtbar übereinandergeschichtet. Ebenfalls zwischen den Condylen die angedeutet erkennbaren Kreuzbänder. Nebenbefund: Sesambein im Bereich des Innenbandes

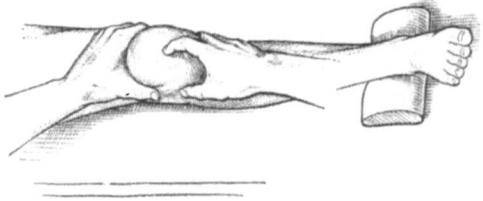

Abb. 196. Untersuchung eines Kniegelenksergusses mit tanzender Patella

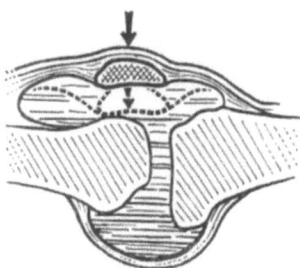

Abb. 197. Tanzen der Patella bei Kniegelenkserguß

wölbung der Kniescheibe. Der häufigste Kniegelenkserguß ist von seröser Beschaffenheit, er füllt den oberen und unteren Recessus aus. Diese werden bei der Untersuchung bimanuell ausgedrückt und dabei gleichzeitig stoßweise die Patella nach unten gedrückt. Hierbei kommt es zum „Patellatanzen" bei gestrecktem Kniegelenk (Abb. 196 und 197).
Ein Kniegelenkserguß nach Trauma (traumatischer Kniegelenkserguß) ist von hämorrhagisch-seröser Beschaffenheit: *Hämarthros*. Hierbei ist das Patellatanzen weicher, „wattiert". Bei eitrigem Kniegelenkserguß *(Pyarthros)* weist dieser auf eine akute, infektiöse Arthritis hin mit gleichzeitig heftigen Schmerzen und Fieber. Über die Beschaffenheit des Kniegelenksergusses gibt die Kniegelenkspunktion sofort Aufschluß, vor allem durch bakteriologische und biochemische Untersuchung (s. Kap. II, Kniegelenksentzündungen).

I. Kniegelenksverletzungen

Die Hauptverletzungen am Kniegelenk bestehen in: Distorsionen, Meniscusverletzungen, Kniescheibenbrüchen, Tibiakopfbrüchen und distalen Oberschenkelschaftbrüchen.

1. Distorsionen

Sie treffen den Bandapparat des Kniegelenks durch forcierte Bewegungen und haben eine teilweise oder vollständige Ruptur (Abb. 198) von Bändern und Kapsel zur Folge. Es ist eine häufige Verletzung mit oft schweren Folgezuständen.
Verletzungsursachen sind Unfälle beim Skisport, Fußball, Rugby.
Hauptverantwortlich hierfür ist die Abduktion bei gestrecktem Knie mit Ruptur

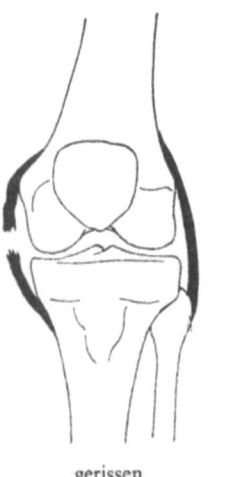
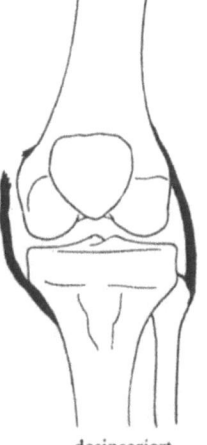
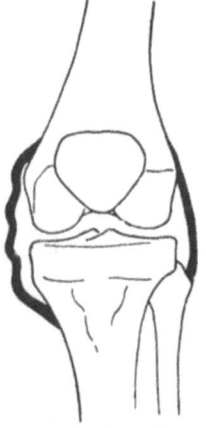

gerissen   desinseriert   gedehnt   Abb. 198

Kniegelenksverletzungen

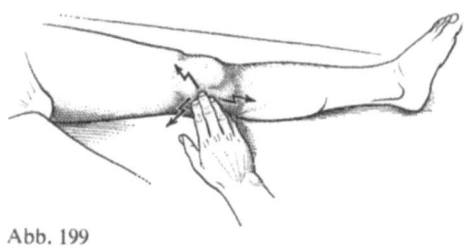

Abb. 199

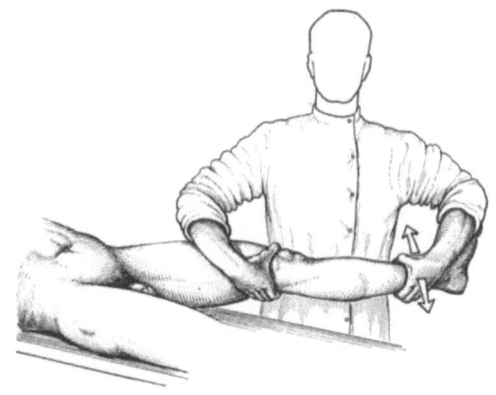

Abb. 200. Kniegelenksuntersuchung: Prüfung der Seitwärtsbeweglichkeit, Aufklappbarkeit

des Innenbandes. Ebensohäufig sind aber Traumen bei leicht gebeugtem Knie mit Außenrotation und dabei auftretendem Zerreißen des vorderen, äußeren Kreuzbandes. Eine forcierte Hyperextension wirkt sich in einem Zerreißen der Kreuzbänder oft als Ausriß der Femur- oder Tibiakondylen aus.

Durch diese verschiedenen Bewegungstypen sind zahlreiche und kombinierte Verletzungsarten möglich.

Pathologische Anatomie. Hauptsächlich drei Verletzungsformen: Ruptur, Bandauslösung, Bandzerrung (vgl. Abb. 198).

Klinik. Umschriebener *Schmerz* in Höhe der Bandverletzung, spontan bei Palpation oder bei Imitation des Verletzungsmechanismus.

Das Kniegelenk ist geschwollen, gelegentlich mit Blutergußbildung bzw. Blauverfärbung in Höhe der befallenen Bänder (Abb. 199).

Auch weist die *abnorme Beweglichkeit* auf eine Bandverletzung hin.

Untersuchung frischer Verletzungen nur nach vorheriger Anaesthesie möglich.

1. Die pathologische Beweglichkeit der seitlichen Bänder bewirkt eine vermehrte Aufklappbarkeit auf der Seite der Bandverletzung.

– Innenbandverletzung: Genu valgus,
– Außenbandverletzung: Genu varus (Abb. 200).

2. *Schubladen-Phänomen* bei Kreuzbandläsionen. Untersuchung des Patienten bei gebeugtem, herabhängendem Unterschenkel (Abb. 201).

Läsion des vorderen äußeren Kreuzbandes: abnorme Verschieblichkeit des Tibiakopfes nach vorn (Abb. 202); Läsion oder Insuffizienz des hinteren inneren

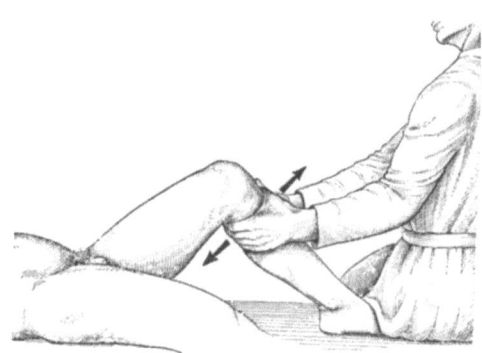

Abb. 201. Untersuchung am Kniegelenk: Schubladenphänomen

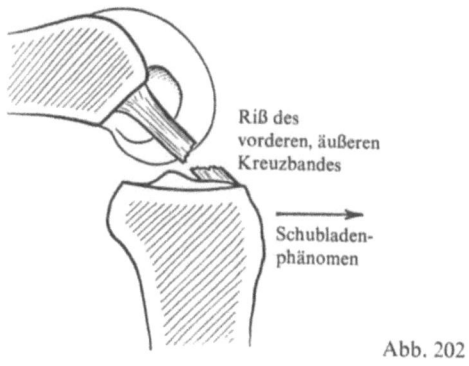

Abb. 202

Kreuzbandes: Verschieblichkeit des Tibiakopfes nach dorsal.

Röntgenaufnahmen zeigen ein unverletztes Skeletsystem. Indirekt allerdings können sie Hinweise auf die Bandverletzung geben durch abnorme Stellung des Kniegelenks.

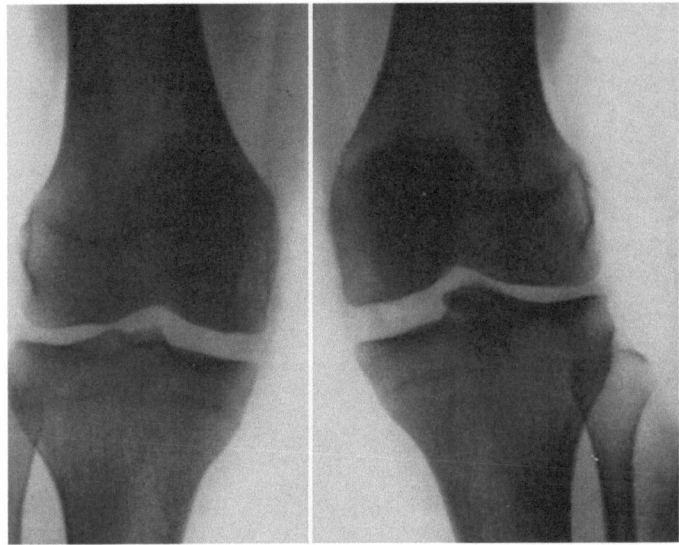

Abb. 203. Röntgenaufnahme beider Kniegelenke in symmetrischer Position bei forcierter Abduktionsstellung. Links: mittlerer Gelenkspalt weiter klaffend durch Bandverletzung

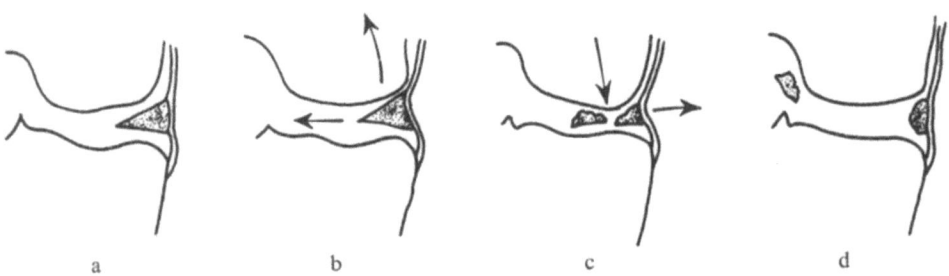

a b c d

Abb. 204a–d. Entstehung einer Verletzung des Innenmeniscus. a Normalstellung des Innenmeniscus. b Durch Beugung und Valgusvermehrung des Kniegelenks, ferner durch Außenrotation des Unterschenkels wird der Innenmeniscus in den Gelenkspalt verlagert. c Erfolgt nun beim belasteten Gelenk eine plötzliche Streckung, so wird der kapselferne Meniscusanteil fixiert; der kapselnahe Anteil wird infolge Kapsel- und Seitenbandzug abgerissen. d Korbhenkelartige Verlagerung des abgerissenen Teiles in die Fossa intercondylaris. (Aus H. WILLENEGGER, 1973)

(valgus oder varus mit Klaffen des Gelenkspaltes, wenn die Röntgenaufnahmen in extremer Funktionsstellung gemacht werden) (Abb. 203). Bei alten Verletzungen sog. *Stieda*-Schatten.

2. Meniscusverletzungen

Die gleichen Verletzungsmechanismen wie bei den Bandverletzungen können auch zu Meniscusverletzungen führen (Abb. 204). Der Innenmeniscus ist am häufigsten betroffen, da er wegen seiner Fixierung am inneren Seitenband weniger gut ausweichen kann als der Außenmeniscus. Es handelt sich im allgemeinen um eine Längsfissur, die den Meniscusknorpel zweiteilt und innenwärts einen „korbhenkelförmigen" Abriß freisetzt, der in den intercondylären Spalt luxieren kann (Abb. 205).

In einigen Fällen kommt es durch den Unfall zu einem Teilabriß des Meniscus, einem sog. „Meniscushorn" (Abb. 206).

Entscheidend bei allen Meniscusverletzungen ist das Initialtrauma. Trifft ein adäquates Trauma das Kniegelenk z.B. eines jungen Sportlers, so resultiert daraus eine Gelenksblockierung durch den Meniscusabriß (Abb. 207). Diese Kniegelenksblockade kann sich spontan lösen, oder es verbleibt eine Streckinsuffizienz. In den folgenden Tagen tritt ein leichter Kniegelenkserguß auf, der sich oft wieder

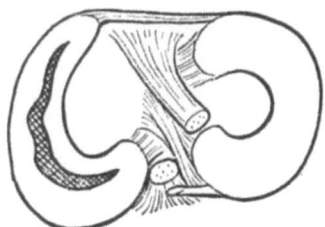

Abb. 205. Längsriß im Innenmeniscus: „Korbhenkelzeichen"

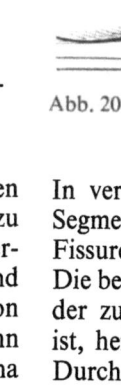

Abb. 207

zurückbildet. In der Folgezeit führen dann aber auch kleinere Traumen zu erneuten Kniegelenksblockaden. Sie erfordern eine genaue Untersuchung und Erforschung der Anamnese, um schon vorliegende Meniscusverletzungen, wenn sie typisch waren, zu erkennen. Das Trauma ist immer eine indirekte Gewalteinwirkung, die z. B. dadurch entsteht, daß das gebeugte Kniegelenk in Abduktion und bei außenrotiertem Unterschenkel und fixiertem Fuß plötzlich gestreckt wird (Fußballspielerverletzung).

Bei der *klinischen Untersuchung* erkennt man einen umschriebenen Druckschmerz am Vorderhorn des Innenmeniscus beim Versuch der Streckung aus der halben Beugehaltung (Abb. 208).

Es gibt aber auch Meniscusverletzungen, die mehr schleichend auftreten. Daher erinnern sich viele Patienten nicht an ein besonderes Unfallereignis. Diese Meniscusläsionen entstehen auf dem Boden von degenerativen Veränderungen oder nach chronischen Mikrotraumen (Bergbauarbeiter mit langdauernden Arbeiten im Knien).

Die *Arthrographie* mit Kontrastmittel- und Lufteinfüllung ins Kniegelenk ergibt eine genaue Umrißdarstellung der Menisken.

In verschiedenen Stellungen können alle Segmente des Meniscus erfaßt werden mit Fissuren, Ablösungen und Zerreißungen. Die besten Bilder sind vom Innenmeniscus, der zugleich auch am häufigsten verletzt ist, herzustellen.

Durch operative Meniscusentfernung mit anschließender aktiver Übungsbehandlung können die Beschwerden weitgehend beseitigt werden.

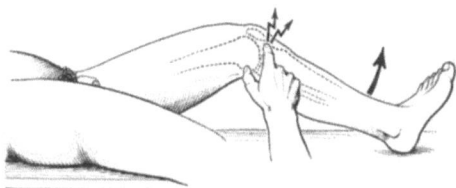

Abb. 208. Umschriebener Schmerz am Vorderhorn des Innenmeniscus

3. Patellafrakturen

Die Patellafraktur ist entweder Folge eines direkten Traumas oder einer forcierten Beugung des Beines bei gleichzeitigem direktem Trauma (Abb. 209). Die Kniescheibe ist als hervorragender Punkt des Kniegelenks verschiedenartigen äußeren Gewalteinwirkungen ausgesetzt. Da die Kniescheibe mit der Quadricepssehne ver-

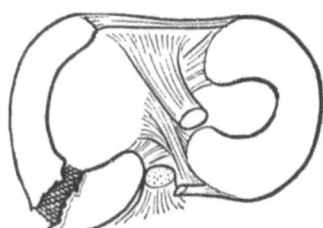

Abb. 206. Riß am Hinterhorn beim inneren Meniscus

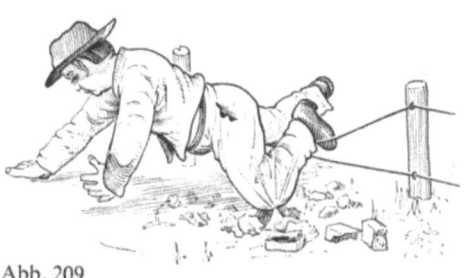

Abb. 209

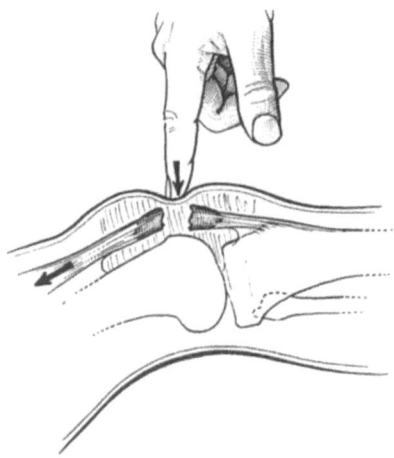

Abb. 210

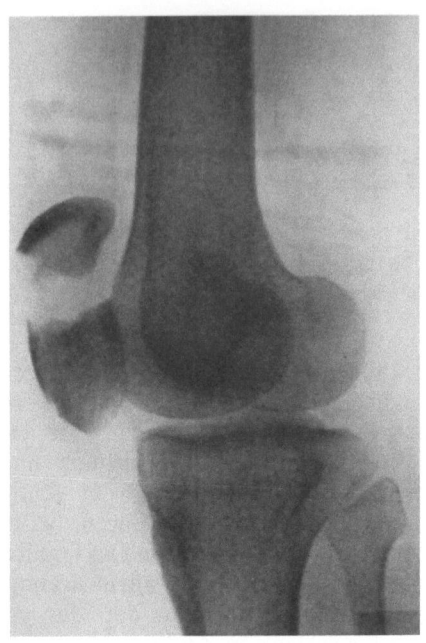

Abb. 212. Röntgenaufnahme des Kniegelenkes, Profilansicht: Patellafraktur

bunden ist, ist ihre Fraktur gleichbedeutend mit einer Ruptur des Streckapparates am Kniegelenk.

Die Diagnose ist einfach. Der Unfallhergang und der umschriebene Schmerz sind deutliche Hinweise: Schwellung am Kniegelenk, Hämarthros, tastbare, in einigen Fällen sichtbare Querfurche in Höhe der Kniescheibe. Weiter ist die aufgehobene Streckmöglichkeit des Kniegelenks, wenn der Reservestreckapparat mit eingerissen ist, ein charakteristisches Zeichen. Dieses muß mit Vorsicht überprüft werden (Abb. 210, 211).

Durch die *Röntgenuntersuchung* können die Form und der Sitz der Fraktur genau präzisiert werden (Abb. 212).

Die *Therapie* der Wahl bei der Patellafraktur ist die Osteosynthese in Form einer Zuggurtung (Abb. 213 A, B).

Bei Trümmerfraktur einer Patella dagegen ist die partielle oder totale Entfernung erforderlich mit Naht der Patellasehne (Abb. 213 D).

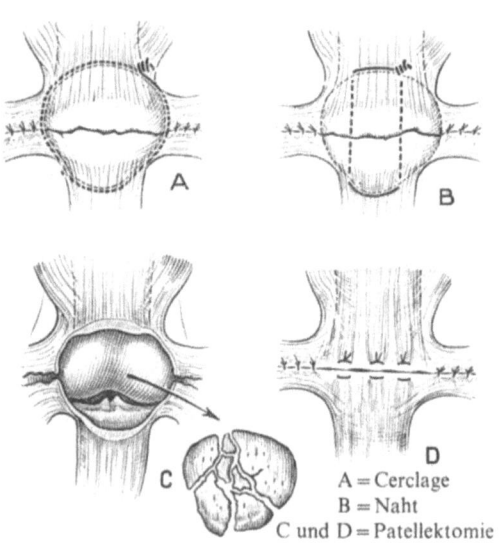

Abb. 213

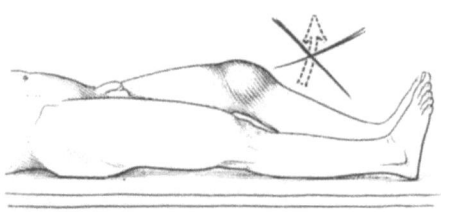

Abb. 211

4. Frakturen des Tibiakopfes

Sie entstehen im allgemeinen bei Unfallmechanismen mit extremer Varus- oder Valgusstellung des Kniegelenks und gleich-

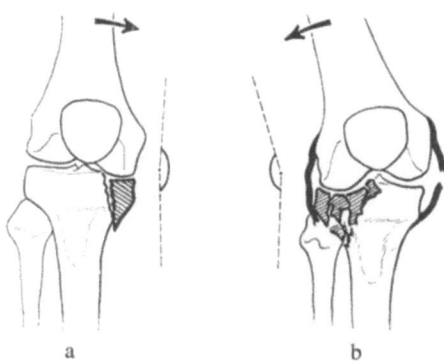

Abb. 214a u. b. Tibiakopffrakturen. a Abbruch der inneren Tibiakante. Posttraumatische Varusstellung durch Einbruch des medialen Tibiakopfmassivs. b Trümmerbruch des lateralen Tibiakopfmassivs. Posttraumatische Valgusstellung durch Einbruch bzw. Abkippen des Femurs in das laterale Tibiakopfmassiv. Innenbandriß. Nach Möglichkeit sofortige operative Korrektur durch Anhebung der Fragmente mit Spongiosaunterfütterung des Tibiamassivs

zeitigem Einbruch des Tibiakopfplateaus. Die Hauptsymptome sind: Kniegelenksschwellung durch Kniegelenksbluterguß mit äußerst schmerzhafter Bewegungseinschränkung.

Die *Röntgenuntersuchung* ist unerläßlich, um den Typ der Fraktur festzustellen. Haupttypen:
— isolierter Tuberositas-Abbruch,
— Ausriß der Eminentia intercondylica,
— Condylenabbruch, Condylenimpressionsfraktur (Abb. 214a und b).

Die chirurgische *Therapie* ist erforderlich, um soweit wie möglich durch anatomische Korrektur die normale Reartikulation wiederherzustellen.

II. Kniegelenksentzündungen

1. Akute Kniegelenksentzündung

Das Kniegelenk ist häufig Sitz von akuten Infektionen, nicht nur der akuten Arthritis, sondern auch bei der akuten fortgeleiteten Osteomyelitis im unteren Femurdrittel, kniegelenksnah (s. Kapitel Osteomyelitis).

2. Tuberkulöse Kniegelenksentzündung

Imponiert klinisch als „weißer" Kniegelenkstumor (kalter Absceß) ohne typische Entzündungsrötung (Rubor). Bei der *klinischen Untersuchung* finden sich die klassischen Zeichen: Kniegelenksschwellung mit blasser Haut und kontrastierender starker Venenzeichnung bei gleichzeitiger Muskelatrophie in den benachbarten Segmenten. Der Gesamtbefund ähnelt dem Zustand nach alten Kniegelenksverletzungen.

Bei der Untersuchung muß nach den diskreten Anfangssymptomen gesucht werden:
— Leichter Kniegelenkserguß. Nach Punktion bakteriologische Untersuchung auf spezifische Infektionserreger, insbesondere Tbc-(Koch-)Bacillen.
— Periartikuläre Weichteilverdickung, besonders im Niveau des oberen Kniegelenks-Recessus.
— Muskelatrophie des Quadriceps.
— Schmerzlose Muskelkontraktur, dadurch Aufhebung der normalen Streckmöglichkeit.
— Lymphknoten in der Leiste (Abb. 215).

Diese Zeichen sind von großem diagnostischem Wert. Eine genaue Untersuchung zur Aufdeckung und Klärung der tuberkulösen Infektion ist wichtig (Hauttest, Familienanamnese!).

Mit der *Röntgenuntersuchung* werden die ersten Krankheitszeichen aufgedeckt: der verschmälerte Gelenksspalt im Kniegelenk (Abb. 216); immer Vergleichsuntersuchung mit der gesunden Gegenseite. Im fortgeschrittenen Stadium und bei der *Tomographie* zeigt das Röntgenbild schwere Knochendestruktion.

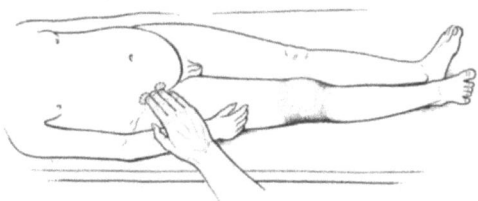

Abb. 215. Suche nach einer Lymphdrüsenerkrankung im Leistenkanal ober- und unterhalb des Leistenbandes

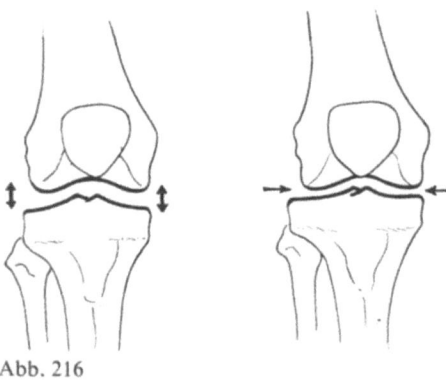

Abb. 216

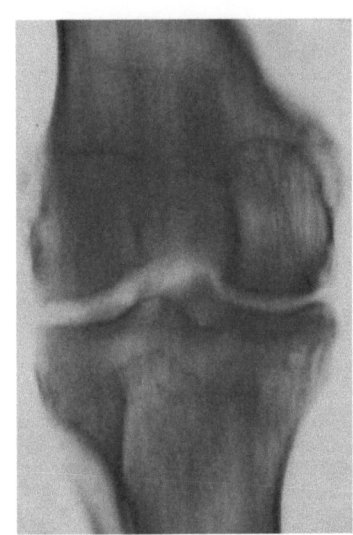

Durch *Kniegelenkspunktion* mit bakteriologischer Untersuchung ist rechtzeitige Diagnose und tuberkulostatische *Therapie* und damit das Verhindern von schweren Gelenksveränderungen, Gelenksversteifungen, möglich.
Weitere Behandlung durch Gipsruhigstellung und Antibioticatherapie.

Abb. 217. Röntgenschichtaufnahme im Kniegelenk bei Gonarthritis (spezifische Kniegelenksentzündung). Bevorzugte Lokalisation auf der Innenseite des Gelenkes. Verschmälerter Gelenksspalt, Veränderung der Tibiagelenkfläche

3. Gonorrhoische Entzündung (Abb. 217)

III. Tumoröse Kniegelenksveränderungen

1. Der distale Femur ist häufiger Sitz eines Primärtumors: *Osteosarkom*. Es befällt bevorzugt Jugendliche zwischen 15 und 20 Jahren.

Klinische Zeichen. Häufig Tumorbildung mit Schmerz und selten Spontanfraktur (pathologische Fraktur).
Der Tumor zeigt enge Beziehungen mit dem Knochen und ist auf der Unterlage nicht verschieblich. Die klassische Lokalisation ist die Metaphyse am Übergang der Condylen in die Diaphyse des Femur.
Der Tumor hat eine spindelförmige Auftreibung mit unscharfer Begrenzung. Bei Muskelkontraktion ist der Tumor weniger verschieblich. Weitere Begleitsymptome sind warme, gerötete Haut, Kniegelenkserguß und Atrophie des Quadriceps.

Röntgenuntersuchung. Normal in zwei Ebenen und zusätzliche Schichtaufnahmen

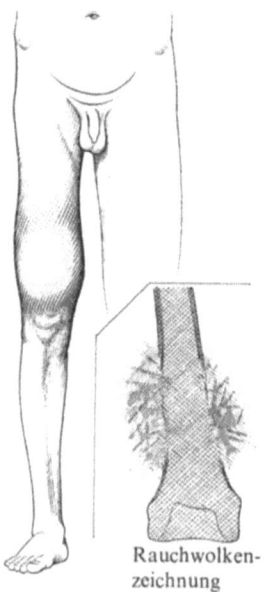

Abb. 218a. Osteosarkom am Oberschenkel, Bildausschnitt: „Rauchwolkenbild"

(Tomographie). Typisch ist im Bereich der Femurmetaphyse der Befund einer Knochendestruktion mit irregulärer Knochenzeichnung mit Knochenneubildungen in der Peripherie bei gleichzeitiger Auf-

Die diagnostischen Hauptelemente sind frühzeitige Röntgenuntersuchung und die direkte Knochenbiopsie.

IV. Fremdkörper im Kniegelenk

Besonders im Kniegelenk finden sich häufig Fremdkörper aus abgesprengten Knochenknorpel-Elementen in der Synovialhöhle.

Die traumatische Genese mit Absprengung eines kleinen Knochenfragmentes in das Gelenk ist die Ausnahme. Häufiger sind die Gelenkskörper Folge einer pathologischen Affektion:

1. Osteochondritis dissecans

Der Fremdkörper stammt hierbei im allgemeinen von der Gelenkfläche der Condylen. Bevor der Körper in die freie Gelenkhöhle abwandert, treten Kniegelenksergüsse auf, häufig bei jungen Sportlern. Die Röntgenuntersuchung deckt dann den Fremdkörper auf.

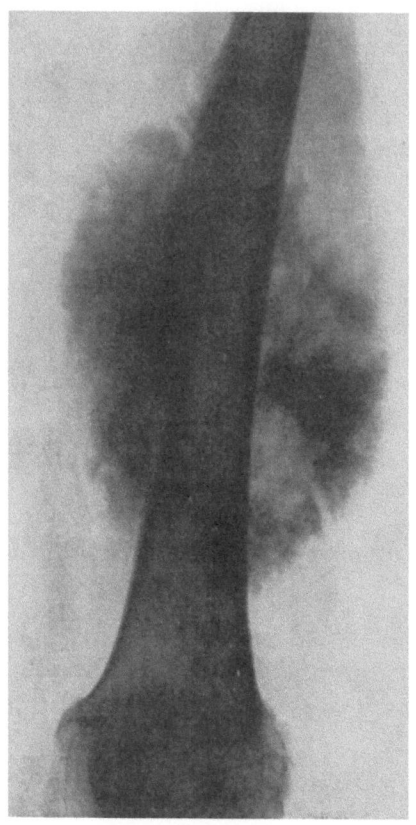

Abb. 218b. Röntgenaufnahme: Knochensarkom am Oberschenkel, „Rauchwolkenbild"

rauhung und Auflösung der Corticalis (Abb. 218a).

Verlauf. Veränderung und Beeinträchtigung des Allgemeinzustandes mit Fieber, die keulenförmige Auftreibung des befallenen Gliedes mit erheblicher kollateraler Venenzeichnung und lokaler Temperaturerhöhung, starke Muskelatrophie ohne Lymphdrüsenveränderung bestimmen das Bild. Unter dem Zeichen der Kachexie mit hämatogener Metastasierung, besonders pleuropulmonal, führt die Krankheit rasch zum Exitus.

Die Röntgenuntersuchung zeigt häufig ein charakteristisches Bild: Der Knochentumor überwuchert das Knochenmark mit Übergriff auf die Corticalis, Loslösung des Periost, bei gleichzeitiger starker Calcifikation deutliche Spornbildung. Insgesamt imponiert das Röntgenbild als „Rauchwolkenzeichnung" (Abb. 218b).

Der losgelöste, freie Gelenkkörper bildet die sog. „Gelenkmaus", deren dominierende Auswirkung eine Gelenksblockade sein kann. Die Behandlung besteht in der chirurgischen Entfernung des Fremdkörpers.

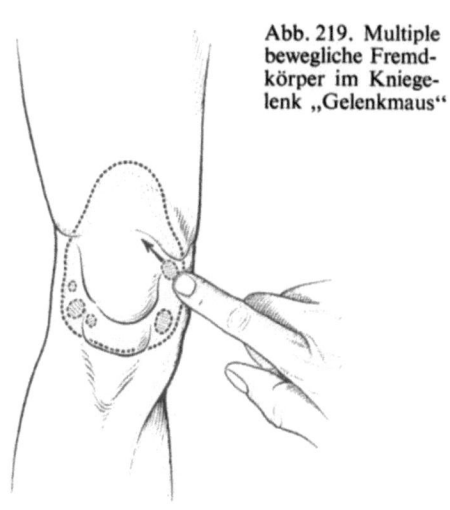

Abb. 219. Multiple bewegliche Fremdkörper im Kniegelenk „Gelenkmaus"

2. Osteochondromatose

Die Osteochondromatose ist eine Entwicklung von multiplen Fremdkörpern auf dem Boden einer krankhaft veränderten Synovia (Abb. 219). Die chirurgische Behandlung ist hier nur angezeigt bei starken Funktionsstörungen des Gelenkes.

V. Kniegelenkslähmung

Häufiger Ausdruck einer Poliomyelitis mit Lähmung der an der Kniegelenksfunktion beteiligten Muskelgruppen.

VI. Chronische Kniegelenksveränderung bei Tabes

Das Kniegelenk ist hierbei erheblich deformiert ohne wesentliche Schmerzbeschwerden, mit starkem Reibegeräusch bei verhältnismäßig nur geringer Funktionseinbuße.

Die *Röntgenaufnahme* zeigt erhebliche Knochenveränderungen (Abb. 220). Auffallend ist bei der neurologischen Untersuchung der aufgehobene *Achillessehnen-Reflex* mit positivem *Argyll-Robertson*-Zeichen (schlechte oder fehlende Reaktion auf Licht, überschießende Konvergenzreaktion). *Serologische Untersuchungen* (*Wassermann*- und *Nelson*-Test) liefern wichtige, aber nicht immer positive Befunde.

VII. Aneurysma der Kniekehle

In der Kniekehle befindet sich häufig ein Aneurysma der Arteria poplitea (s. Abb. 64).

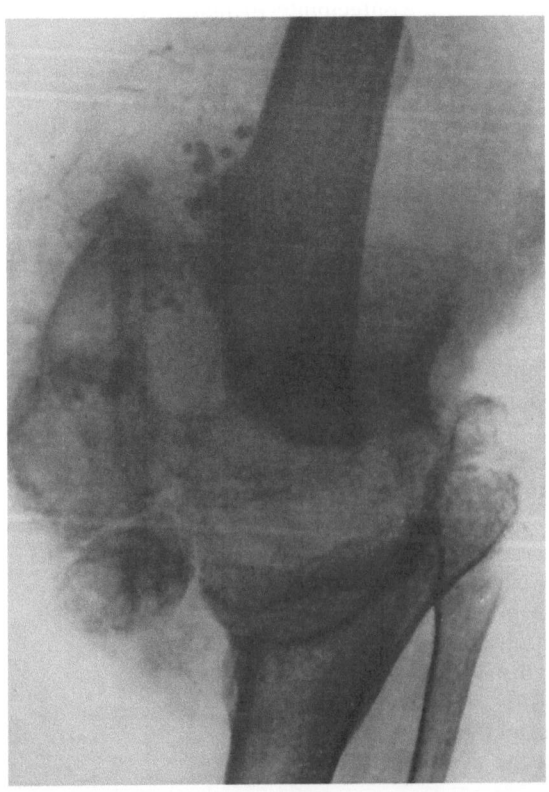

Abb. 220. Kniegelenkerkrankung durch spezifische Infektion (Tabes); hypertrophische Form

VIII. Unterschenkelschaftbrüche

Unterschenkelschaftbrüche gehören mit den Knöchelbrüchen zu den häufigsten Bruchformen. Da die Tibia an der Vorderkante nur mit einem Hautmantel umgeben ist, treten hier auch häufig offene Frakturen auf. Ebensohäufig wie die Unfallmechanismen sind auch die *Bruchformen* (vgl. Abb. 13 – 16):
Der seltene *Torsionsbruch mit Spirallinie*. Häufiger durch kombinierten Torsions-, Biegungs- und Stauchungsmechanismus *Schrägbrüche mit Drehkeilen* und *Trümmerbrüche. Querbrüche* und *Biegungsbrüche* dagegen entstehen durch direkte Gewalteinwirkung.
Begleitverletzungen durch Gipsverband oder Lagerung (Fibularislähmung).
Die augenfälligsten Symptome bei Unterschenkelschaftbrüchen sind Schwellung, Schmerzen und aufgehobene Stabilität mit Achsenverschiebung und Stufenbildung.

Behandlungsrichtlinien. Während einfache, wenig dislocierte Unterschenkelbrüche durch Ruhigstellung im Gipsverband konservativ behandelt werden können, werden die anderen Bruchformen, auch wegen instabiler Reposition, operativ mit *Osteosyntheseverfahren* behandelt.

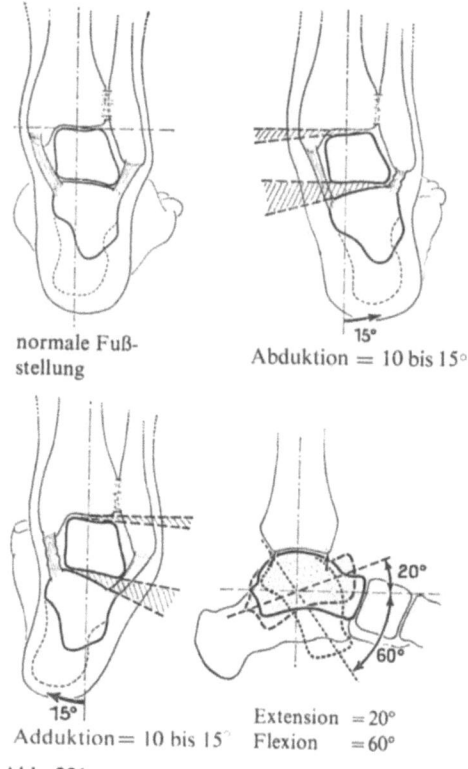

normale Fußstellung
Abduktion = 10 bis 15°
Adduktion = 10 bis 15°
Extension = 20°
Flexion = 60°
Abb. 221

C. Oberes Sprunggelenk

Es besteht aus zwei Artikulationen:
– dem distalen fibulo-tibialen und
– dem tibio-tarsalen Gelenkanteil.

Die untere fibulo-tibiale Gelenksfläche wird durch feste Gelenksbänder zusammengehalten und hat nur geringe Beweglichkeit.
Dorsalflexion und Dorsalextension des Fußes: Hauptbewegung im Tibiotarsal-Gelenk (oberes Sprunggelenk), Pronation und Supination dagegen im unteren Sprunggelenk.

Untersuchungsmethoden

Inspektion. Das Normalrelief wird durch die Malleolen (Innen- und Außenknöchel) sowie dorsalwärts durch den Achillessehnenansatz gebildet, wobei Unterschenkel und Fersenbeinachse eine gerade Linie darstellen.

Funktionsprüfung. Extension bzw. Dorsalflexion ist die Bewegung des Fußes nach oben, normalerweise 20 – 30°.
Die Plantarflexion ist die Bewegung des Fußes nach unten, Bewegungsradius 40 — 50°. Durch Abduktion (Valgusstellung) wird der Fuß nach außen gehoben, durch Adduktion (Varusstellung) wird der Fuß nach innen gehoben, normalerweise 10 – 15° (Abb. 221).

Die Palpation erfaßt oft auch noch nicht sichtbare Veränderungen und sucht nach dem schmerzhaften Punkt, evtl. Lücke bei Seitenbandzerreißung.

Die *Röntgenuntersuchung* in zwei Ebenen (zusätzliche Aufnahmen in Funktionsstellung während des Versuchs, das Gelenk forciert zur Seite hin aufzuklappen)

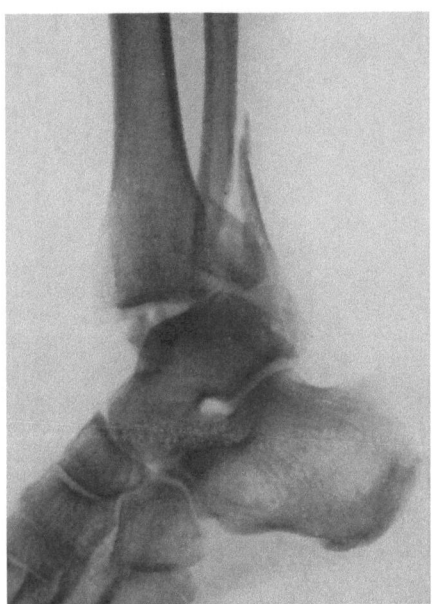

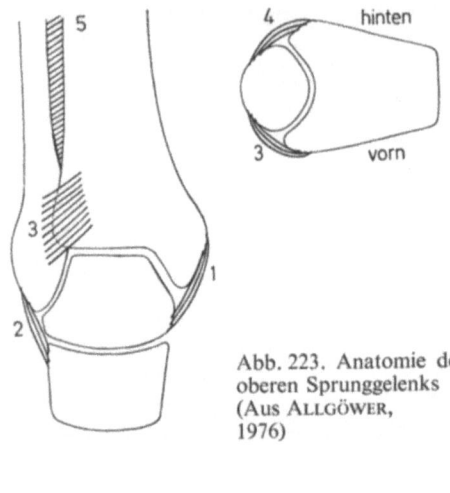

Abb. 223. Anatomie des oberen Sprunggelenks (Aus ALLGÖWER, 1976)

Abb. 222. Röntgenaufnahme seitlich: Bimalleoläre Luxationsfraktur mit Aussprengung eines hinteren sog. *Volkmann*schen Dreiecks der Tibia. Luxation des oberen Sprunggelenks, Luxation des Talus

läßt die verschiedenen Knöchelbrüche und Bandverletzungen erkennen, die bei normaler Röntgenaufnahme leicht übersehen werden können. Insbesondere müssen Veränderungen der Gelenkfläche und Bandverletzungen erfaßt werden (Abb. 222).

Neben den röntgenologisch erfaßbaren Frakturen und Frakturtypen sind Schäden der folgenden Bandverbindungen möglich:

1 – Inneres Knöchelband
2 – Äußeres Knöchelband
3 – Vordere ⎫ tibio-fibulare-Syndesmose
4 – Hintere ⎭
5 – Membrana interossea

I. Knöchelbrüche

Wegen der sehr zahlreichen Knöchelfrakturen ist eine Klassifizierung, die alle Bruchformen berücksichtigt, nicht möglich. Je nach dem speziellen Trauma lassen sich aber bestimmte Typen unterscheiden. Greifen die verschiedenen Unfallmechanismen ineinander über, resultieren hieraus atypische Bruchformen.

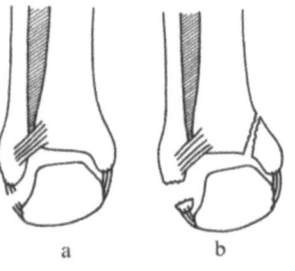
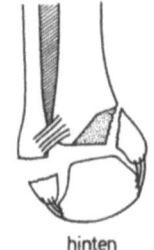
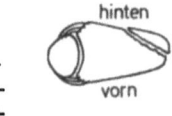

Abb. 224. Knöchelbruch – Typ A. Supinations- oder Adduktionsbruch. In Abhängigkeit vom Schweregrad folgende Bruchstufen: a) Isolierte Verletzung des äußeren Knöchelbandes: Abrißfraktur oder Ligamenteinriß. Die Syndesmose ist dabei stets intakt. b) Wie a), zusätzlich Abbruch des Innenknöchels mit vertikal verlaufender Bruchlinie. c) Wie a) und b), zusätzlich medialer Abbruch der hinteren Tibiakante. (Aus ALLGÖWER, 1976)

Für die Praxis hat sich am besten bewährt eine Einteilung, die sich an der Außenknöchelfraktur orientiert. Hieraus ergeben sich die besten Rückschlüsse auf die Begleitverletzungen der Bänder, da der äußere Knöchel gelenkmechanisch von besonderer Wichtigkeit ist.

Je nach Höhe der äußeren Knöchelfraktur können *drei Grundtypen* unterschieden werden (Abb. 224–226):

A Fibulaverletzung distal der Tibio-fibularen Bandverbindung (Syndesmose).
B Fibulaverletzung in Höhe der Syndesmose.
C Fibulaverletzung proximal der Syndesmose.

Knöchelbrüche

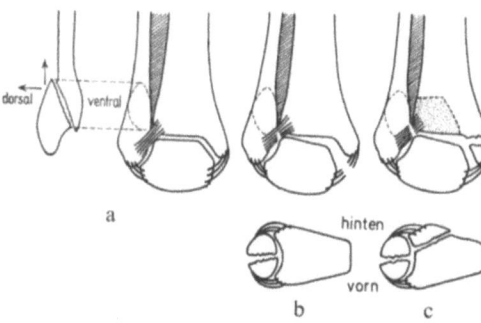

Abb. 225. Knöchelbruch – Typ B. Pronations- oder Abduktionsbruch: a) Außenknöchelschrägfraktur. Auch hierbei Syndesmose wieder intakt oder nur teilweise verletzt. b) Wie a), zusätzlich Abbruch des Innenknöchels mit querer Bruchlinie. c) Wie a) und b), zusätzlich laterales *Volkmann*sches Dreieck. (Aus ALLGÖWER, 1976)

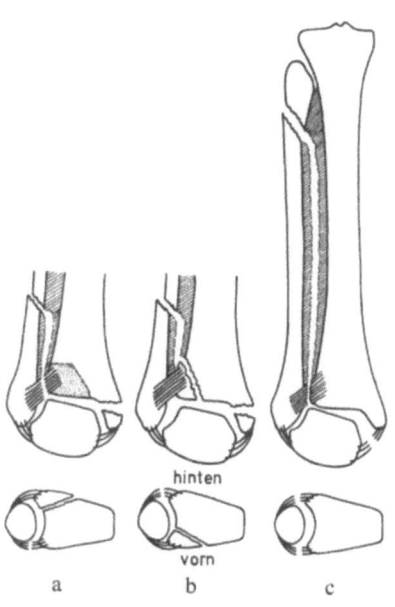

Abb. 226. Knöchelbruch – Typ C. Pronations- und Außenrotationsbruch: Hierbei können nebeneinander folgende Verletzungen bestehen: a) Fibulaschaftbruch, bis zum Fibulaköpfchen aufsteigend. b) Die Syndesmose ist immer verletzt. Vorn bei der Abrißfraktur an der Vorderkante des Außenknöchels, als Abrißfraktur an der Tibia oder rein ligamentär. Hinten: Als Abrißfraktur mit einem lateralen *Volkmann*schen Dreieck, oder hinten rein ligamentär. Bei beiden vorderen wie hinteren Syndesmoseverletzungen ist die Membrana interossea immer mitverletzt. c) Verletzung des Innenknöchels entweder rein ligamentär oder als Abrißfraktur in querer Bruchlinie am Innenknöchel. (Aus ALLGÖWER, 1976)

Die Kombination einer medialen Bandruptur mit Syndesmosensprengung und hoher Fibulafraktur, proximal bis zum Fibulaköpfchen, bezeichnet man als *Maisonneuve*-Fraktur.

Beim Typ A handelt es sich überwiegend um Brüche durch Supination oder Adduktion (Abb. 224).

Beim Typ B vorwiegend um Brüche durch Pronation oder Abduktion (Abb. 225).

Beim Typ C entsteht die Fraktur vorwiegend durch Pronation und Außenrotation (Abb. 226).

Bimalleoläre Frakturen

Sie sind die häufigsten Knöchelbrüche, ihre Behandlung ist schwierig und sollte operativ erfolgen. Ursache ist häufig ein schwerer Sturz beim Skifahren oder das Abknicken des Fußes in einer Straßenrinne.

1. Abduktionsbrüche

Bei den bimalleolären Frakturen sind die Abduktionsbrüche die häufigsten. Alle Malleolarfrakturen zeigen anatomische, funktionelle und pathologische Besonderheiten auf. Mit den verschiedenen Frakturformen gehen bestimmte Bandschäden einher, die bei der Behandlung mit berücksichtigt werden müssen (vgl. Abb. 224–227).

Klinisches Bild. Der Knöchel ist geschwollen:

1. Es besteht eine Subluxation des Fußes nach außen mit Stufenbildung oberhalb des Außenknöchels (vgl. Abb. 222).

2. Die Unterkante des Innenknöchels springt unter der Haut vor.

3. Der Fuß zeigt eine dreifache Dislokation:

– Verschiebung nach außen,
– in Valgusstellung (der Fußrand steht nach oben),
– Außenrotationsstellung.

Komplikationen. Wichtig ist es, die Gelenksdiastase (durch Auseinanderweichen der Malleolargabel) zu erkennen. Dabei weicht der Außenknöchel von der Tibia ab

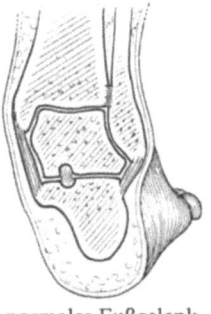
normales Fußgelenk

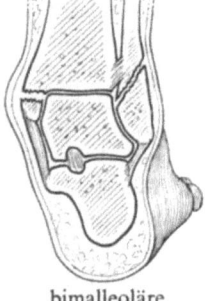
bimalleoläre Fraktur

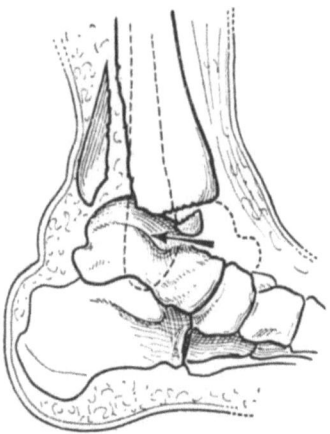

Abb. 229. Subluxation des oberen Sprunggelenks nach hinten, bimalleoläre Fraktur mit zusätzlicher Aussprengung eines hinteren Tibiadreiecks (sog. *Volkmann*sche Fraktur)

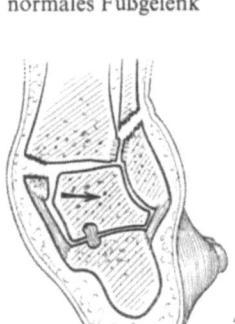

bimalleolärer Luxationsbruch

Abb. 227. Abduktionsbruch im Knöchelbereich. Innenknöchelhorizontalbruch, Außenknöchelschrägbruch

Die *röntgenologische* Untersuchung der Diastase muß mit gehaltenen Aufnahmen anterior-posterior durchgeführt werden. Dabei ist die Keilform des Gelenkspalts das beste Kriterium für das Vorliegen einer Gelenksverletzung im Sinne der Gabelsprengung (Abb. 229).

Die bimalleolären Abduktions-Frakturen mit zusätzlicher Aussprengung eines hinteren Tibia-Dreiecks (sog. *Volkmann*sches Dreieck) stellen eine besondere Komplikation dar. Hieraus kann eine Subluxation des Fußes nach hinten resultieren, die so schnell wie möglich durch Reposition aufgehoben werden muß.

2. Adduktionsbrüche

Die bimalleolären Frakturen durch Adduktion führen zu einer Varusfehlstellung,

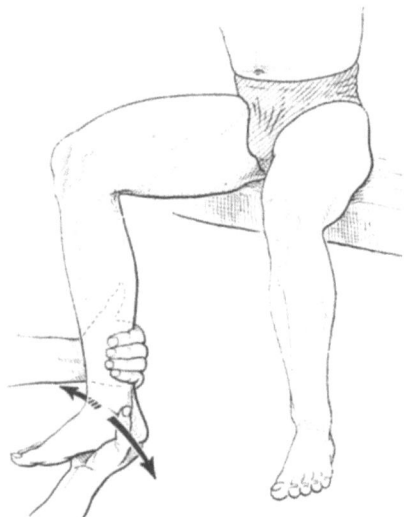

Abb. 228. Untersuchung des „schlotternden" oberen Sprunggelenks

durch Zerreißen des tibio-fibularen unteren Gelenkbandes mit abnormaler Beweglichkeit im oberen Sprunggelenk (Abb. 228).

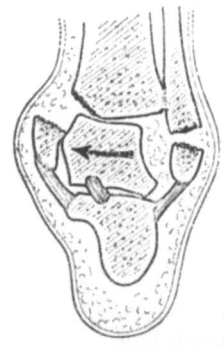

Abb. 230. Bimalleoläre Adduktionsfraktur. Schrägbruch des inneren Knöchels, Horizontalbruch des äußeren Knöchels

d.h., der Fuß ist nach innen abgewinkelt (Abb. 230). Auch hier sind je nach Schweregrad wie beim Abduktionsbruch verschiedene Bruchformen möglich.

II. Einseitig isolierte Knöchelbrüche

Manchmal innen, häufiger aber außen sind diese Knöchelbrüche meist Folge eines Skiunfalles. Nur selten besteht eine Dislokation des Fragmentes, daher im allgemeinen günstiger Verlauf.
Die Diagnose kann durch die Röntgenaufnahmen leicht gestellt werden.

III. Distorsionen im Fußgelenk

Sie entstehen fast immer durch ein Trauma in Form einer forcierten, extremen Varusstellung, dadurch Verletzung des tibiotarsalen Bandapparates (s. Kapitel Distorsionen).
Man unterscheidet leichte und schwere Distorsionen.

1. Leichte Distorsion

Die klassische „Verstauchung" entsteht durch eine leichte Distorsion des Bandapparates mit diskreter Schwellung und Rötung bei noch erhaltener Gehfähigkeit; schnelle Heilung. Suche nach Bandabrissen unerläßlich.

2. Schwere Distorsion

Sie entspricht einer Bandzerreißung mit starkem Schmerz, starker Schwellung und Rötung, Gehunfähigkeit.
Die *Röntgenaufnahmen* zeigen den Knochen unverletzt; bei gehaltenen Aufnahmen Klaffen des Gelenksspaltes.
Mit den Bandschäden können aber gleichzeitig auch Frakturen kombiniert sein, insbesondere eine isolierte Außenknöchelfraktur mit Innenbandverletzung (s.o. Abb. 231).

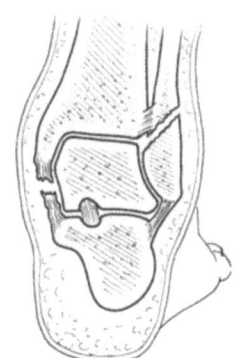

Abb. 231. Ruptur des inneren Seitenbandes im oberen Sprunggelenk bei Fraktur des äußeren Knöchels

IV. Achillessehnenruptur

Sie entsteht durch extreme, brüske Anspannung der Tricepssehne, z.B. beim

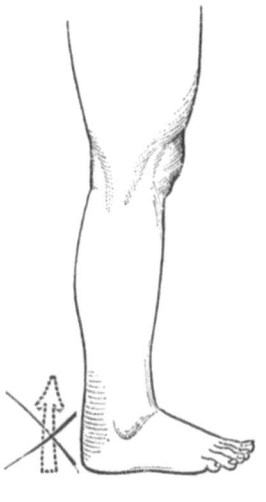

Abb. 232. Zehen-Vorfußstand unmöglich bei Achillessehnenruptur

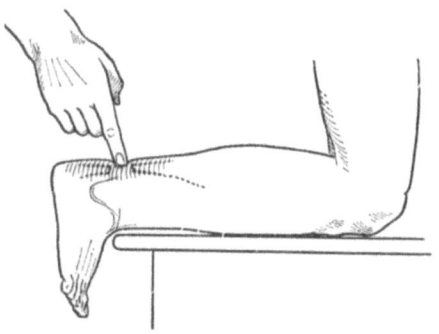

Abb. 233

Startsprung, Ballett-Tanzen, Steigbügeltritt. Degenerative Prozesse oder wiederholte Mikrotraumen stellen eine Disposition für die Achillessehnenruptur dar. Eine gesunde, adäquat belastete Achillessehne reißt nicht.

Der Verletzte verspürt beim Unfall einen schneidenden Schmerz in Form eines Peitschenhiebes über der Ferse, später Zehenstand unmöglich, Fersenstand dagegen möglich (Abb. 232).

Die *lokale Untersuchung* zeigt eine typische Eindellung in der Sehne unmittelbar oberhalb des Fersenbeins mit umschriebener Druckschmerzhaftigkeit (Abb. 233) oder Hämatombildung.

Fuß

Der Fuß besteht aus Fersenbein und Sprungbein, den Fußwurzelknochen, Mittelfuß und Zehen. Die Zehenglieder (Phalangen) werden wie bei den Fingern von proximal nach distal mit 1–5 bezeichnet. Wichtige *klinische* Gesichtspunkte für die Fußuntersuchung sind der Ernährungszustand, die Beschaffenheit der Haut, der Zehennägel, Suche nach Ödemen, Cyanose (schlechte Durchblutung), Untersuchung der Beweglichkeit und der Hautempfindung, Beschwielung.

Der Fuß hat drei Hauptstützpunkte:
- einen hinteren (Tuber calcanei),
- einen vorderen, inneren (Großzehenballen),
- einen vorderen äußeren (Kleinzehenballen).

Die drei Stützpunkte sind durch das Fußgewölbe miteinander verbunden (Abb. 234).

I. Fersenbeinbrüche

Sie kommen zustande bei Sturz aus der Höhe auf die Ferse (berufsbedingt bei Bauarbeitern und Elektrikern). Nicht selten handelt es sich um doppelseitige Frakturen oder um Kombinationen mit Wirbelsäulenfrakturen, in besonderen Fällen mit Impression der knöchernen Umrandung des Foramen occipitale (magnum).

Die klinische Untersuchung zeigt als Hauptbefund die Schwellung mit einem deutlichen Fußsohlenhämatom.

Die *Röntgenspezialuntersuchung* ist von fundamentaler Bedeutung. Sie muß in zwei Ebenen durchgeführt werden: in Profil- und Dorsalansicht. Bei diskreten Befunden ist Vergleich mit der gesunden Gegenseite erforderlich. Wichtigstes Befundkriterium ist die Veränderung (Abflachung) des *Boehler*schen Tuber-Gelenk-Winkels (Abb. 235).

Es handelt sich vielfach um Trümmerbrüche mit Mehrfragmenten, die durch Stauchung entstehen. Selten ist der isolierte Abbruch des Sustentaculum tali, der durch Abscherung des Sprungbeins auf der lateralen Kante bei supiniertem Fuß zustande kommt. Alle Fersenbeinbrüche füh-

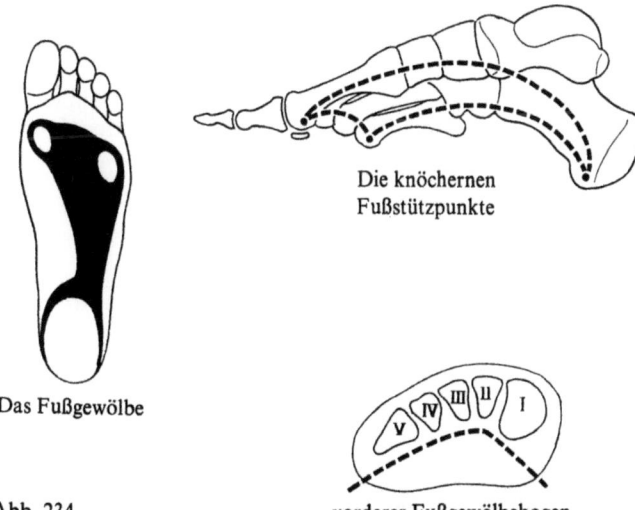

Das Fußgewölbe

Die knöchernen Fußstützpunkte

vorderer Fußgewölbebogen

Abb. 234

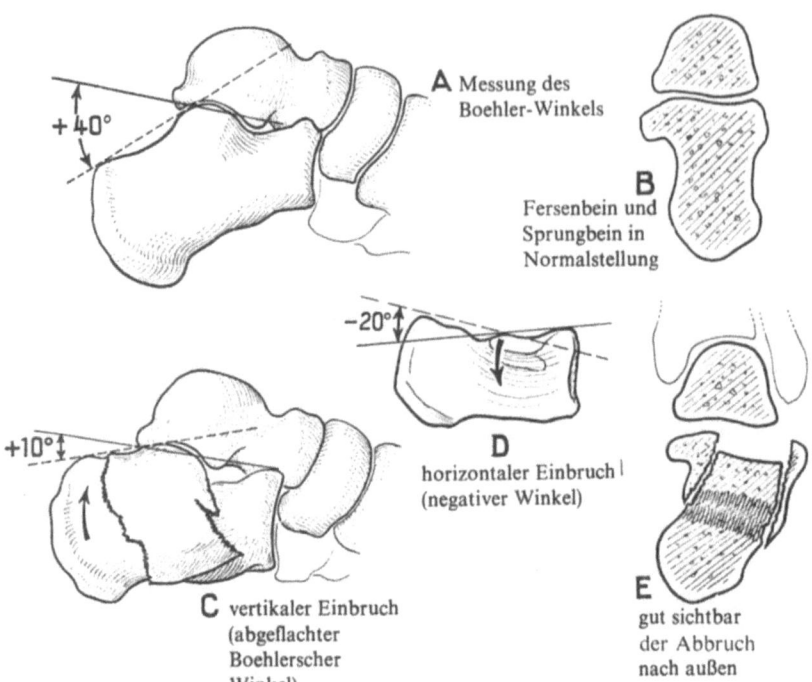

Abb. 235
A Messung des Boehler-Winkels
B Fersenbein und Sprungbein in Normalstellung
C vertikaler Einbruch (abgeflachter Boehlerscher Winkel)
D horizontaler Einbruch (negativer Winkel)
E gut sichtbar der Abbruch nach außen

ren zu einer starken Deformierung des Fersenbeins und damit zur Abflachung des Tubergelenk-Winkels mit Spätarthrose.

Gelegentlich treten bei Fersenbeinbrüchen gleichzeitige Talus- und Malleolarbrüche auf.

Die *Behandlung* besteht in Hochlagerung mit Ruhigstellung und frühzeitiger aktiver Bewegungsbehandlung, Belastung erst nach Konsolidierung in etwa 3–5 Monaten. In seltenen Fällen ist *Osteosynthese* angezeigt.

II. Sprungbeinbrüche (Talusfrakturen)

Sie sind die typischen Frakturen des Fallschirmspringers, verhältnismäßig selten, manchmal in Kombination mit Luxation eines Teiles oder des ganzen Knochens (Luxatio subtalo). Die Prognose der Talusbrüche ist ungünstig wegen schlechter Blutversorgung und dadurch erschwerter Frakturheilung.

III. Mittelfußfrakturen und Zehenfrakturen

Sie sind sehr häufig, hauptsächlich durch direkte Traumen entstehend. Schmerzen, Schwellung, Bluterguß charakterisieren diese Brüche. Die Bestätigung erfolgt durch die *Röntgenuntersuchung*. Nicht selten handelt es sich um offene Brüche.

Behandlung konservativ mit Ausnahme der Frakturen von Metatarsale I und V als tragende Pfeiler der Ferse.

IV. Lähmung des Nervus fibularis

Hauptsächlich in Höhe des Fibulaköpfchens kommt es zu Nervenverletzungen, entweder durch direkte obere Fibulafraktur, bei Kniegelenksfrakturen oder durch Kompression des Nervs auf das Fibulaköpfchen bei schlechtsitzendem Gipsverband (Abb. 236, 237).

Lähmung des Nervus fibularis

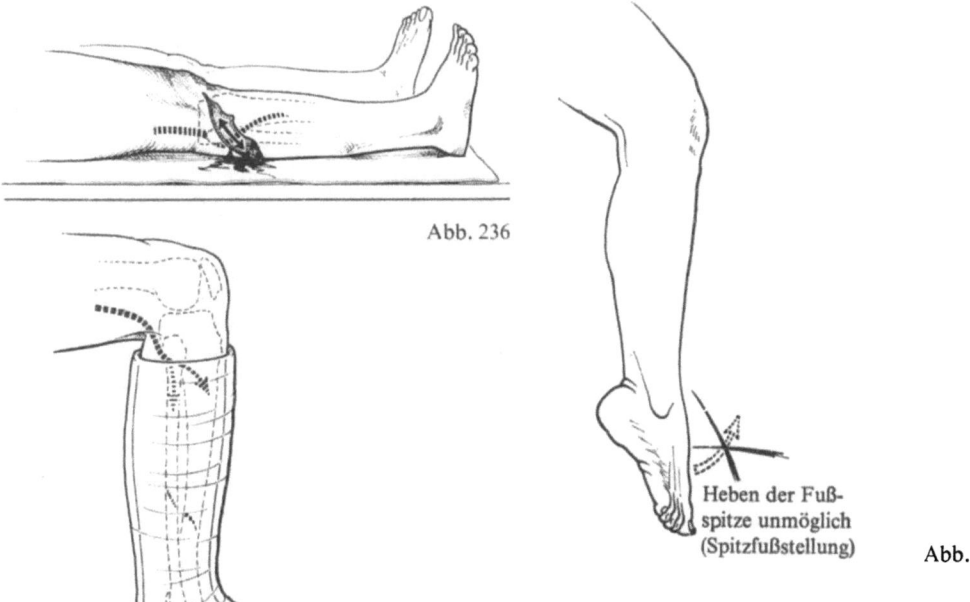

Abb. 236

Abb. 237

Heben der Fuß-
spitze unmöglich
(Spitzfußstellung)

Abb. 238

Bei der Untersuchung kann der Verletzte den Fuß nicht heben („Spitzfußstellung") (Abb. 238). Beim Gang wirft der Patient unwillkürlich den Fuß nach vorn, damit nicht die Zehen den Boden berühren („Steppergang") (Abb. 239). Ähnliches Bild beim Tibialis-anterior-Syndrom.

Die *Prognose* dieser Lähmungen ist:
1. gut, wenn keine Nervenruptur vorliegt; der Nerv kann durch Regeneration heilen;
2. schlecht, wenn es sich um eine traumatische Unterbrechung des Nervs handelt; in diesen Fällen sind neurochirurgische Rekonstruktionen (Nerventransplantate) oder korrigierende Gelenksversteifungen im unteren Sprunggelenk und Mittelfußgelenk erforderlich, um das Vorhängen des Fußes zu verhindern.

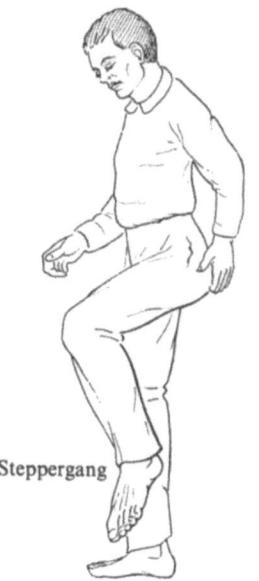

Steppergang

Abb. 239

Neurochirurgische Notfälle in der Allgemeinchirurgie

In diesem Kapitel sollen auch die Notfallsituationen dargestellt werden, in denen sich der Allgemeinchirurg über die Sicherung der Diagnose hinaus zum aktiven operativen Eingreifen entschließen muß.
Dies ist immer dann der Fall, wenn der Transport eines Patienten in die nächste neurochirurgische Klinik ohne die Gefährdung seines Lebens nicht mehr möglich ist.

I. Schädel-Hirntrauma

Bei allen Schädel-Hirnverletzungen spielt weniger die unmittelbare Verletzung der knöchernen Schädelkalotte, als vielmehr die Auswirkungen auf die Hirnsubstanz die entscheidende Rolle. Die Auswirkungen des Traumas sind abhängig von der Größe der äußeren Gewalteinwirkung (z.B. Geschoß: kleine Oberfläche = große Gewalt), größere äußere Einwirkungen mit geringerer Gewalt führen zu mehr oder weniger großen Impressionen (Sturz auf das Pflaster). Beide Mechanismen wirken sich durch das Fortwirken der Kraftlinien auf das Gehirn aus.
Neben den direkten lokalen Einwirkungen kommt es auch zu sekundären Auswirkungen im Inneren der Schädelhöhle; am gegenüberliegenden Ort der Einwirkung können stärkere reaktive Auswirkungen entstehen (contrecoup-Wirkung). Je nach dem Schweregrad kommt es zu dauernden organischen Hirnschädigungen oder vorübergehenden funktionellen Traumafolgen.

Einteilung der Schädel-Hirntraumen

a) Leichtes, gedecktes Trauma, Hirnschaden I. Grades: Bewußtlosigkeit nicht länger als 5 Minuten, Rückbildung aller Erscheinungen innerhalb von 5 Tagen.
Symptome. Schock, Atemstörungen, Erbrechen, Kopfschmerzen, retrograde Amnesie (Commotio cerebri).

b) Mittelschwere Traumen, Hirnschaden II. Grades: Bewußtlosigkeit bis zu 30 Minuten, Rückbildung aller Erscheinungen innerhalb von 30 Tagen.
Symptome. Starke Ausprägung aller unter 1. a) genannten Symptome mit schwerem Schock und schwerer Atemstörung, Schädigung bestimmter Hirnbezirke mit Ausbildung von z.B. Hemiparesen, Sprachstörungen (Contusionsherd). Dies bezeichnen wir als Contusionssyndrom, früher Contusio cerebri.

c) Schwere Traumen, Hirnschäden III. Grades (Compressio cerebri): Bewußtlosigkeit von länger als 30 Minuten und Dauerschäden von mehr oder minder starker Ausprägung, direkte Stammhirnschäden (z.B. nach Schleudertraumen der Halswirbelsäule) bis hin zum apallischen Syndrom, welches sowohl Durchgangssyndrom als auch Endzustand sein kann.

Bei den Folgen der gedeckten Schädel-Hirnverletzungen sind die Hämorrhagien von großer Bedeutung, sowohl in ihrer diffusen Form, als insbesondere auch die abgekapselten epiduralen, subduralen und intracerebralen Hämatome. Sie können zu schwerwiegenden Veränderungs- und Kompressionserscheinungen mit Einklemmungen führen.

Klinik. Banale Schädelcontusionen sind gekennzeichnet durch eine umschriebene äußere Blutansammlung unter der Kopfschwarte, deutlich kugelförmige Vorwölbung mit äußerlich hartem Ring und zentral weicher Delle ohne besondere Schmerzhaftigkeit

Kopfschwartenwunden zeichnen sich durch starke Blutung aus. Hier ist die Beruhigung des Patienten oder der Begleitperson wichtig, um eine exakte Anamnese des Unfallgeschehens zu erhalten, so daß schon daraus Rückschlüsse auf evtl. vorliegende schwerwiegendere Kombinationsverletzungen

(Polytrauma) gezogen werden können (Kopfsprung in flaches Wasser). Die Kopfschwartenwunden werden nach Excision der Wundränder genäht. Vorher ist eine genaue Exploration der Kalottenoberfläche zur Prüfung einer möglichen Knochenfissur oder Impressionsfraktur durchzuführen. Schädelaufnahme in 2 Ebenen, evtl. Aufnahme des Patienten zur Beobachtung. Ist der Patient bewußtseinsgetrübt, so ist eine sorgfältige Fahndung nach den Zeichen einer intracraniellen Druckerhöhung notwendig.

Pathophysiologisch treffen hierbei verschiedene Mechanismen zusammen: Das Hirnödem, evtl. gesteigerte Liquorproduktion und gestörter Liquorabfluß, durch Druck auf die Venen hämodynamische Zirkulationsstörungen mit venöser Stauung. Es kommt zur Bradykardie mit Blutdrucksteigerung und großer Blutdruckamplitude. Bei weiterer Zunahme des Hirndruck kann es zur oberen Einklemmung, „Verlagerung" des Temporallappens in den Tentoriumschlitz mit einseitiger Mydriasis (später beidseitig), Streckkrämpfen und zentralem Fieber kommen. Bei der unteren Einklemmung kommt es durch Verlagerung der Kleinhirntonsillen in das Foramen magnum zur Kompression der Medulla oblongata mit ausgeprägten Atemstörungen (*Cheyne-Stoke*sche Atmung) und ausgeprägter Schocksymptomatik. Da hierbei nur die sofortige chirurgische Intervention das Leben des Patienten zu sichern vermag, ist eine schnelle und doch gleichzeitig sichere Diagnosestellung notwendig.

Man prüfe Bewußtseinslage, meningitische Zeichen, Pupillenreaktion, Blutdruck und Puls. Schädelröntgen in 2 Ebenen, evtl. Echoencephalographie, besser ist jedoch die Notfallangiographie mit anschließender Notfalltrepanation. Man vergeude keine wertvolle Zeit mit dem Suchen nach Stauungspapillen, die sich bei der akuten Hirndrucksteigerung nicht finden.

Merke: Die Gabe eines Mydriaticums zur Fundusspiegelung ist ein Kunstfehler, da hierdurch beide Pupillen weit und lichtstarr werden und so die Kontrolle des Fortschreitens der Drucksteigerung anhand der Pupillendifferenzen nicht mehr möglich ist.

Bei allen Schädel-Hirntraumen ist das Phänomen des „freien Intervalls" von Bedeutung. Nach der primären Contusionsauswirkung (Benommenheit, Bewußtlosigkeit, Kreislaufalteration) kommt es zur vorübergehenden Besserung mit Aufhellung des Bewußtseins des Patienten mit dann wieder rasch zunehmender Verschlechterung und tiefer Bewußtlosigkeit und weiteren Hirnverletzungszeichen. Am schnellsten, mit dem kürzesten Intervall, wird sich ein epidurales, evtl. auch ein subdurales Hämatom ausbilden.

1. Subarachnoidalblutung

Die spontane Subarachnoidalblutung entsteht meist bei der Ruptur eines Aneurysmas, welches häufig am Circulus arteriosus (*Willisi*) gelegen ist.

Als Ursache kommen exzessiver Hypertonus, hypertone Blutdruckkrisen, Anticoagulantientherapie, hämorrhagische Diathese, körperliche Anstrengungen wie Pressen bei der Defäkation, Husten, Erbrechen in Frage.

Symptome. Plötzlich einsetzender, heftiger Kopfschmerz, später Somnolenz, Bewußtlosigkeit, Zeichen der akuten Hirndrucksteigerung, Nackensteifigkeit, positives *Lasègue*'s Zeichen. Die Gefahr der Fehldiagnose „akute Meningitis" ist hierbei leicht gegeben. Bei der Lumbalpunktion, bei der nur wenige ml Liquor abgelassen werden sollen, findet man nach Zentrifugieren den Liquor xantochrom gefärbt, sofern die Blutung länger als 6 Std zurückliegt.

2. Epidurales Hämatom

Das zwischen Dura mater und Schädelkalotte gelegene Hämatom ist fast immer auf eine Verletzung der Arteria meningea media zurückzuführen. Da es sich hierbei um eine arterielle Blutung handelt, entwickeln sich die entsprechenden klinischen Symptome sehr rasch und es kommt schon nach wenigen Stunden zu einer ausgeprägten Kompression des Gehirns. Hierbei kann es entweder zur Erscheinung des luciden Intervalls kommen oder es entwickelt sich nach einer mehr oder minder langen Zeit eine zunehmende Bewußtlosigkeit. Dabei kommt es auf der Seite der Raumforderung durch die Kompression des Nervus oculomotorius zu einer Zunahme der Pupillenerweiterung (Clivuskantensyndrom).

Neurochirurgen vertreten die Auffassung, daß allein diese Symptome bei rascher Zu-

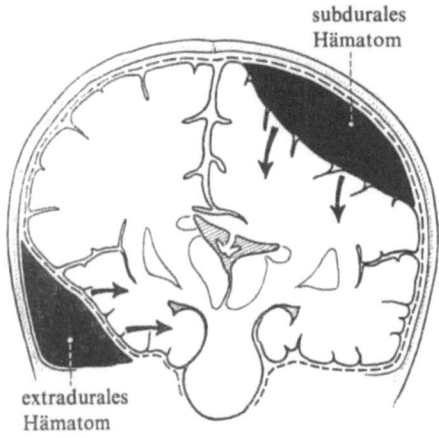

Abb. 240. Extra- bzw. epidurales und subdurales Hämatom bei Schädelhirntrauma

nahme die chirurgische Intervention rechtfertigen, ohne eine Notfallangiographie vorzunehmen. „Die Trepanation ohne Hämatomnachweis ist ein Bagatelleingriff und im Zweifelsfall immer indiziert" (GROTE).

3. Subdurales Hämatom

Das subdurale Hämatom (Abb. 240) liegt zwischen der Dura mater und der Arachnoidea und kann sich daher über die gesamte Konvexität einer Hemisphäre ausdehnen. Ursächlich sind bei den akuten Subduralhämatomen häufig Kontusionen, weshalb es sich bei diesen Blutungen um gemischt arteriell-venöse handelt. Die Symptomatik ist beim akuten subduralen Hämatom dem des epiduralen Hämatoms sehr ähnlich. Das chronische subdurale Hämatom, welches aus venösen Blutungen herrührt, ähnelt in seiner Symptomatik eher dem Bild eines Hirntumors. Dennoch kann sich nach einiger Zeit hieraus ein akutes Bild entwickeln mit plötzlichen Zuständen von Verwirrtheit, Kopfschmerzen, Hemiplegie, Aphasie, Bewußtlosigkeit und Mydriasis. Schädelbagatelltraumen, Anticoagulantientherapie, hämorrhagische Diathese, Alkoholabusus (Pachymeningeosis hämorrhagica interna) und epileptische Anfälle in der Anamnese sollten an die Möglichkeit eines chronischen subduralen Hämatoms denken lassen. Echoencephalographie und Carotisangiographie ermöglichen die exakte Diagnose. Ist das Echoencephalogramm symmetrisch und das Mittelecho nicht verschoben, so spricht dies nicht immer gegen die Möglichkeit eines subduralen Hämatoms, vielmehr liegt bei entsprechender Verdachtsdiagnose die Annahme nahe, daß es sich um ein beidseitiges Hämatom handelt, welches dann nur angiographisch dargestellt werden kann. Die Lumbalpunktion ist meist unergiebig, Stauungspapillen sind nur selten ausgebildet. Bei gesicherter Diagnose ist die sofortige Ausräumung des Hämatoms erforderlich.

4. Intracerebrales Hämatom

Hierzu kommt es bei Gefäßzerreißungen in der Hirnsubstanz (Abb. 241), meist als Folge eines Kontusionstraumas. Zu spontanen Rupturen kann es als Folge von Microaneurysmen, Angiomen oder arteriosklerotischen Veränderungen kommen.
Symptome. In der Symptomatik sind die akuten intracerebralen Hämatome von den anderen Hämatomen nicht zu unterscheiden. Hier gibt allein die Angiographie oder EEG Aufschluß über die Lage des Hämatoms. Bei langsam entstehenden, chronischen Hämatomen entwickeln sich die Zeichen einer allgemeinen Hirndrucksteigerung und je nach Lokalisation unterschiedliche Herdzeichen, die eher den Verdacht auf eine Neoplasie aufkommen lassen.

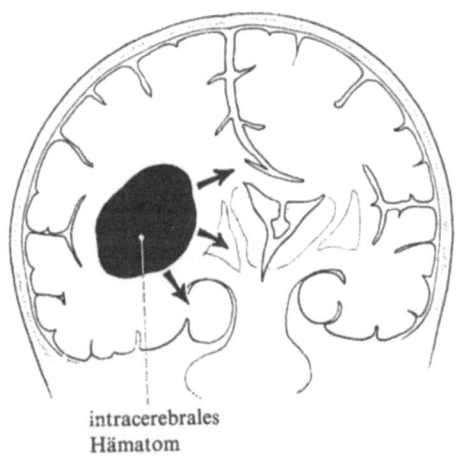

Abb. 241

5. Offene Schädel-Hirntraumen

Sie gehören grundsätzlich sofort in eine neurochirurgische Abteilung. Die Wunde soll nur steril abgedeckt werden, die Entfernung von Schmutz, Haaren, Knochensplittern oder Fremdkörpern sollte auf jeden Fall unterbleiben, da durch die Entfernung lebensbedrohliche Blutungen ausgelöst werden können. Während des Transportes kann man sich nur auf allgemeine Maßnahmen wie Sicherung von Atmung und Kreislauf beschränken.

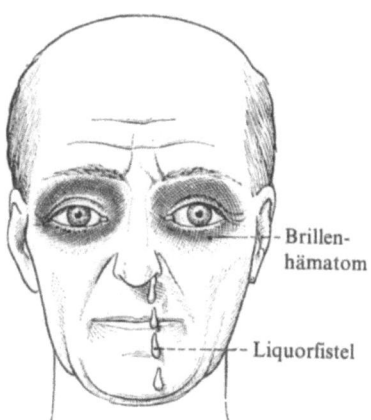

Abb. 242. Brillenhämatom (doppelseitiger Augenhöhlenbluterguß) und Liquorfluß aus der Nase bei Schädelbasisbruch

6. Schädelfrakturen

1. Verletzungen der Schädelkonvexität. Wir unterscheiden hierbei die Berstungsfrakturen, die durch eine Kompression des Schädeldaches entstehen und wobei meist die Schädelbasis mitbefallen ist. Hierbei kann es zu Verletzungen von Gefäßen und damit zur Ausbildung von Hämatomen kommen.

2. Bei den sogenannten Biegungsbrüchen (sie entstehen z.B. wenn der Kopf mit Wucht gegen ein hartes Widerlager prallt) entstehen glatte Frakturen (Fissuren) die, sofern kein Hämatom hinzutritt, ohne besondere Therapie ausheilen.

Im Gegensatz dazu müssen Impressionsfrakturen, die um mehr als Kalottendicke gesenkt sind, immer chirurgisch angegangen werden, da hierbei die Wahrscheinlichkeit von Begleitverletzungen von Gefäßen und Hirnsubstanz immer sehr groß ist.

7. Verletzungen der Schädelbasis

a) Fronto-basale Frakturen

Sie treten oft kombiniert mit Frakturen der Stirnhöhle, des Siebbeins und der Keilbeinhöhle auf. *Symptome:* Brillen- oder Monokelhämatom (Abb. 242), subkonjunktivales Hämatom, Blutungen aus Nase oder Mund, die jedoch nur sehr unsichere Zeichen sind, da es sich hierbei meist um örtliche Verletzungen handelt.

Fließt Liquor aus der Nase ab, den man mit Glucose-Teststreifen nachweisen kann, so ist die Diagnose der Eröffnung des intracraniellen Raums gesichert (Liquorfistel). (Abb. 242).

Röntgenologisch findet sich eine spontane Luftfüllung der Liquorräume (Pneumatocephalus). Zur Darstellung der Frakturlinie reicht die Schädelübersichtsaufnahme in 2 Ebenen nicht aus, es sind unter Umständen zahlreiche Spezialaufnahmen notwendig (in Richtung: Occipito-frontal, Occipito-nasal, Occipito-dental, überkippte achsiale Aufnahme nach WEHLIN). Gelingt hierbei die Darstellung des Frakturverlaufes nicht, müssen Schichtaufnahmen angefertigt werden.

b) Latero-basale Frakturen

Je nach Verlaufsrichtung unterscheiden wir hierbei Felsenbeinlängsbrüche, die in Richtung der Fissura petrosquamosa durch das Cavum Tympani in den Processus mastoideus oder die Pars squamosa des Os temporale verlaufen. Hierbei kommt es zu Zerreißungen des Trommelfells im hinteren oberen Quadranten der Pars tensa, woraus Liquor und Blut abfließen können. In etwa $1/4$ der Fälle kommt es zu Verletzungen des Nervus facialis. Zum Nachweis der Fraktur sind spezielle Röntgenaufnahmen nach SCHÜLLER und MEYER notwendig.

Der Felsenbeinquerbruch verläuft quer durch die Pyramide des Felsenbeins und kann durch das Labyrinth (äußerer Querbruch) oder den inneren Gehörgang (innerer Querbruch) verlaufen. Im Bereich des

Cavum tympani kommt es seltener zur Mitverletzung des Trommelfells, weshalb die Blutung nur durch eine Spiegelung des Ohrs zu entdecken ist (Hämatotympanon). Liquor kann über das Cavum tympani und die Tuba Eustachii durch die Nase abfließen, wodurch eine fronto-basale Fraktur vorgetäuscht wird. Zur Darstellung der Fraktur ist eine Röntgenspezialaufnahme nach STENVERS notwendig.

Als Spätkomplikationen können bei unzureichender Versorgung Liquorfisteln, Spätmeningitiden und Hirnabscesse auftreten. Hauptsächlich treten Liquorfisteln nach Verletzungen der lamina cribrosa und der Siebbeinzellen auf.

8. Komplikationen bei Schädel-Basis-Frakturen

Komplikationen bilden die begleitenden Gefäßverletzungen, die zur sofortigen tödlichen Blutung führen können. Bei Verletzungen der Arteria carotis interna auf ihrem Verlauf durch den Sinus cavernosus kann es zur Ausbildung einer arterionösen Fistel kommen. Durch eine Druckerhöhung in der Vena ophthalmica entsteht ein erheblicher, pulsierender Exophthalmus.

Bei Stauchungsverletzungen in Richtung der Wirbelsäulenachse kann es zu Impressionsfrakturen der Schädelbasis um das Foramen occipitale magnum herum kommen.

II. Akute Hirndruckkomplikationen bei Hirntumoren

Auch bei sehr langsam wachsenden Hirntumoren kann es zum plötzlichen Auftreten einer unteren und oberen Einklemmung kommen. Hierbei muß ebenso wie bei den beschriebenen Hämatomen sofort chirurgisch eingegriffen werden, ohne daß lange Zeit durch Verlegen des Patienten in eine neurochirurgische Klinik verlorengeht.

Klinik. Zunächst sind Atem- und Kreislaufverhältnisse zu überprüfen, atmet der bewußtlose Patient normal, so muß das Atemzentrum in der Medulla oblongata noch intakt sein. Bei mechanischen (auch toxischen) Schädigungen der Medulla kommt es zu Hypoventilation und zum Atemstillstand. *Cheyne-Stokes*che Atmung bei cerebraler Ischämie, Kompression des Hypothalamus.

Anschließend wird eine neurologische Untersuchung vorgenommen, bei der der Grad der Bewußtlosigkeit festgestellt wird:

a) Patient ohne Bewußtseinsstörung. Patient wach, ansprechbar und voll orientiert, es ist ebenfalls eine genaue neurologische Untersuchung zum Ausschluß direkter motorischer und sensibler Ausfallserscheinungen notwendig. Frage nach einer evtl. vorhandenen retrograden Amnesie. Die Pupillenreaktion ist regelrecht, Eigenreflexe vorhanden und seitengleich auslösbar, Atmung und Kreislauf unbeeinflußt.

b) Patient mit leichter oder vorübergehender Bewußtlosigkeit. Exakter Ausschluß von motorischen Ausfallserscheinungen an den Extremitäten und im Bereich der Hirnnerven (Facialisparese mit asymmetrischer Motorik der mimischen Muskulatur). Der Patient ist durch Anrufen oder leichte Schmerzreize weckbar, die Reflexe sind vorhanden und seitengleich auslösbar, die Pupillenreaktion regelrecht, Atmung und Kreislauf unbeeinflußt.

c) Mittelgradige Bewußtlosigkeit. Der Patient ist nicht mehr ansprechbar, seitengleiche Reaktionen auch auf starke Schmerzreize, Eigenreflexe seitengleich vermindert, Pupillenreaktion auf Licht träge, labile Kreislauf- und Atemverhältnisse mit niedrigem Blutdruck und teilweise insuffizienten Atemexkursionen. Eine strenge klinische Überwachung des Patienten ist hierbei notwendig, da es sich u. U. nur um das Durchgangsstadium zur tiefen Bewußtlosigkeit hin handelt.

d) Tiefe Bewußtlosigkeit, Koma. Alle Reaktionen des Patienten sind erloschen, eine Erweckbarkeit durch noch so starke Schmerzreize ist nicht mehr möglich, die Eigenreflexe sind erloschen, es fehlen auch die unwillkürlichen Reflexe wie Schluck- und Würgereflex, fehlende Sphincterfunktionen, schlaffer Muskeltonus, Pupillen weit und reaktionslos, Atmung und Kreislauf versagen bei anhaltendem Koma.

Die Beobachtung der Pupillen ist bei bewußtlosen, besonders bei Schädelhirnverletzten Patienten, von großer Wichtigkeit, weshalb auf keinen Fall zum Zwecke der Fundusspiegelung Mydriatica verabreicht werden dürfen.

Eine seitendifferente Pupillenweite (Anisocorie) weist auf einen einseitigen raumfordernden Prozeß hin.

Die Pupillenweite kann manchmal einen Anhalt für den Sitz der Läsion geben. Bei Kompression des Hypothalamus ist die Reaktion der Pupillen auf Licht erhalten, und sie weisen eine mäßige Miosis von 2—3 mm auf. Mittelgradige Mittelhirnschädigungen führen zu trägen Lichtreaktionen der Pupillen mit starker Mydriasis von 7—10 mm. Schwere Mittelhirnschädigungen zeigen lichtstarre, mittelweite (3—6 mm) Pupillen. Bei Kompression im Bereich der Brückenhaube zeigen die bilateral maximal engen Pupillen eine, manchmal nur mit einer Lupe erkennbare, Pupillenreaktion auf. Wird die Medulla oblongata mit in die Kompression einbezogen, so treten Veränderungen der Atmung bis hin zum Atemstillstand auf. Treten bei einem komatösen Patienten bei passiver Seitwärtsbewegung des Kopfes reflektorisch konjugierte Gegenbewegungen der Bulbi auf, so liegt die Läsion oberhalb des Hirnstammes, während sie bei Stammhirnschädigungen vermindert sind oder fehlen. Ist bei passiver Neigung des Kopfes ein vertikales, reflektorisches Heben der Bulbi vorhanden, so liegt keine Mittelhirnschädigung vor.

Bei der Beurteilung der Pupillenreaktion muß differentialdiagnostisch immer an das Vorliegen einer Intoxikation gedacht werden, wobei es ebenfalls zu weiten, lichtstarren Pupillen kommen kann, wie bei Alkoholintoxikationen, Kokain- oder Amphetamin-Vergiftungen, bei denen selbst Krämpfe auftreten können.

Differentialdiagnostisch müssen alle Zustände unklarer Bewußtseinsstörungen erwogen werden: Schädel-Hirntrauma, Apoplexie, Subarachnoidalblutung, chronisch-subdurales Hämatom, intracranielle Venen- und Sinusthrombosen, Meningitis, Encephalitis, Hirnabsceß, Hirntumoren, Vergiftungen mit Schlafmitteln, Alkohol, Drogen, CO_2, Lebensmittelvergiftungen, Stoffwechselerkrankungen wie Coma hypoglycämicum, Coma diabeticum, Coma hyperosmolare, myxödematöses Coma, *Addison*-Coma, Insulinome, thyreotoxisches Coma, Tetanie, Coma urämicum, Coma hepaticum, Kreislaufschock, schwere Elektrolytstörungen, hypertone Krisen, hypoxische Krisen, Hitzschlag, Hypothermie, Epilepsien, psychiatrische Erkrankungen.

Hat man den Verdacht auf das Vorliegen eines Einklemmungssyndroms, so sollte, wenn immer möglich, notfallmäßig eine Angiographie der A. carotis interna durchgeführt werden. Im Serienangiogramm lassen sich ebenfalls Circulationsverlangsamungen erkennen, die auf eine hochgradige Hirndrucksteigerung schließen lassen. Ist dies aus technischen Gründen nicht möglich, so sollte wenigstens eine Echoencephalographie durchgeführt werden, um Massenverschiebungen oder einen Hydrocephalus internus zu erkennen. Im Zweifelsfalle ist bei dem Verdacht auf eine Einklemmung die notfallmäßige Trepanation indiziert. Hier ist die Diagnostik gleichzeitig lebensrettende Therapie.

Kopf- und Halserkrankungen

(ausgenommen spezielle oto-rhino-laryngologische Erkrankungen)

A. Schilddrüse

Die Schilddrüse, eine endokrine Drüse, ist ein mittelständiges Organ, suprasternal gelegen, im engen Kontakt mit der Trachea.

I. Struma*

1. Klinik

Jede Schilddrüsenvergrößerung, gleich welcher Art, wird als *Struma* bezeichnet. Der einfache Kropf ohne eine Funktionsstörung wird als euthyreote Struma bezeichnet (Abb. 243).

Auch in der Schilddrüse kommen benigne und maligne Tumorentwicklungen vor, nicht selten entarten primär benigne Tumoren zu malignen. Jede Schilddrüsenvergrößerung muß auch an Malignität denken lassen. Neben den erkennbaren und suprasternal palpablen Strumen ist auch eine retrosternale Strumaentwicklung möglich („Tauchkropf", Abb. 244) oder im Ausnahmefall sogar die ektopische bzw. dystopische Struma im Mediastinum.

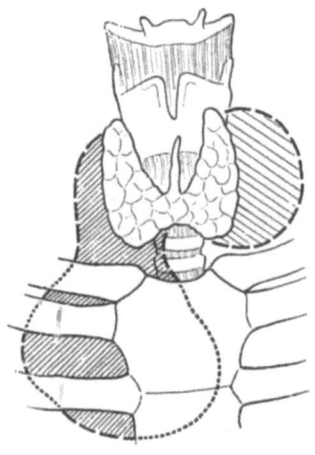

Abb. 244. Schilddrüsenkörper und daraus sich entwickelnder Kropf, rechtsseitig substernal eintauchend, links: cervical entwickelt

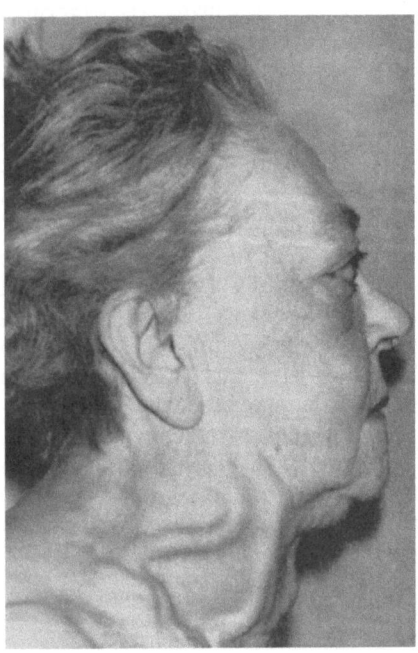

Abb. 243. Struma der Größe III. Substernale Knotenstruma mit Gefäß- und Weichteilstauung — durchwegs Jod aufnehmendes Kropfgewebe (61jährige Frau). (Aus E. KLEIN, 1969)

* Im deutschen Schrifttum identisch mit „Kropf". Gelegentlich auch fälschlicherweise als Sammelbegriff für alle Schilddrüsenerkrankungen verwendet.

Die *Palpation* der Schilddrüse ist die wichtigste klinische Untersuchungsmethode (Abb. 245). Der Kranke wird dabei von hinten mit beiden Händen in leichter Flexions-Extensionsstellung des Halses untersucht.

Weitere Hinweiszeichen für eine Struma ergeben sich aus der Beziehung zum Schluckvorgang. Normalerweise bewegt sich die Struma beim Schluckvorgang mit dem Kehlkopf mit (Abb. 246a und b). Bei

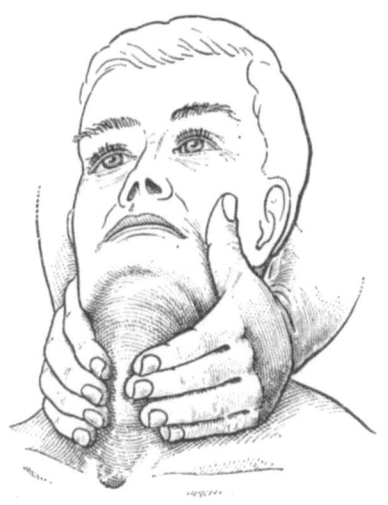

Abb. 245. Abtastung eines Kropfes

dungen, mehr oder weniger deutliche Abgrenzbarkeit, schmerzhafter oder schmerzloser Tumor, Tumorverschieblichkeit in den umgebenden Weichteilen oder auf seiner Unterlage. Daneben verlangt jede Strumauntersuchung die Abtastung der paracervicalen und supraclaviculären Lymphknoten.

Merke: Ein gutartiger Kropf zeigt niemals Lymphdrüsenveränderungen.

Die Struma maligna läßt ab einem bestimmten Entwicklungsstadium deutlichen metastatischen Lymphdrüsenbefall erken-

dieser Untersuchung ist die Abgrenzung des unteren Schilddrüsenpols bzw. die Austastung des Jugulums (suprasternale Höhle) von besonderer diagnostischer Bedeutung. Die Palpation gibt Auskunft über: Größe des Tumors, seine Beschaffenheit, ob derb oder weich, einige regelmäßige oder multipel unregelmäßige Knotenbil-

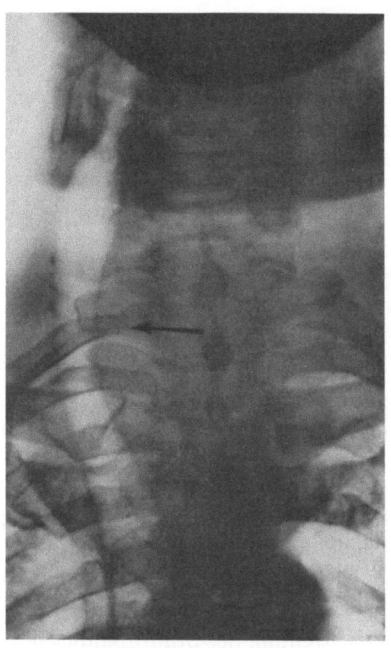

Abb. 247. Röntgenaufnahme im a.p. Strahlengang (Vorderansicht): Rechtsverdrängung der Trachea durch einen linksseitig entwickelten Kropf (Pfeil)

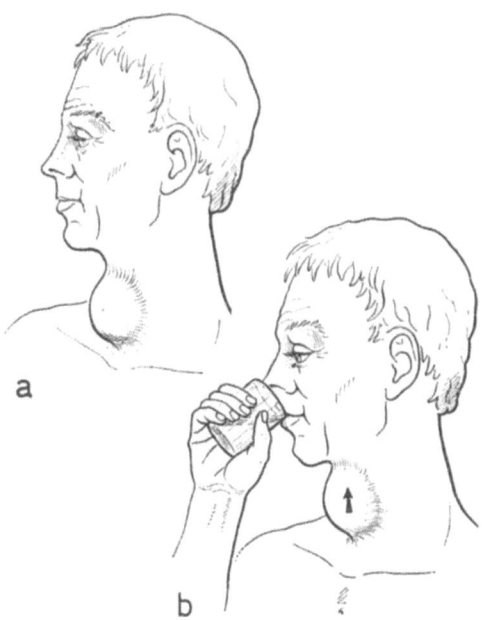

Abb. 246. Beim Schluckversuch steigt der Kropf (bei Gutartigkeit) nach oben (Struma maligna *nicht* schluckverschieblich)

nen. Manchmal eilt der Lymphdrüsenbefall sogar der primären Tumordiagnostik voraus. Die metastatischen Lymphknoten bei Struma maligna sind von harter Beschaffenheit, schmerzlos, unbeweglich bei der Fingerpalpation.

Die Entdeckung eines einseitigen, harten Schilddrüsenknotens muß also zunächst immer an eine Struma maligna denken lassen.

Für die weitere Diagnostik sind wichtig die *Röntgenuntersuchung* der Trachea und des Thorax.

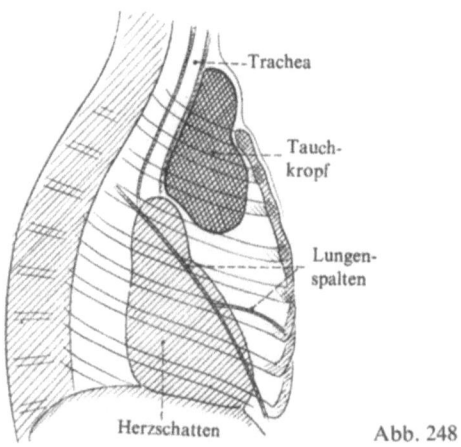

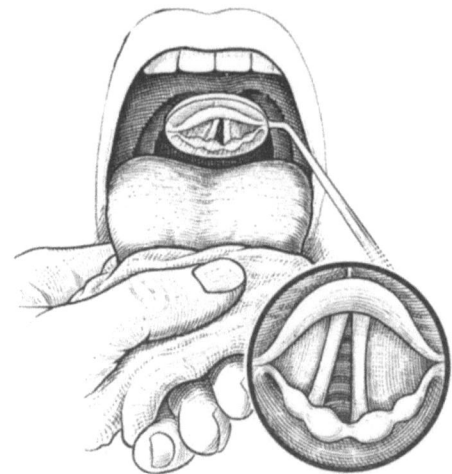

Abb. 248

Abb. 249. Linksseitige Recurrensparese. Bei Kehlkopfspiegelung das Stimmband in Paramedianstellung

Die a.p.-Aufnahme läßt eine Trachea-Abweichung bzw. Verdrängung durch die Strumakompression erkennen (Abb. 247, 248)*.

Diese Tracheakompression durch die Struma verursacht häufig Dyspnoe, spastische Bronchitis („Kropfasthma", inspiratorischer Stridor) und eine rauhe Stimme. Die Röntgenseitenansicht läßt erkennen, ob es sich um eine retrosternale Struma („Tauchkropf") handelt. Des weiteren muß auf eine Kompressionsschädigung der Nn. recurrentes geachtet werden (Heiserkeit? „Blecherne" Stimme?).

Der Nervus recurrens verläuft auf der Hinterfläche des seitlichen Strumalappens, daher laryngoskopische Untersuchung der Stimmbandfunktion erforderlich.

Paramedianstellung des Stimmbandes deutet auf eine Recurrens-Schädigung hin (Abb. 249, Recurrens-Schädigung links, rechte Bildhälfte).

Jede Struma kann sich auch durch Einflußstauung im Bereich der oberen Halsvenen, (Venenzeichnung an der Halsseite), mit gedunsenem Gesicht (Venenprallfüllung insbesondere bei retrosternaler Struma), zusammen mit der Trachealstenose zum Cor pulmonale (Kropfherz) auswirken.

Das Bild des sog. *Stokes*schen Kragens ist die Stauung der Hals- und oberen Thoraxvenen. Die genaue *Messung des Halsumfanges* ist ein wichtiger Befund für die Dokumentation, auch ist die Wachstumsgeschwindigkeit von entscheidender diagnostischer Bedeutung.

Auch durch *Perkussion* lassen sich isolierte, retrosternale Strumen erfassen und auskultatorisch insbesondere hyperthyreote Strumen mit verstärkter Durchblutung (Schwirren) feststellen.

Nach einer Vereinbarung der UICC von 1966 ist folgende internationale Einteilung bei tumorösen Schilddrüsenveränderungen und -Vergrößerungen beschlossen worden:

T-Primärtumor

T_0 Kein tastbarer Tumor.

T_1 Ein einzelner Tumor, der auf die Drüse beschränkt ist.
Keine Behinderung der Beweglichkeit oder keine Deformierung der Drüse oder normaler Palpationsbefund bei Defekt im Szintigramm.

T_2 Multiple Tumoren oder ein einzelner Tumor, der eine Deformierung der Drüse verursacht. Keine Einschränkung ihrer Beweglichkeit.

T_3 Der Tumor dehnt sich über die Drüse hinaus aus, was durch ihre Fixierung oder durch die Infiltration benachbarter Strukturen nachgewiesen werden kann.

N Regionale Lymphknoten

Der Kliniker sollte vermerken, ob er die palpablen Lymphknoten für befallen hält oder nicht.

N_0 Keine palpablen Lymphknoten.

N_1 Bewegliche, homolaterale Lymphknoten.

N_{1a} Die Lymphknoten werden als nicht befallen betrachtet.

* Vgl. auch Mediastinaltumoren: intrathorakale Struma (Abb. 305).

Struma

N$_{1b}$ Die Lymphknoten werden als befallen betrachtet.
N$_2$ Bewegliche, kontralaterale oder bilaterale Lymphknoten.
N$_{2a}$ Die Lymphknoten werden als nicht befallen betrachtet.
N$_{2b}$ Die Lymphknoten werden als befallen betrachtet.
N$_3$ Fixierte Lymphknoten.

M Fernmetastasen
M$_0$ Keine Fernmetastasen nachweisbar.
M$_1$ Fernmetastasen vorhanden.

Stadieneinteilung. Eine Einteilung in Stadien kann zur Zeit nicht empfohlen werden.

Zeichen für Malignität: aufgehobene Verschieblichkeit beim Schluckakt, Einflußstauungen; regionale und Fernmetastasen.

Die einzelnen Tumoren werden zur statistischen Auswertung durch das TNM-System klassifiziert, wobei die Wachstumseigenarten der Malignome berücksichtigt werden.

Eine sog. blande Struma ist von euthyreoter Stoffwechsellage, wobei die hierbei vorliegende Hormonproduktion dem Stoffwechselbedarf des Körpers genügt. Das klinische Bild beim euthyreoten Kropf ist mehr durch seine mechanischen Störungen gekennzeichnet. Daher ist die Struma im engeren Sinne eine gutartige Vergrößerung der Schilddrüse, damit ein nicht-toxischer Kropf.

Die früher häufiger anzutreffende endemische Struma hatte ihre Ursachen im exogenen Jodmangel oder Kropfnoxen, die in der Nahrung oder im Wasser enthalten waren.

Auch exogene antithyreoideal wirkende Medikamente oder endogene, hereditäre Faktoren können durch Jodfehlverwertung zur Strumabildung führen.

2. Funktionsstörungen

Neben den mechanischen Auswirkungen sind für die chirurgische Therapie funktionelle Störungen von besonderem diagnostischem und indikatorischem Wert, die das Ergebnis verschiedener exogener und endogener Faktoren sein können.

Innerhalb der Schilddrüsenfunktion nimmt die zentrale Stellung das TRH (Thyreotropin releasing hormone) des Hypothalamus und das TSH (thyroid stimulating hormone, Thyreotropin) der Hypophyse ein. Eine Hypertrophie bzw. eine diffuse, meist knotige Hyperplasie der Schilddrüse wird durch eine übermäßige Ausschüttung von TSH oder LATS (long acting thyroid stimulator) bewirkt. LATS ist ein wahrscheinlich autoimmunologisch gebildetes, extrahypophysäres, TSH-ähnlich wirkendes Gamma-Globulin, mit einer Halbwertszeit von etwa 30 Tagen.

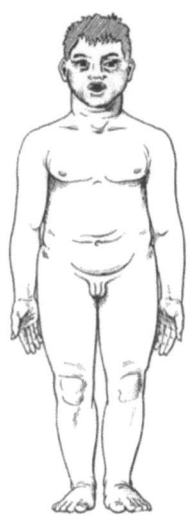

Abb. 250

a) Hypothyreoidismus
Bei der Unterfunktion der Schilddrüse (Myxödem) unterscheiden wir:

Die angeborene Hypothyreose, Kretinismus mit plumper Zunge, Schwerhörigkeit oder Taubheit, Gehstörungen, körperlicher und geistiger Retardierung bis zur Debilität.

Die jugendliche Hypothyreose mit proportioniertem Minderwuchs, verzögerter körperlicher und geistiger Reifung, Schwellgesicht (Abb. 250).

Die Hypothyreose des Erwachsenen zeigt mehr die Aufgedunsenheit des Gesichts und

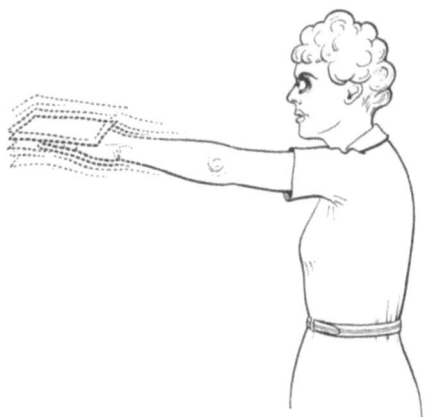

Abb. 251. Hand. Fingerzittern bei *Basedow*erkrankung

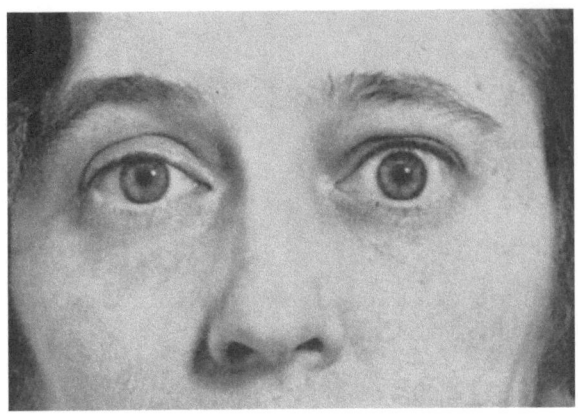
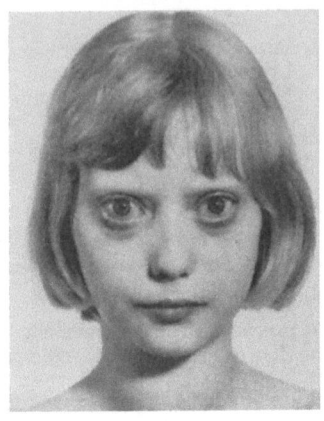

a *Dalrymple*sches Phänomen links (Oberlidretraktion)

b Doppelseitige Protrusio bulborum ohne Lidödeme

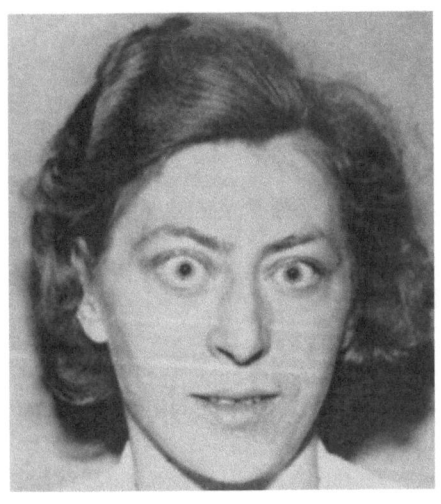
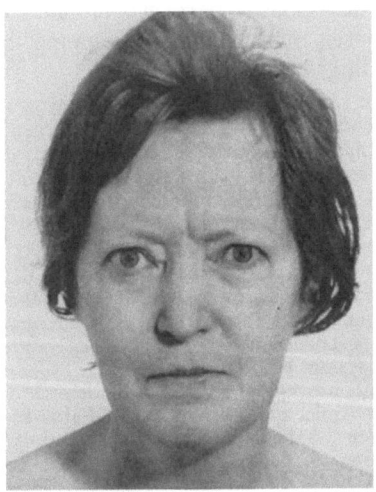

c Einseitige Protrusio bulbi

d Bandförmige Lidschwellungen ohne Protrusio bulborum, mit Schwellung der Tränendrüsen

Abb. 252a–d. Schweregrad I. Formen und Schweregrade der endokrinen Ophthalmopathie: Protrusio bulbi, Lidödem und Augenmuskelparesen können einzeln und kombiniert, ein- oder doppelseitig, symmetrisch oder asymmetrisch sowie mit oder ohne Komplikationen – Hornhautulcera, Chemosis, Progredienz – vorkommen und mit einem prätibialen Myxödem vergesellschaftet sein. (Aus E. KLEIN, 1969)

der Extremitäten, allgemeine Verlangsamung und Müdigkeit, Gedächtnisschwäche, depressive Verstimmung, Obstipation und Kälteintoleranz.
Die myxödematös geschwollene Haut ist trocken und schuppig. Die Zunge ist oft verdickt, die Stimme rauh oder heiser, es besteht ein Myxödemherz mit Bradykardie und eine Niedervoltage im EKG.

b) Hyperthyreoidismus
Er zeichnet sich klinisch aus durch: Tachykardie, Abmagerung, feinschlägigen Tremor der Finger (Abb. 251), Exophthalmus: Ausdruck einer möglichen Funktionsstörung des Hypophysenvorderlappens mit Bildung des EPF (exophthalmus producing factor).

Weitere klinische Zeichen: Wärmeintoleranz, Polydipsie (exzessiver Durst), erhöhte Hauttemperatur mit Schweißneigung, besonders der Hände, Neigung zu Diarrhoen, Haarausfall, daneben neurovegetative Störungen in Form von psychischer Labilität, kardiorespiratorischen Störungen und schmerzhaften Herzsensationen, vergrößerter Blutdruckamplitude und möglichem funktionellem Systolikum über Aorten- und Pulmonalklappe durch ein erhöhtes Herzzeitvolumen.

Manchmal kann ein Schwirren über der Schilddrüse palpiert oder auskultiert werden.

Auf drei pathophysiologische Gesichtspunkte muß besonders hingewiesen werden. Diese Symptome können sowohl ihren Ursprung in der Schilddrüsenfunktion wie in der Hypophysenfunktion haben, aber auch neuro-vegetativ oder diencephal bedingt sein.

1. Klassische Zeichen der *Hyperthyreose* (schilddrüsenbedingt): Tachykardie, Abmagerung, Thermophobie, Polydipsie, Kreislaufstörungen.

2. *Hypophysäre Struma* (die Schilddrüsenvergrößerung ist hypophysär induziert). Maligner Exophthalmus: Protrusio der Augäpfel mit seltenem Lidschlag, „tragischer Blick" (seltener Lidschlag: *Stellwag*-Zeichen) (Abb. 252).

3. *Struma neuro-vegetativen oder diencephalen Ursprungs.* Nervöse Störung, Zittern, psychische Labilität, kardiorespiratorische Störungen.

Nicht jede Hyperthyreose weist alle diese Zeichen auf.

Schilddrüsendiagnostik
betrifft

Lokalisation		Funktion
Halsumfang ↑↓? Atemnot? Mißempfindungen?	1. Anamnese ←·······→ (Schilddrüsenwirksame Medikamente?)	Gewicht? Aktivität? Schwitzen? Stuhlgang? Augenveränderungen?
lokal Struma? Größe und Beschaffenheit Lymphknotenschwellungen? Stridor? Heiserkeit? Obere Einflußstauung? Dyspnoe?	2. Körperliche Untersuchung ←·······→	*allgemein* Haut Augen Nervensystem Herz
Szintigraphie Röntgenuntersuchungen	3. Laboratoriumsmethoden ←·······→	*Direkte Parameter* (Jodstoffwechsel: Hormonjodanalysen, Radiojod-Zweiphasenstudium, ^{131}J-Trijodthyronin-in vitro-Test, Suppressionstest, TSH-Test, Depletionstest usw.) *Indirekte Parameter* (Reaktion der Peripherie: Grundumsatz, Serumcholesterin, Kreatininbelastung, Achillessehnenreflexzeit)
	Schilddrüsenantikörper ←·······→	(Bei Hyperthyreosen, Thyreoiditiden und Hypothyreosen)
	Exophthalmus produzierender Faktor (EPF) ·······→	bei endokriner Ophthalmopathie
ggf. Probeexcision	Nadelbiopsie ←·······	

Abb. 253. Richtschema zur Schilddrüsendiagnostik. (Weitere Laboratoriumsmethoden haben für die klinische und Routinediagnostik zunächst keine wesentliche Bedeutung.) (Aus E. KLEIN, 1969)

Hyperthyreose-Form	Endokrine Ophthalmo-pathie	Grund-umsatz, Cholesterin	131J-T3-in vitro-Test	Hormonjod im Blut (PBI/BEI)	Suppress. Test	131J-Zweiphasen-studium	Szintigramm
1. Toxisches Adenom	keine						Solitäres Aktivitätsmaximum im Bereich des Tastbefundes, weiteres Drüsengewebe nach TSH dargestellt
2. Hyperthyreose ohne Struma			Gleichartig verändert		negativ	Gleichartig verändert	Normales Drüsenbild
3. Hyperthyreose mit diffuser Struma							Vergrößertes Drüsenabbild mit etwa gleichmäßiger Aktivitätsverteilung
4. Hyperthyreose mit knotiger oder substernaler Struma	möglich						Vergrößertes Drüsenabbild mit ungleichmäßiger oder dystopischer Aktivitätsverteilung
5. Hyperthyreose nach Schilddrüsenoperation mit und ohne Rezidivstruma							Atyp. Drüsenabbild je nach Gewebsverteilung
6. Hyperthyreosis factitia	keine				entfällt	Kein oder supprimierter thyreoidaler Jodumsatz	Schilddrüse nicht oder nur angedeutet dargestellt, nach TSH darstellbar
7. Hyperthyreose durch hormonal aktive Metastasen eines Schilddrüsen-Carcinoms oder Struma ovarii	keine				entfällt	wie unter 6., jedoch hohes PB131 durch gesteigerten Jodumsatz in Metastasen oder Struma ovarii	wie unter 6., jedoch Aktivitätsmaxima am Ort der Metastasen bzw. Struma ovarii

Bei allen Hyperthyreose-Formen sind die einzelnen Parameter der Funktionsanalysen unabhängig vom Schweregrad und der An- oder Abwesenheit einer endokrinen Ophthalmopathie gleichartig verändert mit Ausnahme der selteneren Formen 6. und 7., die ebenso nur durch die besondere Konstellation der Laboratoriumsbefunde diagnostiziert werden können, wie das toxische Adenom nur mit Hilfe der speziellen Szintigraphie abgrenzbar ist.

Abb. 254. Beziehungen zwischen Hyperthyreose-Formen und Laboratoriumsbefunden. (Aus: KLEIN, E. 1969)

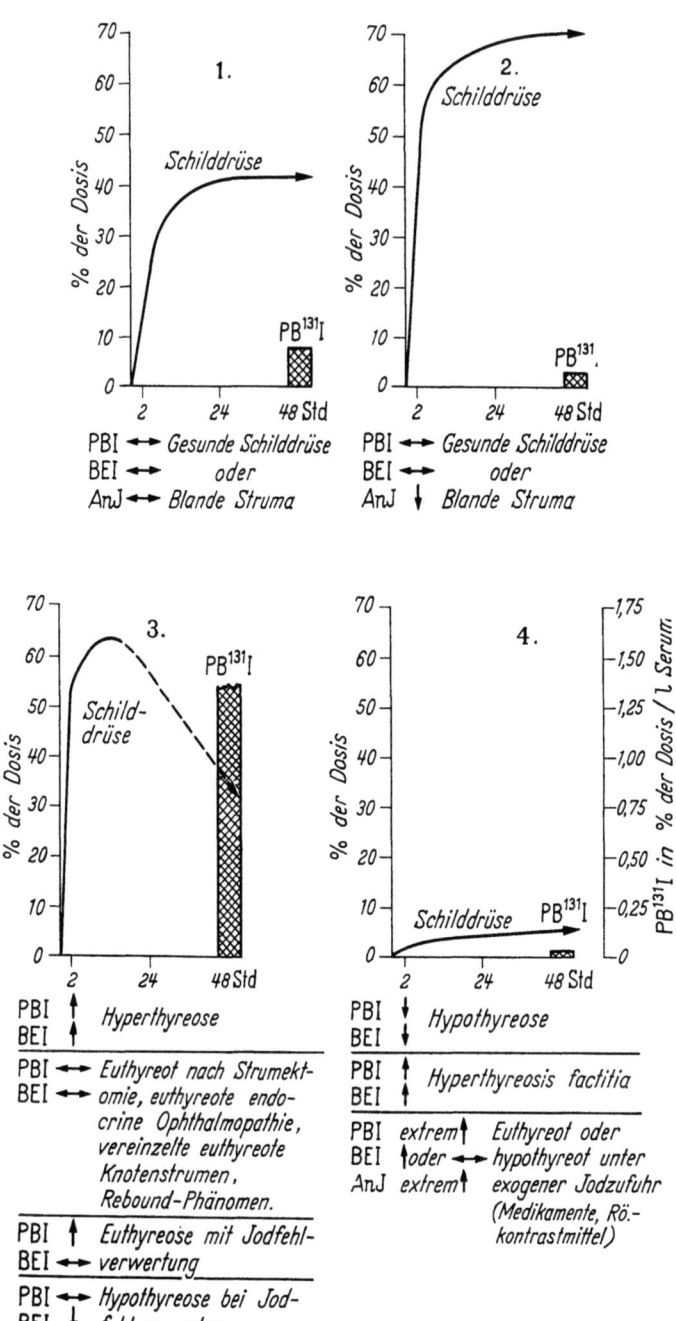

Abb. 255. Jodstoffwechselkonstellationen bei der diagnostisch optimalen Kombination von Zweiphasenstudium mit ^{131}J und chemischen Blutjodanalysen. (Die Abbildung läßt erkennen, daß die pathologischen ^{131}J-Konstellationen 3 und 4 jeweils vieldeutig und im Zweifelsfall nur durch chemische Blutjodanalysen richtig zu interpretieren sind.) — — — Jodidphase; - - - - und PB^{131}I: Hormonphase; PBI Proteingebundenes Blutjod; BEI Hormonjod des Blutes; AnJ Anorganisches Blutjod; ←→ normal; ↑ erhöht; ↓ erniedrigt. [Aus KLEIN, E.: Internist 4, 297 (1963)]. (Aus E. KLEIN, 1969)

Ihre unterschiedliche Kombination und unterschiedliche Entwicklung lassen drei Formen von Hyperthyreoidismus unterscheiden:

1. Der *Morbus Basedow* (Kropf mit Exophthalmus) ist charakterisiert durch das gleichzeitige Auftreten der sog. *Merseburger* Trias: diffus vergrößerter weicher Kropf mit starker Vascularisation (Halsumfangmaße vergleichen und beachten!). Zeichen der Thyreotoxikose mit Tachykardie, Zittern, Abmagerung und Exophthalmus. Nach akuter Entwicklung vollzieht sich der weitere Verlauf in Schüben.

2. Ein *toxisches Adenom* ist charakterisiert durch einen autonomen Strumaknoten mit isolierter Hyperfunktion. Er ist nicht immer tastbar. Klinisch Zeichen der Thyreotoxikose rein thyreoidalen Ursprungs (Abmagerung, Tachykardie). Die Kropfentwicklung geht der thyreotoxischen Auswirkung, insbesondere den Herz-Kreislaufstörungen, einige Zeit voraus.

3. *Struma basedowificata*. Sie ist charakterisiert durch eine diffuse, derbe, cystische Knotenbildung mit modifizierten Zeichen der Thyreotoxikose, die aber im Gegensatz zur *Basedow*-Hyperthyreose erst Jahre nach der Kropfbildung auftritt.

Der Achillessehnenreflex ist verkürzt bei Hyperthyreose, verlängert bei Hypothyreose. Reflexänderung kein sicher relevantes Symptom.

3. Laboruntersuchungen

Hiermit können latente Störungen aufgedeckt oder klinische Symptome bestätigt werden (Abb. 253).
— Hypercholesterinämie bei Hypothyreose.
— Hypocholesterinämie bei Hyperthyreose.

Der *Jodstoffwechseluntersuchung* kommt die größte Bedeutung zu, da das Jod an der Schilddrüsenhormonbildung beteiligt ist (Abb. 254).

1. *Messung der Jodaufnahme in der Schilddrüse*. Verabfolgung von radioaktivem Jod (^{131}I). Die von der Schilddrüse aufgenommene Menge wird durch Geigerzähler gemessen.

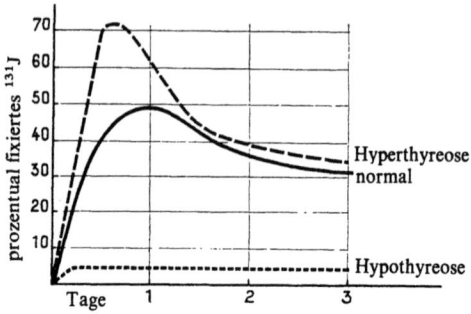

Abb. 256

Normalerweise nimmt die Drüse 40% der verabfolgten Dosis nach 6 Std, 50% nach 24 Std auf, der Rest des radioaktiven Jods wird ausgeschieden (Abb. 302, 303). Bei Hyperthyreose ist die Radioaktivität auf 50–90% nach 6 Std gesteigert. Danach kommt es zu einem raschen Abfall, verbunden mit einer starken Thyroxinsekretion. Dieses verdeutlicht die Hyperfunktion der Drüse.
Bei der Hypothyreose ist die Radiojodfixation dagegen sehr schwach.

2. Die *Schilddrüsen-Szintigraphie* ist die graphische Registrierung der Aufnahme von Radiojod oder von ^{99m}TcO$_4$ (metastabiles 99 Technetiumpertechnetat), welches durch die kürzere Halbwertszeit und fehlenden Einbau in das Schilddrüsenhormon zu einer um etwa 1000fach geringeren Strahlenbelastung der Schilddrüse führt. Technetiumpertechnetat ist für einige spezielle diagnostische Fragestellungen nicht brauchbar (Abb. 254 und 257).
Die Szintigraphie markiert daher Zonen der Überfunktion oder Drüsenareale mit Unterfunktion.
Normalerweise zeigt die Szintigraphie eine homogene Speicherung.
Bei einem Schilddrüsenknoten erlaubt die Szintigraphie die Unterscheidung von „heißen" Knoten, die das Jod fixieren (nur ausnahmsweise maligne), und „kalten" Knoten, die kein Jod fixieren (in 20% dieser Fälle Malignität).
Die Szintigraphie hat auch fundamentale Bedeutung für die Aufdeckung von Metastasen bei Struma maligna. Allerdings ist die Metastasenspeicherung nicht immer ausreichend für eine szintigraphische Erfassung. Dagegen kann durch totale Schild-

Struma

Nuklearmedizinische Untersuchungsverfahren bei Schilddrüsenerkrankungen

Untersuchungsverfahren:	Technische Durchführung	Indikation
Untersuchung in vivo		
1. Radio-jod-2-Phasentest mit Szintigraphie	Registrierung der Jodavidität der Schilddrüse von Jod 131 nach 2, 24, 48 Std mit Bestimmung der Jodumsatzgeschwindigkeit nach 48 Std (Plasma-Aktivität nach 48 Std)	Hyperthyreose, Hypothyreose, autonomes Adenom endokrine Ophthalmopathie
Radio-jod-2-Phasentest		
a) T3-Suppressionstest	0,2 mg T3/die für 10 Tage, am 8. Tag Test wie unter 1 beschrieben	Überprüfung des Regelkreises Hypophyse — Schilddrüse larvierte Hyperthyreose Kompensiertes autonomes Adenom endokrine Ophthalmopathie
b) TSH-Stimulationstest	3,3 internationale Einheiten Thyratrop an 3 aufeinanderfolgenden Tagen i.m., anschließend Test wie unter 1.	Indikationen: Stimulation funktionell ruhiggestellten Schilddrüsengewebes durch exogene TSH-Gaben. Dekompensiertes autonomes Adenom

Die unter 1. a) und b) genannten Untersuchungen sind durch die in vitro-Diagnostik und durch die 99 m Technetium-Szintigraphie weitgehend ersetzt worden.

Szintigraphie mit 99mTC	99mTC-pertechnetat reichert sich ähnlich wie das Jod in der Schilddrüse an. Durch kürzere Halbwertszeit ist die Strahlenbelastung geringer, außerdem die Szintigrammqualität besser.	alle Strumaformen
Ganzkörperszintigramm mit Jod 131	hohe Dosis Jod 131 Jodid per os nüchtern	Schilddrüsencarcinom, Suche nach jodaviden Metastasen.
In vitro-Diagnostik		
T4-RIA T4-Test (Thyroxin)	Gesamt-T-4-Bestimmung im Serum durch einen Radio-Immuno-Assay	alle Arten der Schilddrüsenfunktionsstörungen Therapeutische Verlaufskontrolle
2. Trijodthyronin T3 T3 RIA	Serum-T3-Bestimmung mit Radio-Immuno-Assay	s. oben
3. TSH TSH-RIA vor und nach TRH-Stimulation	TSH-Bestimmung mit Radio-Immuno-Assay: Basalwertbestimmung, anschließend i.v.-Gabe von 0,2—0,4 mg TRH, 2. Bestimmung 25 Min. post injektionem	
4. T3-Test	Bestimmung der freien Eiweiß-Bindungskapazität (TBG) durch radioaktiv markiertes T3	s. oben

Die Tests können durch eine Reihe von Störfaktoren beeinflußt werden, so durch: exogene Hormonzufuhr, Eiweißmangelzustände jedweder Genese, und eine Reihe von Medikamenten, z.B. Östrogenmedikation („Pille"), Heparin, Salicylate etc.

Die unter 1—4 genannten Tests können durch Röntgenkontrastmittel oder jodhaltige Medikamente gestört werden.

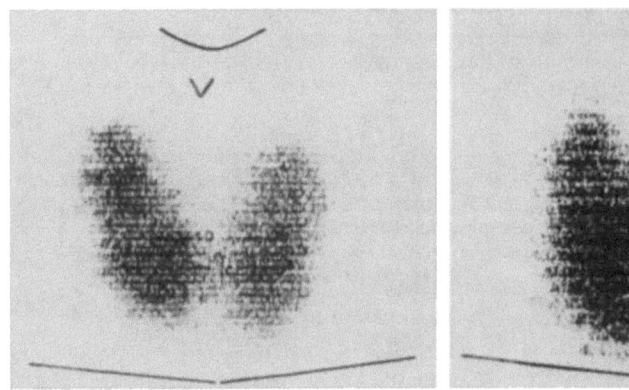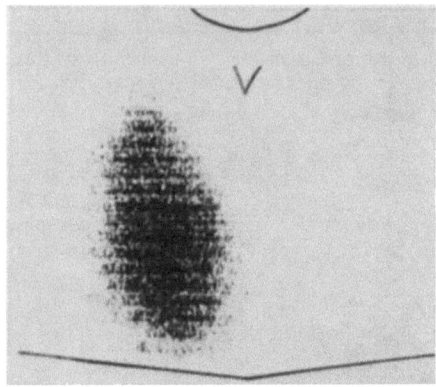

a b
Abb. 257. a Gesunde Schilddrüse. (Die Drüsenlappen können symmetrisch oder asymmetrisch und durch einen breiten oder schmalen Isthmus miteinander verbunden sein.) b Lappenaplasie (hier: links). Auch nach TSH-Gabe nur ein, meist etwas vergrößerter Lappen dargestellt. (Aus E. KLEIN, 1969)

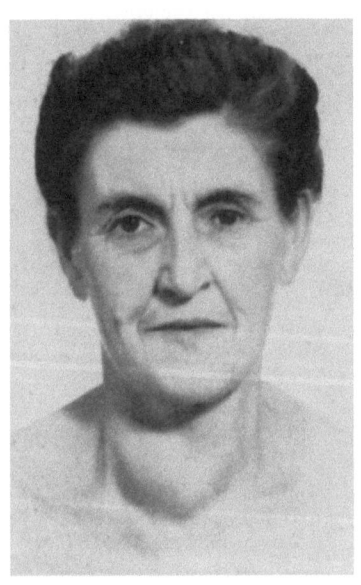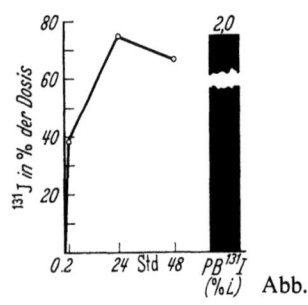

Abb. 257 c

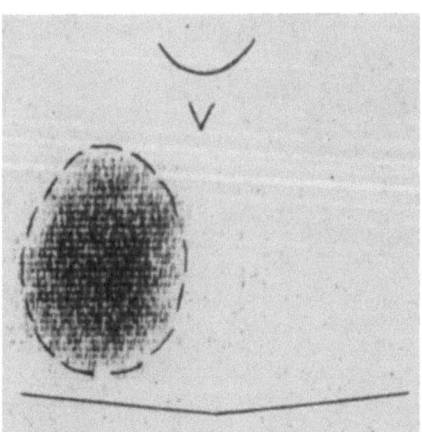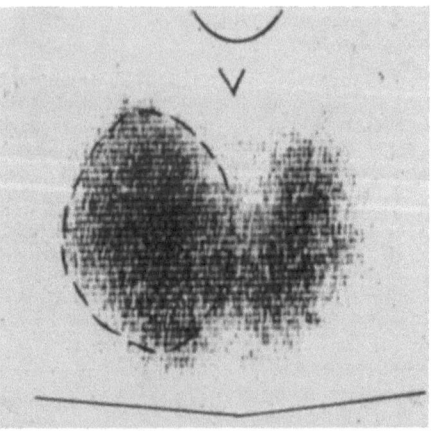

drüsenentfernung (Thyreoidektomie) eine Verstärkung der Metastasenspeicherung provoziert werden. Daher ist diese Methode zur postoperativen Überprüfung wie auch zur therapeutischen Radiojodnachbehandlung hilfreich.

4. Sonderfall: Toxisches Adenom (Abb. 257c)

Es ist erkennbar an lokalisierter, gesteigerter Jodfixierung bei fehlender Anreicherung im übrigen Schilddrüsengewebe. Dieser Aspekt kommt durch eine Hypersekretion von Schilddrüsenhormon im Adenom zustande, die genügt, um die Stimulation des übrigen Schilddrüsengewebes durch die Hypophyse zu supprimieren.

Das *toxische, „heiße" Adenom* ist ein gut abgekapselter Schilddrüsenknoten. Dieser zeichnet sich funktionsmäßig durch autonome Hormonproduktion aus, das bedeutet, daß dieses Adenom nicht durch Thyreotropin gesteuert und völlig bedarfsunabhängig ist. Durch diese autonome und sehr hohe Hormonabgabe wird der Hypophysenvorderlappen gehemmt und damit das übrige Strumagewebe unterstimuliert, woraus eine Atrophie des Schilddrüsenparenchyms resultiert. Der entscheidende szintigraphische Beweis für das Vorliegen eines autonomen toxischen Adenoms besteht darin, daß das den Knoten umgebende, unterstimulierte und dadurch nicht speichernde Parenchym nach Thyreotropinstimulation wieder sichtbar wird. Auch wird die Radiojodaufnahme im Adenom durch hochdosierte Zufuhr von Schilddrüsenhormon nicht unterdrückt (Suppressionstest).

Bei allen Funktionsbewertungen der Schilddrüse kommt es weniger auf die Deutung eines einzelnen Symptoms oder eines Einzelwertes, als auf die Berücksichtigung des Gesamtbildes an.

5. Sonderfall: Rezidivstruma

Eine Rezidivstruma hat verschiedene Ursachen und ist ein funktioneller Vorgang. Die entscheidende Bedeutung liegt allgemeinchirurgisch besonders darin, daß Reoperationen bei Rezidivstruma sehr risikoreich sind und deshalb nach Möglichkeit vermieden werden müssen. Die entscheidende Rezidivprophylaxe ist durch die systematische postoperative Gabe von Schilddrüsenhormonen und Jodverabfolgung erreicht worden.

Lokal ist die Rezidivstruma an der erneuten Vergrößerung verbliebener Schilddrüsenanteile nach vorausgegangener Schilddrüsenresektion zu erkennen, entweder im nicht operierten Lappen einer Seite oder im verbliebenen oder erhaltenen Mittellappenlobus (Lobus pyramidalis).

Eine besondere Rezidivdisponierung besteht in Perioden hormongesteuerter Stoffwechselvorgänge, z. B. in der Gravidität oder im Klimakterium.

6. Besondere Komplikationen bei Schilddrüsenerkrankungen

a) *Akute Blutung* in die Struma: Sie tritt am häufigsten auf nach einem kleinen Trauma oder spontan, aber auch iathrogen (Feinnadelbiopsie). Der Kropf schwillt plötzlich an, wird schmerzhaft, es entwickelt sich eine Hämatomcyste.

Neben den mechanischen Auswirkungen einer Struma gibt es auch entzündlich bedingte Veränderungen. Sie sind selten, gelegentlich Folge eines grippalen Infektes. Diese Strumitis muß von der echten Thyreoiditis unterschieden werden (Entzündung der Schilddrüse ohne Kropfbildung).

b) *Entzündliche Schilddrüsenerkrankungen:*
  1. Im akuten Stadium eitrige wie nichteitrige Entzündungsformen.

Abb. 257c. Toxisches Adenom rechts (Hyperthyreose). Frau Elisabeth A., 53 Jahre. Therapie: Radiojod oder Operation. PBI: 12,4 µg-%; Grundumsatz: +56%; Serumcholesterin: 250 mg-%

2. Granulomatöse Riesenzellthyreoiditis (*de Quervain*).

3. Chronische Thyreoiditis.
— Struma lymphomatosa (*Hashimoto*).
— Eisenharte Strumitis (*Riedel*sche Struma).

Bei Verkennung der entzündlichen Natur werden diese Strumen unnötig reseziert. Ihre Ätiologie ist ungeklärt, der Prozeß kommt häufig nach Monaten spontan wieder zum Stillstand. Bei der *Hashimoto*-Thyreoiditis wird ein Autoimmun-Prozeß bei der im übrigen noch ungeklärten Genese diskutiert. Die *Riedel*sche eisenharte Struma fällt besonders durch die Verhärtung der Struma unter Vortäuschung eines malignen Prozesses auf. Für diese Strumitis ist typisch das Übergreifen des entzündlichen Prozesses auf die umgebenden Weichteile, wodurch Verwachsungen, Verdrängungen der Gefäße möglich sind. Auch hier sind wegen der schwierigen Abgrenzung gegen einen malignen Tumor Fehlindikationen für das chirurgische Vorgehen möglich.

II. Struma maligna

Die *Klinik* ist von drei Typen bestimmt:

1. Der voll entwickelte maligne Tumor

ist tastbar, beim Schlucken unverschieblich, Trachealeinengung, schmerzhafter Halsdrüsenbefall.

2. Das kleine Schilddrüsencarcinom ohne metastatischen Lymphdrüsenbefall

ist nicht zu tasten. Daher ist bei jeder Halsdrüsenvergrößerung an ein Carcinom zu denken. Malignome der Schilddrüse können aus zwei endokrin verschiedenen Zelltypen entstehen, aus Follikelepithel und aus den parafollikulären Zellen. Während das Follikelepithel zur Schilddrüsenhormonbildung und Jodaufnahme fähig ist, sind die Malignome aus den parafollikulären Zellen medulläre amyloidbildende Carcinome, die wie ihre Ursprungszellen die Fähigkeit zur Produktion von Thyreocalcitonin beibehalten haben. Für die Entstehung einer Struma maligna sind wahrscheinlich thyreotrope Faktoren und Strahleninduktionen verantwortlich zu machen. Die Struma maligna ist ein relativ seltener maligner Tumor, der an der 11. Stelle der Krebstodesfälle rangiert. Die Schwierigkeit seiner Frühdiagnose liegt darin, daß Frühsymptome sowie schnelles Wachstum zunächst nicht beachtet werden und häufig auch nur diskret vorhanden sind.

Ein *szintigraphisch* „heißer" Knoten schließt ein Carcinom aus. Bei „kaltem" Knoten kann durch Punktion eine funktionslose Cyste erkannt werden. Allerdings gibt es auch cystisch-degenerierte Schilddrüsencarcinome vom papillären Typ. Jeder kalte Knoten verlangt die sichere Abklärung durch chirurgische Intervention mit histologischer Untersuchung.

3. Cervicaler Lymphdrüsenbefall

Häufig wird die Struma maligna erst durch metastatischen Befall der cervicalen Lymphdrüsen und am infiltrativen Wachstum mit Schädigung des N. recurrens und Stridor erkannt. Auch eine Knochenmetastase ist häufig der erste Hinweis auf eine schon eingetretene Metastasierung bei einem Schilddrüsencarcinom (Knochenschmerzen, „falsches Rheuma", Spontanfrakturen).

4. Struma maligna. Klinische Befunderhebung und Klassifikation

Alle bösartigen Neubildungen der Schilddrüse werden unter der Sammelbezeichnung „Struma maligna" zusammengefaßt: Carcinome, Sarkome und Metastasen extrathyreoidaler Tumoren.
Die prognostisch bedeutsamen Unterschiede der verschiedenen histologischen Tumoren — bezüglich Wachstumsverhalten und Metastasierungstendenz — haben schon um die Jahrhundertwende EISELSBERG und KOCHER beschäftigt. Später machten dann LANGHANS und in jüngster Zeit WOOLNER weitere Vorschläge, die Hauptgruppen der malignen Schilddrüsenerkrankungen in einer international anerkannten Einteilung zu klassifizieren, die sich nun mit den Richtlinien der Sektion Schilddrüse der Deutschen Gesellschaft für Endokrinologie deckt.

In den zurückliegenden 10 Jahren haben sich die 5-Jahres-Überlebensraten von zuvor unter 30% auf jetzt über 60% verbessern lassen, in erster Linie durch verbesserte Früherfassung und durch die an histologischen Kriterien orientierte Ausschöpfung der umfangreichen Therapiemöglichkeiten wie radikale Operation, Radio-Jod-Bestrahlung, externe Megavoltbestrahlung, Schilddrüsenhormongabe, Chemotherapie etc.

Klassifizierung bösartiger Schilddrüsentumoren. Schilddrüsenmalignome werden in 5 Gruppen unterteilt. Die differenzierten Carcinome (papilläre und folliculäre) besitzen hinsichtlich ihres histologischen Aufbaues, der erhaltenen Jod-Stoffwechselaktivität und der TSH-abhängigen Wachstumsbeeinflussung große Ähnlichkeit mit regulärem Drüsenparenchym. Folliculäre Carcinome besitzen eine bevorzugte hämatogene Metastasierungstendenz (in Lunge, Knochen), papilläre Carcinome dagegen weisen eine frühzeitige lymphogene Ausbreitung auf (infrathyreoidal, regionale Halslymphknotenstationen). Diese organoiden Tumoren haben in der Regel eine langsamere Progredienz und sind im besonderen Maße der ergänzenden Radio-Jod-Bestrahlung und der suppressiv wirksamen Schilddrüsenhormontherapie zugänglich.

Histologische Klassifizierung maligner Schilddrüsentumoren

  I. Differenzierte Carcinome
     papillär
     folliculär
 II. Entdifferenzierte Carcinome
     anaplastisch
     (solid, klein-riesenzellig, polymorph)
III. C-Zell-Carcinome
     („medullär"-parafolliculäre Zellen)
 IV. Sarkome
     (Lymphosarkome, Hämangioendotheliome)
  V. Metastatische Fremdtumoren

Anaplastische Carcinome sind stark entdifferenzierte Tumoren ohne erkennbare Organstrukturen mit hoher Aggressivität und schnellem Fortschreiten. Charakteristisch sind Einbruch in Trachea und Oesophagus sowie frühzeitige Aussaat von Regional- und Fernmetastasen. Gelegentlich geht die Entdifferenzierung in anaplastische Wuchsformen über. Im Gegensatz zu den differenzierten Carcinomen ist bevorzugt das höhere Lebensalter betroffen. Sarkome werden ganz selten diagnostiziert, sie sind klinisch-biologisch den anaplastischen Carcinomen ähnlich.

Die sog. C-Zell-Carcinome (auch meduläre Carcinome genannt) nehmen ihren Ausgang nicht von den Thyreocyten, sondern von den calcitoninproduzierenden parafolliculären Zellen. Sie können hormonell aktiv sein mit Nachweis eines hohen Serum-Calcitonin-Spiegels. Sie werden bevorzugt im mittleren bis fortgeschrittenen Lebensalter angetroffen und liegen hinsichtlich der Wachstumsaggressivität zwischen den differenzierten und entdifferenzierten Carcinomen. Ihre Ausbreitung erfolgt in regionale, cervicale und mediastinale Lymphknoten, erst danach auch hämotogen in die Körperperipherie.

TNM-Klassifizierung

T Primärtumor
T_0 Kein tastbarer Tumor
T_1 Ein einzelner Tumor, der auf die Drüse beschränkt ist. Keine Behinderung der Beweglichkeit oder keine Deformierung der Drüse oder normaler Palpationsbefund bei Defekt im Szintigramm.
T_2 Multiple Tumoren oder ein einzelner Tumor, der eine Deformierung der Drüse verursacht. Keine Einschränkung ihrer Beweglichkeit.
T_3 Der Tumor dehnt sich über die Drüse hinaus aus, was durch ihre Fixierung oder durch die Infiltration benachbarter Strukturen nachgewiesen werden kann.
N Regionale Lymphknoten
N_0 Keine palpablen Lymphknoten
N_1 Bewegliche homolaterale Lymphknoten
  N_{1a} Die Lymphknoten werden als nicht befallen betrachtet
  N_{1b} Die Lymphknoten werden als befallen betrachtet
N_2 Bewegliche, kontralaterale oder bilaterale Lymphknoten
  N_{2a} Die Lymphknoten werden als nicht befallen betrachtet
  N_{2b} Die Lymphknoten werden als befallen betrachtet
N_3 Fixierte Lymphknoten
M Fernmetastasen
M_0 Keine Fernmetastasen nachweisbar
M_1 Fernmetastasen vorhanden

TNM-Klassifizierung. Die Zuordnung gründet sich auf die praetherapeutisch-klinische Erhebung, die nachfolgend durch den intraoperativen und histologischen Befund ergänzt bzw. korrigiert wird!

Spezielle Diagnostik. Die Struma maligna zeigt keine typischen charakteristischen Frühsymptome. Dadurch ist die rechtzeitige Tumorerfassung erschwert. Das gilt vermehrt bei der endemischen Kropfbelastung. Umso gewissenhafter müssen Verdachtssymptome beachtet werden. Der szintigraphisch „kalte" Knoten liefert das wichtigste Hinweiszeichen für die Möglichkeit einer Malignität. Weiter suspekt müssen alle plötzlich entstandenen, schnell wachsenden Solitärknoten aus klinischer Sicht, jede Schilddrüsenveränderung im Kindes- und Jugendalter, plötzlich einsetzendes schnelles Wachstum einer vorbestehenden, lange unveränderten Struma und die schnelle Größenzunahme einer Rezidivstruma erscheinen. In allen Zweifelsfällen ist der operativen Biopsie zur histologischen Sicherung vor Feinnadelpunktionen und cytologischen Untersuchungen der Vorzug zu geben.

Spätsymptome der Struma maligna. Schlecht abgrenzbare, unverschiebliche, derb-höckrige Struma. Verlust der Schluckbeweglichkeit, Heiserkeit durch Recurrensparese, vergrößerte, suspekte cervicale und supraclaviculäre Lymphknoten bei Kropf. Einflußstauung, Atembeschwerden und Hämoptoe, röntgenologisch erfaßbare Metastasen bevorzugt im Knochensystem mit Spontanfrakturen, pathologische Fraktur.

Obligate Untersuchungsmaßnahmen. Schilddrüsenszintigraphie, Röntgenaufnahme Trachea, Oesophagus und Thorax, laryngologischer Kehlkopfspiegelbefund, Funktionsanalysen durch Serumhormonbestimmungen. Calcitonin-Bestimmung bei C-Zell-Carcinomen für die Erstdiagnose nicht sehr bedeutungsvoll, mehr für Verlaufskontrollen und Entdeckung von Metastasen bzw. wegen der Neigung familiärer Häufung zu prophylaktischen Untersuchungen wertvoll.

Nachsorge operierter Schilddrüsenmalignom-Patienten. Die dauerhafte Nachbetreuung aller Kranken mit Schilddrüsenmalignomen sollte in einer speziellen, am besten interdisziplinären Sprechstunde, erfolgen, an der Internisten, Endokrinologen, Nuklearmediziner, Radiotherapeuten und Chirurgen beteiligt sind. In den ersten zwei bis drei Jahren nach der Operation sind die Kontrolluntersuchungen in 3–4monatigen Abständen erforderlich. Bei Rezidivfreiheit können die Intervalle auf $1/2$ bis 1 Jahr ausgedehnt werden.

Bei Auftreten lokaler Rezidive ist immer zunächst der erneute chirurgische Eingriff zu diskutieren. Erst danach wird die Indikation zur weiteren Radio-Jod-Therapie oder externen Bestrahlung gestellt. Um nuklearmedizinischen Maßnahmen nicht vorzugreifen, muß von der Anwendung jodhaltiger Kontrastmittel oder Medikamente abgeraten werden*.

5. Klassifikation der Schilddrüsenkrankheiten – Zusammenfassung

Entsprechend den Empfehlungen der Deutschen Gesellschaft für Endokrinologie sind die Erkrankungen der Schilddrüse nach folgenden klinischen Gesichtspunkten eingeteilt:

1. Hypothyreosen,
2. Hyperthyreosen,
3. blande Strumen,
4. entzündliche Schilddrüsenerkrankungen (und seltene Schilddrüsenerkrankungen),
5. Schilddrüsen-Malignome,
6. Endokrine Ophthalmopathie.

Für eine chirurgische Therapie kommen die Erkrankungsgruppen in Frage, bei denen Verdacht auf maligne Entartung besteht und die umliegenden Organe mechanisch in ihrer Funktion gestört werden oder Funktionsstörungen, die mit konservativen Mitteln nicht zu beheben sind. Desgleichen verlangt ein autonomes Adenom die chirurgische Therapie und gelegentlich auch Entzündungszustände der Schilddrüse.

---

* Nach RÖHER, H.D. in: Empfehlungen der Deutschen Gesellschaft für Chirurgie zur Behandlung der Struma maligna.

Zu 1: Hierbei handelt es sich um angeborene Hypothyreosen (sporadischer und endemischer Kretinismus).

Zu 2: Hyperthyreosen sind Krankheitsbilder, bei denen ein Überschuß von Schilddrüsenhormonen in der Peripherie vorliegt, dabei ist die sog. hyperthyreote oder thyreotoxische Krise die schwerste Verlaufsform einer Hyperthyreose. Die Bezeichnung „Morbus Basedow" ist dabei eine spezielle Hyperthyreose mit endokriner Ophthalmopathie. Eine chirurgische Therapie der Hyperthyreosen ist bei großen Knotenstrumen erforderlich, die zu Kompressionserscheinungen führen; ebenso, wenn die thyreostatische und Radiojodtherapie erfolglos bleibt.

Das autonome Adenom der Schilddrüse mit oder ohne klinische Zeichen der Überfunktion wird im Idealfall enukleiert.

Zu 3: Die blande, parenchymatöse Struma diffusa (meist bei Jugendlichen) wird nur bei ausgeprägter, mechanischer Beeinflussung der Nachbarorgane operiert, zumal sie auch zu Rezidiven neigt.

Zu 4: Entzündliche Schilddrüsenerkrankungen machen nur 0,2% der Operationsfälle aus. Bei akuter Thyreoiditis mit eitriger Einschmelzung muß eine Teilresektion des Schilddrüsengewebes vorgenommen werden. Chronische Thyreoiditiden (*de Quervain*, *Riedel*, *Hashimoto*) werden zunächst internistisch behandelt. Lediglich bei Malignomverdacht oder mechanischer Beeinträchtigung wird die Schilddrüse total reseziert.

Zu 5: Die Struma maligna ist eine relativ seltene Schilddrüsenerkrankung, die überwiegend bei Kropfträgern auftritt. Diagnostisch wichtig sind tastbare Schilddrüsen- und Lymphknotenveränderungen, Schmerzen, Heiserkeit und rasches Wachstum und insbesondere szintigraphische Veränderungen.

Bei bereits eingetretener Metastasierung in Knochen, Lunge oder Leber (zumal bei fehlender Struma!) ist die Diagnose schwierig. Bei dem geringsten Verdacht auf Schilddrüsenmalignom, der auch bei manchen kalten Knoten gegeben ist, muß die Schilddrüse total reseziert werden.

Lymphknoten werden durch radikale „neck dissection" entfernt.

Postoperativ ist eine dauernde Schilddrüsen-Hormontherapie erforderlich. Metastasen lassen sich nach totaler Schilddrüsenexstirpation mit einer Radiojodbehandlung oft günstig beeinflussen.

B. Nebenschilddrüsen

Die Nebenschilddrüsen, normalerweise zwei auf jeder Seite, sind an der Rückseite der Schilddrüse lokalisiert. Ausnahmsweise sind auch ektope bzw. dystope Lokalisationen, besonders im Mediastinum oder hinter dem Oesophagus, möglich. Die kleinen Drüsenkörper sind klinisch nicht palpabel. Ihre Hauptfunktion betrifft den Calcium-Stoffwechsel. Durch Dysfunktion kommt es daher zu Hypo- oder Hyperparathyreoidismuszuständen.

I. Hyperparathyreoidismus (Hypercalcämie)

Er wird im allgemeinen verursacht durch einen Nebenschilddrüsentumor, gelegentlich auch durch eine Hyperplasie der Nebenschilddrüse: Nebenschilddrüsen-Adenom. Dabei wird das spezifische Hormon dieser Drüse, das Parathormon, exzessiv produziert.

Hieraus resultiert eine Abnahme der Rückresorption von Phosphor durch die Nierentubuli mit Phosphaturie, eine Aktivierung der Osteoclasten mit nachfolgender Knochendemineralisation.

Aus dem erheblichen Phosphorverlust im Organismus folgt eine Abnahme des Serumphosphors. Gegenregulatorisch versucht der Organismus, Calcium und Phosphor aus dem Knochen zu mobilisieren, daher hier die Decalcifizierungszeichen. Die weitere Form auf Grund verstärkter Ausscheidung von Phosphor und Calcium im Blut (Hypercalcämie) und ihre Ausscheidung über die Nieren führt zur Bildung von Nieren- und Harnsteinen (Urolithiasis).

Die übersteigerte Produktion von Parathormonen wirkt sich in wechselnden und vielgestaltigen Stoffwechselstörungen und sich daraus ergebenden Symptomen aus. Auf der anderen Seite ist der Krankheitsverlauf durch Remissionen oder Exacerbationen häufig akut und lebensbedrohlich kompliziert.

Vier klinische Symptomgruppen sind der Häufigkeit nach wie folgt möglich:

1. Renales Syndrom: Rezidivierende Nierensteinbildung, Polyurie, Polydipsie, Präurämie mit renaler Hypertonie.

2. Ossäres Syndrom: Charakterisiert durch Knochencysten, besonders in den langen Röhrenknochen und Gesichtsschädel mit Spontanfrakturen, Knochendeformitäten selten, Osteoporose mit vereinzelten Cysten röntgenologisch im Vordergrund stehend. (Klassische Ostitis fibrosa cystica: Morbus *von Recklinghausen*.)

Merke: Neurofibromatose = multiple, subcutan, besonders an den Extremitäten tastbare Nerven-

knötchen, ist ein anderes Krankheitsbild, das ebenfalls nach *Recklinghausen* benannt wird.
Sonderform dieser Neurofibromatose: die isolierte, viscerale Form.

3. Gastrointestinales Syndrom: Besonders wichtig bei therapieresistentem Ulcus duodeni oder ulcusähnlichen Beschwerden, ebenso subakute Pankreatitis und chronische Pankreatitis mit Pankreatolithiasis.

4. Unbestimmte Allgemeinsymptome: Seltene Form das MEA-Syndrom, Kombination mit multiplen endokrinen Adenomen anderer Organe (Pankreas, Nebennieren).

Sekundärer Hyperparathyreoidismus. Damit wird eine schwere Störung des Calcium-Phosphor-Stoffwechsels durch chronische Stimulierung der Nebenschilddrüse bei chronischer Urämie oder Steatorrhoe bezeichnet.

Tertiärer Hyperparathyreoidismus. Autonom gewordener sekundärer Hyperparathyreoidismus. Die hyperplastischen Nebenschilddrüsenadenome sind in ihrem krankhaft gesteigerten Stoffwechselzustand autonom geworden.

Praktisch-klinische Abklärung in erster Linie durch spezielle *Laboruntersuchungen:* Phosphatausscheidungstests, Calcium-Toleranztest, Cortison-Suppressionstest ohne Reaktion, wenn Hypercalcämie durch Nebenschilddrüsenadenom bedingt ist. Bestimmung von Serum-Calcium und Serum-Phosphor.

Spezielle Röntgenuntersuchungen mit *Angiogramm* und *Szintigramm.*

Ausschluß anderer Ursachen für eine Hypercalcämie. Nebenniereninsuffizienz, Hyperthyreose, Vitamin D-Intoxikation, multiples Myelom.

Sonderform: Maligne Tumoren mit osteoplastischen Metastasen und paraneoplastischer Hypercalcämie (s. Abb. 258).

II. Nebenschilddrüsencarcinom

Dieser maligne Tumor wächst langsam und metastasiert erst relativ spät. Dabei besteht eine Überschußproduktion von Parathormon mit nachfolgender Urämie, Calciumintoxikation und Pankreatitis.

III. Paraneoplastische Hypercalcämie

Hormon-chemisch noch ungeklärte Hypercalcämie bei verschiedenen Malignomen

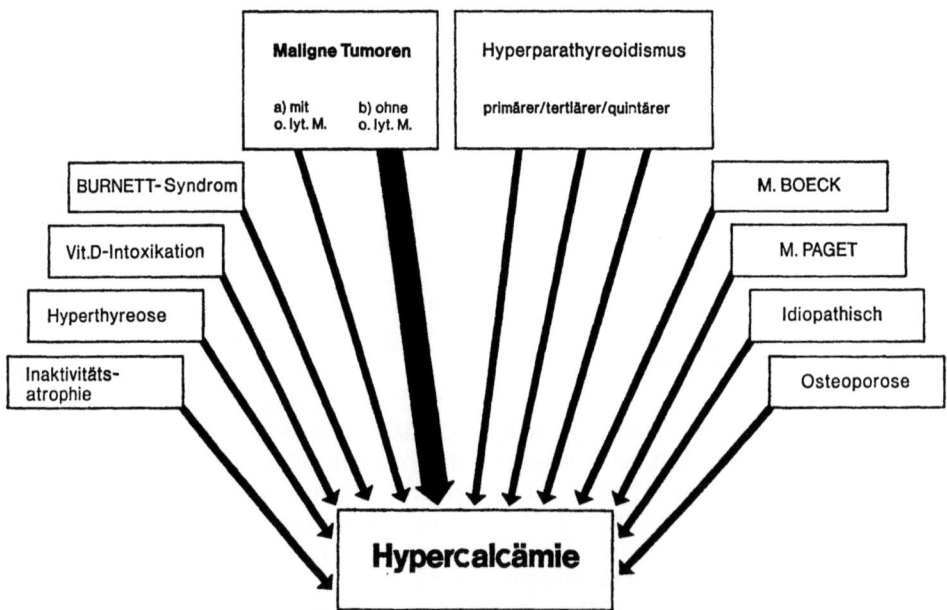

Abb. 258. Ursachen und Differentialdiagnose bei Hypercalcämie

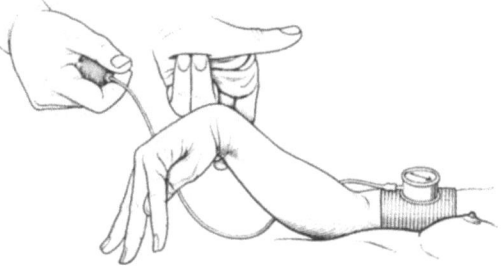

Abb. 259

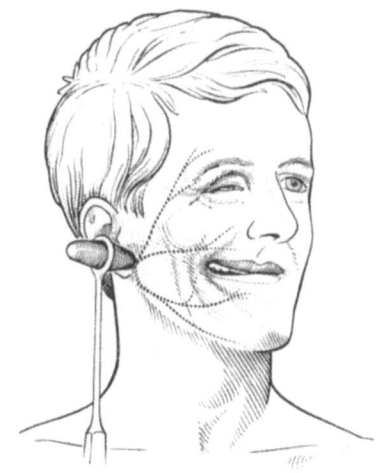

Abb. 260. Verschiedenartige Tetanieursachen: ▶ D-Avitaminose (Malabsorption von Calcium), respiratorische Alkalose bei Hyperventilation, metabolische Alkalose bei starkem Erbrechen mit Verlust von Magensäure

auf dem Boden nicht-endokrinen Gewebes. Eindeutiger Beweis, wenn Knochenentkalkungscysten nach Entfernung eines Malignoms wieder verschwinden. Der indirekte Beweis dieses Hyperparathyreoidismus wird geführt bei Verschwinden des Syndroms nach chirurgischer Entfernung des oder der fraglichen Adenome.

IV. Hypoparathyreoidismus (Hypocalcämie)

Dieses Zustandsbild ist typisch bei versehentlicher operativer Verletzung oder Entfernung eines Nebenschilddrüsen-Knotens bei der Strumektomie.

Das klinische Leitsymptom ist die *Tetanie*, Kopfschmerz, Tachykardie und muskuläre Übererregbarkeit, hauptsächlich im Bereich der oberen Gliedmaßen, mit carpopedalen Spasmen („Geburtshelferhand"), Adduktion von Daumen und Beugung der Mittelhandgelenke (*Trousseau*-Zeichen, Abb. 259).

Im Gesicht ebenfalls Irritabilität der mimischen Muskulatur bei der Perkussion des N. facialis (*Chvostek*-Zeichen, (Abb. 260). Das Blutcalcium ist erniedrigt.

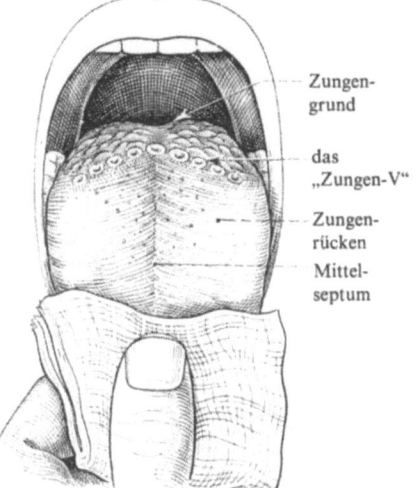

Abb. 261

C. Tumoren im Mund- und Kieferbereich

Die häufigsten und wichtigsten Tumorbildungen betreffen Carcinome und Sarkome der Mundhöhle und im Kieferbereich, Unterlippen- und Zungencarcinom, Wangen-, Gaumen-, Unterkiefer-, Oberkiefer-, Oberlippen- und Mundhöhlen-Carcinom (Abb. 261).

Die metastatische Ausbreitung in die regionären Lymphknoten ist von großer diagnostischer Bedeutung. Die Lokalisation der Ansiedlung hängt vom Tumortyp ab. Am häufigsten metastasieren Zungen- und Mundboden-Carcinome, am wenigsten Unterlippen-Carcinome. Spätmetastasen

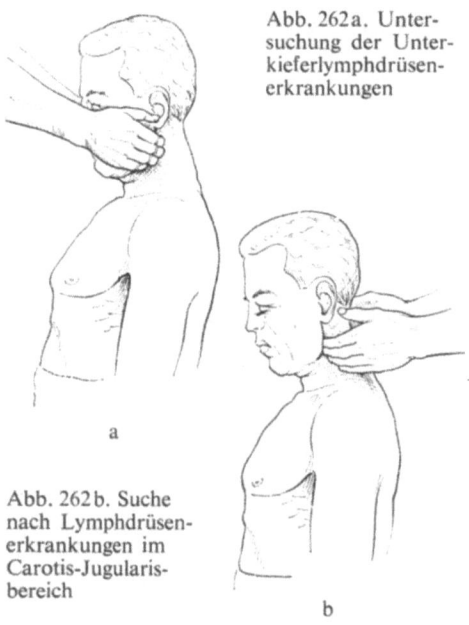

Abb. 262a. Untersuchung der Unterkieferlymphdrüsenerkrankungen

Abb. 262b. Suche nach Lymphdrüsenerkrankungen im Carotis-Jugularis-bereich

sind im Skeletsystem und in der Lunge festzustellen (s. Abb. 41: Lymphwege der Zungen-Mundbodenregion) (Abb. 263).
Beachte die Bedeutung des Lymphdrüsenbefalls für die Frühdiagnostik, besonders mit Hilfe der *Lymphdrüsenbiopsie* bei jeder verdächtigen oder zweifelhaften Veränderung.

D. Speicheldrüsen

Die Parotis ist besonders zur Tumorbildung disponiert, während die Unterkieferspeicheldrüsen bevorzugt zur Speichelsteinbildung neigen.
Andererseits sind in beiden Drüsen Entzündungen möglich, in der Unterkieferdrüse häufig verbunden mit Cystenbildungen.

I. Parotistumoren

Bei der Parotis-Pathologie ist von besonderer Bedeutung ihre enge Beziehung zum N. facialis, der zwischen ihren zwei Lappenbildungen verläuft. Da dieser Nerv nach Möglichkeit bei der Operation geschont werden muß, macht diese anatomische Beziehung die Hauptschwierigkeit bei der Präparation aus. Auf der anderen Seite legt seine Funktionsstörung bei Parotistumoren den Verdacht auf Malignität nahe.

Klinisch imponiert eine Tumorbildung unmittelbar vor dem Processus mastoideus unterhalb des Ohrläppchens, in Höhe des Unterkiefergelenks (Abb. 264).
Bei semimalignen Mischtumoren zeigt der Tumor im Anfangsstadium weder funktionelle Auswirkungen noch einen Lymphdrüsenbefall.
Ein maligner Parotistumor kann aber 20–25 Jahre nach scheinbar gutartiger tumoröser Veränderung auftreten. Er ist dann erkennbar an Schmerzen, rascher Größenzunahme und an den Auswirkungen

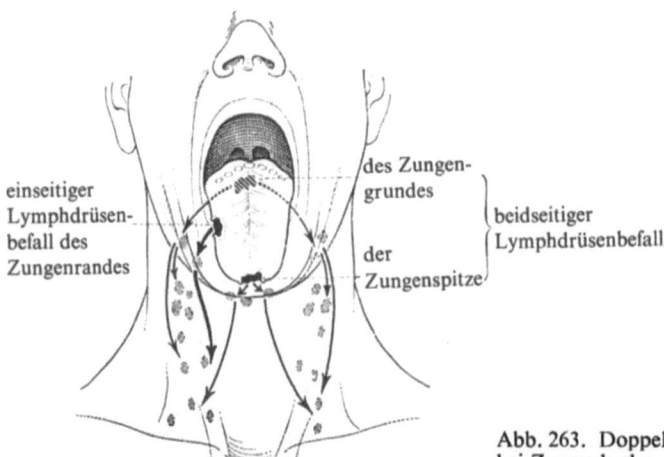

Abb. 263. Doppelseitiger Halslymphdrüsenbefall bei Zungenkrebs

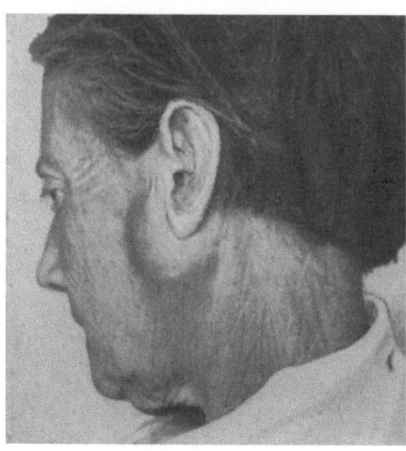

Abb. 264

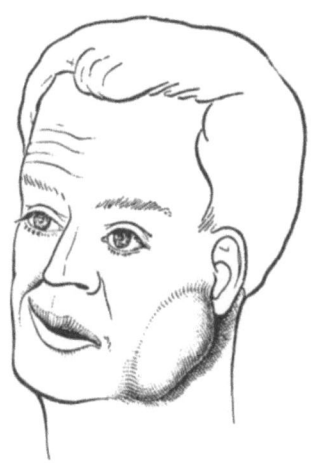

Abb. 265. N.-facialis-Parese bei Parotistumor

auf den Facialisnerv (Abb. 265); jetzt vorhandener Lymphdrüsenbefall.
Ein wichtiges differentialdiagnostisches Hilfsmittel ist die *radiologische* Speicheldrüsendarstellung (Abb. 266).
Die sonst bei Tumorbildungen angezeigte diagnostische Biopsie ist im Falle eines Parotistumors abzulehnen, da oberflächliche Biopsien den Tumor in der Tiefe verfehlen und tiefere Punktionen die Gefahr der N. facialis-Verletzung mit sich bringen. Daher in jedem Fall bei Verdacht sofortige primäre *Parotisexstirpation*.

II. Akute Parotitis

Durch canaliculäre, ascendierende Infektion ist eine akute Infektion der Parotisdrüse möglich. Sie kann unter bestimmten krankhaften Bedingungen der Mundhöhle oder in abwehrgeschwächten Organismen auftreten (Parotitis bei Kachexie, marantische Parotitis).
Der entzündliche Parotistumor ist erkennbar an äußerst schmerzhafter Schwellung, schmerzhaften Schluckbeschwerden,

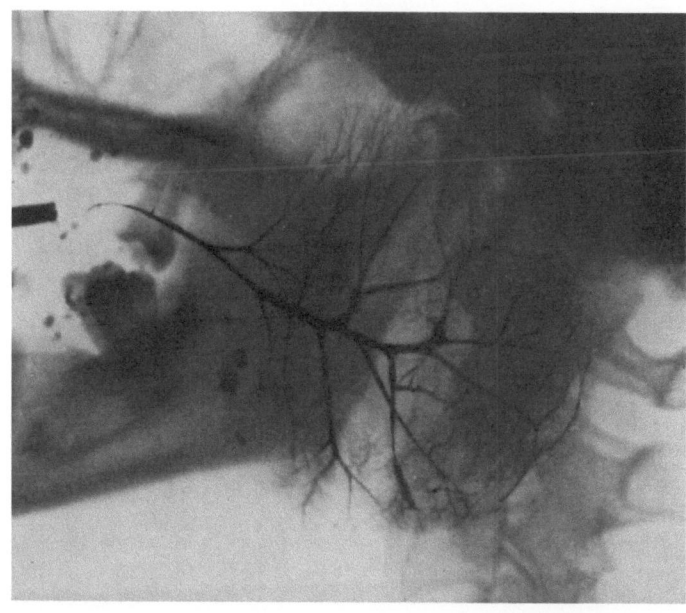

Abb. 266

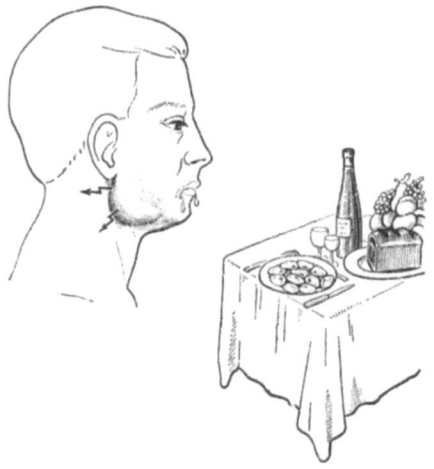

Abb. 267. Speichelfluß (Wasser läuft im Mund zusammen) beim Anblick von Speisen. Gleichzeitig schmerzhaftes Spannungsgefühl in der Speicheldrüse

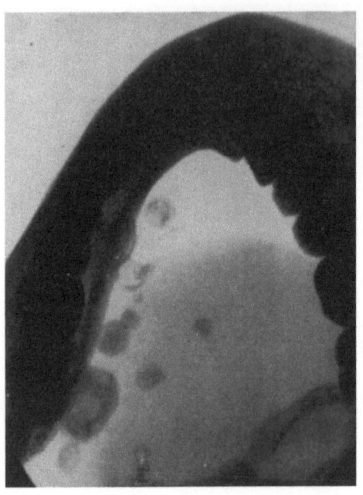

Abb. 269. Speichelstein im *Wharton*schen Speichelkanal. Speichelsteinbildungen, erkennbar bei der Röntgenaufnahme des Mundbodens

Schmerzen beim Speichelfluß, ausstrahlenden Schmerzen zu Ohr, Hals und Pharynx. Die Tumorbildung zeigt Rötung, Erwärmung, die Austastung ist sehr schmerzhaft.

Postoperative Parotitis. Diese tritt ursächlich bei Exsikkations-Zuständen und Stilllegung des Speichelflusses bei parenteraler Infusionstherapie bzw. -Ernährung auf.
In einigen Fällen liegt der Parotitis eine Steinbildung mit Verlegung der Speichelgänge, *Sialolithiasis*, zugrunde.
Auch an der *Unterkieferdrüse* sind entzündliche Tumorbildungen möglich. Dabei kommt es im Zusammenhang mit der Nahrungsaufnahme zu Sekretionsschmerz (Abb. 267).

Röntgenuntersuchung. Auch hier läßt eine einfache Röntgenaufnahme des Mundbodens Steinbildungen erkennen (Abb. 268, 269).

Die Sialographie (Kontrastmittelauffüllung des Speichelganges) bringt den stenosierenden Speichelstein mit prästenotischer Erweiterung der Speichelgänge zur Darstellung.

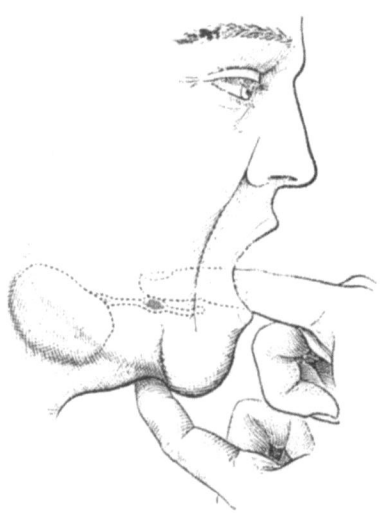

Abb. 268. Die Austastung des Mundbodens läßt eine Tumorbildung erkennen

Wirbelsäule

Der Stoff und die Krankheitsbilder der Orthopädie sind so vielgestaltig und zahlreich, daß sie im Rahmen dieser allgemeinchirurgischen Krankheitslehre nicht vollständig und der klinischen Bedeutung entsprechend dargestellt werden können. Im folgenden sollen daher lediglich die Symptome und solche orthopädischen Erkrankungen erwähnt werden, die für das Verständnis und die differentialdiagnostische Verwertung von Kardinalphänomenen, insbesondere im Zusammenhang mit allgemeinchirurgischen und unfallchirurgischen Erkrankungen, von Bedeutung sind.

Die Pathologie der Wirbelsäule betrifft:
Traumatische, degenerative und entzündliche Veränderungen an den Wirbelkörpern, im hinteren Wirbelbogen, an Dorn- und Querfortsätzen mit Gelenksveränderungen der Wirbelsäule, Distorsionen des Wirbelsäulenbandapparats, der Bandscheiben, Infektionen. Nicht selten kommt es hierdurch zu Auswirkungen auf das Rückenmark oder die Spinalnerven.

I. Klinische Untersuchung

Die Untersuchung der Wirbelsäule verlangt daher auch eine *neurologische* Untersuchung sowie *Röntgenuntersuchungen*.

1. Fehlhaltungen

Für die klinische Untersuchung ist in erster Linie das Erkennen von Fehlhaltungen wichtig (Abb. 270, 271).
Bei der Skoliose ist die skoliotische Fehlhaltung, die bei Beugehaltung verschwindet, von der echten Skoliose zu unterscheiden (Abb. 272, 273).

2. Untersuchung der Beweglichkeit

Die Untersuchung der Beweglichkeit der Wirbelsäule ist ein Hauptteil der systematischen Untersuchung. Bei allen funktionellen Störungen der Wirbelsäule besteht eine paravertebrale Muskelverspannung (Hartspann, Myogelose), die man sieht oder bei der Palpation erkennt (Abb. 274).

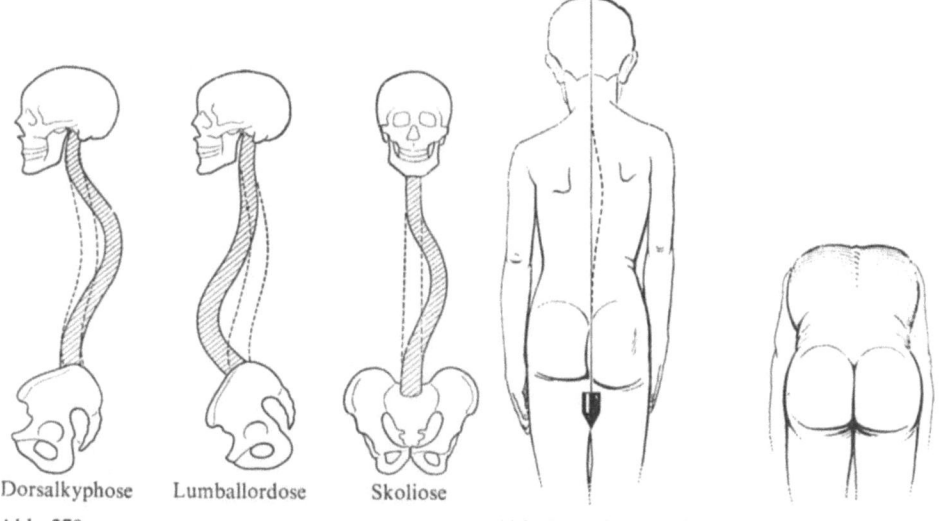

Dorsalkyphose   Lumballordose   Skoliose
Abb. 270   Abb. 271. Skoliotische Fehlhaltung

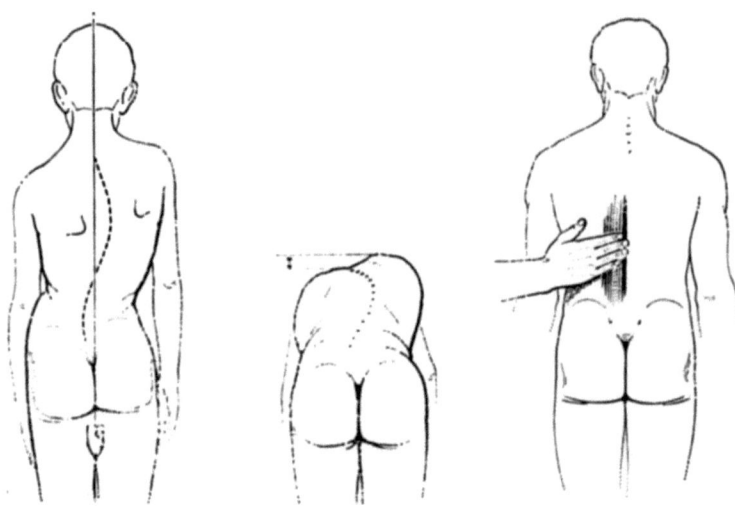

Abb. 272. Echte Skoliose   Abb. 274. Paravertebrale Muskelkontraktur

3. Lokale Schmerzphänomene

Diese sind bei der Untersuchung zu erkennen durch Perkussion der Dornfortsätze und paravertebrale Abtastung. In beiden Fällen kommt es zu spontanem Schmerz; Perkussionsschmerz deutet auf Wirbelkörperbefall hin (Abb. 275, 276).

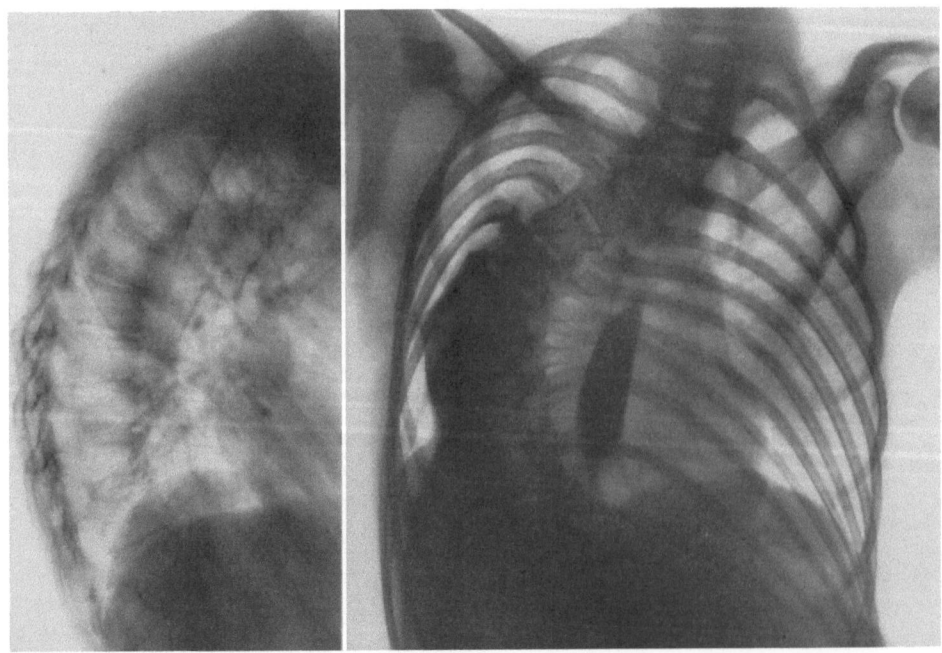

Abb. 273. Kypho-Skoliose. Röntgenbild-Übersicht

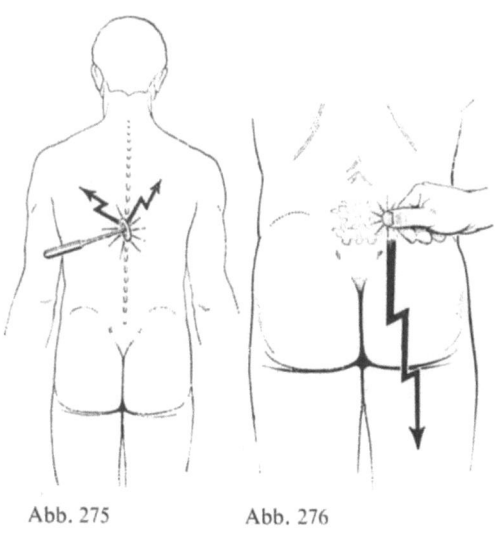
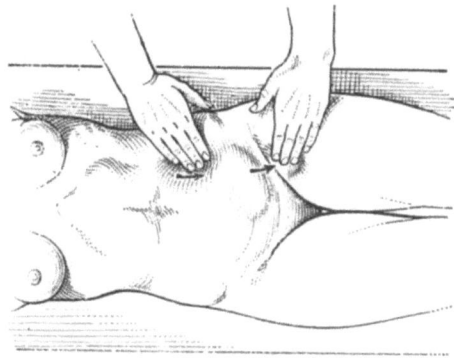

Abb. 275 Abb. 276

Abb. 278

unterhalb des Leistenbandes eine fluktuierende, nur gering schmerzhafte Tumorbildung (Abb. 278).

II. Klinische Fernzeichen

1. Abszeßbildung

Wirbelsäuleninfektionen können einen Knochenabsceß hervorrufen, in seltenen Fällen Senkungsabscesse (Psoas-Senkungsabsceß), Entwicklung entlang des Musculus psoas durch die Lacuna musculorum (Abb. 277), daher oft erst tastbar bei Austritt unterhalb des Leistenbandes. Die untersuchende Hand tastet oberhalb und

2. Neurologische Auswirkungen

Eine Erkrankung der Wirbelsäule kann zu isolierten oder multiplen Irritationen der Spinalwurzeln führen, wie andererseits Schmerzen in bestimmten Hautsegmenten (*Head*sche Zonen) (Abb. 279) Wirbelsäulenschmerzen vortäuschen können. Die klinische Untersuchung zeigt ein sog. Wurzelsyndrom, dessen Erkennung die Lokalisation im betreffenden Wirbelsäulensegment ermöglicht.

Dabei ist die Kenntnis der Topographie der Hautsegmentinnervation an den oberen und unteren Segmenten von diagnostischer Bedeutung (Abb. 280, 291).

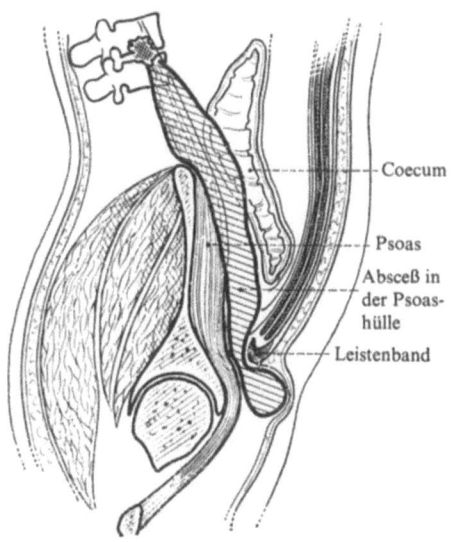

Abb. 277. Paramedianschnitt durch das Becken

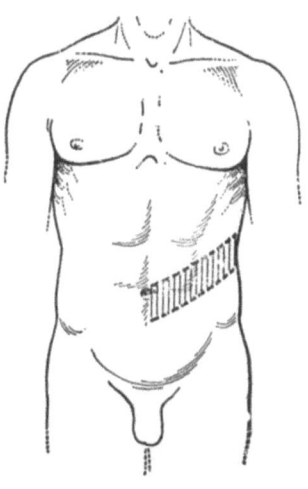

Abb. 279

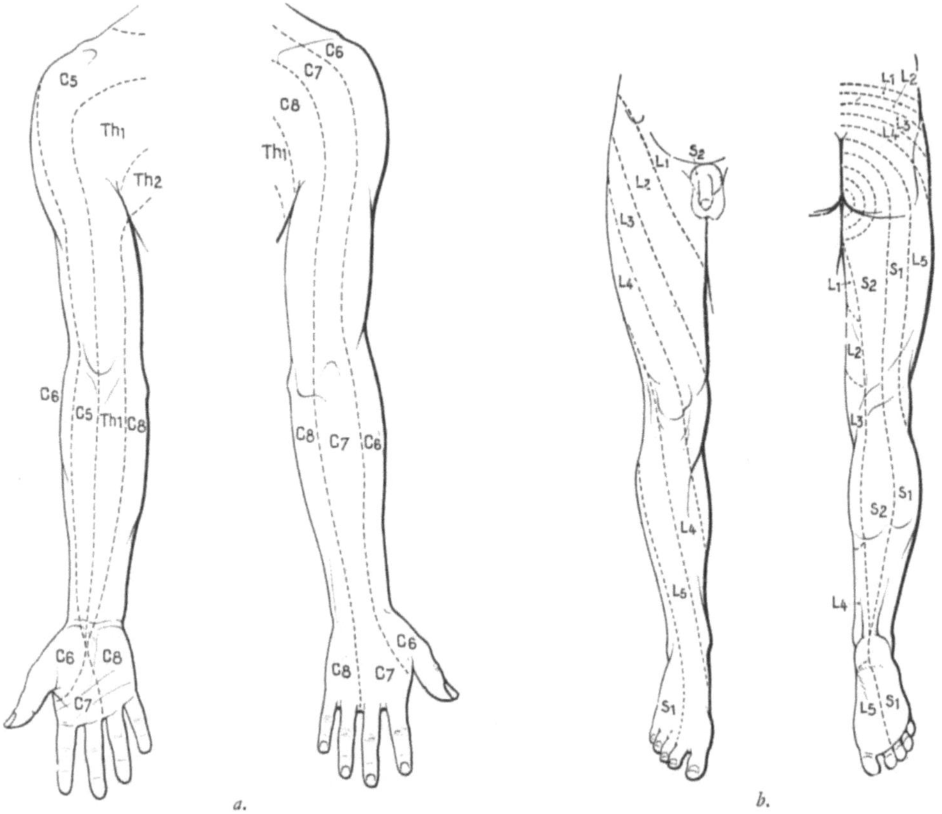

Abb. 280. Die Wirbelsäulenwurzelsegmente sind durch einen Buchstaben gekennzeichnet: *C* cervical (Halswirbelsäule), *Th* thoracal (Brustwirbelsäule), *L* lumbal (Lendenwirbelsäule), *S* sacral (Kreuzbein). Die Ziffer bezeichnet die Höhe des Nervenaustritts in der Wirbelsäule

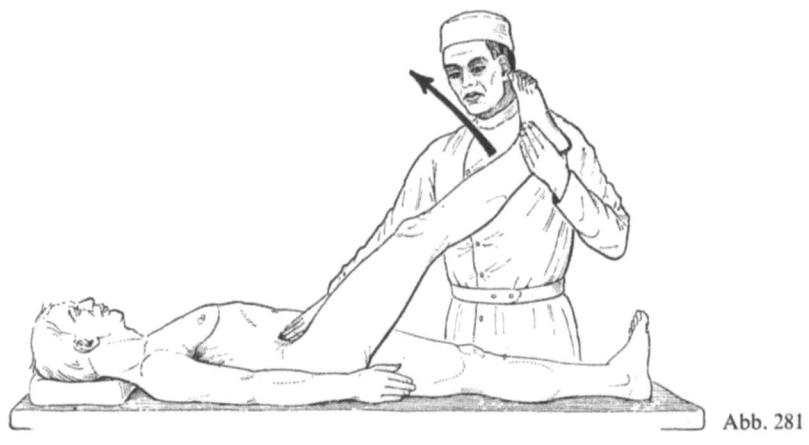

Abb. 281

Für die funktionelle Beurteilung der Wirbelsäule sind *zwei Untersuchungsvorgänge* wichtig:

Manöver nach Lasègue (Abb. 281). Das Bein wird in Streckhaltung im Hüftgelenk gebeugt, Fuß 90° abgewinkelt. Hierbei

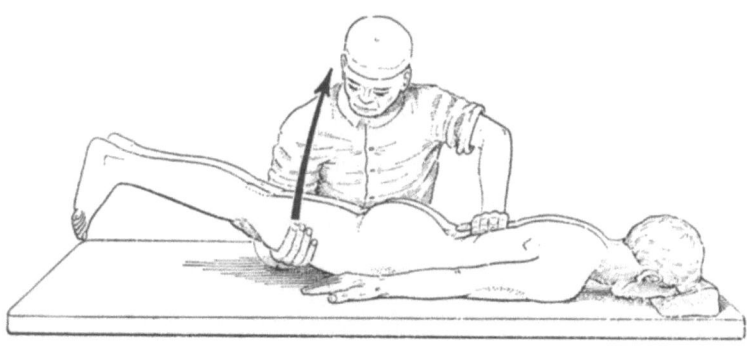

Abb. 282

wird ein Ischias-Dehnungsschmerz provoziert, der dem Spontanschmerz des Patienten entspricht. Bei positivem *Lasègue*-Zeichen besteht eine Irritation des Ischiasnerven oder eine entsprechende Wurzelirritation.

Wassermann-Manöver (Abb. 282). In Bauchlage des Patienten wird bei gestreckten Beinen durch Anheben derselben eine Hüftüberstreckungsschmerz hervorgerufen.

Dieses Manöver kann auch beim stehenden Patienten durchgeführt werden (Abb. 283). Auch bei dieser Hyperlordose wird ein Ischiasschmerz provoziert. Dieser kommt zustande durch eine Expulsion der Bandscheibe in Höhe von L4–L5 oder L5–S1, die einen Druck auf die Ischiaswurzel ausübt. Durch die Hyperlordose sind auch Dehnungsschmerzen in den höher gelegenen Segmenten von L2 oder L3 möglich.

Eine Kompression oder Durchtrennung des Inhalts des Wirbelsäulenkanals durch traumatische, entzündliche oder neoplastische Veränderungen führt zur teilweisen oder vollständigen Querschnittslähmung. Je nach Ausmaß, Höhenlokalisation und Zeitdauer der Veränderungen kommt es zur schlaffen oder spastischen Lähmung der Skeletmuskulatur, Blasenmastdarmlähmung und dem vollständigen oder dissoziierten Ausfall der verschiedenen Sensibilitätsqualitäten. Im weiteren Verlauf der Querschnittslähmungen bringen Decubituskomplikationen große pflegerische Probleme mit sich.

Wird das Rückenmark selbst oberhalb des Konus betroffen, also bei Wirbelsäulenverletzungen höher als L1, so kommt es früher oder später immer zur Ausbildung einer spastischen Lähmung. Hierbei ist das *Babinski*sche Zeichen ein wichtiges Kriterium: Normalerweise führt Streichen der Fußsohle zu Beugung der Großzehe; bei pathologischem *Babinski*-Reflex kommt es zur Streckung der Großzehe (Abb. 284).

Röntgenuntersuchungen bei Wirbelsäulenerkrankungen: Standardaufnahmen im vorderen und seitlichen Strahlengang (Abb. 285, 286). Funktionsaufnahmen bestimmter Abschnitte der Wirbelsäule in maximaler Kyphosierung und Lordosierung, möglicherweise in maximaler Seitbeugung, dienen zur Darstellung von Bereichen mit nur geringer Beweglichkeit

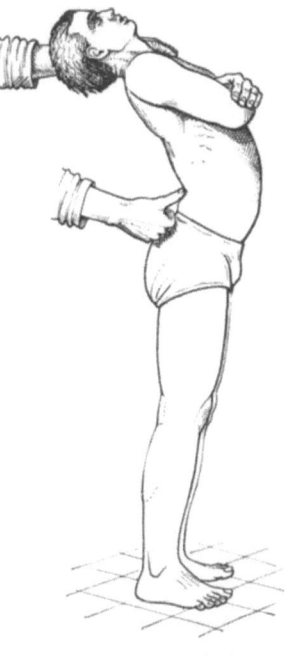

Abb. 283

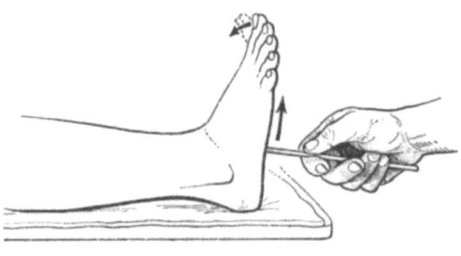

Abb. 284

(Fixierungen). Zur Erfassung bestimmter oder lokalisierter Zwischenwirbelraum-Veränderungen sind gezielte Aufnahmen erforderlich.

In Zweifelsfällen erlauben Schichtaufnahmen (Tomogramme), darüber hinaus besondere Details zu erfassen.

In diagnostisch schwierigen Fällen ist eine *Myelographie* (Luft- oder Kontrastmittelinstillation in den Subarachnoidalraum) erforderlich.

III. Besondere Syndrome der Wirbelsäule

1. Tuberkulöse Spondylitis

Die tuberkulöse Spondylitis der Wirbelsäule wird besonders im Kindes- und Jugendalter beobachtet. Ihre Entwicklung ist langsam, die Diagnostik schwierig. Das Kind hält sich schlecht und klagt über Müdigkeit und Rückenschmerzen. Der Gang ist stelzenhaft. Bei der Beugeuntersuchung bleibt ein Wirbelsäulensegment steif bei entsprechender paravertebraler Muskelverspannung und umschriebener Schmerzhaftigkeit der Dornfortsätze. Im

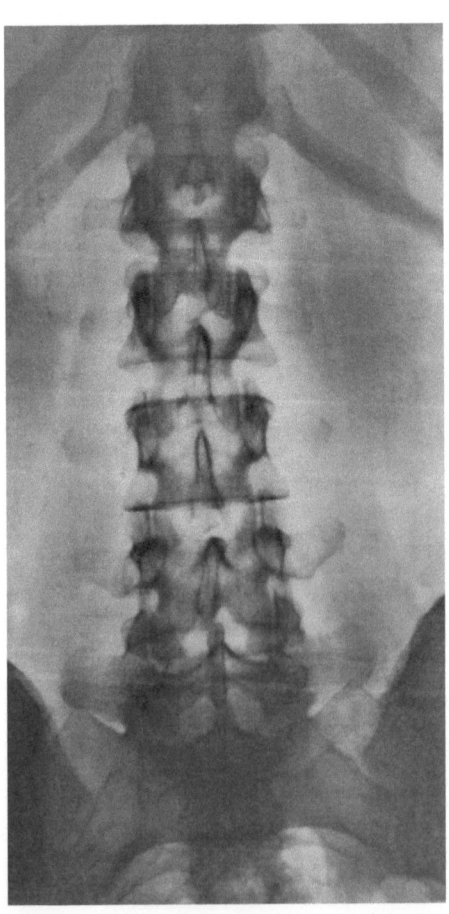

Abb. 285. LWS: Vorderansicht

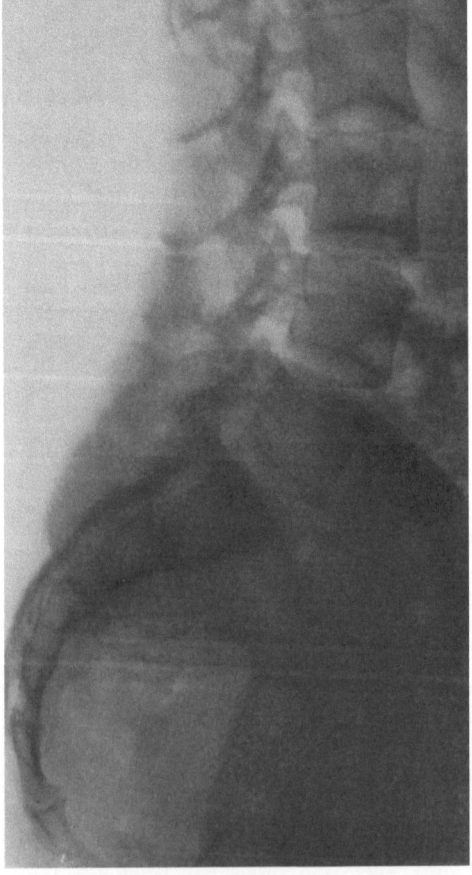

Abb. 286. LWS: Seitenansicht

Allgemeinzustand fallen Fieberzustände auf (Prüfung der Tuberkulin-Hautreaktion und Blutkörperchen-Senkungsgeschwindigkeit mit Röntgenuntersuchung der Wirbelsäule).
Klassische Trias: Gibbusbildung, Absceß (kalter Absceß!), neurologische Auswirkungen.
Die Prognose der Wirbelsäulentuberkulose ist durch die Chemotherapie und in besonderen Fällen durch chirurgische Eingriffe gegenüber früher erheblich verbessert worden.

2. Frakturen und Luxationen der Wirbelsäule

Sie entstehen hauptsächlich nach schweren Verkehrsunfällen in Form von Hyperextensions- oder Hyperflexionsbrüchen; bei Fall aus großer Höhe oder bei schwerer Kompression des Körpers auf die harte Bodenfläche kommt es zum Zusammenstauchen der Wirbelsäule. Der typische Wirbelbruch ist daher ein Kompressionsbruch, aber auch Biegungsmechanismen können Frakturen der Wirbelsäule herbeiführen. Bei Verschüttungen kommt es infolge einer forcierten Beugung des Rumpfes oder bei krampfartigem Muskelzug (Tetanus, Elektroschock) ebenfalls zu Kompressionsbrüchen (Abb. 287).
Bei altersbedingter Osteoporose können allerdings auch schon geringfügige Traumen zu einer Fraktur im Sinne einer Spontanfraktur führen, wobei auch unbemerkt mehrere Wirbelkörper komprimiert werden können. In den meisten

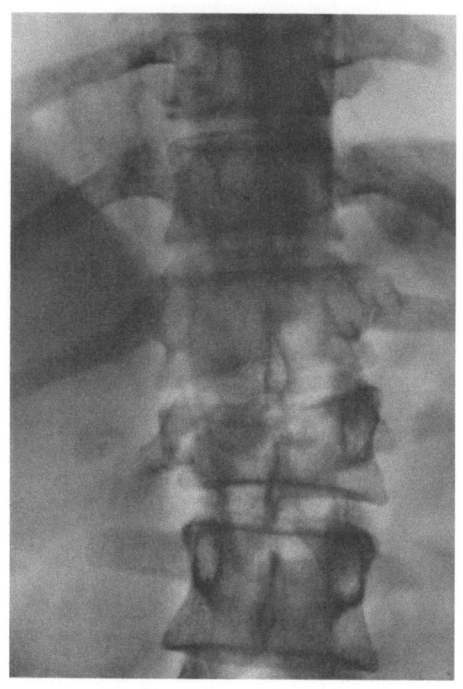

Abb. 288. Fraktur des 1. Lendenwirbelkörpers, Vorderansicht. Asymmetrische Kompression der oberen Deckplatte

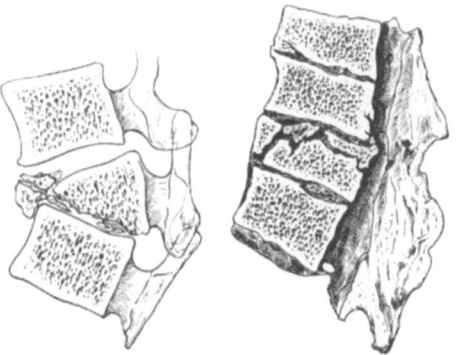

Abb. 287. (Aus ALLGÖWER, 1976)

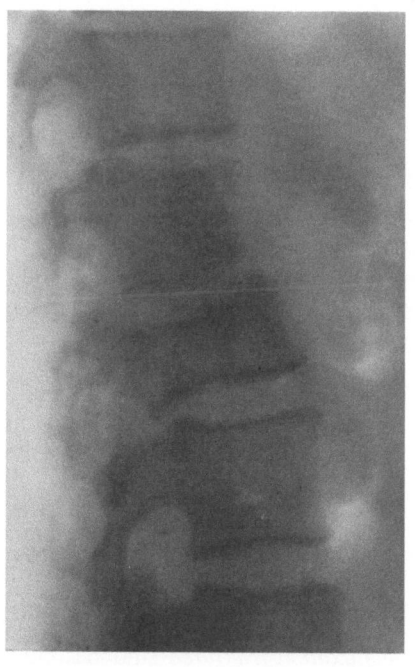

Abb. 289. Fraktur des 1. Lendenwirbelkörpers, Seitenansicht. Durch die Kompression Verbreiterung des Lendenwirbelkörpers

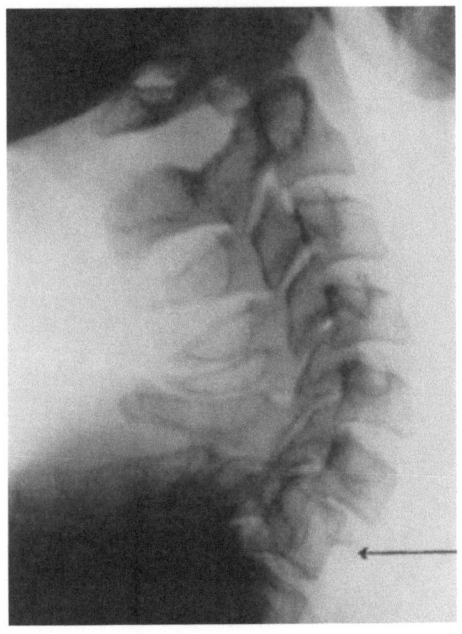
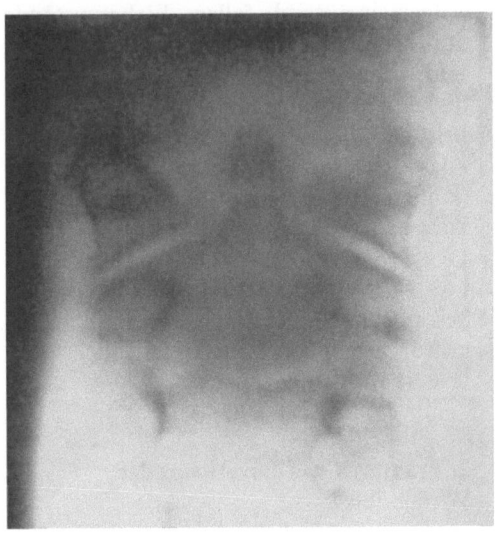

▲ Abb. 290b. HWS-Dens-Fraktur

◀ Abb. 290a. HWS-Luxationsfraktur C6/7

Fällen besteht ein vorderer Kantenabbruch an der oberen Deckplatte des Wirbelkörpers. Bei keilförmiger Deformierung, je nach Einwirken der Kraftrichtung, kann es auch zum Auspressen einiger Fragmente kommen, in seltenen Fällen auch zur Zertrümmerung des Wirbelkörpers. Die angrenzenden Bandscheiben sind verschieden stark in Mitleidenschaft gezogen (Abb. 288, 289).

a) Halswirbelsäulenfrakturen sowie Luxationen sind relativ selten, gewinnen jedoch an Aktualität durch das sog. Schleudertrauma bei Auffahrunfällen oder Kollisionstraumen (Abb. 290a und b).

b) Frakturen der Dornfortsätze, hauptsächlich an der oberen Brustwirbelsäule und der unteren Halswirbelsäule, entstehen durch unmittelbare Gewalteinwirkung oder durch Muskelzug, häufig sind es Ermüdungsbrüche durch chronische Überanstrengung, z.B. beim Schaufeln (sog. Schipperkrankheit).

c) Die Luxationsfrakturen sind besonders instabil und führen ebenso leicht zu traumatischen Auswirkungen auf das Rückenmark mit Lähmungsfolgen (s. Abb. 290a).

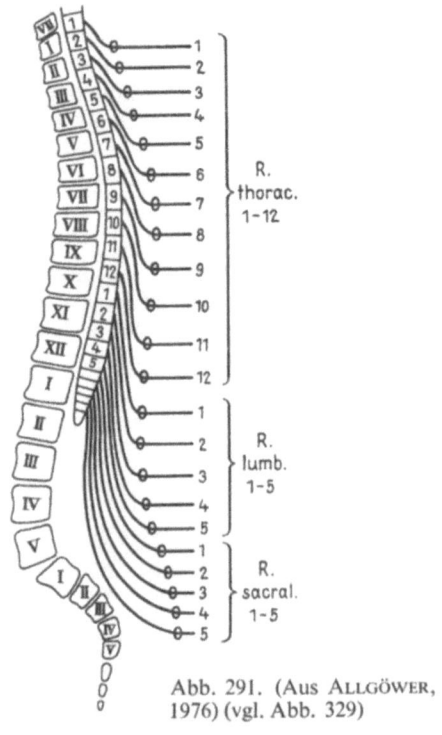

Abb. 291. (Aus ALLGÖWER, 1976) (vgl. Abb. 329)

Symptome bei Wirbelsäulenfrakturen
Lokalisierter Schmerz in Höhe des verletzten Wirbelsäulensegmentes, muskuläre Kontraktur, manchmal erkennbare Wir-

belsäulendeformierung. Neurologische Untersuchungen sind unerläßlich, die Schwere und das Fortbestehen der neurologischen Symptome deuten auf den Schweregrad der Verletzung.

Bei inkompletter Wirbelsäulenverletzung bzw. partieller Verletzung des Rückenmarks sind begrenzte neurologische Auswirkungen feststellbar in Form von inkompletten motorischen wie sensiblen Ausfallserscheinungen. Die befallenen Ausfallsareale geben Rückschlüsse auf das befallene Segment (Abb. 291).

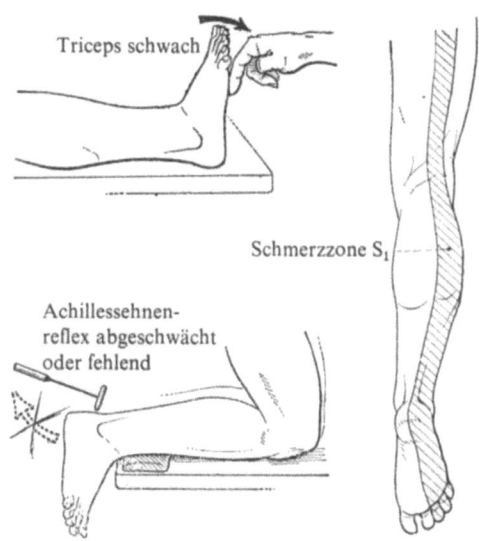

Abb. 293. Sacralsyndrom S1

IV. Nucleus pulposus prolaps

1. Lateraler Bandscheibenvorfall

Die häufigste Ursache für eine sog. Ischialgie („Ischias") ist ein lateraler Bandscheibenvorfall (Abb. 294a und b), hauptsächlich bei Erwachsenen. Der Schmerz ist überwiegend lokalisiert im Lendenwirbelsäulenbereich, im Segment L5–S1. Bei paravertebralem Druck entsteht manchmal ein blitzartiger Spontanschmerz, der in Oberschenkel, Unterschenkel und Ferse ausstrahlt.

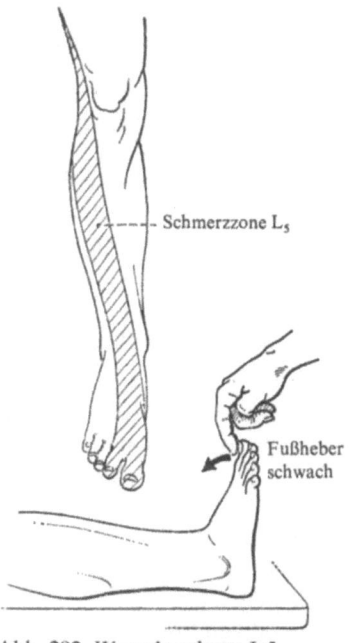

Abb. 292. Wurzelsyndrom L5

Bei Sensibilitätsstörungen ist eine entsprechende Topographie der Hautsegmente festzustellen (vgl. Abb. 280b, 291).
Die Untersuchung des *Lasègue*- und *Wassermann*-Zeichens ist schmerzhaft. Die neurologischen, vor allem sensiblen Störungen erlauben die topographische Rückschluß-Diagnose (Abb. 292, 293). Außerdem besteht mitunter beim Befall der Segmente in Höhe L5 und S1 eine Muskelschwäche, insbesondere der Fußheber bei L5 (Abb. 292) und des Triceps mit Abnahme des Achillessehnenreflexes bei S1 (Abb. 293).

2. Medialer Bandscheibenvorfall

Bei massivem medialem Bandscheibenvorfall (Massenprolaps) kommt es zu unterschiedlich stark ausgeprägten motorischen, sensiblen und vegetativen Störungen, bis hin zur Querschnittlähmung.
Eine typische Anamnese ist: plötzlich einschießender Schmerz im Rücken, nach einigen Stunden Schmerzen in beiden Beinen, Reithosenhypästhesie, Harnverhalten, Defäkationsstörungen, Lähmungserscheinungen in beiden Beinen.

Diagnose. Die Verdachtsdiagnose kann durch Myelographie bestätigt werden.

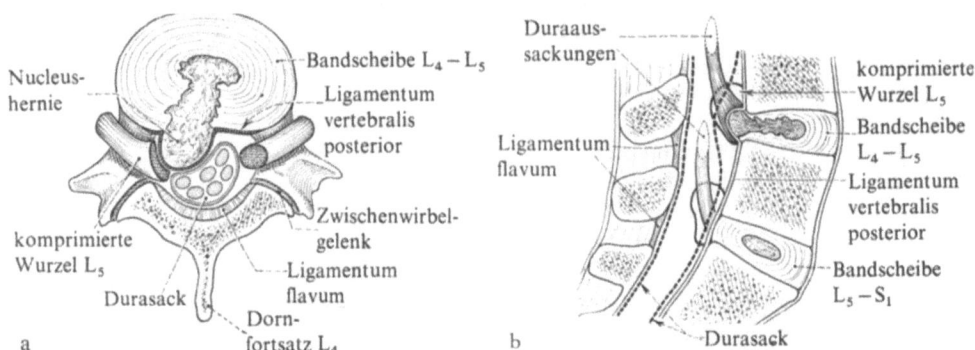

Abb. 294a u. b. Diskushernie: a Schematischer Querschnitt, b Längsschnitt; Bandscheibenprolaps. Die Schemen verdeutlichen die Auswirkungen des Prolapses auf die Nervenwurzeln

Hierzu ist vorbereitend eine Lumbalpunktion mit Liquorentnahme notwendig, wobei der *Queckenstedt*sche Versuch positiv ausfällt und damit eine Passagebehinderung anzeigt. Die Discographie, die Darstellung des Discus intervertebralis durch Injektion eines Kontrastmittels, ist zur exakten Höhenlokalisation im Halswirbelsäulenbereich unerläßlich, während sie im Lendenwirbelbereich gegenüber der Myelographie in Bezug auf die therapeutischen Konsequenzen keine größere Aussagekraft besitzt.

Die operative Beseitigung eines schweren Discusprolapses ist unumgänglich und zur Vermeidung schwerer bleibender Defekte so schnell wie möglich durchzuführen.

V. Osteochondrose und Spondylarthrose

In ihrer diffusen Ausprägung ist sie Teil eines chronischen Rheumatismus.
In ihrer lokalisierten Form, bevorzugt im Lendenwirbelbereich, deutet sie häufig auf ein früher stattgehabtes Trauma hin.
Der Patient klagt über lokalen Wirbelsäulen- oder Kreuzschmerz mit paravertebralen Muskelkontrakturen.
Die Röntgenuntersuchung zeigt eine Bandscheibenverschmälerung mit Sklerosierung der Wirbelkörper-Deckplatten ohne Erosionen- oder Höhlenbildung.
Weitere Bestätigung und röntgenologische Abklärung durch Schichtaufnahmen.

VI. Metabolische Osteopathien

Metabolische Osteopathien (Osteoporose, Osteomalacie und Fibroosteoclasie) sind alle durch ein diffuses Beschwerdenbild mit mehr oder weniger starken Rückenschmerzen gekennzeichnet. Diese treten besonders unter Belastung durch die allen drei Krankheitsbildern gemeinsame Demineralisation vor allem des Wirbelsäulenskelets auf.

Die Klärung der Frage, ob eine Demineralisation osteoporotischer, osteomalacischer oder fibroosteoclastischer Natur ist, ist für die weitere Behandlung von ausschlaggebender Bedeutung. Es gibt allerdings häufig Mischformen.

Die *Osteoporose* kann durch gewisse hormonelle Störungen bedingt sein. Im vorgeschrittenen Lebensalter ist sie bis zu einem gewissen Grade physiologisch. Findet man keine derartige Ursache, so spricht man von einer primären Osteoporose.

Die *Osteomalacie* ist immer die Folge eines absoluten oder relativen Vitamin D-Mangels.

Die *Fibroosteoclasie* oder *Ostitis fibrosa* besteht in einem vermehrten osteoclastischen Abbau der Knochensubstanz, welche auf einer Überproduktion des Parathormons, primär (*Recklinghausen*sche Erkrankung) oder sekundär (gewisse Nephropathien), beruht.

Diese Differentialdiagnose ist oft schon durch Anamnese, klinischen Befund und

Röntgenbild, sowie Laborbefunde ausreichend zu klären. In Zweifelsfällen kann die Knochenbiopsie weiterhelfen.

Die Behandlung besteht neben der Beseitigung der genannten Ursachen allgemein in eiweiß- und kalkreicher Ernährung sowie Krankengymnastik und vorübergehend entlastenden Maßnahmen. Bei den Osteoporosen kommen zusätzlich anabole Hormone in Frage.

VII. Spondylarthritis ankylopoetica
(Bechterew, Strümpell-Marie)

Eine Krankheit des jungen Menschen, charakterisiert durch intervertebrale Arthritis, die zu einer kompletten Versteifung der betroffenen Gelenke führt mit motorischen Auswirkungen auf die Extremitäten in Form von Inaktivität und Atrophien.

Bevorzugt sind die sacroiliacalen Fugen und unteren WS-Abschnitte sowie Hüft- und Schultergelenke. Die kleinen Gelenke der Extremitäten werden weitgehend verschont.

VIII. Wirbelsäulentumoren

Schmerzen sind lange Zeit das erste und einzige Symptom. Die neurologische Untersuchung ergibt ähnliche Befunde wie bei der lokalisierten Verletzung.

Die Röntgenuntersuchung ist von ausschlaggebender Bedeutung.

Am häufigsten sind die metastatischen Wirbelsäulentumoren (bevorzugt bei knochenmetastasierenden Malignomen oft schon vorhanden vor Erkennen des Primärtumors).

Die Röntgenbilder zeigen verschiedene Befunde: Pathologische Kompressionsfrakturen, eburnisierte Knochenzeichnung (vgl. Brustkrebs-Knochenmetastasen), aufgelockerte, wolkige Knochenzeichnung mit Zonen partieller Osteolyse. Im Gegensatz zur Spondylitis oft über lange Zeit erhaltene Deckplatten.

Primärtumoren der Wirbelsäule sind fast immer multipel auf mehrere Wirbelkörper verteilt:

— Myelome: Multiple, helle, ausgestanzte Knochendefekte.
— Angiome: Wirbelkörper mit „Knochenwaben"- oder „Bimstein"-Zeichnung.

Thoraxchirurgische Erkrankungen

Die Erörterung der zur Hals-Nasen-Ohrenheilkunde gehörenden Krankheitsprozesse wird ausgeklammert, da diese nicht im engeren Sinne zu den Thoraxerkrankungen gehören.

Ebenso sind die herzchirurgischen Erkrankungen aus didaktischen Gründen nicht erwähnt. Sie müssen semiologisch-diagnostisch unter kardiologischen Gesichtspunkten erörtert werden und gehören in ihrer chirurgischen Darstellung in das Spezialgebiet der Herzchirurgie.

Von allen thoraxchirurgischen Erkrankungen ist dem Bronchialcarcinom die größte Bedeutung beizumessen, da es mit Abstand am häufigsten auftritt und die schlechteste Prognose hat (s. Kapitel Lungentumoren).

Bei jeder semiologischen Betrachtung thoraxchirurgischer Erkrankungen hat daher immer die Überlegung im Vordergrund zu stehen, ob ein Bronchialcarcinom vorliegen kann, da nur die Früherkennung die überaus schlechte Prognose dieser Tumorkrankheit verbessern kann.

A. Allgemeine Symptomatologie*

Allgemeinsymptome bei den Erkrankungen der Lunge und der Brusthöhle sind: Heiserkeit, Singultus, Nachtschweiß, veränderter Gesichtsausdruck.

a) *Heiserkeit* legt immer den Verdacht auf eine Lähmung des N. recurrens nahe durch Krankheitsprozesse im anatomischen Verlauf des betroffenen rechten oder linken Nervs. Eine linksseitige Recurrensparese kann aber auch durch einen Mediastinaltumor oder durch ein Aortenaneurysma verursacht sein. Bei doppelseitiger Recurrenslähmung ist dagegen eher an eine zentrale Schädigung zu denken.

b) *Singultus* tritt auf bei Krankheiten im Verlauf des Oesophagus und im Bereich des Hiatus und des Zwerchfells mit Übergriff auf den Nervus phrenicus, aber auch bei Vagusreizungen durch Tumoren im Mediastinum oder durch toxisch-zentrale Einwirkungen bei Pneumonie oder Lungenabsceß.

c) *Nachtschweiß* ist nicht nur ein „spezifisches" Symptom bei Lungenerkrankungen (Tuberkulose), sondern auch bei psychovegetativen Störungen möglich.

d) Der *Gesichtsausdruck* eines Patienten (Cyanose oder Blässe) gibt wertvolle Hinweise auf das Grundleiden. Eine Schwellung am Hals mit gleichzeitiger cyanotischer Verfärbung deutet eher auf eine Kompression der oberen Hohlvene durch einen Mediastinaltumor oder auf eine Thrombose im Bereich der Halsvenen hin.

I. Inspektion; extrathorakale Auswirkungen

Neben den Allgemeinsymptomen ist die *Inspektion* des äußeren Thorax ein wichtiges diagnostisches Kriterium. Dabei ist die Beobachtung der Atemexkursionen, insbesondere wenn sie asymmetrisch erfolgen, sehr aufschlußreich. Die Intercostalräume können verengt sein bei Pleuraverschwartungen; doppelseitige Einziehung der Intercostalräume bei Trachealeinengungen. Die weitere Abklärung muß durch eingehende *Röntgendiagnostik* erfolgen.

---

* Neben der diagnostischen Verwertung von Allgemeinsymptomen und Leitsymptomen ist die Röntgendiagnostik ein ergänzender Hauptbestandteil jeder diagnostischen Abklärung bei Verdacht auf thoraxchirurgische Erkrankung. Eine eingehende Darstellung der Röntgendiagnostik würde den Umfang einer allgemeinchirurgischen Krankheitslehre überschreiten. In den einzelnen Kapiteln finden sich an Hand von typischen Beispielen einige ergänzende, röntgenologische Hinweise und Röntgenbefunde.

In bestimmten Fällen weisen extrapulmonale bzw. extrathorakale Befunde auf einen Krankheitsprozeß der Brusthöhle hin:

Multiple Lebertumoren bei metastasierendem Bronchialcarcinom, Knochenmetastasen mit „pseudorheumatischen", (Cave! Fehldiagnose!) neurologischen Beschwerden, Spontanfrakturen, cervicalem Syndrom bei sog. Pancoasttumoren (s. Kapitel Lungentumoren).

Ein anderes Erscheinungsbild, das zunächst nicht an eine Thoraxerkrankung denken läßt, ist der *Hornersche Symptomenkomplex:* Miosis (Pupillenverengung), Ptosis des Oberlides (Lidspaltverengung), Enophthalmus. Dieser Symptomenkomplex kann auch flüchtig auftreten bei einer medikamentösen Blockade des Ganglion stellatum (Stellatumblockade).

Hirnmetastasen eines malignen Tumors oder metastatische Hirnabscesse bei Lungenabsceß können cerebrale Symptome oder psychotische Zustände herbeiführen. Neben Fieberzuständen, Blutkörperchensenkungsgeschwindigkeit, anderen Veränderungen des Blutbildes, allergischen Symptomen, ist ein biologisch hochinteressantes Syndrom die paraneoplastische Entwicklung von Trommelschlegelfingern (*Pierre-Marie*) und von *Endokrinopathien bei malignen Lungentumoren* unter dem Bild einer Hypoglykämie, Hypercalcämie oder gastrointestinaler Komplikationen in Form von rezidivierenden Ulcusbildungen. Nach ersten klinischen Studien und Einzelberichten aus der Weltliteratur scheinen spezielle Lungenmalignome in der Lage, entsprechende Hormonäquivalente für diese Stoffwechselstörungen produzieren und unterhalten zu können. Derartige Stoffwechselstörungen müssen damit auch als diagnostisch wertvolles Suchsymptom erkannt und verwandt werden.

II. Einzel- und Leitsymptome

1. Schmerzen

Brustschmerzen haben eine vielfältige und vielgestaltige Ätiologie. Die Analyse dieses Pauschalsymptoms bei thoraxchirurgischen Erkrankungen bereitet, abgesehen von den Erkrankungen des Kreislaufapparates wie Myokardinfarkt, Lungenembolie, Angina pectoris, große Schwierigkeiten.

Brustschmerzen verlangen stets eine eingehende und klinisch-röntgenologische Untersuchung.

Das Schmerzsymptom tritt bei thoraxchirurgischen Erkrankungen im Hinblick auf die zahlenmäßig dominierenden Lungenerkrankungen erst dann auf, wenn der Krankheitsprozeß nicht mehr auf die Lungen beschränkt bleibt, sondern bereits auf die Nachbarschaft übergegriffen hat, auf die Rippen, Wirbelsäule, das Sternum und die Pleura (Pleuritis sicca).

Auch Pleuratumoren selbst verursachen heftige Schmerzen (s. Pleuraerkrankungen).

a) Plötzlicher *Schmerz mit Atemnot* sollte neben Embolieverdacht immer auch die Verdachtsdiagnose eines Spontanpneumothorax, gelegentlich auch Pleuritis, aufkommen lassen (s. Kapitel respiratorische Insuffizienz). Heiserkeit mit Hustenreiz und mit Schmerzen, insbesondere bei krampfartigen Hustenanfällen, weist auf Krankheitsprozesse im Hilusbereich oder im Mediastinum hin.

b) *Schmerzen im Bereich der Brustwand* können von der Intercostalmuskulatur (von den Rippen oder vom Sternum selbst), aber auch von den intercostalen Nerven und damit fortgeleitet von der Hals- oder Brustwirbelsäule ausgehen. Wichtig ist daher die differentialdiagnostische Abklärung und Abgrenzung von degenerativen Wirbelsäulenerkrankungen (Spondylitiden, Osteoporose, Osteomalacie), aber auch von Wirbelsäulenmetastasen! Pectanginöse, ischämische Schmerzen lassen sich im allgemeinen durch elektrocardiographische und serologische Untersuchungen erfassen und abgrenzen.

c) *Stumpfe oder brennende Schmerzen* im Thorax, retrosternal empfunden, kommen bei großen Aortenaneurysmen vor. Sie sind durch Röntgenuntersuchungen leicht zu erfassen. Der entsprechende klinische Hinweis ergibt sich aus einer pulssynchronen Abwärtsbewegung des Kehlkopfes (*Oliver-Cardarelli*-Zeichen). Drückt das

Aneurysma auf den linken Hauptbronchus, kann auch eine Recurrensschädigung mit gleichzeitiger Dysphagie vorhanden sein.

d) *Von der Speiseröhre ausgehende thorakale* Schmerzen sind fast immer, wenn auch nicht regelmäßig, von einer Dysphagie begleitet. Eine *schmerzhafte Dysphagie* im unteren Oesophagus bzw. im unteren retrosternalen Abschnitt besteht bei Hiatusinsuffizienz mit Refluxoesophagitis; in den übrigen retrosternalen Abschnitten handelt es sich am ehesten um infiltrierend wachsende Carcinome oder in günstigen Ausnahmefällen um Oesophagusdivertikel mit Entzündungsschmerz.

Merke: In den Lungen lokalisierte Krankheitsprozesse verursachen erst dann Schmerzen, wenn der Prozeß auf Nachbarorgane wie Lungenhilus, Mediastinum, Pleura, Rippen, Wirbelsäule oder Sternum übergreift.

e) *Extrapulmonal verursachte Schmerzen im Thorax* sind im allgemeinen fortgeleitet von der Speiseröhre (Carcinom, Divertikel, Hiatushernie, Achalasie) oder fortgeleitete abdominelle Entzündungsprozesse, Koliken, Ileus und viscerale Durchblutungsstörungen (Angina abdominalis und Wirbelsäulenprozesse).

2. Dyspnoe

Plötzlicher Thoraxschmerz mit Atemnot ist immer verdächtig auf einen Spontanpneumothorax, besonders wenn gleichzeitig Husten vorliegt. Abgrenzung gegen Herzinfarkt oder Lungenembolie!

Die Dyspnoe ist neben dem Schmerz die subjektiv wichtigste Krankheitsempfindung bei thoraxchirurgischen Erkrankungen.

Jede Dyspnoe ist der Ausdruck einer unzureichenden Atemfunktion. Sie kommt vor bei: Stenose der großen Luftwege (Fremdkörperaspiration), Erkrankungen der Atmungsorgane (Asthma bronchiale, Lungenödem, Lungenembolie, Pneumothorax, Spannungspneumothorax), kardialen Erkrankungen (Herzinsuffizienz, Herzinfarkt, Klappenfehler), Adipositas (*Pickwick*-Syndrom), emotionelle Störungen (Hyperventilationstetanie), Stoffwechselstörungen mit Acidose, Anämien, cerebralen Erkrankungen.

a) Eine *inspiratorische Dyspnoe* entsteht durch Stenosen der oberen Luftwege bis zur Bifurkation: Kehlkopfprozesse, Kehlkopfcarcinom, Struma, Mediastinaltumoren, Fremdkörper.

b) *Eine exspiratorische Dyspnoe* wird verursacht durch obstruktive Ventilationsstörungen, hauptsächlich bei bronchitischem Syndrom.

c) *Ex- und inspiratorische Atemnot* besteht bei restriktiven Ventilationsstörungen durch Pneumothorax und Pleuraerguß. Hierbei können die Lungen nur eine verminderte Menge von Luft atmen durch den verminderten Rauminhalt oder durch Behinderung der Thoraxbeweglichkeit.

Bei verlängerter Kreislaufzeit entsteht eine kardiale Dyspnoe.

Die Unterscheidung zwischen pulmonaler oder kardialer Ursache einer Dyspnoe ist schwierig und erfordert eine genaue kardiologische, hämodynamische und pulmologische Untersuchung.

d) *Sonderform der Dyspnoe. Kußmaul*sche Atmung bei komatösen Zuständen (Coma diabeticum und uraemicum) ist gekennzeichnet durch besonders große und gleichzeitig beschleunigte Atemexkursionen.

Die *Cheyne-Stokes*sche Atmung ist ein Wechsel von Apnoe und Polipnoe. Den *Atemfunktionsstörungen* liegen entweder ventilatorische Verteilungsstörungen bzw. obstruktive Ventilationsstörungen, Gefäßkurzschlüsse oder Diffusionsstörungen, insbesondere durch Einschränkung der Diffusionsfläche, zugrunde. Das *Hustensymptom* ist unspezifisch. Husten ist, abgesehen vom bronchitischen Syndrom und beim Emphysem und Asthma, immer auch verdächtig auf ein Bronchialcarcinom, wenn eine kardiale Lungenstauung, Pneumonie, Absceß, Pleuritis, Pleuraempyem und Lungeninfarkt ausgeschlossen werden können.

Eine durch Thoraxtrauma verursachte Dyspnoe wird sich immer aus der Anamnese erkennen lassen.

Bei Mediastinaltumoren aller Arten und auch bei Oesophaguscarcinomen besteht häufig ein hartnäckiger, trockener Husten.

3. Bluthusten (Hämoptysis)

Bluthusten kommt durch einen destruierenden Prozeß in der Lunge mit Einbeziehung eines Gefäßes durch Übertritt von Blut in die Atemwege zustande.

Häufigste zugrundeliegende Prozesse: Bronchialcarcinom, Bronchiektasen, benigner Tumor, Lungengangrän, Tuberkulose, Lungeninfarkt, meist ein Bronchialcarcinom! Bluthusten muß gegen eine Blutung aus dem Nasen-Rachenraum abgegrenzt werden. Starkes Nasenbluten, gelegentlich auch Zahnfleischbluten, kann Bluthusten vortäuschen.

Blutspucken oder Bluterbrechen *ohne* Bluthusten schließt eine Lungenbeteiligung aus. Bluterbrechen mit gleichzeitigem Husten erschwert die Differentialdiagnose.

Pathogenese	Ursache
1. Entzündlich	Infektion, Absceß, Gangrän, Tuberkulose
2. a) Tumorös = maligne	Bronchialcarcinom
b) Tumorös = benigne	Bronchus-Adenom, cyclisch bei Endometriose
3. Dysontogenetisch	Bronchiektasen
4. Thromboembolische Komplikationen	Lungeninfarkt
5. Traumatisch	Lungenverletzung, Geschoß, Splitter, Fremdkörperaspiration
6. Artefiziell-iatrogen	Antikoagulantien

Abb. 295. Die häufigsten Grunderkrankungen bei Hämoptysis

Merke: Die Farbe des ausgehusteten Blutes gibt gewisse Hinweise: Hellrot und schaumig bei Lungenhusten,
dunkel bis schwarz (ohne Schaum) bei aspiriertem Bluterbrechen aus dem Magen.

Andere Grundkrankheiten bzw. Nebenerkrankungen und eine medikamentöse hämorrhagische Diathese (Antikoagulantienbehandlung) müssen ebenfalls beachtet werden.

Weitere Abklärung durch Beachtung von Fieberzuständen, Nachweis oder Ausschluß von Tuberkelbacillen und röntgenologische Kriterien (Tumorverschattung, Atelektase).

4. Pleuraergüsse

Pleuraergüsse sind Ausdruck eines entzündlichen, nichtentzündlichen, hämorrhagischen oder chylös unterhaltenen Krankheitsprozesses im Thoraxraum oder mit Übergriff auf den Thoraxraum. Sie entstehen hämatogen, lymphogen oder per continuitatem bei entzündlichen abdominellen Erkrankungen, primär pleurogen und traumatisch.

Merke: Entzündungsursachen für Pleuraergußbildungen:
Pneumonie, Lungentuberkulose, Lungenabsceß, fortgeleitete entzündliche Baucherkrankungen (Peritonitis, subphrenischer Absceß, Pankreatitis: amylase-haltig!).
Nichtentzündliche Ursachen bei Pleuraerguß:
Tumoren, Blutkrankheiten, Lungeninfarkt, Thoraxtrauma.

Chylöser Pleuraerguß bei: Tumorkompression des Ductus thoracicus oder bei traumatischer Ruptur des Ductus thoracicus.

5. Atelektasen

Atelektasen sind luftleere Lungenbezirke ohne entzündliche Infiltrationen. Sie entstehen durch Verschluß eines Bronchus von innen (Obstruktions- oder Resorptionsatelektasen) oder durch Kompression eines Bronchus oder von Lungengewebe (Kompressionsatelektase).
Hierbei wird die Luft in den zugehörigen Lungenbezirken resorbiert (Abb. 296a–c).

Atelektasen lassen sich nur schwer durch direkte auskultatorisch-perkutorische Untersuchungen erfassen. Wichtigste differentialdiagnostische Hinweise ergeben sich aus der Inspektion der Intercostalräume (bei Erguß vorgewölbt, bei Atelektase eingezogen).
Zeigt die Röntgenuntersuchung eine Verlagerung von Herz und Mediastinum, spricht die Verlagerung zur gesunden Seite für Erguß, Verlagerung zur kranken Seite für Atelektase.
Fortlaufende, wiederholte *Röntgenuntersuchungen* sind die wichtigsten Kriterien für Diagnose und Verlauf.

Allgemeinchirurgische diagnostische Prinzipien bei Thoraxerkrankungen. Wenn immer möglich, muß die Objektivierung der klinischen Verdachtsdiagnose und bei Tumorprozessen die histologische Verifizierung angestrebt werden. Lokalisation oder Ausdehnung eines Prozesses, insbesondere bei Übergreifen auf Nachbarorgane oder bei eingetretener Metastasierung bei bösartigen Tumoren, verlangen für die Beurteilung der Operabilität eine genaue anatomisch-funktionelle Befunderhebung unter Berücksichtigung des individuellen Gesamtzustandes.

Eingehende röntgenologische, pulmologische und endoskopische Untersuchungsverfahren (Bronchoskopie, Mediastinoskopie) gehen der Probethorakotomie voraus.

B. Spezielle thoraxchirurgische Erkrankungen

I. Brustwand- und Pleuratumoren

Die Erkrankungen der Brustdrüse werden wegen ihrer besonderen Problematik gesondert besprochen (s. Kapitel Brustdrüse).

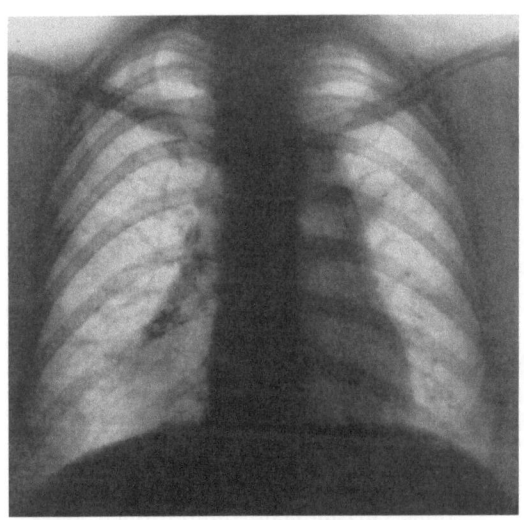
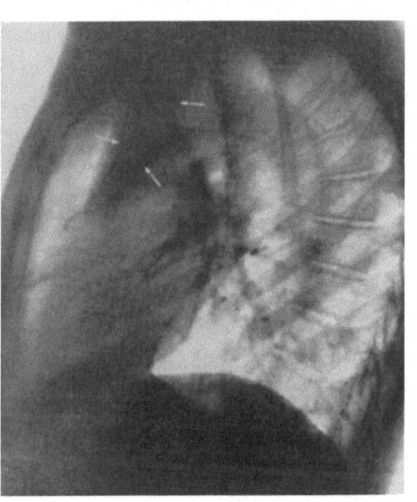
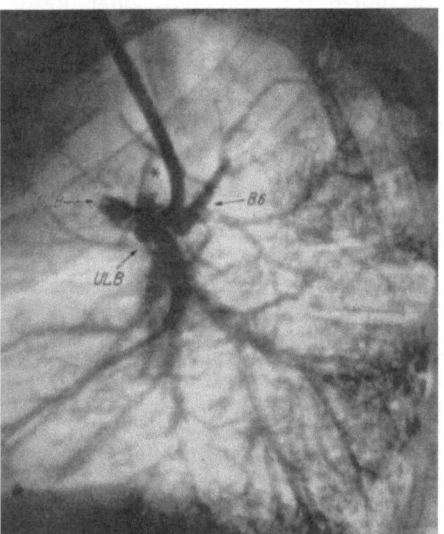

Abb. 296. a Lungenübersicht. Verkleinerung des linken Lungensitus. Das obere Mediastinum nach links verlagert und unscharf begrenzt. Hochraffung des linken begrenzten, etwas verbreiterten scharf Hilus. b Seitenansicht: Im ventralen Anteil des spitzen Oberfeldes längliche, dreieckige Verschattung, welche allseits konvex scharf begrenzt ist, deren stumpfer Winkel (Pfeile) zum Hilus weist. c Bronchogramm — seitlich: Kompletter Verschluß des linken Oberlappenbronchus, 1 cm nach seinem Abgang. Kompensatorische Auffächerung des Bronchialbaumes im Unterlappen, der den linken Thoraxraum ausfüllt. Diagnose: Komplette Oberlappenatelektase links. (Aus K. MUSSHOFF und J. WEINREICH, 1964)

1. Primäre Tumoren des Thoraxskelets und des Weichteilmantels

Die Tumoren der *Weichteile* der Thoraxwand entstehen aus der parietalen Pleura und damit aus epithelial fibrösem, adipösem, muskulärem, vasculärem, reticuloendothelialem und nervalem Gewebe. Hieraus ergibt sich die Vielzahl der möglichen benignen wie malignen Neubildungen.
Verwaschen begrenzte Fleckschatten auf dem Röntgenbild im a.p. oder seitlichen Strahlengang können für flächenhafte knotig-knollige Pleuraverdickungen sprechen, die auf einem Mesotheliom beruhen. Die klinische Diagnose ist erschwert, wenn der Prozeß durch Übergriff auf die interlobären Pleurablätter unbegrenzbar ist und ein Pleuraerguß die röntgenologische Diagnostik in ihrer Aussagekraft eingrenzt.
Die Symptomatik dieses überwiegend das höhere Lebensalter befallenden Tumors ist erst dann für den betroffenen Patienten alarmierend, wenn durch reaktiven Pleuraerguß Verdrängungserscheinungen auftreten.
Pleurametastasen zeigen ähnliche Röntgenkriterien. Die Ergußgröße ist allerdings unterschiedlich und wird durch schon sichtbare Spätzeichen der zugrundeliegenden, andersortigen Tumorgrundkrankheit leichter erkennbar und ist daher auch ätiologisch leichter einzuordnen.
Bei den primären Tumoren der Brustwand, die das Skelet betreffen, besteht größtenteils Bösartigkeit, ein weiterer Teil erweist sich als semimaligne. Die Tumoren nehmen ihren Ursprung aus den Rippen, der Brustwirbelsäule, dem Sternum und dem Schultergürtel.

a) Gutartige Tumoren der Thoraxwand: Osteochondrom (Chondroblastome und Osteome), Lipom, Fibrom, Hämangiom, Neurinom. Unter den semimalignen Tumoren kommt am häufigsten die Riesenzellgeschwulst vor.

b) Bösartige Tumoren der Thoraxwand: Das Chondrosarkom, Endotheliom, Mesotheliom. Seltene bösartige Tumoren sind das osteogene Sarkom und das Synovialzellcarcinom. Systemtumoren: Myelom, Plasmocytom.

2. Sekundäre, metastatische Tumoren der Brustwand

Geschwülste metastatischer Natur oder Tumoren, die durch expansives Tumorwachstum von der Lunge auf die Brustwand übergreifen, sind im Bereich der Lungenspitze der *Pancoast*-Tumor, der früh in die Pleura, den Plexus brachialis, Rippen und Brustwirbel infiltriert. Manchmal ist auch das *Horner*-Syndrom das erste Zeichen des fortgeschrittenen Tumors.

3. Symptomatologie und Diagnostik der Brustwandtumoren

Schmerz und Schwellung sind die wichtigsten Leitsymptome bei allen Brustwandtumoren.
Bei rechtzeitigem klinischem Verdacht führt die Röntgenübersichtsaufnahme in 2 Ebenen mit Schichtaufnahmen zur Lokalisierung. Die exakte morphologische Diagnose muß so schnell wie möglich durch Punktion, Probeexcision oder Tumorfreilegung erfolgen, insbesondere auch, um sekundäre Tumoren (Metastasen) zu identifizieren.

4. Anomalien: Halsrippe

Halsrippen oder akzessorische Rippen stellen eine seltene Anomalie dar. Sie werden erst dann klinisch entdeckt, wenn sie auf Grund von Beschwerden den Patienten zum Arzt führen.
Halsrippen können durch mechanische Nervenirritationen und durch Auswirkungen an den Gefäßen zum Bild des sog. Scalenussyndroms führen. Häufiger werden sie dagegen als Zufallsbefund bei routinemäßigen Röntgenuntersuchungen entdeckt.

II. Systematik und Klassifizierung der chirurgischen Lungenerkrankungen

1. Tumoren

   a) *Primär* maligne Tumoren: Bronchialcarcinom

b) *Sekundär* maligne Tumoren: Metastatische Lungengeschwülste
c) Lungenrundherde
d) Benigne Lungentumoren: Bronchusadenom, andere gutartige Geschwülste
e) Systemerkrankungen: Morbus *Boeck*, Lungensarcoidose, Morbus *Hodgkin*

2. Entzündliche Lungenprozesse
   a) Spezifische Entzündungen: chirurgische Form der Lungentuberkulose: Kavernenbildungen, Bronchialstenose, kavernös-fibröse Lungentuberkulose, Mykosen
   b) Chronische Lungenentzündungen und Lungeneiterungen: Bronchiektasen, Lungenabsceß, Empyem, Parasiten

3. Lungenmißbildungen
   a) Lungencysten – Cystenlungen
   b) Anomalien (Sequestration, arteriovenöse Fisteln)
   c) Angiome

4. Hohlraumbildungen

1. Tumoren

a) Primär maligne Tumoren: Bronchialcarcinom

Das Bronchialcarcinom ist der häufigste maligne Tumor mit der schlechtesten Prognose, wobei das männliche Geschlecht eindeutig, und dabei ohne jeden Zweifel die „Kettenraucher", stark belastet sind, wahrscheinlich über die Kausalkette: Rauchen, chronische Bronchitis, metaplastische Epithelschädigung, Carcinom.

Die Altersverteilung zeigt um das 60. Lebensjahr eine Krankheitsanhäufung, daher muß in den Altersgruppen ab dem 50. Lebensjahr hinter jeder banal erscheinenden Erkrankung des Bronchialsystems ein Carcinom vermutet werden.

Jeder Verdacht muß in kürzester Frist differentialdiagnostisch abgeklärt werden, um die geringen Überlebenschancen durch eine rechtzeitige Behandlung zu verbessern! Die klinisch wichtigsten *Untersuchungsmethoden* sind: Röntgenaufnahmen in 2 Ebenen, Röntgenschichtaufnahmen, Bronchoskopien, Bronchiographie, Szintigraphie und Endoskopien bzw. Mediastinokospie,

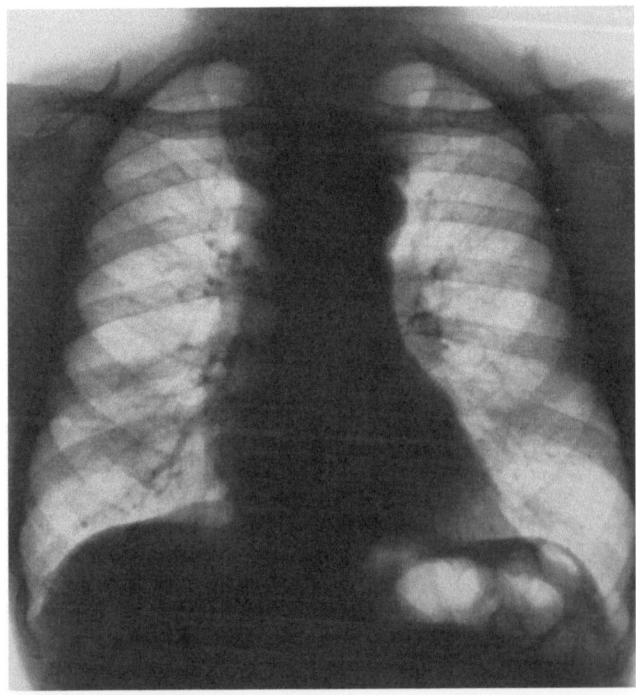

Abb. 297. Bronchialcarcinom: Hiläres Bronchialcarcinom mit sekundär metastatischem Befall der Struma (primäre Struma maligna vortäuschend)

Sputumcytologie, Lungenpunktionsbiopsie, Scalenusbiopsie (Abb. 297).

Normalerweise bleibt der Tumor etwa 2–3 Jahre röntgenologisch unsichtbar. Die anfangs nur gering ausgeprägte unspezifische Symptomenkonstellation, insbesondere bei von Patienten und Rauchern bagatellisiertem Husten mit Auswurf, und damit das verhältnismäßig viel zu lange Zeitintervall zwischen dem Auftreten der Erstsymptome und der Klinikeinweisung, sind die Hauptgründe für die schlechten Therapieergebnisse und die schlechte Prognose.

Chronischer Husten, zumal mit Bluthusten und Atemschmerzen, Thoraxwandschmerz, rezidivierende oder verschleppte Pneumonien sind immer als carcinomverdächtige Leitsymptome zu bewerten. Auch stellen sie in den meisten Fällen schon Spätsymptome dar.

Die Mehrzahl der Tumoren dieser Kategorie wird oft verkannt im Zusammenhang mit einer perifocalen oder poststenotischen Pneumonie, die sich unter Antibioticabehandlung zurückbildet und so den Patienten wie den behandelnden Arzt über das bösartige Grundleiden hinwegtäuscht. In der zeitlichen Entwicklung bedeutet diese Diagnoseverzögerung einen Hauptfaktor für die Großzahl der inoperablen Bronchialcarcinomfälle.

Neben diesen pulmonalen Pilotsymptomen zeigen gerade Bronchialcarcinome unspezifische Symptome, die, im Spätstadium voll ausgeprägt, im Frühstadium, bei rechtzeitigem Erkennen, möglicherweise wichtige Hinweise und Symptome wären.

Es sind *paraneoplastische*, überwiegend endokrinologisch bedingte Syndrome: Trommelschlegelfinger, Hypoglykämien, neurologische Symptome, Hypercalcämie.

Röntgenphänomenologisch bietet in der klinischen und praktischen Diagnostik des Bronchialcarcinoms vor allem der symptomlose, periphere Rundherdschatten ein diagnostisches Problem.

Bei endobronchialer Verlegung durch den Tumor selbst oder durch exobronchiale Drüsenkompression (z.B. metastatischer Drüsenbefall) kann durch Verschluß des Mittellappenbronchus das „Mittellappensyndrom" entstehen: Pneumonitis und Atelektase hinter der Bronchusstenose mit Reizhusten, Schmerz und Druckgefühl.

Handelt es sich um einen Primärtumor oder um Metastasen? Bei der Suche nach dem fraglichen Primärtumor führt der diagnostische Aufwand zeitlich oft in das Stadium der Inoperabilität. Lungenpunktion und Katheterbiopsie sowie die chirurgische Exploration durch Probethorakotomie führen schneller zum Ziel und stellen in den günstigen Fällen gleichzeitig eine kurative Maßnahme dar.

Diese einzige erfolgversprechende Frühdiagnostik des Bronchialcarcinoms wird durch das gleichzeitige Auftreten mehrerer oder anderer Begleitkrankheiten erheblich erschwert.

Das Bronchialcarcinom ist hilusnah oder peripher lokalisiert. Im fortgeschrittenen Tumorstadium ist die weitere Symptomatik durch die Beziehungen des Tumors zu seinen Nachbarorganen und durch die Infiltration ins Mediastinum und durch Übergriff auf die Pleura (Übergrifftumoren) charakterisiert. Das inkurable, fortgeschrittene Stadium ist durch die generalisierte Metastasierungssymptomatik beherrscht.

Während die Symptomatik des hilusnahen Bronchialcarcinoms von Reizhusten, Schmerz und Druckgefühl, im Spätstadium von Recurrens- und Phrenicusparesen sowie dem *Horner*-Syndrom gekennzeichnet ist, mit uncharakteristischem klinisch-physikalischen Befund, sind die Symptome des peripheren Bronchialcarcinom-Manteltumors spärlich mit lange Zeit gutem Allgemeinbefinden. Erst bei Übergriff des Tumors auf die Pleura tritt Brustwandschmerz und Pleuraerguß auf.

Der periphere Manteltumor kann in günstigen Fällen rechtzeitig bei routinemäßigen Thoraxdurchleuchtungen erfaßt werden.

Differentialdiagnose: Lobärpneumonie, chronisch-rezidivierende Pneumonie, metastatische Prozesse (Primärtumoren: Nieren-, Prostata-, Schilddrüsen-, Mamma- und Hodencarcinom).

Entzündlich-spezifische Prozesse: Tuberkulose, Mykosen, Echinococcuscysten, Hamartome.

Operabilität liegt beim Bronchialcarcinom vor, sofern noch keine Hinweiszeichen für die Aus-

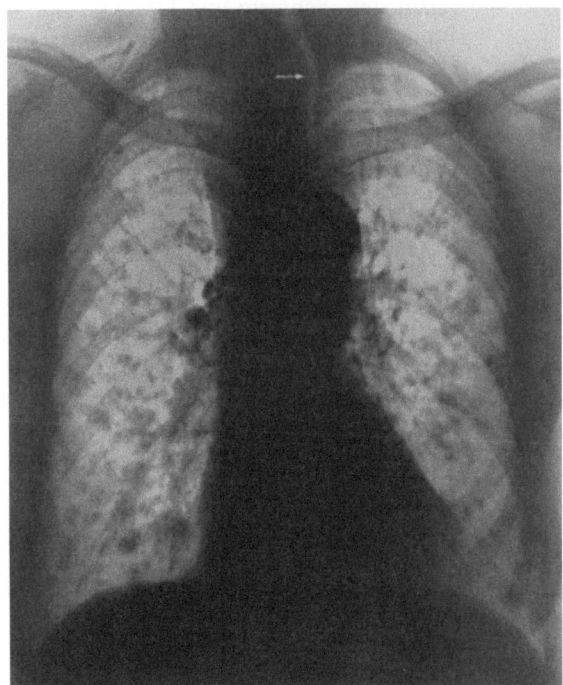

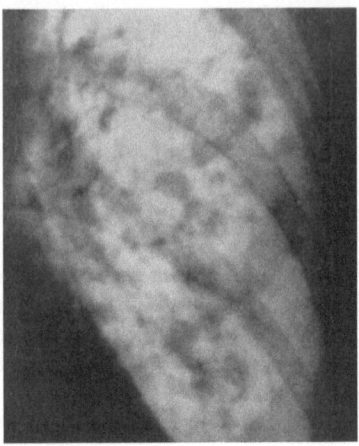

◀ a   ▲ b

Abb. 298. a Röntgenaufnahme — Thorax — Lungenübersicht. b Ausschnitt linkes Mittel-Unterfeld: Multiple, scharf begrenzte Fleckschatten unterschiedlicher Größe in beiden Lungen. Verkalkter rechtsseitiger Primärkomplex. Retrosternal Eintauchen der Struma mit Verlagerung und Einengung der Trachea (s. Pfeil Aufnahme a).
Diagnose: Miliare Metastasen einer Struma maligna. (Aus K. MUSSHOFF und J. WEINREICH, 1964)

c Zeichen der „fliegenden Schneebälle". Multiple Lungenmetastasen, Rundherde bei Hypernephrom

Therapie. Eine allzu starre Einschränkung der Operationsindikation bei Lymphknotenbefall verliert dadurch ihre Berechtigung, daß nichtchirurgische Behandlungsmöglichkeiten wie Röntgenbestrahlung, Cytostatica nur eine Lebensverlängerung von einigen Monaten bringen. Die einzig mögliche kurative Therapie ist die Resektion. Die Prognose wird bei allen Tumoren und bei jeder Therapie wesentlich mitbestimmt durch den histologischen Typ des Tumors.

Histologische Haupttypen beim Bronchialcarcinom: Verhornende und nichtverhornende Plattenepithelcarcinome, kleinzellige, differenzierte Carcinome und Adenocarcinome.

Das *Plattenepithelcarcinom,* die häufigste Form, ist prognostisch etwas günstiger wegen langsamer Metastasierung. Die primitiven Tumorformen (kleinzelliges Carcinom) sind aggressiver und daher auch häufiger schon inoperabel; sie sind insofern etwas günstiger, als sie strahlensensibler sind. Wildwachsende *Bronchuscarcinome* in der Lungenspitze durchbrechen leicht die Brustwand mit röntgenologisch erkennbaren Rippenarrosionen

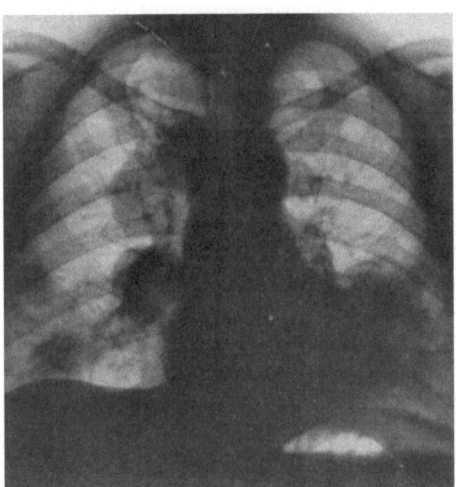

c

dehnung des Primärtumors auf die regionären Lymphdrüsen (Hilus, Mediastinum), in die Peripherie oder für eine Beteiligung der Pleura (Pleurapunktion mit cytologischer Untersuchung des Ergusses, histologische Untersuchung der Biopsie) oder allgemeine Hinweiszeichen auf Übergriff des Tumors vorliegen wie: Recurrenslähmung mit Heiserkeit oder Phrenicuslähmung, paradoxe Atmung oder Fernmetastasen im Skelet.

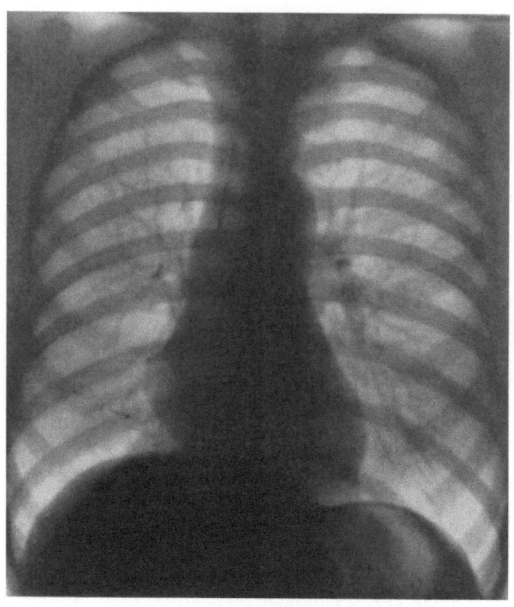
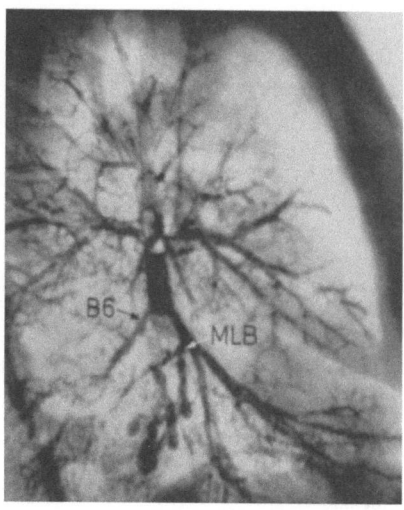

Abb. 299. a Thorax-Lungenübersicht: Kleine, dreieckförmige und zur Lunge hin glatt begrenzte Verschattung im rechten Herz-Zwerchfellwinkel (Pfeil). Bogenförmige Ausziehung des rechten Herzrandbogens. b Bronchogramm — Seitenansicht: Großer Füllungsdefekt im rechten Unterlappenbronchus, unmittelbar unterhalb des Abganges des Unterlappenspitzenbronchus B6 und des Mittellappenbronchus MLB. Das Bronchuslumen im Unterlappen nach ventral noch nicht völlig verschlossen. Schrumpfung des Unterlappens mit erheblicher Bronchiektasenbildung in allen Unterlappenbronchien, ausgenommen dem apikalen Unterlappensegmentbronchus. *Diagnose:* Carcinoid im rechten Zwischenbronchus. (Aus K. MUSSHOFF und J. WEINREICH, 1964)

und Übergriff auf den Plexus brachialis. Sie sind prognostisch infaust, weil sie einem radikal kurativen Eingriff nicht mehr zugängig sind.
(Vgl. Brustwandtumoren: Ausbrechertumoren.)

b) Sekundär maligne Lungentumoren
Nach Entfernung eines malignen Primärtumors können solitäre und multiple *Metastasen* in den Lungen auftreten. Diese röntgenologisch als *Rundherde* imponierenden Tumoren der Lungen können aber auch spät erkannte Metastasen eines stummen, okkulten Primärtumors anderer Genese (Mamma-Carcinom, Prostata-Carcinom, Hypernephrom, Struma maligna) sein (Abb. 298a und b, 298c).

c) Lungenrundherde: Differentialdiagnose
Der klinische und röntgenologische Befund Lungenrundherd wird bei den zahlreichen radiologischen Routineuntersuchungen der Thoraxorgane entsprechend häufig erhoben. Die Differentialdiagnose dieser Rundherde ist schwierig, da häufig eine klinische Symptomatik fehlt.

Eine so schnell wie möglich objektivierte Diagnose durch Thorakotomie bringt die besten Heilungsraten, sofern noch kausale Kurabilität besteht. Neben den primär und sekundär bösartigen Rundherdbildungen kommen in etwa $1/3$ aller Fälle auch gutartige Prozesse vor wie: Fibrome, Lipome, Osteome, Hamartome, neurogene Tumoren, Carcinoide, sklerosierende Hämangiome und entzündliche Rundherdbildungen wie Tuberculom, Aspergillom, Lungenabsceß, Echinococcuscysten. Primäre Lungenrundherde können auch bei genauer Lokalisation differentialdiagnostisch nicht eingeordnet werden, da sie in allen Lungenabschnitten gleich häufig vorkommen.
Die Überlebenszeit von Patienten mit noch resezierbaren Lungenrundherden zeigt deutliche Abhängigkeiten von der Größe des Tumors.

d) Benigne Lungentumoren:
Bronchusadenom
Sie sind viel seltener als das Bronchialcarcinom. Ihre differentialdiagnostische

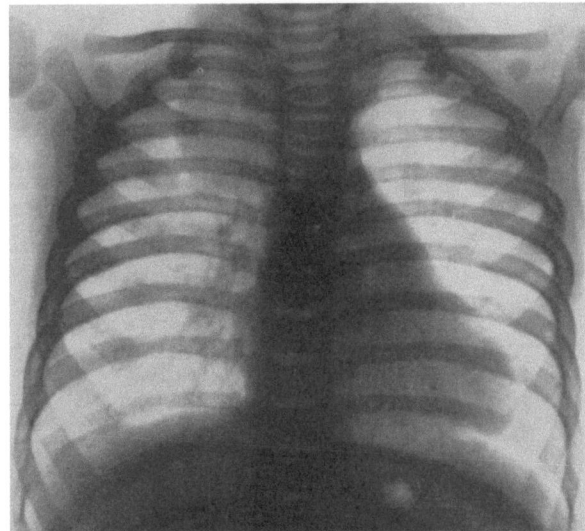
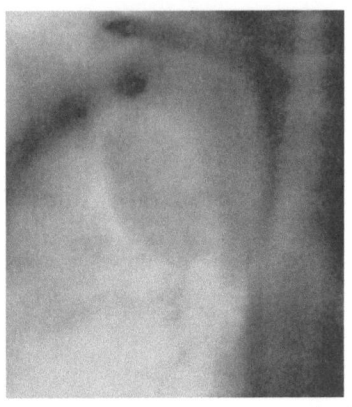

▲ d

◄ c

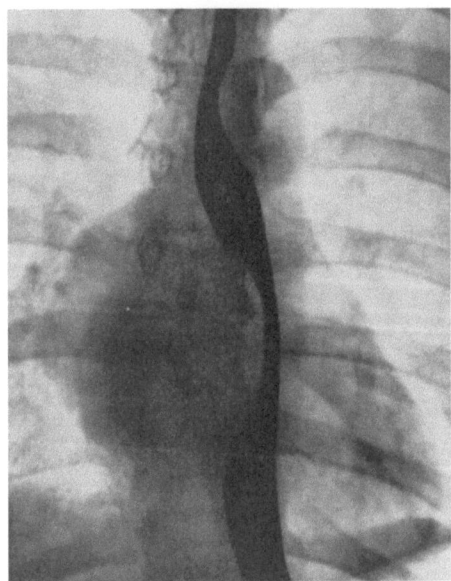

e

Abb. 299. c Röntgen-Lungenübersicht. d Schichtaufnahme rechtes Oberfeld: Im medialen, rechten Spitzenoberfeld homogene, glatt begrenzte, weichteildichte Verschattung von ovalärer Form, die in der Tiefe der Trachea dem Mediastinum unmittelbar aufsitzt. *Diagnose:* Trachealcyste. e Röntgenaufnahme: Ausschnitt des Mittelschattens. Unmittelbar hinter dem Herzen, unter der Bifurkation apfelgroßer, runder, glattbegrenzter Schatten, den Oesophagus komprimierend und bogenförmig nach links verdrängend, den rechten Herzrandbogen überragend und den rechten Hauptbronchus etwas anhebend. *Diagnose:* Bronchuscyste vom rechten Hauptbronchus ausgehend. (Aus K. MUSSHOFF und J. WEINREICH, 1964)

er nur selten metastasiert (Abb. 299a und b).
Histologisch-morphologisch tragen diese Adenome auch Merkmale des Carcinoids ohne carcinoidähnliche Symptomatik (Abb. 299c, d, e).

e) Seltene, intrabronchiale, gutartige Tumoren

Abgrenzung gegen ein Carcinom oder Tuberculom ist besonders schwierig wegen der Ähnlichkeit des röntgenologischen Aspektes und vieler entsprechender klinischer Symptome.
Das Bronchusadenom (intrabronchialer Tumor) ist mit den peripheren Tumoren ein relativ häufiger Tumor unter den Lungen- und Bronchustumoren. Klinisch kann sich der Tumor durch Rezidivneigung semimaligne auswirken, auch wenn

(Chondrom, Lipom, Leiomyom, Atherom) Unter den gutartigen Tumoren der Lunge in der röntgenologisch entsprechenden Gruppe der Rundherde bzw. peripheren Tumoren ist aus Gründen der klinischen Phänomenologie und leichten „Blickdiagnose" die Endometriose der Lunge von Bedeutung. Hierbei treten Hämoptysen während der Menstruation auf. Sie können in ungünstigen Fällen zur Notsituation durch Aspirationsgefahr führen, auf der anderen Seite durch die Ovulationshemmertherapie einfach und risikoarm behandelt werden.

Während die gutartigen Lungenherde klinisch fast immer stumm bleiben und zufällig bei der Röntgenuntersuchung entdeckt werden, führt ein Bronchusadenom durch Hämoptoe oder durch Bronchusstenose mit Atelektasenbildung und sekundären Bronchiektasen und Absceßbildung zu schwerwiegenden Komplikationen, die rasch und gezielt erkannt und behandelt werden müssen. Das sog. *Mittellappensyndrom** (M.L.S.) wird spezifisch und unspezifisch peribronchial ausgelöst.

f) Systemerkrankungen bei Lungentumoren

Als transitorische Ursache eines röntgenologischen Rundherdes ist das luische Gumma eine Rarität. Auch ein gestielter Pleuratumor kann röntgenologisch als Rundherd imponieren. Als seltene tumorähnliche, rundliche Schwielenbildung kann sich eine Silikose darstellen. Auch ein Aspergillom erscheint gelegentlich auf dem Übersichtsbild als kompakter, allerdings unscharfer Rundherd mit Luftsaum zwischen dem Pilzknäuel und der Höhlenwand. Bei Aussaat einer Lymphogranulo-

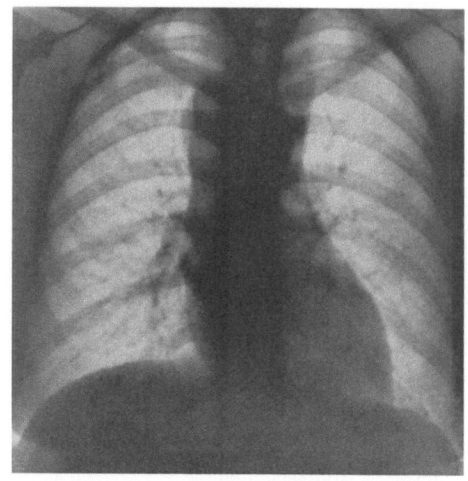

Abb. 300. Röntgenaufnahme — Lungenübersicht: Beidseitig Verbreiterung des Mediastinums mit beidseits wellenförmiger Begrenzung, rechts deutlicher als links. Die Verbreiterung reicht nach cranial bis in Höhe der Claviculae, nach caudal bis in mittlerer Höhe des Herzrandbogens. Die Seitenaufnahme läßt die Verschattung im vorderen und mittleren Mediastinum (paraaortal und paratracheal) erkennen. Hili sind beiderseits noch frei. *Diagnose:* Lymphogranulomatose des Mediastinums. (Aus K. MUSSHOFF u. J. WEINREICH, 1964)

---

* Das sog. *Mittellappensyndrom* ist ein Überbegriff, unabhängig von der Pathogenese der verschiedenen Krankheitsprozesse.

** Die Sarkoidose ist eine vorwiegend im mesenchymalen Gewebe lokalisierte Systemkrankheit unbekannter Ätiologie. Ihr histologisch-anatomisches Substrat sind nicht-verkäsende Granulome von Epitheloid- und Riesenzellen. Die Krankheit kann eine große Zahl von Organen befallen. Sie beginnt meist jedoch symmetrisch in den Lymphknoten der Lungenhili, von hier aus breitet sie sich auf beide Lungen aus.
Weitere mögliche Lokalisationen sind periphere Lymphknoten, Leber, Haut, Milz, aber auch die peripheren Weichteile, insbesondere die Muskulatur, der Herzmuskel, die Augen (Iridocyclitis), selten der Magen-Darm-Trakt, die Nieren und das zentrale Nervensystem.
Eine akute und eine chronische Verlaufsform können unterschieden werden. Die akute Verlaufsform beginnt klinisch häufig mit Erythema nodosum, Fieber und Polyarthritis. Sie neigt jedoch in hohem Maße zur Spontan-Remission. Die chronische Verlaufsform dagegen wird erst im fortgeschrittenen Stadium entdeckt, wobei in der Regel schon Lungenherde vorhanden sind. Aber auch hier sind spontane Rückbildungen möglich. Bei fortgeschrittener Krankheit tritt jedoch eine immer stärkere Fibrosierung der Granulome auf, die bei Lungenbefall zu zunehmender Atemnot und cardiorespiratorischer Insuffizienz führt.

matose kommt es zu multiplen, verwaschen begrenzten Rundherden (Abb. 300, 301a).
Unter den miliaren Fleckschatten ist der *Morbus Boeck* von Interesse. Es handelt sich um epitheloidzellige Granulome, die sog. Sarkoidose** unklarer Ätiologie. Im Gegensatz zur Lungentuberkulose zeigt der Morbus *Boeck* gelegentlich auch Neigung zu spontaner Rückbildung.
Ein *Alveolarzellcarcinom* (Synonym = Lungenadenomatose, multizentrische adenomatöse Pneumonie) erscheint klinisch als semimaligne Geschwulstform wegen seltener vorkommender Metastasierung. Auf dem Röntgenbild erscheinen größere noduläre Fleckschatten.

2. Entzündliche Lungenprozesse

a) Spezifische Entzündungen: Lungentuberkulose

Nur die nicht mit Tuberkulostatica und nicht komplikationslos zur Ausheilung gebrachte Lungentuberkulose ist Gegenstand chirurgischer Therapie (Abb. 301b).

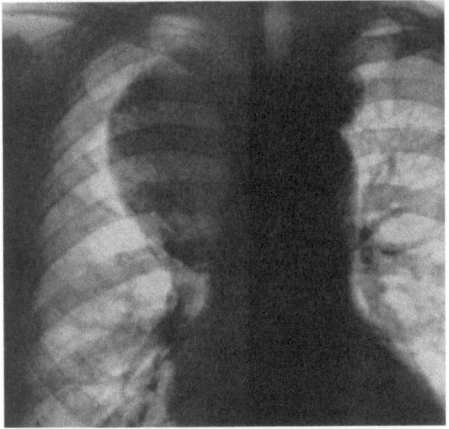 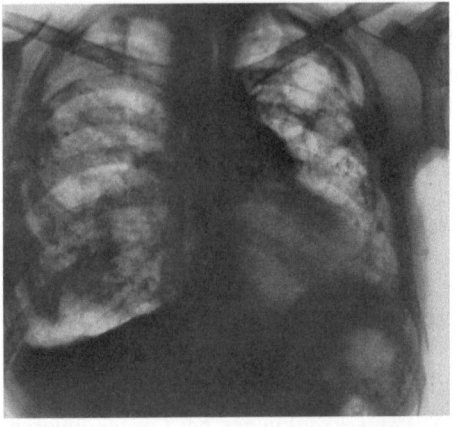

Abb. 301. a Röntgenaufnahme — Lungenübersicht: Rechts paravertebral faustgroßer, konvexbegrenzter Tumorschatten und links paravertebral oberhalb des Aortenbogens kastaniengroßer, konvexbegrenzter Tumorschatten. Beide sitzen dem Mediastinum breit auf. *Diagnose:* Isoliertes Plasmocytom paravertebral. b Chronische Lungentuberkulose mit Verkalkungen und Verdacht auf walnußgroße Kaverne im rechten Mittelfeld. Klinisch akute Hämoptoe mit vorgetäuschter Magenblutung durch verschlucktes, blutiges Sputum. (Aus K. MUSSHOFF und J. WEINREICH, 1964)

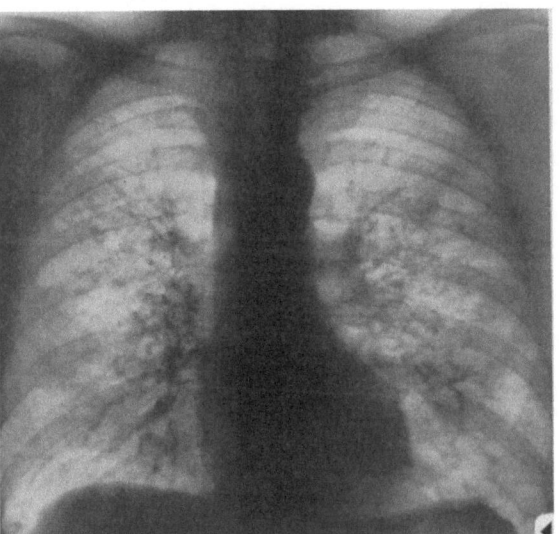 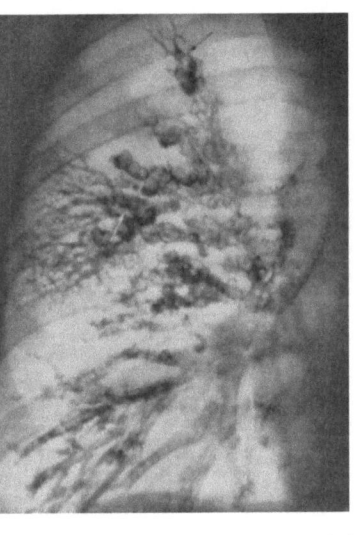

Abb. 302. a Lungenübersicht: vermehrte fein- bis grobretikuläre, teilweise kleinfleckig-konfluierende Zeichnung. Lateral und unterhalb vom linken Hilus einzelne größere, zarte Ringschatten. b Bronchogramm rechte Lunge. *Diagnose:* Angeborene Bronchiektasen; chronische Bronchitis u. rezidivierende Bronchopneumonien (Aus K. MUSSHOFF und J. WEINREICH, 1964)

Die Indikation für die Resektion der medikamentös vorbehandelten Fälle von Lungentuberkulose ist gegeben, wenn eine Tuberkulose nicht mit Sicherheit von einem Tumor unterschieden werden kann, oder bei echten Restcavernen und bei chronisch verlaufender Tuberkulose, bei der eine anatomische Zerstörung des Lungengewebes mit kavernös-fibrinösem Umbau zu befürchten ist.

Bei doppelseitiger Lungentuberkulose nach erfolgloser konservativer Therapie kamen früher kollapstherapeutische Eingriffe oder bei mangelnder Entfaltung der Restlungen oder infizierten vorbehandelten Höhlen thorakoplastische Eingriffe in Frage.

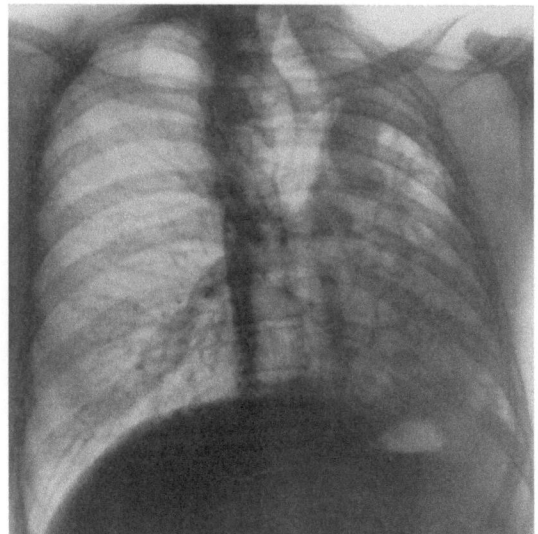 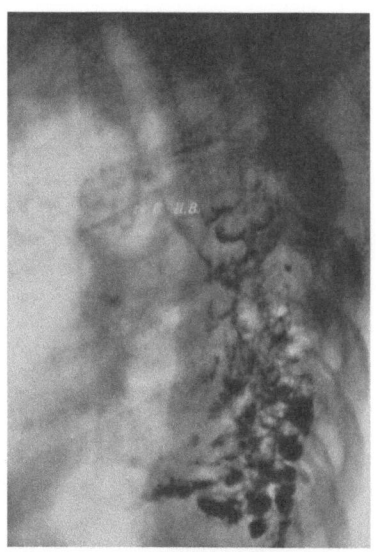

Abb. 303. a Übersicht: Verschattung des erheblich verkleinerten Lungensitus, innerhalb der sich multiple Aufhellungen mit zarter Wandbegrenzung finden. Starke Verlagerung des Mediastinums nach links und Überlappung der rechten Lunge. b Seitliches Bronchogramm: Vom linken Hauptbronchus, der nach dorsal gedreht ist, füllt sich ein System von Bronchiektasen und Cysten in der linken Lunge, die stark im costovertebralen Winkel geschrumpft ist. Durch die kompensatorische Überlappung der rechten vorderen Lungenanteile nach links ist der gesamte Trachealbronchialbaum gedreht, der rechte Stammbronchus nach vorne verlaufend. *Diagnose:* Angeborene Lungencyste links, Schrumpfung der linken, Blähung der rechten Lunge. (Aus K. MUSSHOFF und J. WEINREICH, 1964)

b) Chronische Lungenentzündungen und Lungeneiterungen (Abb. 302)

Bronchiektatische Systemerkrankungen der Lunge durch Minderwertigkeit der Bronchialschleimhaut, kombiniert mit Sinusitis oder Polyposis nasi und Situs inversus, wird als *Kartagener*-Syndrom bezeichnet, gelegentlich kombiniert mit Mucoviscidose.

Lokalisierte Bronchiektasen können erworben sein als Folge einer Bronchialstenose mit bronchostenotischem Syndrom bei Bronchusadenom oder Lungentuberkulose. Die Bronchiektasen bevorzugen die caudalen Lungensegmente. Unbehandelt schreitet das Leiden fort und hat eine schlechte Prognose. Infektion mit rezidivierenden Atemwegsinfekten und typische „maulvolle" Expektoration beherrschen die Symptomatologie. Daher ist die rechtzeitige Resektion unter entsprechender Lokalisation und Vor- und Nachbehandlung in diesen Fällen angezeigt.

Chronisch infektiöse, eitrige und parasitäre Lungenerkrankungen (Lungenabsceß, Empyem). Neben den Bronchiektasen führen metapneumonische Prozesse, insbesondere bei Resistenzkeimen, sowie einschmelzende Carcinome zu Lungenabscessen. Daneben stellen auch die parasitären Lungenerkrankungen (Echinococcuscysten) sowie Pilzerkrankungen (Aktinomykose) Indikationen für die operative Therapie dar (Echinococcuskrankheit und Aktinomykose) (s. Kapitel Chirurgische Infektionen).

Ein *Pleuraempyem* kann sich entwickeln para- und postpneumonisch oder posttraumatisch durch infizierten Hämatothorax. Der Allgemeinzustand ist durch septisch-toxische Auswirkungen stark beeinträchtigt, selten spezifisches Empyem, dann chronisch verlaufend.

3. Mißbildungen

a) Cysten

Solitäre oder multiple Lungencysten sowie bronchogene Retentionscysten können zu rezidivierenden Infektionen oder durch Volumenzunahme mit Verdrängung des

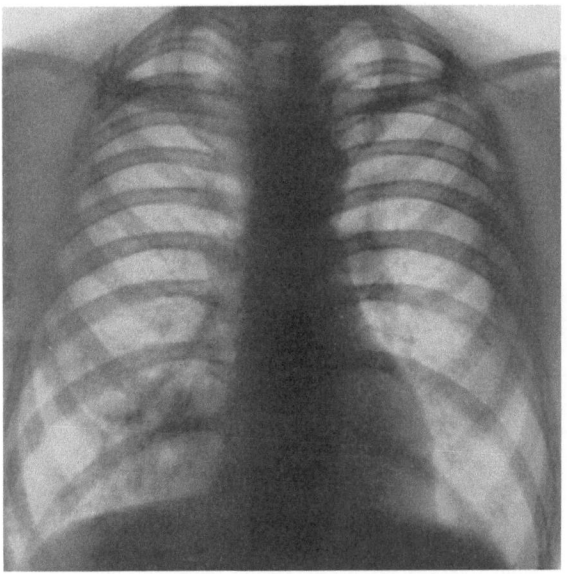
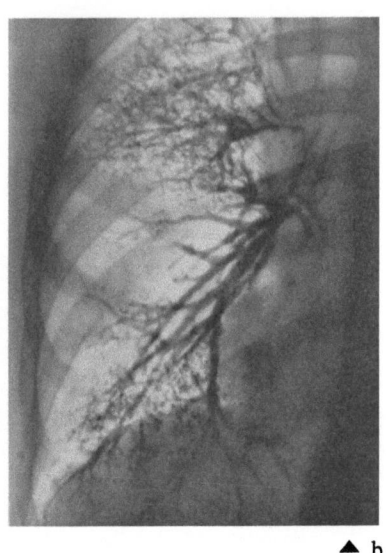

Abb. 304. a Röntgenübersicht Lunge: Wolkige Verschattung in einem apfelgroßen Bezirk des hinteren medialen Unterfeldes rechts. b Bronchogramm p.a. Im Bereich der Verschattung sind die Bronchien des Unterlappens bogenförmig nach lateral verdrängt. *Diagnose:* Sequestration der Lungen. Nebenbefund: mit Pilzrasen gefüllte Cysten. (Aus K. MUSSHOFF und J. WEINREICH, 1964)

normalen Lungengewebes, zur Beeinträchtigung der Gesamtatmung führen (Abb. 303).

b) Anomalien
Lungensequestrationen sind möglich bei angeborenen Gefäßmißbildungen mit Shuntbildungen. Alle beschriebenen Prozesse verlangen die operative Exstirpation (Abb. 304).

c) Angiome
Es handelt sich um angiomatöse oder aneurysmatische Kurzschlußverbindungen zwischen Pulmonalarterie und Pulmonalvene, die röntgenologisch als einzelne oder mehrere rundliche Schattenbilder imponieren.

4. Hohlraumbildungen der Lungen

Klinisch und röntgenologisch erkennbare Hohlraumbildungen der Lungen entstehen durch tuberkulöse Kavernen, cystische Bronchiektasen, Lungenabscesse (beachte Spiegelbildung durch Überschichtung von Gas und Flüssigkeit) und Lungengangrän. Auch Zerfall von pathologischem Gewebe führt zu Hohlraumbildungen: Echinococcuscysten, Metastasen, Tumorzerfall. Der Nachweis von Hohlraumbildungen ist röntgenologisch zu erbringen am ehesten und sichersten unter Zuhilfenahme von Schichtaufnahmen.
Auch ein abgekapselter Pneumothorax kann eine cystenbedingte Hohlraumbildung vortäuschen.
Weitere und wichtige Ursachen bei isolierten Hohlraumbildungen: solitäre Lungencyste, Wabenlunge, Emphysemblasen.

5. Allgemeine diagnostische Richtlinien beim Lungenkrebs*

1. Anamnese (therapieresistenter Reizhusten?!)
2. Klinische Untersuchung, physikalischer Lungenbefund.
3. Laboruntersuchungen (BSG, Blutbild, Gamma-GT, alkalische Phosphatase, LDH, Transaminasen).
4. Röntgenuntersuchung: Thoraxaufnahmen immer in zwei Ebenen! (Hart-

---

* Empfehlungen der Deutschen Gesellschaft für Chirurgie.

strahltechnik). Tomographie im Zweifelsfalle ergänzend.

5. Mehrmalige Sputumkontrollen.
6. Bronchoskopie mit Bronchuslavage, Katheterbiopsie.
7. Ergänzende und weiterführende Diagnostik: Bronchographie, Lungenszintigraphie, direkte Nadelbiopsie (evtl. Nachteil: Tumorzellenverschleppung), Angiographie. Im Zweifelsfalle diagnostische kleine Thoracotomie.
8. Operabilitätsprüfung: pulmonale und kardiale Funktionsuntersuchungen, u.U. mit Messung des Pulmonalisdruckes.

Sonderfall: „Rundherd" erfordert in jedem Fall Klärung bis zum Ausschluß eines Carcinoms, insbesondere durch percutane, transthoracale Nadelbiopsie.

III. Mediastinum

1. Mediastinaltumoren

Tumoröse Prozesse im Mediastinum erfordern immer sofortige diagnostische und therapeutische Maßnahmen, da sie lebensbedrohliche Komplikationen verursachen können. Der Großteil aller Mediastinaltumoren ist bösartig, weil primär gutartige Tumoren häufig zur malignen Entartung neigen.

Die relativ spärliche *Symptomatologie* der Mediastinaltumoren wird in ihrem Erscheinungsbild von den anatomischen und topographischen Verhältnissen bestimmt. Sobald sich der Tumor bei zunehmendem Wachstum in dem verformbaren Mediastinum nicht mehr ausdehnen kann, treten Verdrängungserscheinungen durch den raumfordernden Prozeß mit Kompression der Nachbarorgane in den Vordergrund. Die Symptomatologie wird weniger von der Art als von der Schnelligkeit des Tumorwachstums bestimmt, die Symptome sind daher nur selten pathognomonisch bzw. spezifisch. In der zeitlichen Reihenfolge der Beschwerden handelt es sich in erster Linie um Funktionsstörungen des Herzens und der großen Gefäße in Form von Rhythmusstörungen, oberem Einflußstau, Atmungsstörungen und Mangeldurchblutung im Versorgungsbereich der großen Gefäße der Thoraxöffnung. Die Auswirkungen der Mediastinaltumoren auf das Nervensystem und die Lungenfunktion äußern sich in Recurrens- und Phrenicuslähmung sowie Dyspnoe. Eine Verdrängung des Oesophagus wirkt sich als Dysphagie aus.

Bei einem Thymom oder bei der Thymushyperplasie besteht häufig eine Myasthenia gravis pseudoparalytica.

Aus Zweckmäßigkeit erfolgt die *Klassifizierung* der morphologisch vielgestaltigen Mediastinaltumoren nicht nach pathologisch-anatomischen Gesichtspunkten, sondern nach den röntgenologischen (angiologisch-szintigraphischen) von craniocaudal und ventro-dorsal erfolgenden Lokalisationen (Abb. 306, 307):

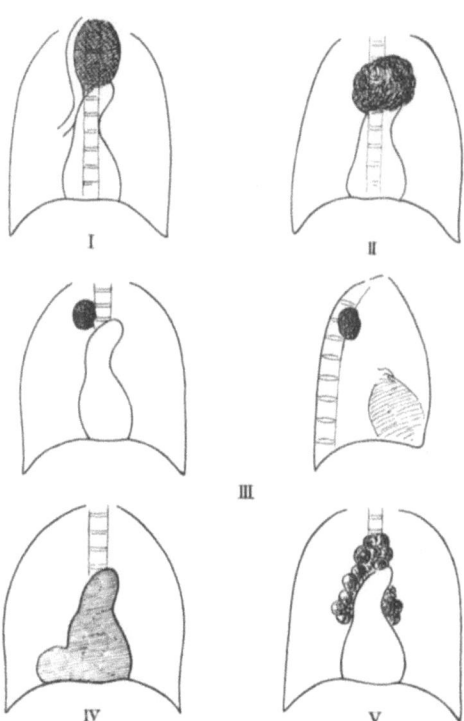

Abb. 305. Einige typische Mediastinaltumoren schematisch: I Struma retrosternalis (intrathoracica), II Thymom, III Neurinom des Grenzstranges a.p. und profil, IV Perikardcyste, V Systemerkrankung (multiple Lymphome), DD *Hodgkin, Boeck,* Lymphosarkom usw. (Mediastinoskopie!) (Aus M. ROSSETTI, 1973)

Vielgestaltige Morphologie der Mediastinaltumoren (vereinfacht nach BAUER und STOFFREGEN)

I. Autochthone Tumoren:
 1. Mesenchymalen Ursprungs
 2. Hämangio-lymphangio-endothelialen Ursprungs
 3. Mediastinales Carcinom
II. Teratoide Cysten
III. Cysten aus versprengten Organanlagen
IV. Mediastinaltumoren von Nachbarorganen ausgehend:
 1. Neurogene Tumoren
 2. Oesophagustumoren
 3. Vom endokrinen Gewebe ausgehende Tumoren:
   a) Dystope Struma
   b) Dystope Parathyreoidea-Tumoren
   c) Thymustumoren

Vorderes Mediastinum
Oben: Thymus, Schilddrüse
 Mesenchymale Tumoren
 Teratome, Cysten, Adenom der Nebenschilddrüse
Mitte: Angiome, Granulome (Sarkoidose, Morbus *Hodgkin*)
 Aneurysma
Unten: Teratome, Cysten
 Zwerchfellhernie
 Perikardcysten, Herzwandaneurysmen, Herz- und Perikardtumoren, Perikarderguß

Hinteres Mediastinum
Oben: Neurogene Tumoren
 Struma aberrans
 Chordome, *Pancoast*-Tumor, Oesophagus-Divertikel, Aortenaneurysma, Oesophagustumor
Mitte: Bronchiogene Tumoren
 Adenome, Cysten
 Lymphknotentumoren (Lymphogranulomatose, Sarkoidose, Metastasen, Lymphosarkom, lymphatische-, leukämische-, aleukämische-, großfolliculäre Lymphadenose, Plasmocytom, Echinococcuscysten)
Unten: Oesophagustumoren *Diffus vorkommende Mediastinaltumoren:*
 Lipome, Fibrome, Fibrosarkome, Xanthome, Lymphangiome.

Die klassische Lokalisation für neurogene Tumoren ist das hintere Mediastinum, während Thymom und Teratom im vorderen Mediastinum gelegen sind.

Fast alle Mediastinaltumoren können durch die Röntgenuntersuchung in 2 Ebenen mit Schichtaufnahmen erkannt werden. Sie sind nicht selten Zufallsentdeckungen bei der routinemäßigen röntgenologischen Thoraxuntersuchung aus anderer Ursache (Abb. 306).

Weitere diagnostische Hilfsmittel: Mediastinoskopie (bei Tumoren im oberen Mediastinum), Bronchographie, Oesophagoskopie, Szintigraphie, Nadelbiopsie, Lokalisationsdiagnostik zum Ausschluß oder zur Bestätigung einer aberrierenden oder intrathorakalen Struma, Angiographie, Lymphknotenbiopsie nach *Daniels*.

Die Bronchographie lokalisiert peripher gelegene Prozesse mit Stenosierung bzw. Verschluß des Bronchialraumes. Dadurch lassen sich atelektatische Lungenabschnitte von soliden Geschwülsten des Mediastinums abgrenzen. Die Mediastinoskopie ermöglicht die Abklärung mediastinaler Tumoren gegen Lymphknotensystemerkrankungen (Cave! Einflußstauung).

Auch zeigen einige mediastinale Tumoren wie das Bronchialcarcinom und retroperitoneale Sarkome hormonaktive biologische Auswirkungen in Form von *paraneoplastischen Endokrinopathien:* Hypoglykämie, Hypercalcämie, Hodenatrophie und Gynäkomastie.

2. Mediastinitis, Mediastinalhämatom, Mediastinalemphysem

Die Mediastinitis ist eine lebensbedrohliche Entzündung im Mediastinum als Folge von Verletzungen (iatrogen — instrumentell, Perforation des Oesophagus nach Endoskopie) oder Nahtinsuffizienz nach Oesophagusoperationen.

Auch kann das Mediastinum nach Thoraxtraumen verletzt und mitbetroffen sein durch Ab- und Einriß von Gefäßen (Aortenruptur mit Mediastinalhämatom) und Bronchien (Mediastinalemphysem, Ausdehnung evtl. bis ins Scrotum).

Beachte: Notfalltherapie besteht in collarer Mediastinotomie mit Ableitung der Luft- oder Absceßansammlung.

Akute respiratorische Insuffizienz

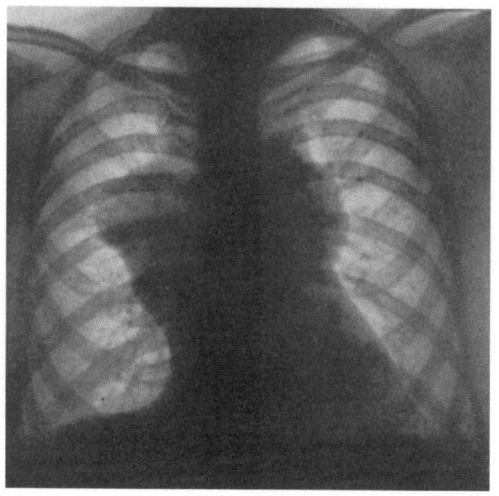
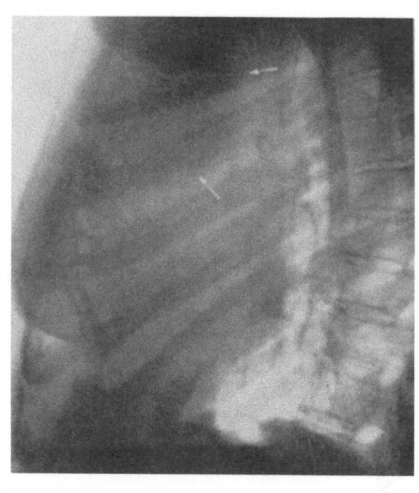

◀ a ▲ b

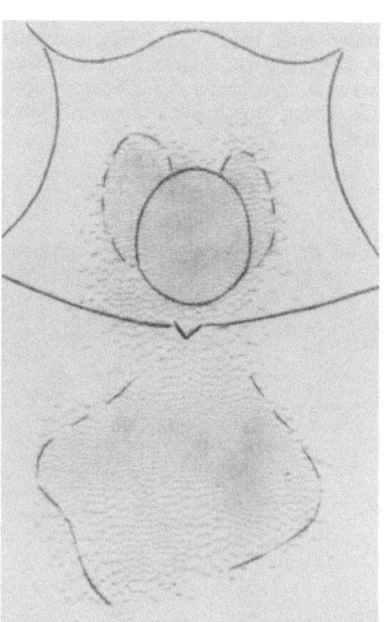

c

Abb. 306. a Röntgen-Lungenübersicht: Mächtige Verbreiterung des oberen und insbesondere des mittleren Mediastinums durch einen mehrbogig begrenzten Tumorschatten. b Im vorderen Mediastinum gelegen (Pfeil). c Szintigramm: Sanduhrförmig figurierte große Struma mit substernaler, inhomogener Speicherung. (Hinweis auf regressive Veränderungen.) Euthyreote Struma diffusa mit erheblichem intrathorakalem Anteil (durch Radio-Jod-Untersuchung gesichert). *Diagnose:* Substernal-intrathorakale Struma. (Aus K. Musshoff und J. Weinreich, 1964)

flußstauung, Tachykardie, Tachypnoe! (In erster Linie bei Spannungspneumothorax!)

1. Pneumothorax

a) Formen (Abb. 309, 310)
— Geschlossener Pneumothorax
— Offener Pneumothorax
— *Sonderform:* Ventilpneumothorax

Bei der Inspiration tritt Luft aus der broncho-pleuralen Fistel in den Pleuraraum, der sich während der Exspiration wieder verschließt. Hieraus resultiert ein starker Überdruck im Pleuraraum, der sich in einer Verdrängung des Herzens und des Mediastinums zur gesunden Seite(!) hin auswirkt.

IV. Akute respiratorische Insuffizienz

Bei plötzlichem Thoraxschmerz mit Atemnot besteht immer Verdacht auf einen Spontanpneumothorax. Wenn gleichzeitig Husten vorliegt, Abgrenzung gegen Herzinfarkt, Pleuritis oder Lungenembolie erforderlich. Klinische Verdachtsdiagnose: Initial plötzlich stechender Schmerz im Brustkorb mit Atemnot und Cyanose, Ein-

b) Ursachen
1. Geschlossener Pneumothorax: fast immer Platzen einer Emphysemblase, angeborene Lungencyste, Durchbruch einer Kaverne oder eines Lungenabscesses bzw. einer Lungengangrän oder eines zerfallen-

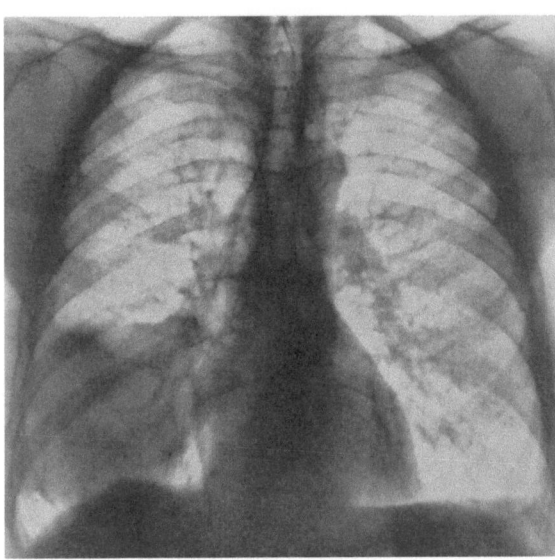
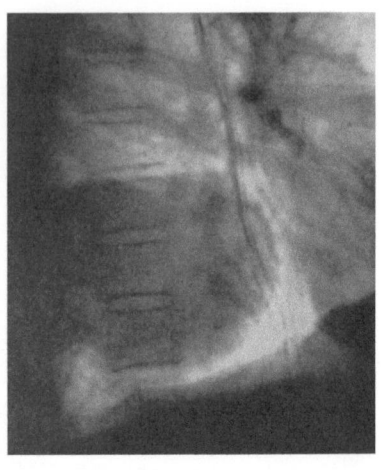

Abb. 307. a Röntgen-Lungenübersicht a.p. Kleinkindskopfgroßer, nicht ganz runder Tumorschatten, glatt begrenzt der hinteren Thoraxwand mit bogenförmigem Übergang zur Pleura breit aufsitzend (Abb. 307b). Ausgedehnte, tumorunabhängige Zwerchfellverschwielungen beiderseits. *Diagnose:* Sympathicoblastom mit Kompressionsatelektase des rechten Unterlappens (durch Punktion und Tumorresektion gesichert). (Aus K. Musshoff und J. Weinreich, 1964)

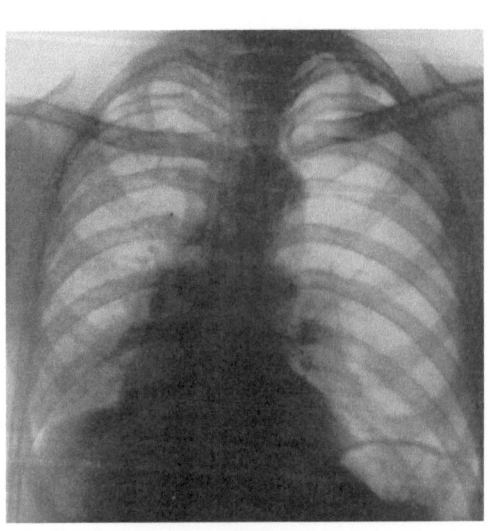
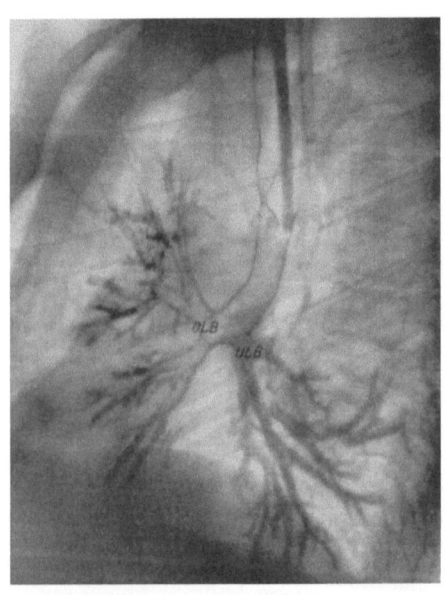

Abb. 308. a Röntgen-Lungenübersicht: Erhöhte Strahlendurchlässigkeit der linken Lunge, welche nur in den medialen, unteren Anteilen eine bogenförmige Lungenzeichnung erkennen läßt. Verdrängung des Mittelschattens nach rechts mit verstärkter Verlagerung bei der Exspiration. b Seitliches Bronchogramm: Der linke Stammbronchus ist bogenförmig nach ventral, der Oberlappenbronchus (OLB) nach ventral und caudal und der Unterlappenbronchus (ULB) nach caudal verlagert. Keine Bronchialzeichnung in den oberen und dorsalen Anteilen der Lunge. *Diagnose:* Gestielte, große Spannungscyste mit zwei kleineren Blasen im linken Unterlappen. Emphysem des linken Oberlappens mit mehreren kirschgroßen Blasen (Operationsbefund bei der Thorakotomie). (Aus K. Musshoff und J. Weinreich, 1964)

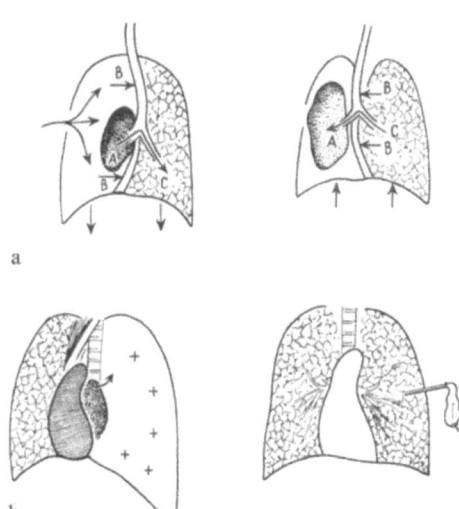

Abb. 309. a Offener Pneumothorax: Inspirium (li.) und Exspirium (re.). A Lungenkollaps, B Mediastinalflattern, C Pendelluft. b *Spannungspneumothorax*. Links: inspiratorisches Einpressen von Luft in die linke Pleurahöhle mit Druckzunahme, Kollaps der linken und Einengung der rechten Lunge, Verdrängung von Mediastinum und Zwerchfell. Rechts: Wiederherstellung physiologischer Verhältnisse durch Pleuraentlastungspunktion (mit Gummiventil), später mit Pleuradrainage. (Aus ALLGÖWER, 1976) (Vgl. Abb. 310)

den Tumors. Trauma: Lungenriß, Verletzung durch Rippensplitter; iatrogen: nach Vena-subclaviapunktionen, Ablassen eines Pleuraergusses, gelegentlich bei extrathorakaler Herzmassage.

2. Ein künstlicher Pneumothorax zu therapeutischen oder diagnostischen Zwecken bei Punktionen.

3. Überwiegend offener Pneumothorax posttraumatisch entstehend.

Die Auswirkung des Pneumothorax ist eine akute oder langsam entstehende *respiratorische Insuffizienz*.

Im *frühkindlichen Alter* auch verursacht und dramatisch verlaufend bei kongenitalen Fehlbildungen unter dem Bilde der Neugeborenen-Asphyxie. Sie entsteht aber auch durch Fremdkörperaspiration, Infektion, Vergiftung und bei spastischer Bronchitis.

Das angeborene lokalisierte Lungenemphysem ist im Röntgenbild durch die Aufhellung des betroffenen Lungenabschnitts mit Verdrängung des Mediastinums auf die Gegenseite leicht erkennbar. Auch Lungencysten können sich durch Vergrößerung und Verdrängung des normalen Lungenparenchyms zu einer bedrohlichen Atemnot auswirken (Abb. 308a und b).

Beachte: Wegen der Gefahr eines zusätzlichen Spannungspneumothorax Probepunktion verboten!

Bei angeborenen Zwerchfellbrüchen (Zwerchfellaplasie und angeborenen Zwerchfelldefekten) treten ebenso bedrohlich schwere ventilatorische Insuffizienzen auf, vorwiegend linksseitig. Sie werden verursacht durch Verlagerung der Baucheingeweide mit Verdrängung der Lungen (Enterothorax).

Klinisch und auskultatorisch sind auffallend die atypischen Darmgeräusche des Thorax mit röntgenologisch erkennbaren Luft-Flüssigkeitsspiegeln!

Zusätzliche Kontrastmitteldarstellung von Oesophagus und Magen oder Colonkontrasteinlauf mit Pneumoperitoneum bestätigen die Diagnose eines Enterothorax. Häufig begleitende Zweitauswirkung: Mechanischer Ileus, Incarcerationsgefahr!

c) *Spontanpneumothorax, Spannungspneumothorax*

Spontanpneumothorax entsteht durch Ruptur einer Emphysemblase nach Husten, bei Lungentuberkulose mit Kaverneneröffnung, Lungenabsceß oder posttraumatisch s. S. 192.

Das Eindringen von Lungenluft in den Pleuraraum ohne vorausgegangenes Trauma führt je nach Ausmaß zu einem inkompletten bis kompletten Pneumothorax mit partiellem bis totalem Lungenkollaps. Man unterscheidet die symptomatische von der idiopathischen Form; stets liegen organische Ursachen zugrunde.

Der Spontanpneumothorax ist eine Komplikation, von der überwiegend Patienten im mittleren Lebensalter betroffen werden. Klinisch kann die pathogenetische Unterscheidung eines idiopathischen oder symptomatischen Pneumothorax nicht objektivierbar getroffen werden. Da es sich überwiegend um jüngere Patienten handelt und ältere dieses Krankheitsbild nicht zeigen, spielen konstitutionelle Faktoren wahrscheinlich eine bedeutende Rolle. Die korrespondierende Pleura rupturiert, durch die offene Ver-

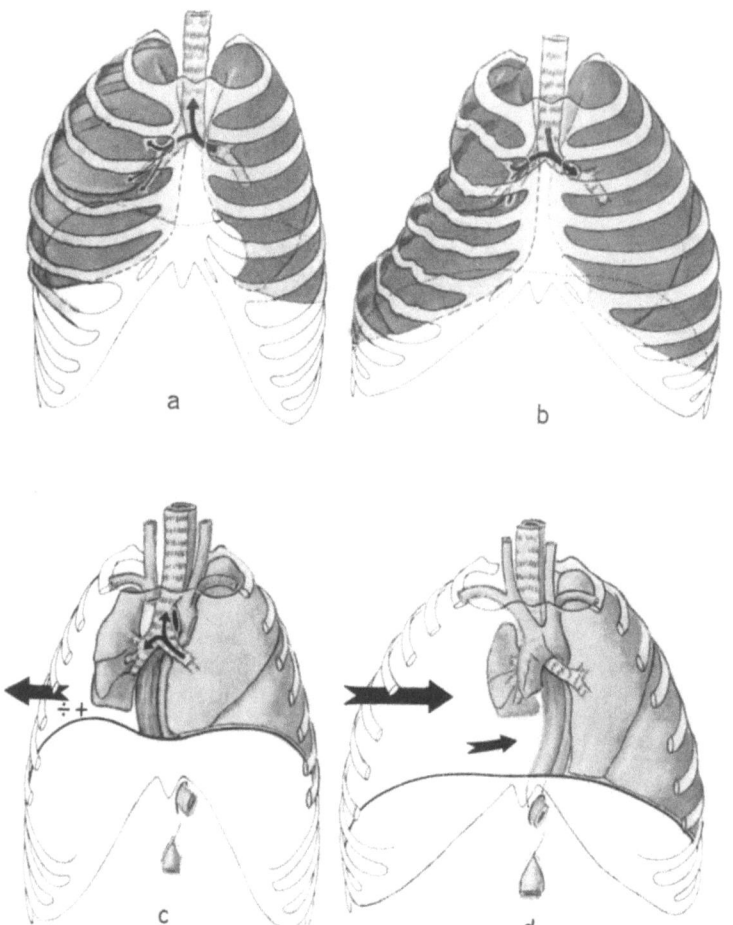

Abb. 310a—d (nach Lichtenauer und Schröder). Obere Bildhälfte: instabiler Thorax, a) Ausatmung, b) Einatmung. Untere Bildhälfte: offener Pneumothorax bei Ausatmung (c) und Einatmung (d)

bindung entsteht ein mehr oder weniger großer lokalisierter Pneumothorax.

Der posttraumatische Pneumothorax entsteht infolge Brustwanderöffnung (offener Pneumothorax) oder am häufigsten bei Lungenverletzungen im Zusammenhang mit Rippenbrüchen, evtl. mit Bronchusabriß (geschlossener Pneumothorax, Mediastinalemphysem). Bei Ventilbildung bedrohliche Gefahr des Ventil-Spannungspneumothorax! (s. oben).

d) *Sofortdiagnose*
Fehlende Atemgeräusche, Schachtelton bei der Perkussion, Röntgenbild zeigt Lungenkollaps.

e) *Notfalltherapie*
Während bei geringgradigem, partiellem Pneumothorax eine Spontanresorption der Luft abgewartet werden kann, ist bei totalem Pneumothorax die Druckentlastung durch Sofortpunktion erforderlich. Tritt nach zwei- bis dreimaligen Punktionen keine Rückbildung ein, muß Drainagebehandlung mit Dauersog auch zur Rezidivprophylaxe erfolgen.

Bei Spannungspneumothorax sofortige Punktion mit Kanüle, bei Fortbestehen oder im Wiederholungsfalle auch Dauersaugdrainage. Notfallmäßig: Überstülpen eines Gummifingerlings auf normalen Kanülenansatz (Cave! Lungenverletzung

durch Nadelspitze!). Im äußersten Notfall Eröffnung eines Intercostalraumes, damit Umwandlung eines Spannungspneumothorax in einen einfachen Pneumothorax.
Bei Rezidiv schließlich ist Thorakotomie mit direktem, operativem Verschluß des Lungendefekts erforderlich.

2. Lungenembolie

Sie führt ebenfalls zur akuten respiratorischen Insuffizienz. Beachte begünstigende auslösende Grunderkrankungen: Phlebothrombose, vorausgegangene Komplikationen, Alter, Konstitutionstyp.
Frühmanifestation bei der respiratorischen Insuffizienz durch Lungenembolie: Hustenreiz, Tachykardie; nach einigen Tagen Hämoptoe (nicht zu verwechseln mit Bluterbrechen ohne Hustenreiz). Röntgenbefund zeigt dann ebenfalls Lungeninfarkt; auskultatorisch Pleurareiben, später reaktiver Pleuraerguß.

3. Fettembolie

Nach vorausgegangenem Trauma, besonders nach schweren Knochenfrakturen und Schockzuständen. Das klinische Bild ist durch die allgemeine Schocksymptomatik, schwere Unruhe, Cyanose und Hustenreiz gekennzeichnet. Iatrogen: Osteosynthese mit Marknagel, mögliche Komplikation bei Lymphographie.

Thoraxtraumatologie

Alle Thoraxverletzungen durch Wunden oder Kontusionen (offene oder geschlossene Thoraxverletzungen) haben eine gemeinsame lebensbedrohliche Auswirkung: Die *Anoxie*, d.h., die Verringerung der Sauerstoffanreicherung im Blut durch Störung der Lungenbelüftung oder der Herzaktion.

Der Gasaustausch der Lunge kann behindert werden durch:
— Schmerz (verhindert die tiefen Atemexkursionen),
— Thoraxwandverletzungen,
— Pleuraergüsse, in Form von Luftansammlung (Pneumothorax) oder Blutergußbildung (Hämatothorax, Infusionsthorax), die die Lungen komprimieren,
— Bronchialobstruktion durch Sekretüberflutung.

Veränderung der Herzleistung durch:
— Schweren Blutverlust (hämorrhagischen Schock),
— Kompression des Herzens und der großen Gefäße durch einen pleuralen oder perikardialen Bluterguß, die das Mediastinum verdrängen.

Alle diese posttraumatischen Verletzungsfolgen müssen sofort behandelt werden, um die Sauerstoffbelüftung wiederherzustellen oder aufrechtzuerhalten (Abb. 311; vgl. auch Abb. 309).

Jedes Trauma kann sich so multifaktoriell zu einer Behinderung des Gasaustausches in den Alveolen auswirken, wodurch eine ungenügende Oxygenation auch des Gesamtorganismus entsteht, die zur Anoxie führt. Der Herzmuskel, das Gehirn, die Nieren und wahrscheinlich auch die Leber sind besonders schnell und leicht durch eine ungenügende Sauerstoffsättigung bedroht. Auf der anderen Seite kann bei einem Thoraxtrauma das CO_2 nicht ausreichend durch behinderte Exspiration ausgeatmet werden, woraus eine CO_2-Anreicherung im Blut (Hypercapnie) resultiert. Durch die Sauerstofferniedrigung im Blut wird eine Vasoconstriction und pulmonale Hypertension ausgelöst, eine unphysiologische Belastung des rechten Herzventrikels bei gleichzeitiger Plasmatranssudation in die Alveolen.

Die Gassättigung im Blut, pO_2 (Normalwert über 90 mm Hg) und die Kohlensäuresättigung im Blut, pCO_2 (Normalwert 40 mm Hg) und der Blut-pH-Wert müssen daher in allen Fällen eines Thoraxtraumas fortlaufend bestimmt und überwacht werden.

Die Inspektion gibt weitere Rückschlüsse über die Schwere des Thoraxtraumas.

Cyanose der Lippen und der Ohren lassen eine schwere Störung der Sauerstoffbelüftung des Blutes erkennen. Diese Diagnose kann auch an den peripheren Gliedmaßen festgestellt werden (Akrocyanose). Eine

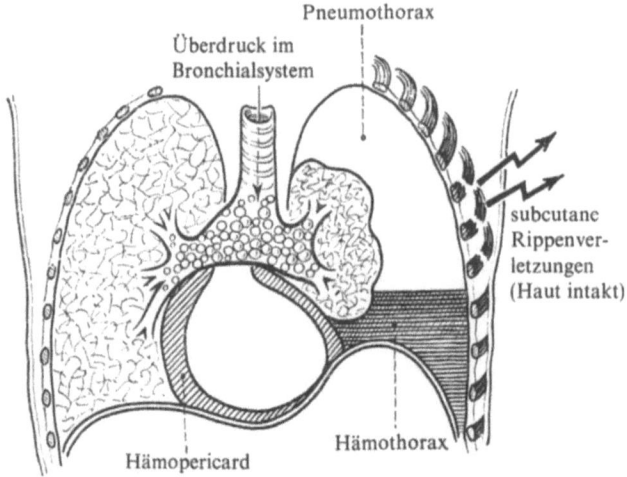

Abb. 311

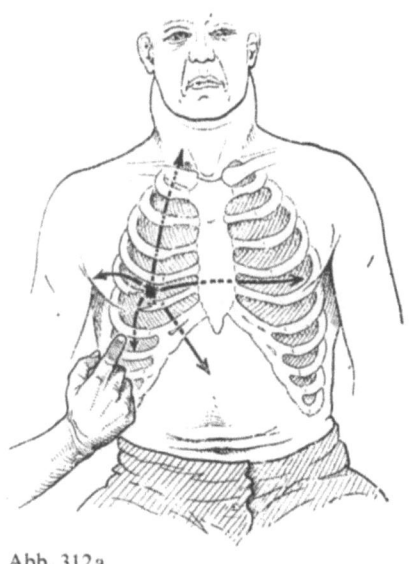
Abb. 312a

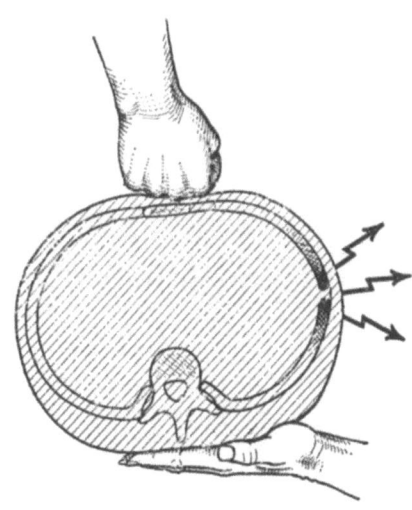
Abb. 312b

hypoventilatorisch bedingte Cyanose kann aber leicht bei gleichzeitigem Blutverlust mit Schock durch die daraus resultierende blasse Haut verdeckt werden. Beschleunigte Atmung (Tachypnoe) mit Nasenflügelatmen weisen auf eine Behinderung der Atmung durch Verengung der Atemwege hin.

Neben der Inspektion gibt die *Palpation* des Thorax durch Erkennen von Kompressionsschmerz und Knochenreiben (Rippenfrakturen) weitere diagnostische Hinweise.

Bei der *Perkussion* ist an der basalen Thoraxdämpfung das Vorliegen eines Hämatothorax zu erkennen. Eine darüber befindliche Luftansammlung mit tympanitischem Schall bei der Perkussion spricht für einen gleichzeitig mitvorliegenden Pneumothorax.

Auskultation. Bei aufgehobenem Atemgeräusch in einer Thoraxhälfte besteht ein Pneumothorax mit Lungenkollaps, wogegen Rasselgeräusche für eine Bronchialkompression sprechen.

Wichtigste *Überwachungskriterien* und Beobachtungsparameter sind: Blutdruck, Pulsfrequenz und Atemfrequenz.

Die notfallmäßige *Röntgenuntersuchung* ist unerläßlich zur Erfassung von Rippenfrakturen, Pleuraergüssen, Pneumothorax, Mediastinalverdrängung, Zwerchfellruptur.

Häufig sind Kombinationsverletzungen. Daher müssen gleichzeitig vorhandene Schädel-Hirn-Verletzungen, Extremitätenfrakturen oder Bauchhöhlenverletzungen als mögliche Begleittraumen miterfaßt werden.

Aus dem Gesamtbefund unter besonderer Berücksichtigung des Allgemeinzustandes ergeben sich die therapeutischen Richtlinien.

Schematisiert können die Thoraxtraumen in leichte und schwere Thoraxkontusionen sowie geschlossene und offene Thoraxverletzungen unterteilt werden.

I. Leichte Thoraxkontusionen

(Einzel- oder isolierte Rippenbrüche)

Bei dieser Thoraxverletzung zeigt sich ein umschriebener Schmerz, besonders bei der Atemexkursion. Die palpierenden Zeigefinger erkennen einen umschriebenen Druckschmerz, die Rippenfraktur (Abb. 312a); ebenso provoziert Druck auf das Sternum an der Thoraxkrümmung einen Dehnungs- und Kompressionsschmerz (Abb. 312b).

Die Prognose ist im allgemeinen günstig, dennoch sind auch Komplikationen möglich durch Hämo-Pneumothorax bei der Verletzung einer Intercostal-Arterie oder Verletzung der Pleura visceralis der Lunge. Beim älteren Menschen treten durch die gestörte Atemexkursion leicht hypostatisch bedingte, bronchopulmonale Komplikationen auf.

II. Schwere Thoraxkontusionen

Häufigster Verletzungsmechanismus:
Lenkrad-Kontusion bei frontalem Autozusammenstoß oder Thoraxquetschung bei Rangierarbeiten der Eisenbahner.
Im Vordergrund steht die Atemnot. Pulsbeschleunigung und Blutdruckabfall lassen auf eine schwere innere Verletzung schließen.
Die *Palpation* des Thorax ist häufig durch Blutergußbildung unter der Haut oder ein subcutanes Emphysem behindert.

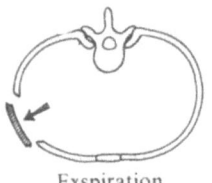
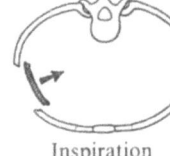

Exspiration   Inspiration

Abb. 313. Paradoxe Atembewegungen

Rippen-Mehrfachbrüche (Rippenserienbrüche) oder Thoraxwandbruch bzw. Thoraxstückbruch, dadurch Phänomen der „paradoxen Atmung" (Abb. 313, 314).

Perkussion, Auskultation und Röntgenuntersuchung bestätigen den Thoraxwandbruch und das Vorliegen eines ausgedehnten Hämo-Pneumothorax.

Pneumothorax*

Sowohl beim offenen wie beim geschlossenen Thoraxtrauma kann es zu einem Pneumothorax kommen. Beim offenen Pneumothorax besteht eine Brustwanderöffnung durch Defektwunde. Die Folgen sind lebensbedrohliche kardio-pulmonale Insuffizienz durch den Lungenkollaps und die Mediastinalverziehung zur unverletzten Seite mit Mediastinalflattern. Auffallendes Kriterium ist die zischende Luftbewegung bei der Atmung und die dadurch entstehende Pendelluft, sekundär droht die schwere Pleurainfektion.
Beim geschlossenen Pneumothorax entsteht die Lungenverletzung meist durch Rippenfrakturen, beim Schwersttrauma evtl. durch Bronchusabriß.
Immer besteht die Gefahr der Ventilbildung mit *Ventil-Pneumothorax*. Beim

---

* Vgl. „Akute respiratorische Insuffizienz", Kapitel Thoraxchirurgische Erkrankungen.

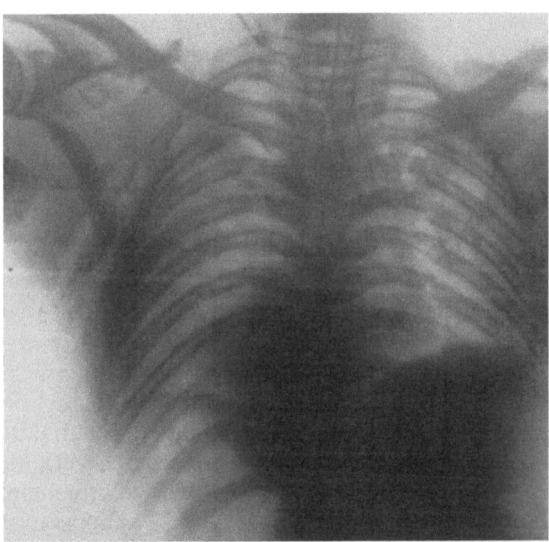

Abb. 314. Rippenserienfraktur links bei Thoraxkontusion mit Pneumothorax und Hautemphysem

exspiratorischen Hineinpressen von Luft in den Körperraum, die aber nicht ausweichen kann, kommt es zu einem *Spannungspneumothorax* durch die Zunahme des intrapleuralen Druckes mit Lungenkollaps, mediastinaler Verdrängung mit Einengung der Lunge auf der gegenüberliegenden Seite und lebensbedrohlicher Ateminsuffizienz (Abb. 310).

III. Geschlossene Thoraxwunden

Häufigste Verletzungsarten: Thorax-Schußverletzungen und Thorax-Stichverletzungen.
Schwerer zu erkennen sind bei allen Thoraxtraumen die inneren Thoraxverletzungen wie Lungenruptur, Bronchusruptur, Gefäßverletzungen und Zwerchfellverletzung. Darüber hinaus sind Begleitverletzungen in der Bauchhöhle, wie Milz- und Leberruptur, sowie Schädel-Hirn-Traumen möglich.
Die *Notfallbehandlung* besteht in der Freihaltung der Atemwege und Herstellung einer normalen Ventilation durch:
1. Intubation bzw. Tracheotomie (Abb. 315).
Damit wird eine Verkleinerung des Atemtotraumes zwischen Nasenflügel und Alveolen erreicht, weiter eine erleichterte Bronchialtoilette mit Absaugen von verstärkter Sekretabsonderung in der Trachea und den Bronchien.
2. Assistierte, maschinelle Beatmung des intubierten Patienten.
Bei der Exspiration sorgt der maschinell erzeugte Unterdruck für eine vollständige CO_2-Ausatmung.

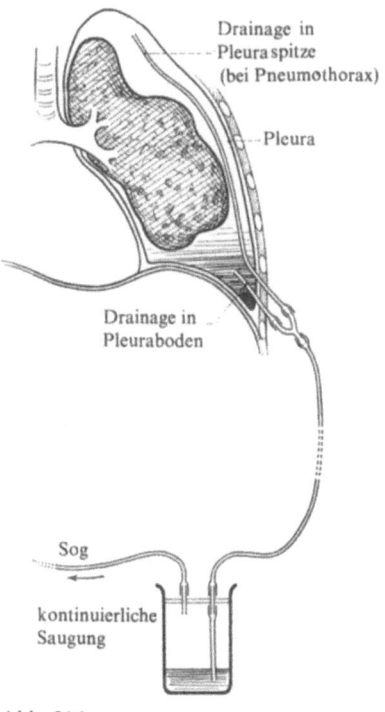

Abb. 316

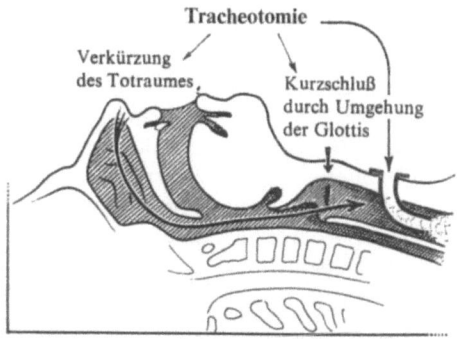

Abb. 315

3. Bronchoskopische Toilette.
Diese Thorax-Schwerverletzten erfordern alle Maßnahmen der Reanimation und Intensivbehandlung.

Beseitigung der Ergußbildungen durch:
— Pleurapunktionen mit Entleerung von Luft- oder Blutansammlung im Pleuraraum.
— Einlegen einer Thorax-Pleura-Saugdrainage (Abb. 316).
— Thorakotomie bei großen Hämatombildungen mit operativer Blutstillung bzw. Versorgung bei Gefäßverletzungen.

Behandlung des Blutungsschockes.

Sie sind als geschlossene Thoraxverletzungen zu betrachten, weil sich die relativ kleinen Thoraxwunden leicht spontan schließen.
Zwei Probleme erfordern hierbei die sofortige Klärung und fast immer chirurgische Behandlung:
Verdacht auf Verletzung der Thoraxorgane oder möglicherweise der Bauchorgane (s. Kap. Bauchverletzungen).

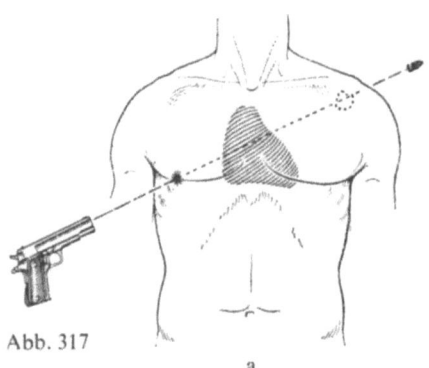 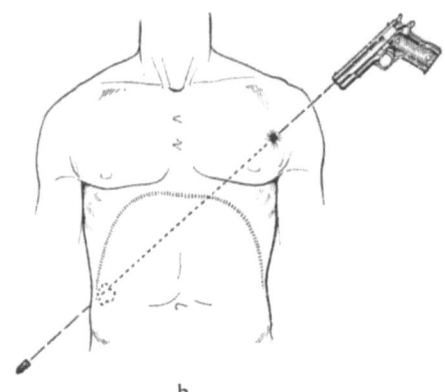

Abb. 317

a   b

Wichtige diagnostische Hinweise ergeben sich bei Schußverletzungen durch das Aufsuchen der Einschuß- und Ausschußmündung mit Rekonstruktion der Schußbahn und damit ein indirekter Rückschluß auf mögliche innere Verletzungen (Abb. 317a und b).

Für *Herzverletzungen* spricht die Asphyxie mit Herzrhythmusstörung.

Die Röntgenuntersuchung deckt häufig einen Hämatothorax mit gleichzeitigem Hämoperikarderguß auf.

Bei der *traumatischen Aortenruptur* ist die häufigste Ursache ein horizontaler Schleudervorgang, bei dem es zu einer Hyperflexion des Aortenbogens mit Biegungs- und Berstungsrupturen kommt. Am häufigsten ist die „Aortenruptur loco classico", im Aortenisthmusbereich, die nur selten überlebt wird, die meisten Patienten (80%) versterben am Unfallort.

Bei *intraabdomineller Mitverletzung* ist auf peritoneale Symptome zu achten. Einschußverletzungen unterhalb des 5. Intercostalraumes verlangen fast immer auch die diagnostische Laparotomie.

IV. Offene Thoraxverletzungen

Sie sind typische Kriegsverletzungen durch große Gewalt- und Geschoßeinwirkungen. Hauptgefahrenmomente sind die offene Thoraxwunde mit Verschmutzungen und schweren Gefäßverletzungen. Nur durch sofortiges operatives Eingreifen kann die gestörte Herz- und Lungenfunktion beseitigt und die Lebensgefahr gebannt werden.

V. Sonderfälle

Ausgedehntes Hautemphysem durch Luftinfiltration in die Weichteile der Thoraxwunde, des Halses und des Gesichtes. Dieses imposante Zustandsbild ist manchmal leicht zu beheben.

Kommt es bei verstärkter Exspiration zur Entwicklung eines Hautemphysems und eines gleichzeitigen Pneumothorax, besteht der Verdacht auf Bronchusruptur. Hier ist sofortige diagnostische Klärung durch Bronchoskopie oder eine Thorakotomie erforderlich*. Besonders bei Kontusionen und Kombinationsfrakturen im unteren Thoraxbereich sind intraabdominelle Verletzungen der in den Zwerchfellkuppeln lokalisierten Leber und Milz häufig mitvorhanden.

Schwierigkeit der Diagnostik bei Mehrfachverletzten durch Überlagerung der einzelnen Verletzungsfolgen, besonders bei Bewußtlosen! (s. S. 202 Zwerchfellruptur!)

Explosionsauswirkungen führen häufig bei äußerlich nur geringen Thoraxwandverletzungen zu schweren inneren, diffusen Gefäßverletzungen mit massiven Blutungen.

Bei *Herzstich* oder Herzschuß Möglichkeit der intraperikardialen Herztamponade!

Not-Therapie = Perikardpunktion.

Bei *Commotio cordis* Herzrhythmusstörungen. Hierbei dann vorsichtige Infusionstherapie bei Schockzuständen. Gefahr des Lungenödems!

---

* **Beachte:** Bei Spannungspneumothorax mit Hautemphysem verlangt die Notfall-Therapie auch die *Collare Mediastinotomie* (vgl. Kap. Mediastinum).

Bauchtrauma

Das Bauchtrauma gewinnt mit der Zunahme der schweren Verkehrsunfälle an klinischer Bedeutung. Man unterscheidet *offene*, *geschlossene* und *stumpfe Bauchtraumen*.

A. Offene Bauchwandverletzungen

Offene Bauchverletzungen entstehen häufig durch Stich- und Schußverletzungen, Pfählungs- oder Aufspießungswunden.
Wird bei einer Bauchwandverletzung das Peritoneum miteröffnet, so besteht eine offene Bauchverletzung (Abb. 318). Bei einer offenen, penetrierenden Bauchwandverletzung besteht immer die Gefahr der Verletzung von parenchymatösen Organen (Leber, Milz) mit schweren Blutungen und von Eingeweiden mit der Gefahr einer Perforations-Peritonitis.
Auch bei peripheren Verletzungen der Bauchhöhle (Thorax, Gesäß, Damm) muß mit Verletzungen von inneren Bauchorganen gerechnet werden.
Da die offenen Bauchverletzungen eine sofortige Laparotomie erforderlich machen und somit Abklärung ermöglichen, stellen die geschlossenen Bauchverletzungen (Bauchwandkontusionen) größere diagnostische Probleme.

B. Geschlossene Bauchwandverletzungen
(Stumpfes Bauchtrauma)

Hierzu gehören alle geschlossenen Verletzungen der Bauchwand und der Organe der Bauchhöhle.

Häufige Verletzungsarten:
— Schlag durch Pferdehuf,
— Fußstoß beim Fußball,
— Lenkradkontusion, Sturz aus der Höhe,
— Sturz der Kinder auf die Fahrrad- und Rollerstange.

Stumpfe Bauchtraumen überwiegen zahlenmäßig gegenüber den offenen!
Eine innere Bauchverletzung wird bei der ersten Untersuchung im allgemeinen nicht sofort erkannt, sondern kann erst bei genauer Verlaufsbeobachtung durch Veränderung des Allgemeinzustandes mit Sekundärmanifestationen (z. B. innere Blutung durch Milz- oder Leberruptur) oder Peritonealreaktion (durch Verletzung eines Hohlorgans im Verdauungstrakt) erkannt

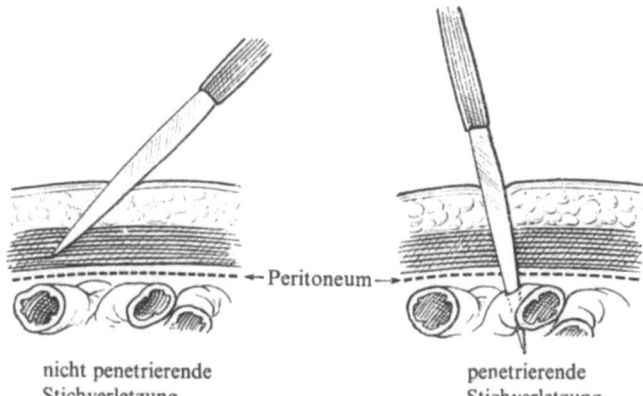

nicht penetrierende Stichverletzung

penetrierende Stichverletzung

Abb. 318

werden, zumal wenn äußere Contusionszeichen oder Hautprellmarken fehlen.

Wichtigste diagnostische Leitlinie: Genaue Analyse des Unfallherganges, der Verletzungsart, Erstsymptome des Verletzten wie Erbrechen, äußere Blutungszeichen: Hämatemesis, Hämaturie und Störung der Darmfunktion, Hautprellmarken.

Erstuntersuchung

Die *Inspektion* sucht nach äußeren Verletzungszeichen (Hämatome, Prellmarken?).
Die *Palpation* der Bauchwand sucht nach peritonealer Abwehrspannung. In der Lendengegend muß ebenfalls nach Weichteilhämatomen, besonders im Nierenlager, gesucht werden.
Mit der *Perkussion* kann am aufgerichteten Patienten unter Umständen eine Luftansammlung unter dem Zwerchfell (Pneumoperitoneum) erkannt werden. Dieses stellt ein Verdachtssymptom für Darmperforation mit Gasaustritt (ähnlich wie bei der Magenperforation, s. S. 232) dar.
Flankendämpfung spricht bei der Perkussion für ein intraabdominales Hämatom.
Mit der *rectal-digitalen Austastung* der Rectumampulle lassen sich Flüssigkeitsansammlungen oder Reaktionen des Douglas-Peritoneums erfassen.
Mit der *Urinuntersuchung* (Hämaturie?) lassen sich Nieren- und Harnwegsverletzungen und Blasenverletzungen erkennen.
Die *Allgemeinuntersuchung* verlangt die genaue Verlaufsbeobachtung von Blutdruck, Puls und Temperatur (Schockparameter, Schockindex, Differenz von Haut- und Körpertemperatur), fortlaufende rectale Temperaturmessung. Der Allgemeinzustand des Patienten: Hautkolorit, Unruhe, Schweißausbruch, Bewußtlosigkeit sind wichtige Begleitsymptome.
Die *Röntgenleeraufnahme* des Abdomens ist unerläßlich zum Erfassen von Luftaustritt (Pneumoperitoneum), Meteorismus und Ergußbildung.
Laboruntersuchungen des roten Blutbildes (Hb und Hämatokritwert) sind neben den klinischen Schockkriterien weitere Parameter für eine mögliche innere Blutung. Im Zweifelsfall: *laparoskopische Klärung*, Peritonealspülung.

Verlauf. Der Verlauf ist entscheidend beeinflußt oder bedroht durch eine Darmperforation oder eine schwere innere Blutung. Die endgültige Diagnose oder Therapie kann nur durch fortlaufende, halbstündliche Verlaufsbeobachtungen ermöglicht werden. *In allen Zweifelsfällen muß die Laparotomie erfolgen.* Gegebenenfalls vorher *Abdominelle Angiographie*.

I. Syndrom bei Perforation eines Hohlorganes
(Magen, Darm, Gallenwege)

Wichtigstes Symptom ist hierbei die Kontraktion der Bauchwandmuskeln. Die Kontraktur ist erkennbar an der angespannten Rectusmuskulatur, die sich unter der Haut deutlich abzeichnet.

Die *Palpation* erlaubt eine weitere Analyse: Die flach nebeneinander- oder übereinandergelegten Hände (angewärmt) nähern sich von den weniger schmerzhaften Zonen dem besonders schmerzhaften Bereich.

Die Kontraktion zeigt sich als Rigidität der betreffenden Muskelzone, die sich nicht von der palpierenden Hand eindrücken läßt. Diese Bauchdeckenspannung ist schmerzhaft, begleitet von einer hypersensiblen Hautzone.

Die Kontraktur kann die gesamte Bauchwand betreffen oder auf einen Quadranten lokalisiert sein, oder aber die Kontraktur läßt sich nicht überwinden durch die palpierende Hand: „brettharter Bauch" (klassisches Beispiel: Magenperforation).

Diese generalisierte, totale Abwehrspannung ist zu unterscheiden von der lokalisierten parietalen Abwehrspannung, einer einfachen Muskelspannung, die sich durch leichten Palpationsdruck überwinden läßt.

Die Diagnose einer konkreten Abwehrspannung ist die absolute Indikation für die Notlaparotomie.

Sonderfälle

Merke: Behandlung dieser schmerzhaften Muskelkontraktur durch Schmerzmittel (Opiate!) im Stadium der Diagnostik ist absolut kontraindiziert, da sie das für die Diagnostik entscheidende wichtige Schmerzbild verschleiert bzw. die Symptomatik verändert.

Andere Begleitsymptome sind weniger konstant:

— Schmerz, in Abhängigkeit vom Zeitpunkt der Verletzung wechselnd,
— intestinale Blutung,
— prähepatischer sonorer Klopfschall bei der Palpation

dem entsprechend radiologisches Phänomen der „Luftsichel" unter dem Zwerchfell, bei Vorhandensein ein absolut sicherer Hinweis, jedoch nicht immer konstantes Zeichen (s. S. 233) für die Verletzung bzw. Eröffnung des Intestinaltrakts mit Gasaustritt.

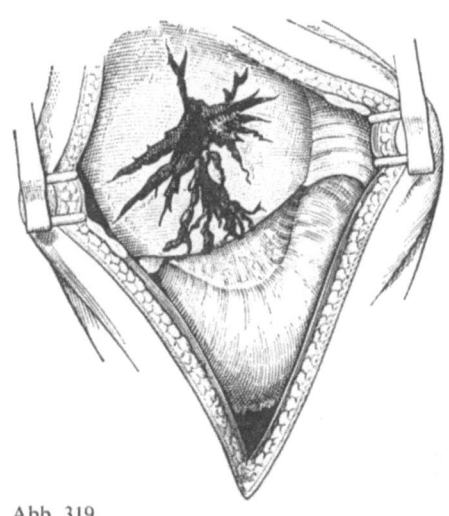

Abb. 319

II. Syndrom der inneren Blutung

Der Allgemeinzustand ist deutlich verändert: blasses Aussehen, kalter Schweiß, Unruhe, Durstgefühl, Ohnmachtsanfälle bei Lageveränderungen; Pulsbeschleunigung und Blutdruckabfall.

Während in den ersten Stunden der Blutung das rote Blutbild und der Hämatokritwert normal sind — da der Körper in gleichem Maße Plasma wie Blutkörperbestandteile verliert —, bildet sich später eine Blutverdünnung aus, abhängig von dem Zufluß von Wasser aus dem Interstitialraum. Erst jetzt kommt es zu einem Abfall des Hämoglobins und des Hämatokritwertes (vgl. auch Abb. 33).

Bei der rectal-digitalen Untersuchung weist Druckschmerzhaftigkeit und Vorwölbung des Douglas-Peritoneums auf eine Ansammlung von Blut im Douglas-Sack hin.

III. Sonderfälle

1. Leberverletzungen

Sie bestehen häufig nach Verletzungen der rechten Thoraxseite und des rechten Oberbauches. Sie treten in verschiedenen Schweregraden mit verschiedenen morphologischen Zustandsbildern, häufig sternförmigen Rupturwunden, auf (Abb. 319).

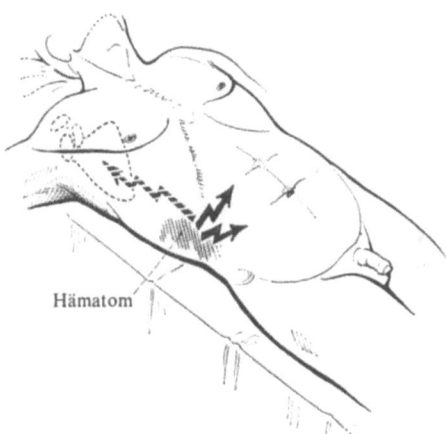

Abb. 320. Ausstrahlender Schulterschmerz bei Leberkontusion. Beachte Nebenbefund: Blutergußbildung im Bereich des stumpfen Bauchwandtraumas

Das klinische Bild ist, abgesehen von den Zeichen der inneren Blutung, durch folgende weitere Symptome charakterisiert:

— Bradykardie,
— Schulterschmerz rechts (fortgeleitete Zwerchfellreizung, N. phrenicus),
— Subikterus.

Der Schweregrad der Leberverletzung wirkt sich aus:

— durch die innere Blutung, Toxinresorption aus dem zerfallenen Lebergewebe und

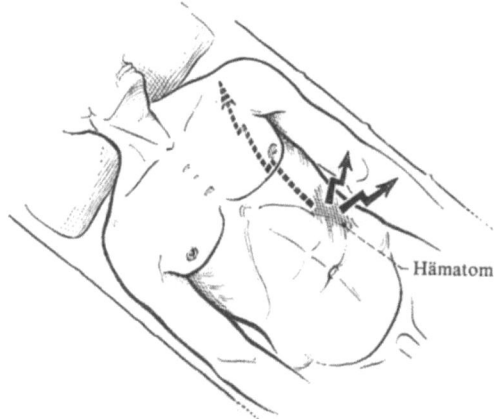

Abb. 321. Linksseitiger Schulterschmerz bei Milzkontusion. Beachte hier wiederum Blutergußbildung im Bereich der Bauchwandkontusion

– durch die intraperitoneale Gallenansammlung (gallige Peritonitis, Abb. 319).

2. Milzverletzungen

entstehen bei Verletzungen des linken Thorax und des linken Oberbauches, häufig auch nach äußerlich geringen stumpfen Verletzungsmechanismen. Außer dem lokalen Bauchwandschmerz ist bei der Milzruptur sehr charakteristisch ein heftiger Schmerz im linken Oberbauch mit gleichzeitigem Schulterschmerz links (durch Zwerchfell- und N. phrenicus-Reizung [Abb. 321]).

Entsprechend den Verletzungsschweregraden ist auch *das klinische Bild* variabel: Bei vollständiger oder teilweiser Ruptur ist das Syndrom der inneren Blutung sofort und ausgeprägt vorhanden.

Bei Ausbildung einer subcapsulären Blutung kann es zu einer spontanen oder vorübergehenden Blutstillung kommen. Danach ist „sekundäre Ruptur" der Kapsel mit Blutung in die Bauchhöhle möglich, ausgelöst durch ein banales Zweitgeschehen: z.B. Husten, nach einem freien Intervall von einigen Stunden bis Tagen, mit dann verzögertem Blutungsschock. Diese Möglichkeit einer zweiphasigen oder „zweitzeitigen Milzruptur" erfordert eine strenge, längere Überwachung bei jedem Verdacht auf Milzverletzung (Abb. 322).

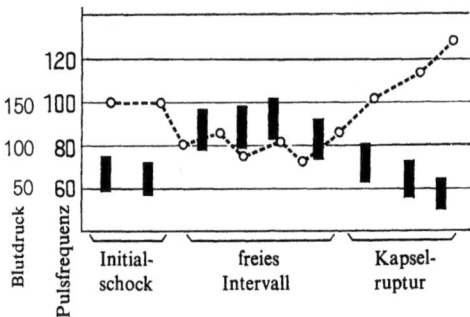

Abb. 322. Schematische Darstellung einer zweizeitigen Milzruptur. In der Initialphase des Blutungsschocks bei Milzruptur besteht Tachykardie und Hypotension. Danach folgt eine Normalisierung von Blutdruck und Puls. Freies Intervall, bis dann bei der sekundären (zweizeitigen) Milzkapselruptur eine erneute schwere Blutung eintritt. Nach Stunden oder Tagen – in vereinzelten Fällen Wochen – dann erneutes Auftreten von Tachykardie und Hypotension durch den erneuten Blutungsschock. Beachte Schock-Index!

3. Nierenverletzungen

betreffen das Nierenparenchym oder den Nierenstiel.

a) Die Parenchymverletzungen sind unterschiedlich in ihrer Form und ihrem Schweregrad ausgeprägt.

Die Parenchymruptur der Niere ist charakterisiert durch eine Hämaturie. Diese ist der deutliche Hinweis auf Kommunikation des Blutergusses mit dem Nierenhohlorgan. Das begleitende perirenale Hämatom kann bei bimanueller Palpation zwischen Lende und vorderer Bauchwand getastet werden. (Die eine flach aufliegende Hand dorsal im hinteren Rippenwinkel, die andere flach aufliegende Hand unter dem vorderen Rippenbogen.)

Rasche Entwicklung und Zunahme des Hämatoms deuten auf die Schwere der Blutung hin. Das intravenöse Urogramm informiert über den Schweregrad, erkennbar an der Größe und der Art des Kontrastmittelaustritts.

b) Nierenhilusverletzungen sind besonders schwerwiegend. Das klinische Bild ist nicht immer leicht zu beurteilen, da auch isolierte Gefäßverletzungen bei erhaltenem Ureter möglich sind und dadurch der Blutungsschock ohne gleichzeitige Hämaturie das klinische Bild beherrscht.

Bei allen Verlaufsformen sind die *Urographie* und *Angiographie* wichtige diagnostische Hilfsmittel.

Methodik. Retrogrades Einführen eines Katheters über die Arteria femoralis, selektive Injektion von Kontrastmittel unter Röntgen-Fernsehbildkontrolle, wodurch das Parenchym des betreffenden Organs aufgefüllt wird und ein Kontrastmittelaustritt beobachtet werden kann.

4. Blasenverletzungen—Kontusion

Diese Verletzungsart ist unterschiedlich in Abhängigkeit vom Trauma.

a) Intraperitoneale Blasenruptur. Sie tritt leicht auf nach einem heftigen, stumpfen Unterbauchtrauma (Fußtritt), insbesondere bei voller Blase, die im Bereich ihrer größten Spannung einreißt. Dadurch massiver Übertritt von Urin in die freie Bauchhöhle (Urinperitonitis, Urinphlegmone).

b) Extraperitoneale Blasenruptur. Sie tritt häufig auf bei Beckenfrakturen mit Spießverletzungen durch die Knochenfragmente. Die Blasenverletzung ist vorn oder seitlich lokalisiert, aber immer extraperitoneal gelegen im *Cavum Retzii*. Hierbei Gefahr der Urinphlegmone, nicht aber einer offenen, freien, diffusen Peritonitis.

5. Mesenterialverletzungen

Bei den Einriß- oder Abrißverletzungen des Mesenteriums kommt es mit oder ohne gleichzeitige Darmverletzung zur Blutung infolge Gefäßruptur und dadurch unvermeidbarer Darmischämie mit Nekrose. Die klinischen Folgeerscheinungen sind durch das *Bastard-Syndrom* (Zeichen innerer Blutung und gleichzeitiger Peritonitis) gekennzeichnet (Abb. 323); unter Marcumar-Therapie kann es zu Blutungen in der Mesenterialwurzel mit Bildung großer Hämatome kommen.

6. Begleit- und Kombinationsverletzungen (Gallenwege, Pankreas)

Ein typisches Beispiel hierfür ist die Kontusion bzw. Ruptur der Milz, kombiniert mit einer Verletzung der linken Niere. Es besteht ein klinisch komplexes Symptomenbild. Diagnostisch äußerst schwer zu diffe-

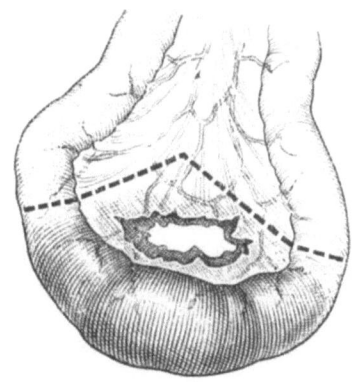

Abb. 323. Mesenterialabriß, Abriß der ernährenden Darmgefäße, Darmnekrose. Gestrichelte Linie zeigt das zu resezierende Darmsegment und die danach wiederherzustellende Kontinuität der Darmpassage durch End-zu-End-Anastomose

renzieren ist das klinische Bild bei einer *thorako-abdominalen Kontusion*. Die besonderen Täuschungsmöglichkeiten sind gegeben durch die Oberbauchabwehrspannung nach dem äußeren Trauma. Gleichzeitig können aber noch innere Verletzungen im Abdomen vorliegen, deren Symptomatik zunächst durch die Verletzungen des äußeren Brust-Bauchtraumas überlagert werden.

Eine lebensbedrohliche Begleitkomplikation nach schweren Kontusionen zusammen mit dem Blutverlust und Blutungsschock ist das *Nierenversagen*, die ischämische Tubulopathie, auch Crush-Niere, lower-nephron-nephrosis, chromoproteinurische Nephrose etc. genannt. Die hierbei bestehende Niereninsuffizienz beruht auf einem komplexen Mechanismus. Als Folge des Quetschtraumas besteht ein Gefäßkollaps, gefolgt von einer Vasoconstriction der Nierenarteriolen mit sekundärer schockbedingter Adrenalinsekretion. Die Vasoconstriction provoziert eine relative Nierenischämie, die bei längerem Bestehen zur Schädigung des Nephrons führt. Ein nicht immer konstantes, sekundäres Zeichen ist die Myoglobinurie mit Obstruktion der Nierentubuli.

Besonders schwer erkennbar und bedrohlich in ihrer Auswirkung sind *multiple Eingeweideverletzungen*, vor allem durch die Gefahr einer schleichend verlaufenden Peritonitis. Daher ist bei diesen Patienten eine sorgfältige, ununterbrochene Beobachtung über längere Zeit notwendig, ganz besonders bei polytraumatisierten und bewußtlosen Patienten mit Schädelhirnverletzungen.

Eine typische Unfallursache und Unfallmechanismus für ein Mehrfachtrauma mit

thorako-abdominalen Kombinationsverletzungen sind Explosionsunfälle.
Spezielle diagnostische wie therapeutische Probleme ergeben sich bei allen *retroperitonealen Hämatombildungen* und *Organverletzungen* nach stumpfem Bauchtrauma. Bei den Kombinationsverletzungen tritt dabei auch durch die Zunahme der Rasanztraumen im Straßenverkehr das *Pankreas* in den Vordergrund im Zusammenhang mit der funktionellen Einheit von *Gallenwegen, Duodenum und Pankreas*. Bei jedem stumpfen Bauchtrauma muß berücksichtigt werden, daß gerade das Pankreas auf Grund seiner retroperitoneal fixierten Lage vor der Wirbelsäule als Widerlager besonders leicht sowohl isolierten wie kombinierten Verletzungsformen unterschiedlicher Schweregrade ausgesetzt sein kann. Auch auf die zwar seltene, aber durchaus mögliche plötzliche Kompression des Oberbauches durch Sicherheitsgurte, die sich in Form eines stumpfen Bauchtraumas auswirken, muß hingewiesen werden. Neben Quetschung, Berstung und Abriß spielt gerade bei den Kombinationsverletzungen im duodeno-pankreatischen Bereich der im Bauchraum nach Trauma entstehende Überdruck, zumal an den Übergängen von fixierten zu beweglichen Magen-Duodenumabschnitten, eine ganz besondere Rolle.
Die retroperitoneal gelegenen Verletzungen an Pankreas und Duodenum mit oder ohne Gallenwegsbeteiligung (Choledochusruptur) sind besonders schwierig zu diagnostizieren, da sich die Perforations- bzw. Rupturperitonitis zunächst abkapselt und dann weiter gedeckt retroperitoneal entwickelt und ausbreitet. Außerdem kann sich am Pankreas leicht eine *posttraumatische Pankreatitis* entwickeln, die ihrerseits durch lokale und allgemeine Auswirkung der autodigestiven Entzündung das Krankheitsbild beeinträchtigt. Abgesehen von der klinischen Pankreasdiagnostik ist ein *wichtiges klinisches Leitsymptom* bei derartigen komplizierten posttraumatischen Befundkonstellationen die Beachtung der *Fermententgleisung* und rechts- sowie linksseitig auftretender Pleuraergüsse zusammen mit Bauchhöhlenexsudat. Der Enzymnachweis in der Exsudatflüssigkeit ist dabei ein absolut zuverlässiges Kriterium und ein wichtiger diagnostischer Hinweis, selbst oder gerade bei normalen Enzymwerten im Serum und Urin!
Da die Pankreas- und Duodenalverletzung relativ selten vorkommt, wird in den seltensten Fällen die sofortige Diagnose gestellt.
Bei Mitverletzung der Gallenwege kommt es, wie bei der Leberverletzung, zur galligen Peritonitis. Besonders gefürchtet ist dabei die Komplikation der Biliämie, wobei es – wahrscheinlich durch die Inkubation von Blut und Galle – zu einer besonders kreislaufwirksamen Intoxikation kommt.
Weitere diagnostische Hilfsmittel bei den Kombinationsverletzungen der Abdominalorgane speziell von Leber, Duodenum und Pankreas: *Angiographie* und Instillation von leichtresorbierbarem Kontrastmittel (Gastrografin) in den Magen, um röntgenologisch Extravasate zu erkennen.

7. Sonderfall: Stumpfes Bauchtrauma in der Schwangerschaft

Bis vor einigen Jahren war die Verletzung von Bauchorganen in der Schwangerschaft ein ungewöhnlich seltenes Ereignis. Mit der Zunahme des motorisierten Straßenverkehrs und der stärkeren Beteiligung fahrzeuglenkender Frauen im Straßenverkehr ist aber auch bei Schwangeren eine höhere Unfallfrequenz mit Bauchverletzungen zu verzeichnen.

Bei einem Unfall in der Schwangerschaft kommt es im Vergleich zu Nichtschwangeren leichter zu einer plötzlichen Druckerhöhung im Abdomen mit Fortleitung der Gewalteinwirkung auf die Darmorgane und Verletzungen von Milz, Leber und Zwerchfell. Die physiologische Auflockerung des Bindegewebes und der Gelenke in der Schwangerschaft begünstigt darüber hinaus traumatische Zerreißungen. Die verstärkte viscerale Durchblutung disponiert auch, abgesehen von der Auswirkung auf die Frucht, zu einem erhöhten Mortalitätsrisiko durch Verbluten und Peritonitis. Gerade bei Frontalkontusionen mit Lenkradverletzungen kann es zusammen mit der schwangerschaftsbedingten intraabdominellen Drucksteigerung zu Zwerchfellrupturen und zu einer bevorzugten Verletzung des unter verstärkter Spannung stehenden Darmes bzw. Mesenteriums kommen.
Weitere diagnostische Anhaltspunkte und Richtlinien s. Kapitel: Entzündliche Krankheitsprozesse im Abdomen, Sonderfall: Appendicitis in der Schwangerschaft.

Zwerchfellerkrankungen

I. Zwerchfellbrüche

kommen zustande bei Austritt oder Prolaps von Eingeweiden in die Thoraxhöhle durch eine Öffnung im Zwerchfell.

Vier Gesichtspunkte müssen semiologisch besonders berücksichtigt werden:

1. Die Lokalisation ist im allgemeinen linksseitig. Rechts verhindert die Leber den Vorfall von Eingeweiden.

2. Die pathogenetische Doppelrolle von inspiratorischer Atembewegung und intraabdomineller Druckerhöhung.

3. Abdominelle und thorakale Symptome durch Austritt und Kompression der Eingeweide bei gleichzeitigem Lungenkollaps mit Mediastinalverschiebung (Abb. 324, 325).

4. Die besondere diagnostische Bedeutung der *Röntgenuntersuchung:* Erkennung abnormer Organverlagerung im linken unteren Thoraxbereich, Fehlen der Lungenzeichnung, diffuse Verschattung, „Spiegelbildungen" im linken Thorax durch incarcerierte Eingeweide (Enterothorax), atypisch lokalisierte Darmgeräusche (Abb. 326, 327).

Man unterscheidet *angeborene, erworbene* und *traumatische* Zwerchfellhernien.

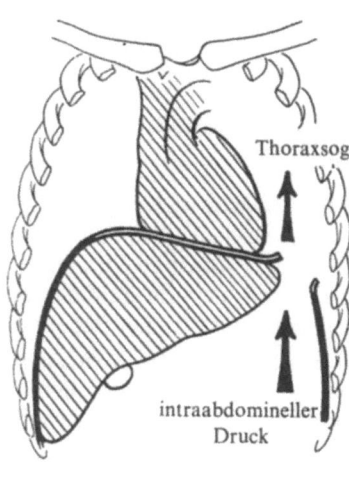

Abb. 324

1. Angeborene und erworbene Zwerchfellbrüche

1. Die häufigste und erworbene Form ist die Hiatushernie durch den Hiatus oesophageus s. Abb. 340; Refluxkrankheit, S. 205.

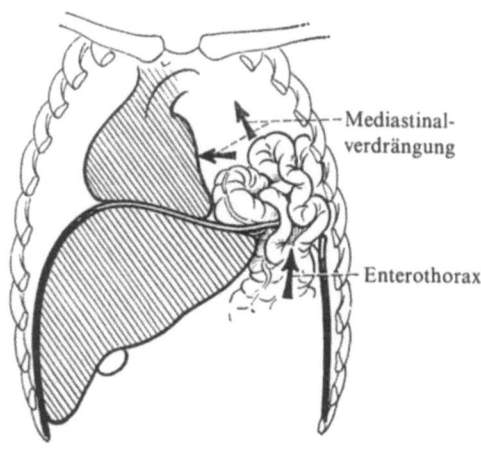

Abb. 325

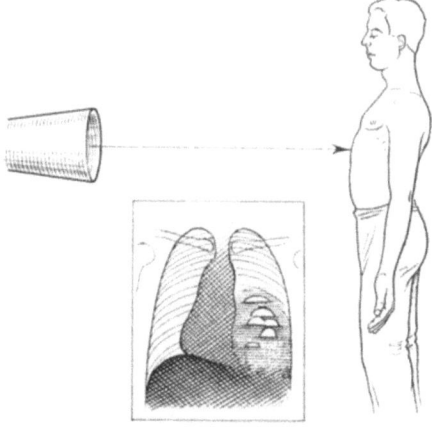

Abb. 326

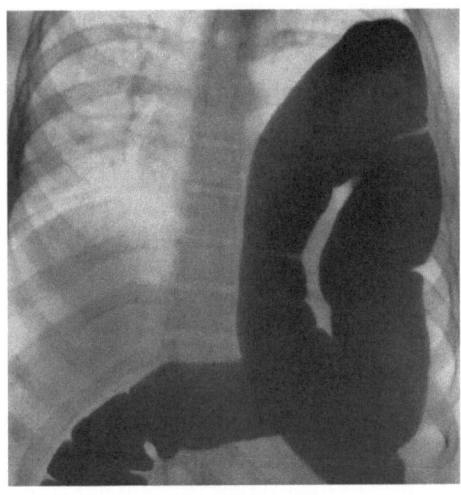

Abb. 327. Colonkontrasteinlauf mit Entero-Thorax links bei Zwerchfellhernie links

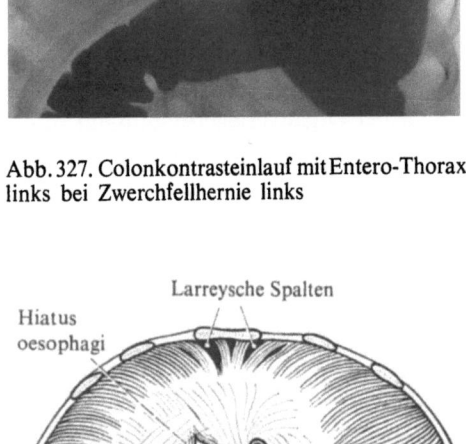

Abb. 328

2. Seltener ist die Hernienbildung bei angeborener Lücke, z.B. die *Larrey*sche Spalte (Abb. 328).

Das Foramen *Bochdalek* ist eine Persistenz des pleuro-peritonealen Kanals, eine große hintere Öffnung, immer linksseitig, durch die fast alle Eingeweide des Neugeborenen in die linke Thoraxhälfte einfallen können: Magen, Milz, Dünndarm und Colon (Abb. 329).

Häufigste Folge ist der plötzliche Tod sofort nach der Entbindung, beim ersten Schrei Aspiration aller Eingeweide in den Thorax mit sofortigem Ersticken.

Bei Neugeborenen Cyanose des Gesichts und der Extremitäten, Dyspnoe und Polypnoe, profuses Erbrechen mit Entwässerungszeichen (Exsikkation).

Diese akuten Formen verlangen die sofortige perinatale Notfallchirurgie*.

2. Traumatische Zwerchfellbrüche (Zwerchfellruptur)

1. *Nach einer thorako-abdominalen Wandverletzung* mit Verdacht auf Zwerchfellbeteiligung ist die sofortige Orientierung über den Zustand der Zwerchfellkuppel von vorrangiger diagnostischer Bedeutung.

2. *Die thorako-abdominale Kontusion* ist häufig eine Folge von Autounfällen mit Kompression der unteren Thoraxhälfte,

---

* Vgl. Kap. Akute respiratorische Insuffizienz (S. 185).

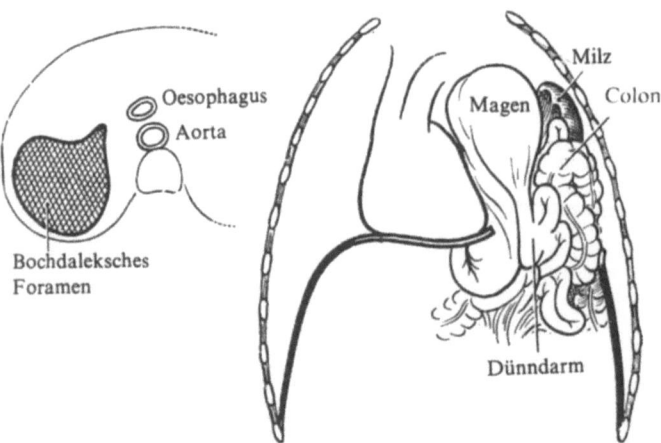

Abb. 329

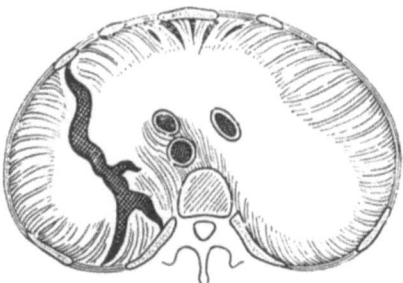

Abb. 330 Traumatische Zwerchfellhernie

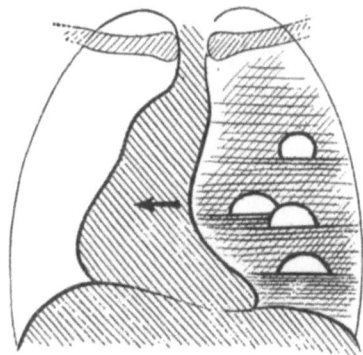

Abb. 332

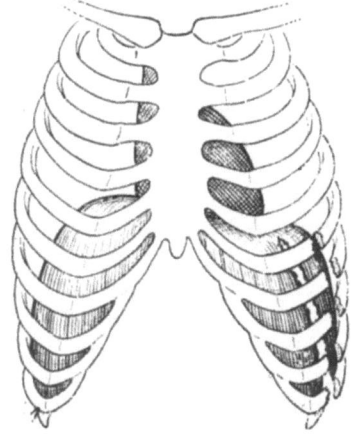

Abb. 331. Assoziierte Zwerchfellruptur bei Rippenmehrfachbrüchen

z. B. durch Lenkradkontusion. Besonders bei Polytraumatisierten besteht die Gefahr, daß die Zwerchfellverletzung unerkannt bleibt. Die Verletzungen des Zwerchfells sind sehr verschiedenartig, im allgemeinen *Ruptur*, schräg verlaufend nach vorn und nach außen hinten, ausgehend von der Wirbelsäule mit Eingeweideprolaps *ohne* peritonealen Bruchsack! (Abb. 329).
Häufigste Begleitverletzungen sind Rippenfrakturen (Abb. 331), Rißverletzungen der Eingeweide, insbesondere der Milz.

3. Klinik

Frühzeichen. Wechselnd und nicht charakteristisch.
Ein Polytraumatisierter im Schockzustand zeigt folgende Veränderungen:

– Asphyxie: Dyspnoe, Cyanose, durch kardio-pulmonale Verdrängung.
– Ileuszeichen: Erbrechen, Schmerzen im unteren Thoraxbereich, durch Darmincarceration in die Zwerchfellücke.
– Blutungszeichen: Hämoptoe und Hämothorax als Verdachtszeichen für Rippenfrakturen.

Die *Röntgenuntersuchung* zeigt eine Mediastinalverschiebung, Mediastinalverdrängung nach rechts.
Linksseitiger Hämothorax mit Verschattung und Gasansammlung (atem-verschiebliche Gasbilder) deutet auf die Verdachtsdiagnose eines Enterothorax hin (Abb. 332).

Die *Symptomatologie* von späteren Komplikationen ist wechselnd.

1. Plötzliche Zeichen eines Strangulations-Ileus, hoher (Dünndarm-)Ileus, Erbrechen, kolikartige Schmerzen, Spiegelbildungen im Thorax bilden ein charakteristisches Gesamtbild.

2. Abgeschwächte Symptome: Verdauungsstörungen, variierend von einfacher Dyspepsie bis zu schweren intestinalen Störungen. Die linksseitig lokalisierten Schmerzen sind abhängig von der Nahrungsaufnahme und der Körperhaltung. Die respiratorischen oder kardialen Beschwerden bestehen auf Grund der mediastinopulmonalen Verdrängung durch die eingeklemmten, ektopischen Eingeweide (Enterothorax).

Die klinische Verdachtsdiagnose wird durch die *Röntgenuntersuchung* bestätigt, die bei Kontrastmittelfüllung der Magen-

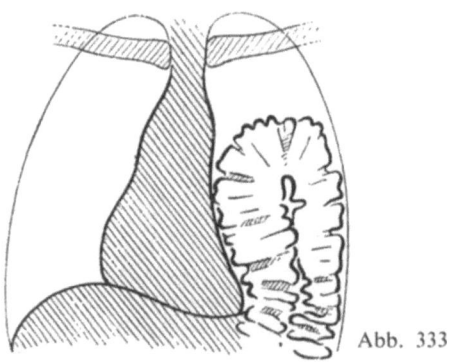
Abb. 333

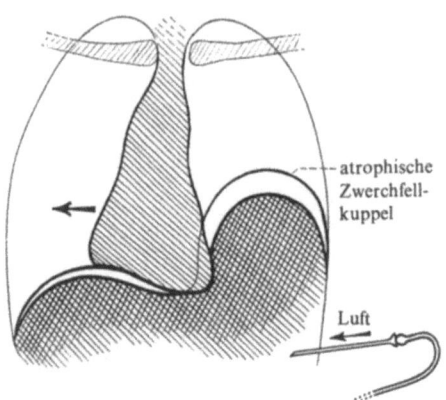
atrophische Zwerchfell-kuppel

Luft

Abb. 335

Darm-Passage die Verlagerung des Colon in den linken Thorax zeigt (Abb. 333, 334, 327).

II. Eventration des Zwerchfells (Relaxatio, N. phrenicus-Parese)

Die permanente Ausbuchtung einer Zwerchfellkuppel, im allgemeinen links. Sie wird verursacht durch Atrophie der Muskelfasern. Die Zwerchfellausbuchtung ist verschieblich und veränderlich. Sie unterscheidet sich von der Zwerchfellhernie durch das Fehlen einer Lücke, dadurch auch nicht die Gefahr einer Einklemmung. Die Zwerchfell-Ausbuchtung kann erworben sein, z. B. durch N. phrenicus-Schädigung oder N. phrenicus-Verletzung bei verschiedenen vorausgegangenen thorax-chirurgischen Eingriffen. Die so gelähmte Zwerchfellhälfte wird unbeweglich, ausgebuchtet, atrophisch. Am häufigsten ist sie angeboren. Beim Neugeborenen sind die Zeichen ebenso alarmierend wie bei der Zwerchfellhernie.

Beim Erwachsenen ist der Befund einer Zwerchfell-Ausbuchtung (Relaxatio) im

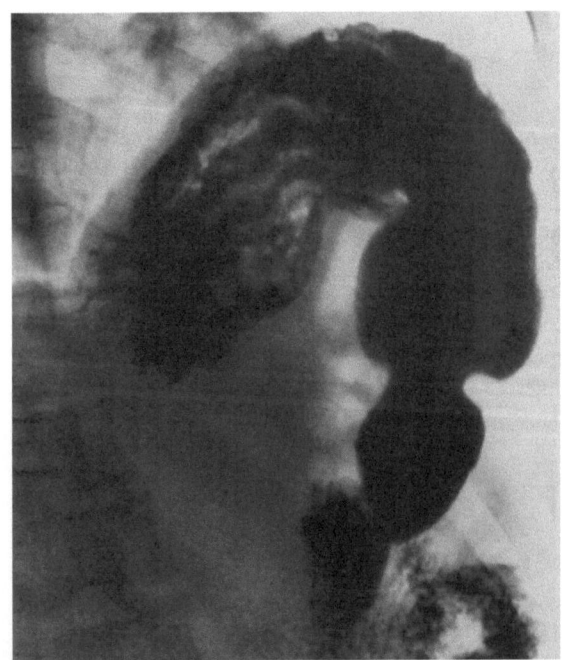

Abb. 334. Röntgenaufnahme einer Eingeweideeventration bei Zwerchfellbruch (Enterothorax). Beachte die Verlagerung und Verdrehung des Magens durch die abnorme Lage

allgemeinen ein röntgenologischer Zufallsbefund: Verlagerung des Magens mit linksseitiger Lungenverschattung.
Die Differentialdiagnose ist schwierig, da der Befund der intestinalbedingten Gasansammlung im linken unteren Thoraxbereich nicht ohne weiteres abklärbar ist.
Durch Herstellung eines Pneumoperitoneums (Injektion von Luft in die freie Bauchhöhle) wird die unverletzte Zwerchfellkuppel mit Darstellung einer Luftansammlung („Luftsichel") erreicht und damit die Hypothese der Zwerchfellausbuchtung (Relaxatio) ohne Zwerchfellverletzung bestätigt (Abb. 335).

III. Gastro-oesophageale Refluxkrankheit

Dies ist ein häufiger Befund bei Zwerchfellhernien im Hiatusbereich.
Im Normalfall ist der *His*sche Winkel derart konfiguriert: Linker Oesophagusanteil und Fornix-Vorderwand bilden einen spitzen Winkel. Hierdurch wird der Reflux von Mageninhalt in den Oesophagus verhindert.
In bestimmten pathologischen Fällen, besonders bei der sog. hiatalen Gleithernie mit Ascension der Kardia in den Thorax (Abb. 336, 340), oder im Falle einer angeborenen kardio-oesophagealen Fehlbildung mit aufgehobener spitzwinkeliger Einmündung der Kardia in den Magen, leiden die Kranken an Schmerzen über dem unteren Brustbein, retrosternal, manchmal mit Sodbrennen und pectanginösen Zuständen.
Diese Manifestationen werden beobachtet – das ist ihre entscheidende Charakteristik –, wenn bestimmte Körperhaltungen und Umstände mit Erhöhung des intraabdominellen Drucks, z.B. bei chronischem Ileus, Schwangerschaft, zu einem gastrooesophagealen Reflux disponieren:
1. Rückenlage: Der Kranke „verträgt" das Nachtessen schlechter als das Mittag-

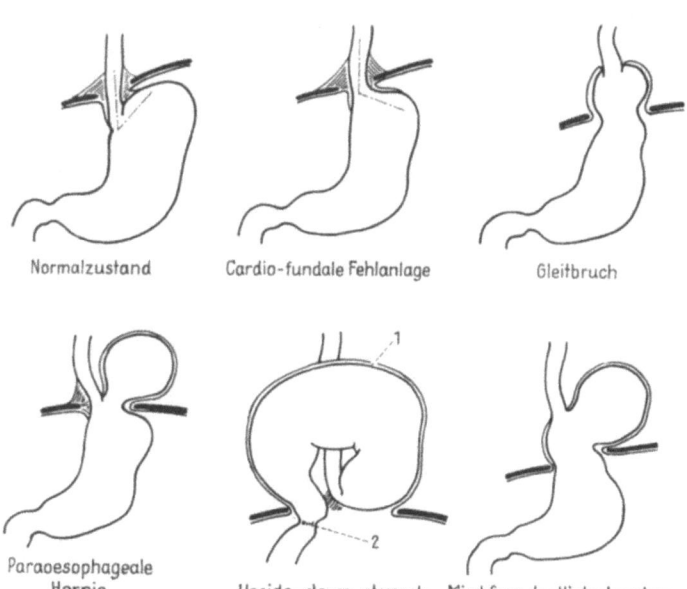

Abb. 336. Verschiedene Varianten der Hiatushernie. Obere Reihe: Kardiainkontinenz durch Lockerung des Bandapparates an der Kardia. Aufhebung des spitzen oesophagogastrischen (*His*schen) Winkels. Der Reflux von Magensäure führt zum typischen epigastrisch-retrosternalen Brennen, zur Refluxoesophagitis und in den schweren Fällen zu erworbenen Brachyoesophagus durch entzündliche Schrumpfung und Vernarbung. Untere Reihe: Partieller und totaler intrathorakaler Magenvolvulus durch transhiatale, paraoesophageale Magenverlagerung (chronische Anämie, Herzbeschwerden, Passagestörungen, Incarcerationsgefahr). Rechts die Kombination einer Gleit- und paraoesophagealen Hernie.

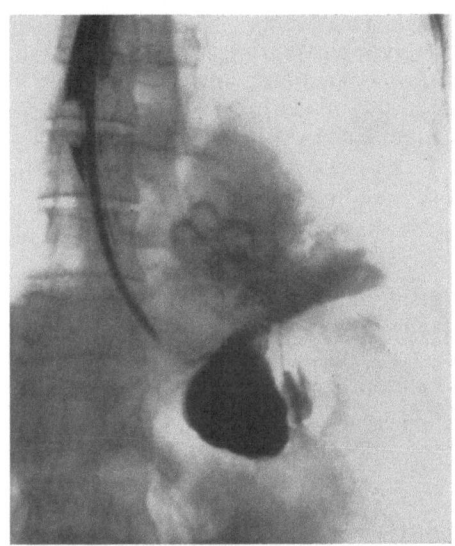

Abb. 337. Magenfüllung bei Paraoesophagealhernie

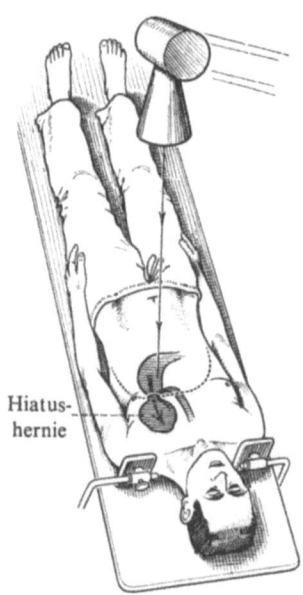

Abb. 339. Darstellung einer Hiatusgleithernie durch Röntgenuntersuchung bei Kopftieflagerung

essen. Er verdaut besser, z.B. wenn er ins Kino geht, weil er damit sitzend verbleibt. Er verdaut besser beim Schlafen in aufrechter Lage.

2. Der gastro-oesophageale Reflux mit Sodbrennen durch Reflux von saurem Mageninhalt entsteht ebenfalls leicht bei Vorwärtsbeugen des Patienten, z.B. beim Schuhanziehen (Abb. 338).

Diese Manifestationen werden bei der *Röntgenuntersuchung* imitiert durch Untersuchung des Patienten in Kopftieflage (Abb. 339). Der Reflux nach Trinken von Kontrastmittel wird evident bei epigastrischer Kompression (Abb. 340).

Die *Dysphagie** ist charakterisiert durch krampfhafte und schmerzhafte Schluckbeschwerden mit Brennen während der Breipassage. Krämpfe — rhythmisch, abhängig von Mahlzeiten oder periodisch, ähnlich wie beim Gastroduodenal-Ulcus — können auftreten, wenn die Oesophagitis von einem peptischen Ulcus begleitet wird (Okkulte Blutungsanämie).

Die *Röntgenuntersuchung* objektiviert ein Ulcus, Nischenbildung mit kleinem Durchmesser und Deformierung einer Seite des Oesophagus. Die Oesophagoskopie zeigt eine gerötete Schleimhaut mit starker Kontaktblutung. Bei Wandveränderung oder Substanzverlust der Schleimhaut ist unter Umständen eine Klärung durch vorsichtige Biopsie angezeigt.

Notabene. Differentialdiagnose: Kardia-Carcinom*.

1. Hiatushernien. Diagnostische Richtlinien und Kriterien

Für die Diagnostik der Refluxkrankheit ist die objektive Klärung eines bestehen-

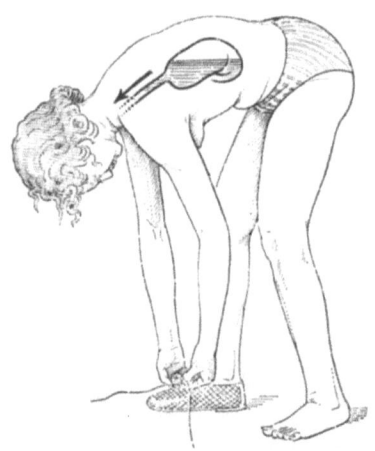

Abb. 338. „Schuhband"-Phänomen bei Hiatusgleitbruch

* Vgl. Kap. Oesophagus-Leitsymptom „Dysphagie".

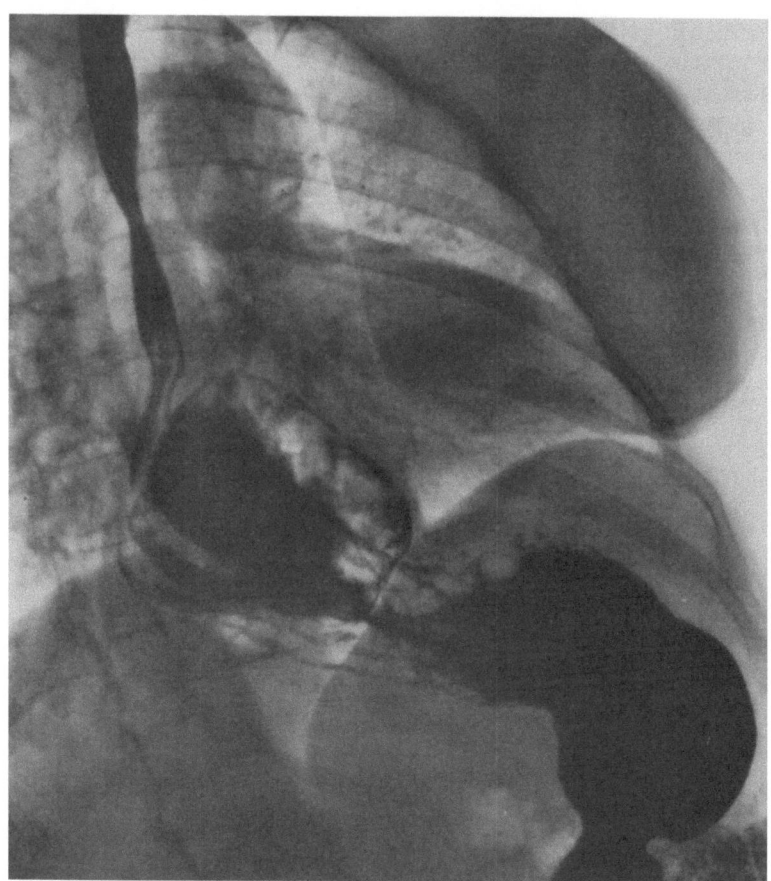

Abb. 340. Röntgenaufnahme bei Hiatusgleithernie. Große Magenkurvatur durch den Hiatus thorakalwärts gleitend. Bei Paraoesophagealhernie Kardia in normaler Position

den Refluxes und einer dadurch ausgelösten Refluxschädigung der Oesophaguswand von vorrangiger Bedeutung.
Der radiologische Nachweis einer Hiatushernie ist kein zweifelsfreier Refluxtest, ebenso ist die endoskopische Beurteilung des gastrooesophagealen Refluxes nicht genügend aufschlußreich. Spezifischer als der radiologische ist der pH-metrische Refluxnachweis. Der Verdacht auf Reflux kann auch manometrisch nachgewiesen werden, wenn bei Druckanstieg im Magen auch der Druck im Oesophagus ansteigt. Die Endoskopie ist entscheidend für die

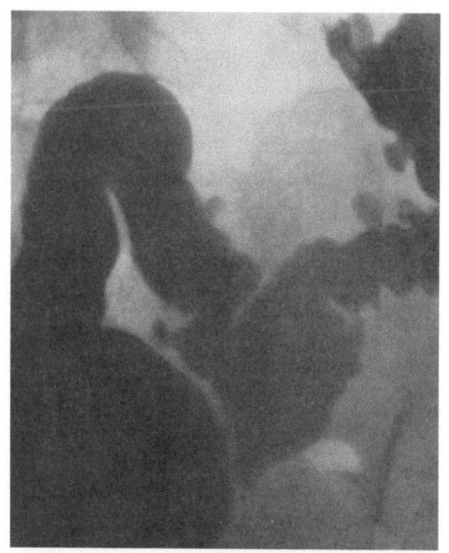

Abb. 341. Divertikulose des Colon im Sigmabereich ▸

Beantwortung der Frage, ob im Oesophagusepithel Defekte und schon Folgezustände gefunden werden können. Bei vielen makroskopisch festgestellten Defekten muß durch Biopsien die histologische Diagnose weiterführen. Die quantitative Bestimmung der Säuresekretion des Magens ist von zusätzlich therapeutischer Bedeutung.

2. Saintsche Trias

Die Korrelation von Hiatushernie, Cholecystolithiasis und Divertikulose des Colon-Sigma bildet die sog. *Saintsche Trias*. Sie ist relativ häufig und sollte beim Erwachsenen immer bei der Diagnose einer dieser drei Erkrankungen berücksichtigt werden (Abb. 341).
Die Berücksichtigung der Krankheitskonstellation ist insofern von Bedeutung, als ein Übersehen eines dieser Krankheitsbilder bedeuten würde, daß die chirurgische Therapie nur einen Faktor erfaßt und behandelt. Diese Tatsache muß in diesen Fällen dann für die Ineffektivität der chirurgischen Therapie verantwortlich gemacht werden.

3. Hiatushernien — Zusammenfassung

Hiatushernien und Refluxkrankheiten des Oesophagus sind so eng miteinander verknüpft, daß man sie nicht ohne einen gewissen Zwang voneinander trennen kann. Wenn wir uns also hauptsächlich mit den Hiatushernien befassen wollen, erscheint es doch notwendig, auf die Pathophysiologie der Refluxkrankheiten einzugehen.
Der kardiale Verschlußmechanismus wird gebildet durch:

   1. Ein funktionelles Element, den sog. unteren Oesophagussphinkter, der manometrisch als segmentale Hochdruckzone im unteren Oesophagus nachzuweisen ist.

   2. Ein mechanisches Ventil, gebildet durch den Übergang von Oesophagus und Magen, dem *Hisschen Winkel*.

   3. Ein hiatales Element, die Zwerchfellzwinge, die eine unterstützende verschließende Funktion hat.

Die Wertigkeit dieser drei Elemente ist in der Vergangenheit unterschiedlich beurteilt worden; dies hat die chirurgische Taktik nicht unwesentlich beeinflußt.
Stand anfangs die *Zwerchfellzwinge* ganz im Vordergrund, so versuchte man durch Beseitigung des Bruchsackes und Verschluß des Hiatus die Hernien und den Reflux zu beseitigen, was viele Mißerfolge mit sich brachte. Heute ist man der Meinung, daß der hiatalen Zwerchfellzwinge nur eine Hilfsfunktion zukommt; so wird bei maximaler Inspiration ein zusätzlicher Druck auf den unteren Oesophagusabschnitt ausgeübt.
Später wurde dem *Ventilmechanismus* eine große Bedeutung gegeben, indem man von der Annahme ausging, daß der spitze oesophagogastrale Winkel für die Abdichtung der Kardia zum Oesophagus hin besonders bei Druck- und Volumenzunahme im Magen verantwortlich sei. Operativ bevorzugte man zu dieser Zeit die Kombination von Fundoplicatio und Gastropexie.
In den letzten Jahren wurde die Bedeutung des unteren *Oesophagussphinkters* erkannt und weiter erforscht. Die terminale Oesophagus-Muskulatur ist schraubenförmig angeordnet, und in diesem Teil kann manometrisch eine Hochdruckzone nachgewiesen werden. Die Bedeutung des *His*schen Winkels wird für den Verschluß immer mehr angezweifelt. In tierexperimentellen Untersuchungen wurde gezeigt, daß die Funktion des gesunden unteren Oesophagussphinkters nicht von seiner Lage abhängt. Man erklärt heute den Reflux durch Dysfunktion oder Ausfall des nerval und hormonell regulierten unteren Oesophagussphinkters, wobei die Lockerung der Kardiaaufhängung und die Aufhebung der Trichterform begünstigend wirken.
Als weitere ungünstige Faktoren gelten Körperlagen, die zur Druckerhöhung im Oberbauch führen (Kopf-Tieflage, Horizontallage) sowie Druck- und Volumenerhöhungen im Bauchraum (z.B. Adipositas, Schwangerschaft, Tumoren, Ascites etc.). Hieraus erkennt man, daß nicht jeder gastrooesophageale Reflux pathologisch ist (z.B. Schwangerschaft) und nicht jeder sofort der chirurgischen Behandlung bedarf (Adipositas etc.).

a) Einteilung der Hiatushernien
Als Hiatushernien bezeichnen wir die Verlagerung der Kardia oder Anteile des Magens in den Mediastinalraum. Diese Hernien sind selten angeboren, meist erworben und werden häufig nur als Zufallsbefunde im mittleren Alter entdeckt, wobei das weibliche Geschlecht bevorzugt ist.
Unterschieden werden:

1. Die axiale Hiatushernie oder Gleithernie mit der kardio-fundalen Fehlanlage und dem Brachyoesophagus als Sammelbegriff für Krankheiten verschiedener Genese.
2. Die paraoesophagealen Hernien mit der Extremform des „upside-down-stomach".
3. Mischformen

90% der Hiatushernien sind Gleithernien, bei denen nach Lockerung der Kardiafixation der Mageneingang durch den Hiatus in den Thorax gleitet. Der *His*sche Winkel verstreicht und das Kardia-Gebiet wird trichterförmig verformt. Dies muß nicht mit klinischen Symptomen einhergehen, und die meisten Gleithernien stellen einen harmlosen, nicht therapiebedürftigen Zufallsbefund dar. Kommt es zum Reflux, tritt meist lagebedingt epigastrisches oder retrosternales Sodbrennen auf, besonders nach bestimmten Getränken (Kaffee, Wein) und nach dem Rauchen (durch Senkung des Sphinktertonus unter Nicotin).

Als Sonderform, quasi Minusvariante, ist die *kardio-fundale Fehlanlage* zu nennen, die beim Kind eine bedeutende Rolle spielt. Die Hochdruckzone ist beim Kind bis zum 12. Lebensmonat noch nicht ausgebildet, weshalb der spitze *His*sche Winkel hier sehr wichtig ist. Durch einen Reflux ist beim Kind, viel schneller als beim Erwachsenen, mit der Entstehung einer Refluxoesophagitis und anschließender narbiger Stenose zu rechnen. Große Statistiken zeigen, daß bis zu 25% der in den ersten 2 Lebensjahren operierten Gleithernien bereits durch schwere Veränderungen am distalen Oesophagus kompliziert sind, woraus sich die Indikation zur frühzeitigen operativen Korrektur ergibt.

Beim *Brachyoesophagus* ist die Kardia im Gegensatz zur Gleithernie dauernd, also auch im Stehen, im Thoraxraum fixiert.

Die Genese des sog. angeborenen Brachyoesophagus ist nicht geklärt; fraglich ist, ob es eine angeborene Form gibt, sie ist zumindest sehr selten. Häufiger ist die sekundäre Form, die infolge entzündlicher Schrumpfung des Oesophagus bei chronischer Refluxoesophagitis entsteht. Greift die Entzündung auf den perioesophagealen Raum über, kommt es zur Perioesophagitis oder Mediastinitis fibrosa bis zur Einmauerung des Oesophagus im Thorax.

Nur 10% der Hiatushernien sind *paraoesophageale Hiatushernien*, bei denen ein Teil des Magenfundus neben der normal verlaufenden und fixierten Speiseröhre durch den erweiterten Hiatus in den Thorax eintritt. Die Hernie ist allseits von einem peritonealen Bruchsack mit einem Bruchring umgeben, wodurch es zur Incarceration auch von Darmschlingen kommen kann. Die paraoesophagealen Hernien neigen zur Zunahme, wobei es zum Volvulus durch Drehung um die Längsachse des Magens mit Verlagerung der großen Kurvatur nach oben kommt, Pylorus und Kardia stehen auf gleicher Höhe. Solche Formen sind mit der Gefahr der Strangulation verbunden, weshalb sie auch bei Beschwerdelosigkeit oder Symptomarmut der operativen Korrektur bedürfen.

Mischformen aus Gleit- und paraoesophagealen Hernien entstehen, wenn sich bei paraoesophagealen Hernien die Kardiafixation und der Hiatus lockern, und so Kardia und paraoesophageale Hernien in den Thorax gleiten.

b) Kombination mit anderen Erkrankungen
25% der Hiatushernien sind von einer stummen oder manifesten Cholelithiasis begleitet. Bei 5–8% findet sich gleichzeitig ein Ulcus duodeni oder Ulcus ventriculi. Nur beim Ulcus ventriculi findet sich eine pathogenetische Beziehung, wenn das Ulcus innerhalb der Hernie auf der Höhe des Diaphragmas liegt, wobei mechanische und stauungsbedingte Faktoren eine Rolle spielen. Ulcera der Kardia und des distalen Oesophagus sind nicht als Kombinationserkrankungen anzusehen, sondern sind Komplikationen der Refluxkrankheit.

Die *Saintsche Trias* ist ein zufälliges (!) Zusammentreffen von Hiatushernie, Gallensteinen und Dickdarmdivertikulose.

c) Komplikationen
Als Komplikationen des Refluxes sind zu nennen:

1. Die einfache Oesophagitis, die über eine chronische Entzündung zur Fibrosierung neigt und zur Längsschrumpfung des Oesophagus mit Entstehung eines sekundären Brachyoesophagus führt. Solange pathologisch-anatomische Veränderungen fehlen, sprechen wir von einer funktionellen, andernfalls von einer organischen Refluxkrankheit (ungefähr 10% der Fälle).

2. Eine ernste Komplikation ist die peptische Oesophagusstenose, die beim sekundären Brachyoesophagus unmittelbar oberhalb der insuffizienten Kardia liegt (die terminale peptische Oesophagusstenose).

Beim *Barrett*-Syndrom (versprengte Magenschleimhaut im Oesophagus) liegt die Stenose deutlich oberhalb der anatomischen Kardia, die hochsitzende peptische Oesophagusstenose.

Im ersten Fall ist die Kardia immer insuffizient, beim *Barrett*-Syndrom ist das nicht unbedingt der Fall.

3. Die zweithäufigste Komplikation ist die Entstehung eines Ulcus oesophagi bei chronischem Reflux. Dies kann zur Perforation in das Mediastinum oder in das Perikard führen, was sehr selten ist, aber dann fast immer tödlich ausgeht.

4. In etwa 10% der Fälle kommt es zu Blutungen aus Ulcera, diffusen Erosionen und Schleimhauteinrissen beim *Mallory-Weiß*-Syndrom oder Oesophagusvaricenblutungen bei gleichzeitiger portaler Hypertension.

5. Als letzte Komplikation muß die chronische Refluxoesophagitis als Praecancerose angesehen werden, da sich Adenocarcinome im Bereich der Oesophagitis bilden können. Die Diagnostik eines solchen Carcinoms ist sehr erschwert, da sie röntgenologisch wie endoskopisch nicht sicher von gutartigen Veränderungen einer fortschreitenden Refluxkrankheit abzugrenzen sind.

d) Indikationen zur Operation
Leichte Formen der Refluxoesophagitis werden — besonders bei älteren Patienten — konservativ behandelt.

Als *relative* Operationsindikation sind anzusehen:

1. Die nachgewiesene relative Kardiainsuffizienz.

2. Unzuverlässigkeit des Patienten bei konservativen Maßnahmen.

3. Erfolglosigkeit konservativer Maßnahmen.

4. Beeinträchtigung des Allgemeinbefindens des Patienten.

Dringliche Indikationen sind:

1. Paraoesophageale und kombinierte Hiatushernien.

2. Fortgeschrittene Refluxkrankheit mit organischen Komplikationen.

3. Die absolute Kardiainsuffizienz.

4. Nachweis von Anämie oder Makroblutung bei gesicherter Blutungsquelle.

5. Brachyoesophagus mit oder ohne Ulcus oder Striktur.

6. Hiatusinsuffizienz im Kindesalter, wenn kein Sistieren des Erbrechens durch konservative Maßnahmen erreicht wird.

7. Der Verdacht auf maligne Entartung.

Absolute Indikationen sind:

1. Perforation eines Ulcus oesophagi.

2. Massenblutungen aus dem Oesophagus.

Hernienlehre

A. Hernien (Bruchbildungen)

Definition: Spontanaustritt von Eingeweideanteilen durch eine Bauchwandlücke (Bruchpforte) umhüllt vom Bruchsack (parietales Peritoneum). Im unkomplizierten Falle handelt es sich dabei zunächst um eine mehr oder weniger äußere und den Patienten behindernde Vorwölbung. Im Falle einer Komplikation durch Einklemmung über wenige Stunden kann dieser Zustand allerdings zum Tode führen (Darmgangrän mit anschließender Durchwanderungsperitonitis).

Zahlreiche Lokalisationen sind möglich; in praxi sind drei Regionen der Bauchwand besonders betroffen: die Leistengegend, die Femoralgegend (Oberschenkel unterhalb des Leistenbandes) und die Nabelgegend.

Eine Vorwölbung oder Tumorbildung in einer der genannten Regionen verlangt eine methodische Untersuchung, die es erlaubt, allein auf Grund des klinischen Befundes die Diagnose zu stellen (Abb. 342).

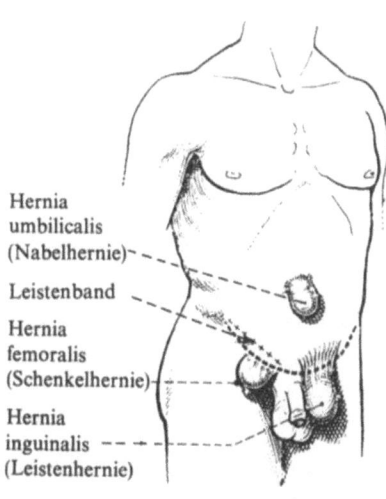

Abb. 342. Bruchpforten der Bauchwand. Orientierungslinie nach *Malgaigne* (Leistenband zwischen Schambein- und Darmbeinhöcker). Leistenbruch oberhalb der Linie, Femoralbruch unterhalb der Linie

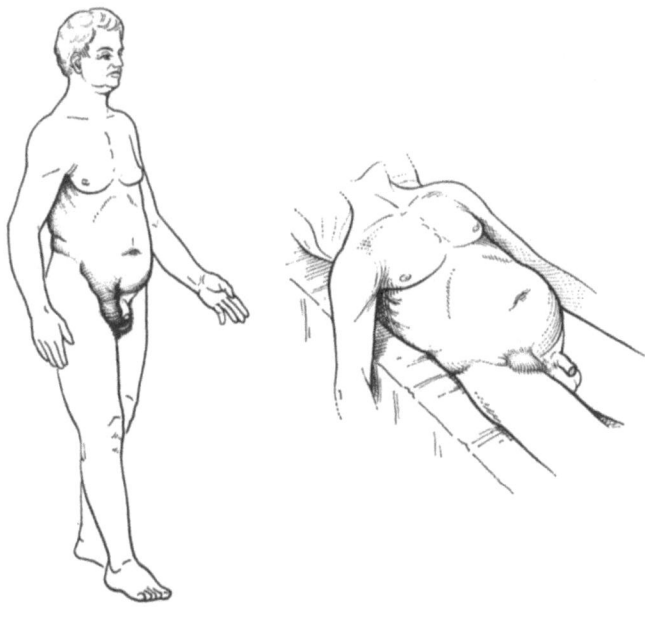

Abb. 343

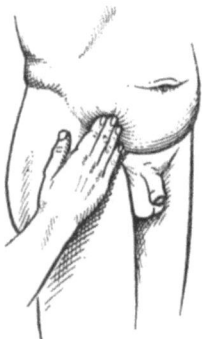

Abb. 344a

Die Befragung gibt Aufschluß über:

- Die Art der Entstehung (angeboren, erworben?).
- Unterschiedliche Tumorgröße: Zunahme im Stehen, völlige Abnahme bzw. Rückbildung im Liegen (Abb. 343).
- Fehlen oder Auftreten von funktionellen Störungen.

Die Untersuchung (im Stehen und im Liegen) zeigt den Allgemeincharakter der *unkomplizierten* Bruchbildung:

- Schmerzlosigkeit bei der Palpation.
- Reponierbarkeit: bei Druck auf die Tumorbildung verschwindet diese manchmal mit einem Gurgelgeräusch unter der Hand, charakteristisch für die Anwesenheit von Darm im Bruchsack (Abb. 344a).
- Anstoßen beim Husten: durch die Anspannung der Bauchdecke erhöht sich der Innendruck und das Bruchgebilde vergrößert sich (Abb. 344b).
- Ein letzter Punkt bestätigt die Diagnose einer Bruchbildung: Der Kanal des Bruchgebildes steht in enger Verbindung mit der Bauchhöhle.

Zusammenfassung. Schmerzlose, reponierbare, beim Husten sich vergrößernde Tumorbildungen mit Verbindung zur Bauchhöhle sind die Charakteristika einer unkomplizierten Bruchbildung.

Der Sitz der Bruchpforte bestimmt die unterschiedlichen topographischen Formen.

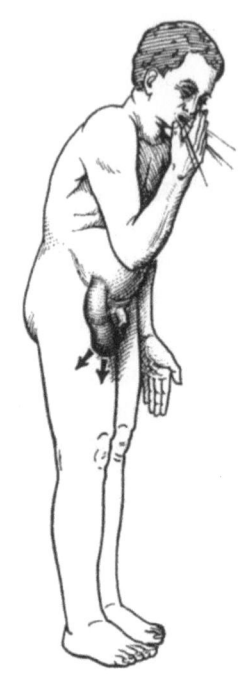

Abb. 344b

I. Leistenhernien

Ihr Stiel verläßt die Bauchhöhle durch den Leistenkanal oberhalb des Leistenbandes, das sich vom vorderen oberen Darmbeinhöcker zum oberen Schambeinhöcker spannt. Der Darmbeinhöcker ist unter der Haut, der Schambeinhöcker lateral der

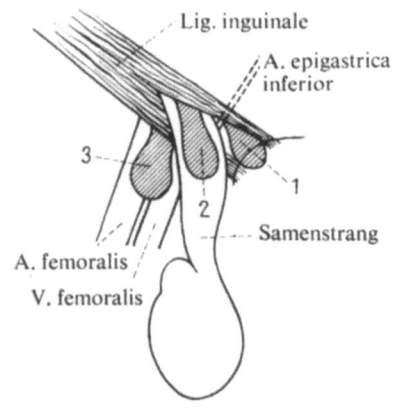

Abb. 345. (Aus ALLGÖWER, 1976)
1 H. inguinalis directa
2 H. inguinalis indirecta   3 H. femoralis

Leistenhernien

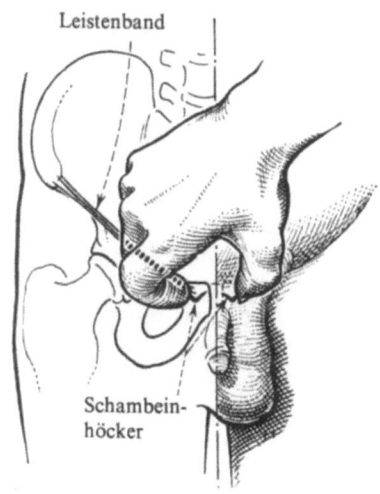

Abb. 346. Palpation, Austastung des Schambeinhöckers

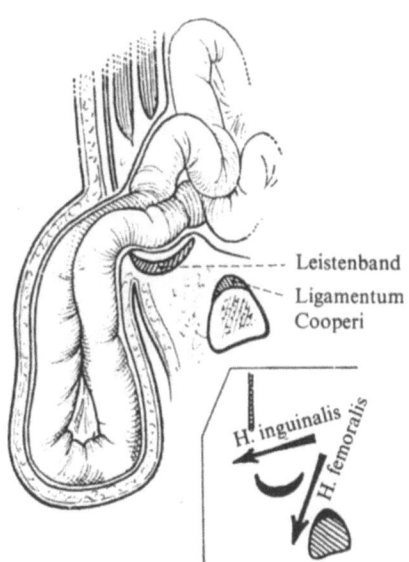

Abb. 348. Leistenhernie. Austritt oberhalb des Leistenbandes. Auf dem Schema erkennt man (Pfeilrichtung): Der Leistenbruch entwickelt sich von innen oben nach außen unten. Die Femoralhernie (Schenkelhernie) von oben nach schräg unten

Symphysen-Mittellinie zu tasten (Abb. 345, 346).

Zwei Formen des Leistenbruchs:

1. Angeborene und erworbene äußere, lateral-schräge, indirekte Hernie

1. Begünstigt durch das Persistieren des Processus vaginalis des Peritoneums, der normalerweise obliteriert, bildet sie sich häufig nach der Geburt, manchmal erst später aus.

2. Der Bruchsack tritt lateral der Vasa epigastrica aus (Abb. 347).

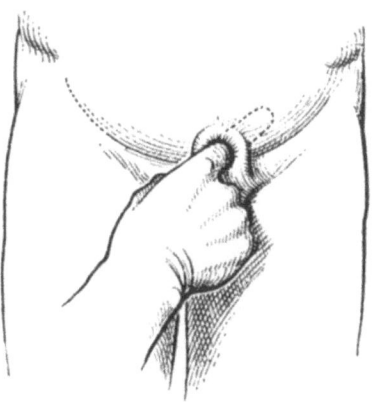

Abb. 349

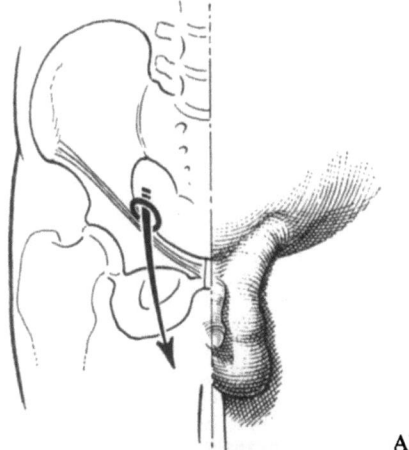

Abb. 347

3. Der Bruch verläuft durch den Leistenkanal und tritt im Verlauf mit dem Samenstrang in den Hodensack ein (Abb. 348).

4. Nach der Reposition exploriert der Zeigefinger, umkleidet von der vorgeschobenen Scrotalhaut, den schräg nach oben außen (lateral) verlaufenden Leistenkanal (Abb. 349). Die Zeigefingerkuppe tastet den äußeren Leistenring unten und den Zwischenraum mit den Samenstranggebilden im Leistenkanal.

2. Direkte oder mediale, durch Bindegewebsschwäche bedingte Leistenhernie

1. Sie tritt bevorzugt beim Mann und im höheren Alter auf.
2. Medial der A. epigastrica (nur bei der Operation zu erkennen). Der mediale Bruch verläuft niemals im Leistenkanal bzw. in den Hodensack; kein isolierbarer Bruchsack (nur bei der Operation erkennbar); die Bruchtumorbildung läßt sich direkt von vorn nach hinten reponieren.

II. Schenkelhernie

Der Bruchsackstiel verläßt das Abdomen im Femoralkanal *unterhalb* des Leistenbandes durch die Lacuna vasorum. Lateralwärts steht der Bruchsack in inniger Verbindung mit den Femoralgefäßen (Abb. 350, 351).

Die Schenkelhernie tritt bevorzugt bei der Frau auf. Sie ist von geringerer Größe als die Leistenhernie, besonders schwer zu tasten bei adipösen Patienten.

Eine sorgfältige Untersuchung der Schenkelregion am liegenden Patienten mit hängendem, abduziertem Bein läßt erkennen, daß der Bruchsackhals unterhalb des Leistenbandes ins Abdomen innerhalb bzw. medial der pulsierenden Femoralarterie verschwindet (Abb. 352).

Differentialdiagnostisch muß bei der Schenkelhernie ein Varixknoten der V. saphena ausgeschlossen werden, der einen Schenkelbruch vortäuschen kann. Dieser Varixknoten liegt ebenfalls medial der Femoralarterie, vergrößert sich aber nicht beim Hustenstoß. Auch bildet sich die Varice, ebenso wie die Femoralhernie, im Liegen zurück. Weitere oberflächlich erkennbare Varicen sowie die Fortleitung von Pulswellen bei Abtasten der distalen Varicen sind zusätzliche diagnostische Hinweise (Abb. 353).

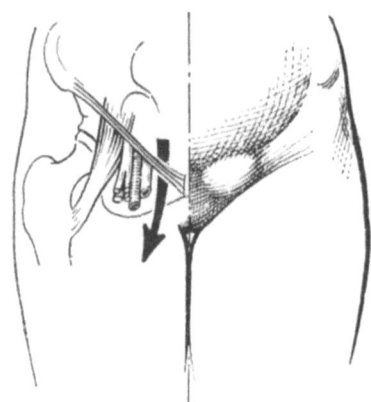

Abb. 350

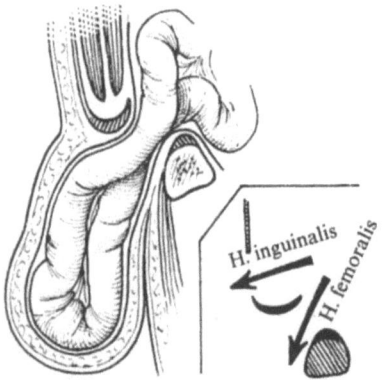

Abb. 351. Femoralhernie (Schenkelhernie): Austritt bzw. Entwicklung des Bruchgebildes unterhalb des Leistenbandes

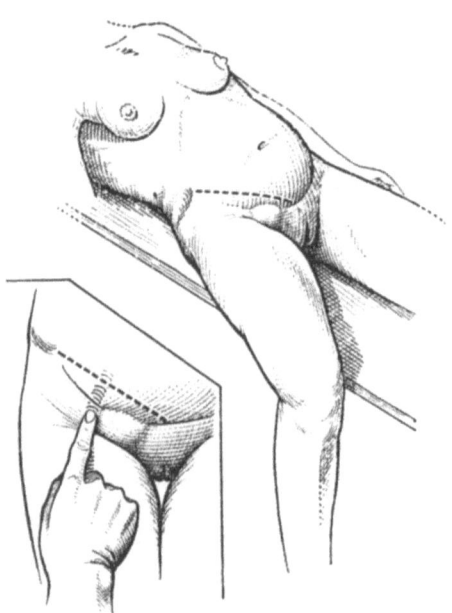

Abb. 352. Lagerung des Patienten bei hängendem Bein in Abduktion: „Öffnung der Leiste". Bildausschnitt: Zeigefinger tastet den Puls der Femoralarterie in der Mitte unterhalb des Leistenbandes außerhalb des Leistenkanals

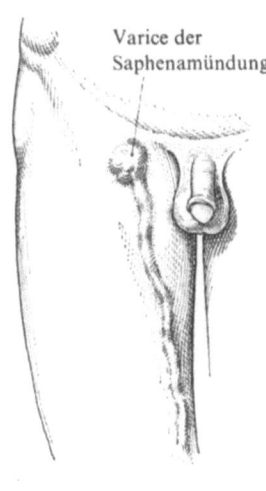
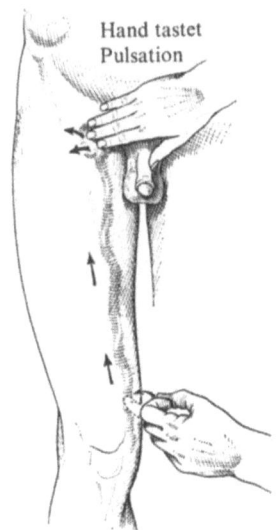

Abb. 353

Weitere differentialdiagnostische Abgrenzung gegen Lymphknoten und kalten Senkungsabsceß.

III. Nabelhernie

Sie treten aus der Bauchhöhle durch den erweiterten Nabelring. Ihre Diagnose ist evident beim Kleinkind und beim Erwachsenen bei großer Bruchbildung. Beim dicken Patienten sind sie nicht leicht erkennbar (Abb. 354).

IV. Die Strangulationsauswirkung der Bruchbildung

Die permanente Abklemmung des Bruchinhaltes führt rasch zu einem mechanischen Ileus mit Gangrän, was innerhalb kurzer Zeit tödliche Komplikationen herbeiführen kann (Durchwanderungsperitonitis).
Der Strangulations-Ileus ist die gefährlichste Form des mechanischen Ileus, da primär neben der Occlusion des Darmlumens die mesenteriale Durchblutung unterbrochen ist (s. Kap. Ileus, Diagnostik). Alle Hernien können sich einklemmen. Dabei ist Schmerz in Höhe der Bruchbildung das erste Symptom.

Übelkeit, Erbrechen, Stuhl- und Windverhaltung folgen bald (Abb. 355).
Der umschriebene Schmerz, besonders heftig bei der Palpation, ist das Kardinalsymptom. Er ist am stärksten im Bereich des Bruchhalses, an dem der Bruchstiel aus dem Abdomen tritt. Das ist der typische, umschriebene Bruchschmerz. Die übrige Bruchbildung ist gespannt, irreponibel, und dehnt sich beim Hustenstoß nicht aus. Der Allgemeinzustand ist anfänglich noch gut, ohne Fieber. Umschriebener Druckschmerz im Bereich des Bruchsackhalses stellt aber wegen der Gefahr der Incarceration und der damit fortschreitenden Darmischämie eine absolute Operationsindikation dar!

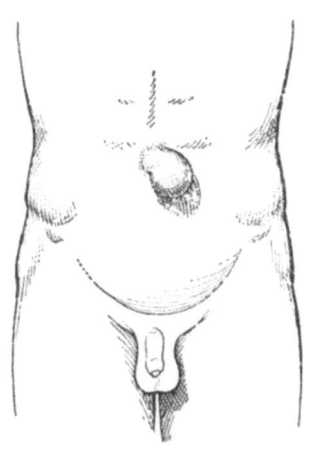

Abb. 354

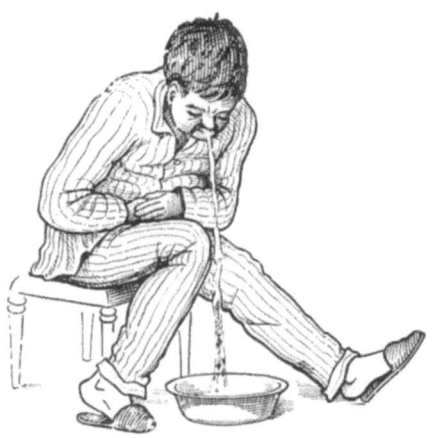

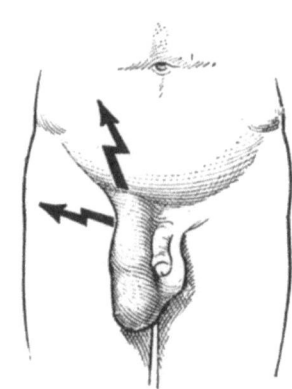

Abb. 355

Die Incision des Bruchsackrings beseitigt sofort das Hindernis. Der Operateur untersucht die Beschaffenheit des Darmes, reponiert oder reseziert den Darm bei irreversibler Schädigung, erkennbar an Ischämie, Infarzierung und aufgehobener Peristaltik. Der Bruchsack wird abgetragen, der Bruchsackhals und die Bruchpforte verschlossen.

Im Bruchsack kann statt Darm auch das Netz eingeklemmt sein. In diesem Fall ist das klinische Bild weniger schwer, da keine Darmbeeinträchtigung vorliegt. Der übrige Befund ist aber ähnlich, mit örtlicher, schmerzhafter Tumorbildung und Darmstörungen, die hierbei reflektorisch ausgelöst, im übrigen aber denen bei eingeklemmtem Darm ähnlich sind (Abb. 356). Daher muß bei jedem Occlusionsileus auch auf unerkannte Bruchbildungen bzw. offene Bruchpforten geachtet werden (Abb. 357, s. S. 217 und Abb. 358).

Die vier Kardinalsyndrome beim Occlusionsileus: Schmerz, Erbrechen, Stuhl- und Windverhaltung, Meteorismus.

Diese sind jedoch nur im Anfangsstadium voll ausgeprägt. Eine eingeklemmte Hernie ist die häufigste Ursache für einen Strangulationsileus (s. bevorzugte Bruchpforten: Abb. 342 und Kapitel *Ileus*).

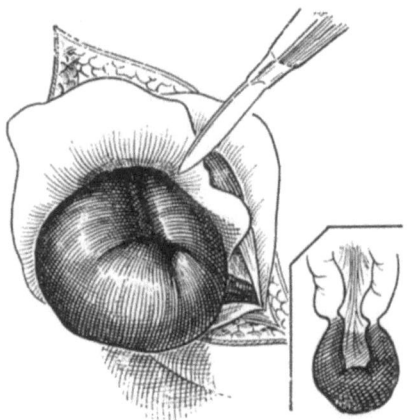

Abb. 356. Schematische Darstellung der operativen Intervention bei eingeklemmtem Bruch. Der eröffnete Bruchsack zeigt ein incarceriertes, ischämisches Darmsegment von bläulich-roter Verfärbung, manchmal schwärzlich. Durch Incision des Bruchringes wird der Darm befreit. Bildausschnitt: Vorluxiertes Darmstück. Dabei deutlich erkennbar die Schnürfurchen am Darm in Höhe der Darmeinklemmung mit Bruchring

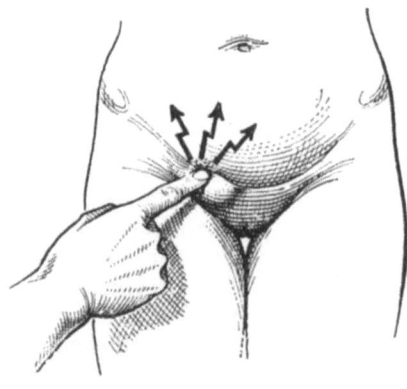

Abb. 357

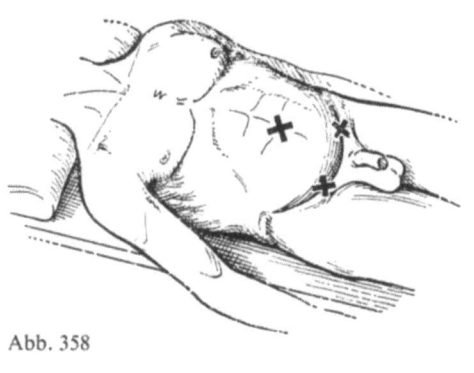

Abb. 358

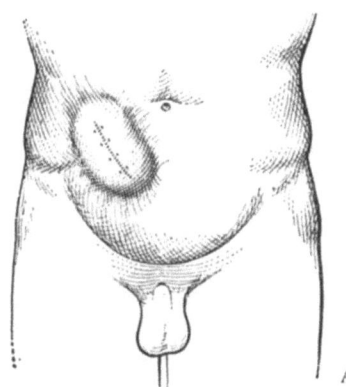

Abb. 359

V. Bruchbildungen in der Linea alba

Sie entstehen durch Lücken in der Aponeurose der Rectusmuskulatur oberhalb des Nabels. Diese Hernie ist relativ häufig, aber selten schmerzhaft. Die funktionellen Auswirkungen, die in einigen Fällen bestehen, können mit gleichzeitigen Affektionen der tiefergelegenen Baucheingeweide korrelieren, z. B. Gastroduodenal-Ulcus oder einer Blasenerkrankung. Sie müssen daher vor jeder beabsichtigten chirurgischen Behandlung dieser Bruchbildung durch eingehende Untersuchung ausgeschlossen werden, da eine alleinige Bruchbeseitigung diese Krankheitsbilder weiterbestehen läßt und keine vollständige Besserung eintritt.

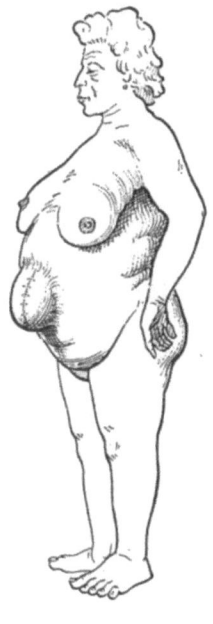

Abb. 360

B. Bauchwandbrüche

Bei den Bauchwandbrüchen stehen die operativ bedingten Narbenbrüche der Häufigkeit nach im Vordergrund (Abb. 359 und 360). Im Unterschied zu den echten Bruchbildungen treten hier Baucheingeweide nicht durch anatomisch disponierte Bruchpforten aus, sondern durch Lücken auf dem Boden von Schwächen in Operationsnarben, die in der Bauchwand den geringsten Widerstand darstellen. Bauchnarbenbrüche können nach allen Laparotomien auftreten, besonders begünstigt durch Drainagen in den Bauchschnitten und nach längeren Wundheilungsstörungen, Eiterung, Hämatombildung, Hustenstößen.

Narbenbrüche treten früh oder spät, oft erst nach Jahren auf. Bei großer, unter der Haut leicht tastbarer Bruchbildung, zumal bei deutlich spürbaren Darmgeräuschen, ist die Diagnose einfach. Kleine Narbenbrüche können nur bei genauer Austastung der Operationsnarbe nach Bruchlücken bzw. beim Erkennen der Bruchbildung beim Husten festgestellt werden.

Der Bauchnarbenbruch ist nicht nur häßlich und störend, sondern er kann bedrohliche Auswirkungen haben.

C. Innere Brüche

Im Vergleich zu den äußeren Bruchbildungen, insbesondere Bauchbrüchen, sind die sog. inneren Bruchbildungen sehr viel seltener. Sie werden auch als intraabdominelle Hernien bezeichnet, weil ihre Bruchpforten äußerlich nicht sichtbar in Erscheinung treten und im Inneren des Abdomens liegen: H. lumbalis, – ischiadica, – obturatoria (mit typischem Schmerz des N. obturatorius, der zur Innenseite des Oberschenkels strahlt), H. perinealis.
Verschiedenartigste intraabdominale Bruchsackbildungen sind möglich, die sich in verschiedene, insbesondere peritoneal vorgebildete Taschen oder Ausstülpungen entwickeln können. Aber auch unvollständige Darmdrehungen mit fehlerhaften Verklebungen des visceralen und parietalen Peritonealblattes kommen für die Bruchentstehungen in Frage.

Im allgemeinen werden diese Bruchbildungen als Zufallsbefund bei Laparotomien aus anderen Indikationen mitentdeckt, z.B. eine Einstülpung von Dünndarmschlingen in den Recessus duodenojejunalis, die sog. *Treitz*sche *Hernie*.

In ähnlicher Weise kann es nach großen Magen-Darmresektionen und nach Anlegen einer für die Gastroenterostomie hochgezogenen Dünndarmschlinge hinter oder innerhalb derselben zu einer Strangulationshernie von übrigen Darmschlingen kommen.

Als postoperativer Occlusionsileus gilt auch die seltene Komplikation nach Genuß von Übermengen von kernhaltigem Obst, das sich in der abführenden Schlinge oder in der Anastomose als Nahrungspfropf zur Occlusion auswirkt („Orangenileus" bei Magenresezierten).

Entzündliche Erkrankungen der Bauchhöhle: „Akutes Abdomen"

A. Vorbemerkungen

Alle akuten, insbesondere mit Schmerzen einhergehenden Erkrankungsprozesse im Abdomen werden unter dem Sammelbegriff „Akutes Abdomen" zusammengefaßt. Sie machen meist in kürzester Zeit eine diagnostische Klärung und schnelles, zielbewußtes Handeln erforderlich. Entscheidende Bedeutung kommt dem zuerst hinzugezogenen und erstuntersuchenden Arzt zu. In der Regel findet die Erstuntersuchung unter nichtklinischen und damit erschwerten Bedingungen statt.

Entscheidend ist, die richtige Diagnose frühzeitig zu stellen, da sich die Prognose abhängig von der zeitlichen Entwicklung der ursächlichen Erkrankung verschlechtert. Ein „akutes Abdomen" ist eine vorläufige, durch Zeitnot diktierte Alarmdiagnose, die so rasch wie möglich zur Aufdeckung der eigentlichen Ursache führen muß.

1. Diagnostische Kriterien (Leitsymptomatik)

zur Beurteilung eines akuten Abdomens (Abb. 361).

Das klinische Bild beim akuten Abdomen ist im wesentlichen durch die Trias folgender Warn- und Leitsymptome gekennzeichnet:

a) *Schmerz.* Er tritt spontan auf oder kann durch Druck provoziert werden, mit und ohne Abwehrspannung.

b) *Veränderter Allgemeinzustand:* deutliche Kreislaufveränderung, Schockzeichen.

c) *Störung der Darmfunktion.* Peristaltik mit Stenosezeichen oder klingenden Darmgeräuschen beim mechanischen Ileus, verminderte oder aufgehobene Darmgeräusche („Totenstille") beim paralytischen Ileus.

Merke: Begleitsymptom bei jedem ausgeprägten Ileus: Erbrechen.

A. Allgemeine Verdachtssymptome

Allgemeinzustand:	Kreislaufreaktionen (Blutungszeichen: Hgb., RR, Puls) Erbrechen, Melaena, Hämatemesis, Fieber, Unruhe Röntgen-Abdomen-Leeraufnahme (freie Luft, Darmspiegel)
Schmerzen:	spontan (kolikartig oder Dauerschmerz?) mit oder ohne Druckschmerz? mit oder ohne Abwehrspannung?

B. Spezielle Verdachtssymptome für Peritonitis:

Allgemeinzustand:	Unruhe („Facies abdominalis") feuchte, kalte Haut Schweißausbruch Exsikkation (trockene Zunge) Oligurie? Laborwerte: Leukocytose, „Fermententgleisung"? Hypokaliämie?! Abdominal-Schmerz mit peritonealer Reizung
Kreislaufveränderung:	Tachykardie — Schockzeichen
Darmfunktion:	Erbrechen? Paralytischer Ileus („Totenstille")? Mechanischer Ileus (Hyperperistaltik, Stenosegeräusche?) (vgl. Ileus-Kardinalsymptome)

Abb. 361. Akutes Abdomen

Der *Schmerz* ist bei allen akuten Baucherkrankungen das Hauptsymptom. Seiner Ausbreitung und der Schmerzqualität kommt daher die größte diagnostische und differentialdiagnostische Bedeutung zu. Die Analyse des Schmerzbildes ist neben der Erhebung der Anamnese (Vorerkrankung, Voroperation, Operationsnarben) von vorrangigem differentialdiagnostischem Wert.

Der Schmerz läßt sich durch Druck oder andere mechanische Reize verstärken oder provozieren. Eine Abwehrspannung der unmittelbar anliegenden oder benachbarten Bauchdeckenmuskel ist dabei die Folge. Abwehrspannung und Druckschmerz las-

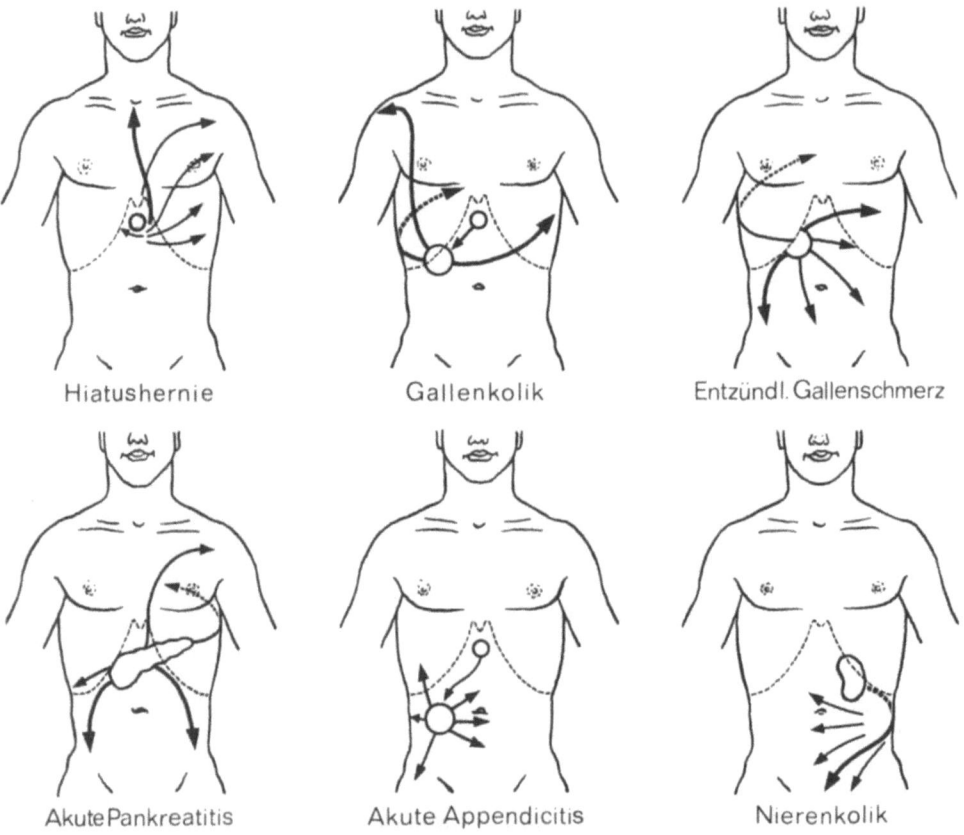

Abb. 362. Schmerztopographie bei verschiedenen abdominalen Krankheitszuständen

sen auf einen peritonitischen Reizzustand schließen. Gleichzeitig ist damit ein weiterer Hinweis und die angenäherte Lokalisation des entzündeten Organs im Bauchraum gegeben.

2. Topographie der schmerzauslösenden Organe

Schmerz ausgehend von:
— den parenchymatösen Organen
— den muskulären Hohlorganen des Verdauungstraktes sowie
— den Harn- und Geschlechtsorganen
— dem Peritoneum (Abb. 362, 363).

Schmerz-Topographie beim akuten Abdomen

Schmerzregionen der Häufigkeit nach:
1. Epigastrium
2. Mittelbauch — Nabelgegend
3. Rechtes Hypogastrium
4. Linkes Hypogastrium
5. Rechter Unterbauch
6. Linker Unterbauch
7. Suprapubische Gegend

Pathologisch-anatomisches Korrelat im mittleren Oberbauch:

1. Oberbauch — Mitte:
Ulcusperforation und akute Pankreatitis. Frühe Zeichen einer akuten Appendicitis (Umbilicaler Frühschmerz!)

2. Schmerz der Nabelgegend:
Frühzeichen bei Appendicitis
Incarcerierte paraumbilicale, epigastrische Hernie
Eingeklemmter Nabelbruch
Mesenterialembolie!

3. Rechter Oberbauch:
Alle Ursachen einer lokalen Oberbauchperitonitis: Gallenblasenprozesse, insbesondere Gallensteinkoliken (Ausstrahlung in die Schulter), akute Cholecystitis, Pericholecystitis, Gallenblasenempyem, hierbei druckschmerzhafte Resistenz und Abwehrspannung (Schmerzen strahlen nicht mehr in die Schulter aus).
Akute Appendicitis, insbesondere bei „hochgeschlagener", retrocoecaler Lage.

Vorbemerkungen

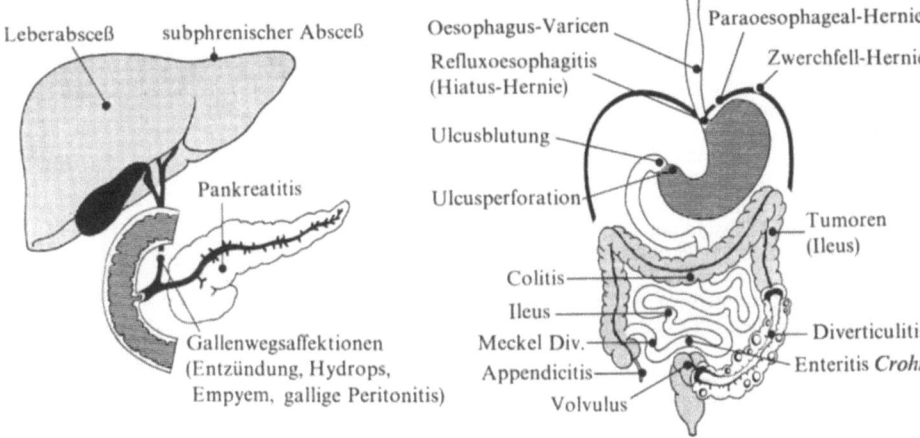
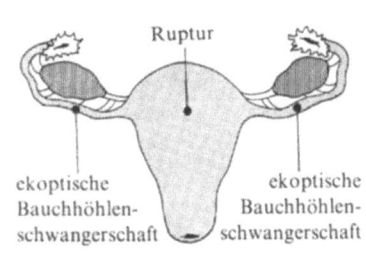
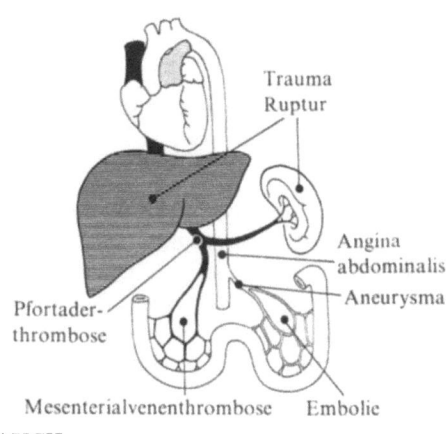

OBERBAUCH

rechts
1. Cholecystitis — Cholelithiasis (Hydrops, Empyem, Gallenblasenperforation, gallige Peritonitis)
2. Ulcus penetrans — perforans (gedeckt) (Hämatemesis? Melaena?)
3. „Hochgeschlagene Appendix" — Appendicitis
4. Kopfpankreatitis

links
1. Hiatushernie — Dysphagia dolorosa (Refluxoesophagitis, okkulte Blutungsanämie?)
2. Incarcerierte Paraoesophagealhernie
3. Oesophagusvaricen (Hämatemesis — Lebercirrhose?)
4. Pankreatitis (Diskrepanz: geringe Bauchdeckenspannung bei schneller Schockentwicklung)

MITTELBAUCH

Colontumoren (mechanischer Ileus)
Colitis
Uterusruptur

UNTERBAUCH

Uterusruptur

rechts
1. Appendicitis
2. *Meckel*sches Divertikel
3. Enteritis regionalis *Crohn* (Ileitis terminalis)
4. extrauterine Gravidität
5. frei perforiertes Gastroduodenal-Ulcus (abgesacktes Sekret)
6. incarcerierte Leistenhernie, Schenkelhernie

links
1. Sigmadiverticulitis („Appendicitis sinistra")
2. distale Colontumoren (Ileus)
3. distale Colontumoren (Blutung)
4. extrauterine Gravidität
5. Recto-Colitis
6. Rectum-Ca.

Abb. 363. *Akutes Abdomen:* Differentialdiagnose — Topographische Organdiagnose akuter Baucherkrankungen mit echter peritonealer Reiz-Schmerzsymptomatik.

4. *Linker Oberbauch:*
Peritonitissymptomatik hier sehr selten! Perforiertes Magenvorderwandgeschwür, oberer Dünndarmprozeß (Divertikel, Milzrupturen, insbesondere ein- und zweizeitig!)
5. *Rechter Unterbauch:*
Häufigste Lokalisation einer lokalen Peritonitis. 90% einer akuten Appendicitis (beachte jedoch Entwicklung der Appendicitissymptomatik mit Frühzeichen: periumbilicaler Reizzustand). Appendicitis im Frühstadium noch ohne Abwehrspannung, massive Peritonitiszeichen bei Perforation.
Hyperperistaltik, ,,quatschendes Coecum", charakteristische Zeichen bei Enteritis.
6. *Linker Unterbauch:*
Am häufigsten Diverticulitis bzw. Perforation eines Sigma-Divertikels, selten nach links ,,verlagerte" Appendix bei mobilem Coecum (Pseudoappendicitis sinistra).
7. *Suprapubische Region:*
Akute Harnretention des alten Mannes, jedoch auch ,,Beckenappendicitis" möglich.
Daher immer rectale Untersuchung und im Zweifelsfall gynäkologische Zusatzuntersuchung.

Die *unterschiedlichen Schmerzqualitäten* dieser Organstrukturen erlauben hierbei diagnostische Rückschlüsse. Die wichtigsten *Mechanismen für die viscerogene Schmerzauslösung* sind:
— die Dehnung eines muskulären Hohlorgans,
— die metabolische Acidose.

An den muskulären Hohlorganen führt die Steigerung des Muskeltonus mit Hypermotilität zur Schmerzauslösung. Die von den Visceralorganen ausgehenden Schmerzqualitäten werden als *visceral* bezeichnet und verlaufen über viscerosensible Nervenfasern im autonomen Nervensystem zu den Spinalganglien und von dort zu den Hinterhornzellen des Rückenmarks.
Die Schmerzempfindungen der serösen Auskleidung der Bauchhöhle (dem Peritoneum) verlaufen über andere Leitungsbahnen. Diese vom parietalen Peritoneum ausgehenden Schmerzimpulse werden nicht über Fasern im autonomen Nervensystem geleitet, sondern über die somatosensiblen Fasern der spinalen Nerven. Daher werden die vom Peritoneum ausgehenden Schmerzen als *somatisch* bezeichnet. Dieser somatische Schmerz ist gleichbleibend und von zunehmender schneidender Intensität. Er wird genau an der Stelle der Auslösung lokalisiert bzw.

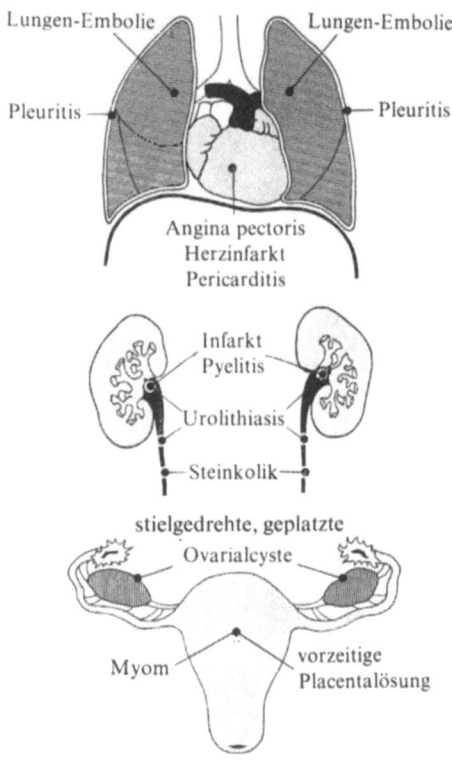

Abb. 364. I. Extraintestinale und retroperitoneale Organerkrankungen mit peritonealen Reizerscheinungen = Peritonismus (Pseudoperitonitis)

II. Krankheitsbilder, die eine *Peritonitis vortäuschen* ohne echte peritonitische Reizung (Pseudoperitonitis)

1. Pleura:	Pleuritis diaphragmatica, Angina pectoris, Myocardinfarkt, akute Pericarditis, Lungeninfarkt, Spontanpneumothorax, stumpfes Thorax-Trauma
Pankreas:	chronische, lokal unkomplizierte Pankreatitis
Nieren – Harnwege:	Entzündungen, Steinkolik, Cyste, Senk-Niere
Blase:	Cystitis, Retention (,,volle Blase"!)
Gefäße:	Angina abdominalis, Mesenterialinfarkt, Mesenterialthrombose, Aneurysma, Ruptur, Blutung, Darmwandhämatom oder retroperitoneales Hämatom unter Antikoagulantien, Ruptur von Milz oder Leber
Bauchwand:	Muskelrisse, Hämatome, Trauma (Prellungen)
Genital:	Myom, vorz. Placentalösung, Torsion einer Ovarialcyste, eines Hodens, eines Genitaltumors

2. Stoffwechsel-störungen:	Praecoma diabeticum (Pseudoperitonitis diabetica). Coma uraemicum, hypokaliämisches Koma, Hypocalcämie, Tetanie (Differentialdiagnose Pankreatitis!)
Darmspasmen:	Intoxikationen (Blei oder Thalium), Porphyrie!
Starkes Erbrechen bei:	Akutem Glaukom, Tabes dorsalis, Meningitis, Migräne, Herpes zoster, Morbus *Meniere*, Labyrinthitis, Sonnenstich, Hyper- oder Hypoparathyreoidismus, Morbus *Addison*, Gravidität, psychogenem Erbrechen. Akute Leberstauung, *Addison*-Krise, Kollagenkrankheiten,
Allgemeinerkrankungen: (Herz, Lunge, Kreislauf)	Pneumonie, Pleuritis, Angina pectoris, Angina abdominalis
Darmentzündungen: (infektiös)	Typhus, Ruhr, Lymphadenitis mesenterialis, Tuberkulose, Pseudotuberkulose (Pasteurelle Pseudotuberculosis-Infektion), Echinococcus
Spezifische Allgemeininfektionen:	Gastrische Krisen bei Tabes.

vom Patienten an der Stelle empfunden, in der das Peritoneum durch die Organerkrankung gereizt wird. Dies bedeutet, daß, solange das erkrankte Organ allein, isoliert betroffen ist, der Schmerz visceralen Charakter hat. Durch die Lokalisation des Schmerzes ist also eine annähernde Organdiagnose möglich. Breitet sich zunächst die lokale Organerkrankung aus und greift sie diffus auf das Peritoneum über, nimmt der Schmerz somatischen Charakter an. Mit der gleichzeitigen Umschaltung auf das motorische Ganglion kommt es zur Reizung und damit zur Abwehrspannung der benachbarten Muskelbezirke. Die weiterbestehende, ständige Reizung führt zur Dauerkontraktion der Bauchdeckenmuskulatur.

Analyse der verschiedenen Schmerzqualitäten

1. *Koliken:*
Heftige, wellenförmige Schmerzen, immer unter Mitreaktion des Vegetativums (Erbrechen, Kollaps, Pulsbeschleunigung)
2. *Somatischer Schmerz:*
Stechender, bohrender, persistierender Schmerz, aber lokalisierbar durch Reizung des Peritoneums
3. *Visceraler Schmerz:*
Dumpfer, tiefer, diskontinuierlicher Schmerz, schlecht lokalisierbar. Irritation des vegetativen Nervensystems
4. *Phrenicusschmerz:*
Reizung der Äste des Nervus phrenicus und dadurch Ausstrahlung in die Schulterpartien (Schulterschmerz)

Merke: Wechsel vom visceralen zum somatischen Schmerz ist ein wichtiges diagnostisches Kriterium. Beispiel: Penetration, Perforation eines Ulcus pepticum. Bei der Appendicitis oder Cholecystitis kommt es zunächst zu schmerzhaften Reaktionen mit spastischen Kontraktionen, die als Visceralschmerz empfunden werden. Erst nach der Ausbreitung der die Organgrenze überschreitenden Entzündung entwickelt sich ein somatischer Schmerz.

Während sich die Entzündung eines Bauchorgans an der Umwandlung, Intensivierung und Verlagerung des Schmerzes mit den Allgemeinreaktionen im Organismus zu erkennen gibt, ist der Verschluß eines Hohlorganes zunächst nur an der verstärkten und schmerzhaften Aktivität zu erkennen. Beispiel: Kolik und mechanischer Ileus. Perforation und Blutung (Bluterbrechen, Teerstühle) gehen sofort mit Veränderung des Allgemeinzustandes einher, besonders erkennbar an Kreislaufveränderungen mit Schockzeichen ohne zunächst im Vordergrund stehende Schmerzsymptomatik.

Eine sich rasch ausbreitende peritonitische Reizung führt immer zu Kreislaufveränderungen mit Schockzeichen. Daher ist bei einer Kolik oder mechanischem Ileus das Anfangsstadium(!) — weil noch ohne Peritonitisauswirkung (Durchwanderungsperitonitis) — weniger durch die Kreislauf- bzw. durch die Allgemeinveränderungen als durch die Unruhe und die stenosebedingte schmerzverkrümmte Haltung des Patienten gekennzeichnet.

Aus dem Leitsymptom Schmerz in Abhängigkeit vom Allgemeinzustand können folgende diagnostische *Regeln* und Schlußfolgerungen abgeleitet werden:

1. Jede fortschreitende intraabdominale Entzündung ist an der Umwandlung und Verlagerung des Schmerzes erkennbar.

2. Isolierter, alleiniger Verschluß eines Hohlorgans verursacht verstärkte Aktivität mit kolikartiger Schmerzsymptomatik und relativ geringer Beeinträchtigung des Allgemeinzustandes.

Bei allen Peritonitiden bzw. vorgetäuschten peritonitischen Prozessen fehlen diese Allgemeinreaktionen (Abb. 364).

Entscheidend für die Diagnose bei jedem akuten Abdomen ist daher das Ausmaß und die Weiterentwicklung des peritonealen Reizes und Schmerzbildes mit Fieber, Kreislaufreaktion und Abwehrspannung (Abb. 361).

B. Appendicitis

Sie ist eine akute Entzündung des Wurmfortsatzes und die häufigste notwendige Indikation für eine Laparotomie.
Die Lokalisation ist variabel, in Abhängigkeit von der Lage des Wurmfortsatzes, im

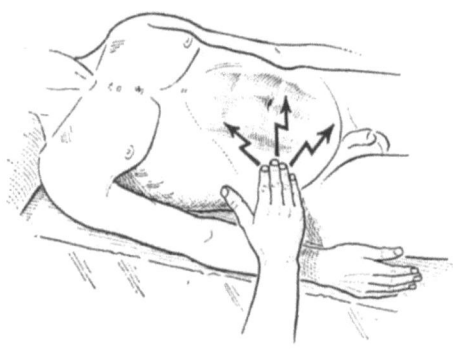

Abb. 365. Provokationsschmerz bei Palpation im rechten Abdomen. Bevorzugter Druckschmerz am *MacBurney* (pt. maximum), etwa in der Mitte zwischen Nabel und vorderem, oberen Darmbeinstachel

allgemeinen im lateralen Drittel der Verbindungslinie zwischen vorderer, oberer Spina des Darmbeines und Nabel gelegen. Daneben gibt es auch eine retrocoecale Lage, auch kann die Appendixspitze im kleinen Becken liegen.
Das klinische Hauptzeichen für das Vorliegen einer akuten Appendicitis ist der Druckschmerz, je nach Lokalisation der Appendix. Ebenso bedeutend ist das klinische Bild, der Allgemeinzustand, abhängig von der Schwere des Entzündungsprozesses (Abb. 365).

I. Der klassische Entzündungsprozeß im rechten Unterbauch

Er ist charakterisiert durch das meist akute, heftige Auftreten eines Abdominalschmerzes, vorherrschend lokalisiert im rechten Unterbauch, häufig begleitet von anfänglicher Übelkeit (Magen) und Erbrechen mit gleichzeitiger Stuhlverhaltung. Die Appendicitis „wandert" vom Nabel nach unten rechts.

1. Allgemeinzeichen

Erhöhte Temperatur um 38–38,5°. Der Puls ist beschleunigt, aber noch gut gefüllt, belegte Zunge.

2. Klinische Untersuchung

Die *Palpation* muß vorsichtig (erwärmte Hände) erfolgen mit flach aufgelegter Hand, beginnend auf der gegenüberliegenden Seite, entlang dem Colon zur rechten Seite hinüber. Zwei wichtige Aufschlüsse ergibt die Palpation:
Den Provokations- oder Druckschmerz im rechten Unterbauch, klassischerweise am *Mac Burney*-Punkt, Mitte der Verbindungslinie zwischen Nabel und vorderer oberer Spina des Darmbeines. Manchmal deutlicher Loslaßschmerz, sog. *Blumberg*-Zeichen: Bei Druck und bei Loslassen der kontralateralen Seite entsteht Schmerz im Appendixbereich.
Weiterhin finden sich Zeichen einer peritonealen Reizung: Bauchdecken-Abwehrspannung.
Das *Rovsing*-Zeichen: Verstärkung des Schmerzes bei retrogradem Ausstreichen des Colons, also vom Sigma, Colon descendens über Colon transversum zum Coecum.
Die rectale (u. U. vaginale) Untersuchung ist unerläßlich, da sie einen Beckendruckschmerz bzw. einen Druckschmerz des Douglas-Peritoneums (Abb. 366) aufzeigt.
Die Blutuntersuchung ergibt häufig eine Leukocytose, sie ist kein absolut sicheres und damit ein unzuverlässiges Kriterium.
Bei einem derartigen Gesamtbefund ist die chirurgische Operation absolut erforderlich.

3. Verlauf

Er ist im allgemeinen unberechenbar.
a) Die Entzündung ist nur von kurzer Dauer, es bleibt die Gefahr des Rezidivs.

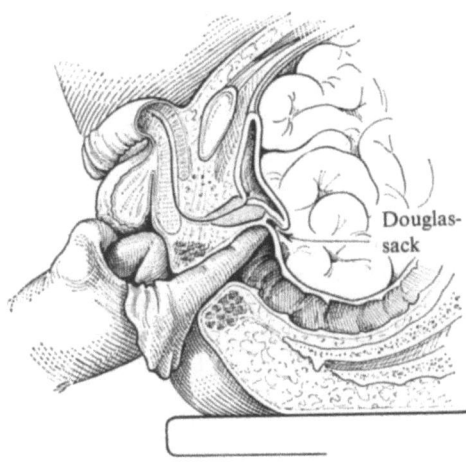

Abb. 366. Austastung des Douglassackes, rectal oder vaginal. Entzündung im Douglasperitoneum durch entzündliche Exsudation mit Beteiligung des Beckenperitoneums

b) *Die Entzündung entwickelt sich weiter.* In diesem Fall hängt der weitere Verlauf von der lokalen Begleitreaktion und damit der peritonealen Barriere ab. Das klinische Bild ist verschiedenartig:

1. Das Appendixlager ragt frei in die Bauchhöhle herein, es besteht eine freie, lokale Peritonitis. Es gibt zwei Abwandlungen der Verlaufsformen:

— *Die progressive, diffuse, akute Peritonitis.* Über den 2. und 3. Tag hinaus besteht Schmerz, weiterhin Stuhl- und Windverhaltung, paralytischer Ileus, beschleunigter Puls und ansteigende Temperatur.
Bei der Palpation hat sich die schmerzhafte Zone über den rechten Unterbauch hinaus ausgebreitet, wobei sich die Bauchdeckenspannung und Abwehrspannung ebenfalls weiter über die Mittellinie ausdehnt, mit Schmerz bei der rectalen Untersuchung (Douglassackperitonitis).

— *Zweiphasig verlaufende Peritonitis.* Nach schneller, vorübergehender Beruhigung der ersten Entzündungskrise kommt es plötzlich zu stärksten abdominalen Schmerzen mit Bauchdeckenspannung. Bei der operativen Intervention findet sich im allgemeinen eine bereits perforierte Appendicitis mit lokal freier Peritonitis.

2. In anderen Fällen bildet sich um das Appendixlager herum (Dünndarmschlingen und Netz) eine periappendikuläre *Absceßkapsel*, die sich klinisch zu erkennen gibt durch: persistierende Schmerzen, weiter erhöhte Temperatur und Leukocytose. Bei der Untersuchung stellt man einen mit der Bauchwand verbackenen Konglomerattumor fest, der auf Druck empfindlich ist, mit dumpfem Perkussionsschall, bis zur Dammbeinschaufel und nach unten bis zum Leistenband reichend, die Bauchmittellinie aber nicht überschreitend.

Die weitere Entwicklung ist variabel: langsame Rückbildung; dabei ist die Entwicklung eines Abscesses (perityphlitischer Absceß) möglich: erkennbar an plötzlichen und stechenden Schmerzen, septischen Temperaturverläufen (oscillierende „Sägezacken"-Fieberkurve) mit manchmal umschriebener, punktförmiger Druckschmerzhaftigkeit. Ebenso weiteres Ansteigen der Leukocytose mit Polynucleose.

Falls dieser Appendicitis-Prozeß bei der Operation nicht primär und vollständig beseitigt werden kann, muß der Absceß eröffnet und drainiert werden, um eine spontane Absceßentleerung in die freie Bauchhöhle zu verhindern. (Dreizeitige Peritonitis bei extrem schwerem, kompliziertem Verlauf.)

II. Die primär komplizierten Verlaufsformen der akuten Appendicitis

Es gibt zwei Typen:

1. Die primäre Peritonitis bei Appendicitis

Die Peritonitis ist der erste Hinweis auf die Entstehung oder Entwicklung einer Appendicitis. Die primäre eitrige Peritonitis ist sehr häufig (s. Kapitel „Perforationsperitonitis").

Die eitrig-jauchige Peritonitis entsteht immer auf dem Boden einer perforierenden, gangränösen Appendicitis. Der Beginn ist sehr akut, gekennzeichnet durch heftigen Schmerz, während Brechreiz häufig fehlt und an Stelle von Obstipation Durchfall besteht. Der Allgemeinzustand kann sich rasch und alarmierend verschlechtern: Blässe, spitze Nase, halonierte Augen, nur wenig erhöhte Temperatur, schneller und flacher Puls (140–150). Diese Tachykardie ist der deutlichste Hinweis auf die Schwere des Krankheitsbildes (drohender septischer Schock!), zumal der Druckschmerz und die Abwehrspannung im rechten Unterbauch abgeschwächt sein können. Ohne sofortige chirurgische Intervention entsteht im weiteren Verlauf eine trügerische Beruhigung im Krankheitsbild, die die Diagnostik noch weiter erschwert. Unbehandelt führt dieser Zustand in wenigen Tagen durch septische Peritonitis zum Tode.

2. Die toxisch-septische Peritonitis bei Appendicitis

Selten beim Erwachsenen, häufig beim Kind (s. Kapitel: Appendicitis im Kindesalter).

Das *klinische Bild* ist gekennzeichnet durch den Kontrast der relativ gering ausgeprägten Lokalzeichen und dem sich alarmierend verschlechternden Allgemeinzustand. Der Beginn ist nicht durch heftige Schmerzen charakterisiert, sondern durch wiederholtes Erbrechen. Von Anfang an fällt der veränderte, verschlechterte Allgemeinzustand auf: aschgraue Gesichtsfarbe, kalte Extremitäten, schlechte Nierenfunktion (Anurie), schneller, flacher Puls bei nur wenig erhöhter Temperatur. Der einzige Hinweis, dieses schwere Krankheitsbild ursächlich auf eine Appendicitis zurückzuführen, ist der etwas verstärkte, umschriebene Druckschmerz bei diffuser Abwehrspannung des Abdomens im Bereich des MacBurney-Punktes. Wird in diesem Zustand nicht sofort die Peritonitis-Ursache durch Operation beseitigt, führt die weitere Entwicklung unweigerlich zum tödlichen Ende, nicht selten angekündigt durch schwarzes Erbrechen (hämatinisierter Magensaft, „Kaffeesatz", septische Streßblutung). Gleichzeitig treten ein toxisch bedingtes Nierenversagen und ein toxischer Ikterus auf.

III. Appendicitisformen in Abhängigkeit von der Lokalisation

1. Die retrocoecale Appendicitis

ist hinter dem Coecum gelagert, in Verbindung mit der hinteren Bauchwand. Die Hauptzeichen sind also nach dorsal entwickelt, der Druckschmerz ist nur durch bimanuelle (dorsal-ventrale) Palpation zu provozieren. Die in der Lende palpierende Hand erzeugt in erster Linie den Schmerz am Oberrand der Darmbeinschaufel unterhalb des Nierenlagers. Dieser Appendicitis-Typ entwickelt sich leichter nach hinten, retroperitoneal, als in die freie Bauchhöhle auf Grund der sich hier anbietenden retroperitonealen Loge.

2. Die Becken-Appendicitis

ist neben den Schmerz- und Infektionszeichen durch zusätzliche Syndrome im Harnwegsbereich auffallend: Cystitis, Pollakisurie, Hinweis auf Mitbeteiligung der Blase.

Die rectale Untersuchung, die bei allen Fällen unerläßlich ist, deckt diesen Typ der Appendicitis am leichtesten auf, durch den sehr heftig ausgeprägten Douglas-Druck- oder Schiebeschmerz.

3. Appendicitis der mittleren Bauchhöhle

Bei der zur mittleren Bauchhöhle lokalisierten Appendicitis decken die letzten Dünndarm-Ileumschlingen den entzündlichen Prozeß ab, wodurch es leicht zu einem fieberhaften Occlusions-Ileus kommen kann. Dieser Appendicitis-Typ ist besonders schwer zu identifizieren auf Grund des von den Darmschlingen in der Tiefe eingekapselten Appendicitis-Prozesses und den dadurch abgeschwächten Palpationssymptomen; auch entzieht sich diese Lokalisation nicht selten der rectalen Palpation. Lediglich die Leukocytose gibt gewisse indirekte Hinweise auf das Bestehen eines Infektionsherdes.

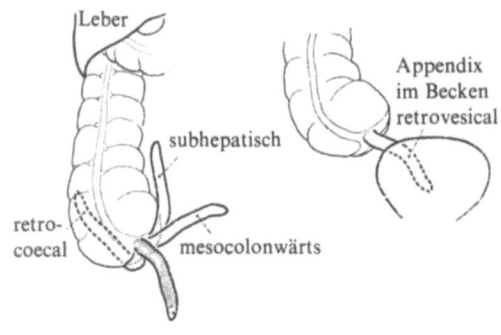

Abb. 367a. Verschiedene Appendixlokalisationen außerhalb seiner Normalposition im ileo-coecalen Winkel

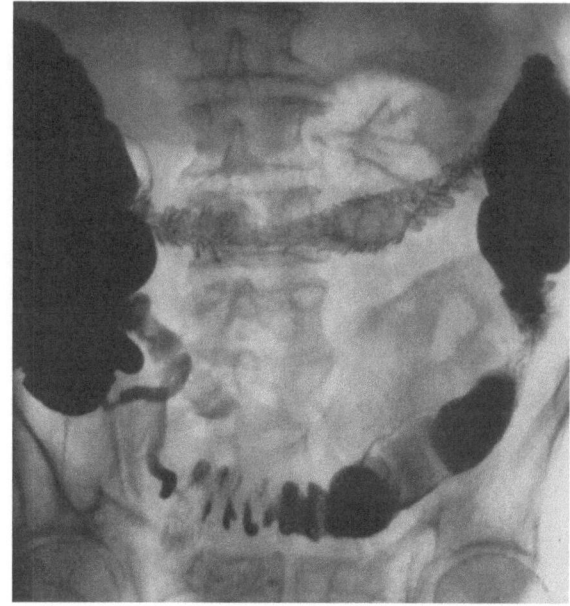

Abb. 367b. Röntgen-Colonkontrasteinlauf mit Darstellung einer langen, im Becken fixierten Appendix

4. Die subhepatische Appendicitis

täuscht durch die überwiegend im rechten Oberbauch lokalisierten Schmerzen eine Cholecystitis oder eine Pyelonephritis vor (vgl. Differentialdiagnose: Cholecystitis).

Fehldiagnosen bei Appendicitisverdacht
Der Häufigkeit nach:
1. Gastroenteritis
2. Wurmbefall
3. Infektion der Luftwege
4. Allgemeine Infektionskrankheiten
5. Harnwegsinfekte
6. Angina, Otitis
7. Obstipation
8. Gynäkologische Erkrankungen
9. Hepatitis
10. Beschwerden durch Hernieneinklemmungen
11. Stumpfes Bauchtrauma
12. Ungeklärt
    (Vergleiche Sonderfall: Appendicitis in der Schwangerschaft)

IV. Appendicitisformen in Abhängigkeit von Alter und bestimmten biologischen Umständen

1. Die Alters-Appendicitis

zeigt häufig einen areaktiven, abgeschwächten Verlauf und täuscht dadurch auch einen Coecal- oder Colontumor vor und umgekehrt!

Besonderheiten der Alters-Appendicitis
Diagnose erschwert durch:
1. Geringe *subjektive Beschwerden:*
   a) Appetitlosigkeit, Übelkeit, Obstipation
   b) Kaum beeinträchtigtes Allgemeinbefinden
   c) Unklare, flüchtige Schmerzattacken im rechten Unterbauch oder paraumbilical

2. Geringe *klinische Symptome:*
   a) Keine genauen Schmerzpunkte und keine muskuläre Abwehrspannung
   b) Perkussionsschmerz und Douglasschmerz meist negativ
   c) Häufig keine Veränderung von Temperatur, Puls oder Leukocytenzahl
   d) Loslaßschmerz meist positiv
   e) Röntgen-Abdomenleeraufnahme: oft coecaler Meteorismus

2. Die Appendicitis im Kindesalter – häufigste Indikation zur Laparotomie im Kindesalter

mit typischen Entzündungszeichen täuscht hingegen nicht selten eine Enterocolitis oder eine fieberhafte „Magenverstimmung" vor. Diese Form muß früh erkannt werden wegen der im Kleinkindesalter abgeschwächten biologischen Abwehrlage.

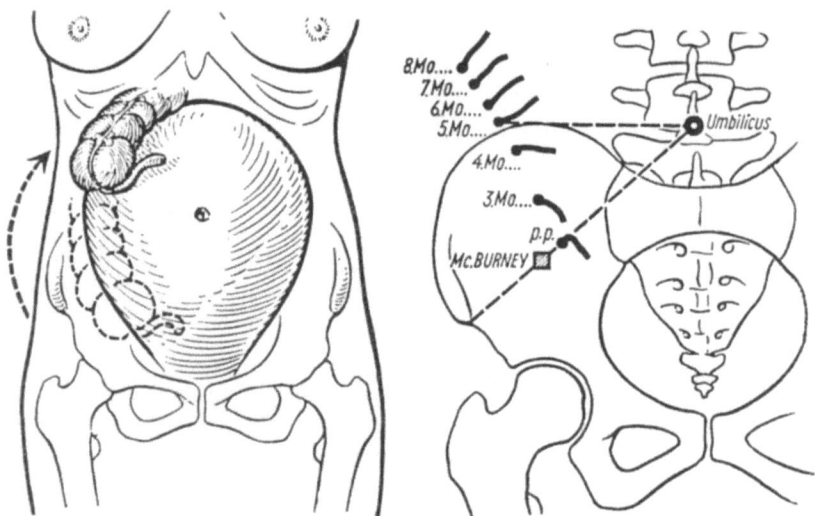

Abb. 368. Appendixlokalisation in Abhängigkeit vom Uterushochstand in den einzelnen Schwangerschaftsmonaten

Bei der kindlichen Appendicitis tritt der Schmerz zunächst in der Nabelgegend auf. Dieses ist bei Kleinkindern eindrucksvoll zu beobachten und entwicklungsgeschichtlich zu erklären, da die Organanlage ein Teil der Nabelschleife war. Bei fortschreitender kindlicher Appendicitis und Mitbeteiligung des Peritoneums treten daher stechende somatische Schmerzen auf. Die Manifestation der Organentzündung im rechten Unterbauch wird erst dann erkennbar, wenn sich der Hauptschmerz hier lokalisiert bzw. dann hier vom Patienten angegeben wird.

Bei Verdacht auf Appendicitis im Säuglings- und Kindesalter müssen zwei Faktoren bei den diagnostischen Überlegungen besonders beachtet werden: Bei einer einmaligen Untersuchung läßt die im Kleinkindesalter häufige Dyspepsie mit Bauchschmerzen, Übelkeit und Erbrechen, aber auch erhöhter Körpertemperatur und Leukocytose sowie Palpationsbefund eine sofortige, exakte Diagnose nicht zu.

Vor allem beim Kleinkind sind anamnestische Daten, auch von den Eltern, häufig nur schwer zu verwerten. Außerdem läßt das Unvermögen einer kritischen Schmerzempfindung eine exakte Schmerzlokalisation nicht ohne weiteres zu.

Eine Besonderheit gerade im Kleinkindesalter ist es, daß fast alle Beschwerden in den Bauchraum projeziert sind, so daß auch dadurch die Fehldiagnose Appendicitis leicht vorkommt (vgl. Pseudo-Peritonitis im Kapitel „Differentialdiagnose akutes Abdomen").

Hinsichtlich der Perforations-Peritonitis bei kindlicher Peritonitis kann als Charakteristikum festgestellt werden, daß die Perforation um so rascher eintritt, je jünger das Kind ist. Das kurze Manifestationsintervall ist auf die besonderen kindlichen anatomischen Gegebenheiten zurückzuführen:

Beim Kleinkind ist die Appendix relativ groß, die Appendixwand selbst aber verhältnismäßig dünn und durch lymphatische Hyperplasie wenig elastisch.

Kommt es zu einer frühzeitigen Perforation, so kommt es durch das noch nicht genügend entwickelte große Netz nicht zur ausreichenden Spontanabdeckung. Eine rasche Entwicklung der Perforationsperitonitis in der kleinen Peritonealhöhle ist die Folge.

Differentialdiagnostische Richtlinien:

1. Im Säuglingsalter tritt eine Appendicitis extrem selten auf.

2. Im Kleinkindesalter müssen Dyspepsie, Invagination und Volvulus abgegrenzt werden.

3. Beim älteren Kind kommen neben der Dyspepsie noch andere, entzündliche Darmerkrankungen, wie z.B. Morbus *Crohn*, differentialdiagnostisch in Betracht.

4. Eine basale Pneumonie und die sog. „Kinderkrankheiten" verlaufen nicht selten mit einer peritonealen Reizsymptomatik.

3. Appendicitis in der Schwangerschaft

Bei der Appendicitis in der Schwangerschaft kommt es durch die Uterusvergrößerung zu Lageveränderungen. So kann eine mit dem Coecum nach rechts oben verdrängte Appendicitis eine Cholecystitis

Abb. 369. Differentialdiagnose und Leitsymptome bei akuten Erkrankungen im rechten Unterbauch während der Schwangerschaft

	Schwangerschafts-pyelonephritis	Appendicitis	Urolithiasis
Anamnese: zeitliches Auftreten	während der gesamten Schwangerschaft und im Wochenbett	häufig erste Hälfte der Schwangerschaft, selten peripartal	jederzeit
Allgemeinzustand: Änderung	nicht sicher verwertbar	wenig beeinträchtigt bei unkomplizierter Entzündung	wenig bis auf Schmerz
Erbrechen	in schweren Fällen, dennoch unzuverlässig	vorübergehend — zu Beginn	kurz — reflektorisch
Temperatur	hoch, oft mit Schüttelfrost	keine sichere Relevanz	selten im Kolikanfall erhöht
Kreislauf	Kollapsneigung, Schwitzen	—	wenig tangiert
Schmerzen: Lokaler Druckschmerz	dumpfer Druck-Klopf-schmerz im Nierenlager	fast immer rechts lokalisiert! umschrieben. Hochstand des Coecums!	Nierenlager-Klopf-schmerz kolikartig ausstrahlend nach vesical-genital
Loslaß-Peritoneal-schmerz	negativ	positiv	negativ
Abwehrspannung	wenig	im Verlauf zunehmend[a]	negativ
Douglas-Uterus-Schiebeschmerz	negativ	wenn positiv: eindeutig[b]	
Laborbefunde: Leukocytose	erhöht	unzuverlässig!	
BSG	unzuverlässig	unzuverlässig	
Urin	Blasenkatheter! Spez. Gewicht	unzuverlässig	Mikro-Makro-Hämaturie

[a] Bimanuelle Untersuchung
[b] Rectale Untersuchung diagnostisch ergiebiger bei retrouteriner Lage der Appendix

N.B. Gleichzeitige Appendicitis und Schwangerschaftspyelitis bzw. Pseudonephrolithiasis(!) möglich. Spasmolytica beseitigen u. U. spastisch renal-urethralen Schmerz, nicht dagegen Peritonitis-Appendicitis-Schmerz.

vortäuschen oder auch eine Nierenaffektion, die während der Schwangerschaft ohnehin leicht auftritt. Es ist in diesem Fall wichtig, die Untersuchung in Linksseitlage durchzuführen, wodurch der Uterus nach links unten absinkt und so das rechte Abdomen für die Untersuchung leichter zugänglich wird.

Die Größenzunahme des Uterus mit Höhertreten des Coecums verändert die Topographie und die Lagebeziehungen der Organe untereinander und damit auch die lokale Entzündungssymptomatik. Hieraus ergibt sich das diagnostische Hauptproblem beim akuten Abdomen durch Appendicitis in der Schwangerschaft. Damit besteht immer die Gefahr, daß Symptome eines akuten Abdomens auf Schwangerschaftsbeschwerden bezogen werden. Die klassischen Appendicitiszeichen, insbesondere die Lokalisation des Prozesses und die Bestimmung der Organzugehörigkeit durch die Analyse des Schmerzbildes und der Schmerzentwicklung werden hierdurch erheblich erschwert bzw. maskiert. In der Schwangerschaft sind daher die sonst typischen Palpationsbefunde weniger zuverlässig. Auch gehen in der zweiten

Hälfte der Schwangerschaft entzündliche Prozesse wesentlich leichter und schneller in eine diffuse Peritonitis über, da eine lokale Netz- und Darmabkapselung durch den vergrößerten und verdrängenden Uterus erschwert ist und durch die leichtere Resorption entzündlichen und toxischen Exsudates bei verstärkter Vascularisation auch die Intoxikation beschleunigt und verstärkt ist (Abb. 368, 369).

Diagnostisch-therapeutische Richtlinien bei akutem Abdomen in der Schwangerschaft

1. Exakte Auswertung der Anamnese
2. Wiederholte Untersuchungen (rectal, vaginal, bimanuell), rechtzeitiges gynäkologisches Konsilium
3. Lokalisation und Analyse der Schmerzen bzw. der Schmerzentwicklung durch wiederholte, schonende Untersuchungen
4. Bei Schockdisposition sorgfältige Überwachung von Kreislauf und Nierenfunktion (Harnstoff, Kreatininwerte)
5. Bei Erbrechen: sofort Magensonde, Hinweise für Hämatemesis, Melaena, Anämie? Labordiagnostik: Elektrolyte, harnpflichtige Substanzen
Ultraschalldiagnostik, im Problemfall Laparoskopie, Röntgen: Abdomenleeraufnahme, Urographie
6. a) Keine Schmerzmittel, insbesondere Opiate, evtl. Spasmolytica
b) Keine Antibiotica bei Appendicitis- oder Peritonitisverdacht
7. Wehenhemmende Mittel bzw. Abortprophylaxe. (Rechtzeitiges gynäkologisches Konsilium und entsprechende tokolytische Medikation. Dabei Beachtung der Herz-Kreislaufverhältnisse und Blutzuckerwerte bei Diabetesdisposition)
8. In allen Zweifelsfällen frühzeitige Indikationsstellung für diagnostische Probelaparotomie

Peritonitisverdacht erlaubt keinen Aufschub!

V. Schlußfolgerungen

Man denke bei allen unklaren entzündlichen Bauchaffektionen an eine Appendicitis. Im Zweifelsfalle ist aktives chirurgisches Vorgehen angezeigt.

C. Peritonitis

Zustandekommend bei allen akuten Infektionen der Bauchhöhle. Hiermit sind alle generalisierten, diffusen Peritonitisfälle gemeint, während die lokalisierten Peritonitiden unterschiedliche Abszeßbildungen darstellen, die bereits beim Appendicitis-Abszeß beschrieben worden sind, oder auch einen subphrenischen Abszeß. Ihr Ursprung ist unterschiedlich, in jedem Fall aber erfordert sie den Noteingriff.

Die *Diagnostik* verlangt zwei Voraussetzungen:
— Bestätigung der akuten Peritonitis mit Erfassen der Frühphase,
— wenn möglich Abklärung der Ursache mit entsprechender chirurgischer Behandlung.

I. Diagnostik

Die Diagnose der *akuten* Peritonitis ist im allgemeinen leicht.

1. Funktionelle Auswirkungen

Dauerschmerz. Seine Anfangszeichen und seine Intensität sind von lokalisierendem Wert. Im Falle einer Peritonitis auf dem Boden einer Darmperforation ist ihr plötzliches Auftreten der erste Krankheitshinweis, Erbrechen nicht konstant.

2. Allgemeinzeichen

Wechselhaftes Fieber abhängig von der Virulenz der Infektion. Sofortiges Fieber bei Eiteraustritt in die Bauchhöhle, nachfolgendes Fieber im Falle eines sekundär infizierten Bauchhöhlenexsudats (Abb. 370).

Im Gegensatz dazu ist die Pulsbeschleunigung jedoch konstant und daher von besonderem, auch prognostischem Wert.

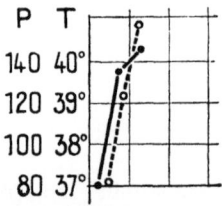

Abb. 370

3. Untersuchungszeichen

a) Das Hauptzeichen ist die *Bauchmuskelspannung*. Sie allein genügt bei schwerer und diffuser Ausprägung, um die Notwendigkeit der Sofortoperation zu erkennen.

Die Bauchmuskelspannung ist erkennbar an der deutlich kontrahierten, unter der Haut tastbaren, brettharten Abwehrspannung der Rectusmuskulatur.

Bei der *Palpation* ergeben sich die weiteren Hinweise.

b) *Untersuchungstechnik*. Der Kranke in Kopfflachlagerung mit ausgestreckten, am Körper liegenden Armen und leicht angewinkelten Beinen. Man untersuche mit beiden (angewärmten) Händen, flach auf die Bauchdecken gelegt, beginnend auf der weniger schmerzhaften Seite.

Befund: Die Bauchspannung ist schmerzhaft und besonders gekennzeichnet durch eine gleichzeitig bestehende Überempfindlichkeit der Haut. Sie ist generalisiert, kann aber zu Beginn auf einen der Bauchquadranten lokalisiert sein. Die Bauchdeckenspannung ist unüberwindbar („brettharter Bauch"), unnachgiebig für die palpierende Hand (z.B. freie Magenperforation, Abb. 376).

Variante: Die Abwehrspannung des Abdomens besteht auf Grund einer Muskelkontraktur, die jedoch von der palpierenden Hand überwunden werden kann bei zarter Palpation. Auch dieser Befund verlangt die Notoperation.

c) Der Untersuchungsschmerz bei der *Rectaluntersuchung* (die tiefe Bauchhöhle, der Douglas-Sack wird exploriert, Abb. 371) deutet auf eine diffuse Entzündung der Bauchhöhle hin.

4. Fortgeschrittenes Spätstadium

Vollbild der septischen Peritonitis mit septischem Schock: Andere Symptome treten hinzu: aschgraues Aussehen, spitze Nase (Facies abdominalis), Oligurie (Nierenversagen), flacher Puls, Meteorismus durch paralytischen Ileus, septischer Schock. Häufig tödlicher Verlauf!

Resumée: Früherkennen = beste Prophylaxe und Therapie der septischen Peritonitis!

II. Peritonitis bei Appendicitis

— Peritonitis bei Durchwanderung einer akuten Appendicitis,
— oder bei Perforation einer entzündeten Appendix (Abb. 372).

1. Klinisches Bild

1. Die Peritonitis tritt *primär* auf und weist auf die Appendicitis hin: die Ent-

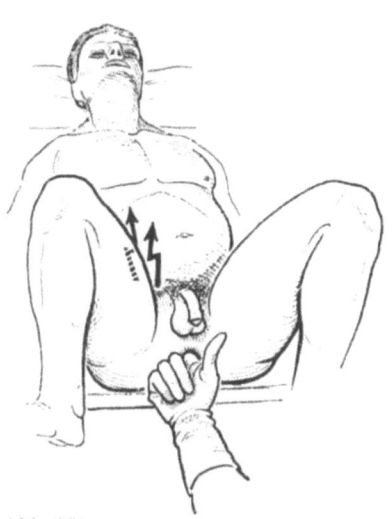

Abb. 371

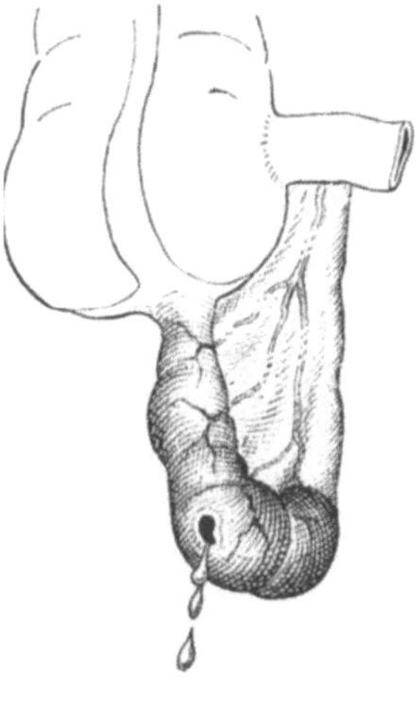

Abb. 372. Perforation bei akuter, phlegmonöser Appendicitis

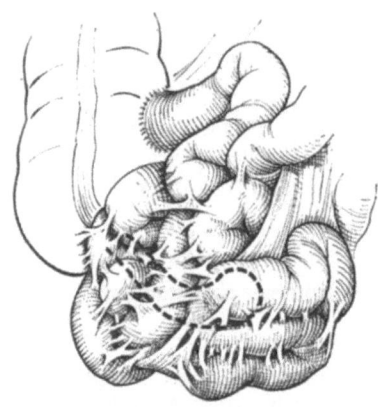

Abb. 373. Verklebungsstränge und Abdeckung einer akuten Appendicitis durch das große Netz (gestrichelte Linie Lage des Wurmfortsatzes)

zündung greift sofort auf das gesamte Peritoneum über.

2. Die Peritonitis kann sich *sekundär* entwickeln auf dem Boden einer akuten Appendicitis, aber erst nach vorübergehendem Abklingen des akuten Schubes, nach einem freien Intervall: *zweizeitige* oder zweiphasige Peritonitis. Das freie Intervall entspricht im Verlauf dem Abkapselungsprozeß der Entzündung, wobei die Entzündungsabkapselung im allgemeinen vom Netz oder von umliegenden Dünndarmschlingen erfolgt und damit eine Abdichtung der Infektion erreicht wird (Abb. 373).

Die Infektion, die zunächst durch diese lockere Umhüllung eingeschränkt wird, kann sich spontan diffus erweitern, z.B.

nach Therapiemaßnahmen wie Darmeinlauf oder Abführmaßnahmen post partum!

3. Die *dreizeitige Peritonitis* resultiert aus der Perforation eines primären perityphlitischen Abscesses: Appendicitis-Absceß! Im Zentrum der Abkapselung (zweite Phase) bildet sich ein Absceß, der sich dann frei, ungedeckt in die Bauchhöhle entleert.

2. Symptomatologie

Entsprechend der häufigsten Ursache (Appendicitis) überwiegen klinisch die Zeichen der akuten Appendicitis, damit der lokalisierten Peritonitis im rechten Unterbauch: Druckschmerz im rechten Unterbauch, insbesondere auch Douglas-Druckschmerz. Allgemeine Zeichen: rascher Temperaturanstieg bis 39/40°, damit einhergehend Pulsbeschleunigung und Kreislaufveränderung; Leukocytose im Blutbild.

III. Peritonitis bei Ulcusperforation

Die Ulcusperforation betrifft, wie überhaupt das Ulcusleiden (vgl. Kapitel Magen, Duodenum), in erster Linie das männliche Geschlecht. Der häufigste Sitz des Ulcus ist das Duodenum im Pylorusbereich oder im Bereich der kleinen Kurvatur des Magens (Abb. 374).

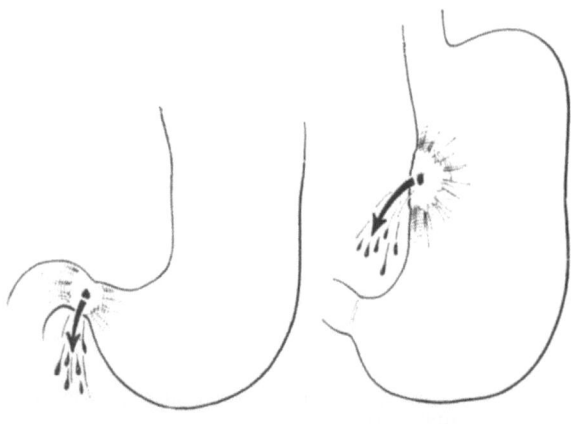

Abb. 374. Ulcusperforation. Links: Perforation im Pylorusbereich (Ulcus duodeni). Rechts: Ulcusperforation im Bereich der kleinen Magenkurvaturseite (Ulcus ventriculi)

Krankheitsprozeß

In den ersten Stunden ist der durch die Ulcusperforation austretende Magen-Duodenalinhalt noch relativ steril. Die eigentliche Infektion der Bauchhöhle und damit der Beginn der Peritonitis erfolgt im allgemeinen erst 6 Std nach der Perforation. Das erklärt, daß zu Beginn die Körpertemperatur noch nicht erhöht und noch keine Leukocytose im Blut festzustellen ist.

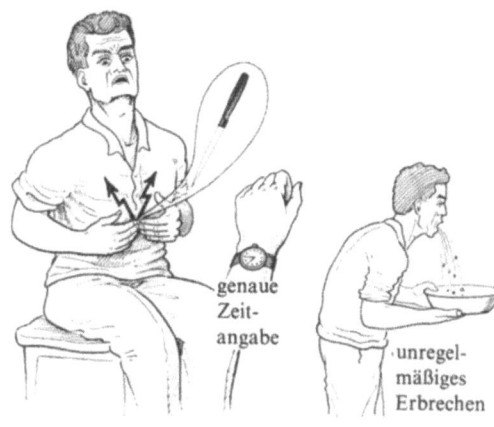

Abb. 375

a) Funktionelle Auswirkungen. Ein großer, stichartiger, heftiger Oberbauchschmerz erfolgt bei bis dahin ungestörtem Befinden; er ist das Erstsymptom der Ulcusperforation (Abb. 375). Der genaue Zeitpunkt der Perforation muß festgestellt werden, Erbrechen ist ein inkonstantes Zeichen.

Die Anamnese sucht nach Vorerkrankungen: typisches Ulcusleiden, periodischer Schmerz, nahrungsabhängige Schmerzphasen; bei geringen oder fehlenden Schmerzen ist die Perforation die Erstmanifestation des Ulcusleidens.

b) Bauchdeckenspannung ist ein Kardinalsymptom mit punctum maximum im Oberbauch, „brettharter Bauch" (Abb. 376).
Die Perkussion am halb aufgerichteten Kranken zeigt einen abnormen, sonoren Klopfschall über der rechten Leber, verursacht durch Luftansammlung unter dem rechten Zwerchfell; ein nicht absolut konstantes Zeichen, z. B. bei „gedeckter Perforation" des Magens.

c) Allgemeinzeichen. Die Temperatur ist zu Beginn der Komplikation normal oder leicht erhöht. Sie steigt erst sekundär an — falls nicht sofort chirurgisch-operativ interveniert wird — auf dem Boden der fortschreitenden Perforationsperitonitis.
Kreislauf: Der Puls ist manchmal beschleunigt, in den ersten Stunden noch normal; ebenso nur geringe oder gar nicht ausgeprägte Leukocytose.

d) Die Röntgen-Abdomen-Leeraufnahme zeigt Luftansammlung in der Bauchhöhle unter den Zwerchfellen. Beim stehenden Patienten kommt es zur Luftansammlung, bevorzugt auf der rechten Seite zwischen Leber und Zwerchfell („Luftsichel" unter

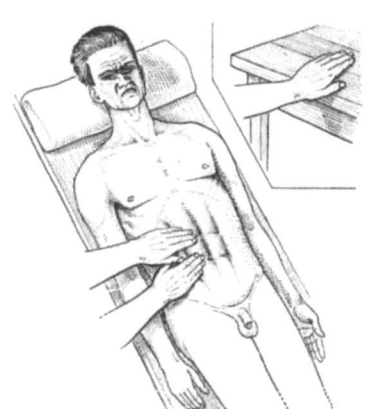

Abb. 376. „Brettharter" Bauch bei Ulcusperforation. Bei mageren Patienten sind die harten Rektusmuskeln deutlich unter der Haut erkennbar. Palpation durch die bretthart Abwehrspannung unmöglich

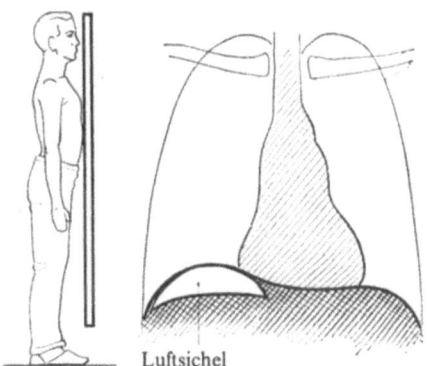

Abb. 377a. Pneumoperitoneum. Luftsichel unter dem rechten Zwerchfell, zwischen Zwerchfell und Leberoberfläche im Stehen! Schwierigkeit der Abgrenzung der normalerweise vorhandenen, physiologischen Luftfüllung im Magenfornix links

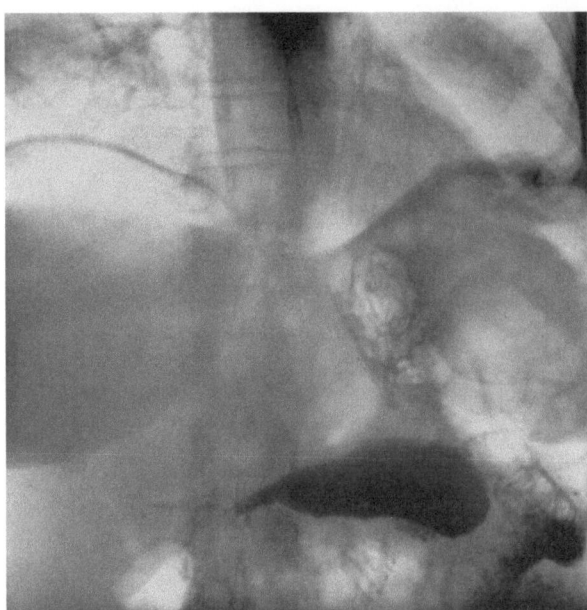

Abb. 377b. Abdomenleeraufnahme. Subphrenische Luftsichel rechts bei perforiertem Duodenalulcus

dem rechten Zwerchfell, Abb. 377a und b). Auf der linken Seite schwieriger zu differenzieren wegen der hier physiologischerweise vorhandenen Luftansammlung im Magen („Magenblase"). Hier kann die Thoraxseitaufnahme oder eine Aufnahme in Seitenlage des Patienten eine Entscheidungshilfe geben, da sich hierbei Magenblase und Luftsichel getrennt projezieren.

In Linksseitenlage des Patienten (rechte Körperhälfte mit Leber oben) erscheint die Luftsichel zwischen dem Leberschatten und der seitlichen Bauchwand (Abb. 378a und b).

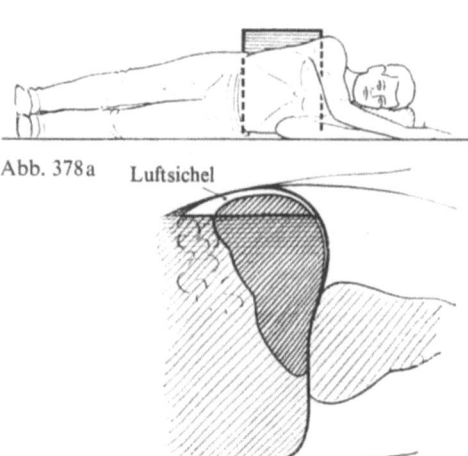

Abb. 378a Luftsichel

Abb. 378b. Pneumoperitoneum, Luftsichel unter der Bauchdecke bei linker Seitenlage des Patienten

Abb. 378c. Dazugehöriges Röntgenbild. Luftsichel unterhalb Bauchdecke

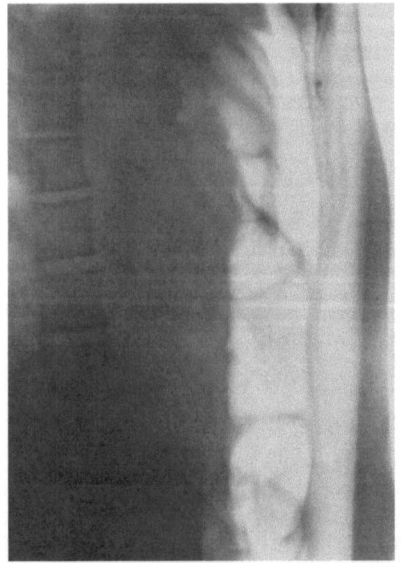

IV. Akute gallige Peritonitis

Im Gegensatz zum Ulcusleiden ist hiervon bevorzugt das weibliche Geschlecht betroffen.

1. Krankheitsbild

Zwei Haupttypen:
- gallige Perforations-Peritonitis (Abb. 379),
- gallige Durchwanderungs-Peritonitis (Abb. 380).

Diese Komplikationen entstehen im allgemeinen auf dem Boden eines Gallenblasen-Steinleidens, besonders bei Einklemmung eines Steins im Ductus cysticus mit Ausbildung eines Hydrops oder eines Gallenblasenempyems (sekundär infizierter Hydrops).

Die gallige Peritonitis hat verschiedene Krankheitsentwicklungen zur Grundlage:

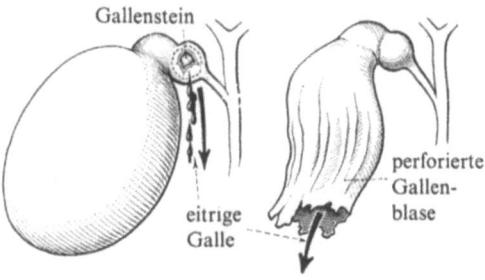

Abb. 379. Gallige Peritonitis bei Gallenblasenperforation

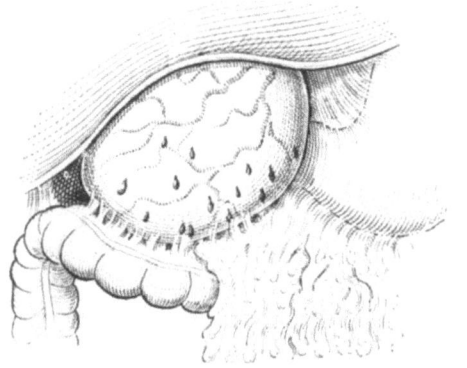

Abb. 380. Eitrige Transsudation (Pericholecystitis) bei nicht-perforierter Cholecystitis

- akute, zunächst lokalisierte Cholecystitis

oder, aus Wohlbefinden heraus,
- primäre Perforations-Peritonitis (freie Gallenblasenperforation).

In allen Fällen kommt es zum Austritt von eitriger Galle in die Bauchhöhle mit der Entwicklung eines schweren und ernsten Krankheitsbildes. Für die gallige Perforation ist typisch der anfallsartige heftige Schmerz.

Perforationslose gallige Peritonitis

Dies ist eine Sonderform der galligen Peritonitis, die auch ohne Steinleiden entstehen kann. Voraussetzung hierfür ist ein pankreo-biliärer Reflux bzw. Stauungsmechanismus bei Abflußstörungen im Bereich der Papille, wodurch es zu einer Umkehr des Galle-Pankreassekretes mit Rückstau von Pankreas- und Gallesekret in die Gallenblase und dadurch zur fermentativen Andauung oder bakteriell-ulcerösen ungedeckten Entzündung der Gallenblase kommt. Durch diese tryptische Andauung der Gallenblasenschleimhaut entsteht eine diffuse, nur mikroskopisch erkennbare Durchlässigkeit der Gallenblasenwand mit schleichender galliger Peritonitis (Abb. 380). Dieses Krankheitsbild ist durch die Korrelation mit der Papillenabflußstörung (fast immer im Zusammenhang mit rezidivierender subakuter und chronischer Pankreatitis) ein diagnostisch wie therapeutisch kompliziertes Krankheitsbild.

Sie ist zudem der Sonderfall einer akuten Gallenwegskomplikation bei einer Pankreatitis nichtbiliärer Pathogenese. Daher ist bei der notfallmäßigen Soforttherapie und bei der späteren Selektivtherapie die möglichst kausale Mitbehandlung der Pankreatitis ein besonderer operationstaktischer Aspekt.

2. Symptome

Auch bei dieser Bauchentzündung sind die darüberliegenden Bauchmuskeln gespannt als Ausdruck einer akuten, mehr oder weniger lokalisierten Peritonitis. Einige Zeichen deuten auf die Ursache der Peritonitis hin:

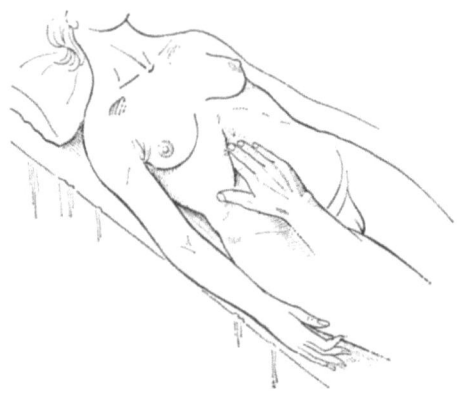

Abb. 381. Druckschmerzhaftigkeit unter dem rechten Rippenbogen

a) Funktionelle Störungen. Der Anfangsschmerz ist lokalisiert im rechten Oberbauch, manchmal auch mit Ausstrahlung in die rechte Schulter (Zwerchfell-, N. phrenicus-Reizung).

b) Symptome. Hauptsitz des Schmerzes und der Bauchdeckenkontraktur im rechten Oberbauch unter dem rechten Rippenbogen (Abb. 381). Nicht konstant ist ein begleitender Subikterus (bei Neonbeleuchtung nicht erkennbar). Er ist, falls vorhanden, von großem diagnostischem Wert, häufig verbunden mit dunklem Urin durch Ausscheidung von Gallenfarbstoff und Gallensäuren (s. Kapitel Ikterus).

c) Anamnese. Bekannte Hinweise für das Gallensteinleiden oder dyspeptische Beschwerden, Pankreasaffektion?

d) Allgemeine Zeichen. Schnell erhöhtes Fieber, Pulsbeschleunigung (häufiger wechselnd als die Temperaturverläufe); Leukocytose im Blutbild, rasch und deutlich auftretend, da es sehr schnell zur septischen Infektion der Bauchhöhle kommt. Der weitere Temperaturverlauf (Abb. 382) läßt sehr gut die komplizierte Entwicklung erkennen, wenn eine anfängliche akute

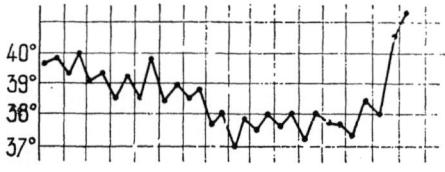

Abb. 382

Cholecystitis vorübergehend abklingt. Es handelt sich dann um eine *zweizeitig* sich anbahnende, gallige *Peritonitis*, analog dem Mechanismus und Verlauf bei der zweizeitigen Peritonitis bei Appendicitis.

V. Peritonitis bei Colon-Sigma-Perforation

(Perforierende Sigma-Diverticulitis)

1. Krankheitsbild

Perforation des entzündeten Sigma (Sigmoiditis) oder eines entzündeten Sigmadivertikels. Sigmadivertikel sind kleine Schleimhauthernien des Colon durch die dissoziierte muscularis des Darms, häufig Stuhl oder Kotsteine enthaltend. Die Ulceration im Divertikel durch den Kotstein ist der Ausgangspunkt der Diverticulitis (vgl. Abb. 341).

Es ist ein schweres Infektionsbild durch den hochinfektiösen Darminhalt (kotige Peritonitis), dadurch fragliche Prognose (Abb. 383).

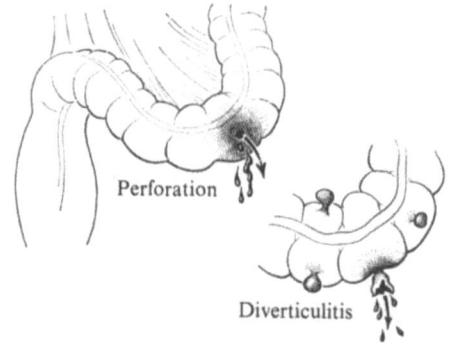

Abb. 383. Links oben: Perforation einer Sigmoiditis. Rechts unten: Diverticulitis mit Perforation

2. Symptome

a) Funktionelle Störungen. Heftiger Schmerz im linken Unterbauch ist das erste Symptom, Erbrechen selten.

b) Sehr schnelle Verschlechterung des Allgemeinzustandes mit hoher Temperatur (39–40°), Pulsbeschleunigung, Leukocytose, sehr bald mit Polynucleose, septischer Schock, Nierenversagen!

c) Bei der klinischen Untersuchung dominiert die Bauchdeckenspannung im linken Unterbauch und bietet somit einen guten Lokalisationshinweis. Es kann ein Pneumoperitoneum durch Gasaustritt aus der Darmperforation bestehen. Ileuszeichen! (Paralytisch durch lokale Peritonitis, mechanisch: Sigmoiditis-Stenose.) Auch gedeckte Sigmablasenfistel (Pneumaturie!).

VI. Peritonitis bei Erkrankungen der weiblichen Genitalorgane (Pelveoperitonitis)

Die Krankheitsbilder sind verschiedenartig:

a) Uterusperforation (entstehend bei Aborteingriffen oder Komplikationen bei einer Uteruscurettage),

b) Zweizeitige Peritonitis. Direkter Eiterausfluß ins Peritoneum durch die Tuben bei eitriger Salpingitis oder Diffusion einer lokalisierten Pelveoperitonitis.

c) Dreizeitige Peritonitis. Ruptur einer Pyosalpinx oder einer vereiterten Ovarcyste.

1. Pyosalpinx-Perforation

a) Funktionelle Auswirkungen. Anfänglich heftiger Schmerz tief im Unterbauch lokalisiert mit Ausstrahlung in die Kreuzbeingegend. Er breitet sich sehr rasch auf das gesamte Abdomen aus, häufig frühzeitiges Erbrechen (paralytisch reflektorischer Ileus).

b) Allgemeinzeichen. Die Temperatur ist sehr rasch erhöht auf 39–40°, einhergehend mit einem Schockzustand: Puls beschleunigt, fadenförmig; blasses, ängstliches Aussehen; häufig Unruhe, veränderter Gesichtsausdruck: Facies abdominalis bzw. Facies peritonealis (typisch für Peritonitisschock!).

c) Körperzeichen. Die Bauchdeckenspannung ist auch hier klinisch das Hauptzeichen, überwiegend im Unterbauch. Die Vaginaluntersuchung ist sehr schmerzhaft, das Beckenperitoneum beiderseits verklebt und verquollen, der Uterus fixiert, sehr schmerzhaft beim Portio-Schiebeversuch.

d) Ätiologische Analyse.
– Der tief lokalisierte Schmerz, die Bauchdeckenspannung und der deutliche vaginale Berührungsschmerz des Uterus.
– Anamnestische Hinweise: vorausgegangene Abort-Eingriffe, vorausgegangene Salpingitiden.
– Infektionsbild: Fieber, Leukocytose mit Polynucleose.

2. Tubargravidität

Ca. 98% der extrauterinen Graviditäten sind Tubargraviditäten. Kommt es zur Ruptur der Tube, so findet sich in der Frühphase das Bild des akuten Abdomens, zu dem später die Anzeichen eines hypovolämischen und peritonealen Schocks hinzutreten.
Gesichert ist die Diagnose, wenn in Narkose eine *Douglas*punktion vorgenommen wird, bei der Blut und Coagel aspiriert werden. In Frühfällen kann dieser Nachweis jedoch negativ ausfallen. Dann ist eine Laparoskopie vorzunehmen, um die Diagnose zu sichern. Bei der akuten Tubarruptur muß eine notfallmäßige Laparotomie vorgenommen werden.

VII. Atypische Formen akuter Peritonitis

Die Kenntnis der typischen symptomatischen Formen ist wichtig, da eine Peritonitis gelegentlich ein maskiertes Bastardbild zeigt, das sich nur schwer erkennen und deuten läßt. Das ist der Fall bei:

a) *Gangränösen Prozessen* des Wurmfortsatzes oder der Gallenblase.
Hierbei imponiert klinisch die starke Beeinträchtigung des Allgemeinzustandes. Der begleitende Schmerz bei der Untersuchung des rechten Unterbauches oder des rechten Oberbauches unter dem Rippenbogen erlaubt aber die Diagnose einer Peritonitis und damit die Indikation einer

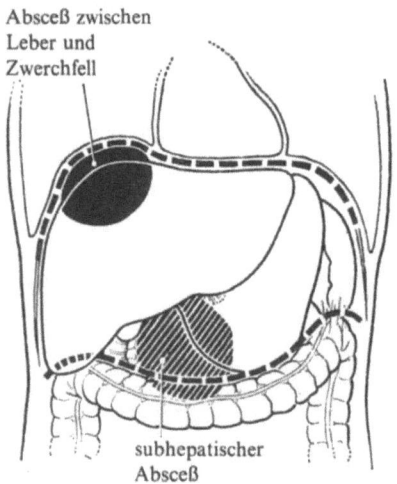

Abb. 384

D. Absceßbildungen im Abdomen

Das Fieber, der Gesichtsausdruck und die Blutbildveränderungen weisen häufig auf das Bestehen dieser Eiterung hin. Bei tief gelegener Absceßansammlung kann die Lokalisation schwierig sein.

Dies ist besonders der Fall bei subphrenischen Abscessen, die sich zwischen der Zwerchfellkuppe und dem Quercolon ansammeln.

Für die Praxis sind zwei *topographische* Formen von Bedeutung:
— der supra-hepatische Absceß (zwischen Leber-Oberfläche und Zwerchfell) und
— der sub-hepatische Absceß (Abb. 384 und 385).

Beachte Vorgeschichte, Voroperationen!

Drei Hauptursachen (Abb. 386):
— Perforiertes Gastro-Duodenal-Ulcus,
— subhepatische Appendicitis (häufig auch retrocoecal),
— entzündliche Veränderungen (Gallenblasen-Gallenwegsbereich) im späteren Entwicklungsstadium.

Wenn die Anfangsaffektion unerkannt bleibt, verhindern im allgemeinen Verklebungen und Umhüllungen durch Nachbarorgane die Entwicklung zur freien, diffusen, generalisierten Peritonitis, es entsteht ein

erforderlichen Notoperation zu stellen, selbst bei fehlender Bauchdeckenspannung! Die *putride* Peritonitis bei Appendicitis ist daher im allgemeinen die Folge einer Perforation einer gangränös entzündeten Appendix. Schmerz und Bauchspannung bzw. Druckschmerz im rechten Unterbauch weisen auf den schwer bedrohten Allgemeinzustand durch diese Appendicitisform hin.

b) Im übrigen beeinflußt *das Lebensalter* sehr deutlich das Krankheitsbild und den Krankheitsverlauf (Beispiel: Altersappendicitis, Colon-Diverticulitis).

1. Im Alter gibt es *abgeschwächte atypische Verlaufsformen* durch:
— abgeschwächten Anfangsschmerz,
— langsame Veränderung des Allgemeinzustandes,
— schleichenden Meteorismus,
— mehr Abwehrspannung als Bauchdeckenspannung, unabhängig von der Peritonitis-Ursache.

2. Beim Kind ist die Ursache fast immer eine Appendicitis, häufig unter dem Bilde einer Toxinämie.

3. Im Verlauf von Cortison-Behandlungen können Perforationen im Verdauungstrakt provoziert werden, larviert auftreten und verlaufen.

4. Schließlich ist auch noch eine Perforation des Dünndarmes als Komplikation eines Typhusfiebers möglich.

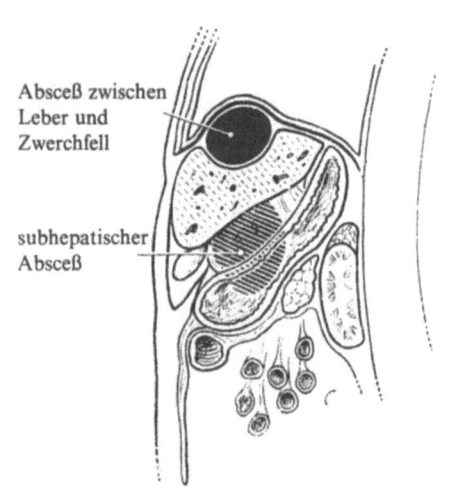

Abb. 385

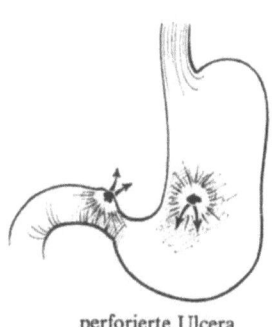 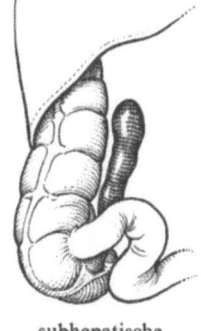 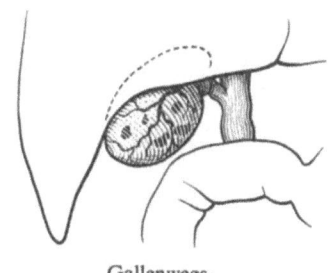

perforierte Ulcera — subhepatische Appendicitis — Gallenwegsaffektionen

Abb. 386

Primärabsceß; oder aber *postoperativ* auftretend nach Eingriffen bei eitrigen Prozessen, auf dem Boden einer *Nahtinsuffizienz* nach Magen-Darm-Resektion: postoperative lokale Peritonitis, Absceßbildung.

Das klinische Bild ist das einer schweren Eiterung:
- Reduzierter Allgemein- und Kräftezustand, fahler Gesichtsausdruck, trockene Zunge, starkes Schwitzen;
- hohes Fieber oder septische Fieberkurven (oscillierende Fieberkurve, „Sägezacken"-Fieberkurve). Häufig durch Antibiotica-Therapie maskiert, kommt es zu erneutem Fieberausbruch nach Absetzen der Antibiotica;
- deutliche Leukocytose mit Polynucleose.

I. Affektionen im rechten Oberbauch (zwischen Leber und Zwerchfell) — Subphrenischer Absceß

Die funktionellen Auswirkungen lenken die klinische Aufmerksamkeit zunächst auf den Thorax: stichartige Schmerzen, pleuro-pulmonal-basale Reaktion, trockener Husten, Hustenreiz, Aufstoßen: das sog. *Zwerchfellsyndrom* (Abb. 387).

Die klinische Untersuchung deckt basal eine Dämpfung auf, die auf einen Pleuraerguß hinweist, manchmal mit einigen Besonderheiten: der Oberrand der Dämpfung ist nach oben konvex, die Leber nach unten verdrängt (Abb. 388).

Bei allen eitrigen Prozessen im abdominothorakalen Bereich muß von vornherein an eine subphrenische Eiteransammlung gedacht und folgendes abgeklärt werden:
- Ätiologie und
- Röntgenbefunde.

Eine genaue Analyse der Anamnese ergibt wichtige Hinweise: eine zurückliegende, anfangs heftige Schmerzattacke, die auf Ulcusperforation, eine Gallenwegsaffek-

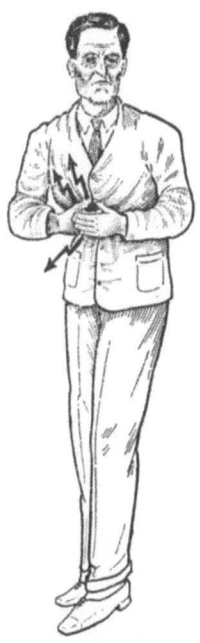

Abb. 387

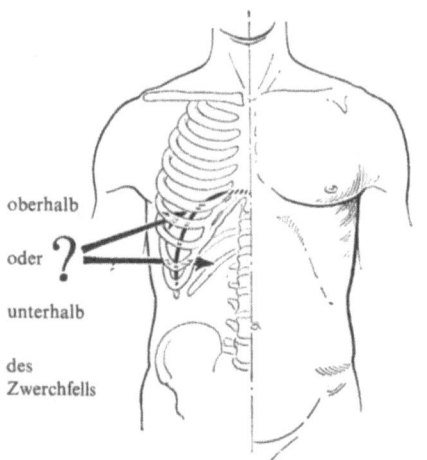

Abb. 388. Es kann schwierig sein, eine Eiteransammlung unterhalb des Zwerchfells (subphrenisch) oder am Leberunterrand (subhepatisch) zu lokalisieren, zumal bei diesen eitrigen Prozessen auch reaktive Pleuraergüsse (oberhalb des Zwerchfelles) auftreten können

tion oder eine Appendicitis schließen lassen.

Die *Röntgenuntersuchung* des Thorax und des Abdomens (streng a.p. und seitlich mit Zwerchfelldurchleuchtung und Prüfung der Zwerchfellbeweglichkeit) zeigt folgendes:

1. Bei den flüssigen Absceßbildungen
— eine kuppelförmige Anhebung des Zwerchfells, das Zwerchfell ist unbeweglich, weil entzündlich paralysiert;
— eine topographisch nach oben konvexe Verschattung unter dem Zwerchfell;
— auf der rechten Seite ist die Leber verdrängt nach unten, auf der linken Seite ist die Herzspitze angehoben und die physiologische Magen-Luftblase nach unten abgewichen.

2. Bei gasförmiger Absceßbildung sind die Röntgenbilder charakteristisch: beim stehenden Patienten zeigt sich unterhalb

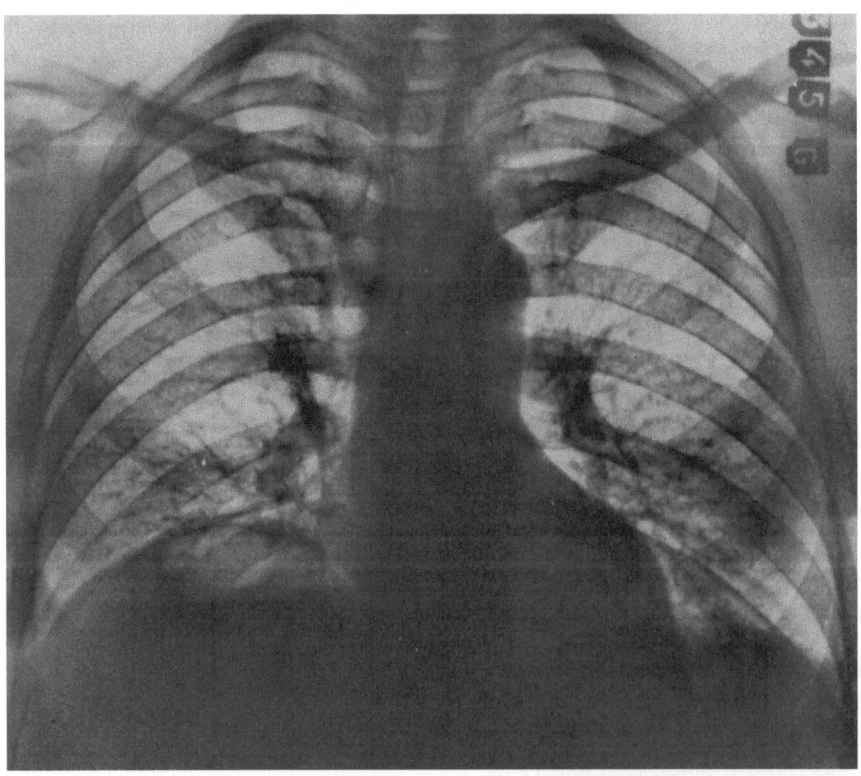

Abb. 389. Subphrenischer Absceß. Beachte den horizontalen Flüssigkeitsspiegel unter dem Zwerchfell. Darüber Gasansammlung, die von der Kuppel des Zwerchfells umhüllt wird

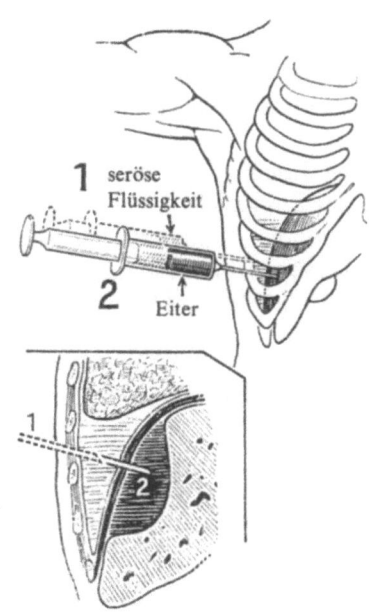

Abb. 390. Die Nadel dringt zuerst durch die Schicht des Pleuraergusses, bevor sie durch das Zwerchfell den Absceßsack trifft

der Zwerchfellkuppel eine helle Luftsichel über einem horizontal verlaufenden Flüssigkeitsspiegel (Abb. 389).

3. Die röntgenologische Aufdeckung des Abscesses kann schwierig sein, da die Absceßhöhlen klein sind, nach hinten gelagert, oder weil ein gleichzeitig mitbestehender reaktiver (sympathischer) Pleuraerguß das Röntgenbild verzeichnet.

Die seitlichen Röntgenbilder und die Röntgen-Schichtaufnahmen sind sehr nützlich für die Lokalisation einer subphrenischen Ansammlung und für die Indikationsstellung bzw. Operationstechnik, da chirurgische Behandlung (Drainage) erforderlich ist.

Eine *exploratorische Punktion* ist das letzte Element im diagnostischen Verfahren. Sie wird unmittelbar vor dem chirurgischen Eingriff vorgenommen, wobei der Einstich entsprechend der röntgenologischen Lokalisation erfolgt (Abb. 390).

Typischerweise wird zunächst oberflächlich seröse Flüssigkeit und erst in dem tieferen Abschnitt Eiteransammlung aspiriert. Nicht selten wird aber auch sofort Eiterflüssigkeit anpunktiert. In diesen Fällen ist es dann schwierig, die Eiteransammlung oberhalb oder unterhalb des Zwerchfells zu lokalisieren.

Beachte: Das negative Ergebnis einer Probepunktion schließt nicht einen dennoch vorliegenden, verfehlten Absceß aus!

Der Spontanverlauf ist von ernster Natur:

— Absceßdurchbruch durch das Zwerchfell in die Pleura oder in die Bronchien (eitrige Bronchusfistel, Abhusten von eitrigem Sekret),

— metastatische Absceßbildungen in anderen Organen.

Ohne chirurgische Entlastungstherapie treten tödliche Komplikationen auf.

II. Subhepatischer Absceß

Er ist leichter zu lokalisieren:

— Die Symptome lenken hier die Aufmerksamkeit mehr auf das Abdomen: Erbrechen, Oberbauchschmerzen rechts, Magen-Darmstörungen (septische Dyspepsien), gestörte Darmtätigkeit;

— bei der *Palpation* tastet man einen Oberbauchtumor von teigiger Resistenz, sehr schmerzhaft, direkt unterhalb der Leber;

— manchmal findet man eine vordere oder seitliche Bauchwandvorwölbung, die in ihrem Zentrum aufgeweicht ist (Absceßfluktuation).

Die *Röntgenuntersuchung* deckt wiederum einen Flüssigkeitsspiegel mit darüberliegender Gasansammlung *unterhalb* der Leber auf. Die Kontrastmitteldarstellung des Magens und des Colons ist diagnostisch nützlich, da sie die Verdrängung dieser Organe aufzeigen kann.

Unbehandelt führt diese Absceßbildung auch zu Komplikationen:

— lokal Eröffnung oder Einbruch in die freie Bauchhöhle oder in ein benachbartes Hohlorgan (Magen, Colon, Leber, Gallenwege);

— allgemein metastatische Absceßbildung im Körper.

III. Andere Absceßlokalisationen, retroperitoneale Entzündungen

Perisplenitischer Absceß. Hierbei sind alle Symptome im linken Oberbauch lokalisiert.

Retroperitoneale Absceßbildung. Tief gelegene, retrogastrale Symptomatik (Pankreasnekrose → Absceß → postoperative Pankreatitis (s. dort).

Insgesamt sind diese Absceßbildungen im Abdomen lokalisierte Eiteransammlungen unterschiedlicher Lokalisation.

Ätiologische Analyse, *klinische* Untersuchung und *Röntgenuntersuchung* ermöglichen die Lokalisation dieser Abscesse in den Ober- und Mittelbauch, wobei auszuschließen ist:

1. Eitrige Ergußbildung in der Pleura oberhalb des Zwerchfells;

2. Absceßbildung unterhalb des Mesocolons (Unterbauch), nach stumpfem Bauchtrauma gedeckte Darmruptur (s. dort).

3. Perinephritische Phlegmonbildungen außerhalb der Peritonealhöhle in der Nierenloge (s. Abb. 641 ff.).

Ileus (Darmverschluß)

Dieses durch Stuhl- und Windverhaltung gekennzeichnete Syndrom hat verschiedene klinische Aspekte, auf verschiedenen *Ursachen* beruhend (Abb. 391):

— funktionell: Paralyse der Darmwand;
— mechanisch: Behinderung der Darmpassage.

Die Klinik wird mitbestimmt durch die Höhe bzw. Lokalisation der Ileusursache im Darm und vom Typ des Hindernisses im Darmverlauf.

Die *Diagnostik* verläuft in *drei Etappen* (Abb. 392):

— Erkennen der Ileussymptome;
— Präzision des Ileus-Typs und der Ileus-Lokalisation
— und, wenn möglich, der Ileus-Ursache.

Dieses ist häufig erst nach Eröffnung der Bauchhöhle möglich.

A. Ileus-Syndrom

Charakteristika: 1. funktionelle Trias, 2. Veränderung des Allgemeinzustandes, 3. klinische Untersuchungsbefunde.

1. Drei funktionelle Störungen

a) *Abdominalschmerz*, anfangs mehr oder weniger stark, von wechselnder Intensität, entwickelt sich durch mehr oder weniger kolikartige und anhaltende Schmerzkrisen als Hinweis auf die gesteigerte Darmperistaltik gegen das Hindernis (Stenose-Peristaltik), daher Dauerschmerz.

b) *Erbrechen*, mehr oder weniger früh und häufig (je nach Lokalisation und Typ), entsprechend Erbrechen von galligem oder fäkulentem Mageninhalt.

c) *Stuhl- und Windverhaltung.*

Abb. 391. Hauptursachen des mechanischen und dynamischen Ileus

I. *Mechanischer Ileus*
(subakut-schmerzhafter Verlauf, besonders bei Strangulation!)
A) *Occlusionsileus oder Obturationsileus* (ohne Mesenterialbeteiligung)
Häufigste Ursachen und Beispiele:
1. Tumor
2. Striktur — Briden
3. Gallenstein
4. Würmer-Konvolute
5. verschluckte Fremdkörper
B) *Strangulationsileus* (Einklemmung, Abschnürung von außen mit Mesenterialbeteiligung = Primäre Zirkulationsdrosselung, daher akutes Bild) Sofortoperation!
Häufigste Ursachen und Beispiele:
1. Verwachsungsstränge, *Meckel*sches Divertikel
2. Incarceration (Bruchpforten, Zwerchfellbrüche, Röntgenuntersuchung: Enterothorax?!)
3. Invagination
4. Volvulus

II. *Dynamischer oder funktioneller Ileus (paralytischer Ileus)*
(stadienhafter Ablauf, Begleitstörung und Folgezustand anderer primärer Grundkrankheiten)
A) *Primär paralytischer Ileus*
Häufigste Ursache:
1. Peritonitis!
2. Darmischämie — Darmgangrän (Mesenterialthrombose — Embolie)
3. Durchwanderungsperitonitis (verschleppter mechanischer Ileus!)
B) *Sekundär paralytischer Ileus* (Neurogen — reflektorisch — spastisch)
1. Postoperative Darmatonie — postoperativer Ileus (hypokaliämischer Ileus nach Erbrechen und Blutverlust)
2. retroperitoneale Prozesse (Wirbelsäulen-, Nierenverletzung, Hämatome)
3. reflektorische Darmatonie bei Gallen-Nierenkolik
4. intraabdominale Blutung (extrauterine Gravidität), Trauma
5. Allgemein-Intoxikationen, Stoffwechselstörungen

III. *Gemischter Ileus* = Kombination von mechanischen und funktionellen Faktoren
1. Ileus e Graviditate
2. Gallensteinileus
3. stumpfes Bauchtrauma mit Darm-Mesenterialhämatom u. a.

Abb. 392. *Ileus:* Ätiologische Analyse und Diagnostik

Anamnese:
Laxantien-Abusus? Stuhl — Windverhaltung?
Vorbefunde: Röntgen (Ulcus, Cholelithiasis)
Verstärkte Obstipation während der Gravidität?
Voroperationen (Operationsnarben), Trauma.
Allgemeinzustand: Peritonitis — Schmerz:
Qualität — Lokalisation — Entwicklung — Verlagerung — Wanderung (kolikartig ohne Abwehrspannung oder bleibender Schmerz mit Bauchdeckenspannung?)
Peritonitiszeichen — paralytischer Ileus?
Kreislauf: (Puls, Blutdruck, Anämie?) Fieber, Leukocytose?
Exsikkation (trockene Zunge?)
Erbrechen: (reflektorisch oder Überlauf) wann — wie oft — welche Beschaffenheit?
Heller Magensaft, gallig, fäkulent, „Miserere"? (Magensonde!) Labordiagnostik! Elektrolyte (Kalium).
Inspektion: Bruchpforten (Incarceration) Operationsnarben — (Adhäsionsverdacht) Darmsteifungen? Meteorismus?
Röntgen — Abdomenleeraufnahme: Spiegelbildung? Luftsichel? Aerocholie?
Palpation: Tumor? rectal bimanuelle Untersuchung! Bauchdeckenspannung? Douglas-, Peritonealschmerz?
Auskultation: Hyperperistaltik = Stenosegeräusche (bei mechanischem Ileus im Frühstadium!) „Totenstille" im Abdomen (paralytischer Ileus)
N.B. Sekundäre Paralyse im Spätstadium nach Erschöpfung — Erschlaffung des Darmes bei verschlepptem, primär mechanischem Ileus — Durchwanderungs-Peritonitis!

2. Veränderungen des Allgemeinzustandes

Wechselnd je nach Mechanismus und Lokalisation des Ileus, hoher, tiefer, Dünn- oder Dickdarmileus. In einigen Fällen ist der Allgemeinzustand nur wenig verändert, in anderen Fällen sofortiger Schockzustand mit Veränderung des Gesichtsausdruckes, Pulsbeschleunigung, Blutdruckabfall, auf das schwere Ileus-Krankheitsbild hinweisend. Dieses spielt sich pathophysiologisch ab:
1. *anatomisch:* Überdehnung des Darms mit Gefahr der Darmgangrän;
2. *biologisch:* Störungen des Flüssigkeits- und Elektrolythaushaltes durch das Erbrechen, verstärkte Darmsekretion, gestörte Transsudation und Rückresorption in Darm und Bauchhöhle.

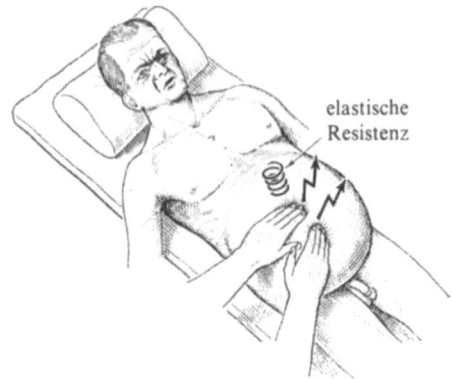

Abb. 393. Schmerzen bei der Palpation: Elastische Resistenz der Bauchdecken

3. Klinische Zeichen

Bei der *Inspektion* bemerkt man:
— aufgetriebenes Abdomen mit Meteorismus, lokalisiert oder diffus;
— deutlich verstärkte Peristaltik (Hyperperistaltik des Darmes, manchmal sichtbar als Darmsteifungen, auslösbar bei Abklopfen oder völliges Fehlen bei durch Überdehnung erschlafftem Darm).
Die Palpation stellt eine elastische Resistenz von bestimmter Begrenzung fest (Abb. 393).
Dabei wird kontrolliert, ob eine Bauchwandspannung besteht oder ein umschriebener druckschmerzhafter Punkt, der von großer Bedeutung ist.
Immer müssen alle möglichen Bruchpforten kontrolliert werden, um eine eingeklemmte Hernie auszuschließen oder zu erfassen [bei Hernien mechanischer Ileus vom Occlusions- oder Strangulationstyp (vgl. Abb. 401 und Kapitel Hernien, Abb. 342)].
Bei der *Perkussion:* Tympanie, lokalisiert oder generalisiert, manchmal auch eine Dämpfung, die auf Flüssigkeitsansammlung in den Darmschlingen bei gleichzeitigem Peritonealerguß hinweist.
Die Auskultation des Abdomens ergibt hydroaerische Geräusche (Mischung von Luft und Flüssigkeit im Darm), Gurgelgeräusche, manchmal im Gegensatz dazu aber auch ein völliges Fehlen der Darmgeräusche („Totenstille" im Bauch).

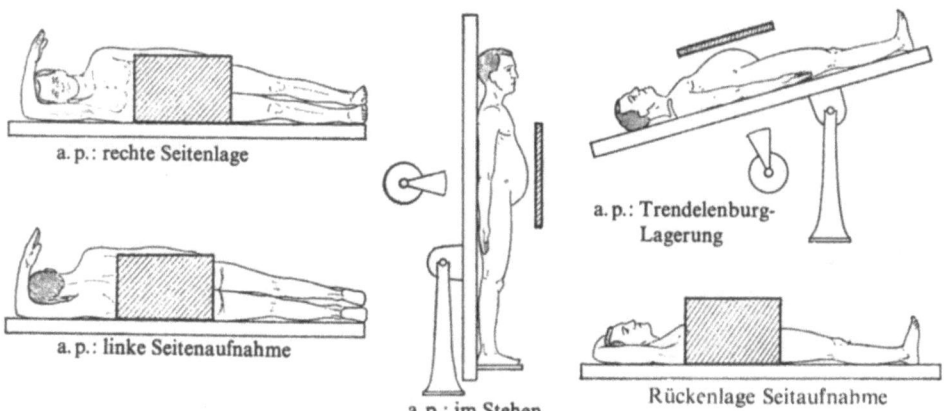

Abb. 394

Die *rectale und vaginale Untersuchung* vervollständigen die klinische Untersuchung auf der Suche nach einem Tumor, der den Darm obturiert oder von außen komprimiert. (Unterscheide: Obturations- und Occlusions-Ileus.) Manchmal auch bedingt durch Douglasabsceß etc. (s. unten, Ileusursachen).

4. Pathophysiologie

Wenn man hauptsächlich den Verschlußileus in Betracht zieht — ohne dabei den Gefäßfaktor bei einer Strangulation mitzuberücksichtigen —, bestehen die humoralen Auswirkungen der Occlusion aus *drei* Faktoren:
 1. Einer Dehydratation ausgedehnten Maßes (Flüssigkeitsverlust) durch gestörte Resorption bei gleichzeitiger Transsudation des Darms in den Darmschlingen oberhalb des Hindernisses, in welchem sich beachtliche Mengen von Flüssigkeit ansammeln, und durch das Erbrechen, wodurch Flüssigkeitsverluste von mehreren Litern pro Tag entstehen;
 2. ein gleichzeitiger Elektrolytverlust, in erster Linie von Chlor, Natrium und Kalium (Elektrolytgehalt der Darmflüssigkeit!);
 3. eine Abmagerung mit Eiweißverlust wegen der gestörten Nahrungsaufnahme.
Diese drei Faktoren wirken sich auf die zirkulierende Blutmenge aus, woraus Hypovolämie, Hämokonzentration und Elektrolytverlust im intracellulären und extracellulären Flüssigkeitsraum resultieren.

Klinisch sind zu beachten: ausgedehnte, halonierte Augen, trockene Zunge, Hautfältelung (beim Abheben der Haut) wegen des fehlenden Turgors deutlich sichtbar.

Biologisch ist eine genaue Untersuchung des Elektrolyt- und Flüssigkeitshaushaltes erforderlich durch eingehende Laboruntersuchungen, insbesondere auch Untersuchung des Säure-Basen-Haushaltes.

Der Flüssigkeitsverlust und der Wassermangel wirken sich in erster Linie auf den Hämatokritwert aus, dessen Erhöhung auf eine Blutverdickung hinweist. Das Ionogramm zeigt typische Elektrolyt- und Säurebasenhaushalts-Störungen, besonders bei den fast immer mitvorhandenen Nierenfunktionsstörungen (Harnstofferhöhung!).

Die *Röntgenuntersuchung* ist in jedem Fall für die Beurteilung und Bestätigung des Ileus, der Ileuslokalisation und des Schweregrades unerläßlich (Abb. 394, 395 und 396).

Das röntgenologische Standardverfahren ist die Anfertigung einer *Abdomen-Leeraufnahme*, nach Möglichkeit im Stehen in a.p.-Aufnahme. Dabei zeigen sich im allgemeinen typische Spiegelbildungen (Ansammlungen von Flüssigkeit und überschichteter Gasanreicherung) in dem überdehnten Darmabschnitt. Durch Vergleichsaufnahmen können damit weitgehend Ursache und Lokalisation des Ileus ausfindig gemacht bzw. analysiert werden. Ergänzende Röntgenaufnahmen: Seitenlage links/rechts und in Kopftieflage (Abb. 394). Wenn mit den Leeraufnahmen die Zweifel über Lokalisation und Ursache nicht geklärt werden können, ist eine retrograde Kontrastmittelfüllung erforderlich. Sie erlaubt in erster Linie, die Beschaffenheit und die Durchgängigkeit des Colons festzustellen.

Beachte: Niemals orale Kontrastmittelverabfolgung, d.h., *vor* dem Ileushindernis, Kontrastmittelverabfolgung immer transanal, aboral.

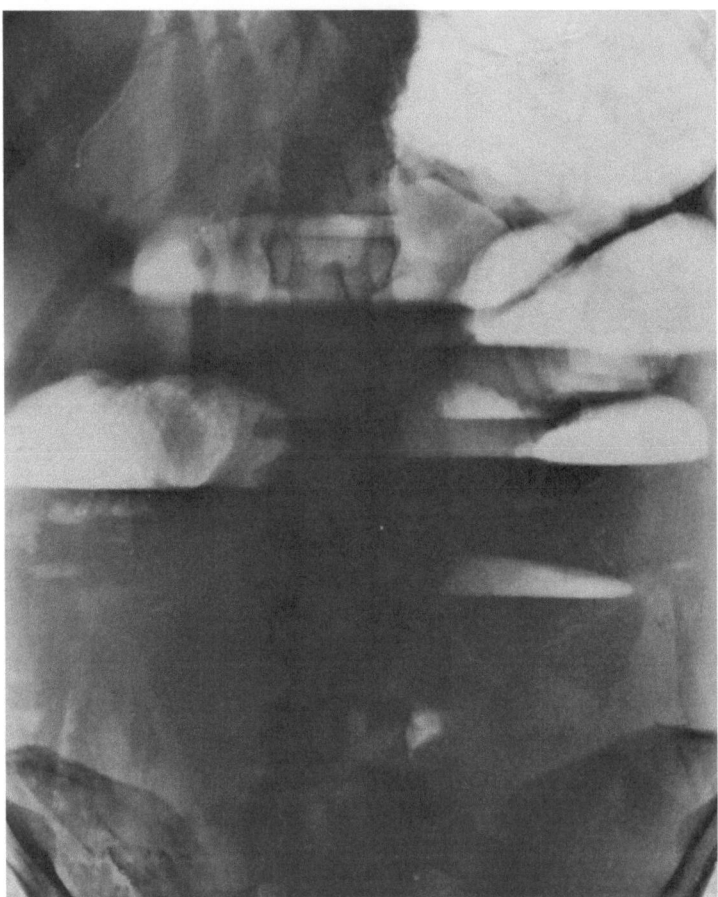

Abb. 395. Röntgenleeraufnahme des Abdomens im Stehen bei mechanischem Ileus des Dünndarms: Beachte die ausgedehnten Darmschlingen mit Gassicheln über dem horizontalen Flüssigkeitsspiegel

B. Lokalisation der Ileus-Ursache

Hohe Lokalisation: Dünndarm-Ileus.
Tiefe Lokalisation: Dickdarm-Ileus.

I. Dünndarm-Ileus

Er kann häufig schon auf Grund des *klinischen Bildes* vermutet werden: akutes Erscheinungsbild, insbesondere mit *frühem* Erbrechen und Veränderung des Allgemeinzustandes, heftige Schmerzen, diskreter Meteorismus, flacher Bauch.

Die *Röntgenuntersuchung* zeigt bei der Abdomen-Leeraufnahme zahlreiche kleine Spiegelbildungen, schicht- und stufenweise angeordnet, orgelpfeifenähnlich, ohne Zusammenhang und ohne Distensionszeichen des Colons (Abb. 397 und 398); geblähte Dünndarmschlingen, erkennbar an den *Kerckring*schen Falten, im Gegensatz zu dem Haustrierungsbild beim Colon! Evtl. Kontrastmittelfüllung zeigt leeres Colon.

Diese *isolierten* Dünndarm-Occlusionen sind immer mechanisch bedingt mit rascher Darmwandschädigung und frühen Elektrolytstörungen. Sie stellen eine absolute Indikation für die chirurgische Nottherapie dar.

II. Dickdarm-Ileus

Er zeigt *klinisch* im Anfangsstadium ein verschleiertes Bild: Spätes oder sogar fehlendes Erbrechen, Allgemeinzustand

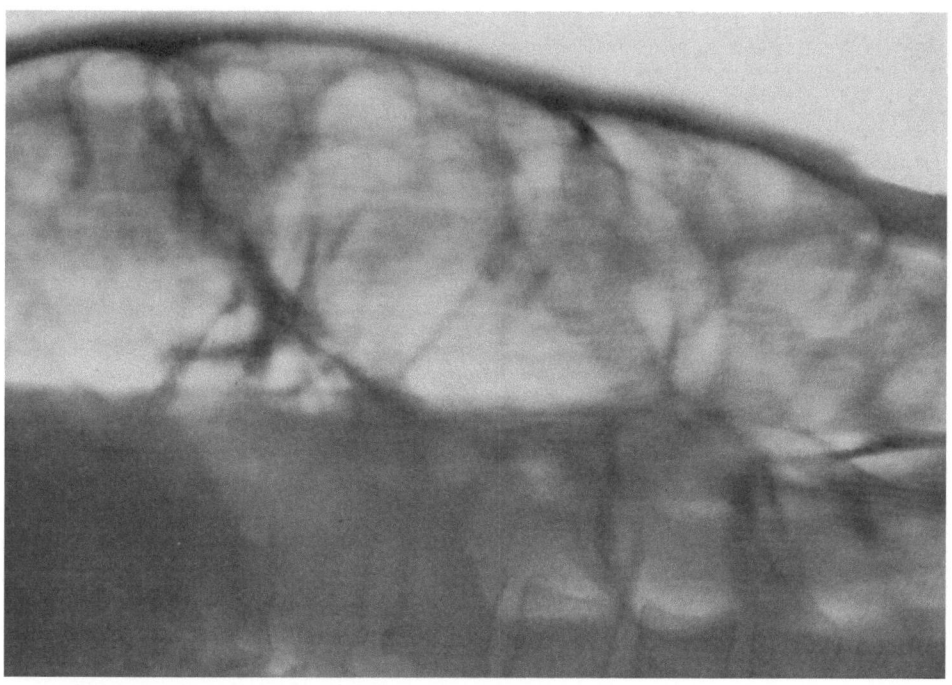

Abb. 396. Röntgenaufnahme des Abdomens — Seitenaufnahme im Liegen — bei Occlusionsileus des Dickdarms. Gasförmige Ausdehnung über Flüssigkeitsspiegeln

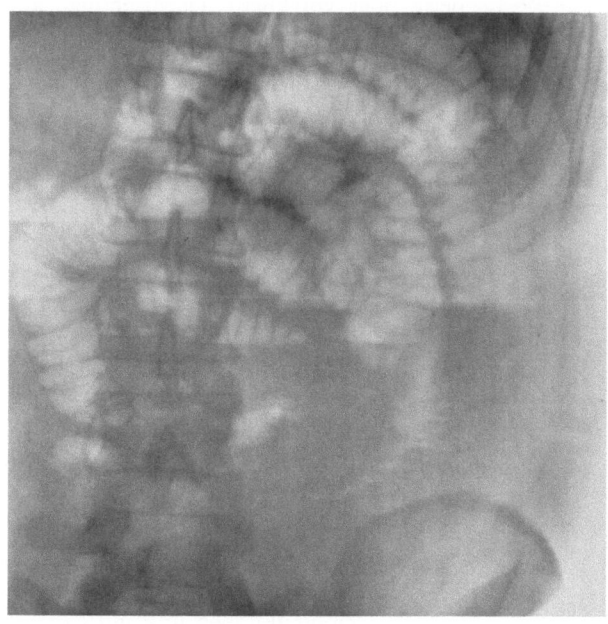

Abb. 397. Abdomenleeraufnahme: Diffuser Dünndarmileus. Beachte Dünndarmquerfältelung (*Kerckring*sche Falten), „spiralförmige Fächerung"

lange Zeit unverändert, diskrete Schmerzen, voll ausgeprägter Meteorismus entsprechend der Colonstenose. Die rectale oder vaginale Untersuchung deckt häufig einen tiefliegenden Tumor, z.B. Rectum-Carcinom, auf.

Röntgen-Abdomen-Leeraufnahme. Beachtliche Erweiterung und Gasbildung im Bereich des Colon mit deutlicher Haustrierung, vereinzelt Spiegelbildungen, mehr hoch als breit.

Der *Kontrastmitteleinlauf* bestätigt das Colonhindernis und zeigt deutlich Sitz und Tiefe der Occlusion, z. B. exzentrische Einkerbungen beim Sigma (Abb. 399 und 400, spiralförmige Stenose bei Sigmavolvulus).

C. Ileus-Ursachen

(Funktionell-dynamische und mechanische Occlusionen)
Sie müssen sobald wie möglich geklärt werden, da davon die therapeutischen Konsequenzen abhängen (vgl. Abb. 391).

I. Funktionell-dynamischer Ileus

Der funktionelle Ileus (paralytischer Ileus = Störung, Lähmung der Darmfunktion) entwickelt sich sukzessive ohne große Schmerzen. Der Meteorismus ist diffus ausgebildet, immobil, ohne peristaltische Wellen (fehlende Stenosegeräusche!).

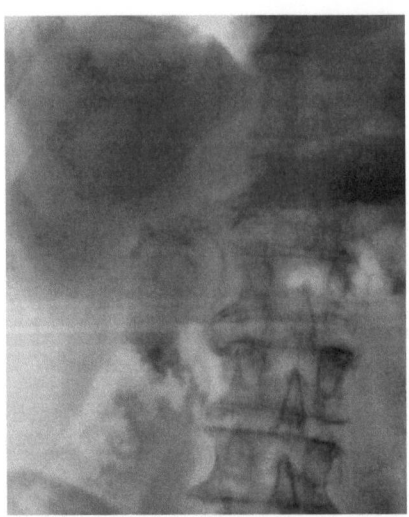

Abb. 398a. Hoher Gallensteinileus: Gallensteinkonkrement im Bulbus duodeni, dadurch komplette Magenausgangsstenose

Die Röntgen-Leeraufnahme vom Abdomen zeigt eine globale Darmerweiterung, und zwar, das ist interessant und wichtig, auch des Colons. Im übrigen würde ein Kontrasteinlauf und die Kontrastdarstellung des Colons dieses unauffällig und ohne Hindernis zeigen.

II. Mechanischer Ileus

Ihm liegen zwei Hauptursachen zugrunde:

1. Strangulation

Beispiel: Brucheinklemmung oder Torsion beim Volvulus (Abb. 401a und b), er ist der gefährlichere Mechanismus, da er auf dem Boden der ischämisch bedingten Darmgangrän *mit* der Occlusion den Ileusschock herbeiführt. Hierbei findet man: heftigen Beginn, frühes und wiederholtes Erbrechen, starke und anhaltende Schmerzen, schnelle Veränderung des Allgemeinzustandes!

Die Untersuchung des hierbei wenig meteoristischen *Abdomens* deckt eine strangulierte oder volvulierte Darmschlinge auf, als schmerzhaften, schlaff elastischen, luftgeblähten Ballon ohne peristaltische Bewegung (*von Wahl*sches Zeichen).

Die *rectale* oder *vaginale Untersuchung* ergibt einen Douglas-Druckschmerz als Ausdruck einer peritonealen Reaktion auf Grund einer hämorrhagisch-serösen Exsudation in die Bauchhöhle.

Die *Röntgenuntersuchung* (Abdomen-Leeraufnahme) zeigt zwei Spiegelbildungen am Fuße der doppelläufigen, eingeklemmten Dünndarmschlinge.

2. Obstruktion, Obturation

(Synonym: *Occlusionsileus*).

Bei der Röntgen-Leeraufnahme in Kopftieflage erkennt man die Verlagerung des Bauchhöhlenergusses zu den tiefergelegenen Zwerchfellkuppen und mit Spiegelbildung fixierte Dünndarmschlingen. Hierbei handelt es sich im allgemeinen um einen Tumor, der sich in das Darmlumen hineinentwickelt oder das Darmlumen (von außen) einengt (Abb. 398b und 402).

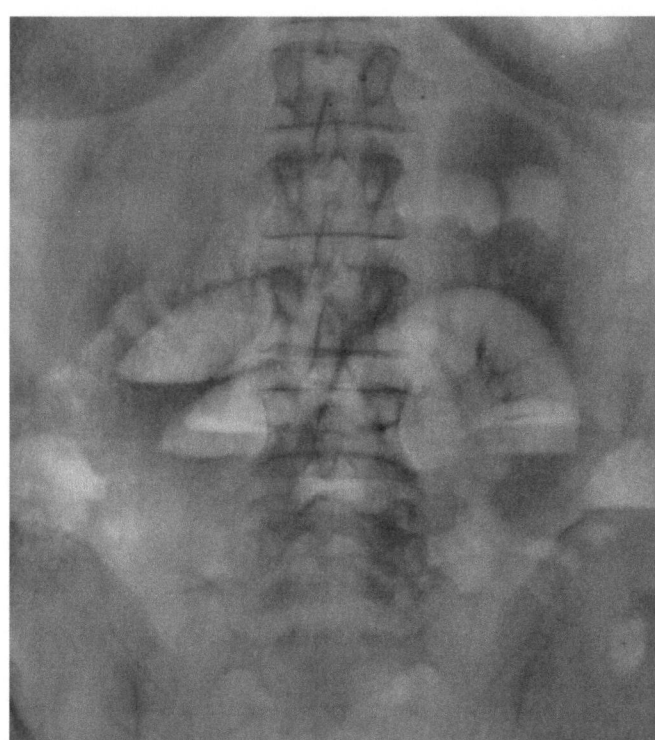

Abb. 398b. Röntgenaufnahme des Abdomens im Stehen bei Occlusion des Dünndarms: Geschichtete Flüssigkeitsspiegel, überschichtet von Gasansammlungen

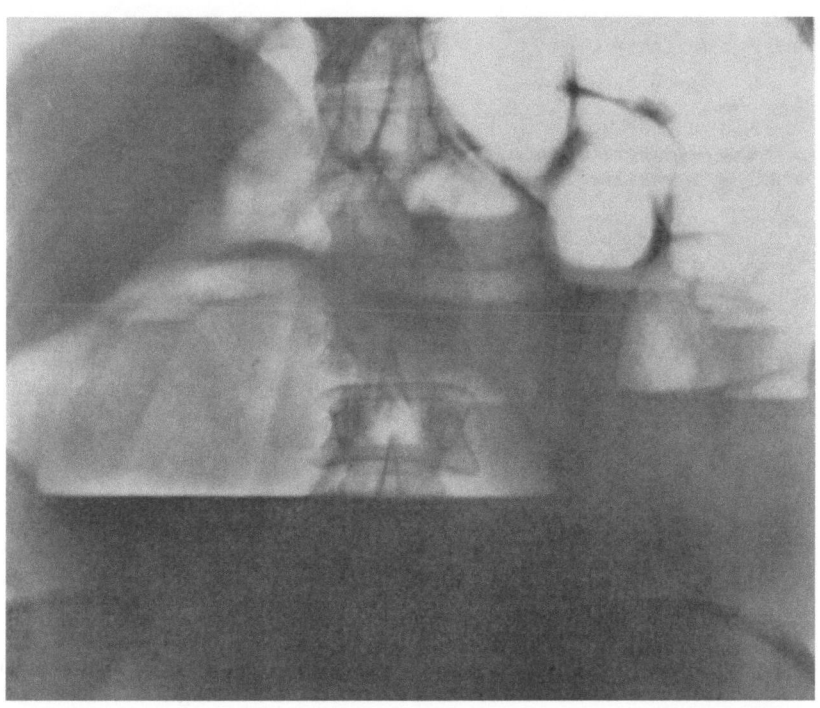

Abb. 399. Volvulus des Coecum: Enorme Überdehnung des Colons mit Flüssigkeitsspiegeln bei Röntgenleeraufnahme des Abdomens im Stehen

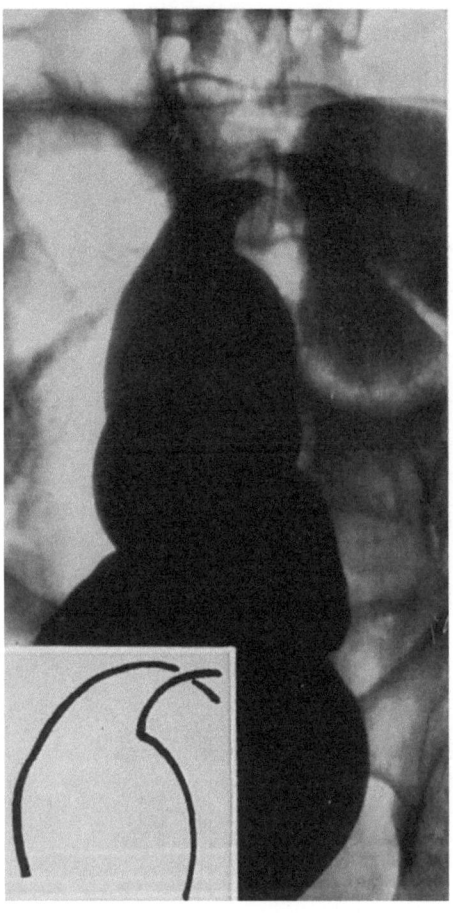

Abb. 400. Sigmavolvulus. Bariumkontrasteinlauf. Die spiralige Darstellung kennzeichnet den Torsionspunkt

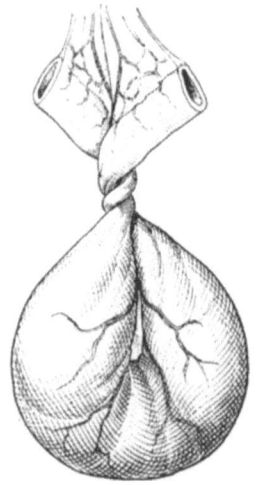

Abb. 401 b. Strangulation durch Torsion (Volvulus)

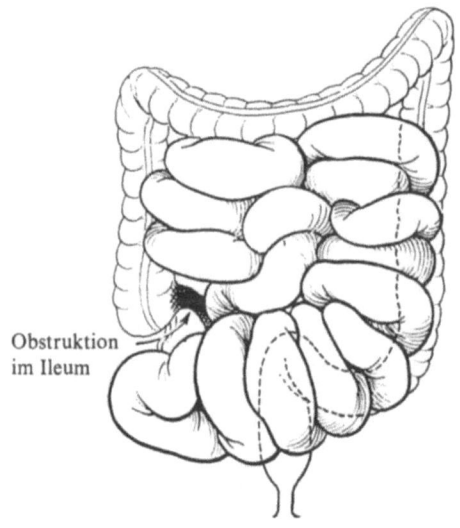

Obstruktion im Ileum

Abb. 402. Darmobstruktion durch Verschluß des Ileum. Oralwärts Dünndarmüberdehnung, das aborale Colon ist schlaff, nicht erweitert („Hungerdarm")

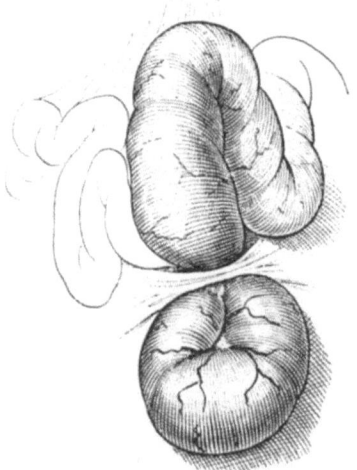

Abb. 401a. Dünndarmstrangulation durch eine Verwachsungsbride

Diese Ileus-Form zeigt ein weniger alarmierendes Bild: *Fehlende Gefäßbeteiligung*, geringe Gangrängefahr, langsame Entwicklung, weniger heftige Schmerzen, anfallsartig auftretend, Allgemeinzustand lange Zeit unverändert, gut sichtbare Auftreibung, diffus ausgeprägt, betont durch gut sichtbare Peristaltikwellen, die manchmal an einem festen Punkt enden,

D. Klinische Formen

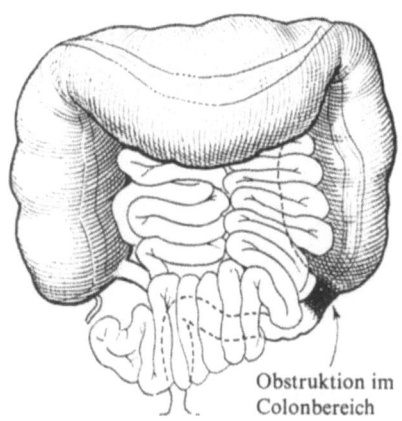

Abb. 403. Obstruktion im Colon-Sigmabereich. Starke Distension des Colons oral der Stenose, aboral schlaffer, kollabierter Darm. Der Dünndarm ist noch nicht von der Distension erfaßt

Schematisiert kommen unter Berücksichtigung des Alters vor allem folgende Occlusionsursachen in Betracht:

1. *Beim Neugeborenen:* Analatresie (Abb. 405), Dünndarmatresien, besonders Duodenalatresie.

2. *Beim Säugling:* Intestinalinvagination (ileo-ileale oder ileo-coecale Invagination des Darmes in den Darm, Abb. 406). Sie gibt sich durch anfallartiges Schreien, Nahrungsverweigerung, Windeln ohne Stuhl zu erkennen. Bei der Untersuchung des Abdomens (bimanuell: rectal und abdominal) versucht man, den Invaginationstumor (Invaginationswulst) zu tasten. Bei der rectalen Austastung haftet Blut am untersuchenden Finger, danach Austritt

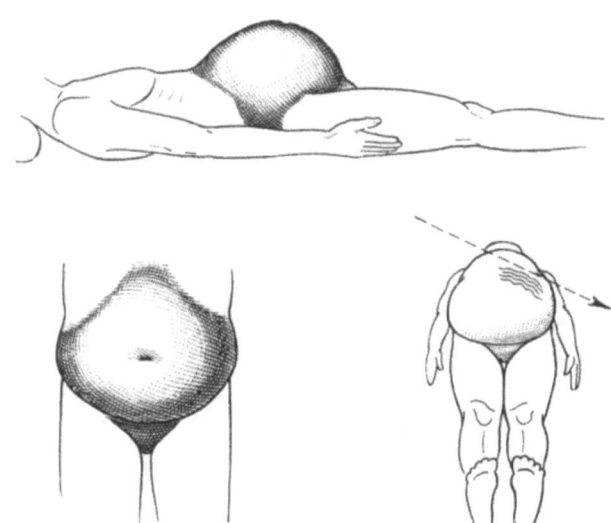

Abb. 404. Ausgedehnte Abdomenauftreibung bei einer Darmokklusion durch Obstruktion. Bemerke die starken, bei dünnen Bauchdecken oft sichtbaren Peristaltikwellen (Darmsteifungen), die zum Hindernis hin verlaufen

dem Sitz des Hindernisses (Abb. 404), besonders gut erkennbar beim Tumor-Patienten mit abgemagerten Bauchdecken. Bei der *Röntgenuntersuchung* mehrere Spiegelbildungen, diffus verteilt (Abb. 395).
Neben dieser schematischen Darstellung gibt es auch *Zwischen- und Mischformen* (z.B. Gallensteinileus, vgl. Abb. 408, 409). In jedem Zweifelsfall ist die exploratorische bzw. diagnostische Laparotomie unumgänglich.

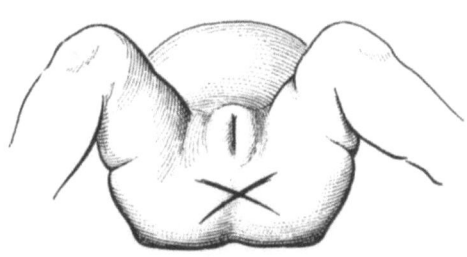

Abb. 405

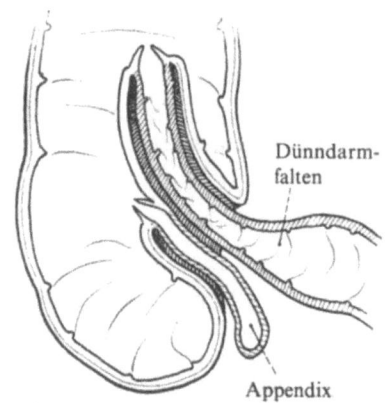

Abb. 406. Ileo-coecale Darminvagination

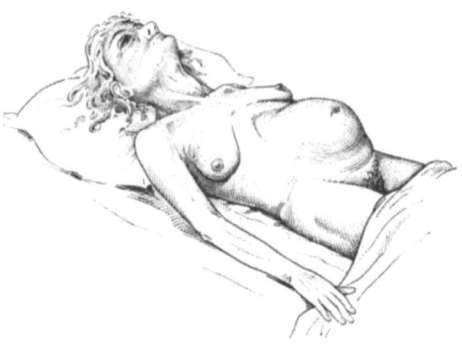

Abb. 408. Gallensteinileus. Ältere Frau. Auftreibung im Mittelbauch. Beachte das Fehlen von Operationsnarben im Gegensatz zur Abb. 410

von blutigem Stuhl aus dem Anus (Rectorrhagie) (Abb. 407).
Beim *Kontrasteinlauf* bestätigt sich die Diagnose durch ein negatives Bild der Invagination: bei Vorderansicht sog. „Kokardenzeichen", bei Profilansicht sog. „Dreizackzeichen".

3. Im *Kindes- und Erwachsenenalter* kann eine Dünndarminvagination auch leicht entstehen bei flottierenden, gestielten, multiplen Dünndarmpolypen, die hierdurch zur Einstülpung, gerade auch wegen der nichtfixierten, beweglichen Lage des Dünndarmes, disponieren.

5. *Beim Alterspatienten* sind das Rectum- und Sigmacarcinom die häufigsten Ursachen für eine Obstruktion oder Occlusion mit vorausgegangenen Subileus-Zuständen, diffusem Meteorismus und Hyperperistaltik. Manchmal kann der Tumor rectal getastet werden, im Falle eines Rectumcarcinoms.
Bei der Röntgenuntersuchung durch Kontrastmitteleinlauf zeigt sich ein unregelmäßig konfigurierter Stop mit Einbuchtung der distalen bzw. aboralen Kontrastmittelsäule (vgl. Abb. 482).

6. *Gallenstein-Ileus.* Sehr selten ist die Obliteration des Dünndarmes durch einen Gallenstein, der auf dem Boden einer inneren Fistelbildung (cholecystoduodenale oder cholecystojejunale bzw. cholecystointestinale Fistel) in den Darm gewandert ist. Am häufigsten naturgemäß bei älteren Frauen mit Gallensteinleiden anzutreffen. In seltenen Fällen kann der Stein unter der Bauchdecke getastet werden. Meist wird er jedoch durch die Röntgenuntersuchung entdeckt, wenn sich Gasaustritt bzw. Gasansammlung in den Gallenwegen zeigt (Aerochylie!) (Abb. 409b). Weitere sichtbare Konkremente im Bereich der Gallenblase oder das Wandern eines verdächtigen Steinschattens erhärten den Verdacht.

In all diesen Fällen beachte man wichtige Hinweiszeichen: Bauchnarben mit der Möglichkeit von inneren Verwachsungssträngen oder Bridenbildungen (Abb. 410). Reduzierter Allgemeinzustand mit Fieber und Leukocytose weist auf einen entzündlichen Prozeß hin, der zur Darmocclusion

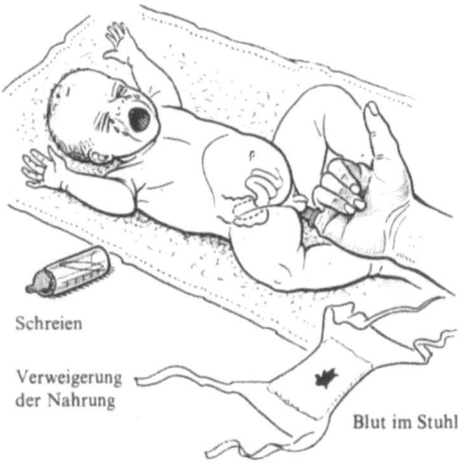

Abb. 407

Klinische Formen

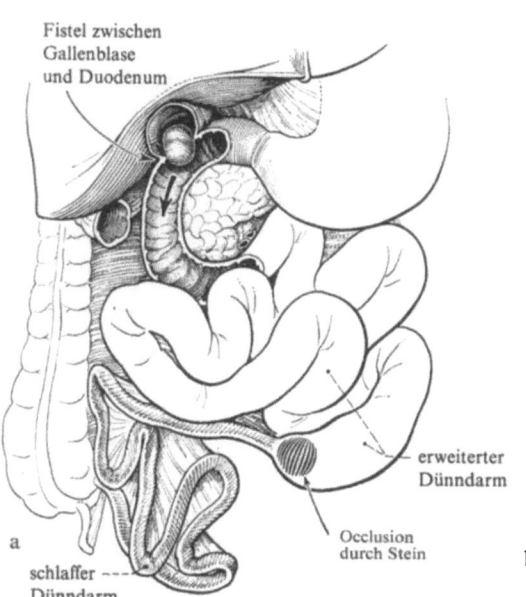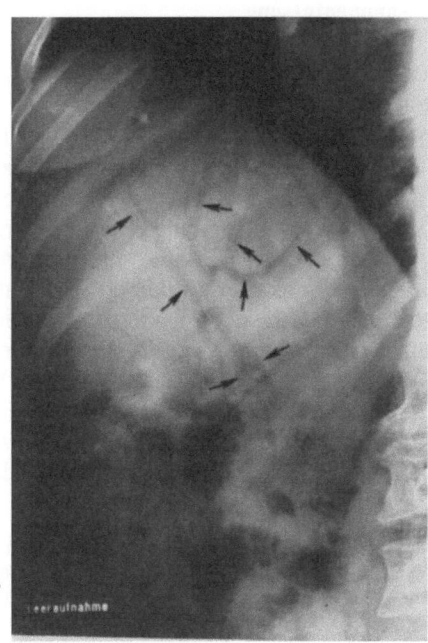

Abb. 409. a Mechanismus des Gallensteinileus („Launischer Ileus"). Der Gallenstein wandert aus der Gallenblase in den Darm über eine cholecysto-enterale Fistel entzündlichen Ursprungs. An irgendeiner Stelle bei spastisch reflektorischer Einklemmung kommt es zu einem Stop. Hieraus erklären sich auch die intermittierenden Schmerzzustände. Beachte die Dünndarmerweiterung oberhalb bzw. oralwärts von der Steinocclusion. b Gallensteinileus. Luftgefüllte (Darmgas) Gallenwege („Aerochylie"). Zwei sich ungünstig auswirkende Mechanismen: Mechanischer Ileus durch Steinverschluß des Darms; paralytischer Ileus durch lokale Peritonitis. (Re. Bild: Rö.-Abdomenleeraufnahme)

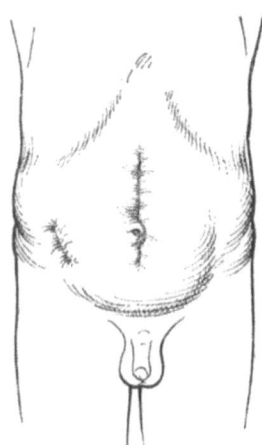

Abb. 410. Operationsnarben der Bauchdecke verlangen immer den Ausschluß eines mechanischen Verwachsungs- bzw. Bridenileus

geführt hat, mit pathogenetisch gemischtem Mechanismus: mechanisch durch Verklebung von Darmschlingen, funktionell durch entzündliche Lähmung der Darmfunktion oder nervalreflektorisch, z.B. bei Nierenkolik, Wirbelsäulenfraktur.

Die verantwortliche Ursache ist nicht selten eine Appendicitis, als häufigste Ursache aller entzündlichen Darmerkrankungen. Es kann aber auch eine Cholecystitis, Sigmoiditis oder eine Entzündung im Urogenitalbereich der Frau im kleinen Becken sein.

In allen Altersstufen möglich ist der Dünndarm-Volvulus, eine Torsion des Darmes in sich selbst, eine Occlusion durch Strangulation (Beteiligung des ernährenden Mesenteriums) mit perakuter Entwicklung. Im Gegensatz dazu verläuft der Sigma-Volvulus subakut (verzögert), weil tiefer lokalisiert: mit subakuten Ileus-Zuständen in der Anamnese, enormer Dilatation, asymmetrisch; der rectale *Kontrastmitteleinlauf* zeigt einen spiraligen Stop am Übergang vom Rectum zum Sigma (s. Abb. 400).

Zusammenfassung

Aus dem komplexen Bild des Ileus ist festzuhalten:

Die funktionelle Occlusion ist zunächst Gegenstand medizinischer und abwartendklärender Behandlung, die mechanische Occlusion verlangt immer den chirurgischen *Soforteingriff* unter differenzierter zeitlicher Indikation („timing"). Wichtig ist die Unterscheidung zwischen Occlusion durch Strangulation und Occlusion durch Obturation. Der Strangulations-Ileus in lokalisierter oder diffuser Form verlangt eine vordringlich notwendige Operation zur Beseitigung des Hindernisses, das den Darm ischämisch bedroht.

Notabene. Das alleinige Anlegen eines Anus praeter, z.B. beim Sigma-Volvulus, wäre von fataler Auswirkung, da die ischämische Auswirkung durch den Volvulus bestehenbleibt.

Der Obturations-Ileus zeigt langsamere Entwicklung mit Veränderung des Allgemeinzustandes und erfordert dann eine palliative Entlastungsoperation, wenn die sofortige Beseitigung der primären Ursache operationstechnisch zu riskant oder unmöglich ist. Die Ableitungs- oder Entlastungs-Umgehungs-Operationen bestehen in:

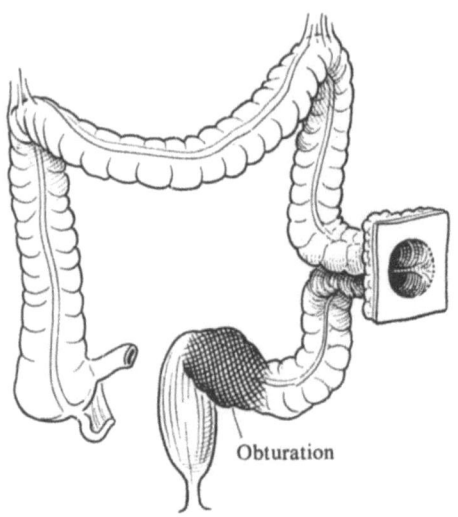

Abb. 412. Doppelläufiger Anus praeter naturalis zur Ausschaltung eines Tumorileus im Rektosigmoidbereich

- nach außen: Anus praeter oberhalb der Stenose (Abb. 412);
- innere Umgehung: Umgehungs-Anastomose (Abb. 411).

E. Sonderform: Postoperativer Ileus

Zwei Formen: *Früh-* und *Spätileus*.
Die Ursachen für einen postoperativen Ileus sind zahlreich und mannigfaltig. Obwohl die klassische und bewährte Trennung in die beiden Hauptformen, in mechanischen und funktionellen Ileus, insbesondere auch wegen hierbei leicht entstehender Mischformen, schwieriger ist, kann sie dennoch beibehalten und ermöglicht werden. Hierbei spielt die ausschlaggebende Rolle die Beurteilung und Analyse der zeitlichen Entwicklung.

Einfach ist die Diagnose bei postoperativem Ileus insofern, als erkennbare Operationsnarben und Anamnese den wichtigen Hinweis auf vorausgegangene Operationen und damit naheliegende innere Verwachsungen mit der Möglichkeit eines mechanischen Ileus geben.

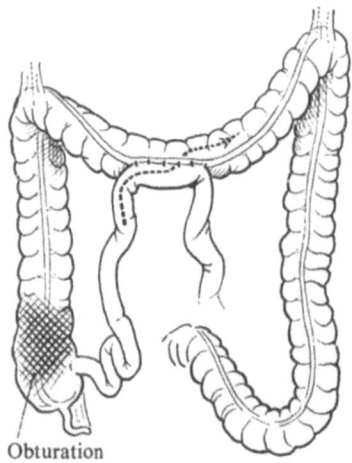

Abb. 411. Ileo-transversale Umgehungsanastomose (Anastomose zwischen Ileum und Colon transversum). Im Gegensatz zum Anus praeter stellt diese Anastomose die innere Umgehung des Tumorhindernisses dar

Schwieriger dagegen ist die Beurteilung des Frühileus in der postoperativen Phase, da nach jeder Laparotomie für etwa 3–4 Tage die physiologische Darmatonie oder postoperative Darmparese besteht. Kommt die Peristaltik jedoch ab dem 4. postoperativen Tag nach einer Operation verzögert oder gar nicht in Gang, ist mit der Möglichkeit eines postoperativen Frühileus zu rechnen. Dabei muß so schnell wie möglich geklärt werden, ob der Ileus entzündungsbedingt (paralytisch, lokale oder diffuse Peritonitis) oder Folge einer mechanischen Behinderung ist. Als mechanische Faktoren kommen dabei in erster Linie Verwachsungsstränge mit Strangulationsfolge in Frage. Die bekannten Zeichen für einen mechanischen Ileus werden gerade in der postoperativen Frühphase von der physiologischen Darmparese kaschiert und damit eine mechanische Ileusursache nicht rechtzeitig erkannt mit den schwerwiegenden Folgen einer sekundären Überdehnung und Schädigung der Darmwand.

Daher ist in diesem Stadium häufig auch die Mischform eines mechanischen und dynamischen Ileus vorhanden. Neben dem Entstehen oder Fortbestehen einer Peritonitis im Zusammenhang mit einer vorausgegangenen Operation (Nahtinsuffizienz bei Darmnaht) sind Störungen des Wasser- und Elektrolythaushaltes (Kaliumdefizit) weitere wichtige Ursachen für den paralytischen Ileus; ein Kaliummangel führt zu Störungen der neuromuskulären Übertragung für die Darmperistaltik.

Bei der Suche nach der *Ursache* für einen postoperativen dynamischen Ileus sind noch weitere Faktoren zu berücksichtigen bzw. auszuschließen.

Das Hochdrängen bzw. Verdrängen der Abdominalorgane besonders bei alten, indolenten Patienten wird häufig durch eine Retentionsblase („volle Blase") verursacht. Hierbei kann durch Erkennen der relativ harmlosen Ursache nach Blasenentlastung (Katheterisierung) das Bild schlagartig beseitigt werden.

Ebenso wichtig sind aber vom Ersteingriff unabhängige, weil *übersehene Zweitursachen*, die sich in der postoperativen Phase in der Funktionsstörung des Darmes auswirken: Cholelithiasis, Begleitpankreatitis, Entzündungen im Retroperitonealraum, besonders im Harnleitersystem. Abdominale Durchblutungsstörungen, postoperative Blutungen in die freie Bauchhöhle, die sich extraintestinal paralytisch auswirken. Schließlich bei der Operation zurückgelassene Fremdkörper.

Häufigste Ursachen des postoperativen *mechanischen* Ileus:

1. Peritoneale Verklebungen, Abknickungen und Verwachsungen.

2. Bauchwundendehiszenz, sog. Platzbauch mit Einklemmungen von vorfallenden Darmschlingen in die Fascien bzw. Bauchlücke.

3. Lokale Abszeßbildungen, z. B. Schlingenabsceß nach Appendektomie.

4. Postoperativer Volvulus oder Strangulationsileus bei inneren Bruchbildungen (s. Kapitel Bruchbildungen – innere Bruchbildungen).

5. Übersehene Zweittumoren oder Zweithindernisse. Gallensteinileus, z. B. nach durchgeführter Cholecystektomie (Abb. 413).

F. Akute Magendilatation

Es handelt sich um eine akute Magenatonie, deren meist unbekannte Ursache im dritten Duodenalabschnitt (pars horizontalis) lokalisiert und durch eine arteriomesenteriale Einklemmung des Duodenums bedingt ist (Abb. 414 und 415).

Dieser Mechanismus kommt eigentlich nur bei dilatiertem Duodenum zustande mit nicht immer erklärbarer Entstehungsursache; dabei heftige Schmerzen, profuses Erbrechen, Schock mit Kollapsneigung, rasche Veränderung des Allgemeinzustandes, abnormer Meteorismus, zunächst im Oberbauch, epigastrisch, dann mit Ausdehnung auf das gesamte Abdomen, häufig asymmetrisch.

Die Knie-Ellenbogenlage („Mohammedaner-Gebetshaltung") bringt dem Kran-

Physiologische Darmruhe	Paralytischer Ileus (häufigste Ursache lokale oder diffuse Peritonitis)	Mechanischer Ileus
Verlauf und Zeit: Normalerweise nicht länger als 3—4 Tage	Schleichender Übergang aus der postoperativen Darmatonie	Nicht vor dem 5.—6. Tag deutlich nach normaler Aufhebung der physiologischen Darmruhe
Mäßiger Meteorismus, diffus	Schwerer Meteorismus, diffus	Meteorismus isoliert mit Darmsteifungen
Kein Druckschmerz	Diffuse, harte Abwehrspannung	Umschriebener Druckschmerz
Spiegelbildung: Keine oder nur vereinzelt	Multiple, ausgedehnte Spiegelbildungen. (Evtl. bei Nahtinsuffizienz oder Darmperforationen, Luftsichel — subphrenisch!)	Spiegelbildungen: Lokalisiert, isoliert. Evtl. Plätschergeräusche im Abdomen
Schmerzen: Keine	Diffuse, unterschiedlich stark ausgeprägte Schmerzen	Wechselnde, kolikartige Schmerzen mit freiem Intervall
Magensonde: Atonie mit geringer Überlaufentleerung	Magensonde: Atonie mit deutlicher Überlaufentleerung	Magensonde: Atonie mit Entleerung entsprechend Ileuslokalisation
Allgemeinzustand: Keine oder nur geringe Veränderung des Allgemeinzustandes und der Kreislaufparameter	Schockzeichen, Schockindex! (Pulserhöhung bei gleichzeitigem RR-Abfall) Entsprechend mehr oder weniger deutlich ausgeprägte Niereninsuffizienz	Mäßig bis schwer ausgeprägte Schockzeichen Oligurie bis Anurie

Abb. 413. Schematische Differentialdiagnose: Postoperativer Ileus (modifiziert nach KRAUSS u. KERN)

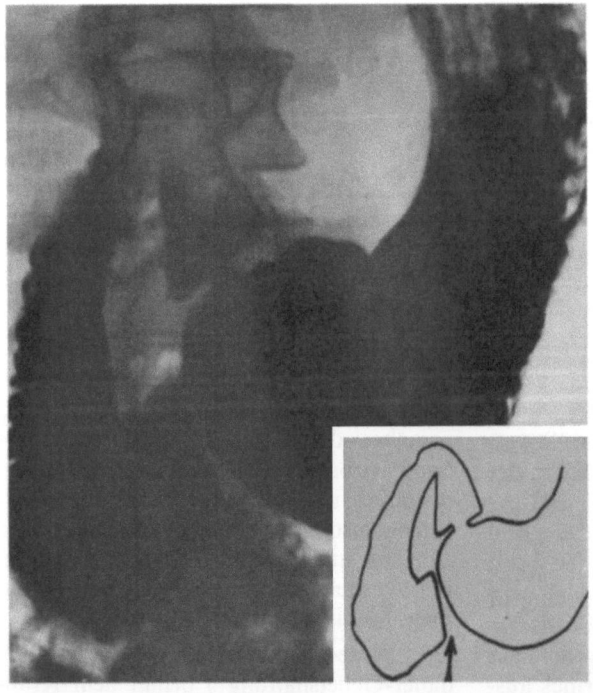

Abb. 414a

Akute Magendilatation

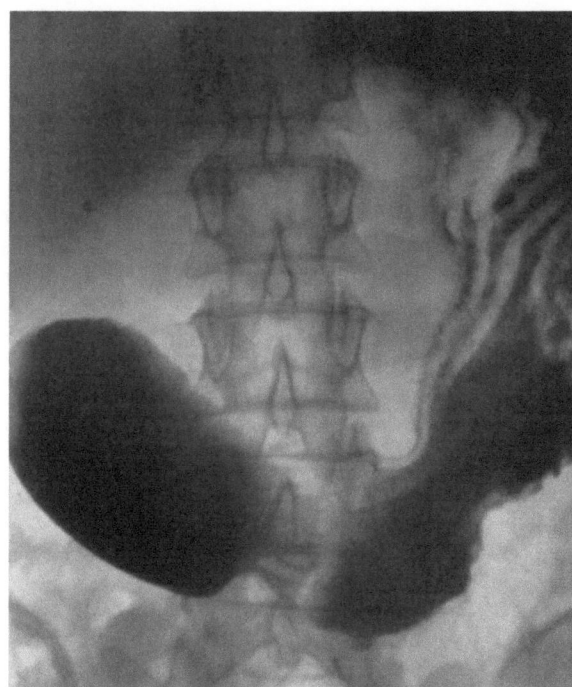

Abb. 414. b Magendilatation Magenausgangstenose

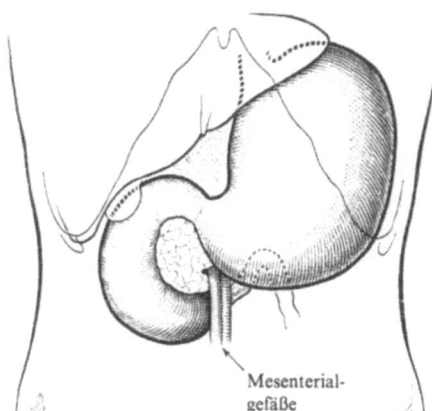

Abb. 415

ken Erleichterung, da sie die arteriomesenteriale Strangulation entlastet. Die gleiche Entlastung bringt die Magensondenentleerung. Durch das Erbrechen kommt es zu schweren Störungen im Flüssigkeits- und Elektrolythaushalt, der die Schockauswirkungen beschleunigt und rasches Handeln erforderlich macht.

Abb. 414a. Erweiterung des Duodenums (röntgenologisch duodenales C) insbesondere im horizontalen und folgenden dritten Segment oralwärts vor dem Hindernis im Bereich der Flexura duodeno-jejunalis. Hier Stenose (Pfeil) in Höhe der mesenterialen Gefäße: Arterio-mesenteriale Duodenalobstruktion (vgl. Abb. 415)

Innere Blutungen

Hierunter versteht man die extra- wie intraintestinale Blutung im Abdomen und die Blutung in die Thoraxhöhle. Ganz gleich welcher Ursache, jede massive innere Blutung zeigt sich an einem Kreislaufkollaps mit Bewußtlosigkeit oder Benommenheit und Ohnmachtsanfällen (hämorrhagischer Schock). Bei Blutungen geringen Grades besteht Schwindelgefühl und starkes Durstgefühl.

Das zuerst auffallende äußere Zeichen ist die Gesichtsblässe mit b.aßlivider, wächserner Haut und blassen Conjunctiven (Abb. 416), umschatteten Augen, spitzer Nase, oberflächlicher Atmung, Angstzuständen mit schwacher Stimme. Schmerzzustände, deren Intensität und Lokalisation weisen auf die besondere Ursache der Blutung hin.

Puls- und Blutdruckveränderung objektivieren den *Kreislaufkollaps:* Der Puls ist unregelmäßig, schnell, schwach gefüllt, manchmal nur noch an den großen Arterien zu palpieren (Arteria femoralis oder carotis), im weiteren Verlauf wird der Puls immer schneller und flacher, der arterielle Blutdruck fällt ab, der Kreislauf bricht zusammen. Beachte Schockindex!

Die Veränderungen im Blutbild zeigen sich erst später, da der Kranke im gleichen Maße Blutkörperchen wie Plasma verliert. Daher ist der Hämoglobin- und Hämatokritwert im Anfangsstadium noch normal, während es später zu einer Blutverdünnung durch Übertritt von Flüssigkeit aus dem extravasalen Raum in das Blut kommt, mit Abnahme des Hämoglobins und des Hämatokrits.

Sobald das Blutungssyndrom erkannt wird, muß man sofort nach der Ursache suchen. Der Häufigkeit nach kommen folgende Blutungsquellen in Frage:

a) *Magenblutung* mit Auftreten von Bluterbrechen (Hämatemesis) und Teer- und Blutstuhl (Melaena). Das erbrochene Blut wird durch die Salzsäureinkubation im Magen kaffeesatzartig. Bei massiven Blutungen im oberen Magen und Oesophagusabschnitt (Oesophagusvaricenbluten) wird im allgemeinen hellrotes Erbrechen beobachtet.

Daher können aus der Farbe des Erbrochenen keine sicheren Hinweise auf die Ursache, mehr dagegen auf das Blutungsausmaß gewonnen werden.

Häufigste Ursachen für eine gastrointestinale Blutung:
— *Ulcus duodeni*, seltener Ulcus ventriculi, häufig Stressulcus (Abb. 417).
— *Oesophagusvaricen*. Erosive Gastritis, Magentumoren.

Seltene Erkrankungen mit Gastrointestinalblutung: Refluxoesophagitis, Heterotope Magenschleimhautinsel im Oesophagus (*Barrett*-Ulcus), spontane Ruptur des intakten Oesophagus beim *Boerhaave*-Syndrom, Schleimhautfissuren der Cardia (*Mallory-Weiß*-Syndrom), Dünndarmtumoren, Blutgerinnungsstörungen (bei Antikoagulantientherapie), entzündliche

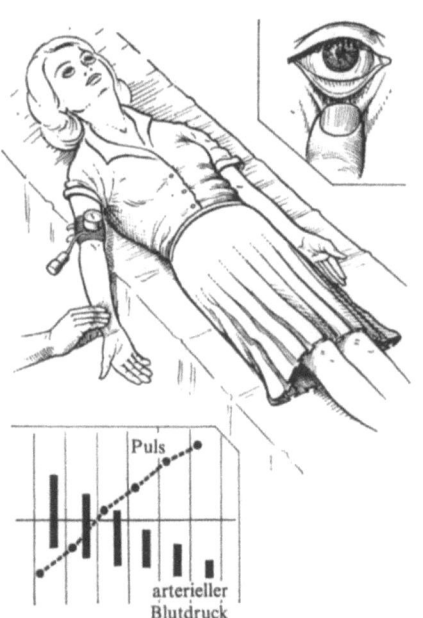

Abb. 416

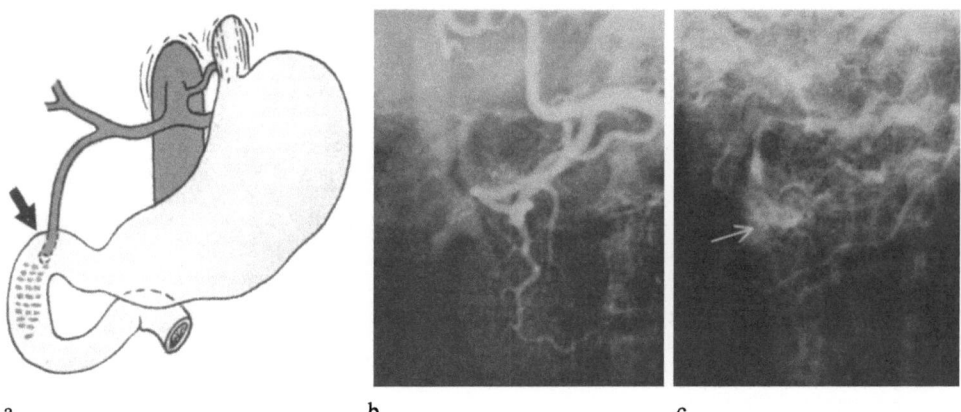

a　　　　　　　　　　b　　　　　　　　　　c

Abb. 417. a Schematische Darstellung einer angiographischen Blutungslokalisation im Duodenum.
b Blutendes Ulcus duodeni. Unauffällige Verzweigung der Hepaticaäste. Reiches Gefäßnetz aus der
A. gastro-duodenalis. Selektive Angiographie der A. hepatica communis. c Kontrastmittelpersistenz
in der Nähe der oberen Duodenalflexur und zarter Kontrastmittelbeschlag innerhalb des Duodenallumens (Pfeil). (Aus W. WENZ, 1972)

Darmerkrankungen, Anastomosenulcus (Ulcus pepticum jejuni).

b) Im Dickdarm und Enddarm: Colitis ulcerosa, Colonpolypen, Divertikelkrankheit des Colon, Colon- und Rectumtumoren.

Beachte:

Gefahr der Verwechslung von Hämorrhoidenblutung mit Rectumtumorblutung!

c) Ruptur parenchymatöser Organe, insbesondere nach stumpfem Bauchtrauma: Milz- und Leberruptur! (s. Kapitel Stumpfes Bauchtrauma).

d) Extraintestinale Ursachen, z.B. Extrauteringravidität (s. S. 237).

e) Intrathorakale Blutungen, am häufigsten nach offenem oder stumpfem Thoraxtrauma (s. Kapitel Thoraxtrauma, Hämatothorax!).

Seltene Ursachen einer Gastrointestinalblutung:

Neben den lokalen Ursachen müssen allgemeine Blutungsübel wie hämorrhagische Diathese (Antikoagulantientherapie, Avitaminosen, urämische Gastritis) auch perforierende Blutungsquellen wie Hämobilie (Gallenwegsoperationen, Lebertrauma), Pankreatitis, Aneurysmen differentialdiagnostisch beachtet werden.

Wertvollstes diagnostisches Hilfsmittel bei diesen Problemfällen ist die abdominale Angiographie (Abb. 417b).

Chirurgie des Verdauungstraktes

A. Oesophagus

Leitsymptom: Dysphagie

Der Terminus „Dysphagie" bedeutet Schluckstörungen. Sie sind die Erstmanifestation des Oesophagussyndroms mit folgender Symptom-Trias:
− Dysphagie,
− Regurgitation,
− Sialorrhoe (Erbrechen mit Speichelfluß).

a) Die Dysphagie kann sein:
1. *intermittierend*, krampfartig durch plötzliches Hindernis beim Schlucken, retrosternal mit Erstickungsgefühlen und Angstzuständen. Sie tritt unerwartet auf, hört ebensoschnell wieder auf und ist von kurzer Dauer;
2. die *fortwährende* Dysphagie: progressiv zunehmend, zeigt sie sich zu Beginn nur beim Schlucken von fester Nahrung, später bei flüssiger Nahrung und voll ausgeprägt, sogar beim Trinken von rein wäßriger Flüssigkeit.

b) *Regurgitation.* Erbrechen von verschluckter, aber unverdauter Nahrung, da sie im Oesophagus verblieben ist, ohne in den Magen gelangt zu sein.
Diese Regurgitationen können auftreten: unmittelbar nach der Nahrungsaufnahme oder verzögert, wenn es vor dem Hindernis zu einer extremen Oesophagus-Dilatation mit größerem Nahrungsreservoir gekommen ist.

c) Die *reflektorische Sialorrhoe*, eine übertriebene Speichelbildung, ausgelöst durch Oesophagusreizung, kann ein solches Ausmaß annehmen, daß es zu einem dauernden Speichelfluß nach außen kommt; der Kranke speichelt, „sabbert", oder das Erbrochene sieht nach reinem Speichelsekret aus.
Das Bestehen eines dieser Elemente − Dysphagie, Regurgitation, Sialorrhoe − oder

Anamnese:	A.Z. Anämie? (Melaena, Hämatemesis) Foetor? Salivation (Überlauf?)
Röntgen:	Hiatus-Insuffizienz, Reflux? Stenose-Divertikel Tonus-Elast.-Verlust?
Oesophagoskopie:	Oberflächen-Elastizität Biopsie
Diff.-Diagnose:	Carcinom!

Abb. 418. Diagnostik bei Dysphagie

ihre Kombination verlangt die sofortige systematische Untersuchung (Abb. 418).

1. *Klinische* Untersuchung: Nur spärliche Symptomatik, bis auf gelegentlich äußerlich tast- und erkennbare Halsdrüsen-Tumoren, möglicherweise Oesophagus-Hals-Divertikel oder supraclaviculärer metastatischer Drüsenbefall.

2. Die *Röntgenuntersuchung* wird am stehenden Patienten nach oraler Verabfolgung von Kontrastmittelbrei in verschiedenen Ebenen vorgenommen, mit besonderer Untersuchung der aus den Symptomen zu vermutenden Oesophagusregion.

3. Die *Oesophagoskopie* (endoskopische Untersuchung der Speiseröhre) ergänzt die häufig noch diskreten oder ungenügenden Röntgenuntersuchungs-Befunde.
Vorher ist nach Möglichkeit ein Aortenaneurysma auszuschließen, das ebenfalls durch eine Kompression von außen eine Dysphagie bewirkt, bei der endoskopischen Untersuchung aber auch leicht verletzt werden kann.

Anmerkung. Seltene Ursache, ebenfalls aortabedingt, sog. Dysphagia lusoria, abnormer Abgang der Arteria subclavia aus der Aorta, dadurch indirekte Impression von außen.

Bei jeder Oesophagoskopie *Biopsie*!
Diese diagnostischen Maßnahmen führen im allgemeinen zu einer sicheren Diagnose bei:

- Oesophagus-Carcinom,
- Mega-Oesophagus („Kardiospasmus", Achalasie!),
- Oesophagus-Divertikel,
- manchmal auch peptische Reflux-Oesophagitis,
- selten auch narbige Schrumpfungen des Oesophagusschlauches nach Schlucken von ätzenden Mitteln (Verätzungsnarben), andere Entzündungen.

Sonderfall: Angeborene Oesophagus-Atresie*

Auf 1000 Geburten kommt etwa eine Oesophagus-Atresie. Durch diese wird der Oesophagus in zwei Segmente geteilt, wobei in den meisten Fällen das untere Segment durch eine oesophagotracheale Fistel mit der Luftröhre kommuniziert.
Das auffallende und sichere Leitsymptom ist das sofort nach der Geburt auftretende Regurgitieren der mit Speichel vermischten Muttermilch. Durch die Fistelverbindung zur Trachea treten Hustenanfälle mit Cyanose auf. Umgekehrt kommt es durch den Übertritt der inspirierten Luft über die Oesophagotrachealfistel in den unteren Oesophagus zur Aufblähung des Magens und des Bauches. Ebenso unvermeidbar sind Lungenkomplikationen durch den Übertritt des Magensaftes in die Lungenwege.

---

* Die übrigen angeborenen Mißbildungen, insbesondere des Verdauungsweges, sind in den folgenden Kapiteln nicht miterwähnt, da sie in der Speziallliteratur des Teilgebietes Kinderchirurgie und in den Lehrbüchern der Pädiatrie dargestellt sind und besser zusammenhängend abgehandelt werden.

Die Verdachtsdiagnose kann sofort mit der Röntgendarstellung (orale Verabfolgung von wenigen Tropfen wäßrigen Kontrastmittels) erhärtet und objektiviert werden.

I. Oesophagus-Carcinom

Maligner Tumor, der den Oesophagus obstruiert. *Dysphagie* ist das Hauptkennzeichen: Behinderung beim Schlucken, Gefühl, daß etwas im Hals stecken bleibt, anfänglich *intermittierend*, was leicht vom Patienten verkannt oder übersehen werden kann, zunächst bei fester Nahrung (Abb. 419), im weiteren Verlauf auch bei halbfester Nahrung und im Endstadium sogar bei flüssigen Speisen.

Die zweite Phase zeigt die *permanente Dysphagie*, die sich progressiv entwickelt (Abb. 420). Diese Dysphagie wird dann bald begleitet von Speichelfluß und Regurgitation: Auswurf von verschluckten, aber unverdauten Nahrungsmitteln, was sie deutlich von dem reinen Magenerbrechen unterscheidet.

Die *Schmerzen* stellen ein Spätsyndrom dar, wenn der Prozeß von dem Oesophagus auf das Mediastinum übergreift. Bei retrosternaler Lokalisation des Tumors bestehen Schmerzausstrahlungen, hauptsächlich nach hinten zwischen die Schulterblätter, häufig auch aufsteigend zum Unterkiefer und hinter das Ohr, manchmal zur Brustbeinspitze nach unten (Abb. 421). Die *Röntgenuntersuchung* nach oraler Verabfolgung von Bariumbrei zeigt eine Ein-

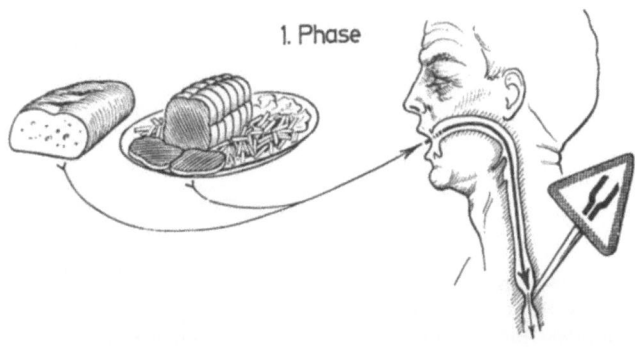

Abb. 419. Erste Phase einer intermittierenden Dysphagie (Schluckstörung) bzw. Passagestörung zunächst nur beim Schlucken *fester* Speisen

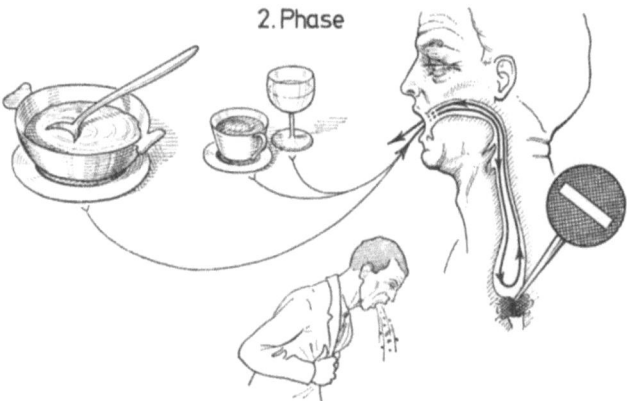

Abb. 420. Permanente Dysphagie: Selbst flüssige Speisen passieren nicht mehr den Oesophagus

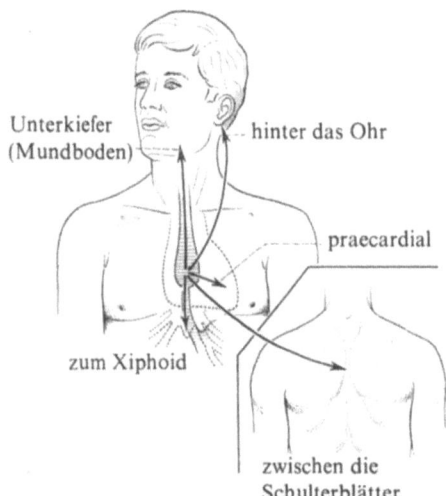

Abb. 421. Vom Oesophagus ausstrahlende Schmerzen

ergänzend durchgeführt werden. Die Untersuchung ist vollständig, wenn auch der fragliche metastatische Befall von bevorengung des Oesophagusschlauches, mehr oder weniger ausgedehnt oder zirkulär, in jedem Falle von unregelmäßiger Zeichnung, des weiteren Wandstarre und oberhalb der Striktur eine Oesophaguserweiterung (Abb. 422).

Beim geringsten Verdacht oder diskretesten Röntgenzeichen muß in jedem Falle sofort die *Endoskopie* des Oesophagus mit *Biopsie* angeschlossen werden, die die histologische Natur des Prozesses klärt.

Bei positivem Befund muß zur Klärung der Operabilität bzw. der Tumorausdehnung gegebenenfalls eine Bronchoskopie

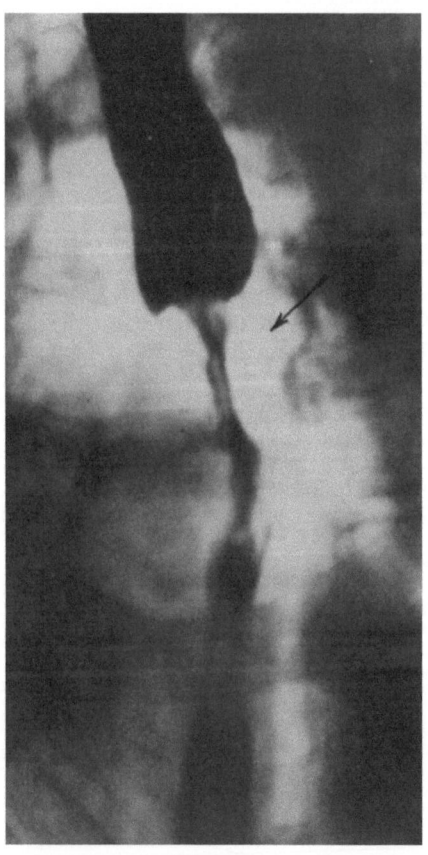

Abb. 422. Oesophagus-Carcinom im mittleren Abschnitt. Beachte die Erweiterung oberhalb der Tumorstenose. Vgl. das Kaliber des Oesophagus oral- und aboralwärts der Tumorstenose

zugten Drüsen oder Nachbarorganen geklärt wird:

- supraclaviculäre Lymphdrüsen,
- Hiluslymphdrüsen durch Röntgenaufnahme der Lungen und
- fraglicher Leberbefall (Leber-Szintigramm, Laparoskopie).

II. Mega-Oesophagus, Achalasie

(Kardiospasmus des Oesophagus)

Es ist eine Erweiterung des Oesophagus bis zur Kardia ohne erkennbares Tumorhindernis, daher auch idiopathischer Megaoesophagus (Abb. 423, 424).

Die *Dysphagie* ist hierbei banal, paradoxerweise manchmal stärker ausgeprägt nach flüssigen Nahrungsmitteln im Gegensatz zu festen. Das subjektive Gefühl der Enge wird hinter dem unteren Brustbein empfunden. Das Beschwerdebild ist unterschiedlich stark ausgeprägt und bildet sich oft spontan zurück, manchmal wird es nach heftigem Erbrechen beendet, gefolgt von einer reflektorischen *Sialorrhoe*.

Bei der *Röntgenuntersuchung* fällt das geschluckte Kontrastmittel schneefallartig in den im distalen Oesophagus befindlichen Flüssigkeitsspiegel. Man erkennt dann eine erhebliche Oesophagus-Dilatation mit einer scharf begrenzten Tasche von regulärer

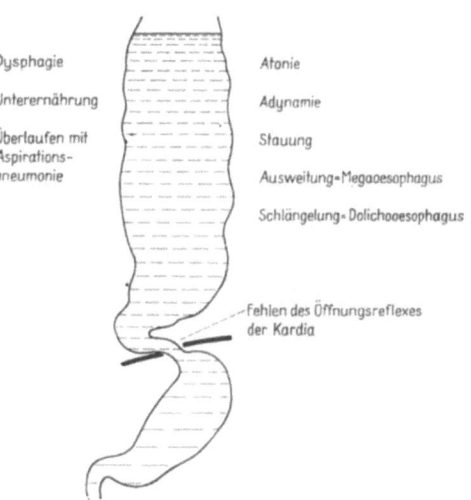

Abb. 424. Achalasie. (Aus ALLGÖWER, 1976)

Zeichnung mit bogenförmiger Kontur in Sockenform. Nach unten zu, mit einer radieschenförmigen Zuspitzung, mündet der Oesophagus in eine umschriebene Stenose (Abb. 425, 426). Die Ursache ist ein aganglionäres Segment. Dieses wirkt sich funktionell als Stenose aus, die als Kardiospasmus imponiert. Dies ist ein Pendant zum Morbus *Hirschsprung* im distalen Colon. Bei dem komplexen pathogenetischen Mechanismus sind aus klinischer Erfahrung auch psychosomatische Zusammenhänge zu diskutieren.

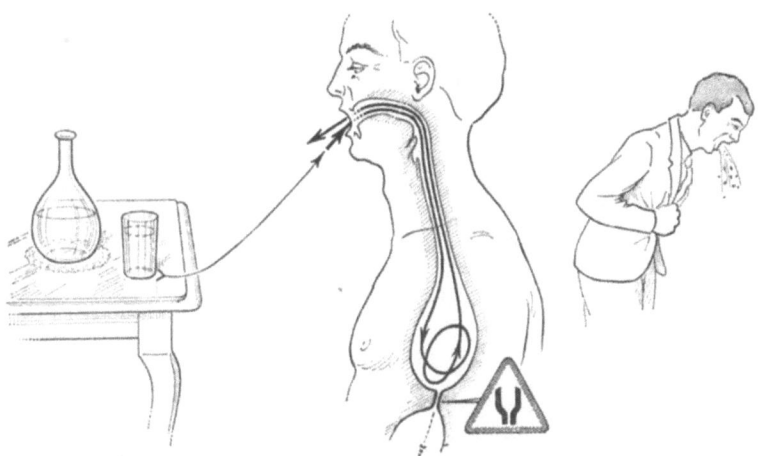

Abb. 423. Mechanismus des Erbrechens bei Megaoesophagus. Beachte die erhebliche Erweiterung im unteren Oesophagusabschnitt

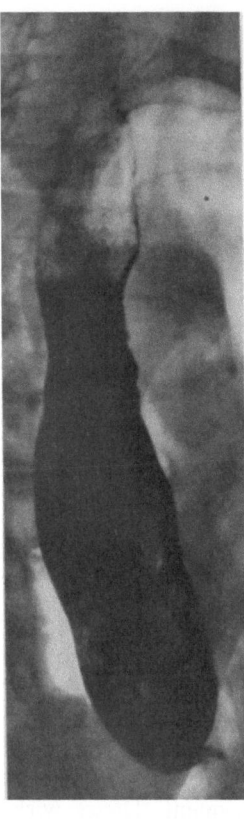

Abb. 425. Röntgendarstellung des Megaoesophagus: Sockenartige Erweiterung des Oesophagusschlauches. Einengung im Bereich der Kardia. Differentialdiagnostisch von größter Bedeutung der Ausschluß oder die Erfassung eines Kardiacarcinoms

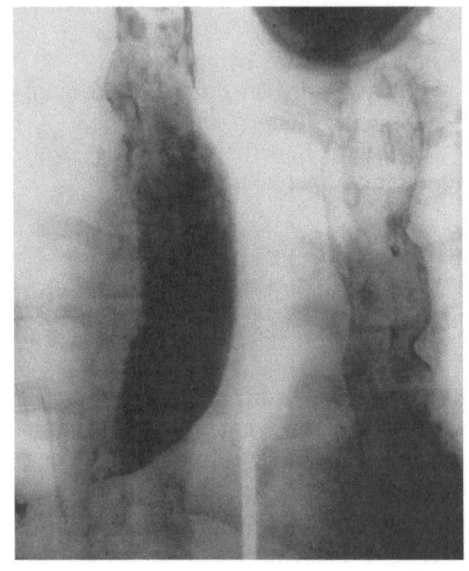

Abb. 426. Oesophagusdilatation bei Achalasie

Therapie. Zunächst streng konservativ mit Bougierungs-Dilatationsmaßnahmen, in hartnäckigen und organisch irreversiblen Fällen Myotomie oder Resektion des stenosierten Oesophagussegmentes.

Die Oesophagoskopie hat das Ziel, die morphologische Integrität der Oesophaguswand oder des Sackes darzustellen bzw. zu sichern. (Wichtige Differentialdiagnose: peptische Stenose und Kardia-Carcinom!).

III. Oesophagus-Divertikel

Hierbei handelt es sich um eine echte Hernie der Oesophagusschleimhaut durch eine Muskellücke in der Oesophaguswand. Das Divertikel ist eine vom Oesophaguslumen ausgehende sackförmige Erweiterung, die stielförmig mit dem Oesophaguslumen in Verbindung steht (Abb. 427).

Das Divertikel führt zu einer *Dysphagie*, intermittierend, launenhaft, meistens nur

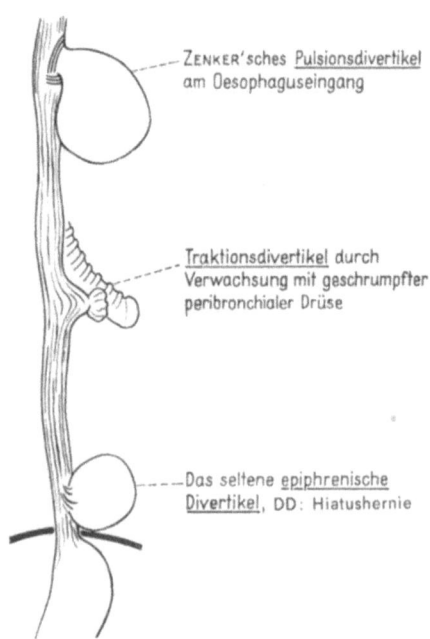

Abb. 427. Die verschiedenen Oesophagusdivertikel. (Aus ALLGÖWER, 1976)

nach Einnahme fetter Speisen, gelegentlich Erstickungsgefühl (Abb. 428). Diese Dysphagie wird immer begleitet von Erbrechen durch Entleerung des Divertikelsackes. Der Patient provoziert das Erbrechen zu seiner eigenen Erleichterung. Einige solcher Patienten nützen ihr „Leiden" zur Jahrmarktbelustigung aus: Ausspucken von lebenden zuvor verschluckten Fischen in den großen Divertikelsack.

Oesophagusdivertikel sind im cervicalen, thorakalen und epiphrenalen Abschnitt des Oesophagus lokalisiert. Diese bevorzugten Lokalisationen entsprechen den physiologischen Engen der Speiseröhre. Speiseröhrendivertikel werden durch Pulsion oder Traktion hervorgerufen.

1. Collares Pulsionsdivertikel

Ein Pulsionsdivertikel entsteht bei einem Mißverhältnis zwischen Innendruck und Wandfestigkeit des Oesophagus. Diese Verhältnisse liegen fast allen collaren sog. *Zenker*schen Divertikeln, auch Hypopharynx- oder cervicale Divertikel genannt, zugrunde (Abb. 429).

Das *Zenker*sche Divertikel ist von allen Speiseröhrendivertikeln die häufigste Form und meist bei älteren Patienten mit Tonusverlust der Oesophagusmuskulatur anzutreffen.

2. Traktionsdivertikel

Die durch Zugwirkung von außen infolge von entzündlichen Schrumpfungsprozessen im Mediastinum entstandenen Traktionsdivertikel sind kleinere Ausstülpungen und rufen im Gegensatz zum collaren Divertikel auch weniger Beschwerden hervor: vermehrter Speichelfluß, vor allem aber retrosternales Brennen (Abb. 430).

3. Epiphrenale Divertikel

Sie sind wegen des retrosternalen Brennens differentialdiagnostisch nicht leicht gegen eine Hiatushernie mit Refluxoesophagitis abzugrenzen (Abb. 427).

Die meist älteren Patienten mit einem collaren Divertikel klagen anfänglich auch über Halsbeschwerden, gelegentlich mit Hustenreiz, immer auch über vermehrten Auswurf zähen Schleims. Durch die in allen Divertikelformen zersetzten Speisen haben Divertikelträger einen typischen Mundgeruch mit Gurgelgeräusch beim Schlucken. Ältere und geschwächte Patienten sind häufig auch durch eine Aspirationspneumonie gefährdet. Beim Abtasten und Ausdrücken mit den Fingern leert sich die Tasche mit Gurgelgeräusch, deren Volumen je nach Füllung deutlich zu erkennen ist und ein diagnostisches Element darstellt.

Bei der *Röntgenuntersuchung* füllt das Kontrastmittel zunächst das Divertikel, in einer zweiten Phase kommt es zur Darstellung des darunterliegenden Oesophagusabschnittes. Das Röntgenbild zeigt das Divertikel von mehr oder weniger großer Ausprägung, rund, mit klaren Konturen und deutlicher Spiegelbildung, wenn das Divertikel mit Flüssigkeit gefüllt ist.

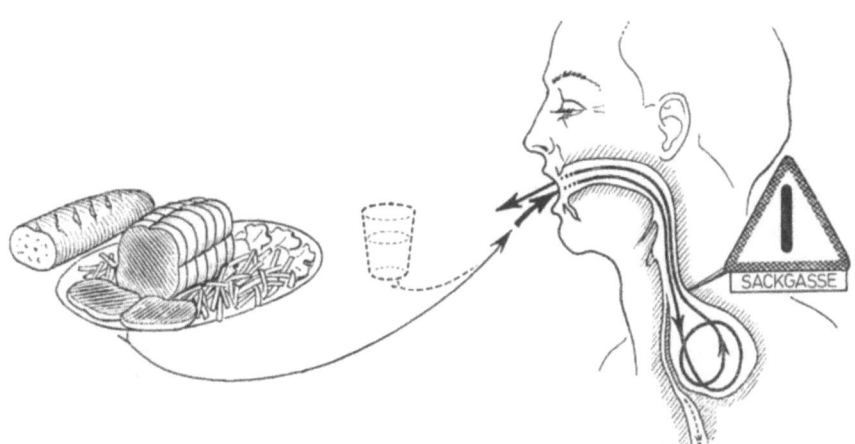

Abb. 428. Mechanismus des Erbrechens bei einem Oesophagusdivertikel

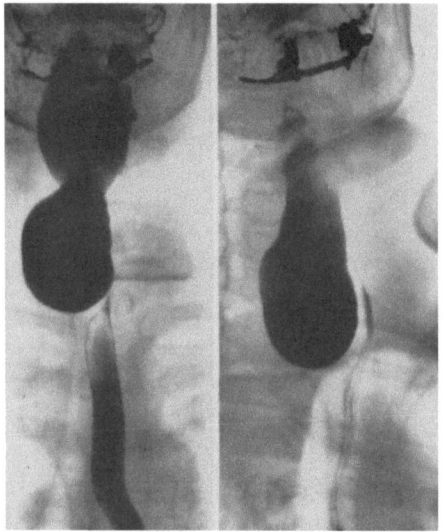

Abb. 429. Collares Oesophagus-Divertikel

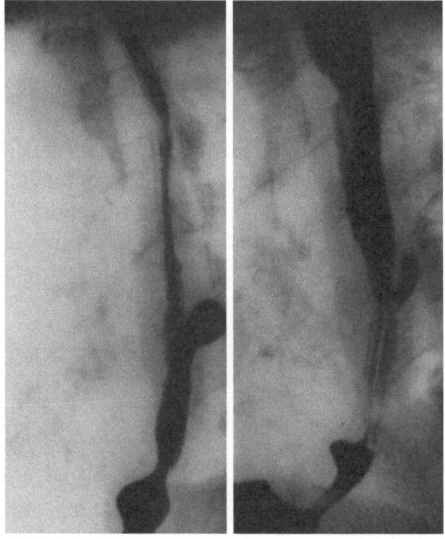

Abb. 430. Oesophagus-Divertikel

Therapie. Beim collaren Oesophagusdivertikel immer chirurgische Therapie mit Divertikelentfernung, um Komplikationen durch Spontanperforation vorzubeugen. Die thorakalen, meist traktionsbedingten Divertikel sind nur bei lebensbedrohlichen Komplikationen zu operieren, da hierbei die erforderliche Thorakotomie an sich ein höheres Operationsrisiko und Operationstrauma darstellt.

IV. Plummer-Vinson-Syndrom

Das *Plummer-Vinson*-Syndrom ist eine Oesophagusschleimhautatropie mit Glossitis, Stomatitis und postcricoidaler Dysphagie, bedingt durch Membranbildungen in Höhe des Kehlkopfes, auch sideropenische Dyphagie genannt. Pathogenetisch spielt der Mangel an Eisen und Vitamin B eine entscheidende Rolle. Das *Plummer-Vinson*-Syndrom tritt immer in Begleitung von Eisenmangelanämien auf. Da es dazu in geographisch bevorzugten Gebieten mit gehäuftem Oesophaguskrebsbefall angetroffen wird, ist es als möglicher Wegbereiter für ein Oesophaguscarcinom klinisch besonders zu beachten.

B. Magen—Duodenum

I. Mallory-Weiss-Syndrom

Hämatemesis (blutiges Erbrechen), auftretend im Verlauf von wiederholtem und heftigem Erbrechen, zustandekommend durch längsverlaufende Schleimhautrisse unterhalb oder oberhalb der Kardia. Diese häufig massiven Blutungen können durch

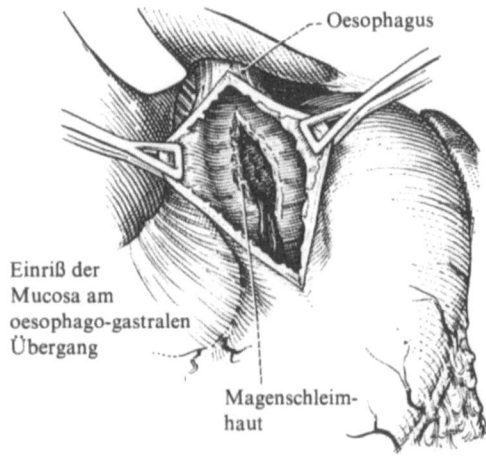

Abb. 431. *Mallory-Weiss*-Syndrom. Operation: Längseinriß der Schleimhaut in Höhe der Kardia, die für die Blutung verantwortlich ist

die Oesophagoskopie bestätigt und lokalisiert werden, was für die häufig erforderliche chirurgische Intervention, die Indikationsstellung und das operationstaktische Vorgehen von großer Bedeutung ist (Abb. 431).

Bei der schweren oberen Gastrointestinalblutung mit blutigem Erbrechen so wie beim *Mallory-Weiss*-Syndrom muß differentialdiagnostisch die peptische Oesophagitis bei Refluxkrankheit durch Hiatusinsuffizienz berücksichtigt und, wenn möglich, *endoskopisch* geklärt werden.

Hierbei liegt der oesophagogastrale Schleimhautübergang innerhalb der Hernie, die durch das inspiratorische Hochgleiten mit dem entsprechenden Magensegment endoskopisch erfaßt werden kann.

Die Hiatusinsuffizienz — im allgemeinen ohne Refluxmechanismus — ist ein symptomloser Zufallsbefund, während die durch Reflux und Oesophagitis komplizierte Hiatusgleithernie (in etwa 40% aller Fälle) dann durch akute Blutung auf dem Boden eines peptischen Ulcus schwerwiegenden Krankheitswert hat (s. Kapitel Zwerchfellhernie).

II. Gastro-Duodenal-Ulcus

Das *Ulcus-Syndrom* ist charakterisiert durch den typischen Ulcusschmerz: krampfartig, brennend, mit Oberbauchkrämpfen, gürtelförmig auftretend, insbesondere 1—4 Std nach der Nahrungsaufnahme. Der Schmerz tritt periodenhaft auf, verschwindet nach 10—14 Tagen spontan. Diese Perioden werden als „Schmerzkrisen" bezeichnet. Ist die Krise vorbei, kommt es zur Beruhigung für mehrere Monate.

Diese Entwicklung mit intermittierend periodischen Schmerzkrisen ist charakteristisch für das Ulcusleiden.

1. Magenulcus der kleinen Kurvatur

Die *Schmerzen* treten frühzeitig auf, 1 bis 4 Std nach dem Essen (Abb. 432).

Die Magensekretionsanalyse zeigt häufig eine Tendenz zur Hypochlorhydrie mit Hyposekretion nach Histamin-Stimulation. Diese Befunde sind aber nicht konstant.

Die *Röntgenuntersuchung* zeigt einen typischen Befund, die Ulcusnische an der kleinen Kurvatur. Bei Tumorbefall dagegen zeigt sich eine Aussparung der Magenwand. Ein ödematöser Randwall um das in das Lumen des Magens vorspringende Ulcus gibt dieser Nische einen rigiden Aspekt, die Nische ist konstant auf allen Röntgenbildern zu erkennen. Bei sehr großer Ausbildung kommt es in der Nische zur Flüssigkeitsansammlung mit einer typischen Spiegelbildung: *Haudek*sche Nische (Abb. 433). Bei narbiger Striktur „Sanduhrmagen" (Abb. 435).

2. Duodenal-Ulcus

Die *Schmerzen*, nach Nahrungsaufnahme vorübergehend gemildert, treten nach 3 bis 4 Std wieder auf, manchmal als schmerzhafter Hunger. Auch sie treten krisenartig auf (Abb. 434).

Die *Sekretionsanalyse* des Magensaftes zeigt häufig eine Hyperchlorhydrie mit Hypersekretion des Magensaftes. Die *Röntgenergebnisse* sind schwerer zu interpretieren und zu differenzieren. In der a.p.-Aufnahme kann eine Nische sichtbar sein mit typischem Kokardenzeichen im

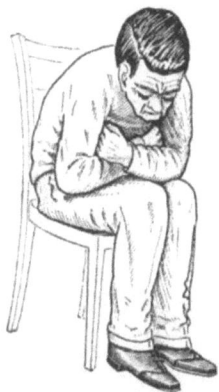
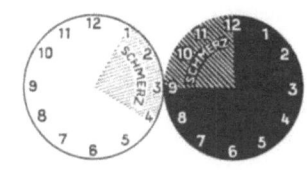

Abb. 432. Tag-Nacht-Rhythmus der Schmerzen bei Ulcus an der kleinen Kurvatur des Magens. Schmerzen bevorzugt 1—4 Std nach dem Essen. Der Jahresablauf zeigt besondere Entwicklungskrisen von 10—14tägigen Attacken und schmerzfreien Intervallen von 3—4 Monaten. Frühschmerz beim Magenulcus im Gegensatz zum Spätschmerz beim Duodenalulcus!

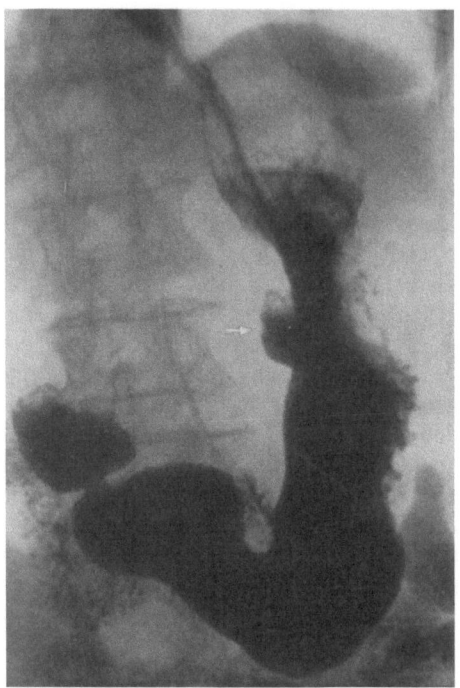

Abb. 433. Großes Ulcus an der kleinen Kurvatur des Magens (s. Pfeil). Bariumgefüllter Ulcuskrater in der Magenwand. Manchmal in die Nachbarorgane penetrierend. Beachte einen kleinen Flüssigkeitsspiegel mit Luftblase darüber: *Haudek*sche Nische

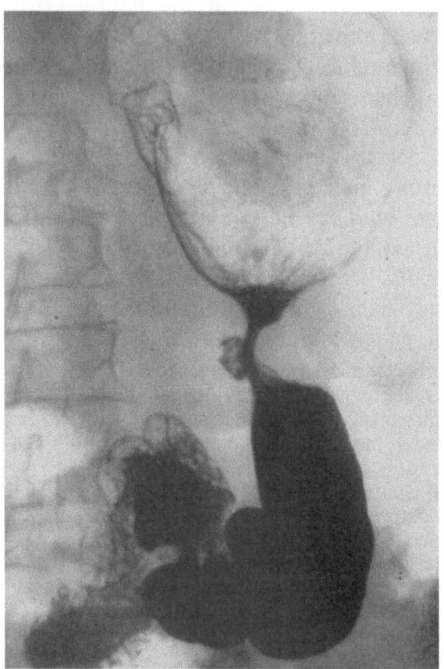

Abb. 435. „Sanduhr"förmige Stenose des Magencorpus bei Ulcus ventriculi

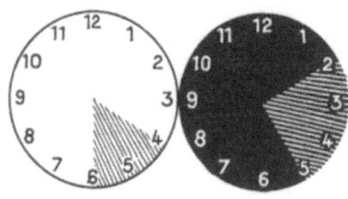

Abb. 434. Tag- und Nacht-Rhythmus der Schmerzen beim Duodenalulcus: Spätschmerz mehrere Stunden nach dem Essen

Profil, als Sporn sich darstellend. Der Duodenalbulbus ist fast immer kleeblattartig deformiert (Abb. 436).

Beim Ulcus im Pylorus kommt es nach chronischem Verlauf schnell zur Stenose mit frühzeitigem Erbrechen (Abb. 437).

3. Callöses Ulcus

Wo auch immer der Sitz ist, das chronische Ulcus umgibt sich mit einem harten Wall und wird bei noch längerem Bestehen callös. Die Symptomatologie wechselt; die Schmerzen werden chronisch, ihre Periodezeit schwindet und weicht einem Dauerschmerz.

4. Ulcuskomplikationen

Häufig sind *Blutungen*. Auf Grund der Erosion eines größeren Gefäßes (Arteria coronaria ventriculi oder gastroduodenalis) bringen sie den Ulcuspatienten leicht in tödliche Gefahr, wenn nicht chirurgische Notfalltherapie erfolgt. Zum anderen sind sie begleitet von einer erosiven Gastritis (primär oder sekundär), die dann in Abhängigkeit vom Grundleiden medizinische und in komplizierten Fällen chirurgische Behandlung verlangt (Abb. 438). Die Blutungen machen sich bemerkbar

— nach oben (oralwärts): durch Hämatemesis (Erbrechen von hellrotem bis dunkelbraunem Blut, kaffeesatzähnliches, hämatinisiertes Magensaft-Erbrechen), gefolgt

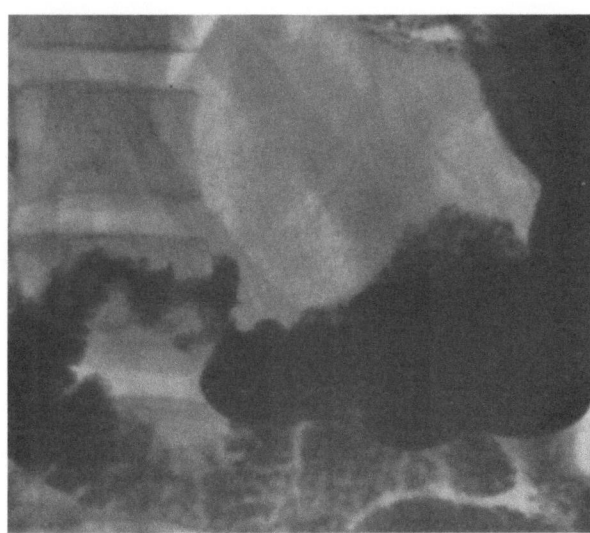

Abb. 436. Kleeblattförmige Deformation des Duodenalbulbus, charakteristisch für ein Duodenalulcus. (Vgl. das Röntgenbild bei normal konfiguriertem, mitraförmigen Duodenalbulbus, Abb. 433)

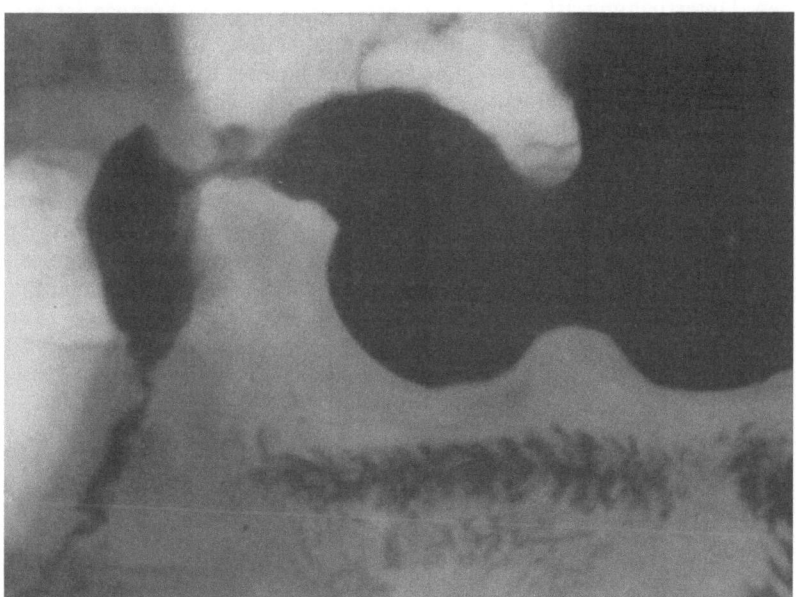

Abb. 437. Nische oberhalb des Pyloruskanals

— nach unten (aboral): von dunklem bis blutfarbenem Stuhl (Melaena, Teerstuhl).

Während eine Blutung anderer Ursache unterhalb der Flexura duodeno-jejunalis sich nur durch Melaena zu erkennen gibt, geht eine Ulcusblutung häufig mit Hämatemesis und Melaena einher.

Die *Ulcusperforation* ist eine ebenso dramatische Komplikation. Sie kann am Ende einer langen Ulcus-Anamnese stehen, sie kann aber auch den Beginn eines akut entwickelten Ulcus darstellen.

Die *Pylorusstenose* ist typisch für das Duodenal- und Pylorus-Ulcus. Durch Einengung des Pyloruslumens führt sie zur Stenose und zum *Erbrechen*, zunächst sofort nach dem Essen und häufig am folgenden Tag nüchtern Nahrungsauswurf von tags zuvor gegessenen Speisen (Abb. 439).

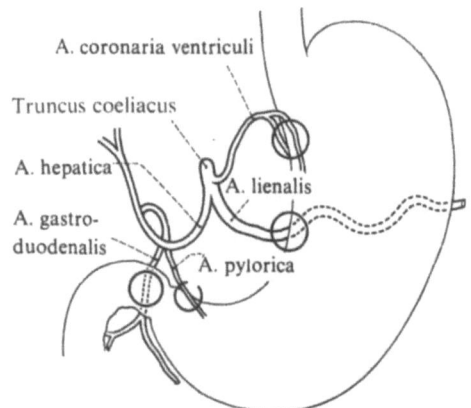

Abb. 438. Die Arterienäste des Truncus coeliacus sind bevorzugt bedroht von einer gastro-duodenalen Ulcusarrosion

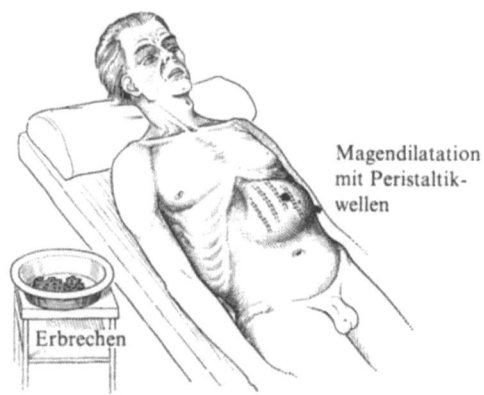

Abb. 439. Extreme Magendilatation bei Pylorusstenose und Peristaltikwellen des Magens, die unter der Haut erkennbar sind bei den fast immer abgemagerten Patienten

Bei der klinischen Untersuchung ist der Magen aufgetrieben, sichtbar unter der Bauchdecke im Oberbauch, beim Perkutieren mittels Fingerschnellen kommen peristaltische Wellen zustande, auch sind Plätschergeräusche hörbar.

Bei der *Röntgenuntersuchung* des Magens fällt der Bariumbrei schneeflockenartig in den Flüssigkeitsspiegel, ohne den Pyloruskanal passieren zu können. Der Magen ist extrem erweitert (Abb. 440).

Die antral präpylorische Stenose ist eine seltene Komplikation auf dem Boden eines Ulcus an der kleinen Kurvatur.

Die schwerste Komplikation des Magen-Ulcus ist die maligne *Entartung* (häufig beim Magen-Ulcus, äußerst selten beim Duodenal-Ulcus). Verdächtig auf maligne Entartung des Magengeschwürs ist das Verschwinden der typischen Schmerzkrisen und Auftreten von Abmagerung, Schwäche, Anämie (Tumorzeichen).

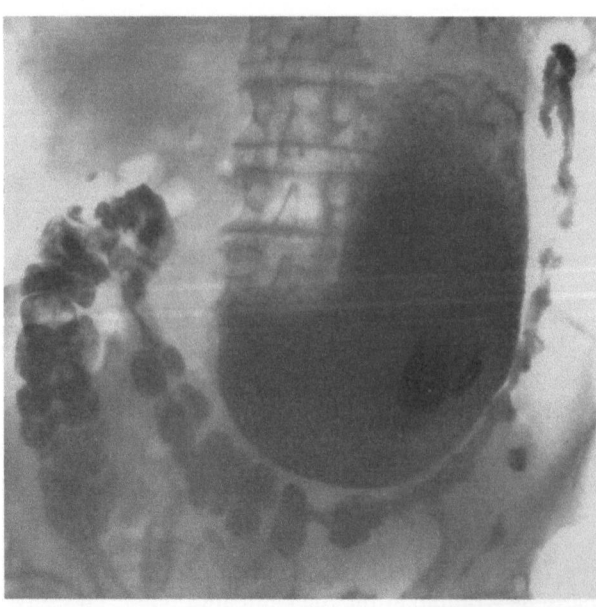

Abb. 440. Magenektasie bei Magenausgangsstenose. Rö: MDP mit Colonfüllung

Die Zahl der besonders im Alter an Magen- und Duodenalgeschwür leidenden Patienten nimmt zu. Ältere Magenulcusträger neigen besonders zu Blutungen, was wahrscheinlich durch die im Alter mehr brüchigen und weniger retraktionsfähigen Arteriengefäße bedingt ist.

Radiologisch ist die Entartung schwer zu erfassen. An eine Entartung muß gedacht werden, wenn das Ulcus sich nach medizinisch-konservativer Behandlung nicht rasch zurückbildet.

Die Differentialdiagnose ist insofern erschwert, da nicht nur ein Ulcus maligne degenerieren, sondern ein primäres Malignom durch oberflächliche Ulceration auch ein ulcusartiges Aussehen mit Nischenbildung und Schmerzen haben kann und dadurch in seinem bedrohlichen Charakter verkannt wird. Das Magenulcus ist daher als fakultative Präcancerose mit der Konsequenz zur chirurgischen Therapie anzusehen.

Die *Gastroskopie* (Endoskopie des Magens) mit Biopsie ist hier von entscheidender diagnostischer Bedeutung für die Frühdiagnose bzw. rechtzeitige Indikationsstellung zur Resektion.

5. Pathophysiologie

Die zwei Mechanismen der Magensekretion:

a) Die humoral-hormonal induzierte. Im Kontakt mit der aufgenommenen Nahrung wird die *Antrumschleimhaut* zur Sekretion gereizt, die ihrerseits auch ins Blut Gastrin freisetzt, das die Fundusdrüsen zur Säuresekretion anregt (Abb. 441). „Ohne Säure kein Ulcus."

Diese Sekretion kann durch Histamin bzw. Betazolstimulation imitiert werden.

Beachte: Extragastrale, ektopische Gastrinbildung bei hormonaktiven Pankreastumoren: *Zollinger-Ellison*-Syndrom (s. Kapitel Pankreas, Abb. 580a), kann im Ausnahmefall Ursache für ein rezidivierendes peptisches Ulcus, insbesondere Anastomosen-Ulcus sein.

b) Die vagal-cephalische Erregung der Magensekretion. Diese Exzitation tritt physiologischerweise ein bei Hungergefühl (Hypoglykämie), beim Anblick und Geruch von Speisen (Abb. 442). Die insulininduzierte Hypoglykämie bewirkt ebenfalls eine Magensekretion nervalen Ursprungs (*Hollander*-Test).

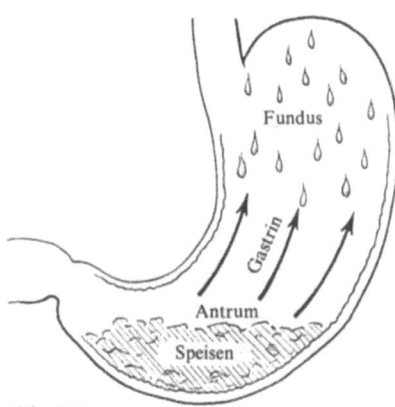

Abb. 441

Der für die Klinik und die chirurgische Indikationsstellung wichtigste Bestandteil der Magensekretion ist die von den Belegzellen sezernierte Salzsäure.

Magensaftanalyse:

Die Analyse der Säuresekretionsleistung des Magens erfolgt mit der quantitativen Magensaftanalyse. Dabei wird die Nüchtern- oder Basalsekretion (interdigestive Vaguswirkung) sowie die Sekretion nach Stimulierung mit Betazol bzw. Pentagastrin (Imitation der digestiven Phase) untersucht. Die Sekretionsanalyse der vagal induzierten Magensekretion erfolgt mit dem Insulin-Test (s. oben *Hollander*-Test).

Normalwerte:

Basalsekretion:	Säuremenge etwa 2,5 mval/h, Volumen im Durchschnitt 80 ml/h.
Stimulierte Sekretion:	Säuremenge Durchschnitt 24 mval/2 h, Volumen im Durchschnitt 260 ml/2 h.

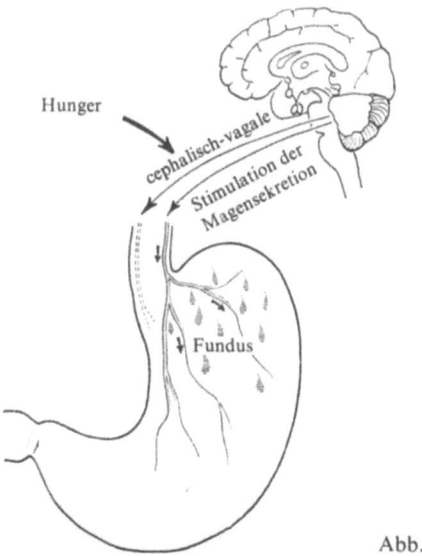

Abb. 442

Aus diesen Daten können die besonders interessierenden Kriterien abgeleitet werden:

Magensaftvolumen, Säurekonzentration, Gesamtsäuremenge (Produkt von Volumen und Konzentration) sowie die Wasserstoffionenkonzentration (pH).

Die Aussagekraft der Magensaftanalyse darf nicht überbewertet werden. Sie ist aber von besonderer Bedeutung für die Diagnostik ektopischer Gastrinbildung (*Zollinger-Ellison*-Syndrom) sowie für die Verfahrenswahl der operativen Ulcusbehandlung beim Ulcus duodeni.

Bestimmte Ulcera im Verdauungstrakt, besonders wenn sie mit Diarrhoe einhergehen, stehen ebenfalls in Verbindung mit hormonaktiven Tumorbildungen im Pankreas, sog. pankreatogene Cholera (vgl.

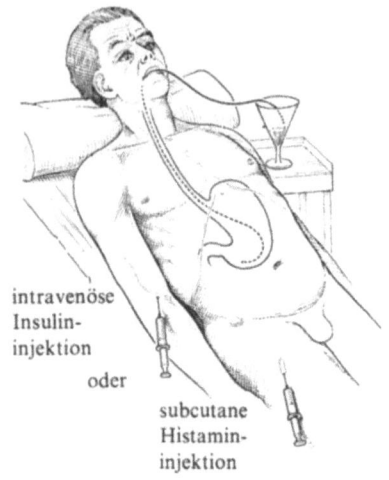

Abb. 443. Magenabsaugung nach Stimulation der Säuresekretion mit Histamin oder Pentagastrin

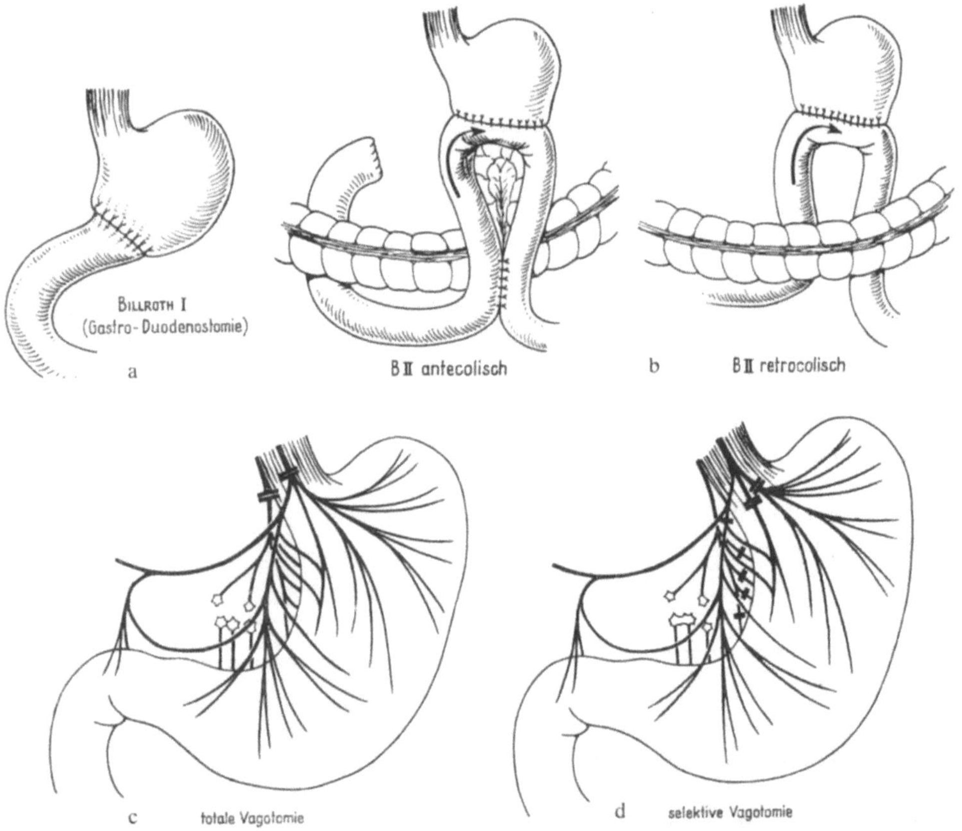

Abb. 444. a Status nach distaler Magenresektion. Billroth I ($^1/_2$- bis $^2/_3$-Resektion). b Die 2 Spielarten der Billroth II-Operation. c Die trunculäre Vagotomie. d Die selektive Vagotomie (Erhaltung des coeliacalen [hinteren resp. rechten] und des hepatischen [vorderen resp. linken] Vagusastes). (Aus M. ALLGÖWER, 1976)

Zollinger-Ellison- und *Verner-Morrison-Syndrom*).

Aus der Pathophysiologie resultieren grundsätzlich zwei Gesichtspunkte als Grundlage der *chirurgischen Therapie:*

1. Die Magenresektion (partielle bis subtotale Gastrektomie) entfernt das Ulcus und das gastrinbildende Antrum. Die Magen-Darm-Passage wird wiederhergestellt, entweder vom Typ Billroth I (gastroduodenale) oder gastro-jejunale Anastomosen in verschiedenen Modifikationen, hauptsächlich Billroth II (Abb. 444).

2. Die Vagotomie soll die vom Zwischenhirn zentral regulierte Hypersekretion unterdrücken, in oder ohne Kombination mit einer Resektion oder Pyloroplastik. Die selektive Vagotomie kommt in erster Linie für die Behandlung des unkomplizierten Duodenal-Ulcus in Frage (Abb. 445).

6. Spätstörungen nach Magenresektion

Syndrom der zuführenden Schlinge:

Etwa $^1/_2$ bis 2 Std nach dem Essen empfindet der Patient Druck- und Völlegefühl mit anschließendem Erbrechen von reichlich gallig gefärbtem Dünndarminhalt ohne Speisebeimengung. Die Ursache hierfür ist eine Stauung der aufgenommenen Nahrung in einer stenotisch gewordenen zuführenden Schlinge bei Billroth II-Anasto-

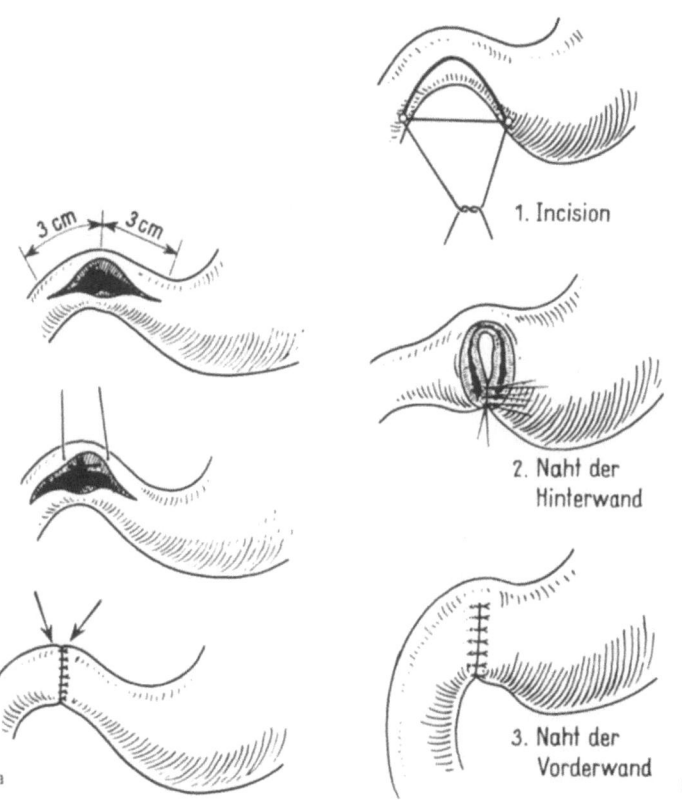

Abb. 445. a Die „Erweiterungs-Pyloroplastik" (Kombination der Vorgehen von HEINE, MICULICZ und WEINBERG) kommt zur Anwendung, wenn keine stärkeren Narbenverziehungen vorhanden sind und insbesondere, wenn die erste Duodenalpartie eine weitgehend ventro-dorsale Lage aufweist (z.B. bei adipösen Patienten!). b Die „Anastomosierungs-Pyloroplastik" (basierend auf dem Vorgehen von FINNEY und von JABOULAY) ergibt eine weitere, sicherere Verbindung zwischen Magen-Antrum und zweiter Duodenalpartie als die Erweiterungsplastik; sie wird häufiger angewendet als die Erweiterungsplastik, vor allem bei stark stenotischen Ulcera duodeni. (Aus M. ALLGÖWER, 1976)

mose, in seltenen Fällen eine Atonie des Duodenums.

Dumping-Syndrom:
Dieses tritt verzögert bzw. später nach der Operation auf mit folgenden Symptomen: Schmerzhafte, sofort nach dem Essen einsetzende Auftreibung des Abdomens mit Diarrhoe und Gewichtsabnahme, häufig Brechreiz, Herzsensationen, Schweißausbruch, Blässe, Schwindel- und Ohnmachtsgefühle.

Im allgemeinen hängt die Intensität dieses Beschwerdekomplexes von der Größe des Magenrestes und der Größe der Anastomose ab: je kleiner der Restmagen und je weiter die Anastomose, desto heftiger die Beschwerden.

Durch die plötzliche Überdehnung des Dünndarms mit Sekretstrom in die Schlinge und hieraus resultierender plötzlicher Reduzierung des zirkulierenden Plasmas sind die Kreislaufauswirkungen zu erklären*.

III. Magencarcinom

Der Magenkrebs ist der häufigste von allen Carcinomen (35%), und da er die schlechteste Prognose hat, muß er so früh wie möglich diagnostiziert werden. Unglücklicherweise ist die Symptomatologie jedoch im noch kurablen Stadium wenig charakteristisch und für den Patienten wenig alarmierend.

Nicht erst, wenn der Patient über Müdigkeit klagt, abgemagert ist, mit anhaltend schlechtem Aussehen, Appetitlosigkeit, Hämatemesis, Erbrechen, und wenn die Oberbauchpalpation eine tumorverdächtige Resistenz ergibt, sollte die Diagnose gestellt werden, sondern viel früher, so rechtzeitig, daß noch eine chirurgisch radikale Behandlung möglich ist.

---

* Andere, in seltenen Fällen noch mögliche Spätstörungen wie das sog. *postalimentäre Spätsyndrom* und die *Stumpfgastritis* werden in den Lehrbüchern für innere Medizin, speziell der klinischen Gastro-Enterologie, abgehandelt.

Leider sind aber die rechtzeitig erkannten Fälle im noch kurablen Stadium die Ausnahme. Die einzige Chance zur Verbesserung der bisher schlechten Prognose bei Magencarcinom ist die regelmäßige Kontrolle im Rahmen von Vorsorgeuntersuchungen.

Mit welchen Beschwerden kommt der Magenkrebskranke zum Arzt?

Wegen diskreter Beschwerden von seiten des Allgemeinzustandes: Müdigkeit und Schwäche. Bei relativ geringen Verdauungsbeschwerden, Völlegefühl nach dem Essen, Appetitlosigkeit, insbesondere für Fleisch, und verlorene Rauchlust, manchmal Schmerzen, aber ohne die für das Ulcus typischen Schmerzkrisen (Abb. 446). Hinsichtlich der Altersdisposition sind die Altersgruppen von 50—55 Jahren bevorzugt, *kurze* Anamnese (im Gegensatz zu den chronischen Ulcusbeschwerden, die sich dabei auch im Gegensatz zum Ulcusleiden nicht auf symptomatische Therapie zurückbilden und die Tendenz zur Progressivität zeigen). Nicht die einzelnen Symptome sind ausschlaggebend für die Diagnose, sondern die komplexe Auswirkung durch Persistenz und zunehmende Verschlimmerung.

Die *Magensekretions-Analyse* zeigt eine Abnahme der Magensaftmenge mit Hypacidität.

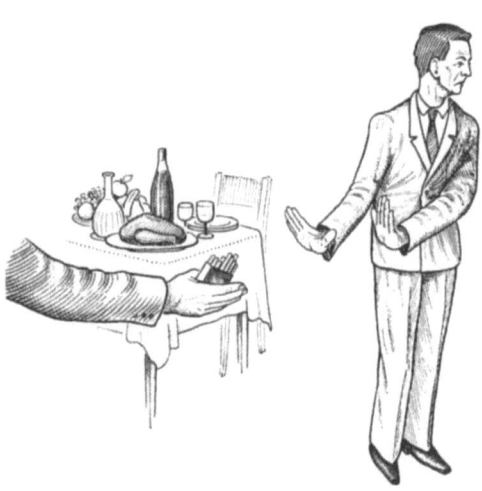

Abb. 446. Appetitlosigkeit (Anorexie) mit Widerwillen gegen Fleisch, Tabak ist immer verdächtig auf ein Magencarcinom

Magencarcinom

Die *Röntgenuntersuchung* des Magens ist neben der *Gastroskopie* das entscheidende diagnostische Verfahren. Nicht selten wird man von einem fortgeschrittenen Prozeß überrascht: eine Lacune, ein negatives Abbild, das die Tumorproliferation zeigt. Die Aussparung ist von unregelmäßiger Randzeichnung und auf allen Bildern konstant (Abb. 447).

In anderen Fällen ist der Tumor schon zirkulär wachsend in das Darm-Magen-Lumen entwickelt, insbesondere in Höhe des Antrums, mit Wandstarre deformiert und eingeengt, röntgenologisch vom Aspekt eines Apfelbutzens (Abb. 448).

Diesem anatomischen Befund entspricht das *klinisch* dominierende Bild einer Magenausgangs-Stenose: Erbrechen, Störungen des Allgemeinzustandes mit Abmagerung und Austrocknung, Schwächegefühl und Plätschergeräusch bei der Palpation des Magens durch Anreicherung der Leer- und Nüchtern-Sekretion.

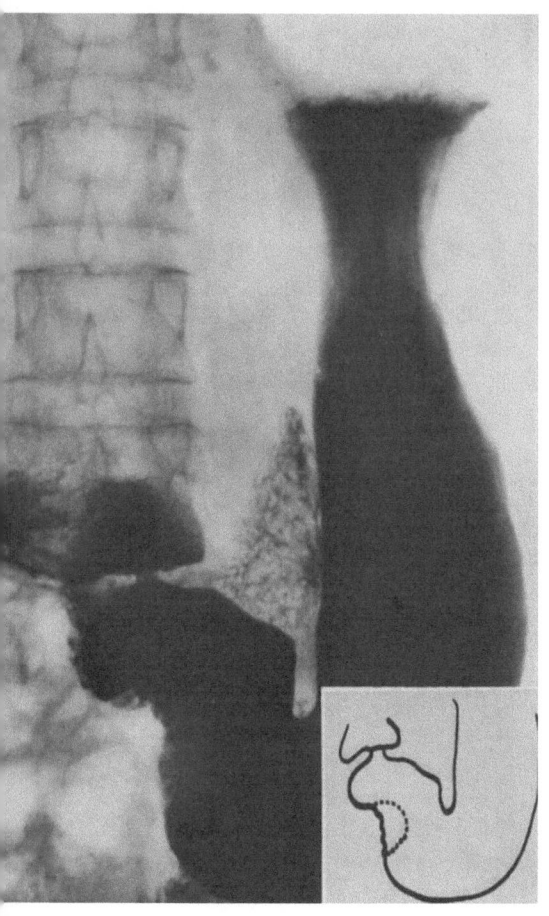

Abb. 447. Magencarcinom im Bereich der großen Kurvatur im Antrumbereich, Anfangsstadium. Fehlender Kontrastmittelbeschlag durch Tumorproliferation ins Magenlumen (Bildausschnitt)

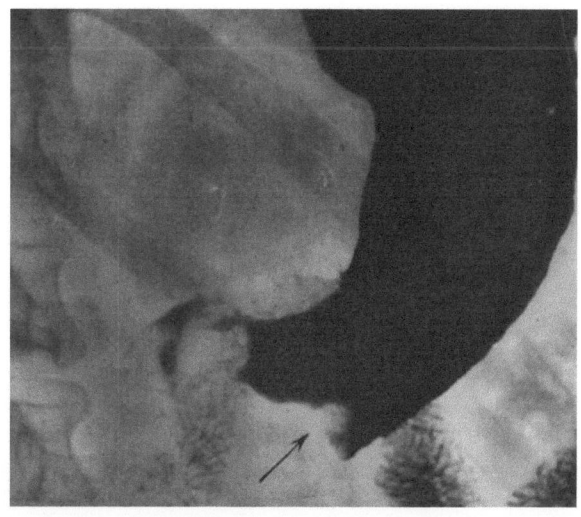

Abb. 448. Carcinom im Pylorusantrumbereich, fortgeschrittenes Stadium. Das Bild zeigt den typischen Reliefabbruch durch das Tumorwachstum

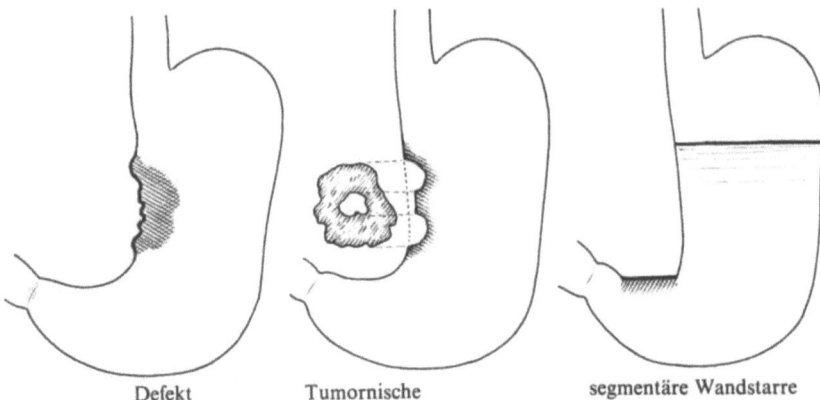

| Defekt | Tumornische | segmentäre Wandstarre | Abb. 449 |

Ist der Tumor an der kleinen Kurvatur antralwärts lokalisiert, so wird daraus eine nach innen zum Lumen verzogene Nische. Ihre Vorwölbung liegt medial der normalerweise inneren Linie der kleinen Kurvatur. Es ist ein Substraktionsbild, im Gegensatz zum Additionsbild beim Magenulcus an der kleinen Kurvatur (Abb. 449). In einigen Fällen ist das Krebswachstum noch lokal begrenzt, ohne Metastasierung. Diese haben die Chance für eine noch radikale Therapie.

Ein hervorstechendes Alarmzeichen ist eine umschriebene *Wandstarre*, besonders im Bereich der kleinen Kurvatur, mit aufgehobener Peristaltik. Ein nur diskret ausgeprägter Ulcusbefund, eine plateauförmige Nische mit großem Ulcusgrund, muß in allen Verdachtsfällen an die Möglichkeit eines maligne entarteten Magenulcus denken lassen. Kommt es bei solch einem Befund nicht innerhalb kurzer Zeit nach gezielter konservativer Behandlung zur Rückbildung des Prozesses, so sind die röntgenologischen Zeichen suspekt. Im Zweifelsfall hat dann sofort anschließend die Gastroskopie mit Biopsie zu erfolgen.

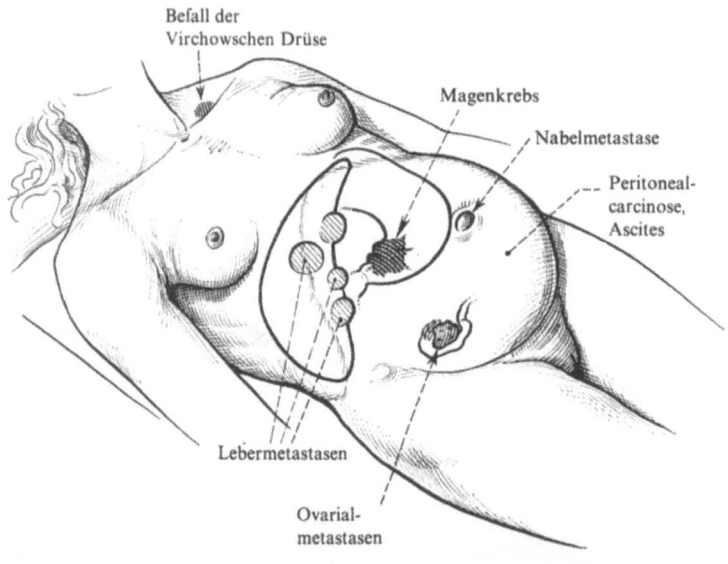

Abb. 450

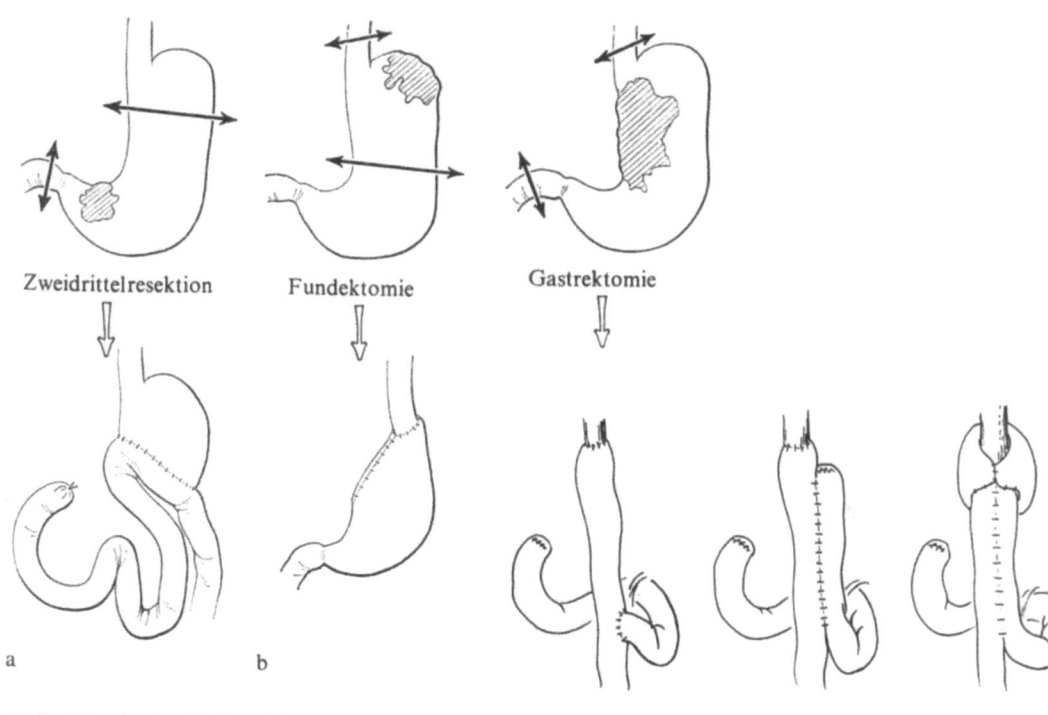

Abb. 451 a, b. (a) $^2/_3$-Resektion nach Billroth II. (b) Fundektomie mit Oesophagoantrostomie (vgl. Abb. 444 a u. b.)

Ist die Diagnose eines Magenkrebses gestellt, so muß sofort die Kurabilität überprüft werden durch Suche nach metastatischem Drüsenbefall an typischen Stellen (Abb. 450):

- Untersuchung der supraclaviculären Lymphdrüsen (links *Virchow*-Drüse, bevorzugte Metastasenlokalisation bei Carcinomen des Verdauungstraktes).
- Suche nach Ascites, Palpation der Leber (metastatisch veränderte Leberoberfläche).
- Rectale Untersuchung: Suche nach Metastasen im Douglas-Peritoneum.
- Röntgenaufnahme der Lungen zum Aufdecken von Lungenmetastasen.

Die *Behandlung* des Magenkrebses ist rein chirurgisch (Abb. 451):

1. Das häufigste Magen-Antrum-Carcinom ist ohne metastatischen Befall durch $^2/_3$-Resektion des Magens mit gastrojejunaler Anastomose (nach *Billroth II* oder nach *Polya*) gut zu behandeln (Abb. 451 a).

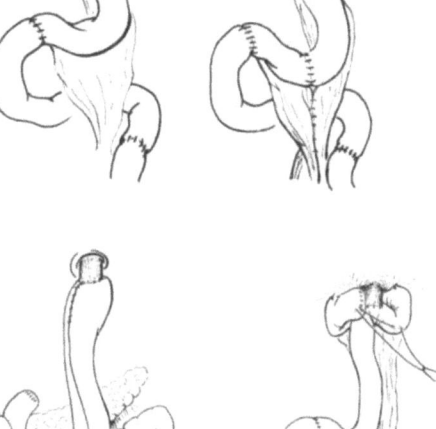

Abb. 451 c. Totaler Magenersatz nach Gastrektomie, Auswahl einiger aktueller Methoden. (Nach H. W. Schreiber, H. P. Eichfuss, V. Schumpelick: Der Chirurg 49, 72—80, 1978.)

2. Ein Carcinombefall der großen Kurvatur und des Magencorpus oder der Kardiaregion kann durch Magenfundus-Resektion behandelt werden. Die Kontinuität wird durch Oesophago-Antrostomie hergestellt (Abb. 451 b).

3. Bei ausgedehntem Magencarcinombefall muß man zur totalen Magenresektion greifen. Die Wiederherstellung des Verdauungskanales wird durch verschiedene technische Eingriffe ermöglicht:
– direkte Verbindung von Oesophagus mit Duodenum (Oesophago-Duodenostomie),
– oder unter Zwischenschaltung (Interposition) einer Dünndarmschlinge,
– oder nach Blindverschluß des Duodenalstumpfes Überbrückung zwischen Oesophagus und Dünndarm durch Anastomose zwischen Oesophagus und oberem Dünndarm mit einer ausgeschalteten, hochgezogenen Jejunumschlinge mit Enteroanastomose (Oesophago-Jejunostomie) (Abb. 451 c).

Bei lokalem Drüsenbefall muß zusätzlich eine ausgedehnte Drüsenausräumung oder die Mitnahme befallener Nachbarorgane vorgenommen werden.

Bei Inoperabilität Palliativeingriffe.

IV. Pylorushypertrophie beim Säugling

Diese häufig bei den Säuglingen männlichen Geschlechts anzutreffende Störung wird durch eine Hypertrophie der Pylorusmuskulatur verursacht, die einen olivenförmigen Pseudotumor vortäuscht. Die Störungen beginnen schon in der 2. bis 3. Woche nach der Geburt mit typischem Würgereflex und Brechzuständen (Erbrechen in hohem Bogen). Das Kind verliert dadurch an Gewicht und trocknet rasch aus.

Bei der *klinischen Untersuchung* fallen deutlich ausgeprägte peristaltische Wellen im Oberbauch sofort nach dem Schlucken auf. Die Palpation gibt eine extreme Magenerweiterung zu erkennen und manchmal ein zylindrisch kleines, bewegliches, glatt begrenztes Tumorgebilde unterhalb der Leber (Abb. 452).

Die *Röntgenuntersuchung* zeigt einen entsprechend erweiterten, gestauten Magen, der das Kontrastmittel zurückhält.

Die entscheidende *Behandlung* ist chirurgisch. Sie besteht in der Pylorotomie (nach *Weber-Ramstedt*), Längsspaltung der hypertrophierten Muskulatur ohne Öffnung des Schleimhautmantels. Sie zeigt ausgezeichnete Resultate. Nicht selten sind bei diesen Kindern psychosomatische Faktoren festzustellen.

C. Dünndarm

I. Enteritis regionalis (Morbus Crohn)

Eine zu Rezidiven neigende Erkrankung des jugendlichen bis mittleren Lebensalters, mit häufigstem Befall des terminalen Ileum, kann aber auch andere Segmente des gesamten Verdauungstraktes inklusive Oesophagus, Magen, Duodenum, insbesondere auch das Colon befallen. Ihre Ätiologie ist noch weitgehend ungeklärt (vgl. Abb. 455).

Die Krankheit beginnt in der Submucosa mit typischer Verdickung des Lymphgewebes und der

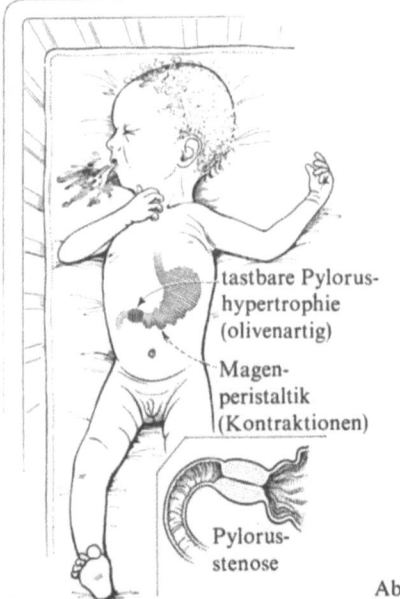

Abb. 452

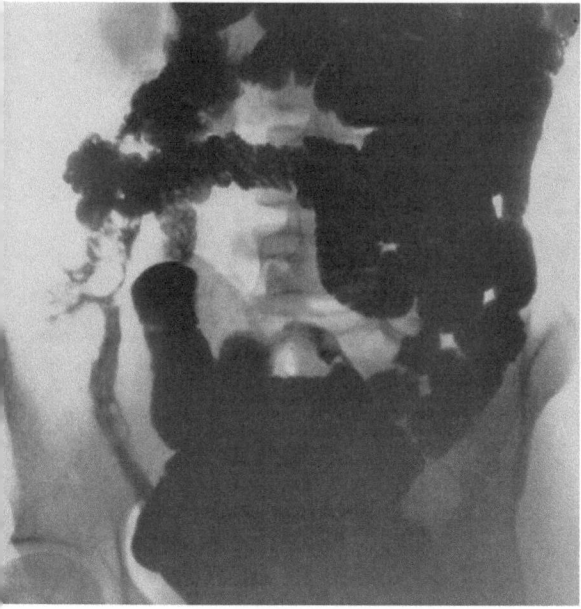
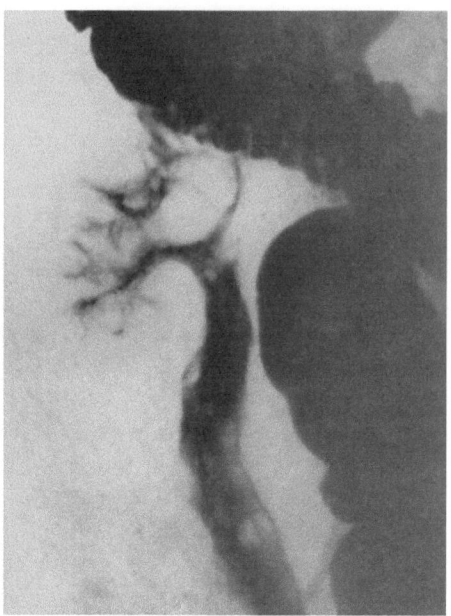

Abb. 453a. Morbus *Crohn*, Enteritis regionalis

Abb. 453b. Ähnlicher Fall: Bevorzugter Befall im Ileum: gartenschlauchförmige Stenose des Ileum

submukösen Lymphgefäße. In der Schleimhaut befinden sich zahlreiche Ulcerationen, unterbrochen von Schleimhautinseln. Dadurch kommt ein typisches „Pflasterstein-Relief" zustande. Die Serosa ist hämorrhagisch gerötet, im befallenen Segment kommt es zu einer entzündlichen Stenose und Wandverhärtung mit Lumenverengung („Gartenschlauch-Phänomen").
Der Prozeß schließt das Mesenterium durch Verdickung und Hyperplasie der Lymphknoten mit ein. Auffallend ist der scharf segmentierte Befall. Auch multipler, gleichzeitiger und isolierter Befall des Colon (Morbus *Crohn* des Colon, Ileocolitis) ist möglich. *Differentialdiagnose zur ulcerösen Colitis schwierig, aber erforderlich.*

1. Klinik

Krisenartige Schmerzen im Abdomen, heftig und bevorzugt lokalisiert im rechten Unterbauch, daher Verwechslungsmöglichkeit mit einer akuten Appendicitis.
Am Beginn kann häufig Diarrhoe mit Obstipation wechseln. Diese Schübe sind immer von Fieberzuständen begleitet, verursacht durch kleine Absceßbildungen, gleichzeitig Leukocytose und Polynucleose.
Darmblutungen (Perforationen) sind selten. Im akuten Stadium deckt die Untersuchung einen mehr oder weniger umschriebenen, derben, entzündlichen Tumor im rechten Unterbauch auf.

Die *Röntgenuntersuchung* der Magen-Darm-Passage (fraktionierte Dünndarmpassage) ergibt typische Bilder (Abb. 453a und b):

1. Das Schleimhautrelief zeigt dörnchenartige Hervorhebungen, die Ulcerationen der Mucosa darstellen;

2. eine unregelmäßige, pflastersteinähnliche Beschaffenheit der Oberfläche (s. Abb. 478), eine Stenose im befallenen Darmsegment, mit prästenotischer Dilatation des nichterkrankten Darmes;

3. eine Unbeweglichkeit des erkrankten Darmabschnittes.

Im allgemeinen ist der Krankheitsverlauf chronisch mit akuten Attacken und Remissionen (Abb. 455).

2. Komplikationen

Vereinzelt Spontan-Perforation mit Entwicklung einer Perforations-Peritonitis,

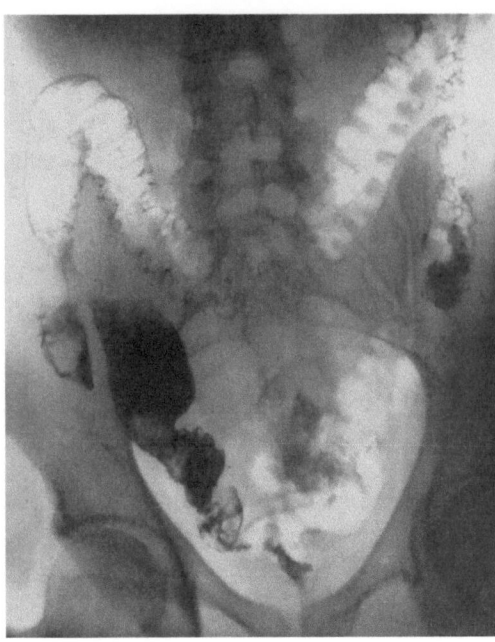

Abb. 454. Colonkontrasteinlauf bei Ileocolitis *Crohn*. Nebenbefund: Bauchdeckenfistel im Coecalbereich nach Appendektomie

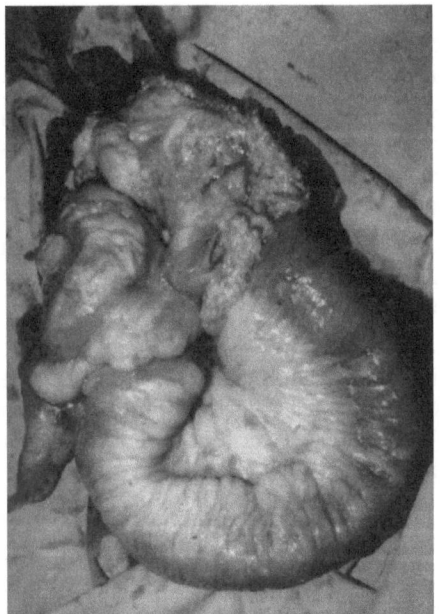

Abb. 455. Operationspräparat: Enteritis regionalis (Ileitis terminalis, Ileocoecalbefall)

häufiger Absceßbildungen mit Einbruch in Nachbarschlingen oder Nachbarorgane, daher nicht selten innere wie äußere Fistelbildungen (Analfistel), aber auch Bauchdeckenfistel, submuköse Fistel, Phänomen „Zweites Lumen".

Peri-Analfisteln sind nicht selten Hinweissymptome für eine unerkannte Enteritis regionalis; daher vor jeder Behandlung einer Peri-Analfistel röntgenologische Abklärung des Dünn- und Dickdarmes.

Die *Behandlung* ist schwierig. Am Beginn steht die medizinisch-konservative Behandlung mit antiphlogistischen Medikamenten wie Cortison, schwer resorbierbaren Sulfonamiden (Azulfidine) oder immunsuppressiven Medikamenten. Bei irreversibler Schädigung im Sinne von Stenosen oder Fistelbildungen ist die chirurgische Behandlung mit Entfernung des befallenen Segmentes unter so weit wie möglicher Mitnahme des befallenen Mesenteriumabschnittes indiziert. Weitere Probleme ergeben sich aus der begrenzten Darmresektionsmöglichkeit wegen sekundärer Malresorptionsstörungen. Die Prognose muß wegen der typischen Rezidivneigung fraglich bleiben, außerdem ist der Morbus *Crohn* als fakultative Präcancerose anzusehen.

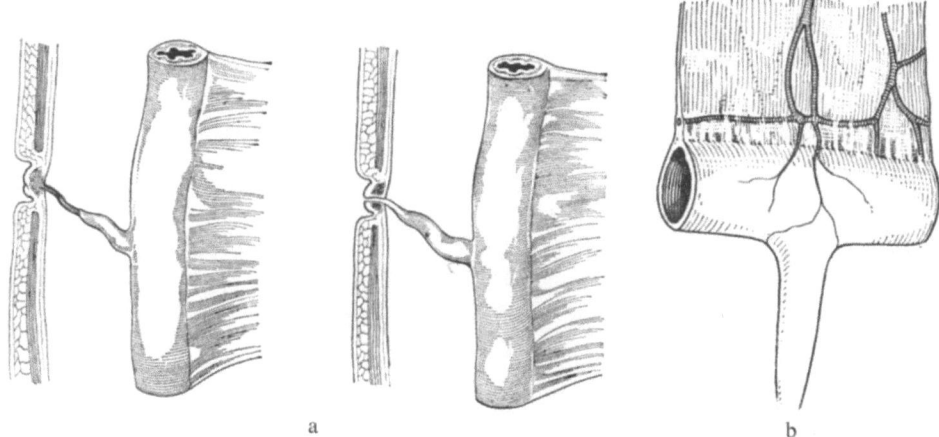

Abb. 456. a Schema des Ductus omphaloentericus (rechts). Durch unvollständige Obliteration entsteht eine persistierende Bride (links). b Pathologisch-anatomischer Befund beim *Meckel*schen Divertikel

II. Meckelsches Divertikel

Es handelt sich um ein Entwicklungsresiduum (Ductus omphaloentericus), der die unterste Dünndarmschlinge mit dem Nabel verbindet (Abb. 456). Bei unvollständiger Obliteration bleibt der nabelnahe Abschnitt strangartig erhalten in Form einer Bride. In den meisten Fällen besteht aber keine Verbindung mehr mit dem Nabel, sondern nur noch eine fingerartige Darmausstülpung gegenüber dem mesenterialen Ansatz, etwa 30 cm oberhalb der Ileocoecal-Klappe.

Dieses Divertikel kann latent zu typischen Komplikationen führen:

a) *Occlusion:*
- mechanisch, indem es durch den Strang zu einem Strangulations-Ileus kommt;
- oder durch Verklebung um ein entzündetes Divertikel zwischen den Dünndarmschlingen.

b) Die *akute Entzündung* des Divertikels macht auf Grund seiner Lokalisation Appendicitis-Beschwerden, der Schmerz ist aber mehr peri-umbilical vorhanden. Der ganze Prozeß entwickelt sich wie eine akute Appendicitis.

c) Eine sehr wichtige Komplikation ist die akute *Ulcusbildung* im Divertikel, bevorzugt beim männlichen Patienten bis zum 20. Lebensjahr. Sie kommt zustande auf dem Boden ektopischer Magenschleimhautzellen mit Disposition zur Ulcusbildung. Der Magensaft, der hier ektopisch sezerniert wird, wirkt erosiver, weil das neutralisierende Gallen- und Pankreassekret fehlt. Wie jedes Ulcus neigt auch diese Ulcusbildung dann bevorzugt zu akuter Perforation oder akuter Intestinalblutung.

Die Entfernung des Divertikels ist die optimale kausale *Therapie*.

Notabene. Bei jeder routinemäßigen Appendektomie ist daher die prophylaktische Revision des gesamten Dünndarms bis 40 cm oberhalb der Ileocoecal-Klappe zum Ausschluß oder Miterfassen eines Meckelschen Divertikels anzustreben.

III. Arteriitis mesenterialis (Angina abdominalis)

Diese Gefäßveränderungen vom Typ der Atheromatose befällt die Mesenterial-Arterien (A. mesenterialis superior et inferior) in Höhe ihres Abgangs aus der Aorta. Sie sind häufig kombiniert mit einer Arteriosklerose des Truncus coeliacus. Auf dem Boden der arteriellen Insuffizienz kommt es zur Minderdurchblutung der Baucheingeweide mit typischen funktionellen und metabolischen Auswirkungen.

Das Syndrom der „Claudicatio intermittens mesenterialis" oder Angina abdominalis beruht auf dem Befall von mindestens zwei der haupt-

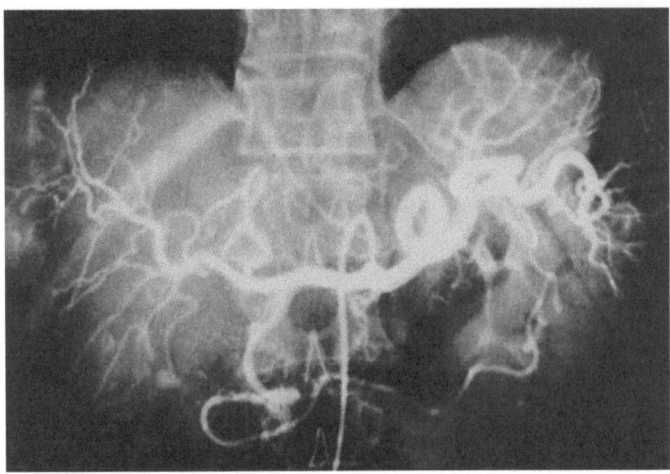

Abb. 457. Normale Darstellung der Coeliaca und ihrer Äste. Coeliakographie. (Aus W. WENZ, 1972)

ernährenden Arterienstämme des Darmes. Durch sehr starke und reichliche Kollateralentwicklung ist die Durchblutung lange Zeit noch ausreichend aufrechterhalten: typische *Riolan*sche, arkadenförmige, kollaterale Anastomosierung zwischen oberer und unterer Mesenterial-Arterie, Arkadenbildungen der Pankreas-Arterien zwischen A. coeliaca und oberer Mesenterial-Arterie (Abb. 460).

Im fortgeschrittenen Stadium kommt es zum vollständigen Verschluß der Gefäße. In diesem Fall kann die unzureichende arterielle Durchblutung zu einem Darminfarkt führen.

Klinik

Die Krankheit befällt naturgemäß ältere Patienten und ist charakterisiert durch:

Akute Ischämie des Darmes durch Embolie oder Thrombose. Hierbei bildet der abdominale Schmerz das Leitsymptom, allerdings ohne deutliche und umschriebene Bauchdeckenabwehrspannung. Schweißausbrüche und Alteration des Kreislaufs sind bedrohliche Hinweise für die Entwicklung eines peritonealen Schocks, der bald von Ileuszeichen mit Erbrechen begleitet wird. Die Schmerzen lassen nach einigen Stunden nach mit der gleichzeitig erlahmenden Darmtätigkeit. Falls nicht erkannt in den folgenden Tagen, tritt auf dem Boden der Darmgangrän mit kotiger Peritonitis der Tod ein.

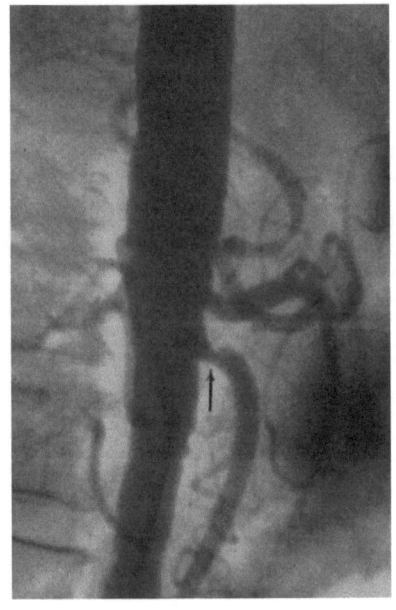

Abb. 458. Abdominale Angiographie (Seitenansicht). Stenose im Bereich der Arteria mesenterica superior (Pfeil)

Häufiger als diese fulminante Form sind jedoch, bei Beachten der ersten Hinweiszeichen, auch *chronische* Ischämieformen zu beobachten. Die Kranken klagen über nahrungs- und verdauungsabhängige Schmerzen und haben deswegen Furcht vor dem Essen und magern ab. Die

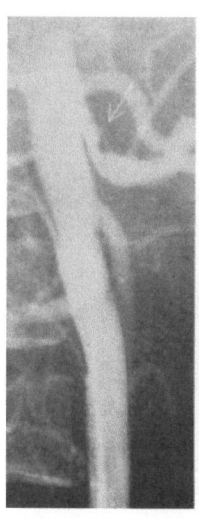 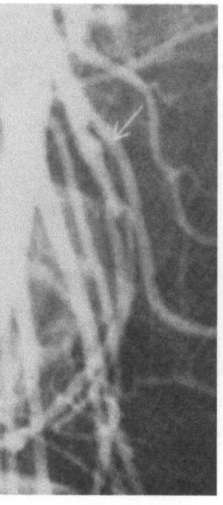 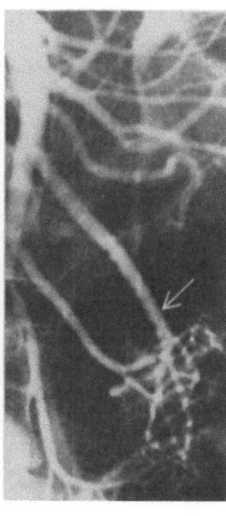

Abb. 459. a Coeliacastenose durch „Zwerchfellzwinge" (Pfeil). Katheteraortographie im seitlichen Strahlengang. b Periarteriitis nodosa. Multiple, gerade eben erkennbare Aneurysmen im Bereich der Aortenäste, hier an der A. mesenterica superior (Pfeil). Diagnose histologisch gesichert. Katheteraortographie. c Sogenanntes „Perlschnurphänomen" (Pfeil). Nebenbefund bei einer Tumorsuche. Selektive Angiographie der A. mesentercia superior. (Aus W. WENZ, 1972)

a   b   c

nutritiv induzierte, aber mangelhafte Darmdurchblutung, reguliert durch die Verdauungshormone Gastrin und Sekretin, ist der pathophysiologische Mechanismus für die diffusen Schmerzkrisen. Insgesamt wird die chronische Ischämie häufig von folgender Symptomentrias begleitet:

– Postprandialer Schmerz,

– Gefäßgeräusche,

– Malabsorption bzw. Maldigestion.

Die verdauungsabhängige Ischämie mit Schmerzkrisen entspricht der Claudicatio intermittens bei der arteriellen Insuffizienz der Extremitäten.

Diarrhoe ist häufiger als Verstopfung, die Abmagerung oft bedeutend und schnell (beachte Allgemeinsymptome der Maldigestion-Malresorption). Differentialdiagnose: Exkretorische Pankreasinsuffizienz.

Bei der *Auskultation* des Oberbauches kann ein systolisches Geräusch gehört werden, das auf die Stenose der mesenterialen Hauptgefäße hinweist.

Die abdominale *Coeliacographie* ist das entscheidende diagnostische Kriterium.

Die Angiographie wird technisch mittels retrograder Kathetereinführung über die Arteria femoralis oder durch direkte Aortapunktion unter Röntgenbildverstärker-Kontrolle hergestellt. Nach Instillation des Kontrastmittels Serienangiographie. Wichtig sind neben der routinemäßigen a.p.-Aufnahme die seitlichen Aufnahmen zur Darstellung der unmittelbar vor der Aorta gelegenen Coeliaca-Abgänge und der hier bevorzugt lokalisierten Stenosen (Abb. 458–459 c).

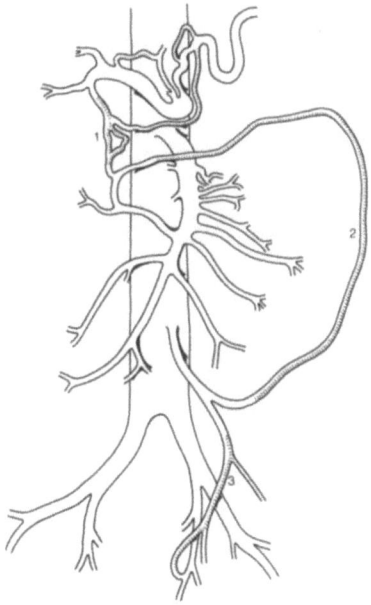

Abb. 460. Schema der visceralen Kollateralen: Pankreasarkade (1) zwischen Truncus coeliacus und A. mesenterica superior; *Riolan*sche Anastomose (2) zwischen A. mesenterica superior et inferior; A. haemorrhoidalis superior (3) zwischen A. mesenterica inferior und linker Beckenarterie

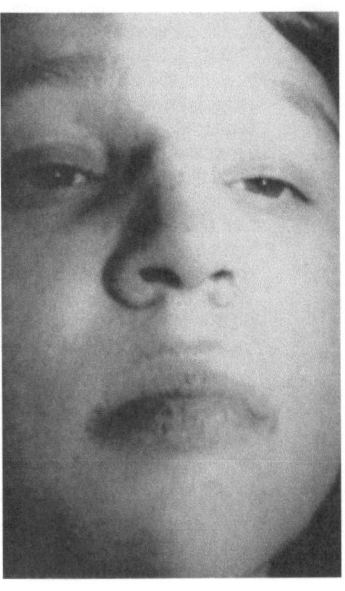

◀ Abb. 461. *Peutz-Jeghers*-Syndrom (Pigmentfleckenpolyposis): Periorificielle Pigmentanordnungen, sommersprossenartig, im Gesicht

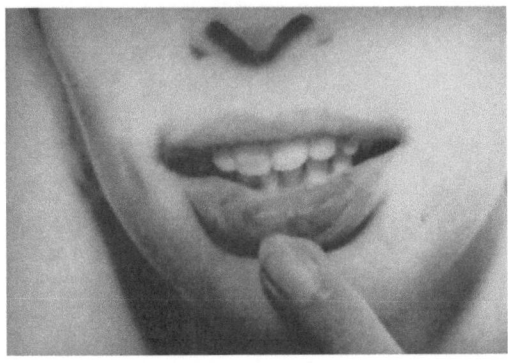

Abb. 462. Wie oben, nur in diskreter Form in der Lippenschleimhaut und ...

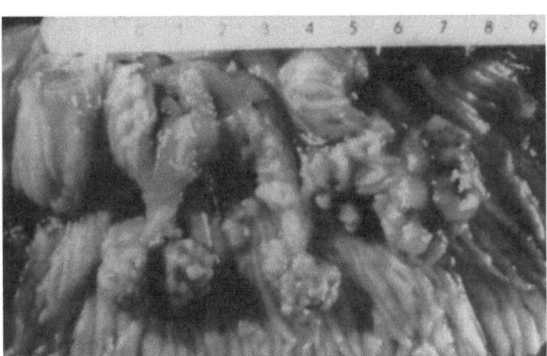

Abb. 464. Operationspräparat. Dünndarmpolypen bei *Peutz-Jeghers*-Syndrom

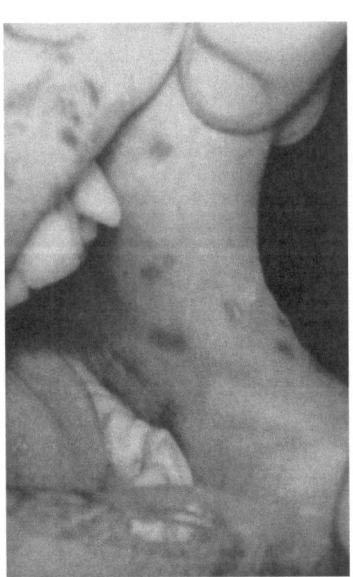

Abb. 463. ... immer vorhanden: in der Wangenschleimhaut

Sporadisches Auftreten (nicht-familiäre Formen)
  Solitärpolypen
  Multiple Polypen
  Polyposis intestinalis generalisata
  Polyposis intestinalis generalisata (*mit* Alopecia, Onychoatrophie), „Cronkhite-Canada-Syndrom"

Hereditäre, familiäre Formen
  Polyposis coli
  Polyposis coli mit mesenchymalen Veränderungen (Osteome, Bindegewebstumoren): „*Gardner*-Syndrom"
  Polyposis intestinalis generalisata mit ektodermalen *Pigmentierungen*: „*Peutz-Jeghers*-Syndrom"

Die genauen Befunde der übrigen Gefäßveränderungen an der Aorta: Grad der Stenose, Ausbildung eines Kollateral-Kreislaufs, verzögerte Füllung der Arterienäste und der Parenchymphase im Ausbreitungsgebiet der betroffenen Arterien sind für die Indikationsstellung und die

Abb. 465. Formenkreis der Polyposis intestinalis

Therapiemaßnahmen von entscheidender Bedeutung.

Die *Behandlung* kann in den meisten Fällen nur gefäßchirurgisch sein, aber sie ist, da vor allem altersbedingt, nicht immer indiziert. Ihr therapeutisches Prinzip besteht in der Revascularisation bzw. Desobliteration des befallenen Gefäßsegments bei chronischen Zuständen. Im akuten Fall einer Ischämie und Mesenterialembolie kommt die Thrombendarteriektomie in Frage.

In ausgesuchten Fällen Resektion der Stenosen oder Bypass-Operationen.

Wichtig Differentialdiagnose der Angina abdominalis gegen chronische Pankreatitis mit Schmerzsyndrom und Diarrhoe!

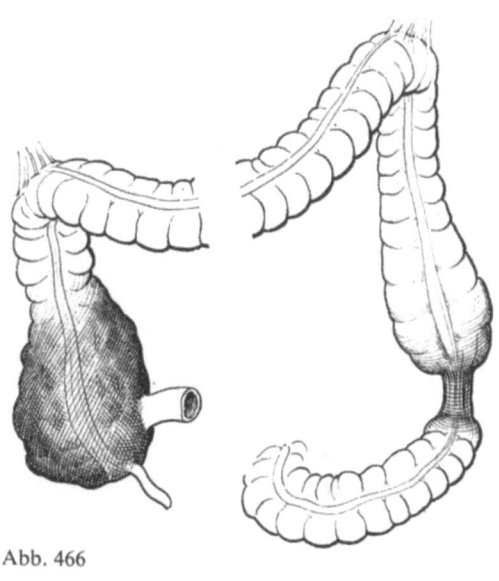

Abb. 466

IV. Peutz-Jeghers-Syndrom, sog. Pigmentfleckenpolypose (vgl. Polyposis coli)

Es handelt sich um die angeborene, vererbbare Korrelation von sommersprossenartigen periorificiellen Gesichtspigmentierungen mit gleichzeitigen Polypenbildungen im gesamten Verdauungstrakt, bevorzugt im Jejunum. Neben der Invagination neigen diese Polypen auch gelegentlich zu massiven Polypenblutungen und stellen damit eine seltene Ursache einer massiven Gastrointestinalblutung dar (Abb. 461 bis 465).

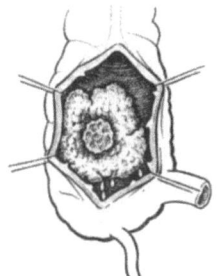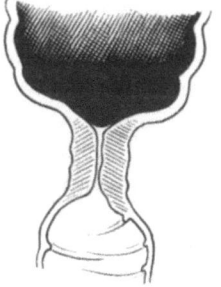

Abb. 467

E. Colon

I. Coloncarcinom

Der häufigste Krebs des Verdauungskanals nach dem Magen- und Rectumcarcinom. Seine Prognose ist relativ günstig.

Pathologische Anatomie. Die Lokalisation kann beliebig zwischen Coecum und Recto-Sigmoid sein.

Man unterscheidet klassischerweise: Das Carcinom des *rechten Colons* im Coecum und Ascendensbereich und der rechten Colonflexur mit rechter Hälfte des Colon transversum und das *linksseitige* Carcinom des linken Colon transversum, der linken Colonflexur und des Colon descendens sowie des Sigmoids (Abb. 466).

Makroskopisch unterscheidet man zwei Typen: Bevorzugt rechtsseitig den oberflächlich ulcerierenden Tumor und bevorzugt linksseitig auftretend den Scirrhustumor (stenosierend), häufiger im Bereich des linken Colon und des Sigma (Abb. 467) mit Gefahr eines Occlusionsileus.

Dementsprechend kommt es bei den rechtsseitigen Colontumoren nicht so leicht und schnell zu Stenosierungen und Ileus-Bildungen, besonders auch wegen des hier noch weitgehend flüssigen Darminhalts, dagegen sind auf dem Boden der

Ulcerationen sekundäre Absceßbildungen möglich.

Bei den linksseitigen, durch den Scirrhus zur Stenose neigenden Tumoren schnelle Occlusion und Ausbildungen von mechanischem Ileus.

1. Klinische Untersuchung

Bei rechtem Colonbefall ist der Tumor häufig zu tasten in Form eines entzündlichen Konglomerat-Tumors, der vom Großen Netz abgedeckt ist.

Auf der linken Seite ist der Tumor nur selten palpatorisch zu erfassen, weil er in der Tiefe im kleinen Becken gelegen ist, und weil prästenotisch ein Meteorismus den Tumor überlagert.

Bei der rectalen Austastung kann man manchmal den Tumor im Rectosigmoid tasten, wenn er in den Douglassack vorfällt oder bei bereits eingetretener Peritoneal-Douglascarcinose.

2. Funktionelle Auswirkungen

Die klinischen Auswirkungen sind sehr häufig latent, daher werden diese Tumoren erst im Spätstadium diagnostiziert.

1. Ein wichtiges Hinweissymptom sind *Blutstühle* (beachte Unterschied zum Teerstuhl bei Magenblutung!). Diese müssen immer an eine Carcinomblutung denken lassen.

2. Die anderen Symptome sind weniger deutlich:

a) Die Schmerzen, wenn sie bestehen, werden mehr im Bereich des lokalen Krebsprozesses oder oberhalb davon empfunden, auf Grund der prästenotischen Darmerweiterung; extreme Coecalerweiterung bei linksseitig stenosierendem Carcinom; periodenartige Koliken bei linksseitigem Darmkrebs (Occlusions-Ileus!).

b) Durchgangsstörungen in Form von Obstipation (besonders bei linksseitigem Tumorbefall) im Wechsel mit Diarrhoe; bei rechtsseitigem Coloncarcinom-Befall Obstipation im Vordergrund stehend.

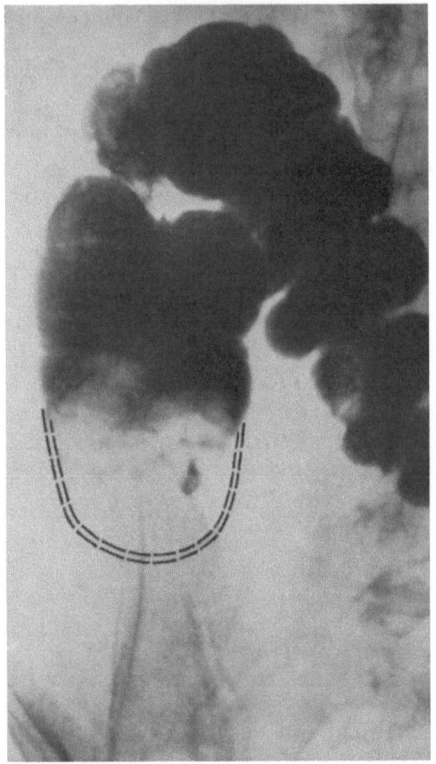

Abb. 468a. Fehlende Darstellung des Coecalpols durch Tumorbefall. Gestrichelte Linie zeigt die normale Konfiguration des Coecums

c) Unzuverlässige und täuschende Hinweise: Anämie und Fieberzustände, die an Gallenwegserkrankungen, Magen-Darm-Erkrankungen oder Harnwegsaffektionen, je nach Sitz des Tumors, denken lassen.

Die *entscheidende Diagnostik* beruht auf der *Röntgenuntersuchung* des Colons durch Kontrastmitteleinlauf:

— *rechtes Colon:* typisches Bild mit Lacunenzeichnung oder Amputationsbild im Coecalpol-Bereich mit fehlender Kontrastmittelfüllung (Abb. 468a).
— *linkes Colon:* typische Stenose mit unregelmäßiger Reliefzeichnung auf allen Aufnahmen (Abb. 468b).

Auf allen Bildern erkennt man eine Darmwandstarre durch Infiltration des Tumorprozesses in Höhe des befallenen Colonabschnittes.

Die *Endoskopie* von Rectum, Sigma (Rectosigmoidoskopie) und Colon hat großen

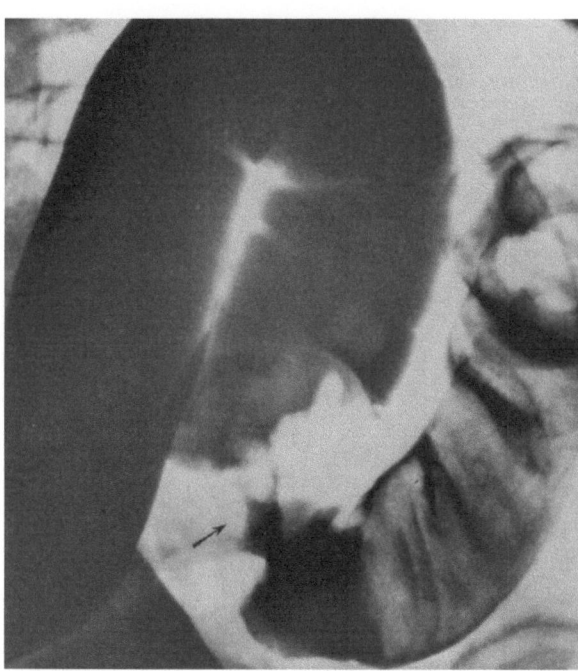

Abb. 468b. Manschettenartige Stenose im Sigmabereich durch Carcinomstenose (Pfeil)

diagnostischen Wert wegen der Möglichkeit einer *Biopsie* und *präoperativen histologischen Untersuchung*. Damit gleichzeitig Erfassen von Zweit- oder Mehrfachtumoren, z. B. bei multiplen Colonpolypen, die häufige *Präcancerosen* darstellen.
Multiple wie Doppelmalignome sind möglich und häufiger als angenommen.

3. Komplikationen

1. Lebermetastasen, die bei der Palpation möglicherweise getastet werden können, supraclaviculärer Lymphdrüsenbefall, bevorzugt links, und im Nabel.
2. Andere für Coloncarcinome typische Lokalkomplikationen:
a) Die *Infektion*, besonders der rechtsseitigen Carcinome, mit oberflächlich ulcerierendem Befall: im Allgemeinzustand latent vorhanden, manchmal an einer lokalen Abszeßbildung erkennbar, mit stichartigen Schmerzen, entzündlicher Vorwölbung der Bauchwand; typisches Infektionssyndrom: Temperaturerhöhung, Leukocytose, Veränderung des Allgemeinzustandes. Einige Tumoren enthüllen sich erst nach Ausbildung eines pericolischen Abscesses.

b) Die *Occlusion*, sehr häufig bei den linksseitigen, tieferen Coloncarcinomen, die dann auch Erstmanifestationen des Tumors sind. Es ist ein typischer Occlusions-Ileus, dessen Diagnose durch den Kontrastmitteleinlauf sofort möglich wird.

c) Die *Perforation:* nur ausnahmsweise im Tumor selbst, häufiger oberhalb auf dem Boden der prästenotischen Darmüberdehnung und besonders an der Vorderwand des Coecums (Pseudo-Retentionsappendicitis). Sie zeigt eine diffuse Peritonitis schwersten Grades wegen der kotigen Peritonitis-Ursache (Abb. 469).

4. Therapie

Das Coloncarcinom der rechten Colonhälfte wird durch Hemicolektomie rechts entfernt. Damit wird nicht nur das befallene Darmsegment, sondern auch ein fraglicher Lymphdrüsenbefall entlang der Darmgefäße beseitigt. Die Wiederherstellung der Darmkontinuität erfolgt durch

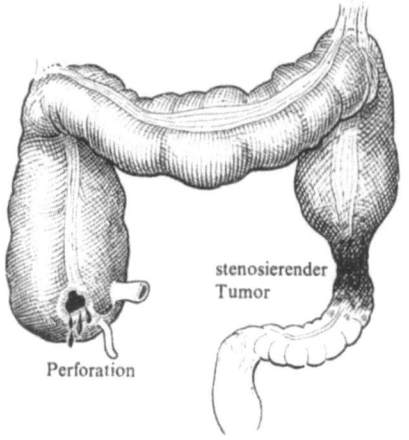

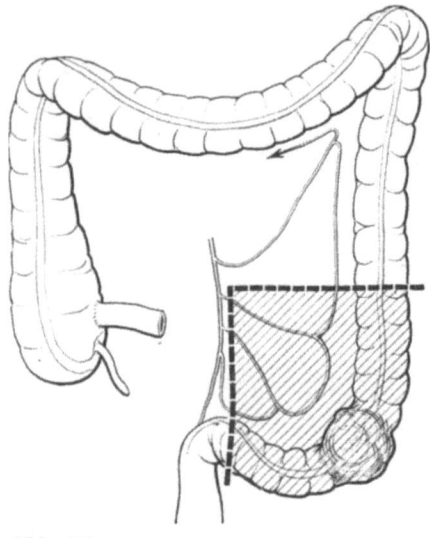

Abb. 469. Perforation im Coecalbereich durch Überdehnung bei stenosierendem Tumor im Sigma

ileotransversale, nach Möglichkeit End-zu-End-Anastomose (Abb. 470).
Das Carcinom der linken Colonhälfte wird durch Segmentresektion im Bereich des Sigma, nach Möglichkeit mit Wiederherstellung der Darmkontinuität (Kontinenz-Resektion) (Abb. 471), behandelt.
Bei höherem Befall kommt eine Hemicolektomie links in Frage (Abb. 472). Hierbei wird die Kontinuität durch End-zu-End-Anastomose zwischen Colon transversum und Recto-Sigmoid hergestellt bzw. in Abhängigkeit von den noch anastomosefähigen Darmabschnitten.
Im akuten Ileuszustand verbietet sich eine sofortige Resektion, daher häufig zwei-

Abb. 471

zeitiges Vorgehen durch Anlegen eines ausschaltenden Anus; nach Beherrschung der Ileuskrankheit Zweiteingriff mit Resektion und Wiederherstellung der Kontinuität.

II. Darmtuberkulose*

In ihrer *hypertrophischen Form* stellt sie eine längliche Tumormasse im rechten

* Heute nur noch seltenes Krankheitsbild.

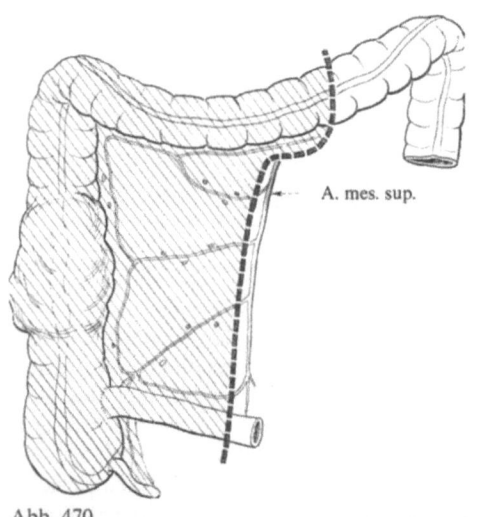

Abb. 470

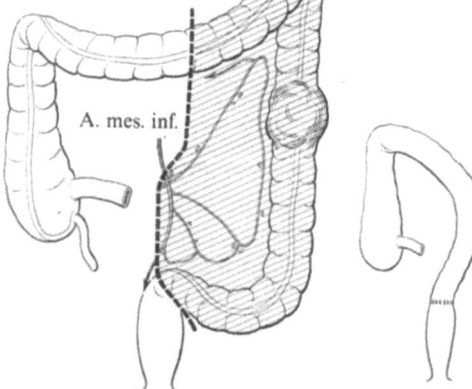

Abb. 472

Unterbauch dar von wechselnder Darmbeschaffenheit. Am Außenrand ist sie deutlich begrenzt, nach innenwärts zum Mesenterium, zu Drüsenpaketen konfluierend.

Der Barium-Kontrasteinlauf zeigt das Coecum durch die Wandhypertrophie in seinem Kaliber deutlich eingeengt. Die Haustrierungen sind verstrichen.

In ihrer *entero-peritonealen Form* läßt sich die ileo-coecale Tuberkulose weniger leicht verwechseln, da sie mit einer diffusen, teigigen Entzündung des gesamten Unterbauches einhergeht. Der Colon-Kontrasteinlauf zeigt das Bild einer schlechten Füllung des Colon ascendens durch irreguläre und ausgestanzte Konturen.

Die beiden Formen können durch gewisse ätiologische Hinweise gegeneinander abgegrenzt werden:
— rassische Bevorzugung: Neger, nordafrikanische Einwanderer, in der Anamnese Darminfektions-Erkrankungen oder aktive Lungentuberkulose, Drüsentuberkulose, Knochentuberkulose;
— selten kann der aktive Prozeß durch Tuberkelbacillen-Nachweis im Stuhl geführt werden.

Die Diagnose wird durch die Erfolgstherapie nach antituberkulöser Medikation bestätigt.

Anmerkung. Differentialdiagnose gegen Morbus *Crohn* — Ileitis terminalis, Ileo-Colitis sehr wichtig; Verwechslung wegen makroskopisch ähnlicher Beschaffenheit und ähnlichem generalisiertem Drüsenbefall (s. dort).

III. Colonpolypen

Zwei Lokalisationsformen:
— Solitäre und multiple Polypen, die in der Regel im Rectum und linken Colon lokalisiert sind;
— die diffuse Rectum-Colon-Polypose, eine seltene familiäre Erkrankung.

1. Polypen

Wechselnde Größe, breitbasig oder charakterisiert durch einen Stiel, der ihre bemerkenswerte Beweglichkeit erklärt. Daher schwieriges Erkennen bei der Röntgenuntersuchung oder der Endoskopie.

Klinische Symptomatologie durch diskrete Darmblutung.

Die *Diagnostik* beruht auf der Recto-Coloskopie, wenn möglich immer mit Biopsie, und dem Röntgen-Kontrasteinlauf, wobei sich klare, runde Tumoren mit Stielbildung und extremer Beweglichkeit darstellen (Abb. 473). Das gesamte Colon muß nach weiteren Polypen untersucht werden.

Der Verlauf wird beherrscht durch die Möglichkeit einer malignen Entartung. Daher muß jeder identifizierte Polyp radikal entfernt werden.

Sonderformen stellen gewisse solitäre, bevorzugt im Rectum lokalisierte Zottenpolypen in Form der villösen Adenome dar, die auf Grund extremer Sekretabsonderung zur sog. *exsudativen Enteropathie* disponieren und wegen bevorzugter Entartungstendenz immer echte Präcancerosen darstellen.

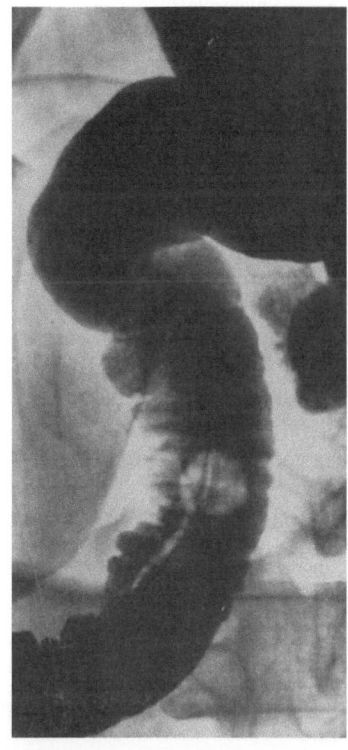

Abb. 473

In diesen Fällen Rezidivneigung möglich. Nach primärer lokaler Excision ist dann aus Gründen größerer Radikalität die Rectumexstirpation unbedingt erforderlich.

Morphologische Klassifizierung

Eine zuverlässige morphologische Beurteilung der Darmpolypen ist makroskopisch allein nicht möglich. Erforderlich hierfür ist die histologische Untersuchung des vollständig entfernten Polypen. Für die Dignität der Polypen sind strukturelle, morphologische Besonderheiten zu beachten in Form von herdförmigen Atypien und unscharfer Abgrenzung gegenüber dem Stroma und damit der mögliche Invasionsgrad. Von einem invasiven Carcinom spricht man, wenn die Linie der Muscularis mucosae vom atypischen Epithel überschritten wird. Die morphologische Dignität aller Polypen ist eng mit ihrer Entstehungsform verknüpft:

Entzündlich	Pseudo-Polyp lymphatischer Polyp
Unklar-fraglich	hyperplastischer – metaplastischer Polyp
Hamartom	juveniler Polyp Pigmentfleckenpolyp (*Peutz-Jeghers*-Polypose)
Neoplasie	adenomatöser Polyp adeno-villöser Polyp villöser Polyp

Maligne Polypen mit herdförmigem, invasivem Carcinom sind makroskopisch nicht von benignen Polypen zu unterscheiden. Gestielte Carcinome sind insofern prognostisch günstiger, als nur bei Carcinominfiltration des Stiels mit Lymphknotenmetastasierung zu rechnen ist.

Merke: Schnellschnittuntersuchung der Polypen zum Ausschluß eines Carcinomwachstums ist unzureichend. Daher immer vollständige und primäre Entfernung des Polypen.

Neoplastische Dickdarmpolypen können Carcinomvorläufer sein, ihre Entfernung ist beste Carcinomprophylaxe. Den breitbasigen Polypen kommt dabei größere Bedeutung zu als den gestielten Formen.

2. Diffuse Rectum-Polypose

(Familiäre Polyposis coli)

Eine erblich bedingte Affektion, charakterisiert durch unzählige, über das *gesamte* Colon und Rectum verstreute Polypen, die innerhalb kurzer Zeit, spätestens bis zum 50. Lebensjahr, zur malignen Entartung führen (Abb. 476).

Alarmsymptome hierfür sind:
— Diarrhoe, manchmal heftig, oder dysenteriforme, schleimige Darmabsonderungen;
— Blutungen (Blut- oder Teerstuhl) in Verbindung mit Diarrhoe.

Differentialdiagnostisch zu beachten:
Pseudo-Polyposis coli bei chronisch rezidivierender Colitis ulcerosa (s. Kapitel Colitis ulcerosa).

Diagnostik:

1. *Rectaluntersuchung*, die besonders sorgfältig und mit Fingerspitzengefühl ausgeführt werden muß, um die zahlreichen weichen kleinen Knotenbildungen zu erkennen;

2. die *Rectosigmoidoskopie* bestätigt die zahlreichen Polypen von Erbsen-, Bohnen- bis Kirschgröße; sie muß vor allem auch die Ausdehnung nach distal bis zum Anus hin genau feststellen; die dabei vorzunehmende *Biopsie* klärt die histologische Natur der Polypen;

3. der *Barium-Kontrasteinlauf* untersucht das gesamte Colon: tigerfellartige Zeichnung, netzartige Verzweigung, fleckige Zeichnung (Abb. 474, 475).

IV. Recto-Colitis ulcerosa haemorrhagica

Die Krankheit beginnt *ascendierend* im Rectum und greift auf das gesamte Colon nach oralwärts über.
Die diffuse Recto-Colitis ist die häufigste Colitisform, die segmentäre Form ist sel-

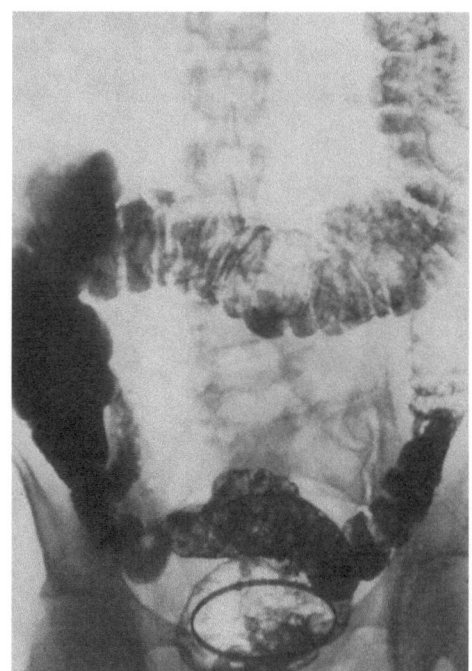

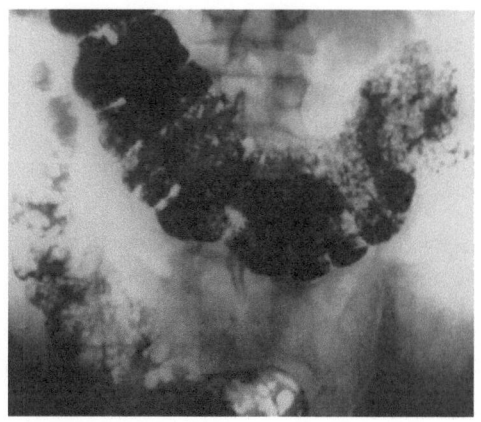

Abb. 474. Rectocolische Polypose, kleinfleckiges, disseminiertes Darmwandrelief

Abb. 475. Colonkontrasteinlauf bei familiärer Polyposis coli

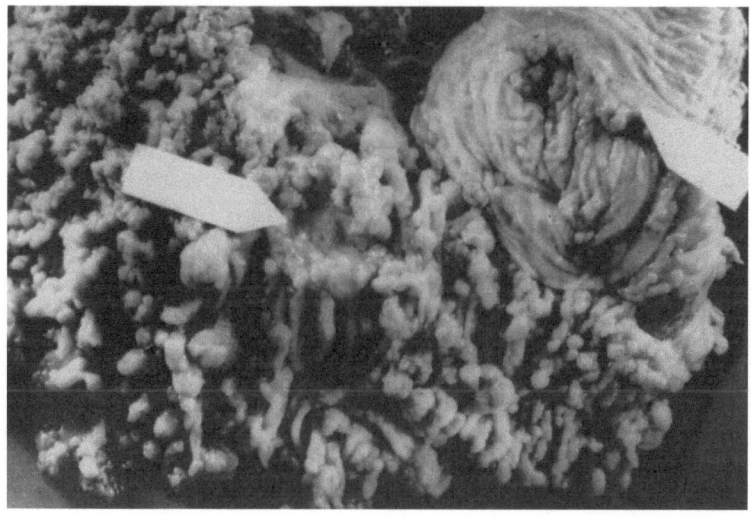

Abb. 476. Colon: Polyposis coli mit carcinomatös entartetem Polypen (Pfeil!)

tener, bevorzugte Lokalisation links. Das Rectum ist immer beteiligt, wenn auch nicht immer ohne weiteres erkennbar, daher immer *Rectoskopie* mit bioptischer Untersuchung der Schleimhaut.
Die Colitis zeichnet sich durch *drei Schweregrade* aus:

1. die oberflächliche, im wesentlichen die Schleimhaut befallende Form: Colitis mucosa;
2. die einfache Colitis: intensive Entzündung mit Schleimhautödem, Hypersekretion, Blutabsonderung um die erweiterten Gefäße;

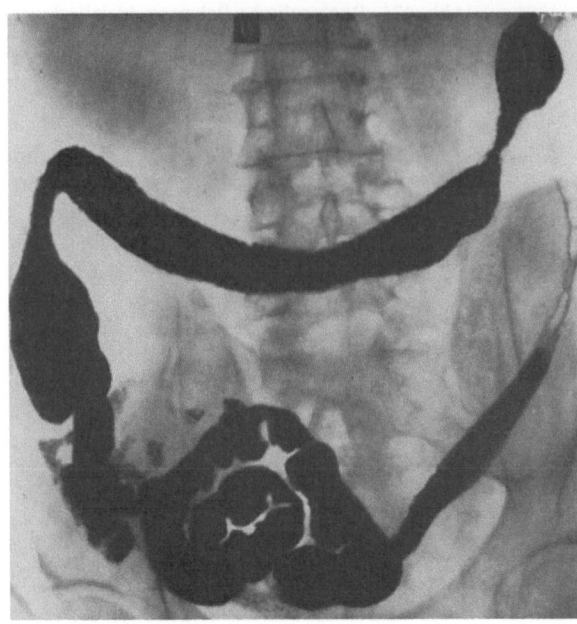

Abb. 477. Ulcerös-hämorrhagische Recto-Colitis. Verlust der Darmwandhaustrierung, dadurch schlauchförmiges Aussehen, Darmschrumpfung

3. die diffuse Colitis.

Jede Colitis kann sich superinfizieren und führt dann zur Infektion der entzündlichbrüchigen Darmwand mit der Möglichkeit von akuten Colitis-Perforationen.

Das *klinische Bild* ist charakterisiert durch rezidivierende, akute Schübe. Dysenterie-Syndrom: 10—30 Stühle am Tag, schleimig und blutig bzw. schleimig-eitrig. Veränderung des Allgemeinzustandes mit Austrocknung, Abmagerung und Fieberzuständen, unterbrochen von Remissionen von mehreren Monaten.

Der makroskopisch-morphologische Aspekt hat gewisse Ähnlichkeit mit der chronischen Erkrankung des Colon bei Morbus *Crohn* (Röntgenbild). Die Differentialdiagnose der isolierten Colitis *Crohn* und der Colitis ulcerosa segmentalis ist in bestimmten Stadien sowohl klinisch wie morphologisch nicht leicht zu führen.

a) Diagnose. Bei der *Rectoskopie* zeigt sich eine Schleimhautentzündung, körnig gesprenkelt, von dunkelroter Farbe, mit punktförmigen Blutungsstellen, auffallend starke Kontaktblutung. Diese Veränderungen sind diffus, ohne Unterbrechung von gesunden intakten Hautstellen (im Gegensatz zur intakten Mucosa beim Morbus *Crohn*). Bei jeder Untersuchung ist es wichtig, eine Biopsie mit genauer Untersuchung des Schleimhautbildes zu entnehmen.

Der *Röntgenkontrasteinlauf* stellt eine Einengung des Lumens im Colon dar mit segmentärem Verlust der Haustrierung und Ausdehnung auf Colonsegmente oder das gesamte Colon (Abb. 477, 478).

Der *Verlauf* ist unterschiedlich und nicht berechenbar, von subakuten bis perakuten, in wenigen Tagen zum Tode führenden, plötzlichen Verschlimmerungen. Die subakuten, rezidivierenden Verlaufsformen führen auch zu *Allgemeinauswirkungen* in Form von Knochengelenks-Beteiligung, fettiger Leberentartung, Nierenbeteiligung und Hauterscheinungen.

b) Therapie. Nach erfolgloser konservativer Therapie ist die chirurgische Behandlung unerläßlich bei Bestehen der Krankheit über 10 Jahre (Gefahr der malignen Entartung). Akute Notindikation für chirurgische Intervention ist die Colitis-Perforation und die sog. akute, toxische Dilatation. Die chirurgische Behandlung kann sich nur in wenigen Fällen auf die segmentäre Resektion beschränken; die Elektiv-Opera-

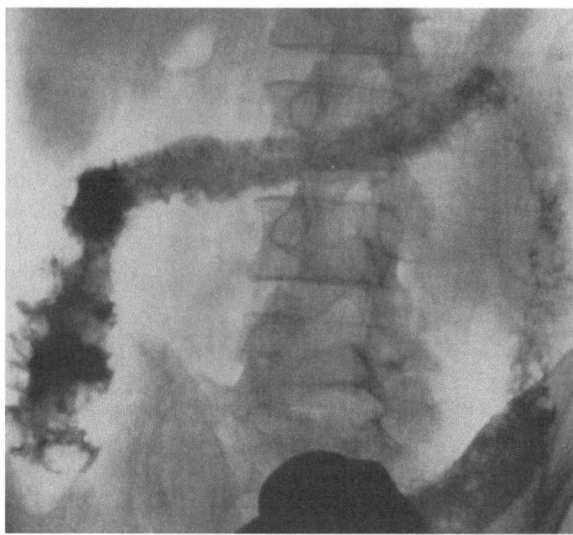

Abb. 478. Morbus *Crohn* des Colon. Pseudopolypöser Aspekt „Pflastersteinrelief" mit dazwischenstehenden „Spikes". Der Morbus *Crohn* des Colons kann nicht in allen Fällen leicht von der Colitis ulcerosa des Colons unterschieden werden

tion strebt durch Colproktektomie die kausale Beseitigung der Krankheit an.

Beachte: Beginn der Krankheit immer im Rectum, ascendierend. Daher Belassen des Rectums und Kontinenzresektion keine sichere kausale Therapie.

V. Colon-Divertikulose, Diverticulitis, Sigmoiditis

Divertikel sind Schleimhaut-Hernien durch die Darmwand-Muskulatur besonders häufig im Sigmabereich; wegen ihrer Vielfalt spricht man von Divertikulose und wegen der komplexen Beschwerden von der *Divertikelkrankheit*.
Gelegentlich Kombination mit Cholelithiasis und Hiatus-Hernie in Form der *Saint*schen Trias.
Der Terminus Sigmoiditis bezeichnet einen entzündlichen Prozeß, der sich spontan in den Divertikeln des Sigmas entwickelt. Der Ausgangspunkt dieser Entzündung ist die Entzündung im Divertikel: Diverticulitis. Der Verlauf dieser Entzündung ist exzentrisch: er greift zunächst auf die Colonwand über: Sigmoiditis; von hier aus dehnt er sich auf das Colon bzw. um das Colon herum aus in das Mesosigma, die Appendices epiploices und Nachbarorgane: Peri-Sigmoiditis.

Die Vernarbung dieser akuten Entzündungen geht in die chronische Sigmoiditis über in Form einer sklero-lipomatös-pericolischen Reaktion, manchmal auf Nachbarorgane übergreifend, pseudomaligne Tumoren vortäuschend, bei weiblichen Patienten Beteiligung der Adnexe, hier Pseudotumoren vortäuschend.
Im allgemeinen ist es aber eine Erkrankung des älteren, adipösen Patienten.

1. Akute Sigmoiditis

In drei Formen bzw. Schweregraden auftretend, ähnlich der Appendicitis, daher auch im übertragenen Sinne als „Appendicitis sinistra" bezeichnet.

2. Chronische Diverticulitis, Sigmoiditis

Sie geht aus einer fortwährend abgeschwächt verlaufenden, weiterschwelenden Divertikelentzündung hervor und präsentiert häufig einen pseudomalignen Tumor:
— krisenartige Schmerzen, vorwiegend im linken Unterbauch mit fieberhaften Subileus-Zuständen;
— Tumorbildung im linken Unterbauch, schmerzhaft fixiert, schlecht begrenzt, deren unteren Pol man manchmal bei der rectalen Untersuchung im kleinen Becken erkennen kann.

Differentialdiagnose

a) Unkomplizierte Diverticulitis, Sigmoiditis	b) Diverticulitis, akute Sigmoiditis mit Peri-Diverticulitis
Schmerzen im linken Unterbauch, Obstipation oder Diarrhoe;	Schmerzen im linken Unterbauch, mit gleichzeitigen Harnwegsbeschwerden (Dysurie, Pollakisurie, Pneumaturie – „Luftschiffer" –, durch innere Fistelbildung zwischen Sigma und Blase);
leichte Abwehrspannung im linken Unterbauch mit Druckschmerz bei der rectalen Untersuchung;	Abwehrspannung im linken Unterbauch mit Tasten eines schmerzhaften, entzündlichen Konglomerattumors, entsprechend dem entzündeten Colonsegment;
Fieber bis 38°, mit Leukocytose um 10000.	Höheres Fieber bis 39° und Hyperleukocytose.

Der Röntgen-Kontrasteinlauf im Entzündungsstadium ist gefährlich wegen Perforationsmöglichkeit; da er jedoch für die Diagnostik sehr wesentlich ist, muß er mit Vorsicht ausgeführt werden.

Verlauf

Im allgemeinen im Anfangsstadium Heilung durch medizinisch-medikamentöse Behandlung;	Rückbildung möglich unter medizinischer Behandlung: vollständig, aber zu Rezidiven neigend; oder unvollständig, sich zur chronischen Sigmoiditis entwickelnd.
Rezidive sind aber häufig und Komplikationen möglich.	*Komplikationen* können auftreten in Form von: – Perisigmoiditis, Absceß mit Fistelbildung; – Peritonitis, lokalisiert – gedeckt.

c) Die dritte Form ist die freiperforierende Diverticulitis-Sigmoiditis in die freie Bauchhöhle mit diffuser Peritonitis.

Drei Komplikationen sind immer zu befürchten:
– Die Darm-Occlusion,
– die pericolische Absceßbildung, die sich auf dem Boden einer Sigma-Blasen-Fistel in die Blase öffnen kann,
– die Darmblutung.
Der *Röntgenkontrasteinlauf* zeigt:
– Stop in Höhe des Sigma,

– oder eine Darmpassage mit Substenose und charakteristischem Nebenbefund: häufig Ausdehnung der Stenose und dann insofern typischer als beim Carcinom: bei weitgehend erhaltenem Schleimhautrelief, im Gegensatz zum Carcinom, unscharfer Übergang vom gesunden zum kranken Darmabschnitt (Abb. 479).

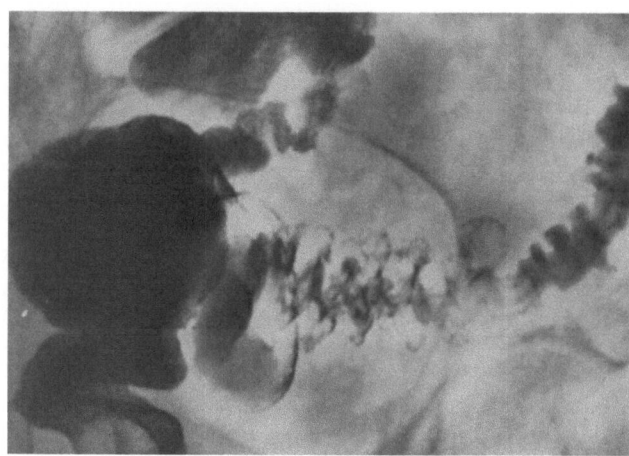

Abb. 479. Röntgenaufnahme einer chronischen Sigmoiditis: Unregelmäßige Wandkontur bei gleichzeitigem Schleimhautödem. Zahlreiche Divertikel als Nebenbefund

VI. Aktinische Colitis

Strahlenschäden am Darm als Folge der Radiotherapie von gynäkologischen Tumoren sind relativ selten, aber häufiger als angenommen und können zu schweren Früh- und Spätschäden gerade am Darm führen. Da strahlenbedingte Hautschäden ausbleiben, sind die inneren aktinischen Nebenwirkungen an den extragenitalen Organen zunächst verborgen. Strahlenspätschäden am Darm können erst nach mehreren Jahren manifest werden und erscheinen unter dem Bilde eines Ileus oder Subileus, da es durch die Vernarbung von aktinisch ausgelösten Schleimhautulcera zu entzündlichen Darmstenosen kommt, ähnlich wie beim Morbus *Crohn*. Auch Fistelbildung, occulte Blutung, gedeckte Perforation eines Strahlenulcus und damit therapieresistente Ulcera sind möglich.

Von größter Bedeutung ist die Verkennung einer aktinischen Darmschädigung, die bevorzugt im kleinen Becken mit oder ohne gleichzeitige aktinische Ureterschädigung auftritt und als lokales Rezidiv eines entfernten malignen Tumors der weiblichen Genitalorgane aufgefaßt wird.

Pathogenetisch steht die aktinische Schädigung der ernährenden Darmgefäße im Vordergrund. Erst wenn es zur vollständigen Obliteration der Darmgefäße gekommen ist, entstehen Schleimhautnekrosen, Fibrosen, sekundäre Stenosen und Strikturen. Diese sekundären Strahlenschäden sind nie rückbildungsfähig. Daher sind bei gegebenen Voraussetzungen operationstechnisch komplizierte Resektionen des betroffenen Darmabschnittes, als Palliativmaßnahme Umgehungsanastomosen oder als Kompromiß- und Notfalleingriff Anus praeter-Anlagen erforderlich, zumal wenn fragliche Metastasen oder ein schlechter Allgemeinzustand einen größeren Eingriff nicht erlauben.

VII. Megacolon (Morbus Hirschsprung)

Diese Bezeichnung betrifft einen klinisch genau definierten Krankheitszustand, das angeborene Megacolon.

Pathogenese: Durch Aplasie oder Dysplasie von Ganglienzellen in der Darmwand des Colons, besonders im terminalen Colon und im oberen Rectumabschnitt, fehlen in dieser Darmzone die Darmkontraktionen. Daher kommt es zur Stagnation und vor diesem Abschnitt zur prästenotischen Dilatation durch das aganglionäre, stenosierende Segment.

Beachte: Vergleich mit Mega-Oesophagus bzw. Kardiospasmus: Achalasie des Oesophagus.

Klinisches Bild

Die Krankheit betrifft zu 90% Knaben, bei denen seit der Geburt eine hartnäckige Verstopfung besteht, die auf gewöhnliche Behandlung nicht reagiert.

Klinik. Das Abdomen ist stark erweitert mit sonorem Klopfschall durch erheblichen Meteorismus. Bei der digitalen Austastung ist die Rectumampulle leer. Ab einem bestimmten Alter kommt es auf Grund der gestörten Darmtätigkeit und Verdauung zu Wachstumsstörungen.

Der *Röntgenkontrasteinlauf* zeigt eine normale Rectumampulle und füllt im rectosigmoidalen Abschnitt des Darmes ein monströs erweitertes Colon. Die Menge des eingefüllten Kontrastmittels entleert sich nicht sofort wieder, da ein aganglionäres, stenosierendes Segment besteht, das die Entleerung erschwert und so auch Ileuszustände durch Occlusion verursachen kann.

Fälschlicherweise wird dieser Morbus *Hirschsprung* als kongenitales Megacolon bezeichnet. Diese Definition ist aber falsch, da die monströse prästenotische Erweiterung des Colons eine Folgeerscheinung der Funktionsstörung des Darmes im engen Segment ist. Daher entwickeln auch nicht alle Fälle später das klassische Megacolon, praktisch nur die Kinder, die die postnatale Lebensperiode überleben und später unter dem Leitsymptom der schweren Obstipation in Behandlung kommen. Neben der typischen Anamnese und Röntgenuntersuchung ist die Schleimhautbiopsie mit histologischer und histochemischer Untersuchung das entscheidende diagnostische Kriterium.

Die *Biopsie* aus der Rectumschleimhaut muß dabei aber die beiden Muskelwandschichten und die beiden physiologischerweise unterschiedlichen Nervengeflechte im Enddarm berücksichtigen, nämlich den Plexus submucosus und myentericus (Plexus *Meissner-Auerbach*).

Für das Verständnis der Funktionsstörung bei Morbus *Hirschsprung*, einer Aplasie der intramuralen Ganglienzellen im Colonsegment, ist die Tatsache von Bedeutung, daß die extramurale parasympathische Innervation von Colon descendens, Sigma und Rectum durch Nervenfasern vom Plexus sacralis gegeben und damit auch das Erfolgsorgan, die Ringmuskulatur, kontraktionsfähig ist. Dadurch kommt es insgesamt zu einer Störung im Zusammenspiel der Längs- und Ringmuskulatur, woraus schließlich ein Dauerspasmus im engen Segment resultiert. Hierdurch kommt es auch zu einer hohen Ausschüttung von Acetylcholin mit entsprechend hoher Aktivität der Acetylcholinesterase, die sich in kleinsten Schleimhautbiopsien enzymhistochemisch nachweisen läßt.

Differentialdiagnostisch muß vom Morbus *Hirschsprung* das idiopathische Megacolon, häufig bei psychisch gestörten Kindern im 2.–5. Lebensjahr, und ein sekundäres Megacolon bei organischer Anal- oder Rectumstenose abgegrenzt werden.

Die *Behandlung* beim Morbus *Hirschsprung* ist immer chirurgisch mit Entfernung des aganglionären stenosierenden Segments. Die Schwierigkeit besteht operationstechnisch darin, daß das gesamte aganglionäre Segment beseitigt, gleichzeitig aber noch ein genügend langer, anastomosefähiger Rectumstumpf für die Wiederherstellung der Kontinenz erhalten wird.

Bei akuten *Ileuskomplikationen* müssen diese zunächst konservativ (durch Einläufe) oder durch einen zwischenzeitlichen Anus praeter und der Resektion in zweiter Sitzung behandelt werden.

F. Rectum

I. Rectumcarcinom

Das Rectumcarcinom ist das häufigste aller Darmcarcinome. Es betrifft bevorzugt das männliche Geschlecht und ist in unterschiedlicher Höhe lokalisiert:

Entweder oberhalb der Rectumampulle (ca. 25% aller Fälle) oder in der Ampulle. Hier ist die bei weitem häufigste Lokalisation und sie betrifft alle Carcinome, die sich in einer Ausdehnung zwischen 4–11 cm oberhalb des Analringes befinden. Diese Gruppe erfordert zwei weitere Unterteilungen:

1. das tief sitzende Ampullencarcinom oberhalb des Analrings (in 25% der Fälle) und

2. das hohe Ampullencarcinom in Höhe der Douglas-Umschlagfalte (in 50% der Fälle) (Abb. 480).

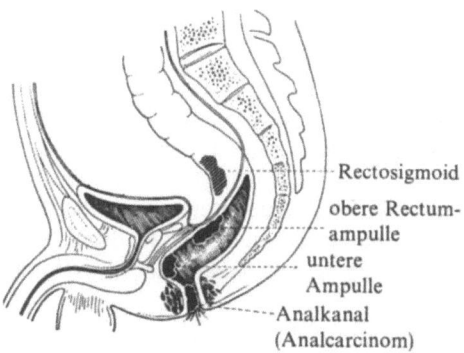

Abb. 480. Die verschiedenen Lokalisationen des Rectumcarcinoms

1. Der makroskopische Aspekt

ist unterschiedlich durch Ulceration und Größenwachstum; sehr häufig Ulcuscharakter mit weiterwucherndem Tumorrand.

Die lymphatische Ausbreitung verläuft entlang den Hämorrhoidal-Lymphdrüsen bis zu den unteren Mesenterialdrüsen.

2. Klinisches Bild

a) Typisches Bild. Wichtigstes Zeichen ist die *Blutung*, rot bis schwärzlich, vor oder bei dem Stuhlgang, jedoch inkonstant (Cave! Verwechslung mit Hämorrhoiden). *Stuhlzwang:* heftige Koliken vor der Defäkation; schmerzhafte Spannung mit dauerndem Stuhlzwang.

Darmstörungen in Form von Diarrhoe, wechselnd mit Obstipation; oder hartnäckige Verstopfung mit persistierendem Durchfall.

b) Atypisches Bild. Banale Allgemeinzeichen: wechselnde Temperatur, Anämie, Abmagerung oder obere Verdauungsbeschwerden; besonders bei supra-ampullärer Lokalisation wird oft eine Symptomatologie in Form einer Colonerkrankung vorgegeben. Bei Veränderung des Allgemeinzustandes muß man immer an ein Rectumcarcinom denken; systematisch die Rectaluntersuchung durchführen (digitale Austastung und Rectoskopie).

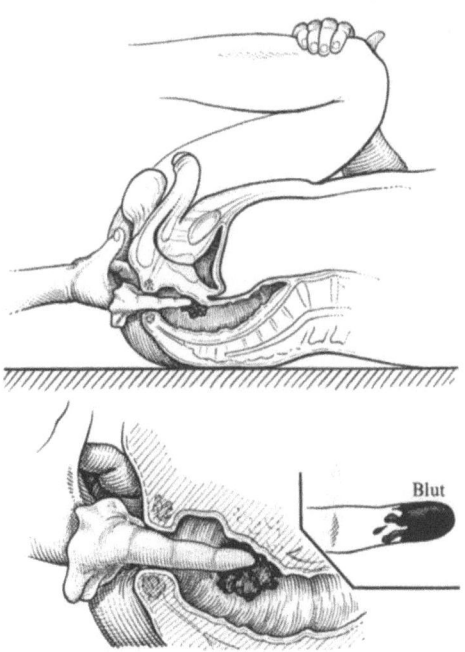

Abb. 481. Sagittalschnitt zeigt Exploration der Rectumampulle, Zeigefinger fühlt Tumor an der Vorderwand oberhalb der Prostata. Beachte: Die Zeigefingerkuppe ist für die Palpation durch die größere Sensibilität besser geeignet als der Fingerrücken. Daher ist ein Tumor an der Vorderwand des Rectums in Rückenlage besser palpabel, ein Tumor der Rectumhinterwand dagegen in Knie-Ellenbogenlage. Bei Kontaktblutung des Tumors Blut am Zeigefinger

3. Untersuchungstechnik

1. Untersuchungstechnik für die *rectale Untersuchung.* Die Rectaluntersuchung wird beim Patienten in Steinschnittlage durchgeführt. Man muß sich mit dem Finger tief in die Ampulle vortasten, um den Tumor zu erreichen (Abb. 481).

Der Finger tastet den Tumor von indurierter Beschaffenheit und muß versuchen, die Grenzen des Tumors zu umfahren, um seine genaue Ausdehnung festzustellen: obere Grenze, untere Grenze, wenn möglich Austastung der Circumferenz.

Hauptzeichen: am untersuchenden Finger Blut!

2. Bei supra-ampullären Rectumcarcinomen, die dem untersuchenden Finger nicht zugänglich sind, beruht die Diagnostik auf der *Rectoskopie.*

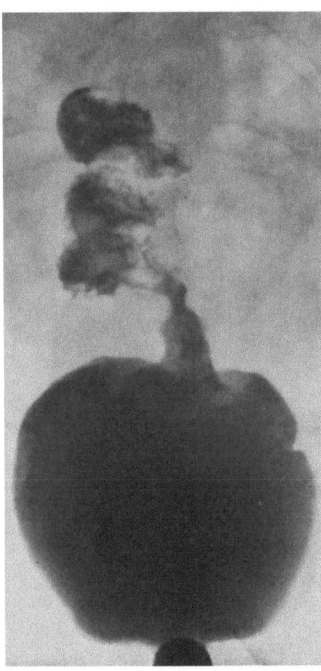

Abb. 482. Röntgenbild. Kontrastdarstellung der Rectumampulle und des Sigmas: Hoch lokalisiertes Rectumampullencarcinom mit Tumorstenose

3. Die *Röntgenuntersuchung* mit Kontrastmitteleinlauf erfaßt nicht immer mit Sicherheit alle Ampullencarcinome, und wenn, dann nur bei seitlichem Strahlengang. Nichtsdestoweniger ist die Röntgenuntersuchung als Ergänzung zur Endoskopie unerläßlich, da damit lacunenartige Ausbildungen oder tumoröse Einengungen, die sich der Endoskopie entziehen, erfaßt werden können. Weitere Informationen über die Ausdehnung und über evtl. Zweitbefall, Mehrfachcarcinome (Abb. 482).

4. In allen Fällen wird die Diagnose durch die *Biopsie* mit histologischer Verifizierung bestätigt. Die Biopsie muß entnommen werden am Übergang vom Tumor zur normalen Schleimhaut.

4. Behandlungsprinzipien

1. Lokale Suche nach der Carcinom-Ausdehnung: Die obere Ausdehnung verlangt daher immer die Röntgenuntersuchung, die untere Begrenzung ist erforderlich zur Abgrenzung gegen den Analring aus folgenden wichtigen praktischen Gründen: Der vom Anus her mit dem Finger zu tastende Tumor erlaubt es dem Chirurgen nicht, diesen Tumor ohne Mitnahme des Sphincterapparates radikal zu entfernen. Konsequenterweise ist die Rectumamputation und der Ersatz durch einen endständigen Anus praeter naturalis durchzuführen.

Ausdehnung des Tumors in die pararectalen Gewebe und Organe. Daher bei der rectalen Austastung wichtiges Kriterium: die Verschieblichkeit des Tumors. Ein unbeweglicher Tumor ist unter Umständen ein Kriterium für die Inoperabilität.

Zum Ausschluß eines Übergriffs auf den Urogenitalapparat ist daher zur Gesamtdiagnostik eine intravenöse *Urographie* und *Cystoskopie* erforderlich. Nach dorsal ist die Ausdehnung des Tumors auf das Kreuzbein festzustellen, die sich auch hier als eine Unbeweglichkeit des Tumors zu erkennen gibt.

Nach ventral vorn muß bei der Frau der Befall der hinteren Vaginalwand durch vaginale Untersuchung geklärt werden. Beim Mann muß nach Zeichen eines Prostata-Blasen-Befalles gesucht werden in Form von Cystitis, Pollakisurie. Dabei zeigt die Cystoskopie ein Ödem oder einen tumorösen Befall der Schleimhaut.

2. Unabhängig vom Lokalprozeß Suche nach Fernmetastasen, besonders in der Leber, im Peritoneum (häufigster Befall bei Tumoren in Höhe des Douglasraumes), im Nabelbereich, in den supraclaviculären linksseitigen Lymphdrüsen.

5. Schlußfolgerungen

Die Prognose des Rectumcarcinoms ist um so besser, je früher seine Diagnose oder seine Erkennung erfolgt. Die systematische rectale Untersuchung ist daher unerläßlich, selbst bei den diskretesten proktologischen Symptomen, insbesondere bei Blutungszeichen, die allzu leicht auf Hämorrhoiden, Polypen oder Fissuren bezogen werden!

II. Sonderfall: Endometriose

Unter Endometriose werden verschiedene extragenitale Ansiedlungen von endometrischem Gewebe verstanden. Die häufigsten und für den Chirurgen wichtigsten Formen sind die intestinalen Lokalisationen, die am häufigsten im Sigma-Rectumbereich angetroffen werden. Außerdem befindet sich die Endometriose häufig auch, durch Aussaat oder Verschleppung zustande gekommen, in Operationsnarben. Weitere extragenital-abdominale Lokalisationen: Blase, Darmserosa, Appendix, Netz, Zwerchfell.

Extraabdominale Lokalisationsmöglichkeiten: Leistenbeuge, Bauchwand, Nabel, Muskulatur, Haut, Pleura, Lungenspitzen. Äußerlich besteht ein vielgestaltiges Erscheinungsbild: Gelegentliche, fleckförmige, rötlich-bläuliche Verfärbung mit Pigmentablagerungen oder kleine, blutgefüllte Cysten, manchmal Knotenbildungen in den Weichteilen.

Die Darmendometriose, meistens im Rectum(!), kann zu Stenoseerscheinungen mit akuten Krankheitsbildern führen und ist dann nur schwer von einem stenosierenden Carcinom oder Diverticulitistumor abzugrenzen.

Einfaches, aber wichtiges *Leitsymptom*: *cyclusabhängige*, fortlaufende, regelmäßige Einmalblutung.

Makroskopisch (bei der Rectoskopie) fällt die blaurote, oberflächliche Verfärbung mit polypöser Wandverdickung, aber intakter Schleimhaut auf.

Therapie: Hormone (Antikonzeptiva), Korrekturoperation, lokale Excision, Radikaloperation oder kombiniertes Vorgehen.

Die alleinige Hormontherapie ohne resezierende Operationsverfahren muß von Fall zu Fall in Abhängigkeit von der Schwere des klinischen Erscheinungsbildes und von der Möglichkeit drohender Komplikationen, zuletzt aber auch von Möglichkeiten der Entartungsgefahr abhängig gemacht werden.

G. Proktologische Erkrankungen

I. Hämorrhoiden

Hämorrhoiden sind Erweiterungen des arteriovenösen Systems im Analkanal.

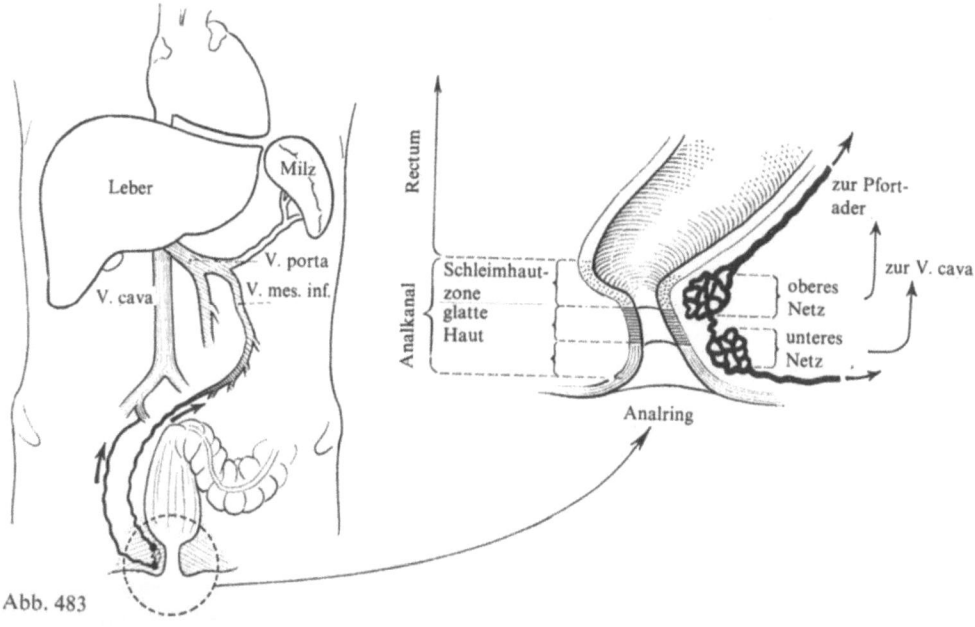

Abb. 483

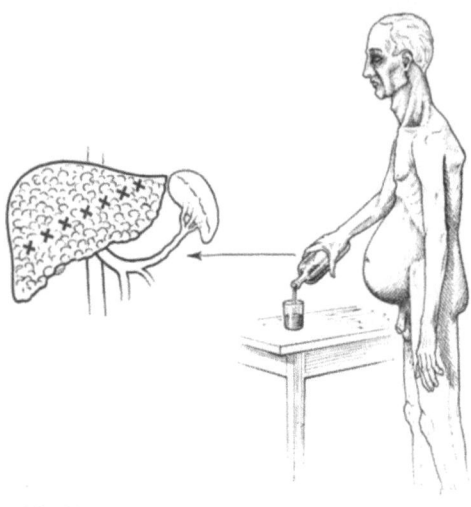

Abb. 484

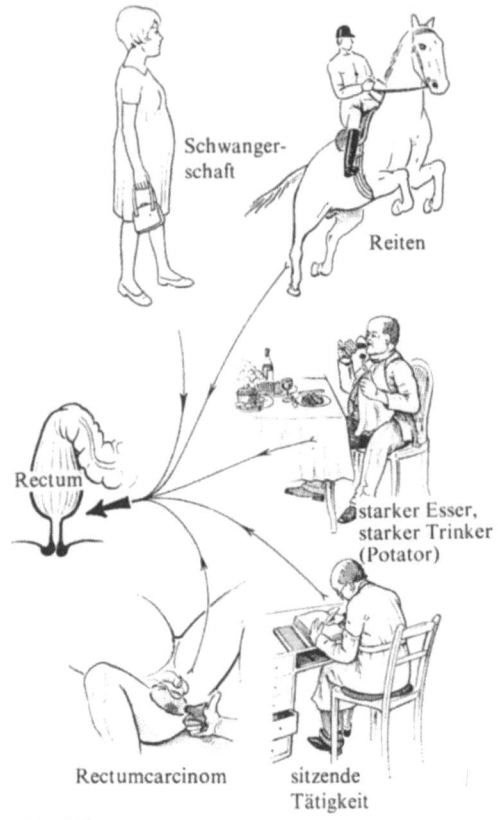

Abb. 485

Anatomisch bestehen zwei weitverzweigte Venennetze:
- ein *oberes*, submuköses, als Ursprung der *inneren* Hämorrhoiden, drainiert in die Vena portae,
- das *untere*, subcutane Venengeflecht, als Ursprung der sog. „äußeren" Hämorrhoiden, drainiert in die untere Hohlvene (Cava inferior).

Die Drainage der Hämorrhoidalnetze erfolgt unterschiedlich in das portale und cavale Abflußgebiet und erlaubt, verschiedene Ursachen in Form der symptomatischen Hämorrhoiden zu erkennen (Abb. 483).

Die Hämorrhoidal-Venen, natürliche Verzweigungen zwischen dem portalen und unteren Hohlvenensystem, können sich unter der Auswirkung einer Hypertension des einen oder anderen Systems ausbilden:
- portale Hypertension bei Lebercirrhose,
- Hypertension der iliacalen Venen verschiedenen Ursprungs (z.B. Schwangerschaft, sportliche Anstrengungen etc.).

Die *Ursachen* der Hämorrhoiden sind daher zahlreich:
Jede Abflußbehinderung im portalen Kreislauf begünstigt eine venöse Stase auch im Hämorrhoidalsystem und den Reflux in das Cavasystem. Die anormale Entwicklung von Hämorrhoiden auf dem Boden der portalen Hypertension ist das Pendent zu den Oesophagusvaricen bei portaler Hypertension auf dem Boden einer Lebercirrhose (Abb. 484).

Jedes Hindernis im Cavasystem (Abflußgebiet der unteren Hämorrhoiden) im Bereich des kleinen Beckens begünstigt die Stase und die Entstehung von Hämorrhoiden. Dies ist der Fall bei: Schwangerschaft, Kompression im kleinen Becken, Rectumcarcinom, nach dem man daher bei Hämorrhoiden besonders suchen muß, da sie erste Hinweissymptome darstellen können.

Abgesehen von diesen Hauptursachen, auf die man zunächst immer achten muß, sind für diese Erkrankung disponiert: Fettleibige, starke Esser, schließlich aber auch Personen, die an Obstipation leiden, Patienten mit sitzender beruflicher Tätigkeit und Lebensweise, Reiten u.ä. (Abb. 485).

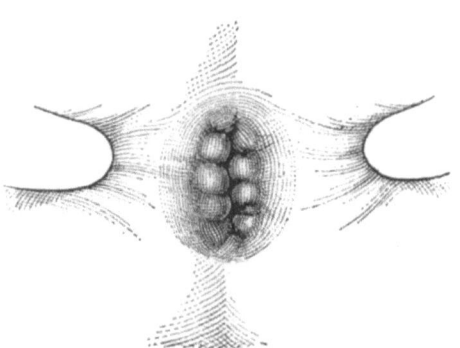

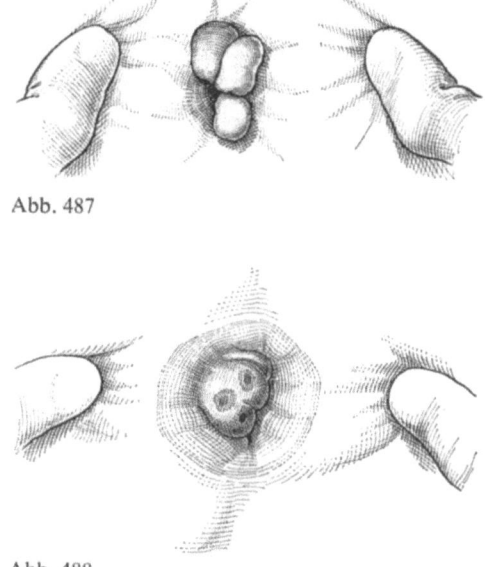

Abb. 487

Abb. 486. Hämorrhoidalwulst bei „äußeren" Hämorrhoiden

Abb. 488

1. Klinik

Die Hämorrhoiden manifestieren sich durch ihren Analschmerz von mehr oder weniger starker Ausprägung, abhängig vom Zustand der Erkrankung, häufig vom Typ eines lästigen, brennenden Schmerzes, zusammen mit Blutungen (fast immer hellrotes Blut), das nach dem Stuhlgang auftritt und den Stuhl von oben benetzt.

2. Untersuchung

Die Untersuchung erfolgt der Reihe nach:

1. Mit der *Inspektion* des äußeren Anus, am besten in Steinschnitt- oder Knie-Ellenbogenlage. Dabei zeigen sich kleine, weiche, rundliche, bläuliche Vorwölbungen unter der Schleimhaut, weißlich, indolent (Abb. 486).
2. *Rectale Untersuchung:* systematische Mitsuche nach einem Rectumcarcinom oder einem Beckentumor, der auch für die Hämorrhoiden verantwortlich sein könnte.
3. Die *Endoskopie* mit dem Proktoskop, um innere Hämorrhoiden mit innerer Wulstbildung zu erkennen, und mit dem Rectoskop, um sich von der Integrität des Rectums und dem Nichtbestehen höher gelegener Erkrankungen zu überzeugen.

3. Komplikationen

Ein *Hämorrhoidal-Prolaps* stellt eine innere Hämorrhoide mit Verlagerung vor den Anus dar. Sie läßt sich mit den Fingern wieder leicht in den Analkanal reponieren (Abb. 487).

Die *Hämorrhoidal-Thrombose* (Blutgerinnung in einem entzündeten Hämorrhoidalknoten) verursacht heftigste Schmerzen mit einer schmerzhaften, blutigen Tumorbildung.

Das thrombosierte perianale Hämatom ist mit dem Auge sofort erkennbar unter dem Bilde eines entzündlichen Tumors. Es ist sehr schmerzhaft. Man erkennt unterhalb der Schleimhaut oder der Haut den bläulichen Höcker des Blutgerinnsels (Abb. 488).

Die *Thrombosen der inneren Hämorrhoiden* sind nur mit dem Proktoskop (Anoskop) erkennbar (Abb. 489), es sei denn, sie prolabieren nach außen durch den Analkanal. Sie dürfen nicht verwechselt werden mit

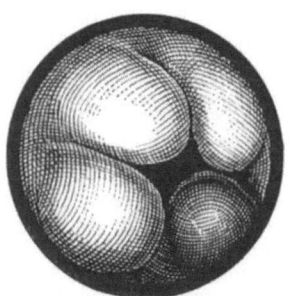

Abb. 489. Innere Hämorrhoiden, thrombosiert

der Thrombose eines perianalen Hämatoms (Abb. 488). Bei jeder akuten Hämorrhoidal-Thrombose ist die Entleerung des Thrombus durch oberflächliche Incision erforderlich; sie bringt rasche Linderung für den Patienten.

Im Bereich einer Thrombose eines Hämatoms im Analbereich bleibt häufig als Residuum eine sog. Mariske bestehen.

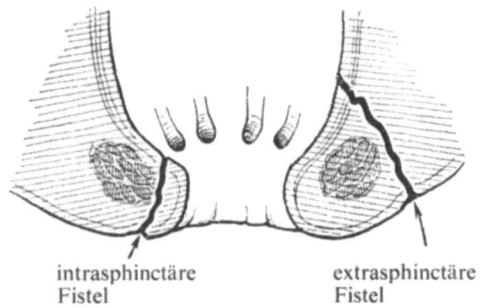

Abb. 490

II. Ano-rectale Fistel

Durch eine Fistel kann sich eine Eiteransammlung nach außen entleeren. Fisteln tendieren immer zur Persistenz. Häufig erscheint die Fistel primär, häufig ist sie aber die Form eines unerkannten oder übersehenen occulten Abscesses, der ein diskretes Durchsickern von Eiter, häufig mit Reizzuständen und Analjucken (Pruritus ani) verursacht.

Notabene: Perianalfisteln bei Morbus *Crohn* und Colitis.

Schmerzhafte Retentionsperioden, in denen der Eiterfluß anhält, lassen äußerlich vor dem Analkanal und innerhalb nach oben vor dem Analkanalring die eiternde Fistelmündung erkennen.

Die Exploration der Fistelmündung mit einer Sonde läßt häufig eine zweite Öffnung erkennen: die komplette Fistel dehnt sich also zwischen einer inneren Schleimhautmündung und einer äußeren Hautmündung aus.

Im übrigen ist die Fistel manchmal nur inkomplett, also ohne Auffinden der inneren Fistelmündung, vorhanden. Manchmal bestehen aber mehrfache, verzweigte Fistelgänge, die sich besser durch Fistel-Farbfüllungen erkennen lassen: Injektion von Methylenblau oder durch Einfüllung von Kontrastmittel und röntgenologische Darstellung des Fistelgangsystems (Fistulographie)*.

* *Goodsalls* Regel: Fisteln mit äußerer Öffnung in Steinschnittlage ventral der Horizontallinie durch den Anus haben im allgemeinen einen gestreckten Verlauf zu ihrer inneren Öffnung.
Fisteln mit äußerer Öffnung nach dorsal der Transversallinie haben dagegen meistens einen bogenförmigen Verlauf und eine innere Öffnung in der Mittellinie.

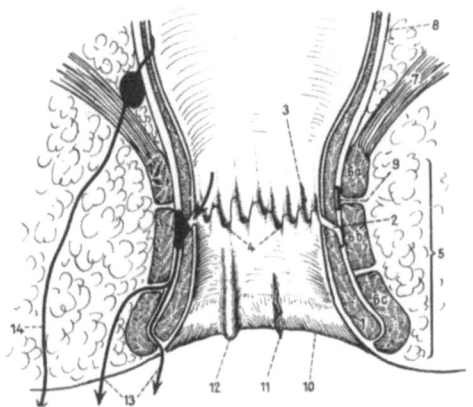

Abb. 491. *1* Innerer Sphincter = Fortsetzung der Ringmuskulatur; *2* Krypten; *3* Linea dentata, Beginn der Übergangsschleimhaut; *4* Columna *Morgagni*; *5* Analkanal; *6a—c* äußerer Sphincter; *7* Levator ani; *8* Septum intermusculare = Fortsetzung der Längsmuskulatur; *9* Arteria haemorrhoidalis media; *10* Pecten = tastbarer Rand des inneren Spincters; *11* Rhagade bzw. Fissur; *12* Hämorrhoidalthrombose; *13* Ausbreitungsweg der Kryptitis, die zum Analabsceß und nachher zur Fistel führt. Diese ist immer, im wesentlichen *inter*sphincteriell (große Mehrzahl der Fisteln); *14* Hohe Fistel bei Morbus *Crohn*, Colitis ulcerosa oder Infekten des kleinen Beckens (relativ selten). (Aus M. ALLGÖWER, 1976)

Von entscheidender Bedeutung bei der *Behandlung* des Fistelleidens sind die Beziehungen des Fistelsystems zum Sphincterorgan, da dieses bei der erforderlichen Fistelspaltung in keinem Fall verletzt werden darf. Sobald der in den Analkanal eingeführte Finger Kontakt mit der in die Fistel eingeführten Sonde verliert, wenn der Patient aufgefordert wird den Muskel zu schließen bzw. zusammenzuziehen, liegt die Fistel extrasphinctär. Sie ist schwieriger

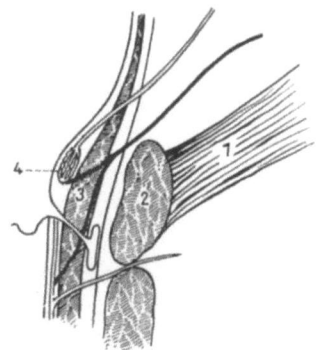

Abb. 492. Das „Kontinenzorgan" des Enddarmes hat 4 wesentliche Anteile: *1* Levator ani, *2* äußerer Sphincter, in seinem proximalen Drittel, *3* innerer Sphincter in seinem proximalen Drittel, *4* arteriovenöse Gefäßanastomosen des Plexus haemorrhoidalis. Unmittelbar distal des Kontinenzorganes findet sich die Linea dentata mit den Eingängen zu den Krypten. (Aus M. ALLGÖWER, 1976)

zu behandeln und zu heilen als die intrasphinctäre Fistel, die lediglich incidiert werden muß, zur Erzielung einer Sekundärheilung aus der Tiefe und ohne die Gefahr einer Verletzung des Sphincterapparates mit drohender und fast immer persistierender Inkontinenz (Abb. 490, 491, 492).

III. Analfissur

Die Analfissur ist eine Schleimhauterosion, meistens in Höhe der hinteren Commissur des Analringes gelegen.
Die Sphincter-Kontraktur, die fast jede Fissur verursacht, ist verantwortlich für das sehr schmerzhafte Analsyndrom, heftig und rhythmisch bei der Defäkation, spontan oder nach der Defäkation, mit schmerzfreien Intervallen zwischen den Defäkationen (Abb. 493).
Die Kontraktur verhindert im allgemeinen die tiefere Exploration, weswegen die rectale Austastung häufig nur unter Allgemeinnarkose oder in lokaler Anaesthesie möglich ist.
Nicht selten sind die Fissuren verursacht durch Verstopfung und Hämorrhoiden. Bei jeder Fissur muß das Bestehen eines okkulten Rectumcarcinoms ausgeschlossen werden. Die *rectale Austastung* und *Rectoskopie* sind daher auch bei jeder Fissur

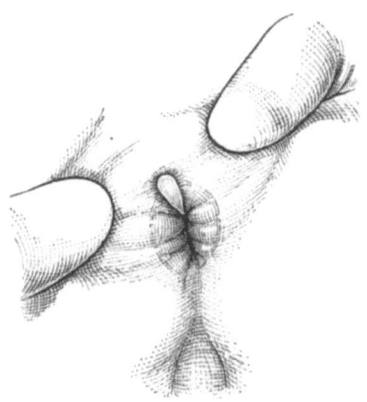

Abb. 493

unerläßlich, nach Lokalanaesthesie oder in Allgemeinnarkose, wobei häufig allein schon durch Sphincterdehnung eine entscheidende Besserung erzielt wird. Bei dieser Behandlung muß sich die Fissur vollständig zurückbilden, gegebenenfalls Excision der Fissurränder, mit oberflächlicher Sphincterotomie.
Die Diagnose einer idiopathischen Fissur, einer Analfistel und von Hämorrhoiden darf nur gestellt werden, wenn eine genaue proktologische Untersuchung durch digitale Austastung und Rectoskopie ein Carcinom im Analkanal oder Rectum mit Sicherheit ausgeschlossen hat.

IV. Analcarcinom

Es gibt zwei Typen:
— das Carcinom des Analkanals,
— das Carcinom des Hautrandes.

Alarmzeichen können analog den Symptomen des Rectumampullen-Carcinoms sein: Blutungen mit Stuhldrang, Wechsel von Obstipation und Diarrhoe oder noch häufiger Schmerzen vom Typ der Fissur, einfaches Brennen, Jucken oder Fremdkörpergefühl.
Sie können aber auch fehlen; erst der manifeste Tumor führt den Patienten zum Arzt.
Die lokalen Symptome variieren je nach der Art.
In allen Fällen Rectaluntersuchung, die die Infiltration des Kanales aufzeigt, erforderlich.

1. Randcarcinom

Erkennbar in Form einer Wulstbildung oder Geschwürbildung mit festem Rand, deutliche Kontaktblutung;
manchmal atypisches Aussehen, flache Erosion, Fissur, Condylome, Peri-Anal-Absceß;

2. Analcarcinom

Nicht sichtbar, nur mit dem Finger bei der rectalen Austastung erkennbar und bei der Endoskopie;
immer infiltrierend wachsend, die Analwand einmauernd, manchmal den Analring einziehend und die digitale Untersuchung erschwerend;
in allen Fällen: Härte und Brüchigkeit, Kontaktblutung.

In beiden Fällen:

Leistendrüsenbefall beiderseits; häufig gemischter Typ, entzündetes Carcinom. In allen Fällen Rectaluntersuchung mit *Biopsie* von ausschlaggebender diagnostischer Bedeutung!

Der *Verlauf* ist *charakterisiert* durch:
- seltene Fernmetastasen;
- Tendenz zur lokalen Ausbreitung: ins Perianal-Gewebe beim Randcarcinom; in die Rectumampulle, in die Ischio-Rectalgrube, in die Prostata, in die Vagina beim Analcarcinom;
- häufige Blutungen und Infektionen.

Praktische Schlußfolgerung. Notwendigkeit der sehr gründlichen rectalen Untersuchung bei jeder ano-rectalen Affektion, auch banaler Natur, beim geringsten Verdacht, immer Endoskopie mit Biopsie.

V. Ano-Rectal-Prolaps

Ein Austritt der nach außen gestülpten Rectalwand durch den Anus kann bestehen:
1. partiell, wenn er nur die nach außen gestülpte Mucosa des Anus betrifft: *Pro-*

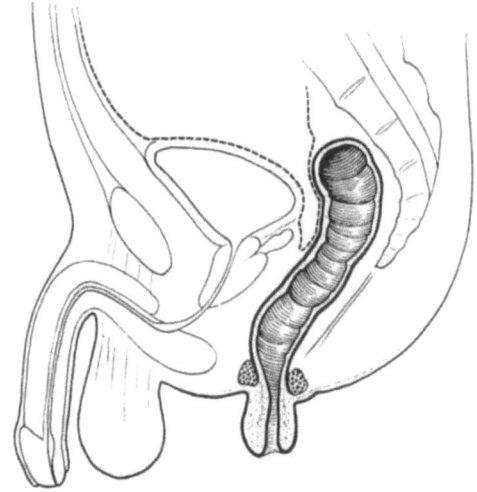

Abb. 494. Schleimhautprolaps im Bereich des Analkanales: Analprolaps

lapsus ani; dies ist der Fall beim Kind, das endlos auf dem Topf sitzt und seine Schleimhaut nach außen drückt (Abb. 494);

2. oder total, wenn sich die Rectalwand mit der Analhaut nach außen stülpt: *Prolapsus ani et recti;*

3. bleibt der Analkanal unverändert in seiner Position, besteht ein *Prolapsus recti.*

Der Prolaps des alten Menschen auf dem Boden einer allgemeinen Beckenboden-Muskulatur- und Bindegewebsschwäche entspricht dieser totalen Form. Er entsteht mit einer mehr oder weniger großen Masse vor dem Anus, mit rötlicher Schleimhaut, die beim Pressen blutet, sich aber auch wieder reponieren läßt. Beim Prolaps zieht dieser den Douglassack mit nach unten, es kann hieraus eine Darmhernie resultieren, die ihren Weg nimmt zwischen vorderer Rectumwand und dem vorderen Anal-Sphincter: Hedrocele (nicht zu verwechseln mit einer Elytrocele, dem Vorfall von Darm durch das hintere Scheidengewölbe bei normaler Analposition).

Anmerkung. Unterscheide äußeres Bild: Radiäre Schleimhautzeichnung bei Analprolaps und zirkulärer Schleimhautverlauf bei Rectumprolaps.

Gallenwegserkrankungen

I. Gallenkolik

Sie ist die akute Erstmanifestation von Gallenwegserkrankungen mit *Schmerzen*, unter dem rechten Rippenbogen lokalisiert, mit Ausstrahlungen in die rechte Schulter, von Erbrechen begleitet. Der Patient, unbeweglich in seinem Bett liegend – im Gegensatz zu der Unruhe bei Nierenkoliken –, drückt mit seiner Hand auf die schmerzhafte Region (Abb. 495).

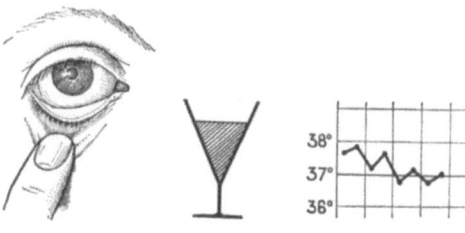

Abb. 496

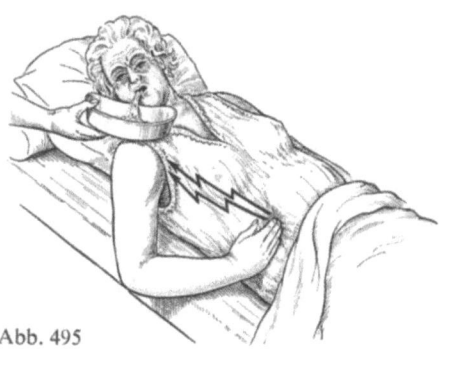

Abb. 495

Die *Palpation*, unterhalb des rechten Rippenbogens, ergibt eine mehr oder weniger lebhafte Empfindlichkeit und trifft auf eine diskrete Bauchdeckenspannung, die sich nur „widerstrebend" von der palpierenden Hand eindrücken läßt.

Die mittlere Dauer der Schmerzkrise beträgt etwa 8 Std. Am folgenden Tag, nachdem der Patient im allgemeinen erleichtert ist, stellt man fest:
– einen Subikterus, der sich auch durch eine Gelbfärbung der Sklären und der Haut zu erkennen gibt,
– gleichzeitige Braunfärbung des Urins und
– einen subfebrilen Allgemeinzustand (Abb. 496).

An den folgenden Tagen wird man weitere Untersuchungen durchführen: eine Röntgenuntersuchung der Gallenwege (mit oraler oder intravenöser Kontrastmittel-Verabfolgung), die im allgemeinen einzelne oder mehrere Steine in der Gallenblase aufdeckt, gelegentlich auch Choledochus-Konkremente.

II. Akute Cholecystitis

Eine akute Entzündung der Gallenblase, häufig mit heftigen, brutalen Schmerzattacken, schmerzhafter Ausstrahlung unter den rechten Rippenbogen und in die rechte Schulter, vergleichbar mit den etwas weniger heftigen Schmerzen der Gallenkolik. Übelkeit oder Erbrechen sind ebenfalls vorhanden, aber erhöhte Temperatur um 39–40°. Die manchmal vergrößerte Gallenblase ist unter den gespannten Bauchdecken unter dem rechten Rippenbogen zu tasten. Diese typische Schmerzlokalisation läßt weiter suchen nach einem Subikterus der Skleren, Braunfärbung des Urins durch Gallenfarbstoffe und Gallensäurenanreicherung.

Unter konservativ-medikamentöser Behandlung kann sich das Bild rasch zurückbilden, meist aber folgt ein Rezidiv. Übergang in die chronische Cholecystitis ist häufig mit zwischenzeitlich akuten Schüben, auch Komplikationen in Form einer Peri-Cholecystitis mit Gallenblasen-Empyem sowie gallige Peritonitis sind möglich.

III. Chronische Cholecystitis

Eine chronische Entzündung der Gallenblase, häufig auf dem Boden einer Cholecystolithiasis.

Sie befällt in erster Linie das weibliche Geschlecht und die Frau nach Schwangerschaften.

Auch hier wiederum häufig Schmerzen unter dem rechten Rippenbogen mit Ausstrahlung in die Schulter wie bei der Gallenkolik, weniger heftig, häufig ausgelöst durch eine fette Mahlzeit (Butter, Eier, Crème, Schokolade) oder auch hormonal ausgelöst, z.B. durch die Menstruation.

Menstruelle Periodizität oder Krisen, in unregelmäßigen Intervallen auftretend (vgl. das regelmäßige, rhythmische Auftreten der Schmerzkrisen beim Ulcusleiden mit Krisen alle 3–6 Monate!); Dauer der Gallenkrise: 2–3 Tage (damit kürzer als die Ulcuskrise). Zwischen den Krisen bleiben Verdauungsstörungen bestehen in Form von Fettunverträglichkeit im Gegensatz zur ungestörten Verdauung beim Ulcuspatienten zwischen den Schmerzkrisen.

Man beobachtet auch hier häufig einen Skleren-Ikterus.

Die *palpierende Hand* findet eine Empfindlichkeit unter dem rechten Rippenbogen, besonders beim forcierten Einatmen (*Murphy*-Zeichen) (Abb. 497).

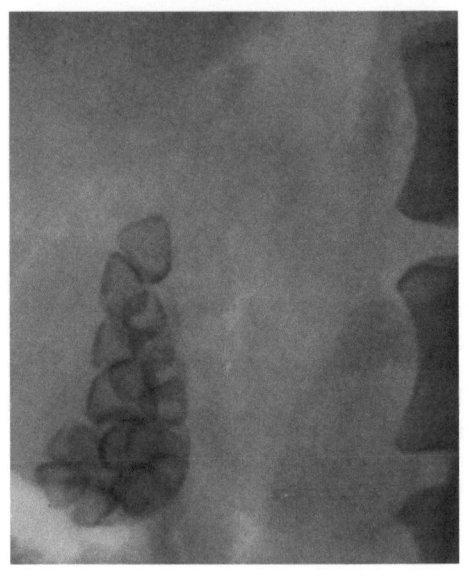

Abb. 498. Zahlreiche, vielkantige Steine in der Gallenblase. Röntgenleeraufnahme ohne Kontrastmitteldarstellung

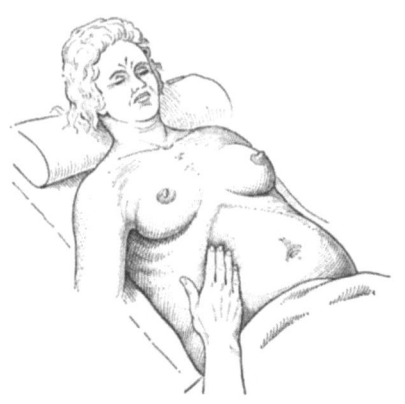

Abb. 497. Schmerzen unterhalb des rechten Rippenbogens bei tiefer Einatmung

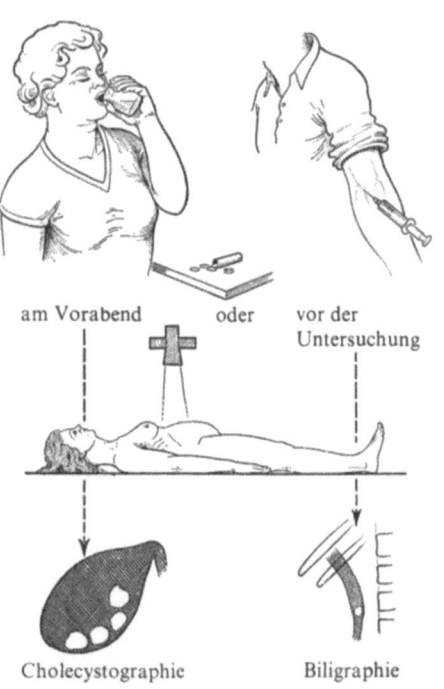

Abb. 499. Linke Bildhälfte: Cholecystographie durch orale Kontrastmittelverabfolgung (am Vorabend). Rechte Bildhälfte: Biligraphie oder Cholangiographie durch intravenöse Verabfolgung von Kontrastmittel

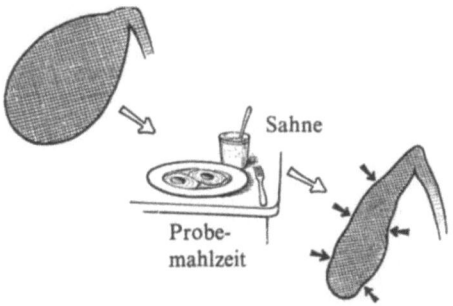

Abb. 500. Kontraktion der kontrastmittelangereicherten Gallenblase nach einem Probefrühstück

Die *duodenale Sondierung* der Papilla duodeni major (Vateri) erlaubt die succesive Entnahme von Gallenproben. Zuerst erhält man Duodenalsaft (A-Galle), nach Reiz der Gallenblase und Kontraktion erhält man Blasengalle (B-Galle), anschliessend Lebergalle (C-Galle). Die abnormale Beschaffenheit des Gallensekrets oder ihr Fehlen zeugt von einer Gallenblasenerkrankung.

Die *Röntgenuntersuchung* (Abdomen-Leeraufnahme) zeigt schattengebende Konkremente (Bilirubin-, Calcium-Carbonat-, Mischsteine, Kombinationssteine) (Abb. 498). Die Steine im Choledochus sind praktisch nie spontan sichtbar, sie lassen sich meist erst — wie auch alle nichtschattengebenden Konkremente (reine Cholesterinsteine) — nur durch Aussparungen nach Kontrastmittelgaben darstellen.

Die *Cholecystographie* wird erreicht durch Resorption eines oral verabfolgten Jodpräparates. Die gallige Ausscheidung des resorbierten Kontrastmittels bringt die Gallenblase zur Darstellung, auf welcher sich hell markiert die Steine abzeichnen (Abb. 499 und 501).
Die Kontraktibilität der Gallenblase wird provoziert durch Verabfolgung eines Probemahls (z. B. von rohem Ei mit Sahne), wodurch der Galleaustritt aus der Gallenblase in den Choledochus diesen zur Darstellung bringt (Abb. 500).
Die Biligraphie wird erreicht 1 Std nach intravenöser Verabfolgung eines Kontrastmittels. Sie stellt den Choledochus im allgemeinen dar, evtl. mit Darstellung eines Konkrementes. Biligraphie = Cholecyst-Cholangiographie.

IV. Sonderformen

1. Gallenblasenhydrops

Schmerzhaft vergrößerte und gespannte Gallenblase, fast immer deutlich tastbar unter dem rechten Rippenbogen (Abb. 502). Diese isolierte Vergrößerung der Gallenblase kommt zustande durch Cysticus-Verschlußstein, wodurch bei der Kontrastmittelfüllung eine negative (ausgefallene)

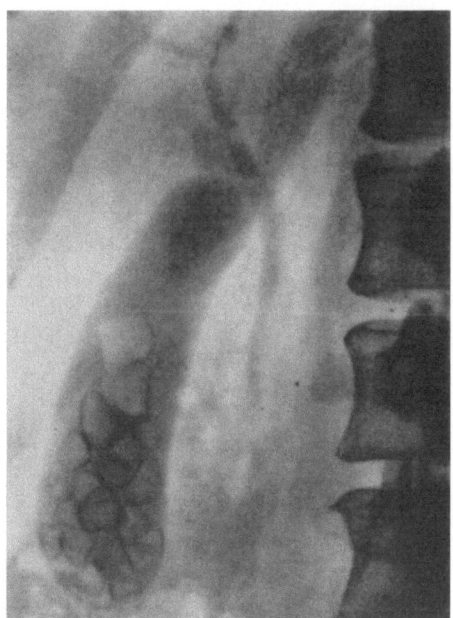

Abb. 501. Cholecystographie: Darstellung einer vergrößerten Gallenblase mit zahlreichen Steinen. Schwach positive Kontrastmittelfüllung der Gallenblase und der extra- und intrahepatischen Gallenwege

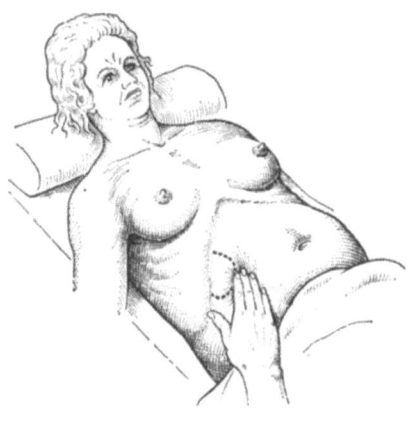

Abb. 502. Palpation einer vergrößerten Gallenblase unter dem rechten Rippenbogen

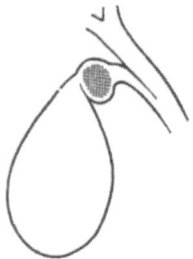

Abb. 503. Ein eingeklemmter Gallenblasenstein im Gallenblasenhals oder Ductus cysticus. Dadurch Verschluß der Gallenblase mit nachfolgender Gefahr einer Hydropsbildung

„Abbildung" der Gallenblase bestätigt wird. *Fehlender Ikterus:* das bestätigt die Integrität des Gallenhauptganges.
Kein Fieber: Hinweis, daß keine Infektion besteht. Der Gallenblaseninhalt ist steril, aber weiße Galle, daher Hydrops = wäßrige Galle (durch Rückresorption der Gallenfarbstoffe und Gallensalze Abb. 503).

2. Gallenblasen-Empyem (Pyocholecystitis)

Das gleiche Bild wie beim Hydrops, aber mit Superinfektion, daher schmerzhafte Entzündung mit Fieber, Schüttelfrost, Leukocytose im Blut und Peri-Cholecystitis.

V. Retentionsikterus

Er ist der Hinweis auf eine Abflußstörung der Galle in den Gallenwegen.
Das *Ikterussyndrom* ist gekennzeichnet durch eine Gelbfärbung der Haut und der Schleimhäute. Bei chronischem Ikterus, wenn das Gewebe mit Gallenfarbstoffen übersättigt ist, kommt es zu einer grünbronceähnlichen Verfärbung der Haut. Die Haut zeigt Kratzspuren wegen des fast immer vorhandenen Juckreizes. Der Urin ist stark bräunlich verfärbt, fast schwärzlich, Gallensalze und Pigmentfarbstoffe enthaltend. Der Stuhl ist deutlich acholisch entfärbt von weißgräulicher, fettiger Beschaffenheit (Abb. 504).

Die Leber, ebenfalls mit Galle übersättigt, ist sehr vergrößert und ragt mehr oder weniger weit über den Rippenbogen hinaus, der Leberrand ist abgerundet. Die Gallenblase kann am Unterrand der Leber zu tasten sein. Die Auswirkungen auf den Allgemeinzustand sind deutlich charakterisiert:

– starke Bilirubin-Erhöhung im Blut;
– Erhöhung des Cholesterins im Blut;
– Erhöhung der alkalischen Phosphatase.

Störungen des Vitamin K-Stoffwechsels durch gestörte Resorption wegen gestörter Fettverdauung durch fehlende lipolytische Gallensalze. Hieraus resultiert ein Abfall des Prothrombins, verantwortlich für Blutungsmanifestationen durch hämorrhagische Diathese (Petechien, Ecchymosen), der vor einem chirurgischen Eingriff durch Substitutions-Therapie (Vitamin K) korrigiert werden muß.
Im Gegensatz dazu bestehen aber keine Insuffizienz-Erscheinungen von seiten des Leberstoffwechsels (weitgehend normale Leberfunktionsteste).
Bei länger bestehendem Ikterus kann die Symptomatik sehr verwischt und die Diagnose erschwert sein. Die operative Prognose wird dadurch noch fraglicher.

Schematisch läßt sich dabei unterscheiden:

  1. Die gestaute (wenig schmerzhafte), große Gallenblase.
  2. Die nicht tastbare Gallenblase.

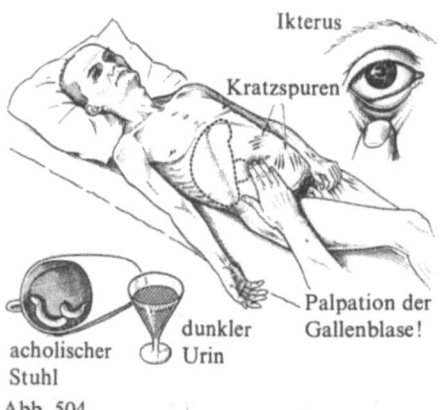

Abb. 504

1. Retentionsikterus mit vergrößerter Gallenblase (Courvoisier-Syndrom)

Die vergrößerte, unter dem Leberrand tastbare (schmerzlose) Gallenblase deutet darauf hin, daß die D. cysticus-Passage frei

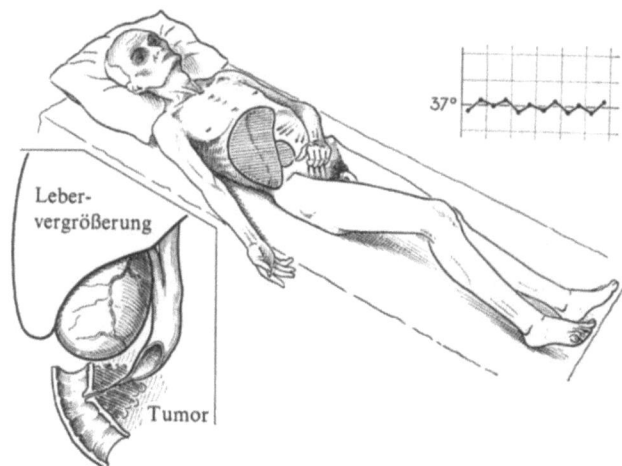

Abb. 505. Schematische Darstellung eines Retentionsikterus durch obturierenden Pankreaskopftumor.
Beachte: Bei allen Ikterusformen Juckreiz. Weitere charakteristische Allgemeinsymptome: Abmagerung, kein Fieber, schmerzlos gestaute Gallenblase (*Courvoisier*-Zeichen) bei großer, gestauter Leber

und das Galleabfluß-Hindernis im Gallenhauptgang zu suchen ist. In den meisten Fällen ist das mechanische Hindernis durch einen peripapillär wachsenden Pankreaskopf-Tumor verursacht, der den distalen Choledochus einengt (Abb. 505, s. auch Abb. 571, Kapitel Pankreas-Carcinom).
Als weitere Ursachen kommen distale Choledochus-Carcinome, Papillen-Carcinome oder peri-papilläre Tumoren in Frage. Der Ikterus ist progressiv, zeigt keine Remissionen, wird immer dunkler, nimmt grünliche Verfärbung an. Diese Ikterusform befällt in erster Linie das männliche Geschlecht zwischen 60 und 70 Jahren. Deutliche Abmagerung mit Anorexie ohne Fieber, da die Infektion der Gallenwege hierbei nicht die Regel ist. Zu Beginn der Krankheitsentwicklung leidet der Patient nicht unter Schmerzen, ganz im Gegensatz zum Typ der Gallenkolik oder des Choledochussteinverschlusses mit Koliken!

a) *Sonderfälle*. Tiefe Verschlußlokalisation beruht auf einem präpapillären Ampullencarcinom oder einem gutartigen Papillentumor. Die Papillentumoren entwickeln sich im allgemeinen in das Duodenallumen hinein. Hiervon leiten sich weitere Schlußfolgerungen ab:

1. Der Tumor kann oberflächlich infiziert sein, daher Fieberzustände möglich.
2. Der Tumor zeigt oberflächliche Ulcerationen und Blutungszeichen in das Darmlumen: Blut bei der Duodenal-Absaugung, Blut im Stuhl mit Melaena, sichtbar oder okkult erkennbar (durch Stuhlanalysen).
3. Durch oberflächlichen Tumorzerfall kommt es vorübergehend noch einmal zur Gallenpassage und Rückbildung des Ikterus mit intermittierender Stuhlverfärbung.
4. Alle diese Symptome können die Verwechslung mit einem Choledochus-Konkrement nahelegen, bis auf die immer Tumor-verdächtigen Blutungshinweise.

Die *Röntgenuntersuchung* zeigt manchmal eine Deformierung an der Innenseite des Duodenalknies im zweiten Duodenalabschnitt, sog. Epsilon-Zeichen (Abb. 506).
Die proximale Ursache für einen Retentions-Ikterus liegt in der Leberpforte, z.B. durch krebsartigen Befall des Ductus hepaticus (Abb. 507). Hierbei ist die Leber extrem vergrößert, aber bei gleichzeitig normaler und nicht vergrößerter Gallenblase, im Gegensatz zum *Courvoisier*-Syndrom!

b) *Para-klinische Explorationen*. Die *Biligraphie* beim ikterischen Patienten ist ohne Wert, da es nicht mehr zur Kontrastmittelausscheidung über die Leber kommt.

Die *Laparoskopie* mit Insufflation von Luft zur Abdrängung der Eingeweide präzisiert den oberflächlichen Leberzustand: seinen weichen Rand, im Gegensatz zur scharfen Kantenzeichnung bei der atrophischen Lebercirrhose, bestätigt den Zustand der Gallenblase, zeigt selten den Tumor, aber häufig Lebermetastasen (Abb. 508).

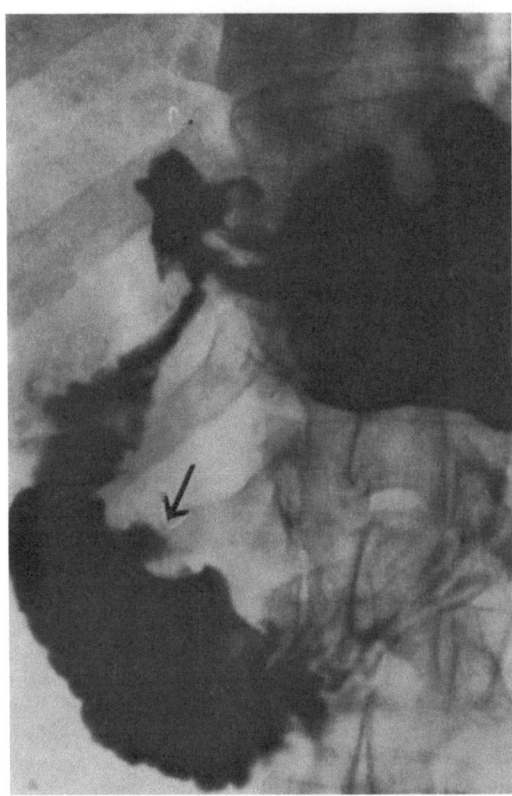

Abb. 506. Röntgenbild — Duodenalpassage: Pfeil deutet auf Epsilonkonfiguration in der Konkavität des Duodenums bei Ampullencarcinom

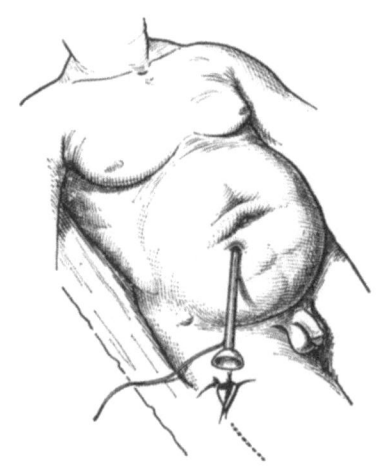

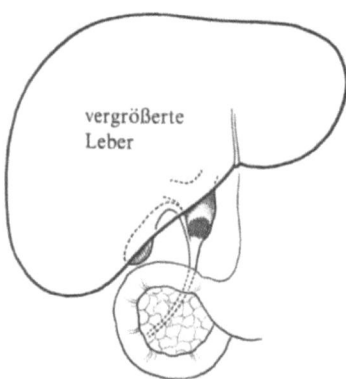

Abb. 507. Bei einem Gallenwegscarcinom oberhalb der Cysticuseinmündung ist die Lebervergrößerung nicht mit einer Gallenblasenvergrößerung kombiniert, da das Hindernis oberhalb der Cysticuseinmündung liegt

Abb. 508. Laparoskopie nach Pneumoperitoneum zur Beurteilung der Leberoberfläche und Leberfarbe und der Gallenblasenbeschaffenheit. Im Falle eines Retentionsikterus ist die Leber von grünlicher Oberfläche im Gegensatz zur hellen Oberfläche der Leber bei Hepatitis

Die percutane, transhepatische Cholangiographie (Punktion der Gallenwege; PTC) erlaubt es, Kontrastmittel direkt in die Gallenwege zu instillieren und damit die extra- und intrahepatischen Gallenwege zur Darstellung zu bringen mit Aufdeckung des Abflußhindernisses oder mit Aussparung im Falle von Konkrementverschluß im Choledochus (Abb. 509).

Beachte: Abb. 507!

Ebenso bulboskopische retrograde Papillensondierung und direkte Cholangiographie (vgl. Pankreatographie).

c) *Therapie.* In allen Fällen ist die chirurgische Intervention unumgänglich, wenn es der Allgemeinzustand noch erlaubt. Bei der Operation ist durch intra-operative Kontrastmitteleinfüllung der Gallenblase bzw. der Gallenwege die genaue Klärung möglich (Abb. 509). Damit wird das Hindernis exakt lokalisiert und gleichzeitig auch die Operabilität geklärt (Abb. 511). Falls keine radikale Beseitigung in Form

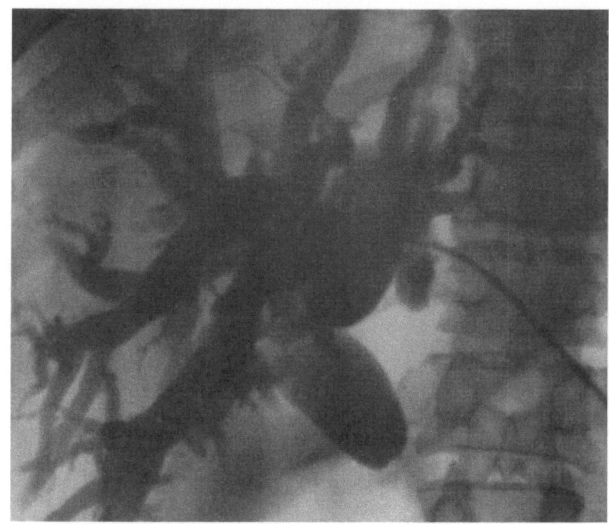

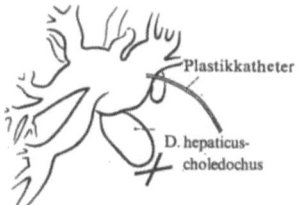

Abb. 509. Percutane, transhepatische Cholangiographie. Die Erweiterung der intrahepatischen Gallenwege ist so beträchtlich, daß bei der Punktion entfärbte, weiße Galle entleert wird. Durch die Nadel oder einen dünnen Plastikkatheter wird in die entleerten Gallenwege Kontrastmittel eingeführt und damit eine Darstellung der Gallenwege ermöglicht. Auf dem Röntgenbild: Stenose des Hepaticus unterhalb der Leberpforte (vgl. Bildausschnitt). Der Punktionskatheter kann vorübergehend einige Tage zur Ikterusentlastung therapeutisch ausgenützt werden (Abnahme des Ikterus und des Juckreizes!)

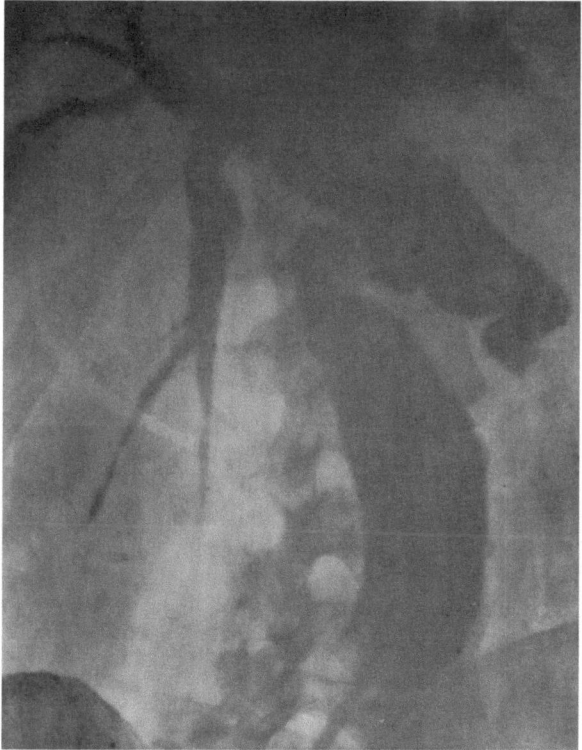

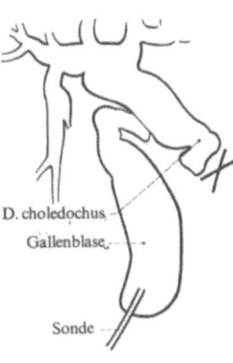

Abb. 510. Transvesikale Cholangiographie bei einem Carcinom des Pankreaskopfes. Intraoperativ

der Duodenopankreatektomie möglich ist, sind palliative Umgehungs-Anastomosen oder Ableitungsdrainagen angezeigt, um den Patienten von dem schweren Ikterus-Syndrom, insbesondere auch von den heftigen Juckbeschwerden zu befreien.

Die Überlebenschancen werden durch die palliativen Eingriffe naturgemäß nicht ge-

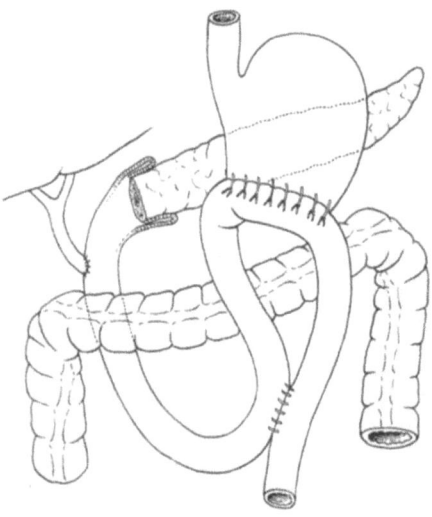

Abb. 511. Wiederherstellung der Magen-Darm-Passage nach Duodenopankreatektomie (Operations-Schema), Pankreas-Reanastomosierung

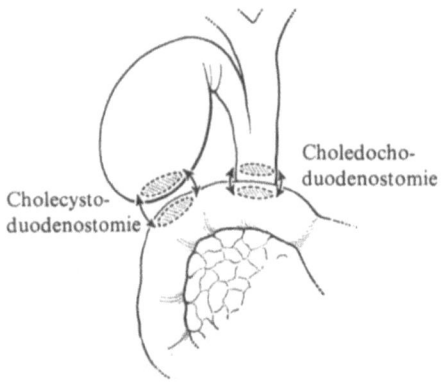

Abb. 512a. Palliativoperation im Falle eines Retentionsikterus beim Pankreaskopfcarcinom: Umgehungsanastomose in Form einer Cholecysto-Duodenostomie oder Choledochoduodenostomie. Bei großen Tumorbildungen am besten Verbindung der Gallenblase mit einer Y-förmig ausgeschalteten Jejunumschlinge nach ROUX

bessert. Die einzige Heilungschance besteht in der radikalen Entfernung durch Resektion. Die palliativen Ableitungen bestehen in einer Choledochoduodenostomie, Cholecystoduodenostomie oder noch besser Cholecystojejunostomie mit einem Y-förmig ausgeschalteten Jejunumsegment nach ROUX (Abb. 512a und b). Bei Duodenalstenose: palliative Umgehungsanastomose durch Gastroenterostomie.

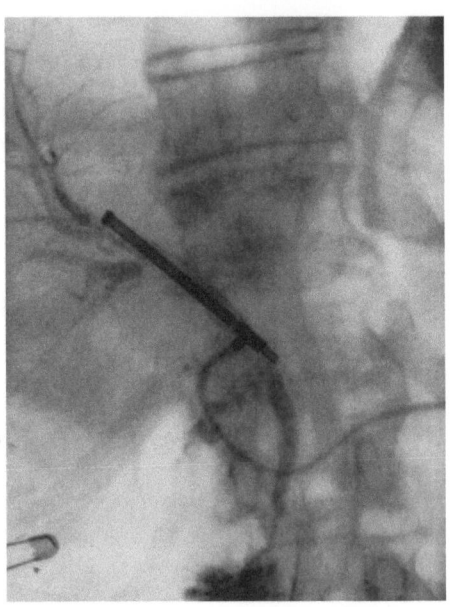

Abb. 512b. Metall-Endoprothese in einem stenosierenden Gallengangscarcinom zur Ableitung der Gallenretention nach außen

2. Retentionsikterus ohne tastbare Gallenblase (Schrumpfgallenblase)

Im Prinzip ein Retentionsikterus durch Steinverschluß im Hauptgallengang (Choledochus).

Der Ikterus variiert von Tag zu Tag, von einer Woche zur anderen. Der Urin entfärbt sich, der Stuhl erhält wieder seine braune Farbe, wenn der Ikterus an Intensität abnimmt.

Meistens handelt es sich um weibliche Patienten und im allgemeinen auch um jüngere Patienten als bei malignem Verschluß durch peri-papilläre Malignome; mittleres Alter 45 Jahre; mäßige Abmagerung. Der Patient behält aber im allgemeinen seine Volleibigkeit bei wenig beeinträchtigtem Allgemeinzustand. Andererseits gleiche klinische Zusammenhänge wie Juckreiz und vergrößerte Leber mit erhöhtem Fieber, oscillierende Fieberzacken, Schüttelfrost als Ausdruck einer Infektion der Gallenwege (Cholangitis), Leukocytose (Abb. 513).

Der Patient klagt über *kolikartige Gallenschmerzen*, mehr oder weniger deutlich ausgeprägt. In der *Anamnese* sind typische

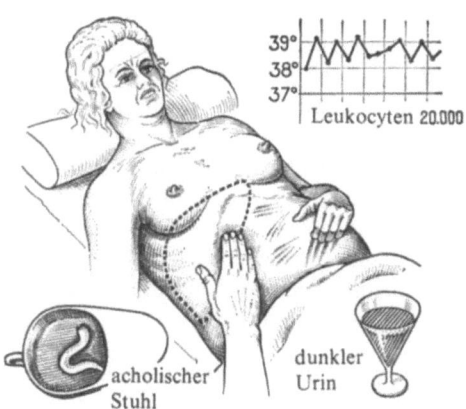

Abb. 513. Schematische Darstellung eines Ikterus bei Choledocholithiasis (Gallenstein im Gallenhauptgang). Außer Entfärbung des Stuhles (acholischer Stuhl) und bierbraunem, dunklen Urin, Juckreiz, bemerkt man noch folgende Allgemeinsymptome: Relativ *gut* erhaltener Allgemeinzustand, Fieber mit Leukocytose. Bei der Palpation unter dem rechten Rippenbogen nicht vergrößerte Gallenblase bei vergrößerter Leber

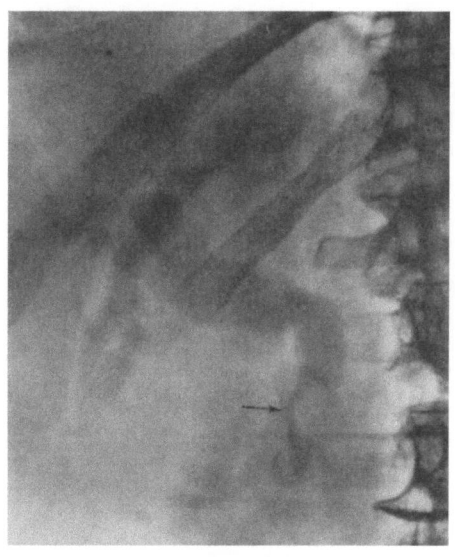

Abb. 514. Choledochuskonkrement (solitär) präpapillär (s. Aussparung vor Pfeilspitze)

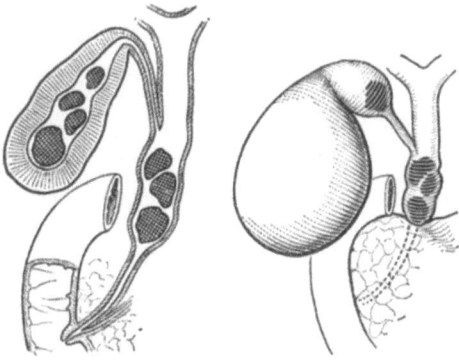

Abb. 515. Schematische Darstellung von krankhaften Veränderungen bei Gallensteinerkrankungen. Links klassischer Aspekt: mehrere Steine im erweiterten Gallenhauptgang sowie in der wandverdickten, zur Schrumpfung neigenden Gallenblase. Die Gallenblase ist daher nicht palpabel. Rechts: Neben der Choledocholithiasis besteht eine Cysticussteineinklemmung, dadurch Abflußstörung aus der Gallenblase. Daraus resultiert eine Erweiterung der Gallenblase: Hydrops der Gallenblase. Hinsichtlich dieser bei der Palpation imponierenden Gallenblasenvergrößerung beachte Differentialdiagnose zur schmerzlos gestauten Gallenblase bei Tumorretentionsikterus (*Courvoisier*sches Zeichen!)

Gallenwegskoliken festzustellen. *Klinisch* sind bei diesem Retentionsikterus weiter auffallend: funktionelle Auswirkungen auf die Leber auf Grund der chronischen Gallenstauung und der Gallenwegsinfektion. Die *Röntgenuntersuchung* (Leeraufnahme) zeigt manchmal Gallenblasensteine. Dieser Befund ist von orientierendem Wert, da er auf eine Lithiasis in den Hauptgallenwegen hinweisen kann, was nicht die unbedingte Regel sein muß. Denn es kann sich auch ein maligner Prozeß (Pankreaskopf-Carcinom) bei einem Patienten entwickeln, der gleichzeitig Gallensteinträger ist.

Sonderfälle. Anikterische Formen bei Choledochusstein.

Bei Patienten mit einer langen Cholecystitis-Anamnese und Gallenkoliken mit nur flüchtigen subikterischen Zuständen stellt die Biligraphie nicht selten eine negative Cholecystographie (funktionslose Gallenblase ohne Kontrastmittelfüllung) mit positiver Füllung des Choledochus und Aussparung durch Choledochuskonkremente dar. Der Gallengang ist häufig dilatiert.

Die Choledochus-Schichtaufnahmen bei Biligraphie bringen die Choledochus-Konkremente leichter zur Darstellung (Abb. 514, 515, 516). Diese Choledochus-Konkremente ohne Abflußstörung und ohne Cholangitis sind eine Idealindikation für die Operation mit Revision der Gallenwege und Entfernung der Konkremente.

Sonderfall. Kombination einer Choledocholithiasis mit Gallenblasen-Hydrops (Abb. 515).

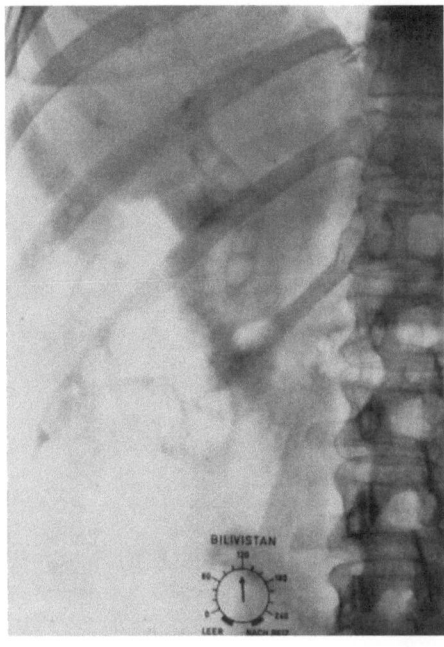

Abb. 516. Intravenöses Cholangiogramm mit 5 Choledochuskonkrementen

a) Chirurgische Therapie. Bei der Laparotomie findet man einen erweiterten Gallenhauptgang von Daumengröße, in dem sich bei der Palpation oder noch sicherer bei der intra-operativen Cholangiographie ein bis mehrere Steine vorfinden. Diese Steine werden durch Choledochotomie entfernt. Die meist geschrumpfte und verhärtete Gallenblase (daher klinisch nicht palpabel) wird beim gleichen Eingriff mitentfernt (Cholecystektomie).

b) Intra-operative Exploration. Die intraoperative Exploration der Gallenwege, instrumentell und insbesondere durch intra-operative Cholecysto-Cholangiographie, ist für die genaue Befunderhebung unerläßlich, da bei alleiniger Palpation oder instrumenteller Revision leicht Steine übersehen werden können (Abb. 517). Schwierigkeiten bei der Exploration können sich ergeben bei der genauen Lokalisation des Steines oder eines anderen Hindernisses, Überprüfung bzw. Suche nach einem „vergessenen" Stein.

Methodik. Einführung einer Kanüle in die Gallenblase oder in den Ductus cysticus oder über ein in den Choledochus durch die Choledochotomie eingeführtes Gummi-T-Drain (nach *Kehr*) mit der Möglichkeit nochmaliger postoperativer Kontrastmittelfüllung.

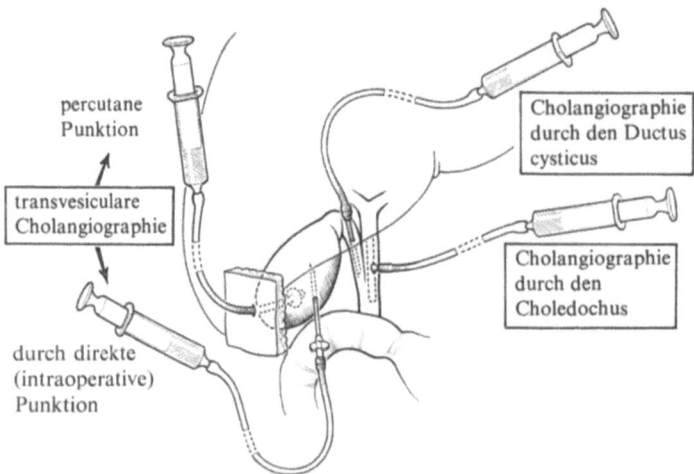

Abb. 517. Schematische Darstellung verschiedener Möglichkeiten der direkten Cholangiographie. In jedem Fall ist es erforderlich, das Kontrastmittel direkt in die Gallenwege zu applizieren. Gelegentlich einer operativen Intervention wird ein sog. T-förmig gebildetes Drain (*Kehr*sche Drainage) in den Choledochus placiert und intraoperativ oder postoperativ direkt über dieses Drain die Cholangiographie durch Kontrastmittelinstillation hergestellt. Bei Notfalloperationen mit alleiniger Cholecystostomie kann über diese die Gallenblase samt Gallenwegen mit Kontrastmittel aufgefüllt werden. Die Gallenblase kann auch ohne operative Öffnung des Abdomens percutan punktiert und dabei kontrastmittelgefüllt werden

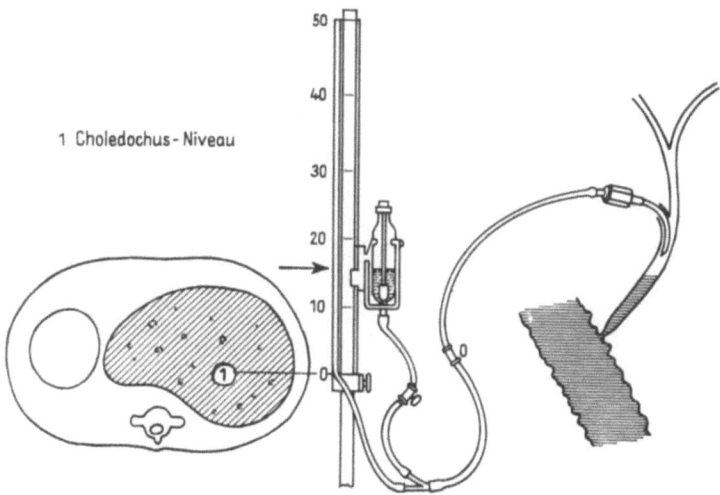

Abb. 518. Schema der Cholangiomanometrie. 0-Punkt der Messung: Choledochus. Druckmessung wird mit Kontrastmittel ähnlicher Viscosität wie die Galle durchgeführt und ergibt für jeden bestimmten Druck ein bestimmtes Bild. (Aus M. ALLGÖWER, 1976)

Durch Instillation von Kontrastmittel kommt es zur direkten Darstellung. Weiter wichtig ist bei der intraoperativen Cholangiographie die gleichzeitige Druckmessung, um Abflußhindernisse an Hand des erhöhten Passagedruckes festzustellen: *Radiomanometrie*. Hiermit sind insbesondere Funktionsstörungen oder organische Störungen im Bereich der Papilla Vateri — Sphincter Oddi festzustellen (Abb. 518).

Schließlich gibt die intraoperative Cholangiographie Aufschluß über Zufallsbefunde wie Gallenwegsmißbildungen oder Gallenwegsanomalien, die für die Operationstechnik von großem Wert sind.

3. Schlußfolgerungen und Zusammenfassung

Man beachte immer das Gesetz nach *Courvoisier* und *Terrier*: Ikterus mit schmerzlos gestauter, vergrößerter Gallenblase = maligner Retentions-Ikterus; Ikterus ohne vergrößerte Gallenblase = Lithiasis.

Ausnahmefälle! Oberhalb der Cysticusmündung kann ein Stop nicht zur gestauten Gallenblase, dem *Courvoisier*-Zeichen, führen. Auch bei bereits vorhandener Schrumpfgallenblase bei chronischer Cholecystolithiasis kann es bei malignem Verschluß nicht mehr zur Aufdehnung der Gallenblase kommen; schließlich Kombination von Gallenblasen-Hydrops oder Gallenblasen-Empyem mit gleichzeitiger Choledocholithiasis.

Chirurgische Lebererkrankungen

Lebervergrößerung (Hepatomegalie)

Häufiges Syndrom bei einem Zustandsbild, dessen Ätiologie manchmal schwer zu klären ist, erkennbar an: Ikterus, Fieber, Begleiterscheinungen.

Folgendes diagnostische Schema läßt sich aufstellen:

1. *Große braune Leber*. Primäres Lebercarcinom, Metastasen.

2. *Großhöckerige Leber*. Schmerzhaft mit Fieber: Absceß; ohne Fieber: Lebercysten bei parasitärem Befall (Echinococcus).

3. *Große, glattrandige Leber*. Mit Fieber: Lokalisierter intrahepatischer Absceß; mit Fieber und ohne Fieber: Primärcarcinom; ohne Fieber mit Zeichen portaler Hypertension: Hypertrophische Lebercirrhose.

I. Lebervergrößerung, Malignome

1. Klinik

Der Unterrand und die Oberfläche der Leber, unter dem rechten Rippenbogen tastbar, zeigen eine grobknotige Beschaffenheit, die auch im übrigen Parenchym zu tasten ist.

Manchmal begleitender Subikterus.

Dieser Befund ist äußerst verdächtig auf ein sekundäres Lebercarcinom (Metastasen) und muß sofort weitere Untersuchungen veranlassen:

— Suche nach Metastasen: supraclaviculär,
— oder Primärtumor im Magen, Colon, Rectum und in den Geschlechtsorganen, bei der Frau besonders in der Brust.

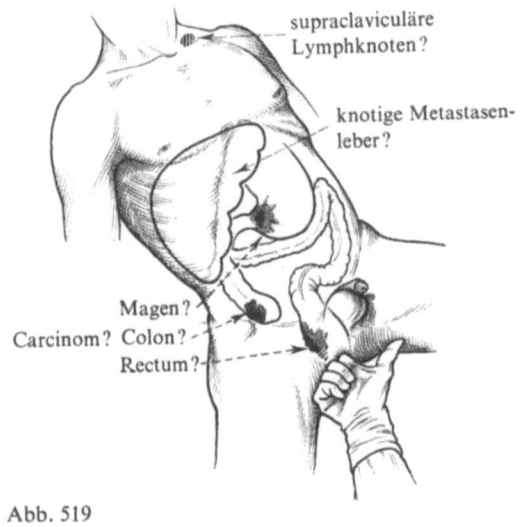

Abb. 519

Manchmal ist der Primärtumor bereits entfernt, und es handelt sich um eine Spätmetastasierung in die Leber. Die Operationsnarben geben dann wichtige Hinweise auf den Zusammenhang (Abb. 519).

2. Diagnose

Die *Splenoportographie* zeigt eine intraparenchymatöse Verdrängung der Lebergefäße. Lacunenbildungen im Leberparenchym stellen die metastatischen Tumoraussparungen in der parenchymatösen, venösen Phase dar (Abb. 520).

Die *Arteriographie* oder Coeliacographie oder selektive Hepatographie zeigt die Parenchymphase mit tuffartiger bis büscheliger Zeichnung, hypervascularisierten Knoten, mit Kontrastmittelaussparungen im Gegensatz zu der normalen homogenen Parenchymzeichnung (Abb. 521, 522, 523). *Szintigraphisch* (s. Abb. 527) multiple Lacunen auf Grund von Funktionsausfällen. Bei der Laparotomie oder Laparoskopie

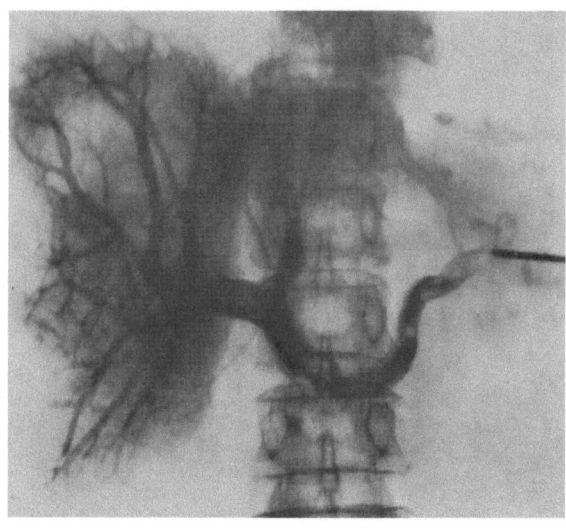
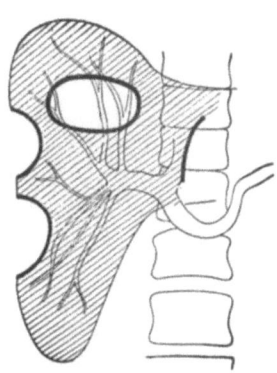

Abb. 520. Splenoportographie bei Lebermetastasen. Oberfläche des rechten Leberlappens ist unregelmäßig in seiner Oberflächenbeschaffenheit. Gut erkennbar bei der Angiographie des rechten Leberlappens (linke Bildhälfte). Als weitere Nebenbefunde zwei höhlenförmige Aussparungen und abgeschwächte Kontrastmittelanreicherung im oberen Parenchymanteil. Das nebenstehende Schema deutet die Aussparungen durch metastatische Tumorbildung an

geben sich die Lebermetastasen als weißliche Knoten oder weißliche Kerne, manchmal wachsfleckartig oder uhrglasähnlich zu erkennen.

Art eines malignen Tumors ohne Rücksicht auf Segment- und Leberlappengrenzen wächst, ist die Leber meist stark vergrößert, sie ist von derber Konsistenz und knotiger Oberfläche.

II. Leber, Echinococcus

Echinococcuscysten der Leber sind in zwei parasitologisch unterschiedlichen Formen bekannt:

1. Echinococcus cysticus, unilocularis, hydatidosus und E. cysticus multilocularis.

2. Der Echinococcus alveolaris, immer infiltrierend wachsend.

Parasitologie. Bei beiden Hundebandwurmarten ist auch der Mensch gelegentlich der Zwischenwirt, der ausschließlich aber nur Larven beherbergt.

Nach Infektion, in den meisten Fällen mit verschmutzten Nahrungsmitteln oder durch Berührung mit einem infizierten Tier, durchbohren die verschluckten Larven die Darmwand und gelangen in der Mehrzahl aller Fälle ins Capillarnetz der Leber; ein kleiner Rest gelangt über den arteriellen Kreislauf in andere Organe, vorwiegend Lunge, Gehirn, Milz, Pankreas und Niere.

Die Erkrankung kann lange Zeit ohne Symptomatik bestehen und weit fortgeschritten sein. Beim Echinococcus alveolaris, der infiltrierend und klinisch nach

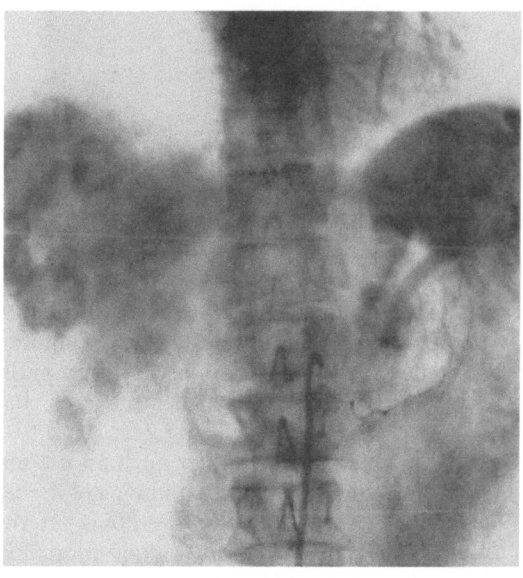

Abb. 521. Coeliacographie — *venöse* Phase. Fehlende homogene Darstellung des Leberparenchyms, Beweis für sekundäres Lebercarcinom (vgl. Abb. 522)

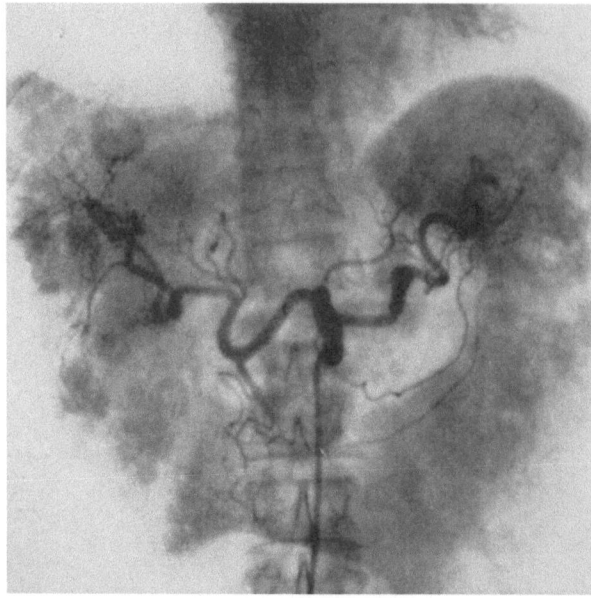

Abb. 522. Abdominale Angiographie — Coeliacographie: Aufgehobene normale Lebervascularisation: büschelförmige Zeichnung mit knotenförmiger Hypervascularisation. Charakteristische Lebermetastase

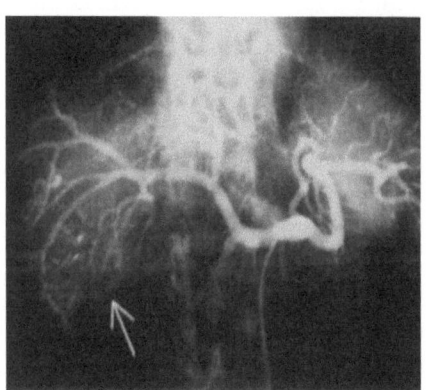 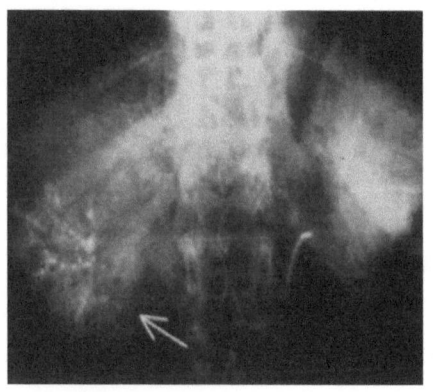

Abb. 523 a u. b. Gefäßreicher Lebertumor. a Im Ausbreitungsbereich der A. hepatica dextra bogenförmiger Verlauf des Hauptastes. Zahlreiche Gefäßneubildungen mit winzigen Kontrastmittelpolen. Unscharfe Tumorbegrenzung (Pfeil). Coeliacographie. b Parenchymphase mit Darstellung persistierender Kontrastmittelansammlungen im Tumor (Pfeil). (Aus W. WENZ, 1972)

Beim Echinococcus cysticus ist die Leber weniger derb, die cystischen Tumoren sind gut abgrenzbar und in ihrer prallelastischen Konsistenz bei mageren Patienten manchmal gut zu tasten.

Beim Ikterus sollte daher auch an die seltene Echinokokkenerkrankung der Leber gedacht werden. Die Schwere des Ikterus ist bestimmt durch die Lokalisation und die Größe des Echinokokkentumors sowie durch seine Beziehung zu den Gallenwegen. Er ist damit aber in jedem Fall ein mechanischer Ikterus. Auch kann sich ein Pfortaderstau entwickeln mit typischem Umgehungskreislauf (Hämorrhoiden, Oesophagusvaricen, Caput medusae periumbilical.).

Von *klinisch* symptomatischer Bedeutung ist, daß beide Echinococcusarten auf dem Boden von Nekrosen zu Kalkeinlagerungen neigen, die auf *Röntgenübersichts-* oder *Schichtaufnahmen* der Leber (Abdomenleeraufnahme) festgestellt werden können. Beim Echinococcus cysticus unilocularis ist die Diagnose leicht, die Schwierigkeiten treten dagegen auf, wenn mehrere Cysten bestehen. Hier ist dann eine Verwechslung mit dem Echinococcus

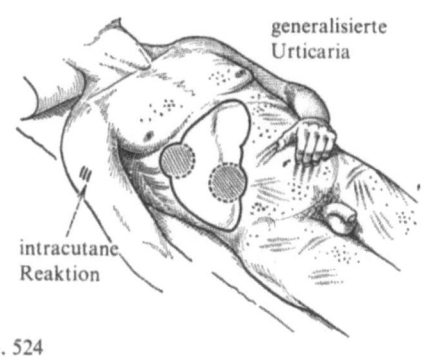

Abb. 524

alveolaris möglich, der aber mehr kalkspritzerähnliche Flecken in verschiedenen Formen zeigt.
Weitere wertvolle diagnostische Hinweise gibt das *Leberszintigramm* bei entsprechendem Ausfall in den betroffenen Leberarealen. Weiter sind differentialdiagnostisch wichtige Untersuchungen die Immunreaktion (Cutantest nach *Casoni*) und die Komplementbindungsreaktion nach *Weinberg*. Beide Reaktionen sind aber nicht spezifisch und damit nicht zuverlässig (Abb. 524, 525/527).
Solange keine Super- oder Sekundärinfektion besteht, ist der Patient im allgemeinen fieberlos mit Zeichen der Intoxikation, Juckreiz und Kratzspuren der Haut, Urticaria, Ödemen und asthmatischen Beschwerden. Im Blutbild in etwa 20% der Fälle eine deutliche Eosinophilie.
Bei der Klärung der *Diagnose* ist die exakte Erhebung der Anamnese mit der Erforschung möglicher parasitärer Infektionen vorrangig, dabei sind geographische Bevorzugungen (Nordafrika, Südamerika, Balkanländer, Deutschland [Schwäbische Alb]) von Bedeutung, wie auch die Bevorzugung bestimmter Berufe: Metzger, Pferdehändler, Tierhalter und die Möglichkeit der Berührung mit Hunden. Wichtig ist immer, an die Möglichkeit einer Echinococcusinfektion zu denken. Da der sicherste und zuverlässigste Nachweis die histologische Untersuchung des Tumors ist, muß daher die *Probelaparotomie* so rechtzeitig wie möglich erfolgen. Eine Probepunktion ist kontraindiziert, da es durch die Verschleppung infektiösen Materials mit der Gefahr eines anaphylakti-

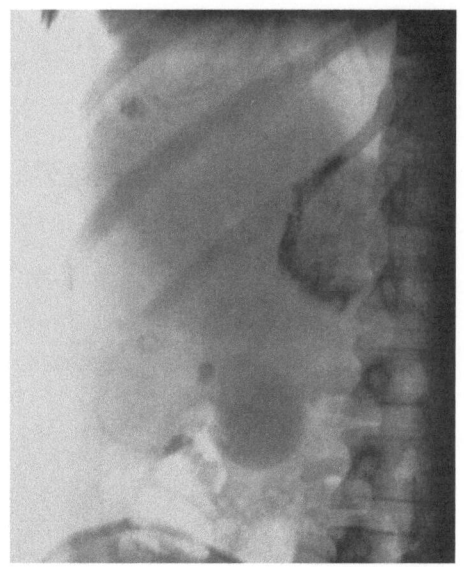

Abb. 525. Abdomenleeraufnahme rechter Oberbauch: gänseeigroßer Kalkschatten im rechten Leberlappen und lateral paravertebral: Echinococcuscyste mit Verkalkung. Nebenbefund: positives Cholecoystgramm

schen Schocks zu einer bedrohlichen Komplikation kommen kann.

III. Vergrößerte Leber mit Fieber und Schmerzen

Im Prinzip handelt es sich um solitäre oder multiple Abszeßbildungen. Der Spontanschmerz ist hosenträgerartig ausstrahlend.
Bei der *Palpation* umschriebener Schmerz im Bereich der Abszeßbildung.
Die *Punktion* ergibt Eiter, die *Kontrastmittel-Instillation* füllt die Abszeßhöhle aus.
Zwei Anamnesetypen:
   1. Bei Aufenthalt in Übersee (Indochina, Marokko) mit Amöben-Infektion: Diarrhoe oder Pseudo-Diarrhoe, Nachweis von Amöben im Stuhl, Behandlung mit Emetin;
   2. zum Beispiel eine kürzlich durchgemachte Appendicitis (Abb. 526).
Im letzteren Falle kann es sich um einen isolierten Abszeß handeln oder um multiple Abszeßbildungen, generalisierte Py-

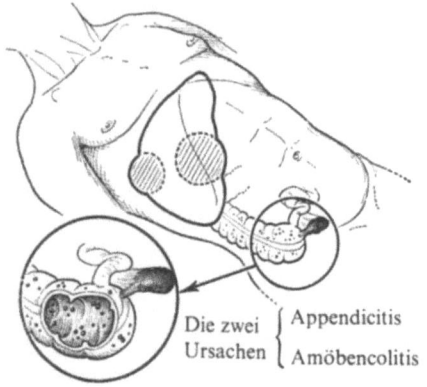

Die zwei Ursachen { Appendicitis / Amöbencolitis

Abb. 526. Schematische Darstellung verschiedener Leberinfektionen. Die Leber als Filter, als Mündungsgebiet des Pfortadersystems, kann infiziert sein durch: Bakterien aus dem Darm, eitrigen Infektionen verschiedenen Ursprungs, z.B. phlegmonöse Appendicitis

ämie, die die Leber diffus hämatogen infiziert.

Die *therapeutischen* Möglichkeiten sind im ersteren Fall gut, im letzteren begrenzt.

IV. Hypertrophisch diffus oder isoliert vergrößerte Leber

Fieberhaft, handelt es sich um einen *isolierten Leberabsceß*, der als schmerzhaft zu palpieren ist und von Leukocytose mit Polynucleose begleitet wird.

In anderen Fällen, wenn es sich um eine schmerzlose Leber mit oder ohne Fieber handelt, kann ein *isolierter, großer Carcinomknoten* vorliegen.

Die selektive *Arteriographie* zeigt einen Tumor mit Hypervascularisation von unregelmäßiger Zeichnung und gibt seine genaue Lokalisation an. Sie ist für den Chirurgen von großem topographischem Wert, da sie im Falle eines leberchirurgischen Eingriffs die genaue Lage angibt.

V. Lebervergrößerung mit portaler Hypertension

Komplikationen:

— Splenomegalie,
— Oesophagusvaricen,
— akute, massive Gastro-Intestinalblutung.

Es handelt sich um eine *hypertrophische Lebercirrhose*, gekennzeichnet durch entsprechende splenoportographische Befunde und pathologische Leberfunktionsstörungen (s. Kapitel Portale Hypertension und Intestinalblutung S. 322ff.).

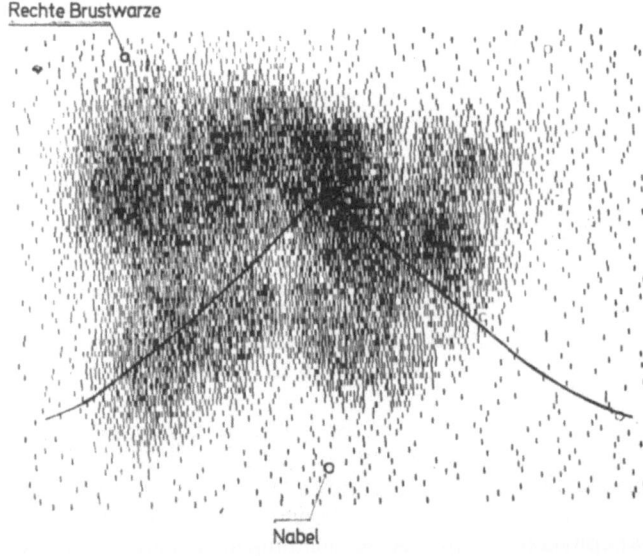

Abb. 527. Leberszintigraphie: Mehrere Aussparungen im rechten Leberlappen bei Metastasen beider Leberhälften

Die *Leberszintigraphie* gibt Aufschluß über die Morphologie der Leber und ihren Funktionszustand.
Im Falle einer Cyste, eines Tumors, eines Abscesses, eines Carcinoms erscheint auf dem Szintigramm eine Lacune, die nur schwer begrenzt werden kann (besonders wenn sie klein ist), oder die künstlich vergrößert erscheinen kann durch Randsklerose. In diagnostisch schwierigen Fällen müssen die Vorderansichtsbilder und die Seitenansichtsbilder verglichen werden.

Portale Hypertension

Das portale oder Pfortader-Venensystem ist ein autonomes System, das sich zwischen zwei netzartigen Venensystemen erstreckt (Abb. 528).
Sein Ursprung ist
1. das Milzvenensystem, das das venöse Blut der Milz drainiert,
2. das obere mesenteriale System mit Drainage des Venenblutes aus Dünndarm und rechtem Dickdarm und
3. das untere mesenteriale Venensystem, mit Drainage des Venenbluts aus dem linken Colon und dem Rectum.

Am anderen Mündungsende besteht das Leber-Venengeflecht.

Die Exploration des portalen Venensystems kann klinisch oder intra-operativ erfolgen.

I. Klinische und operative Diagnostik

Klinische Exploration

Splenomanometrie: Messung des venösen Milzdruckes und des portalen Milzdruckes durch eine Milzpunktion von außen, percutan.

Intra-operative Exploration und Druckmessung: Katheterisierung einer Darmvene.

(Normaldruck: 10 cm Wassersäule, erhöht auf 30 und mehr bei entsprechenden Hypertensionsgraden)

Splenoportographie: Kontrastmittelfüllung der Milzvene und des portalen Venensystems durch Injektion in das Milzparenchym.

Injektion von Kontrastmittel in eine Mesenterialvene. Zur Darstellung kommt das gesamte venöse Abflußgebiet (Abb. 529, 530).

Das venöse System kann auch dargestellt werden durch selektive retrograde *arterielle Kontrastmittel-Verabfolgung* und spätere röntgenologische Erfassung des venösen Rückflusses in der sog. Parenchymphase.

Die Entwicklung eines Hindernisses im portalen Venenabflußgebiet, z.B. durch eine Lebercirrhose, die einen umschriebenen Leberblock verursachen kann, wirkt sich verschieden aus:

a) *Milzvergrößerung* durch Rückstau in der Milzvene (sekundäre Milzvergrößerung).

Die Milz ist bei der Perkussion deutlich lokalisierbar: Dämpfung in der Axillarlinie und im linken Oberbauch. Sie ist bei starker Vergrößerung unter dem Rippenbogen zu tasten (Abb. 531).
Die Milz in ihrer festen Konsistenz mit eingekerbtem Rand ist bei den Atembewegungen deutlich zu spüren, sie ist atemverschieblich bis auf die Fälle einer Perisplenitis mit verwachsener, unbeweglicher Milz. Nur die vergrößerte Milz ist leicht tastbar, da sie im übrigen unter dem Rippenbogen verschwindet. Eine diskrete Milzvergrößerung ist daher nicht durch Palpation, sondern durch die Splenoportographie oder Milzszintigraphie zu entdecken.

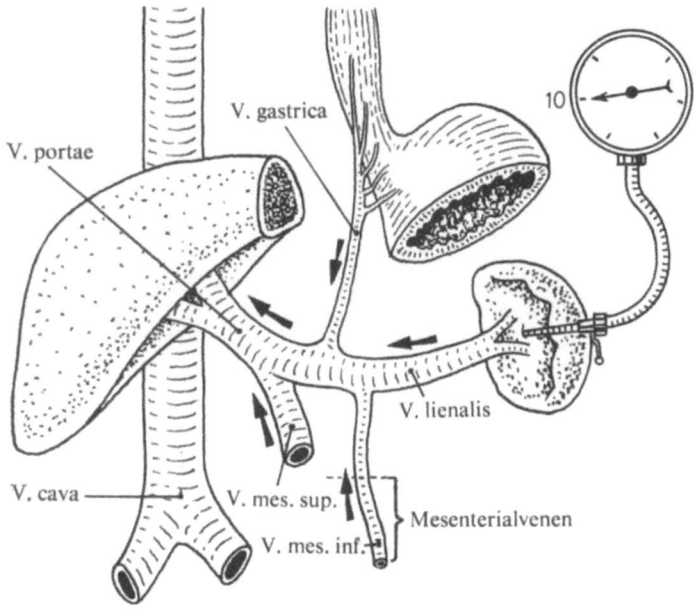

Abb. 528. Schema des Pfortadersystems. Messung des portalen Drucks durch Punktion der Milz. Splenomanometrie. Normaler Druck: 10 cm H_2O

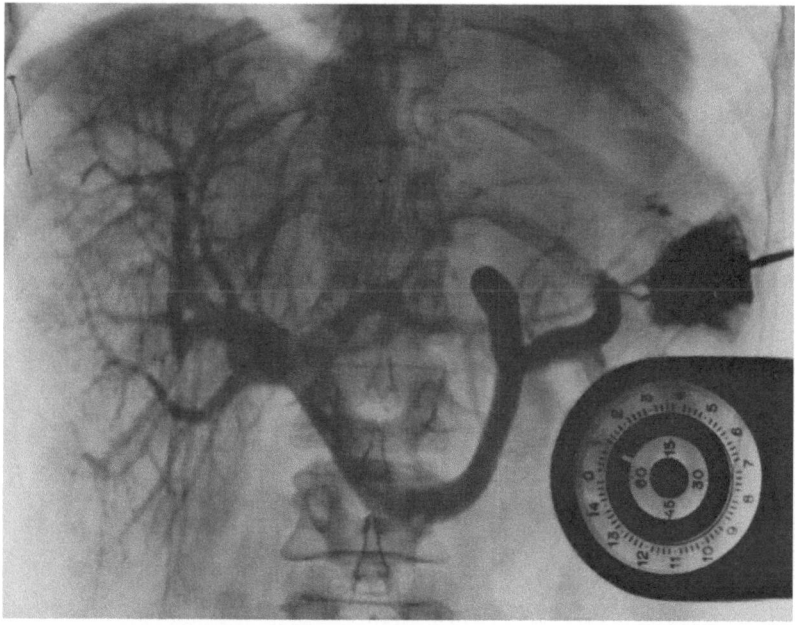

Abb. 529. Normale Splenoportographie. Rechte Bildhälfte (linke Körperseite). Die Nadel liegt in der kontrastangereicherten Milz mit der angefüllten Milzvene und Pfortader. Milzvene mündet vor der Wirbelsäule in die Pfortader, die sich ihrerseits in die Leber aufzweigt

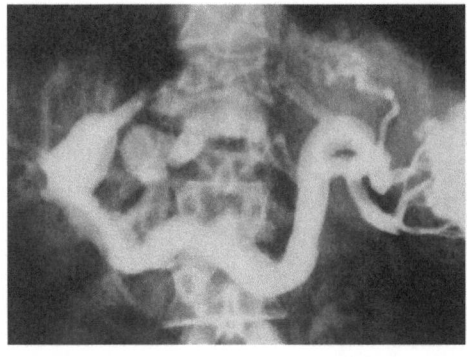 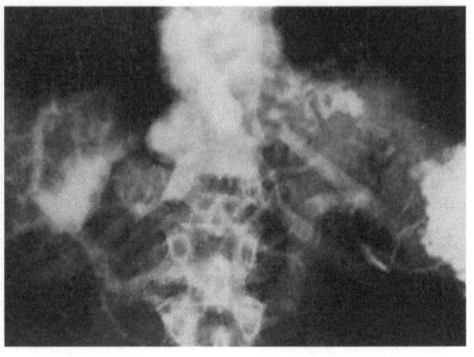

Abb. 530. a Lebercirrhose. Weitgestellte V. lienalis und Pfortader. Rarefiziertes intrahepatisches Pfortadersystem. Daumendick erweiterte V. coronaria ventriculi. Milzinnendruck mit 40 cm H_2O erheblich erhöht. Splenoportographie. b In der Spätphase Darstellung monströs erweiterter Kollateralgefäße in Richtung auf den Oesophagus. (Aus W. WENZ, 1973)

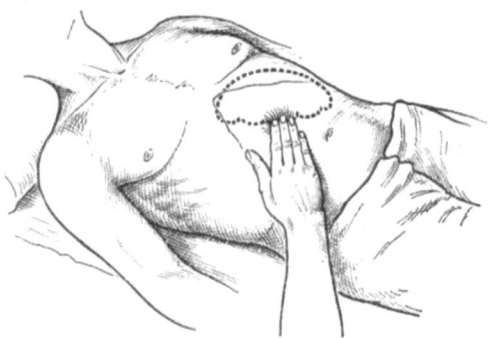

Abb. 531. Palpation einer vergrößerten Milz läßt den gezackten, harten Milzrand erkennen

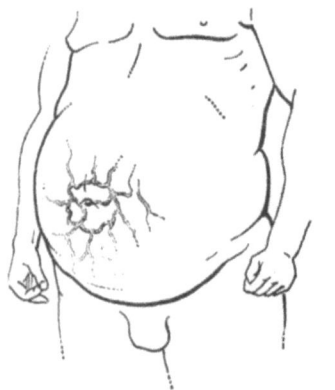

Abb. 532. Venöser Kollateralkreislauf periumbilical (Caput medusae)

Die pathologisch vergrößerte Milz kann zu hämatologischen Auswirkungen führen: Hypersplenie-Syndrom, charakterisiert durch Anämie, Leukopenie und Thrombocytopenie.

b) Die subcutan kollaterale Venenzeichnung in den Bauchdecken, besonders um den Nabel herum (peri-umbilical, „Caput medusae"), stellt eine andere diagnostisch wichtige Auswirkung der portalen Hypertension dar (Abb. 532). Sie deutet auf weitere Kollateralbildungen im Abdomen hin.

c) Der Ascites — intra-abdominaler Flüssigkeitserguß — beruht auf einer extremen Plasma-Transsudation in die Bauchhöhle auf dem Boden der portalen Hypertension, oder deutet auf Blutstörungen hin mit Hypoproteinämie, die häufig als Folge der Leberschädigung ein Hinweis auf die Lebercirrhose ist. Der Ascites kann durch Inspektion festgestellt werden: Gespanntes Abdomen mit manchmal kleiner, invaginierter Nabelhernie (Abb. 533), des weiteren bei der Perkussion deutliche Fluktuation bei bimanueller Abtastung (s. u.).
Bei der weiteren Untersuchung und Perkussion, ausgehend von den beiden Flanken, erkennt man hier eine Schalldämpfung, deren obere Begrenzungslinie nach oben konkav ist (Abb. 534). Oberhalb dieser Linie sonorer Klopfschall wegen der hier angereicherten Darm-Gasansammlung.
Bei Lagewechsel des Patienten (Abb. 535) verändern sich Schalldämpfung und sonore Perkussionsgrenze mit immer nach oben verlaufender Konkavität.
Ebenfalls charakteristisch ist das *Fluktuations*zeichen: bei vibrierender oder schnipsender Bewegung der rechten Untersuchungshand kommt es an der gegenüberliegenden Bauchseitenwand zum Auf-

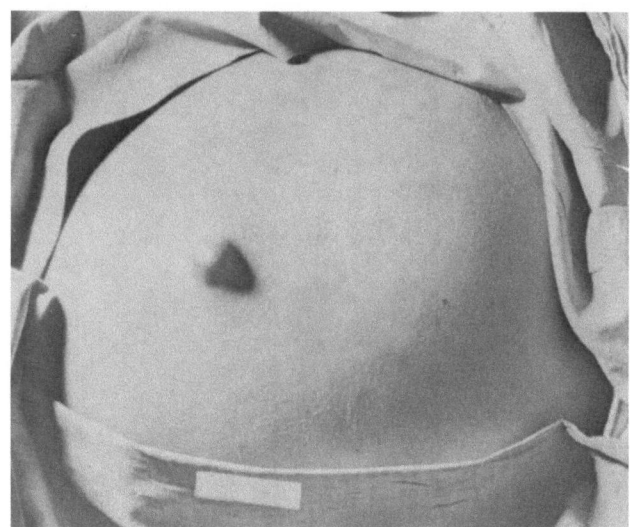

Abb. 533. Nabelhernie im Verlauf eines massiven Ascites

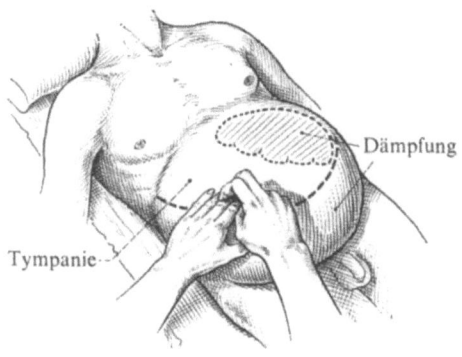

Abb. 534

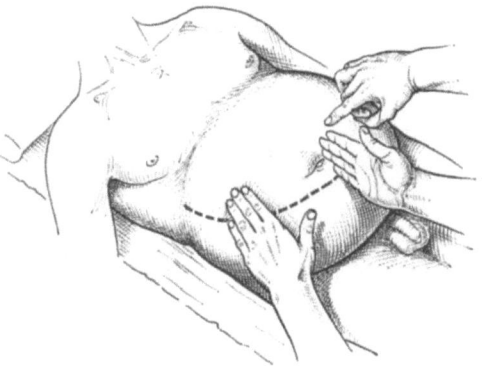

Abb. 536

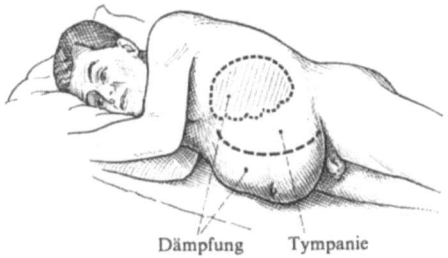

Abb. 535

treten von leicht übertragenen Flüssigkeitswellen (Abb. 536).

Die Entwicklung eines ausgedehnten Kollateral-Kreislaufs ist die Folge der Behinderung der Blutströmung in der Pfortader, die sich einen Umweg über Anastomosen zwischen Pfortader und Vena cava sucht.

Nach unten kommt es zum Auftreten von symptomatischen Hämorrhoiden, die manchmal leicht bluten können. Nach oben kommt es zur Ausbildung der Oesophagusvaricen oder gastro-oesophagealen Varicen (Abb. 538).

Die Feststellung von oesophago-gastrischen Varicen ist ein entscheidendes diagnostisches Kriterium für die portale Hypertension.

Es gibt mehrere diagnostische Techniken, sie aufzufinden:

Die Röntgenaufnahme nach oraler Kontrastmittelverabfolgung. Neben der normalen, längsgestreiften Schleimhautzeichnung kommt es zur Darstellung geschlängelter Schleimhautlinien mit fleckförmigen Aufhellungen (Abb. 537a–b).

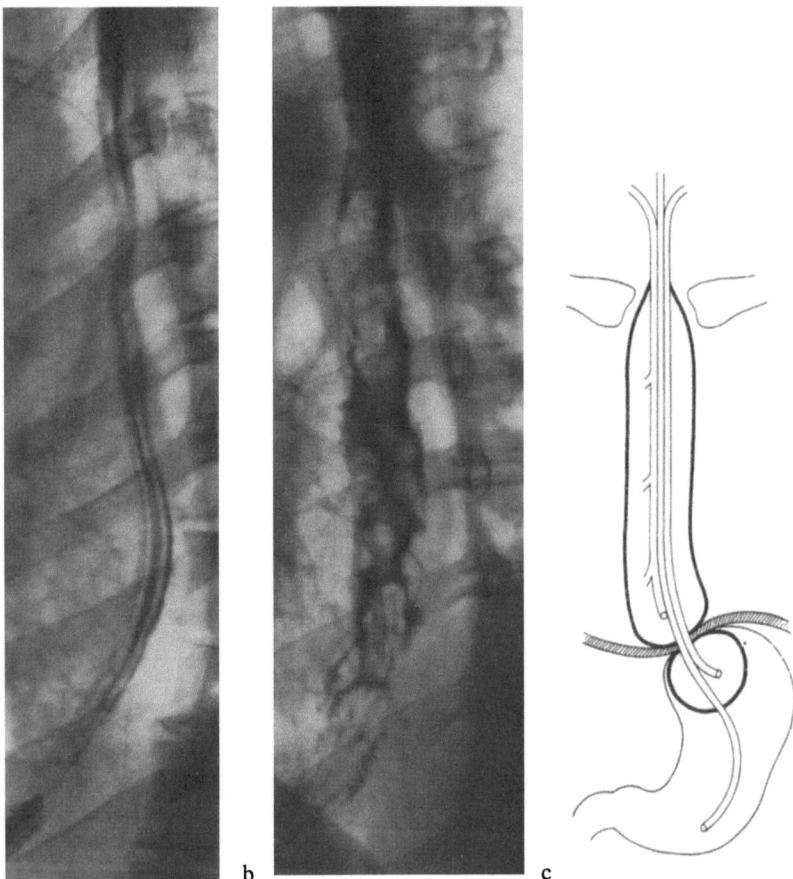

Abb. 537. a Normaler Oesophagus. b Stark ausgeprägte Oesophagusvaricen. c Ballonsonde nach *Sengstaken-Blakemore* in situ: Sie besteht aus einem langgezogenen und aus einem davon getrennten, kleineren Ballon. Beide lassen sich durch getrennte Schlauchwege mit Luft füllen. Ein dritter, durchgehender Schlauch dient als Magensonde zum Absaugen. Der kleine, aufgeblasene kugelige Ballon muß im Magenfundus liegen und die ganze Sonde an der Kardia fixieren. Gleichzeitig dient er auch zur Kompression von cardianahen Magenvaricen. (Aus R. BERCHTOLD, 1973)

Die Oesophagoskopie zeigt mehrere weichliche Tumorbildungen, besonders am unteren Oesophagusabschnitt. Die Schleimhaut ist glatt mit bläulichen Vorwölbungen, die Oesophaguswand weich und nachgiebig.

Die Splenoportographie zeigt die retrograde Darstellung, insbesondere der großen Magenwand-Venen (Vena gastrica sinistra, Vena gastrica dextra, Vena praepylorica, Vena gastroepiploica sinistra, Vena gastroepiploica dextra, Vena pancreatio-duodenalis) (Abb. 530).

Die Gefährdung durch die Oesophagusvaricen besteht in ihrer Ruptur mit dann massiver Intestinalblutung, die manchmal erster Hinweis bzw. erste Komplikation der portalen Hypertension ist.

Die portale Hypertension entsteht meistens durch Abflußhindernisse im portalen Venensystem im Bereich

1. der *Leber:* intrahepatischer Block (bei Cirrhose) (Abb. 539);

2. *Abflußgebiet der Lebervene:* Budd-Chiari-Syndrom (posthepatischer Block, suprahepatische Venenblockade).

In diesen beiden Fällen betrifft die Hypertension das gesamte Pfortader-Venensystem.

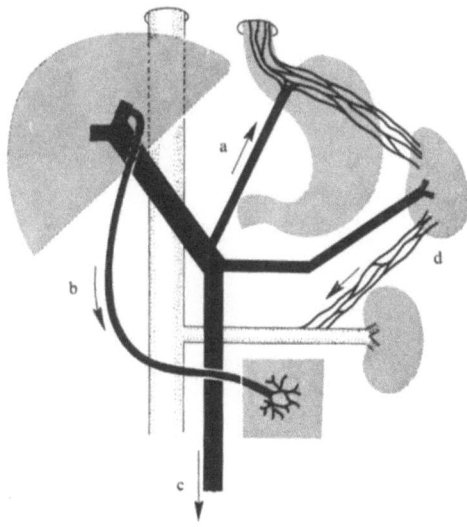

Abb. 538 a—d. Schematische Darstellung der porto-systemischen Kollateralen: a gastroösophageale, b umbilikale, c mesentericohämorrhoidale, d gastro-phreno-suprarenale resp. renale. (Aus R. BERCHTOLD, 1973)

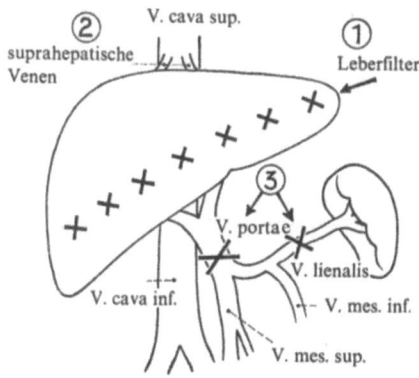

Abb. 539. Die verschiedenen Lokalisationen einer Abflußstörung im Pfortadersystem, die für die Pfortaderhypertension verantwortlich sind. Das Hindernis kann lokalisiert sein: *1* Intrahepatisch bei Lebercirrhose. *2* Im Abflußgebiet oberhalb der Leber: posthepatisch (*Budd-Chiari*-Syndrom). *3* Prä-portal — prähepatischer Venenblock (Pfortaderthrombose)

3. Das Hindernis ist im *portalen Venensystem selbst* lokalisiert, prähepatisch,

- *generalisiert*, wenn das Hindernis am Pfortaderstamm lokalisiert ist;
- lokalisiert oder *segmentiert*, wenn das Hindernis im portalen Zuflußgebiet liegt (z. B. bei infiltrierendem Pankreaskopf-Carcinom oder bei entzündlich bedingter Milzvenen-Stenose bei Pankreatitis).

II. Generalisierte portale Hypertension

Der Venendruck im Pfortadersystem ist insgesamt erhöht, sowohl bei der Splenoportographie wie bei der Katheterisierung einer Mesenterialvene.
Die Splenoportographie zeigt das gesamte Pfortadersystem ohne Unterbrechung (Abb. 540 und 529).

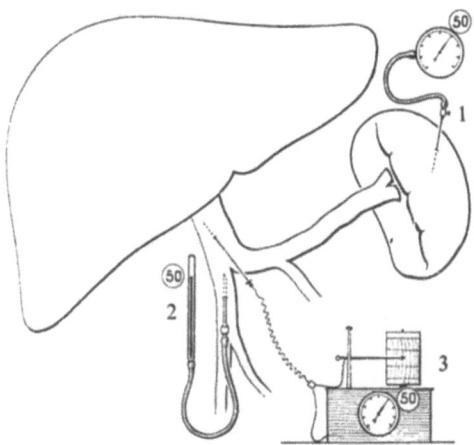

Abb. 540. Die verschiedenen Möglichkeiten der Pfortaderdruckmessung: *1* Punktion der Milz: Splenomanometrie. *2* Durch intraoperative Katheterisierung einer Mesenterialvene. *3* Durch intraoperative Punktion des Pfortaderstammes mit Druckmessung. Ähnliche Ergebnisse mit allen drei Methoden. In schwer ausgeprägten Fällen Druckerhöhung auf 50 cm H_2O

Häufig kommt es zum kollateralen *Reflux*, insbesondere in das Gebiet der Magenvenen und der Oesophagusvenen: seltener nach unten zu dem Stamm der Mesenterialvenen.

1. Intrahepatische Blockade
Hypertrophische Cirrhose

Zwei große *Ätiologien* für die intrahepatische Blockade:

1. Lebercirrhose: Alkoholanamnese (Abb. 542).

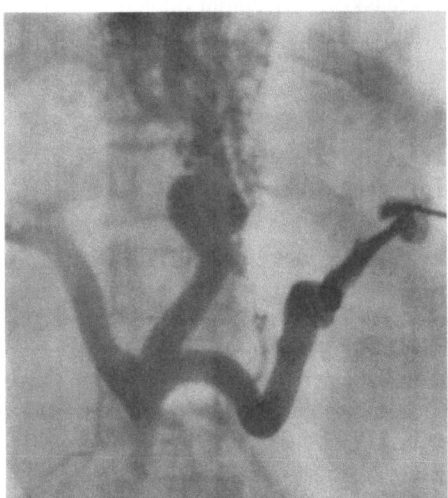

Abb. 541. Splenoportographie bei portaler Hypertension auf dem Boden einer Lebercirrhose. Schlechte Kontrastmittelanreicherung intrahepatisch: Starker Venenreflux entlang der Vena gastrica sinistra et dextra im distalen Oesophagusbereich. Absteigender Reflux nach mesenterial. Vgl. die Splenoportographie mit Schema 538 und der normalen Splenoportographie Abb. 529.

2. Virushepatitis: In der Anamnese Ikterus, weit zurückliegend, manchmal ohne Ikterus (Hepatitis ohne Ikterus).
Die Leber ist atrophisch oder im Gegenteil vergrößert, aber in allen Fällen verhärtet.
Suche nach Leberfunktionsstörungen:

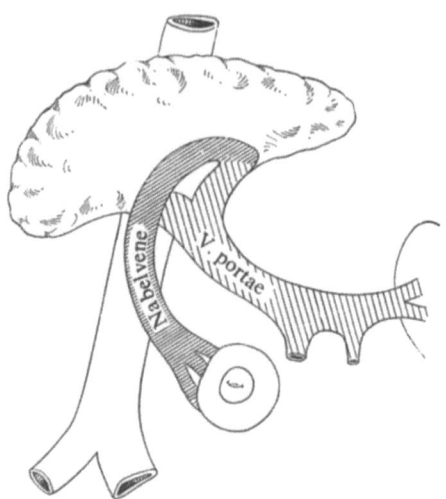

Abb. 542. Syndrom nach *Cruveilhier-Baumgarten*

— Störungen der Blutbildung, der Blutgerinnung, manchmal Schleimhautblutungen und subcutane Blutungsneigung mit Hämatombildung;
— pathologische Leberfunktionswerte.

Sonderfall: Cirrhose vom Typ *Cruveilhier-Baumgarten*

Charakterisiert durch eine persistierende Durchgängigkeit der Nabelvenen, Umgehungskreislauf zwischen Pfortader und Hohlvene. Auf die Durchgängigkeit der Nabelvene kann geschlossen werden bei abnormen Geräuschen über dem Nabel.

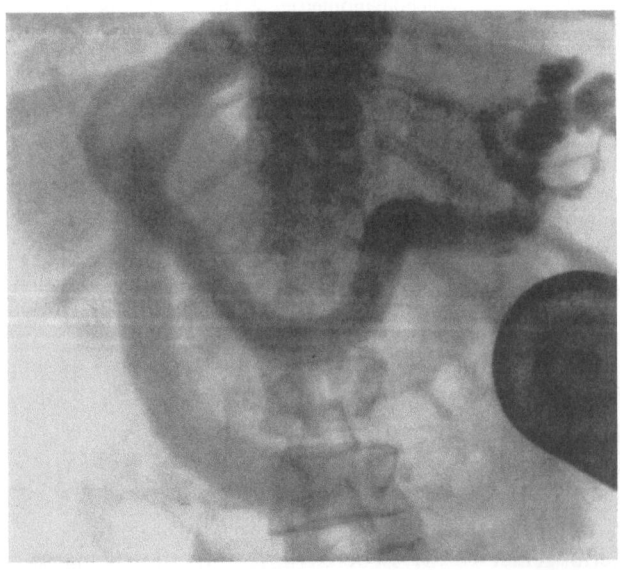

Abb. 543. Splenoportographie bei einer Cirrhose vom Typ *Cruveilhier-Baumgarten*. Die linke portale Aufzweigung im Bereich des Leberhilus deckt eine starke venöse Erweiterung in Richtung des Nabels auf. (Aus W. WENZ, 1972)

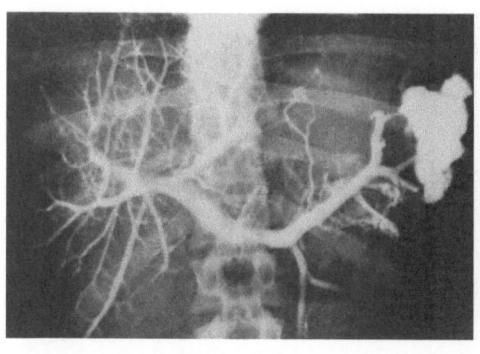 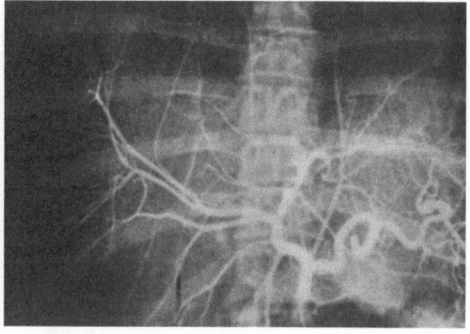

Abb. 544a u. b. *Budd-Chiari*-Syndrom. a Unauffälliges Pfortadersystem mit Kontrastmittelpersistenz in der vergrößerten Leber. Portale Hypertension (Milzinnendruck 40 cm H$_2$O). Leber von der seitlichen Bauchwand durch Ascites abgedrängt. Splenoportographie. b Hochgradige Spreizung der Arterienäste bei Hepatosplenomegalie. Selektive Angiographie des Truncus coeliacus

Die entscheidende Klarstellung wird wiederum durch die *Splenoportographie* herbeigeführt (Abb. 542 und 543).

2. Posthepatische Blockade

Thrombose der suprahepatischen Venen: *Budd-Chiari*-Syndrom. Alle Organe vor dem Abflußhindernis sind beträchtlich vergrößert: Leber (Hepatomegalie) und ebenso die Milz (Splenomegalie). Es besteht ein Ascites (Abb. 544).

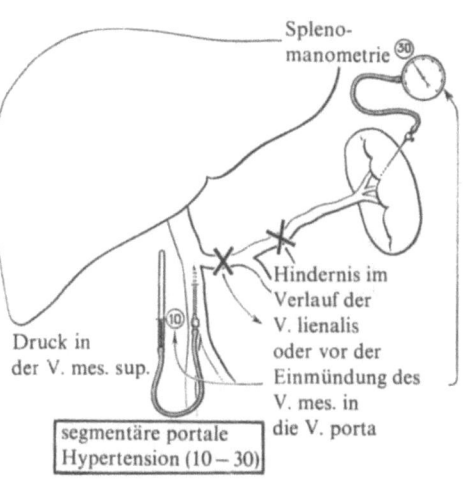

Abb. 546. Ein Hindernis im Bereich der Milzvene oder des mesenterialen Venenstammes verantwortlich für eine *segmentäre* portale Hypertension. Im normalen Pfortadersystem Druck von 10 cm H$_2$O, im Bereich der segmentären Hypertension 30 cm H$_2$O-Druckerhöhung

3. Prähepatische Pfortader-Blockade

Charakteristisch: die Leber ist nicht vergrößert, unverändert und klinisch und biologisch normal. Die Milz ist deutlich vergrößert.

Das Hindernis ist prähepatisch. Unmittelbar vor der Leber kommt es zur Ausdehnung auf 1. das gesamte Pfortadersystem (Abb. 545), oder 2. in Pfortaderaufzweigungen kommt es zur segmentären

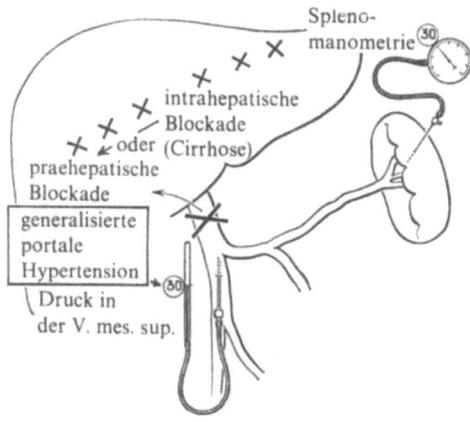

Abb. 545. Ganz gleich, ob das Hindernis intrahepatisch oder prähepatisch im Pfortaderstamm lokalisiert ist, immer resultiert eine *generalisierte* portale Hypertension mit Drucksteigerungen bis zu 30 cm H$_2$O

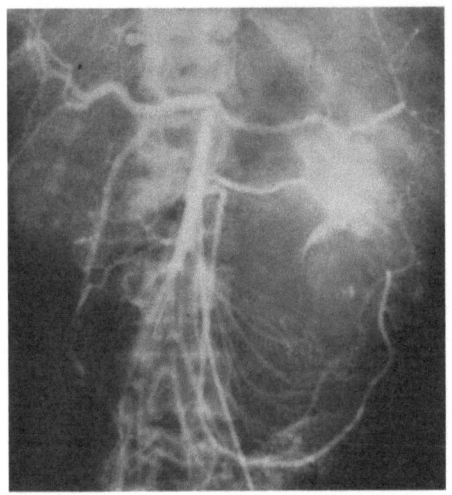 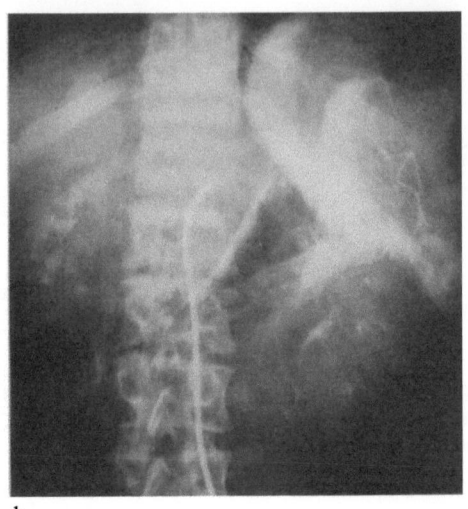

a   b

Abb. 547a u. b. Abdominale Angiographie: Große, postpankreatitische Cyste. Im linken Mittelbauch eine kindskopfgroße Geschwulst mit glatter Begrenzung. a Starke Ausweitung und Verlagerung der oberen Jejunaläste nach caudal. Simultane Darstellung der Coeliaca über die Pankreasarkaden. Selektive Angiographie der A. mesenterica superior. b In der venösen Phase keine Darstellung der Milzvene, die durch den raumfordernden Prozeß weitgehend komprimiert ist. Milzvergrößerung infolge Abflußbehinderung der Milzvene durch große Pankreasschwanzcyste bei chronischer Pankreatitis. (Aus W. WENZ, 1972)

oder lokalisierten Hypertension (Abb. 547). Die Splenomanometrie zeigt erhöhte Druckwerte, ebenso ist der Druck in allen Mesenterialvenen erhöht.

Die Splenoportographie zeigt eine Blockade unmittelbar vor der Leber (vgl. Abb. 546).

Ätiologie. Eine Kompression, häufig durch Neoplasma, ist verantwortlich für diesen Typ der Hypertension, oder aber eine Thrombose der Pfortader oder eine Thrombophlebitis der Pfortader. Sie kann angeboren oder bei der Geburt durch Nabelschnur-Infektion mit Thrombose der Nabelvene und konsekutiver Thrombose und Obliteration der Pfortader entstanden sein.

Oder später, die Thrombophlebitis ist Folge eines eitrigen Prozesses im Abdomen, ganz gleich welcher Ursache, z. B. bei schwerer eitriger Appendicitis.

III. Lokalisierte segmentäre portale Hypertension

Bei Hindernis im Bereich eines Astes der Pfortader, am häufigsten der Milzvene oder des spleno-mesenterialen Venenstamms.

Sie ist verantwortlich für das Syndrom der lokalisierten oder segmentären portalen Hypertension (Abb. 546). Hierbei ist die Leber von normaler Beschaffenheit, im Gegensatz zur deutlich vergrößerten Milz (stauungsbedingt). Erweiterte Magenvenen bzw. Oesophagusvaricen bestehen nur, wenn das Hindernis oberhalb des Abganges der Vena coronaria ventriculi liegt.

Die *Splenomanometrie* zeigt deutlich erhöhte Werte, im Gegensatz zu dem Venendruck im Pfortaderstamm oder im höheren Zuflußgebiet der Mesenterialvenen.

Die *Splenoportographie* deckt eine Blockade auf in Höhe der Medianlinie des splenomesenterialen Zuflusses (Abb. 567).

Ursachen. Ein Hindernis in Höhe der spleno-mesenterialen Venenachse:

— am häufigsten eine Kompression durch ein Carcinom oder durch Metastasen im Mesenterium;

— oder eine Pankreaserkrankung: Carcinom oder Entzündung (vgl. Abb. 574);

— oder eine Obliteration durch Milzvenenthrombose.

IV. Therapeutische Richtlinien

Notfallbehandlung und Selektiveingriff.
Bei der akuten Varicenblutung und damit massiven, oberen Gastrointestinalblutung steht die Lebensgefahr durch Verblutung und Leberversagen (infolge Blutungsschock mit Hypoxie der Leber und gleichzeitiger Intoxikation durch Eiweißabbauprodukte im Intestinaltrakt) im Vordergrund. Hieraus leiten sich die Dringlichkeitsmaßnahmen ab:

1. Schocktherapie, Beseitigung des Blutverlustes (frische! Blutkonserven),

2. lokale blutstillende Maßnahmen, wenn möglich konservativ (Ballonsondentamponade, s. Abb. 537c),

3. Verhütung des Leberversagens,

4. Bei gegebenen Voraussetzungen chirurgische Maßnahmen: Umstechung der Kollateralvenen, Dissektionsligatur. Unter bestimmten Voraussetzungen auch sofortige Shuntoperation im Blutungsstadium im Ausnahmefall zu erwägen (hohe Letalität).

Günstigere Voraussetzungen sind gegeben unter Selektionskriterien für Patienten, die eine Varicenblutung mit konservativen Maßnahmen überstanden haben oder bei denen eine Blutung zu erwarten und zu befürchten ist.

Die Selektion hat den großen Vorteil, die für diesen Eingriff und im Einzelfall in Frage kommenden Patienten unter optimalen Voraussetzungen zu operieren. Dabei ist die Hauptfrage, ob der Patient langfristig lebensfähig ist (Alter und Funktionswert der Leber).

Die spezielle Indikationsstellung betrifft insbesondere die angiologische und hämodynamische Befunderhebung mit Lokalisation der Blockade.

Shuntoperationen: End-zu-Seit- oder Seit-zu-Seit-Anastomosen zwischen Pfortaderstamm und der unteren Hohlvene (*Eck*sche Fistel). End-zu-Seitanastomosen zwischen Milzvene und linker Nierenvene: splenorenale Anastomose.

Seltene Shuntoperationen: Verbindung zwischen oberer Mesenterialvene und unterer Hohlvene, gelegentlich beim kindlichen Pfortaderhochdruck indiziert.

Postoperative *Komplikationen* sind möglich unter dem Bild der sog. Shunt-Encephalopathie mit Stupor (exogenes Leberkoma). Die Encephalopathie wird wahrscheinlich durch nichteliminierte Eiweißabbauprodukte verursacht. Daher zur Vorbeugung oder Verbesserung Herabsetzung der Eiweißzufuhr und Ausschaltung der Resorption von bakteriell-enzymatisch bedingten Eiweißmetaboliten (Ammoniak) durch nicht resorbierbare Antibiotica im Darmlumen; fermentative Diarrhoe.

Pankreaserkrankungen

A. Allgemeines und Untersuchungsmethoden

Die anatomisch tiefe, versteckte Lage des Pankreas vor der Wirbelsäule und dem Ursprung der Bauchgefäße (Truncus coeliacus) erklärt seine diagnostisch erschwerte Zugänglichkeit. Außer bei sehr voluminösen Krankheitsprozessen ist das Pankreas daher auch nicht tastbar.

Das Pankreas ist eine zugleich inkretorisch wie exkretorisch aktive Drüse, daraus ergibt sich seine besondere Stellung innerhalb der Verdauungspathologie.

Die äußere Sekretion. Betrifft die Verdauung der:

Glucose: durch Amylase;
Proteine: durch Trypsin;
Fette: durch Lipase.

Die äußere Sekretion kann durch Duodenal-Sondierung analysiert werden nach Provokation oder Stimulation mit Sekretin und Cholecystokinin. Reiner Pankreassaft kann bei einer Duodenalsaftaushebung wegen der Vermischung mit dem galligen Duodenalsekret nicht gewonnen werden. Daher sind die durch Duodenal-Sondierung gewonnenen Pankreassaft-Werte nur unter Vorbehalt zu bewerten. Neuerdings möglich durch endoskopisch-radiologische Cholangio-pancreaticographie (ERCP).

Die Steatorrhoe (abnorme Fettanreicherung im Stuhl) ist z. B. ein Hinweis für eine exkretorische Insuffizienz durch Lipasemangel.

Die innere Sekretion, im wesentlichen Insulin, reguliert den Kohlenhydrat-Stoffwechsel.

Die innere Sekretion kann gemessen werden an dem Zuckerstoffwechsel des nüchternen Patienten durch Provokation einer Hyperglykämie nach Zuckerverabfolgung, manchmal durch provozierte Hypoglykämie mit Insulin-Injektion.

Das Pankreas ist weiter gekennzeichnet durch die funktionelle Verbindung des äußeren Sekretganges mit den Gallenwegen im gemeinsamen Zufluß zur Papille. Pathologische Prozesse im Pankreaskopfbereich wirken sich daher ebenso auf die peri- bzw. juxtapapillären Gallenwege wie auf das Duodenum aus.

Das Pankreas ist darüber hinaus ein retroperitoneales Organ mit engem Kontakt zum Plexus coeliacus, weswegen alle pathologischen Prozesse mit heftigen Schmerzauswirkungen und vasculären Störungen – und umgekehrt – einhergehen können.

I. Röntgenuntersuchung

Die Röntgen-Leeraufnahme gibt wertvolle Hinweise bei Vorliegen von Steinbildungen im Pankreas (vgl. Abb. 565). Da eine Kontrastmittel-Ausscheidung nicht möglich ist, muß man diagnostisch zur direkten Gangauffüllung des Pankreas, der *Pankreatographie* greifen (Abb. 551, 552).

Die *Tomographie* nach Retro-Pneumo-Peritoneum und nach Gasauffüllung des Magens gibt ebenfalls wertvolle Hinweise über die Morphologie der Drüse.

Die Kontrastmitteldarstellung der Gallenwege (Cholangiographie) zeigt vielgestaltige Befunde: Stenosen, Dilatationen, Stein- und Cystenbildungen (s. unten).

Bei Kontrastmittel-Darstellung des Magens, des Duodenums, des Colons können weiterhin Verdrängungserscheinungen durch das vergrößerte Pankreas dargestellt werden (vgl. Abb. 558 und 559).

Besonders charakteristisch ist der erweiterte Duodenalbogen, das sog. erweiterte duodenale C bei Pankreaskopfprozessen. Schließlich weist die eng hinter dem Pankreas verlaufende Milzvene frühzeitig Auswirkungen von übergreifenden neoplastischen oder entzündlichen Pankreas-

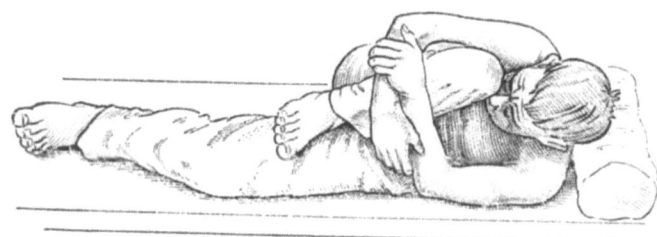

Abb. 548. Eine der typischen schmerzentlastenden Körperhaltungen bei Schmerzkrisen im Verlauf einer chronischen Pankreatitis

prozessen auf, nachweisbar durch die Angiographie (vgl. Abb. 574).

II. Pankreas-Szintigraphie

Durch Verabfolgung von Selen-75-markiertem Methionin, das stoffwechselmäßig im Pankreas bevorzugt fixiert wird, kommt es zur szintigraphischen Darstellung von Pankreas und Leber, während die alleinige Verabfolgung von radioaktivem Gold 198 nur die Leber zur Darstellung bringt.
Es ist daher möglich, durch Superposition oder durch Substraktion der zwei Organ-Szintigramme ein gutes Bild von der Pankreasfunktion zu erhalten, weniger eine Information über pathologisch-anatomische und differentialdiagnostisch wichtige Befunde.

III. Pankreasschmerz

Die Pankreasschmerzen erscheinen bevorzugt in drei Lokalisationen.
1. Unterhalb des linken Rippenbogens mit Ausstrahlung in die linke Schulter: der klassische Pankreasschmerz.

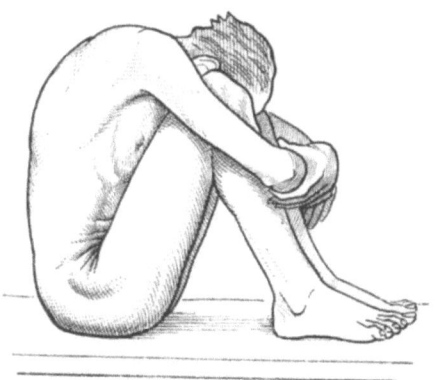

Abb. 549. Eine andere typische Körperhaltung bei chronischer Pankreatitis mit Schmerzattacken („Gebetshockerhaltung")

2. Subcostaler Schmerz rechts, mit oder ohne Ausstrahlung in die Schulter rechts, eine Gallenblasen-Affektion vortäuschend.
3. Als Oberbauchschmerz mit retrosternaler Ausstrahlung kann er eine Angina pectoris vortäuschen: Pseudo-Kardialgie. Die Schmerzen können nahrungsabhängig früh oder spät nach den Mahlzeiten rhythmisch auftreten. (Vgl. Angina abdominalis und Ulcusleiden.)

Zu Beginn der Erkrankung sind die Schmerzkrisen intermittierend, mit mehr oder weniger langen Remissionen. Im weiteren Krankheitsverlauf werden die Schmerzkrisen häufiger, der Schmerz permanent mit plötzlichen Verschlimmerungen.

Dieser Schmerz wird auf die Dauer gesehen vom Arzt unterschätzt, ein verständliches Verhalten, da die dauernden Beschwerden des Patienten im krassen Gegensatz zu den spärlichen diagnostischen Untersuchungsmöglichkeiten und -ergebnissen stehen bzw. sich nur schwer miteinander in Übereinstimmung bringen lassen. Nicht selten werden die Patienten mit chronischem Pankreasschmerz daher zu Alkoholikern oder Toxikomanen mit psychischen Störungen.

Typische Körperhaltung beim Pankreasschmerz

Entscheidend wichtig ist es, den Patienten danach zu fragen, da er sich geniert, dieses spontan anzugeben.
Bei Auftreten von Schmerzanfällen versucht sich der Patient Erleichterung zu verschaffen, indem er sich nach vorn zusammenkrümmt mit angewinkelten Beinen und rundem Rücken. Er versucht, sich zu

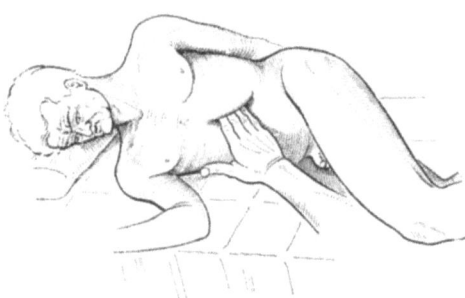

Abb. 550

einer Kugel zusammenzurollen (Abb. 548 und 549).

Diese sehr charakteristische Haltung erlaubt es schon beim ersten Anblick des Patienten, die Diagnose einer chronischen Pankreaserkrankung zu stellen. Man muß allerdings auch berücksichtigen, daß diese Haltung nicht allein Ausdruck einer Pankreasaffektion, sondern auch anderer retroperitonealer Prozesse wegen der gemeinsamen engen Beziehung zum Plexus coeliacus sein kann.

Die „Mohammedaner-Gebetshaltung" muß gelegentlich differentialdiagnostisch auch an die Möglichkeit einer arteriomesenterialen Einklemmung denken lassen (vgl. Abb. 415).

Bei der Untersuchung ergibt die Palpation des Abdomens eine Schmerzhaftigkeit, gewöhnlich unterhalb des linken Rippenbogens, die man mit der Untersuchungstechnik „Manöver nach *Mallet-Guy*"

sucht: Der Kranke liegt auf der rechten Seite, wodurch nach Rechtsgleiten des Magens das Pankreas der Palpation besser zugänglich wird. Bei tiefer Inspiration erzeugt die tief links unter dem Rippenbogen tastende Hand einen Schmerz (Abb. 550). Der Pankreatitis-Schmerz kann auch imitiert und provoziert werden durch Sekretauffüllung des Pankreas-Hauptganges (Ductus *Wirsungianus*), Pankreasödem ähnlich Parotitisschmerz. Durch Injektionen von $1-2$ cm^3 physiologischer Lösung entsteht dieser Schmerz, den der Patient als „seinen Schmerz" angibt und der somit mit der Erweiterung des Gangsystems oder dem Sekretionsdruck im Gangsystem in Verbindung zu stehen scheint.

IV. Pankreatographie

Die direkten radiologischen Darstellungen des Pankreassystems: Pankreatographie oder Wirsungianographie sind möglich bei operativer Exploration:

— entweder durch Sondierung, transduodenal-transpapillär (Abb. 552),
— durch direkte Punktion des erweiterten Gangsystems (Abb. 551),
— oder durch retrograde Auffüllung des Gangsystems nach linksseitiger Freilegung und Schwanzresektion (linksseitige retrograde Pankreatographie).

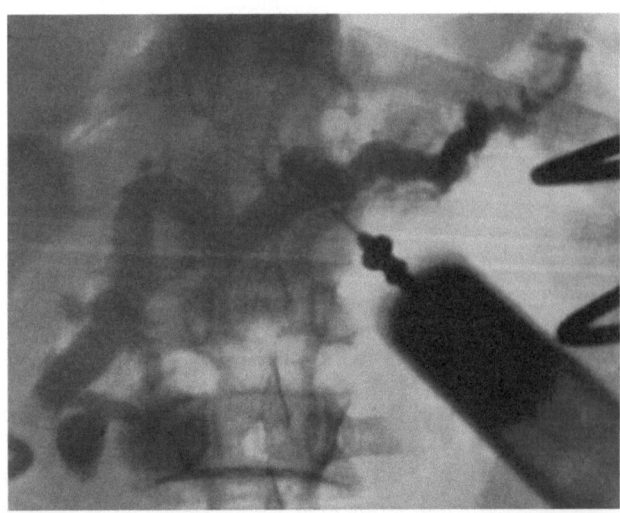

Abb. 551. Pankreatographie durch direkte Punktion des erweiterten Ductus *Wirsungianus* in der Mitte des Pankreas — Pankreascorpus: Starke Erweiterung des Pankreashauptgangs. Fehlender Abfluß in das Duodenum über die Papille. Als Nebenbefund: Darstellung der kleineren Gangaufzweigungen, besonders im Pankreasschwanzbereich

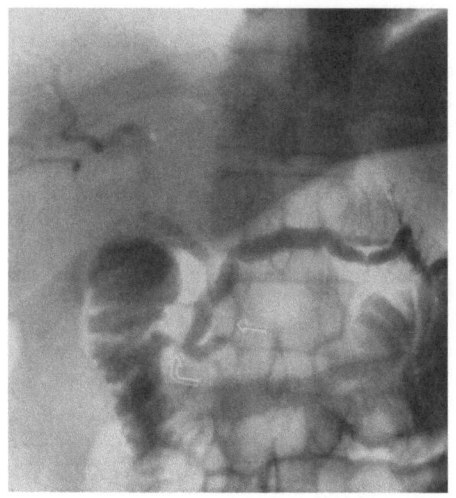

Abb. 552. Bulboskopie mit transpapillärer retrograder Cholangio-Pankreatographie (linker Pfeil: Papille, rechter Pfeil: Konkrementaussparung im präpapillären Choledochusabschnitt). Pankreatographie: Erweiterung des gesamten Ductus *Wirsungianus* und seiner Nebenäste

Die Injektion von Kontrastmittel über eine dieser Öffnungen bringt das Gangsystem zur Darstellung entweder mit dem erweiterten Hauptgang, mit oder ohne Darstellung der Seitengänge, mit oder ohne behinderten Übertritt des Kontrastmittels in das Duodenum. Neuerdings endoskopisch-bulboskopisch durch transpapilläre Sondierung und Kontrastmittelauffüllung mit flexiblem Gastro-Bulboskop möglich, ERCP (Abb. 552).

Dieser unerträgliche Schmerz von bohrendem, stechendem Charakter ist im Oberbauch lokalisiert, besonders zum linken Costo-Lumbal-Winkel ausstrahlend; gelegentlich Erbrechen.

Auffallend ist ein begleitender *Schockzustand*. Unruhe des Kranken, livider Gesichtsausdruck, Schweißausbruch, spitze Nase, kalte und bläuliche Extremitäten, oberflächliche Atmung.

Der Puls ist schnell bei paradoxerweise häufig normalem arteriellem Blutdruck, manchmal sogar erhöhtem Blutdruck.

Bei der *klinischen Untersuchung*: Bauchdeckenatmung, diskreter Meteorismus, im späteren Verlauf periumbilicale Cyanose. Bei der Palpation keine wesentliche Bauchdeckenspannung, dagegen diskrete, teigige Oberbauch-Resistenz. Häufig Schmerz bei der Palpation des linken Costo-lumbal-Winkels: Zeichen nach MAYO-ROBSON.
Die Befragung des Patienten deckt in der Anamnese häufig eine Gallenwegsstein-Erkrankung auf.

Insgesamt besteht eine auffallende Diskrepanz zwischen der Dramatik des schockartigen Krankheitsbildes und den nur spärlichen, für die Diagnostik verwertbaren Symptomen (Abb. 553).

Die *notfallmäßige Röntgenuntersuchung* zeigt:
- das Fehlen von Luftaustritt bzw. einer Luftsichel unter dem Zwerchfell, was gegen eine Perforations-Peritonitis

B. Krankheitsbilder

I. Akute Pankreatitis

Klinisch imponiert die Auswirkung des pankreatischen Dramas der autodigestiven Entzündung.

Akuter Beginn. Aus scheinbar bestem Wohlbefinden:
- häufig nach einer reichhaltigen üppigen Mahlzeit,
- mit stärksten Schmerzen im Oberbauch und Ohnmacht.

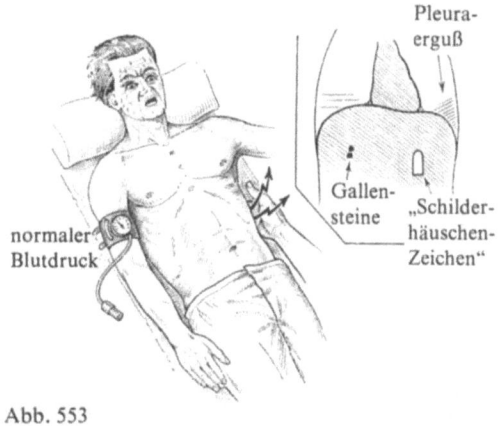

Abb. 553

spricht, z.B. bei Magenulcus-Perforation;
- Fehlen von Ileuszeichen, allerdings segmentäre Erweiterung der obersten Jejunumschlinge;
- das Auffinden von spontan schattengebenden Gallensteinen ist von orientierendem Wert für die Pathogenese;
- manchmal (amylasehaltige) Pleuraergüsse links- wie rechtsseitig als Ausdruck der fortgeleiteten Entzündung.

Klinisch-chemische Untersuchung. Das milchige Aussehen des Serums zieht die Aufmerksamkeit auf sich. Blutzucker und Amylase in Blut und Urin können erhöht sein. Dieser Laborbefund ist von diagnostischem Wert, aber nicht zuverlässig. Wichtig auch Hypocalcämie durch Verseifung der Fettgewebsnekrosen!

Die Erhöhung der Serumlipase ist aussagekräftiger. Mit den Serum-Amylasewerten müssen auch die Urin-Amylasewerte im Verlauf wiederholt kontrolliert werden. Beachte und berücksichtige die Nierenfunktion (N.B. Spez. Gewicht!).

Diese sog. „Fermententgleisung" läßt keine sicheren, relevanten Rückschlüsse auf den Schweregrad oder die Verlaufsform einer Pankreatitis zu. Auch nichtchologene Pathogeneseformen sind möglich.
Sonderfall: Posttraumatische Pankreatitis.
Die *Szintigraphie* zeigt u.U. einen Funktionsausfall des Pankreas.
Wenn die Diagnose einer akuten Pankreatitis gestellt ist, wird man sich in der Regel zur konservativen, nicht operativen Behandlung entschließen. Im Zweifelsfalle ist aber eine Intervention besser als das Übersehen einer unter Umständen operativ günstig beeinflußbaren Organerkrankung. Darüber hinaus präzisiert die Laparotomie die unsichere Diagnose.
Der Eingriff erlaubt eine Bilanz, die unterscheidet:
1. eine ödematöse Pankreatitis, charakterisiert durch eine succulente Infiltration, gelatineähnlich, im Bereich der Pankreasloge und des benachbarten Mesenteriums;
2. die nekrotisierende, hämorrhagische Pankreatitis, deren Syndrom insgesamt enthält:

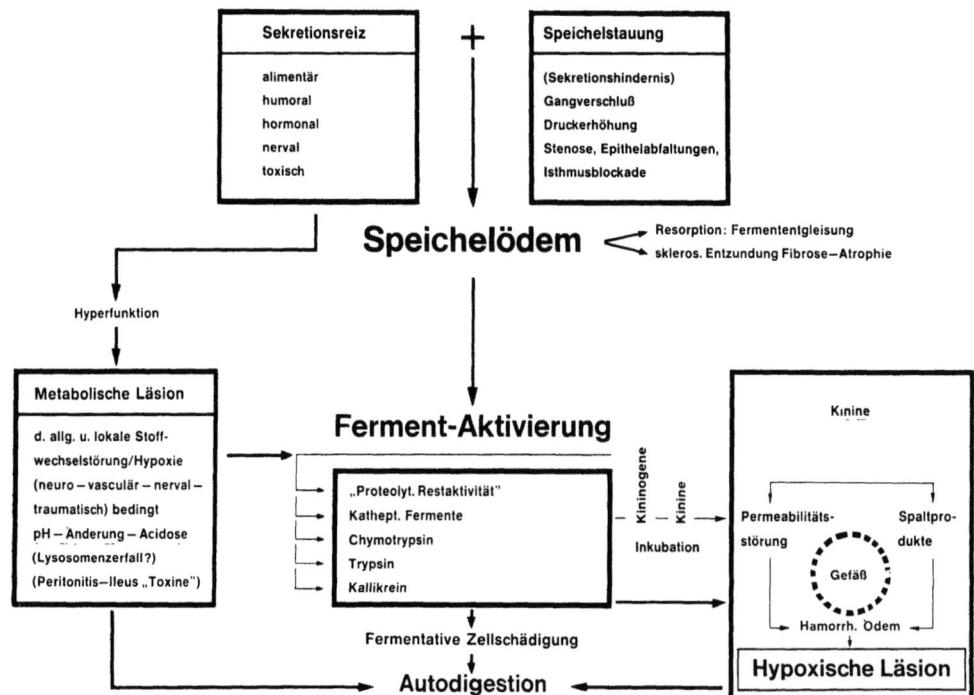

Abb. 554. Pathogenesemechanismen der Pankreatitis

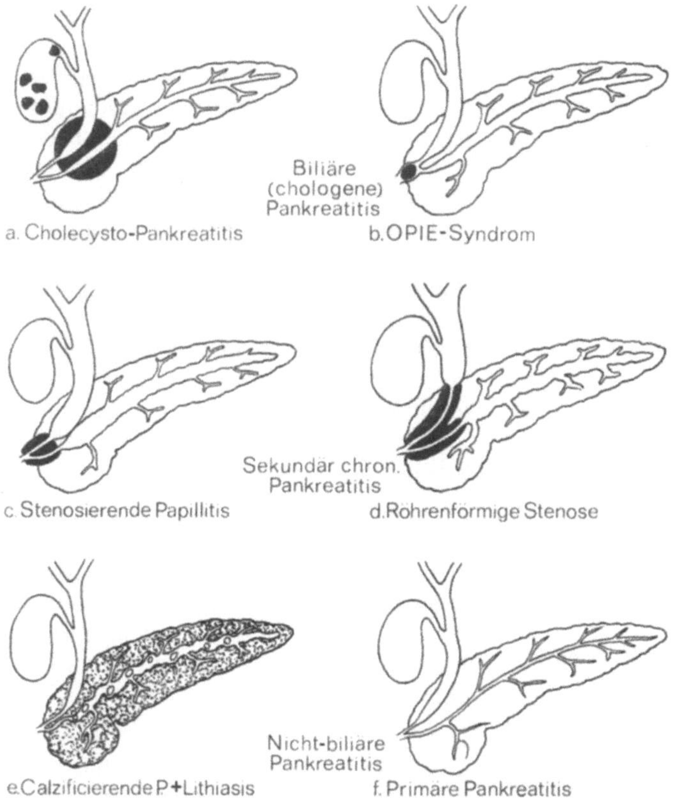

Abb. 555. Biliäre und nicht-biliäre Pathogeneseformen der Pankreatitis

a. Cholecysto-Pankreatitis

Biliäre (chologene) Pankreatitis

b. OPIE-Syndrom

c. Stenosierende Papillitis

Sekundär chron. Pankreatitis

d. Rohrenformige Stenose

e. Calzificierende P.+Lithiasis

Nicht-biliäre Pankreatitis

f. Primäre Pankreatitis

— einen blutigen oder serös-hämorrhagischen Erguß in die Bauchhöhle;
— Fettgewebsnekrosen, die sich als weißlich-gelbe Wachsflecken zeigen im Peritoneum, insbesondere im Großen Netz und im Mesocolon;
— Hämatome des Pankreas und in den gangränösen Organabschnitten grünlich oder grau gefärbte Drüsensequester.

Schließlich ermöglicht die Exploration das Aufdecken verantwortlicher Gallenwegssteine: Gallenblasen- oder Choledochussteine, eingeklemmter Papillenstein. Auch kann eine Drainage der Gallenwege nach außen bei der Operation mit durchgeführt werden.

Pathogenese der akuten Pankreatitis

Die *canaliculäre, biliäre* bzw. *chologene Theorie*, die einfachste, nimmt den Reflux von Galle in das Pankreasgangsystem an:

— dieses würde die Auswirkung eines in der Ampulle oder in der Papille eingeklemmten Gallensteines erklären (*Opie*-Syndrom).
— oder einfach einen Spasmus des Sphincter *Oddi*.

Durch diese Vermischung soll es zu einer Aktivierung von inaktivem Trypsinogen zu Trypsin kommen, das für die Nekrosen und für das Phänomen der Autodigestion verantwortlich ist.

In der Tat ist ein solcher bilio-pankreatischer Reflux unbedeutend, wie es die routinemäßigen Cholangiographien beweisen. Andererseits gibt es Funktionszustände mit Anreicherung von aktivem Trypsin im Pankreasgang bei chronischen Pankreatitisformen, ohne daß es zu autodigestiven Reaktionen kommt (Abb. 554, 555).

Die *Pathogenese* der akuten Pankreatitis ist multifaktoriell und noch nicht vollständig geklärt. Diskutiert werden auch neurovasculäre Mechanismen und damit viele nichtbiliäre Faktoren.

Der entscheidende pathogenetische Mechanismus ist die Koinzidenz eines *Pankreasödems* mit einer hypoxischen, metabolischen Läsion, die zur Enzymaktivierung und damit zur fatalen, mehr oder weniger vollständigen autodigestiven Entzündung führt.

Das Pankreasödem kann dabei multifaktoriell auch in Form einer lymphogenhämatogen von einer Cholecystitis induzierten, diffusen Schwellung mit Abflußstörung und Gangverlegung und Druckerhöhung des Gangsystems zustande kommen.

Zwei *Initialmechanismen* müssen nach neueren biochemischen Befunden für diese Enzymaktivierung diskutiert werden:

1. Die Bildung hochwirksamer, schockdisponierender, im Experiment eine caniculäre Pankreatitis anbahnende Substanzen.

Sie können durch Inkubation von Blut und Pankreasfermenten, z. B. bei Pankreastraumen, durch metabolisch induzierte Prozesse, entstehen.

2. Vasotoxische und die Permeabilität erhöhende Substanzen, insbesondere der Kininmechanismus, der durch allgemeine Proteolyse aktiviert wird und über die eigentliche Organentzündung hinaus auch zu pankreasfernen Parenchymläsionen in anderen Organen und zu allgemeinen Schockauswirkungen führt.

Eine isolierte Funktionsstörung im Sinne eines Pankreasödems durch Sekretionsreiz und Speichelstauung macht noch keine Pankreatitis. Nur das Zusammenwirken von Rückstau bzw. Gallereflux mit konsekutiv erhöhtem Sekretionswiderstand und einer zusätzlichen Stoffwechselstörung führt zur Parenchymnekrose in Form einer autodigestiven Entzündung (Abb. 555).

Unter diesem Aspekt rückt bei der pathogenetischen Betrachtung anderer Oberbaucherkrankungen das Pankreas immer mehr in den Vordergrund. – *Ätiologische Aspekte!*

Aus den früher relativ seltenen und zu Lebzeiten der Kranken oft kaum abgrenzbaren Erkrankungen der Bauchspeicheldrüse sind in den letzten Jahrzehnten wichtige Krankheitsbilder geworden, die nicht nur die Klinik, sondern auch die Praxis berühren. Die wesentlichen Ursachen hierfür sind Alkoholismus, allgemeine Ernährungsverschiebung auf überwiegende Eiweiß- und Fettnahrung, persistierende Infektionen in der Umgebung des Pankreas, vor allem in der Gallenblase und in den Gallenwegen, vor dem Hintergrund zunehmender Lebenserwartung.

Auch die funktionellen Zusammenhänge der pankreasbenachbarten Verdauungsorgane sind von pathogenetischer Bedeutung. So wird die Sekretion des exokrinen Pankreas neben Abflußbehinderung und Parenchymschädigung durch den Ausfall der physiologischen Hormonstimulation beeinträchtigt. Das ist unter anderem nach Magenresektionen mit Anämie, chronischer Duodenitis und neurovasculären Störungen der Fall. Eine Sonderform einerферninduzierten, humoral angebahnten „Begleitpankreatitis" ist z. B. die Pankreatitis bei Hyperparathyreoidismus.

Hierbei scheint die Bauchspeicheldrüse, viel öfter und stärker als bisher angenommen, mitbeteiligt zu sein. Beim Hyperparathyreoidismus ist die Enzymsekretion vermindert und im Zusammenhang mit der Kalkstoffwechselstörung auch die Enzymaktivierung ungünstig beeinflußt.

Die Pankreatitis ist damit eine intrapankreatische, vorzeitige Aktivierung von pankreaseigenen Proteasen, ohne daß dabei der früher angenommene Gallereflux gegeben sein muß. Der metabolischen Induktion kommt aktuelle Bedeutung zu. Dieses erklärt die Zunahme der sog. nichtchologenen, nichtbiliären, insbesondere chronischen Pankreatitisformen!

II. Pseudocysten des Pankreas

Die Pseudocyste ist eine peripankreatische Flüssigkeitsansammlung, die ihren Ursprung vom Pankreasorgan nimmt, gebildet aus einer Reihe von unzusammenhängenden Gewebselementen und Nachbarorganen: Magen, Colon, Mesocolon etc. Ihre vollständige Entfernung ist nicht immer möglich, da damit möglicherweise auch Nachbarorgane verletzt würden (Abb. 556).

Im Gegensatz dazu haben die primären Pankreascysten (cystische Tumoren) eine echte Epithelauskleidung. Daher können sie theoretisch in toto exstirpiert werden. Weiterhin besteht bei diesen Cysten auch die Gefahr der Entartung,

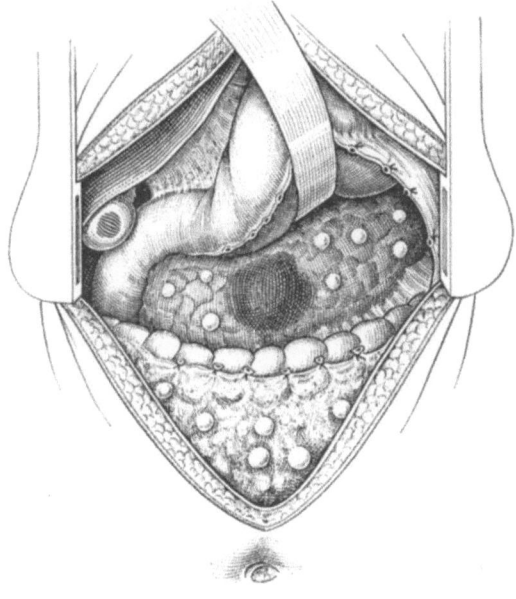
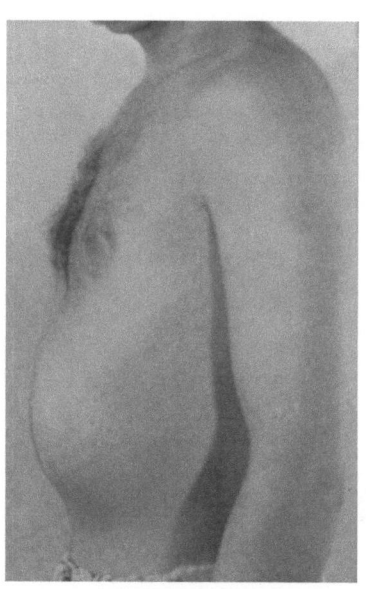

Abb. 556. Operationsbefund bei einer Pseudocyste des Pankreas, entwickelt zwischen großer Kurvatur des Magens und Colon transversum, Verdrängung von Colon und Magen

Abb. 557. Voluminöse Tumorbildung im Oberbauch, gut erkennbar bei Seitenansicht (Pseudocyste des Pankreas)

wenn es sich nicht schon von vornherein um ein cystisch verändertes Malignom handelt.

Jede *Pseudocyste* dagegen *entsteht auf dem Boden einer Pankreasnekrose*. Voraus geht:
— eine schmerzhafte Oberbauchkrise, die auf eine akute Pankreatitis zurückzuführen ist; nach einigen Tagen oder Wochen oder noch später kommt es zum Auftreten einer Pseudocyste, wenn sich die Hämatomhöhle organisiert hat;
— ein heftiges Oberbauchtrauma* mit einer Latenzzeit von Wochen bis Monaten, bis sich eine Oberbauch-Vorwölbung zeigt (Abb. 557 und 558).

Die Auswirkungen der Cyste bestehen in mechanischen Verdrängungen im Oberbauch. Im Zusammenhang mit den exkretorischen Sekretionsstörungen klagt der Patient über dyspeptische Beschwerden und erschwerte Verdauung, Abmagerung, sehr häufig begleitet von Schwächegefühl. Die *Oberbauch-Tumorbildung* ist das wesentliche Erkennungszeichen. Sie hat die Tendenz, sich in die Breite, in den linken Oberbauch, den Rippenbogen überragend,

zu entwickeln, besonders leicht erkennbar, wenn der Patient abgemagert ist (Abb. 557). Bei der Perkussion findet sich dieser Tumor mit Schalldämpfung zwischen zwei Zonen mit sonorem Klopfschall, der sich auf Magen und Colon transversum bezieht. Die Cyste entwickelt sich auch zwischen Magen und Colon. Die topographische Entwicklung der Pseudocysten ist sehr vielgestaltig, je nachdem, ob sich die der Cystenbildung zugrunde liegende Nekrose im Pankreaskopf, Pankreaskörper oder Pankreasschwanz entwickelt hat, und abhängig von der Ausbreitung der Entzündung: daher Lokalisation zum Magen und Duodenum und schließlich in die retroperitonealen Mesenterialduplikaturen.

Die *Röntgenuntersuchung* zeigt eine Deformierung oder Verdrängung der Nachbarorgane. Besonders der Magen ist häufig an der großen Kurvaturseite verdrängt. Ebenso zeigt sich eine Verdrängung des Magenkörpers nach vorn (Pelotten-Effekt) (Abb. 558). Auch kann sich die Cyste zur kleinen Kurvatur hin entwickeln und diese verdrängen. Der Duodenalbogen ist häufig extrem erweitert, die Wand des Duodenums auseinandergezogen mit ab-

---

* Siehe Kapitel „Pankreas und Trauma".

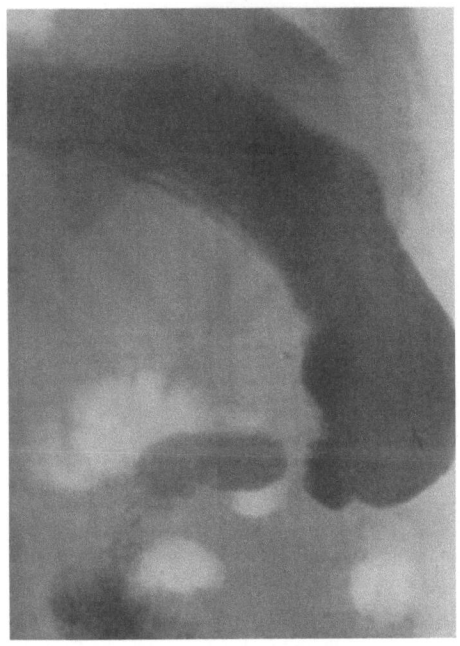

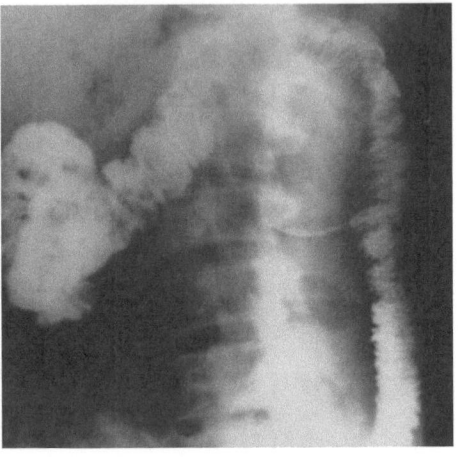

Abb. 559b. Colonkontrasteinlauf: Transmesokolisch entwickelte Pseudocyste mit Verkalkung

Abb. 558. Verdrängung des Magens nach vorn, Seitenansicht im Stehen

geflachtem *Treitz*schem Winkel (Abb. 559a bis c), ebenso das Colon transversum mit abgeflachter linker Colonflexur.

Die *Biligraphie* ergibt bei Steinerkrankung unter Umständen den Hinweis auf den pathogenetischen Zusammenhang mit der Cystenbildung. Die Splenoportographie (Abb. 560) läßt eine Verdrängung und Abflachung bzw. Unterbrechung der spleno-portalen Venenachse, begleitet von einem kollateralen perisplenischen Venenkreislauf, mehr oder weniger deutlich ausgeprägt, als Ausdruck der segmentären portalen Hypertension erkennen (vgl. Abb. 547).

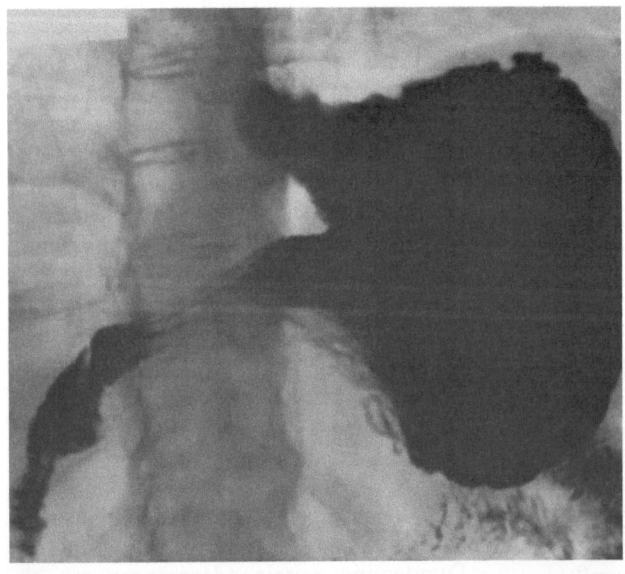

Abb. 559a. Erweiterung des Duodenalbogens und Verdrängung des Magens durch eine große Pankreaspseudocyste im Kopfbereich

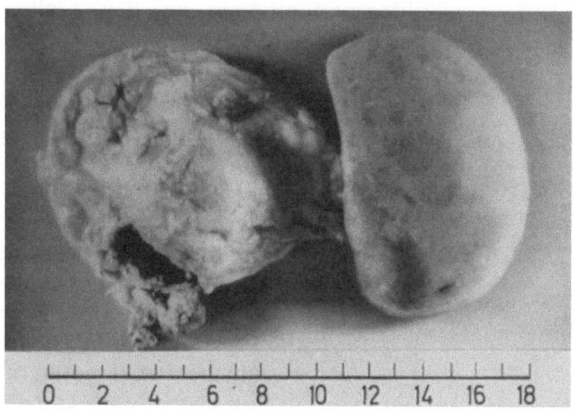

Abb. 559c. Operations-Resektionspräparat. Pankreas-Pseudocyste mit Pankreassequestern. Nebenbefund Milzvergrößerung bei segmentärer portaler Hypertension

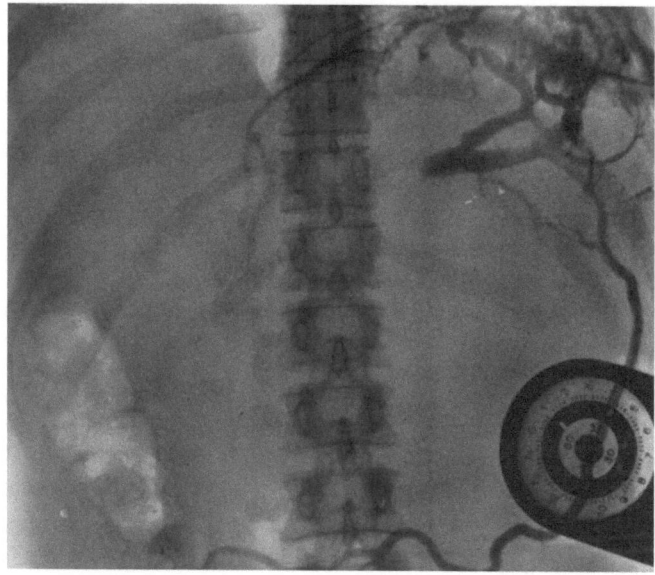

Abb. 560. Abbruch der Milzvene bei Splenoportographie. Der Kollateralkreislauf im Bereich der Magenkurvatur und des großen Netzes umschreibt die große Cyste. Die Splenomanometrie zeigt einen Druck von 26 cm H_2O

III. Allgemeine Behandlungsrichtlinien bei der akuten Pankreatitis

Die akute hämorrhagisch-nekrotische Pankreatitis ist gekennzeichnet durch das plötzliche Auftreten von mehr oder weniger ausgedehnten Pankreasnekrosen und ihre lokalen biochemischen Auswirkungen, die von den körperlichen Abwehrmechanismen nicht verhindert werden können. Das unkomplizierte Pankreasödem muß von dieser komplizierten Form der nekrotisierenden autodigestiven Entzündung unterschieden werden. Daher ist auch das Phänomen der „Fermententgleisung" (Anstieg von Amylase und Lipase in Blut und Urin) nicht ohne weiteres und nicht mit konkreten Rückschlüssen auf den Schweregrad der jeweiligen Pankreatitis beziehbar. Im Falle einer autodigestiven Entzündung wird diese zum Ausgangspunkt von Kettenreaktionen, die unter anderem auf der Aktivierung und Ausschüttung proteolytischer und lipolytischer Enzyme beruhen. Diese können sich, abgesehen von ihren Schockfaktoren, sekundär wieder durch Fortleitung der autodigestiven Entzündung an den verschiedenen extra-

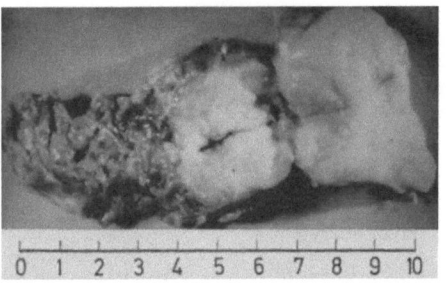

Abb. 561. Pankreasnekrosen im Schwanzbereich, Resektion von Pankreasschwanz und -corpus

pankreatischen Verdauungsorganen auswirken.
Diese Nekroseherde bergen hinsichtlich des lokalen Entzündungsprozesses darüber hinaus immer die Gefahr einer nachfolgenden Absceßbildung in sich (Abb. 561). Die Kenntnis dieser pathogenetischen Formen und lokalen Komplikationen erklärt die sehr häufig mit tödlichem Ausgang verlaufenden komplizierten Pankreatitiskrankheitsbilder. Diese Feststellung berechtigt allgemeinchirurgisch zu der Auffassung, daß eine chirurgische Intervention im Sinne einer diagnostischen Laparotomie und frühzeitigen Notoperation gerechtfertigt ist. Diesem Entschluß muß immer eine komplexe allgemeinmedizinische Behandlung mit dem Ziel einer Abnahme und Neutralisation der Pankreassekretion vorausgehen. Die komplexe Allgemeinbehandlung besteht in absoluter Nahrungskarenz, medikamentöser Ruhigstellung der Pankreassekretion und der benachbarten Verdauungsorgane, gastroduodenaler Absaugung, Schock- und Schmerzbehandlung, Proteaseninhibitor- und gegenregulatorischer Glucagontherapie, Infektionsprophylaxe (hohe Dosen Antibiotica) und Bilanzierung des Flüssigkeits- und Elektrolythaushaltes.
Wenn sich unter diesen Maßnahmen klinisch und biologisch keine deutliche Besserung erreichen läßt, ist nach 12, spätestens 36 Std eine *chirurgische Intervention* im Sinne der diagnostischen bzw. Notfalllaparotomie angezeigt. Diese Indikationen für eine diagnostische Laparotomie ergeben sich aus der klinisch schwierigen Diagnose und Abgrenzung gegen andere akute Abdominalerkrankungen wie Entzündungsperforationen an den Gallenwegen und am Magen. Die *Notoperation* besteht darin, den Organbefund mit den entzündlichen Veränderungen exakt festzustellen und evtl. vorhandene und insbesondere demarkierte Nekrosen zu entfernen. Dabei können auch extrapankreatische nekrotisch-eitrige Auswirkungen revidiert werden. In diesem Fall ist eine Drainage der extrahepatischen Gallenwege in Form einer Cholecystotomie oder noch besser einer Choledochotomie anzustreben. Der eigentliche Pankreaseingriff besteht in der Exhairese oder, falls von der Operationsbelastung her dem Patienten zumutbar, in der partiellen Entfernung von Nekrosen. Diese Notoperation wird durch zusätzliches Anlegen einer Gastrotomie mit Einlegen einer doppelläufigen Sonde (Ernährung) und einer zweiten Sonde (Absaugung) ergänzt. Anschließend werden in die Pankreaslogen und in die Bauchhöhle, in jedem Fall auch retroduodenal, Drainagen eingelegt mit dem Ziel einer kontinuierlichen postoperativen Spül- und Saugdrainage. Hierdurch können Nekrosepartikel und toxische Exsudationen abgesaugt und durch Instillation von Antibiotica lokale Infektionsprozesse direkt angegangen werden.
Dieses Vorgehen ist nur möglich, wenn nicht ausgedehnte entzündlich-schwielige Veränderungen und Verwachsungen und schwierige Präparationsverhältnisse vorliegen.

IV. Chronische Pankreatitis

Sie ist eine chronische bzw. chronisch rezidivierende Entzündung der Pankreasdrüse. Die Pathogenese der chronischen Pankreatitis stellt ein komplexes Geschehen dar und ist noch weitgehend ungeklärt.
Die Entzündung kann aus einer akuten Entzündung in einen chronischen Verlauf mit subakuten Schüben übergehen, subakut, chronisch rezidivierend oder primär chronisch verlaufen.
Das *klinische Bild* ist in erster Linie charakterisiert durch:

a) Schmerzen. Oben ist bereits der typische Pankreasschmerz beschrieben worden. Her-

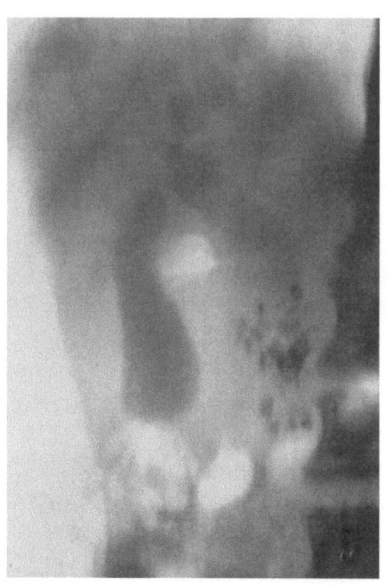 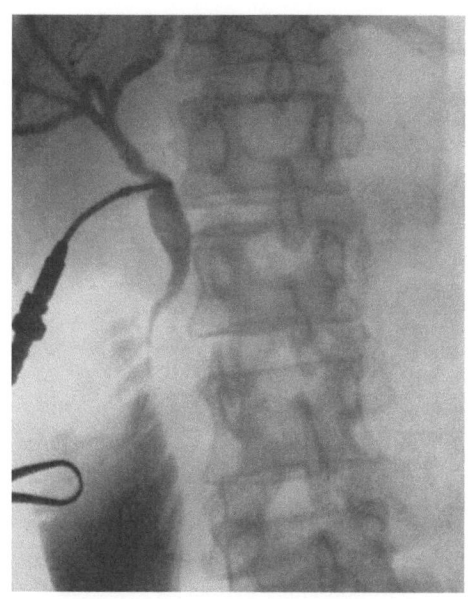

Abb. 562. a Präoperatives i.v. Cholangiogramm bei nicht-biliärer calcifizierender Pankreatitis; b Intraoperatives Cholangiogramm: Distale röhrenförmige Choledochusstenose bei Kopfpankreatitis

vorzuheben ist noch einmal die bevorzugte Lokalisation im linken Oberbauch mit Schmerzausstrahlungen in die linke Schulter, es sind aber auch noch andere Schmerzlokalisationen möglich (s. S. 333). Psychische Veränderungen sind möglich, nicht selten begleitet von einer Toxikomanie.

b) *Ikterus* vom Retentionstyp (pseudolithiasisch): Bei der operativen Exploration finden sich keine Choledochus-Konkremente, dafür aber eine tumoröse Verschwellung im Pankreaskopfbereich. Die Cholangiographie zeigt das Bild einer distalen Choledochusstenose im retroduodenalen, präpapillären Bereich (Abb. 562, 563).

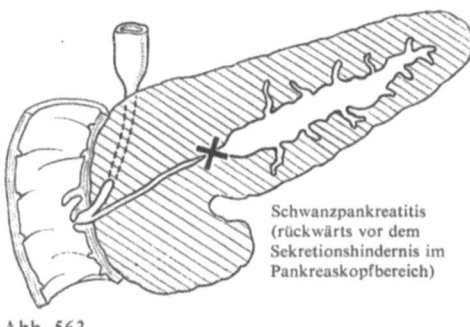

Abb. 563

c) *Verdauungsstörung.* Die entzündliche Tumorbildung im Pankreas kann verantwortlich sein für:

— eine Pylorus- bzw. Duodenalstenose;
— eine Intestinalblutung auf dem Boden einer segmentären portalen Hypertension mit sekundären Oesophagusvaricen (s. oben).

d) *Endokrine Störungen.* Das Auftreten eines Diabetes bei einem Patienten mit abdominalen Schmerzkrisen ist immer verdächtig für eine chronische Pankreatitis.

e) *Echte und Pseudo-Tumorbildungen* sind bei der Operation eines pankreatogenen Retentionsikterus anzutreffen.

Das Auffinden einer Tumorbildung im Pankreaskopf läßt dabei zunächst an einen malignen Prozeß denken. Aber auch die Koinzidenz von Pankreaskopfcarcinom und sekundärer entzündlich-tumoröser Begleitveränderung im Pankreaskopfbereich durch Retentionspankreatitis (paraneoplastische Pankreatitis) ist möglich.

Wird in diesen Fällen eines Retentionsikterus eine Ableitungs-Entlastungsanastomose in der Annahme eines malignen Grundleidens durchgeführt, geht es dem Kranken dazu wider Erwarten über Jahre

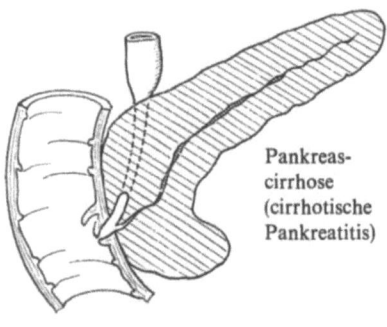

Pankreas-cirrhose (cirrhotische Pankreatitis)

Abb. 564

hinaus besser, dann ist der gutartig entzündliche Charakter dieses Pankreaskopfprozesses und die Verkennung des Zusammenhanges erklärt.

Dies demonstriert die schwierige Differentialdiagnose primär entzündlicher Kopfpankreatitis und eines primären Pankreaskopfcarcinoms mit Begleitentzündung.

Bei der operativen Exploration des Organes kann der Pankreashauptgang erweitert sein. Man sucht nach dem Hindernis, das für die Erweiterung des Hauptganges und der Seitenäste verantwortlich gemacht werden kann: Ein eingeklemmter Pankreasgangstein (Pankreato-Lithiasis), aber auch ein kleines, unbekanntes Kopfcarcinom! Proximal der Tumorstenose kommt es zur Retentions-Pankreatitis. (Fatale Verkennung der Tumorursache, schwierige Differentialdiagnose, Fehl-Diagnosen häufig!) Aber nicht in allen Fällen kann die Ursache der Abflußstörungen aufgedeckt werden. Es gibt auch Fälle mit vollständiger sklerosierender Atrophie der Drüse.

Das Organ hat eine derb-knöcherne Beschaffenheit. In diesen Fällen besteht keinerlei Gangerweiterung, hierbei spricht man von idiopathischer totaler Pankreascirrhose (Abb. 564).

Pankreato-Lithiasis

Sie ist eine Sonderform der chronischen Pankreatitis, die sich leicht bei der *Röntgen-Leeraufnahme* erkennen läßt:
- das gesamte Organ oder ein Teil ist von mehreren dichten Konkrementen
  - entsprechend den Gangaufzweigungen – gefüllt (Abb. 565);
- bei der seitlichen Aufnahme liegen die Kalkschatten direkt vor der Wirbelsäule (vgl. Abb. 562a).

Hiervon zu unterscheiden ist die diffuse Pankreasparenchymverkalkung als Sonderform der chronischen, nicht-biliären Pankreatitis oder in Kombination mit der Steinbildung, die *calcifizierende Parenchympankreatitis*.

Ätiopathogenetisch kommt hauptsächlich chronischer Alkoholabusus in Frage.

Organbefund. Im Pankreashauptgang, der mehr oder weniger erweitert ist, findet man Konkremente von weißlichem Aussehen und mehreren Millimetern im Durchmesser (Abb. 566 und 569a).

Häufig bestehen auch kleinere Steine in den kleineren Gangaufzweigungen. Das Bestehen dieser Mikrolithen täuscht dann das Bild einer Parenchym-Calcifikation vor.

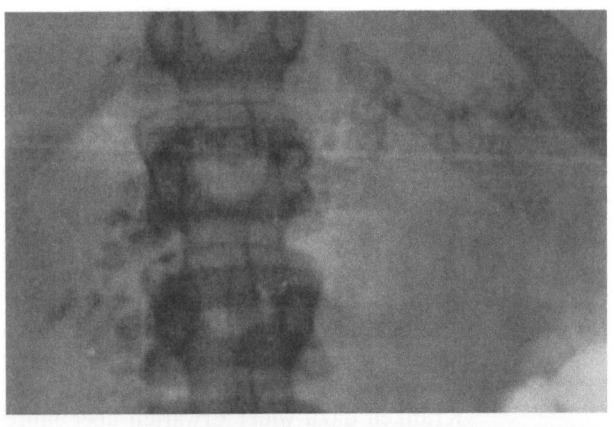

Abb. 565. Röntgenbild — Abdomenleeraufnahme bei Steinbildung im Pankreas (Pankreatolithiasis)

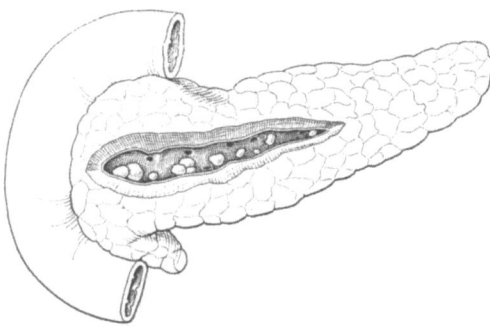

Abb. 566. Steinbildung im Pankreashauptgang. Längsincision des Pankreashauptgangs. Beachte auch die Erweiterung der Gangnebenäste

Merke: Während die echten Steinbildungen im Gangsystem Kristallanreicherungen auf Grund von Sekreteindickung sind, kommen die diffusen, disseminierten Parenchym-Calcifikationen auf dem Boden von sekundär calcifizierenden Parenchymnekrosen nach einer abgelaufenen Pankreatitis zustande.

Wie auch immer die Ursache und Erscheinungsform der chronischen Pankreatitis mit oder ohne Steinbildung sein mag, die *Auswirkungen auf die Nachbarorgane* sind mitzuerfassen:

1. Duodenal-Stenose, leicht erkennbar durch Kontrastmittel-Darstellung von Magen und Duodenum, noch besser durch eine hypotone Duodenographie;

2. distale Choledochus-Stenose und prästenotische Choledochuserweiterung bei der Cholangiographie;

3. schließlich eine Milzvenen-Stenose, die auf dem Boden einer segmentären portalen Hypertension zu Oesophagusvaricen führt und dadurch zu typischen Varicenblutungen, erkennbar durch spleno-portographische Untersuchungen (Abb. 567).

Die *Pankreas-Szintigraphie* zeigt eine unregelmäßige Parenchymzeichnung. Diese Befunde sind von unsicherem klinischem Wert.

Entscheidendes diagnostisches Kriterium sind die bei der *Pankreatographie* erhobenen Befunde in Form von Erweiterungen oder Steinbildungen.

V. Pankreas und Trauma

Unter allen Verletzungen des Abdomens nimmt das stumpfe Bauchtrauma des Pankreas nicht nur auf Grund seiner topographischen Lage, sondern auch wegen seiner Drüsenfunktion und damit, im Falle der Pankreatitis, seiner autodigestiven Potenz eine besondere Stellung ein. Beim stumpfen Bauchtrauma muß daher — außer der eigentlichen Abdominal- und Pankreas-

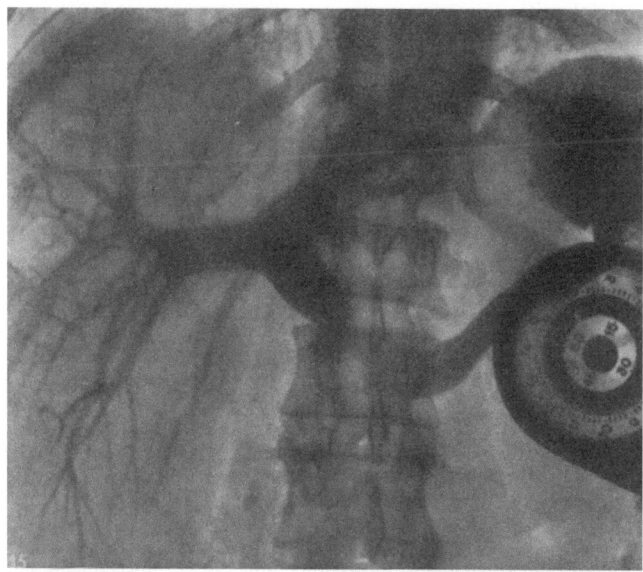

Abb. 567. Die Splenoportographie läßt eine Stenose im Bereich der Einmündung der Milzvene in die Pfortader erkennen, begleitet von einer Hypertension von 22 cm H_2O bei der Splenomanometrie

verletzung — immer auch diagnostisch die Möglichkeit einer traumatischen bzw. posttraumatischen Pankreatitis in Betracht gezogen werden, damit der erforderliche oder bereits erfolgte Eingriff durch diese Früh- oder Spätkomplikation nicht wieder in Frage gestellt wird.

Ätiologisch-pathogenetisch ist die traumatische Pankreatitis die Sonderform einer nichtbiliären, metabolisch induzierten Pankreatitis. Der entscheidende pathogenetische Mechanismus des Pankreasödems mit metabolischer Läsion kommt durch eine Commotio- oder Contusioschädigung des Pankreas mit gleichzeitigen Abflußstörungen im Gangsystem zustande.

Häufige posttraumatische Folgezustände: Pseudocysten (Abb. 557).

VI. Sonderform einer Pankreatitis: Gestationspankreatitis

Diese Pankreatitis kommt bei Erst- und Mehrgebärenden in jeder Phase der Schwangerschaft, häufiger jedoch in der zweiten Hälfte und post partum vor. Ätiologie und Pathogenese der Gestationspankreatitis sind in den Einzelheiten noch nicht vollständig aufgeklärt. Als pathogenetische Faktoren kommen in Frage: Eine hormonal-nerval induzierte Hypersekretion des Pankreas mit gleichzeitig mechanisch oder entzündlich verursachter Abflußstörung und Pankreasödem in Kombination mit vegetativer Dysfunktion, eine hämatogen oder lymphogen fortgeleitete Cholecystopankreatitis.

VII. Behandlungsrichtlinien der chronischen Pankreatitis

Trotz optimaler konservativer Therapie ist die chronische Pankreatitis ein fortschreitendes Leiden. Der unvermeidbaren inkretorischen und exkretorischen Funktionseinbuße und damit Maldigestion kann nur durch operative Unterbrechung des Prozesses wirksam begegnet werden. Diesem Gesamtzustand entsprechen klinisch die unerträglichen Schmerzkrisen und ein vollständiger Kräfteverfall durch exkretorische Insuffizienz infolge Maldigestion.

Bei der Cholecysto- oder Satellitenpankreatitis mit lymphogen fortgeleiteter Gallenwegsentzündung läßt sich nach Sanierung der Gallenwege fast ausnahmslos die Pankreatitis zur Ausheilung bringen. Bei den anderen *nicht-chologenen* Pankreatitisformen haben sich als Kardinalfaktoren multifaktorielle Abflußstörungen erwiesen, die damit der Hauptgegenstand operativer, kausalgenetisch orientierter Pankreatitischirurgie sind. Aus der Notwendigkeit, diese Abflußstörungen und Sekretionshindernisse zu beseitigen, leiten sich in erster Linie die Indikationen für die chirurgisch-operative Intervention ab. Gleichzeitig ergibt sich damit die Möglichkeit einer direkten Beeinflussung und Verbesserung der Sekretions- und Verdauungsinsuffizienz. Die, entsprechend den pankreatographischen Befunden, in einigen Fällen möglichen pankreodigestiven

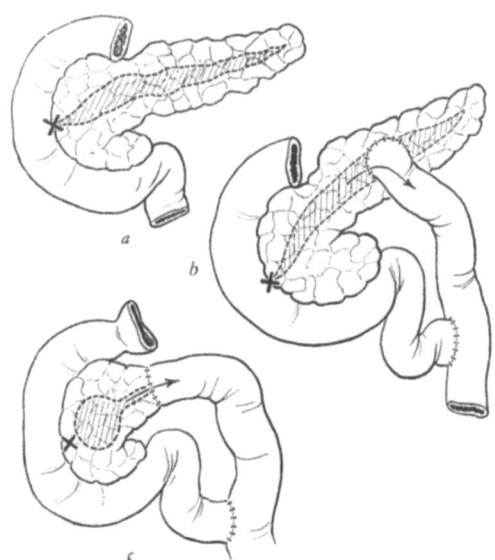

Abb. 568. a Erweiterung des Pankreashauptganges — Ductus *Wirsungianus*. Das Hindernis (Kreuz in der Abbildung) im Bereich der Papille. b Drainageoperation im Pankreashauptgang durch latero-terminale *Wirsungiano*-jejunale Anastomose (vgl. Pankreatographie Abb. 551). c Drainage des Pankreashauptganges durch termino-terminale Anastomose zwischen Pankreaskopf (nach linksseitiger Resektion) mit einer ausgeschalteten Dünndarmschlinge

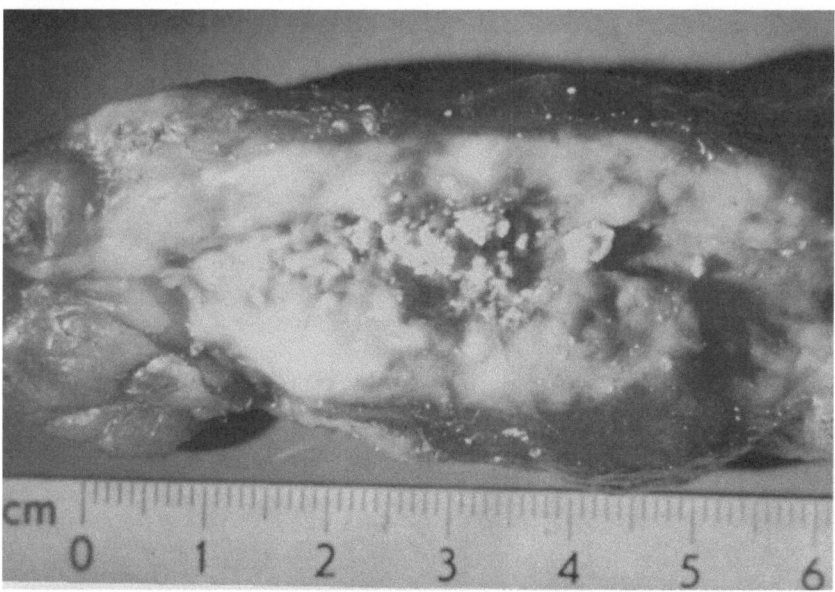

Abb. 569a. Pankreasresektion: calcifizierende Pankreatitis mit Steinbildungen

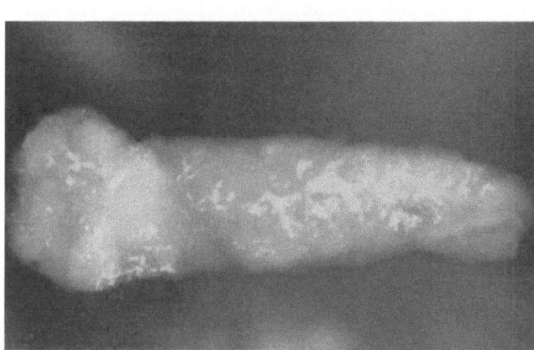

Abb. 569b. Röntgenleeraufnahme des gleichen Präparates

Drainageoperationen haben vielfach aber nur palliativen therapeutischen Wert. Dieses ist besonders bei den schmerzhaften, nicht-chologenen chronischen Pankreatitisformen der Fall, bei denen keine umschriebenen, sondern multiple Abflußhindernisse mit diffuser Parenchyminduration und Gangobstruktion bestehen. Ein druckentlastender Drainageeffekt bleibt aus, die Entzündung und der Schmerz bleiben unbeeinflußt. Diese Verhältnisse sind am deutlichsten ausgeprägt bei der calcifizierenden Pankreatitis mit Steinbildung.

Extra- wie intrapankreatische Pseudocysten können durch mechanische Auswirkung auf die Magen-Darmpassage Ursache einer Verdauungsstörung sein. Bei der operativen Beseitigung dieses Organbefundes wird die innere Drainage zum oberen Jejunum angestrebt, um einen erheblichen Elektrolyt- und Saftverlust zu vermeiden.

An Stelle dieser palliativen organerhaltenden Maßnahmen sollte aber nach Möglichkeit die Resektion des erkrankten, chronisch veränderten und die chronische Entzündung unterhaltenden Krankheitsfaktors angestrebt werden.

Bei erweitertem Pankreasgangsystem mit Retentionen versucht der Chirurg, Ableitungs-Anastomosen mit dem Jejunum herzustellen (Abb. 568a–c).

Die Schmerzen können damit in bestimmten Fällen weitgehend behoben werden.

Diese palliative Wirkung der Wirsungiano-Jejunostomien bestätigt die Annahme, daß

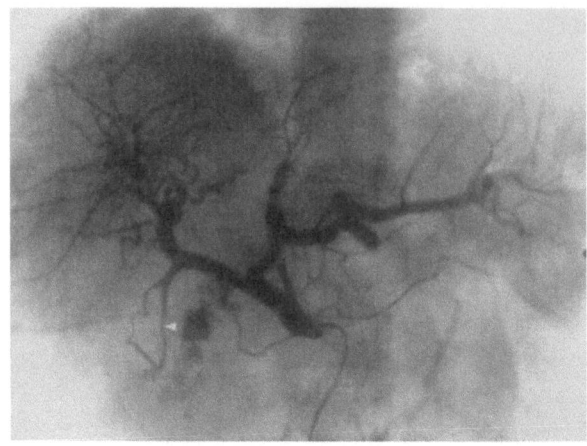

Abb. 570. Angiographie-Coeliacographie: Pathologische Gefäßzeichnung, Abbruch der A. pancreaticoduodenalis: Carcinom im Pankreaskopfbereich bei chronisch calcifizierender Pankreatitis

der Pankreasschmerz u. a. ein *Retentionsschmerz* im Gangsystem ist.

Hieraus wird auch die Bedeutung sichtbar, die die Dehnung im Gangsystem für die Schmerzerzeugung wahrscheinlich hat, ähnlich wie der Mechanismus bei einer renalen oder biliären Erkrankung.

Besteht keine Gangerweiterung oder Sekretabflußstörung, rührt der Schmerz von Verkalkungen und Entzündungen des umgebenden Nervengewebes her. Manchmal sind die Pankreasschmerzen durch Eingriffe am Splanchnicus-Nervensystem zu mildern, häufiger jedoch werden sie effektiver beseitigt durch Segment-Resektionen des Pankreas:

- linksseitige Pankreas-Resektion: Entfernung von Corpus und Schwanz (Abb. 569);
- rechtsseitige Pankreas-Resektion: Entfernung des Pankreaskopfes durch Duodenopankreatektomie (en-bloc-Resektion von Duodenum und Pankreaskopf).

Präventivmedizinische Aspekte

Eine besondere Problematik stellen erste Beobachtungen dar, nach denen die *chronische*, insbesondere calcifizierende *Pankreatitis* eine mögliche *Präcancerose* ist und damit zum Pankreascarcinom disponiert. Diese Kenntnis hat damit indikatorischen Wert. In Fällen von chronischer Pankreatitis mit Verkalkungen und erfolgloser konservativer Therapie und bei dem geringsten Verdacht auf Veränderungen im Gesamtzustand oder anderen fraglichen und verdächtigen Befundkonstellationen muß sofort laparotomiert werden. Im Falle der Operabilität darf in diesen Fällen auf organerhaltende palliative Eingriffe verzichtet und dafür der Resektionstherapie der Vorzug gegeben werden. Hiermit können schon vorhandene bzw. auslösende prämaligne Befunde im Sinne der Frühdiagnose rechtzeitiger erfaßt und damit radikaler beseitigt werden (Abb. 570).

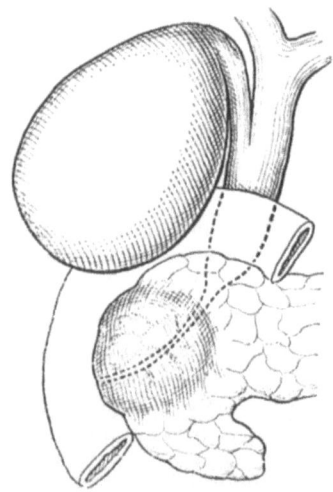

Abb. 571. Schema mit Darstellung eines Pankreaskopfcarcinoms. Stenose im Bereich des distalen Choledochus. Erweiterung der Gallenwege und der Gallenblase (*Courvoisier*-Zeichen)

VIII. Pankreascarcinom

Die enge anatomische und funktionelle Verbindung zwischen Pankreaskopf und den distalen, extrahepatischen Gallenwegen erklärt, daß die Entwicklung eines Pankreaskopfcarcinoms zum typischen Retentionsikterus, wie bereits im vorigen Kapitel beschrieben, führt (Abb. 571, 572).

Therapie: Falls lokal und radikal entfernbar: Duodenopankreatektomie.

Carcinom im Pankreaskörper und Pankreasschwanz

Im Gegensatz zu den ikterischen Auswirkungen des Pankreaskopfcarcinoms hat das Corpuscarcinom zwei besondere Auswirkungen:

Schmerzen. Das pancreatico-solare Syndrom. Durch die engen Beziehungen zwischen Plexus solaris und Pankreaskörper wird dieses Nervengeflecht früh vom Tumorwachstum erfaßt. Dieses sind heftigste Oberbauchschmerzen, die der Kranke

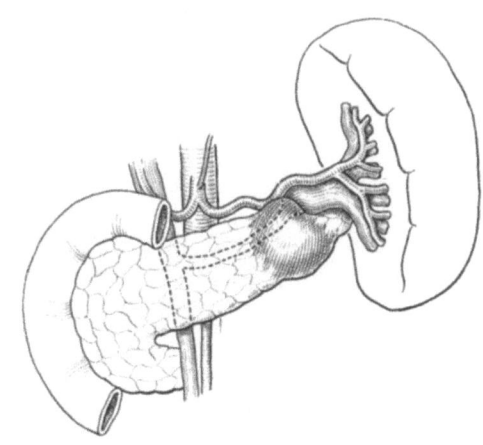

Abb. 573. Schema: Carcinom im Bereich des Pankreaskörpers oder Pankreasschwanzes führt u. U. zur Obstruktion (Pfeil Abb. 575) der Milzvene. Prästenotische Dilatation führt zur segmentären portalen Hypertension mit Milzerweiterung

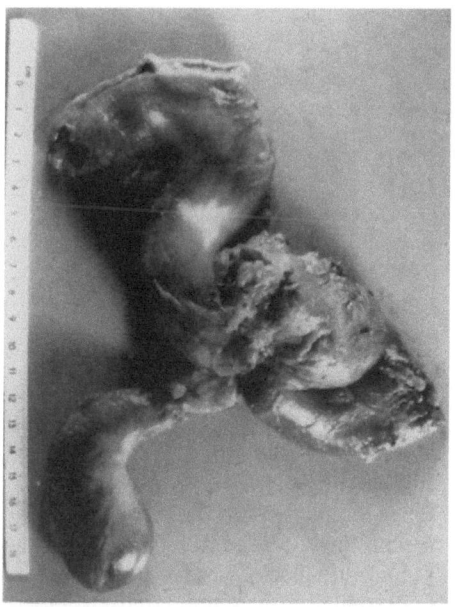

Abb. 572. Duodenopankreatektomie bei Pankreaskopfcarcinom (En-bloc-Resektion von 2/3-Magen mit Duodenum und Pankreaskopf und steinlos gestauter Gallenblase (*Courvoisier*-Syndrom)

durch seine typischen schmerzentlastenden Haltungen zu mildern sucht (vgl. Abb. 548 und 549).

Gefäßauswirkungen. Erweiterung der Milzvene in ihrem Verlauf hinter dem Pankreas durch Tumorinfiltration. Es resultiert eine segmentäre portale Hypertension mit entsprechenden Kollateralauswirkungen:

– Splenomegalie, nicht immer erkennbar,
– gelegentlich Intestinalblutung.

Die *Splenoportographie* deckt das Hindernis in Höhe des Pankreaskörpers auf, die Verdachtsdiagnose des Carcinoms bestätigend (Abb. 573, 574, 575).

Das Kompressionsbild ist deutlich ausgeprägt, da die Vene eingekerbt, fast amputiert, erscheint.

Die Hypertension ist beachtlich mit erhöhten Druckwerten von 30–50, manchmal sogar 80 cm Wassersäule.

In einigen Fällen kommt es auch zu einem deutlichen Reflux in die perisplenischen, epiploischen oder Mesenterialvenen. Diese Kollateral-Zirkulation behindert gelegentlich den Reflux des Kontrastmittels in den portalen Hauptstamm, da die tumoröse Infiltration eine fast vollständige Blockade herbeigeführt hat.

Die *Pankreas-Szintigraphie* zeigt bei Carcinombefall in einigen Fällen entsprechende Funktionsausfälle und Parenchymaussparungen.

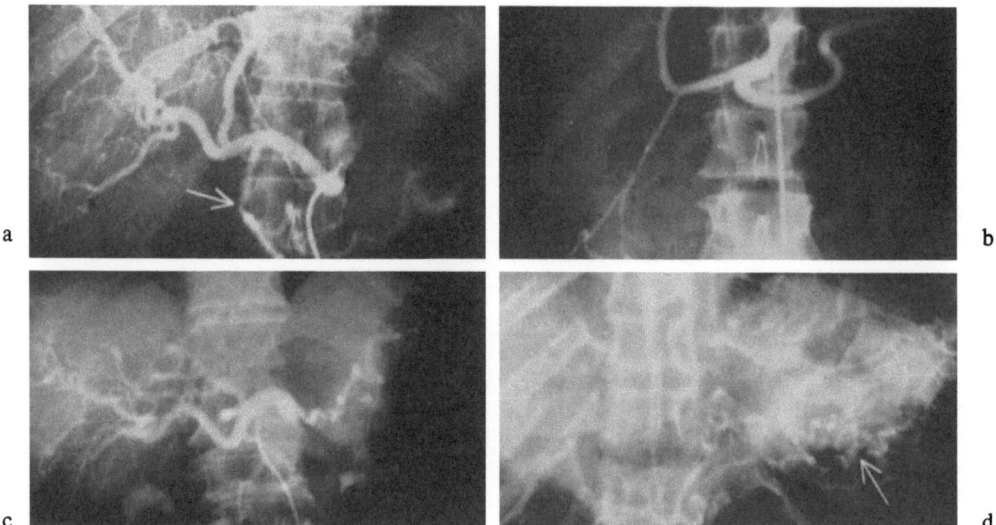

Abb. 574a–d. Angiographische Hinweise auf das Pankreascarcinom. a Umschriebene Stenose der A. gastro-duodenalis als einziger objektiver Hinweis auf ein Pankreaskopfcarcinom (Pfeil). Superselektive Angiographie der A. hepatica. b Streckung der A. gastro-duodenalis mit Impressionen im mittleren Drittel bei Pankreaskopfcarcinom. Coeliacographie. c Stenosierung im Anfangsteil der A. lienalis bei Corpuscarcinom des Pankreas. Coeliacographie. d Pathologische Gefäße und Kontrastierung eines Pankreasschwanztumors (Pfeil). (Aus W. WENZ, 1972)

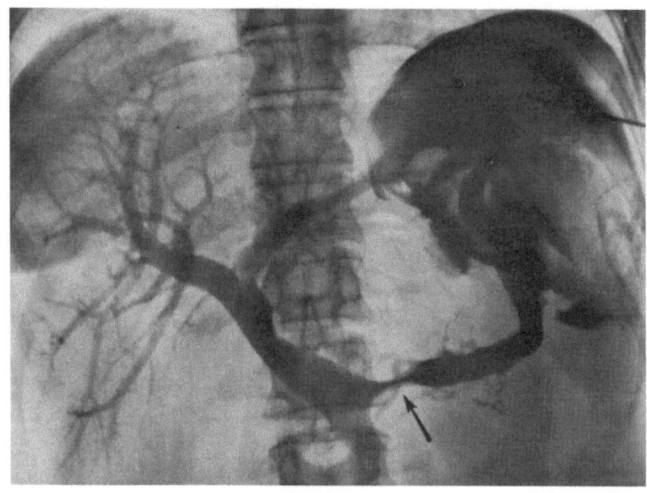

Abb. 575. Spleno-Portographie zur Abb. 654

IX. Endokrinologische Auswirkungen bei Pankreaserkrankungen

1. Diabetes

Durch Übergriff oder Auswirkung auf das Inselorgan kann sich jeder pathologische Pankreasprozeß auf die inkretorische Aktivität auswirken in Form von:

– evidentem Diabetes: Hyperglykämie mit Glykosurie,
– einer latenten, para-diabetischen Stoffwechsellage, die durch Glucose-Belastung aufgedeckt werden kann.

Das Bestehen von schmerzhaften Oberbauchzuständen im Verlauf eines Diabetes muß an die Möglichkeit einer chronischen Pankreatitis oder eines Pankreaskrebses denken lassen.

X. Hormonaktive Tumoren des Pankreas

1. Inselzell-Adenome, Insulinome

Vereinzelt kommt es zur Entwicklung von Adenomen aus Inselzellgewebe, dem Betazellgewebe (Abb. 577). Die Adenome sind isoliert und bevorzugt im Schwanz lokalisiert, auch multipel und über das ganze Organ verteilt, gelegentlich sogar ektopisch. Die Größe wechselt von einigen Millimetern bis zu einigen Zentimetern. Die schwierigste Form ist die diffuse Inselzell-Hyperplasie.

Diese *Langerhans*schen Adenome bewir-

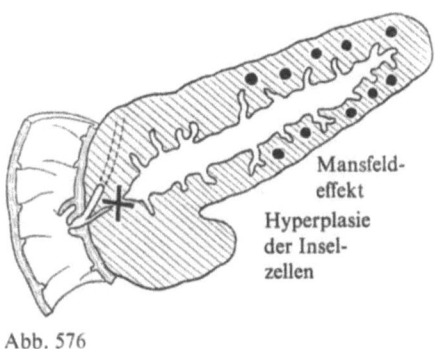

Abb. 576

2. Hypoglykämie

Mansfeld-Effekt: Durch Obstruktion des Pankreashauptganges und Sekretabflußbehinderung entwickelt sich durch noch ungeklärte Gegenreaktion eine Hyperplasie der *Langerhans*schen Inselzellen (Abb. 576). In diesem Fall hat sich die chronische Pankreatitis wahrscheinlich endokrin gegenregulatorisch zur Hypoglykämie ausgewirkt (Glucagon-Mechanismus).

Merke: Auch paraneoplastische Tumor-Hypoglykämie möglich.

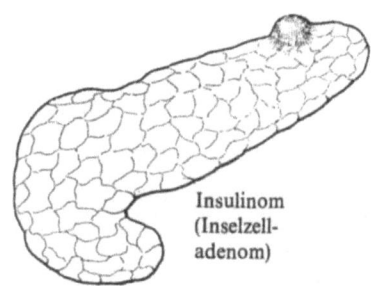

Abb. 577

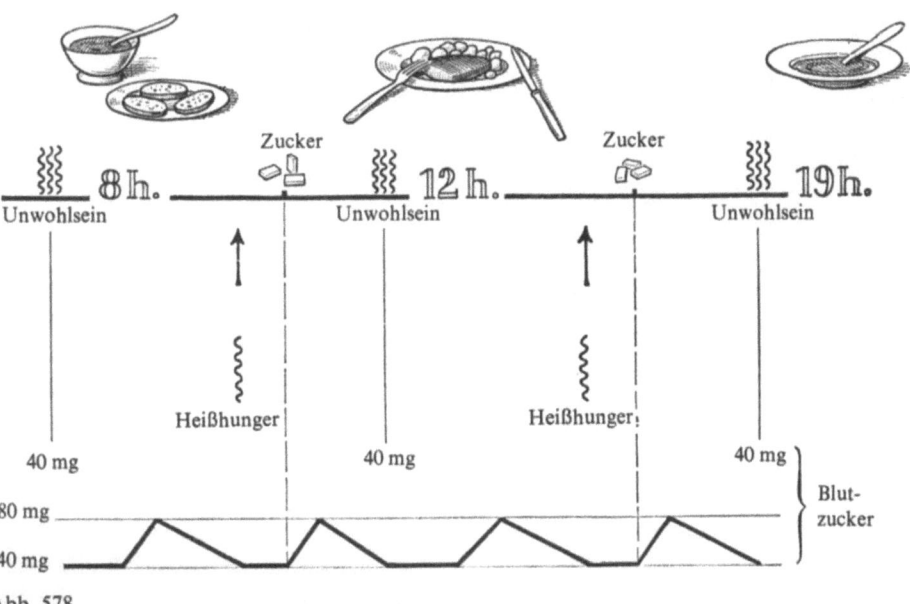

Abb. 578

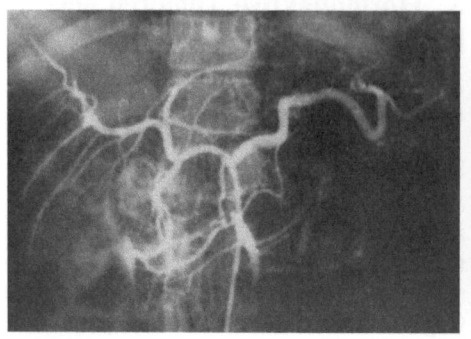 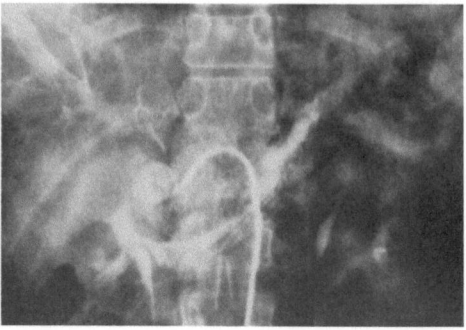

a b

Abb. 579a u. b. Abdominale Angiographie bei Insulinom. a Frühzeitige Tumoranfärbung im Coeliacogramm. Kräftige Kollateralisation über die Pankreasarkaden zur Mesenterica superior, die teilweise kontrastiert wird. Die Katheterspitze liegt vor dem Abgang der A. gastroduodenalis. b In der Spätphase gute Abgrenzbarkeit des kreisrunden kontrastierten Tumors im Pankreaskopf (operativ gesichert). (Aus W. WENZ, 1972)

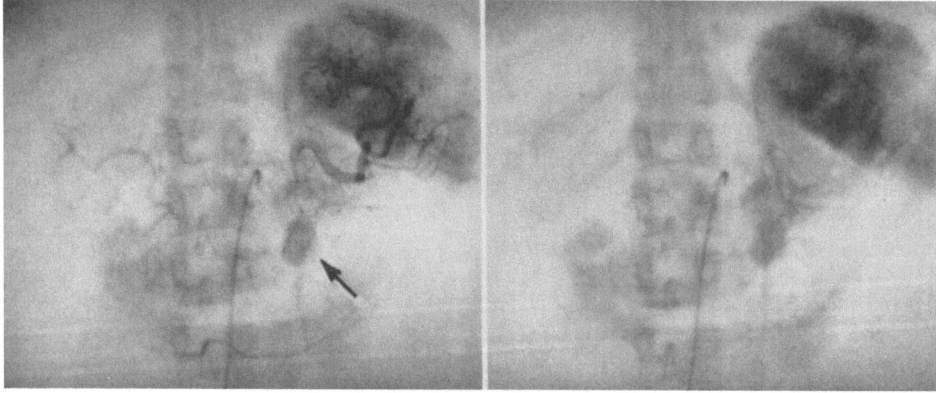

Abb. 579c. Angiogramm bei isoliertem Inselzelladenom (Pfeil). Linkes Bild arterielle Phase, rechtes Bild Parenchymphase

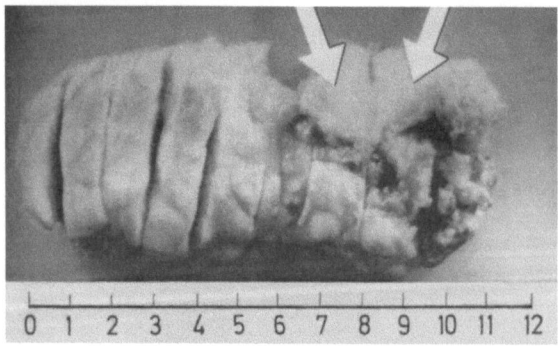

Abb. 579d. $^2/_3$-Pankreas-Resektion (Schwanz und Corpus) mit Inselzelltumor (Pfeile!). Vgl. Angiogramm

ken durch die Hyperinsulinämie schwere *hypoglykämische* Zustände (Heißhunger, Apathie, Psycheveränderungen, Kreislaufsensationen, Übelkeit etc.). Nicht selten werden solche Patienten mit pseudopsychotischen Zuständen (Epilepsie) als Träger eines Insulinomtumors erkannt und dann dem Chirurgen zur kausalen Behandlung zugewiesen. Der dauernde Heißhunger veranlaßt die Patienten unbewußt zu dauerndem Essen und führt so auch zur Fettleibigkeit.

In diskreter Form fallen bei diesen Patienten neben Müdigkeit und Konzentrationsschwäche, Stimmungsschwankungen, Intelligenzstörungen, Zittern, Schwächegefühl in den Beinen auf.
Ein wichtiges Orientierungs-Syndrom ist Schweißausbruch mit Gliederzittern.
Besondere Aufmerksamkeit muß das rhythmische Auftreten dieser Beschwerden erwecken, besonders im nüchternen Zustand, einige Stunden nach den Mahlzeiten oder bei körperlicher Anstrengung (Abb. 578).
Sofortige Zuckeraufnahme beseitigt die Beschwerden schnell und leicht. Das präventive oder kurative Essen führt unwillkürlich zur Gewichtszunahme.

Das Koma ist der Ausdruck einer schweren hypoglykämischen Krise. Es tritt besonders im nüchternen Zustand oder zwischen den Mahlzeiten auf, begleitet von bleichem Aussehen, übermäßigem Schwitzen, die Achillessehnen-Reflexe sind lebhaft, es besteht ein doppelseitiges positives *Babinski*-Zeichen.

Diese Symptome verlangen die sofortige Kontrolle des Blutzuckers, der in diesen Fällen deutlich erniedrigt ist.

Die intravenöse Verabfolgung von hypertonischer Glucose kupiert das Bild sofort.
Die *Whipplesche Triade* ist charakteristisch für das Insulinom:

1. Hypoglykämische Krisen im nüchternen Zustand,
2. Abfall des Blutzuckerspiegels unter 50 mg%,
3. sofortige Rückbildung oder Besserung nach intravenöser oder oraler Verabfolgung von Glucoselösung.

Bestätigt wird die Diagnose eines Insulinoms durch den Nachweis erhöhter Plasma-Insulinwerte. Zur genauen Lokalisation des Adenoms im Pankreasorgan wird eine abdominale Arteriographie – Coeliacographie – (selektiv und simultan) durchgeführt, die das Adenom in Form einer hypervascularisierten Zone darstellt. Aber nicht in allen Fällen kann das Adenom lokalisiert werden, zumal multiple kleine, ektopische Adenome und Formen von diffuser Inselzell-Hyperplasie möglich sind (Abb. 576, 579).

Im Zweifelsfall ist die diagnostische Laparotomie und operative Exploration des Pankreasorganes unumgänglich.

2. Zollinger-Ellison-Syndrom

Dieses Syndrom zeigt einen wichtigen Zusammenhang zwischen endokrinem Pankreas und der Verdauung bzw. den Verdauungsorganen.
Es ist charakterisiert durch rezidivierende Duodenal-Ulcera bzw. durch Anastomosen-Ulcera nach Resektion (Ulcus pepticum jejuni), verursacht durch einen hormonaktiven Pankreastumor vom Nicht-B-Zellen-Typ.
Klinische Charakteristica: Deutliche Erhöhung der peptischen Basalsekretion und der Gesamtsekretmenge. (Die Magensekretionsanalyse zeigt eine quantitative und qualitative Erhöhung der Säureproduktion.) Der verantwortliche Pankreastumor sezerniert Gastrin (Abb. 580a und b).

Eine Variation dieser endokrinaktiven Pankreastumoren ist die Kombination von rezidivierenden Magen-Ulcera mit Diarrhoe (*Verner-Morrison*-Syndrom) (vgl. Kapitel Ulcuskrankheit).

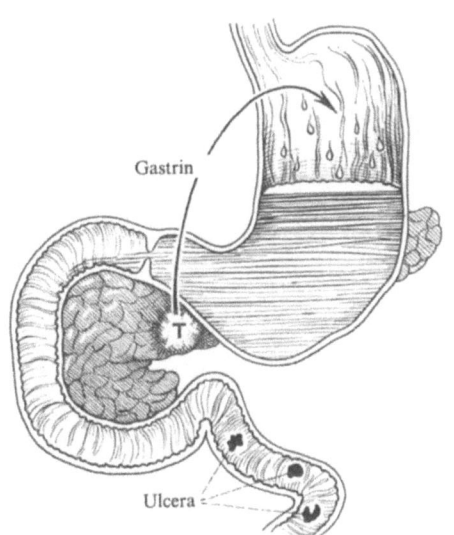

Abb. 580a. Hormonaktiver Pankreastumor mit ektopischer Gastrinbildung, verantwortlich für Magenhypersekretion und Hyperacidität und nachfolgenden rezidivierenden peptischen Ulcera (*Zollinger-Ellison*-Syndrom)

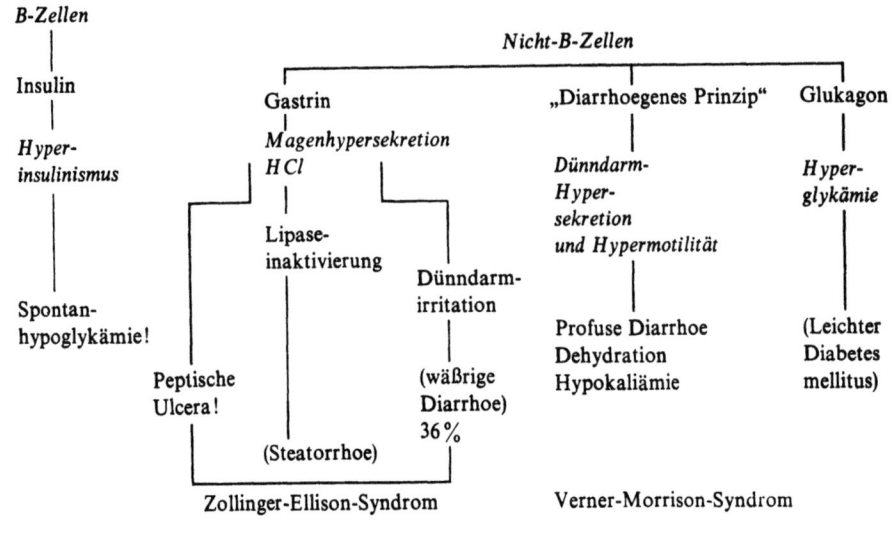

Abb. 580b. Klassifikation hormonaktiver Pankreastumoren. (Aus KÜMMERLE, 1971)

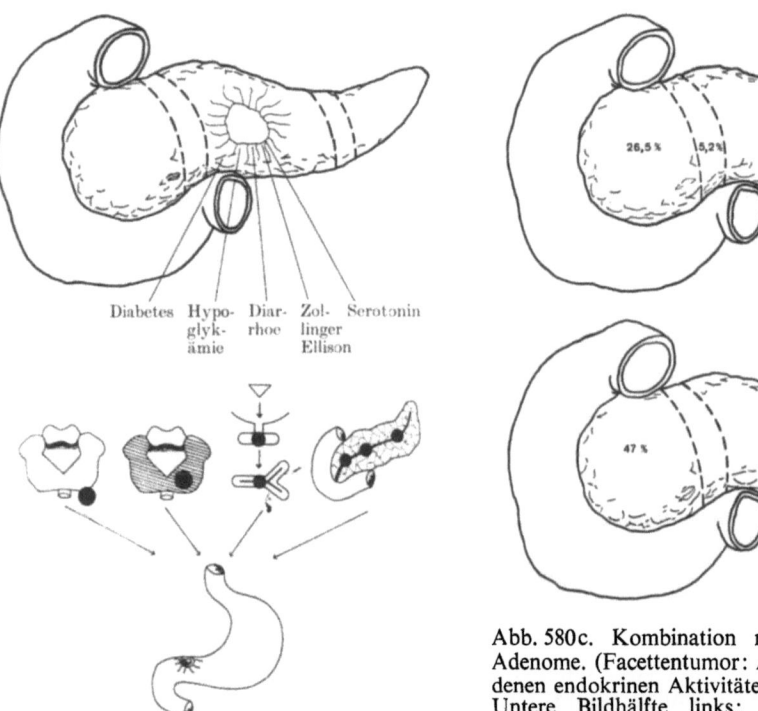

Abb. 580c. Kombination multipler endokriner Adenome. (Facettentumor: Adenom mit verschiedenen endokrinen Aktivitäten)
Untere Bildhälfte links: Multiple endokrine Adenome mit unterschiedlicher klinischer Wertigkeit bei einem Individuum.
Rechte Bildhälfte: Lokalisation und Häufigkeit von Inselzelladenomen: Insulinome (nach V. Becker, 1971)

XI. Sonderfall

Paraneoplastische Tumor-hypoglykämie — Endokrinopathie

Neben allgemeinen und spezifischen Symptomen bei malignem Tumorwachstum gibt es zusätzliche Erscheinungsformen, die durch Tumorfernwirkungen, unabhängig von dem lokalen Tumorgeschehen, andersartige Krankheitsbilder auslösen. Diese unter dem Begriff „paraneoplastische Syndrome" definierten Folgeerscheinungen spezifischer Stoffwechselleistungen maligner Tumoren nicht-endokrinen Ursprungs haben in den letzten Jahren zunehmendes Interesse gefunden. Maligne Tumoren nicht-endokriner Organe können eine (bis heute erst teilweise geklärte) plurihormonale Aktivität entfalten, wobei es sich bei den Substanzen um hormonähnliche Wirkstoffe handelt. Alle bisher bekanntgewordenen paraneoplastischen Syndrome sind aber nicht an die Art, Größe und Lage des zugrundeliegenden Tumors, sondern nur an seine Anwesenheit gebunden. Innerhalb der über 60 bisher bekanntgewordenen paraneoplastischen Syndrome stellen die endokrinen Syndrome eine eigene und besondere Kategorie dar. Ihre Hauptvertreter sind die *Tumorhypercalcämie* und *Tumorhypoglykämie* (Abb. 581, 582).

Die Produktion von pseudoendokrinen Substanzen durch maligne und vereinzelt auch benigne Tumoren nicht-endokriner Organe ist eines der erstaunlichsten und zugleich verwirrendsten medizinisch-biologischen Phänomene. Der Zusammenhang zwischen malignem Tumor und dieser paraneoplastischen „Endokrinopathie" zeigt sich aber meistens erst in der Spätphase, „nachdem der Tumor sein Opfer sozusagen schon förmlich vergiftet hat". Häufig wird die Endokrinopathie erst retrograd aus dem Sektionsbefund ersichtlich. Es liegen aber auch Beobachtungen vor, die besagen, daß bereits im Frühstadium eines Malignoms, lange vor der lokalen Tumorauswirkung, erste Zeichen einer paraneoplastischen Endokrinopathie erkennbar waren.

So leiden auch bei der Tumorhypoglykämie, mit Blutzuckerwerten im allgemeinen zwischen 20–50 mg%, viele dieser Patienten an der Endokrinopathie, lange bevor das Neoplasma vermutet oder erkannt wird! Häufig tritt sie aber auch erst im Terminalstadium auf.

Die Mehrzahl der Tumoren mit Hypoglykämie ist mesenchymalen Ursprungs, wobei es sich in erster Linie um intrathorakal- oder retroperitoneal lokalisierte Tumorarten handelt.

Diagnose und *Differentialdiagnose* sind schwierig, zumal sich durch Plasmainsulinbestimmungen, Glucosetoleranztest und Tolbutamidtest keine zuverlässigen Kriterien erfassen lassen. Obwohl die Prognose

	Häufigste Tumorarten	Vermutetes Hormon
1. *Hypoglykämie*	mesenchymale und epitheliale Malignome	ILH (insulin-like-hormon)
2. *Hypercalcämie* (Pseudohyperparathyreoidismus)	Bronchial-Ca	P.H.-ähnliches Polypeptid
3. *Hyperglykämie*	Bronchial-Ca	Glucagon
4. *Hypercortizismus* (sek. Cushing-Syndrom)	Bronchial-Ca Pankreas-Ca	ACTH
5. *Pigmentierung*	Bronchial-Ca	MSH
6. *Hyponaträmie*	Bronchial-Ca	ADH
7. *Atypisches Carcinoid-Syndrom*	Bronchial-Ca	Serotonin
8. *Hyperthyreoidismus*	Bronchial-Ca	TSH
9. *Hypergonadotropinismus* a) Pubertas praecox b) Gynäkomastie	Bronchial-Ca	Gonadotropine
10. *Gastro-intestinale Syndrome* a) Syntropie Bronchial-Tu und Ulcus b) Pankreatitis	Bronchial-Ca Bronchial-Carcinoid	Gastrin? Serotonin? Kinine?

Abb. 581. Paraneoplastische Endokrinopathien, in Abhängigkeit von Tumorart und dabei vermuteten hormonähnlichen Substanzen

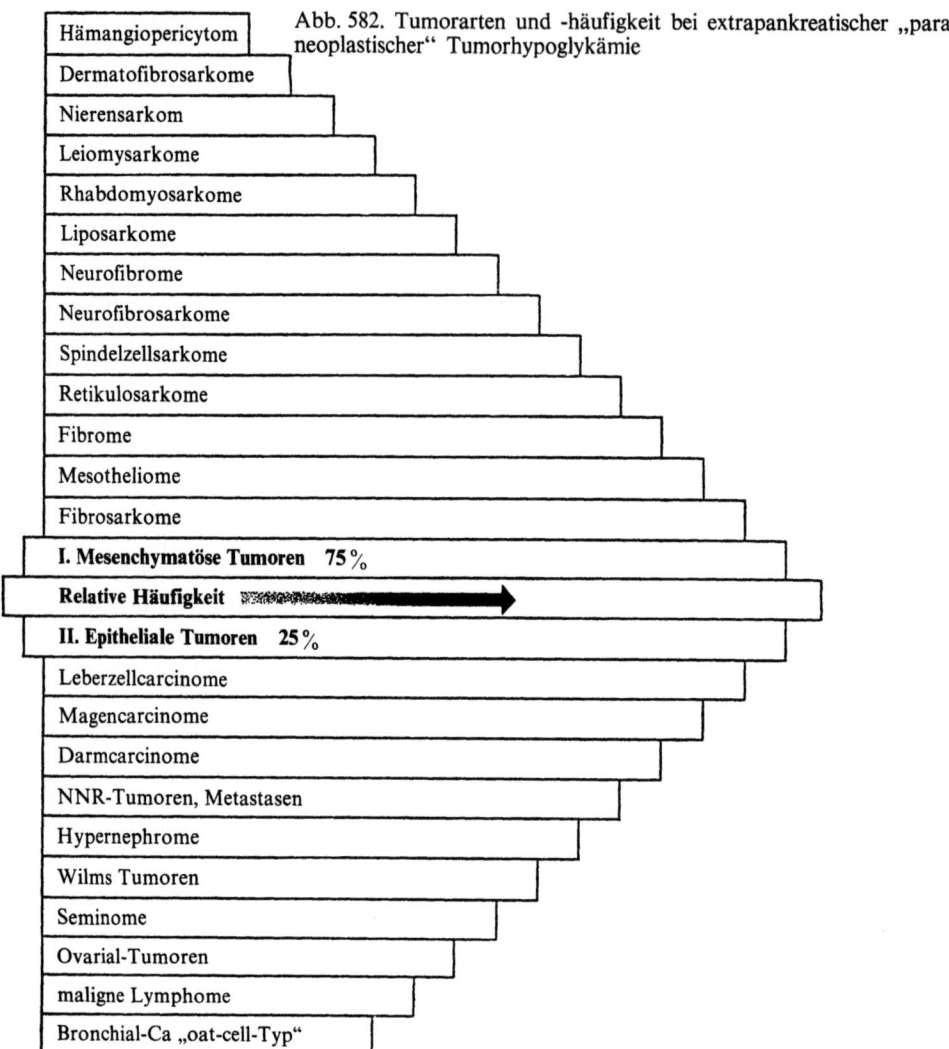

Abb. 582. Tumorarten und -häufigkeit bei extrapankreatischer „paraneoplastischer" Tumorhypoglykämie

bei Hypoglykämie im allgemeinen schlecht ist, lohnt sich der Versuch einer chirurgischen *Therapie*. Selbst im Falle einer schon eingetretenen Metastasierung kann durch Tumorresektion oder Tumorreduktion — ähnlich der Metastasenchirurgie beim Carcinoid — unter Umständen noch eine langfristige Verbesserung erzielt werden. Auch durch lokale Röntgenbestrahlung des Tumors können Remissionen erzielt werden. Neuerdings auch medikamentös-cytostatische Behandlung bei metastasierendem Inselzellcarcinom mit Streptozotocin.

Therapeutisch ist auch die Probelaparotomie in allen metabolisch noch nicht dekompensierten Fällen ein berechtigter operativer Eingriff. Damit kann Aufschluß darüber gewonnen werden, ob eine orthotope bzw. orthodoxe oder ektope bzw. paradoxe Hormonproduktion vorliegt. Weiterhin kann die Lokalisation des Tumors festgestellt und schließlich die genaue histologische Diagnose mit gezielter cytostatischer Therapie erreicht werden.

Die differentialdiagnostische Bedeutung und der Zusammenhang der paraneoplastischen Hypoglykämie mit den morphologisch- und klinisch-funktionellen Varianten und Kombinationsformen bei orthotoper, intrapankreatischer Tumorhypoglykämie wird hieraus ersichtlich.

Mammachirurgie

A. Entzündungen

I. Mastitis, Abszeß

Hierzu gehören alle Eiterungen im Bereich der Brustdrüse und der benachbarten Lymphdrüsen (häufig während des Stillens im Wochenbett).

Eine junge Frau – 2–4 Wochen nach der Entbindung – zeigt eine kleine Wunde an der Mamille (Warzenhof), der häufigsten Eintrittspforte für Staphylokokken; oft tritt die Entzündung erst nach dem Abstillen auf.

Klinik. Die Brust ist zunächst schmerzhaft geschwollen, schwer empfunden, Stillen unmöglich, dadurch wird der Säugling glücklicherweise vor Selbstinfektion geschützt. Fieberzustände, manchmal Glykosurie durch die Retention der Brustmilch. Meist in Höhe des äußeren unteren Quadranten kommt es zur entzündlichen Infiltration der Drüse und zu einer tief unter der Haut gelegenen Abszeßbildung mit gelegentlich fehlender Hautrötung. Bei der Palpation findet sich ein sehr schmerzhafter, knotig verbackener Drüsenabschnitt.

Durch die tiefe Lage ist hier keine oberflächliche Abszeßeinschmelzung und Fluktuation zu erwarten. Vorsichtiges, zartes Ausdrücken der Brust läßt den Austritt von Milch mit Eiterflüssigkeit aus der Brustwarze erkennen. Auf einem Wattetampon sickert die Milch durch, während der zähflüssige Eiter oberflächlich haften bleibt. Eine normalerweise zu erwartende Lymphdrüsenschwellung in der Achselhöhle fehlt. Erst später, wenn sich der tiefgelegene Abszeß im längeren Verlauf zur Oberfläche hin entleert, kommt es zu begleitender Lymphdrüsenreaktion in der Achselhöhle mit Hautrötung, Fluktuation und schmerzhafter Drüsenschwellung. Auf diese Spätmanifestationen darf nicht gewartet werden.

Therapie

1. Sofortiges Einstellen des Stillens.
2. Incision des Abscesses, dadurch im allgemeinen rasche Ausheilung, falls es sich nicht um multiple Abszeßtaschen in der Drüse handelt, die dann durch eine Incision allein nicht geheilt werden können (Abb. 583).

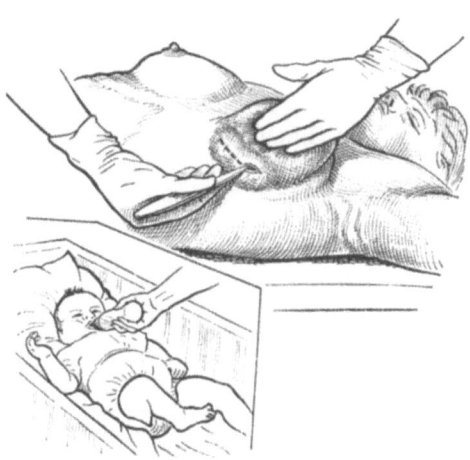

Abb. 583. Incision bei Brustdrüsenabsceß am Unterrand der Mamma. Diese Incision hat zwei Vorteile: Ästhetische Narbenbildung und ausgedehnte Entlastung der kleinen Abszeßhöhlen. Das Bruststillen muß durch Flaschenernährung ersetzt werden

1. Klinische Varianten

a) Oberflächlicher Abszeß unter der Haut, ohne Zusammenhang mit der Brustdrüse: banale, subcutane Hautabszeßbildung.

b) Knolliger Abszeß der Drüsen (Talgdrüsen) des Warzenhofes.

c) *Tiefer Absceß* innerhalb der Brustdrüse: dies ist ein primärer Absceß der Brustdrüse, der sich kragenknopfförmig in die tiefere Pectoralis-Muskulatur entwickelt hat und die gesamte Brust von der Unterlage her anhebt (Abb. 584).

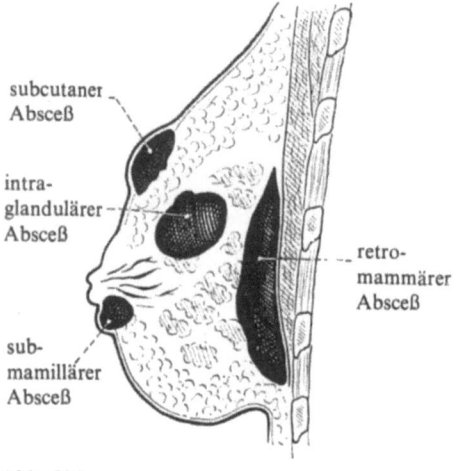

Abb. 584

d) *Chronischer Brustdrüsenabsceß.* Primär chronische Entzündung oder Übergang eines akuten Abscesses in die chronische Entzündungsform bei unterbliebener Absceß-Incision. Die banale Form muß sofort durch operative Freilegung gegen das mögliche Vorliegen eines Brustkrebses abgegrenzt werden.

2. Differentialdiagnose

Mastitis-Carcinomatose, akuter Krebs der Wöchnerin: gleiche Ätiologie, häufig bilateral, Tumorbildung der Brust mit rosigem ödematösem Aussehen der Haut.

Hier wäre es ein fataler Fehler, nur eine Incision vorzunehmen.

B. Tumoren

Man beachte das Alter: (ab 40 Jahren) immer zunächst Verdacht auf Malignität (Abb. 585). Nach der Menopause ist ein benigner Brustdrüsentumor die Ausnahme. Untersuchung der Brustdrüsen immer mit Inspektion des gesamten Thorax, insbesondere Seitenvergleiche.

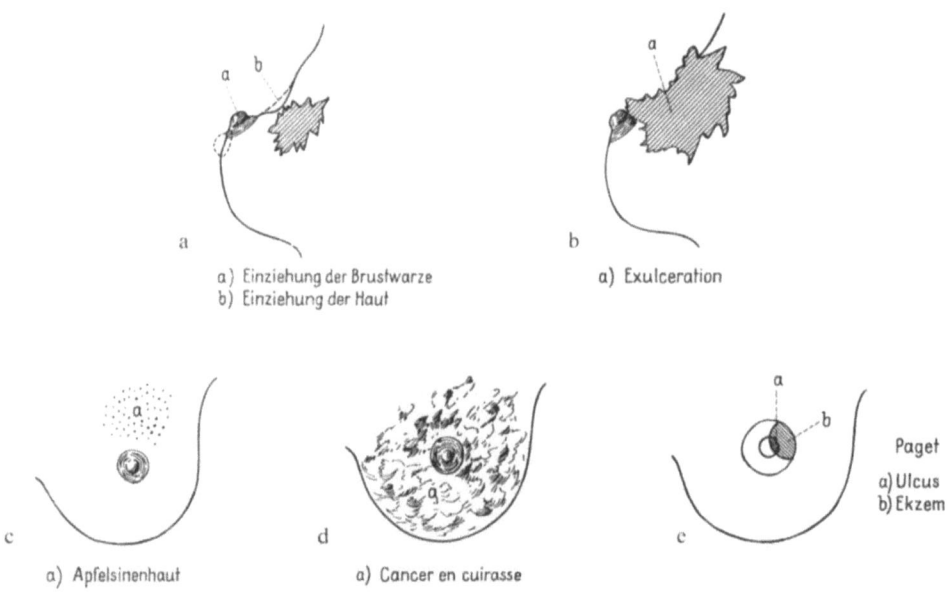

Abb. 585a—e. Wichtigste klinische Formen des Mammacarcinoms. (Aus ALLGÖWER, 1976)

I. Lokaluntersuchung der Brustdrüsen

1. Inspektion

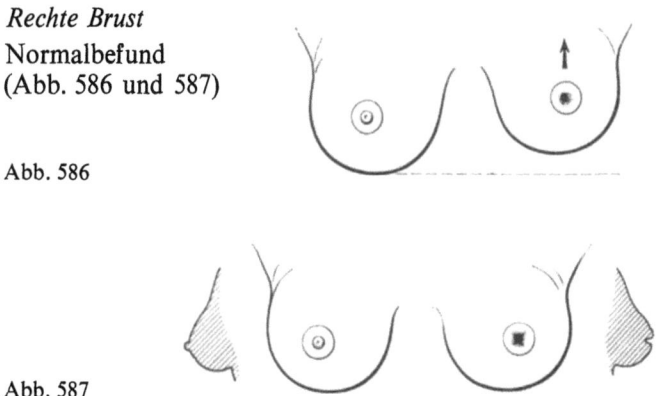

Rechte Brust
Normalbefund
(Abb. 586 und 587)

Abb. 586

Abb. 587

Linke Brust
Bösartiger Tumor
Beachte: links angehobene Brust.
Retraktion der Mamille isoliert oder im Zusammenhang mit der angezogenen Brusthälfte. Die Retraktion (Nabelbildung der Mamille) ist von besonderem Wert für die Diagnose eines malignen Tumors.

Das Symptom der eingezogenen Mamille ist allerdings nur dann von Wichtigkeit, wenn es erst kurzfristig besteht, da manche Brustwarzen immer eingezogen sind, andere z.B. nach einer wegen Mastitis vorgenommenen Incision. Ebenso wie Verkleinerungen können auch Vergrößerungen einer Brust auftreten.
Anlagebedingte Größendifferenzen beider Brüste ohne Krankheitswerte sind häufig und oftmals, gerade bei jungen Patientinnen, nie wahrgenommen worden. Ebenso wie auf Größendifferenzen ist auch auf Entrundungen der Brustkonturen zu achten.

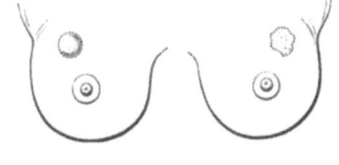

Ein gutartiger Brustdrüsentumor (Abb. 588), wenn er unter der Haut sichtbar oder tastbar ist, hebt die Haut glattrandig ab.

Abb. 588

Im Gegensatz dazu wird ein primär maligner Brustdrüsentumor auffällig durch eine Hautfältelung oder die diffus eingezogene Haut in Höhe des Tumors. Die Haut ist über dem Tumor nicht mehr verschieblich. Dieser Adhärenz-Aspekt oder die Rigidität der Haut wird bei seitlich auffallendem Licht besser erkennbar.

Auch macht das Anheben oder Hochheben der Arme leichte oberflächliche Hautveränderungen in Form einer Faltenbildung oder der retrahierten Hautoberfläche deutlich (Seitenvergleich), bei hängenden, besonders bei großen Brüsten, ist die Brust hochzuheben, um Veränderungen in der submammären Falte nicht zu übersehen. Auch „Ekzem", „Entzündung" und „Krustenbildung" der Mamille sind besondere Aufmerksamkeit zu schenken, sie können ein Hinweis auf Morbus *Paget* sein.

2. Palpation

Bösartiger Tumor
Die Hautfältelung, die Adhärenz der Haut über dem Tumor, ist besser sichtbar, wenn man die Haut um den Tumor herum oberflächlich zwischen Daumen und Zeige-Mittelfinger fältelt. Hierbei ergibt sich ein Aussehen wie bei der Orangenschale („Peau d'orange") durch ein Lymphödem der Haut, das charakteristisch ist bei einem malignen Tumor (Abb. 589a und b).

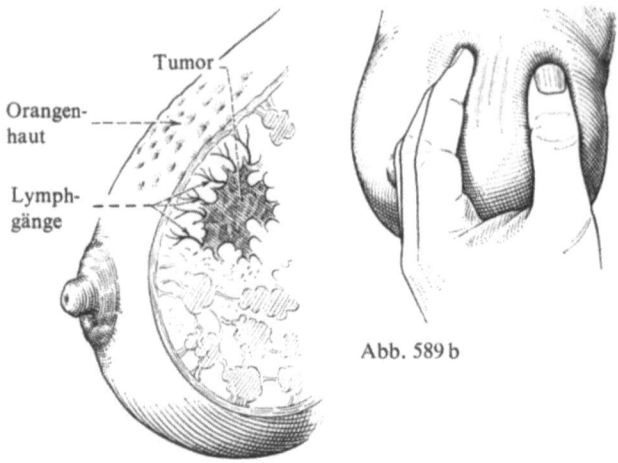

Abb. 589 b

Abb. 589 a

Gutartiger Tumor
Ein gutartiger Tumor (Abb. 590) ist innerhalb der Brustdrüse verschieblich und ergibt das typische Zeichen einer Vorbuckelung.

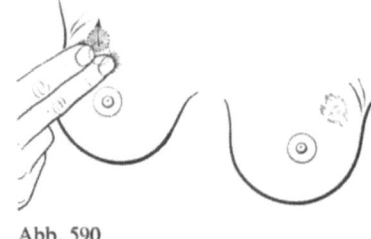

Abb. 590

Bösartiger Tumor
Ein bösartiger Tumorprozeß ist innerhalb der Brustdrüse nicht beweglich oder läßt sich nur mit dem gesamten Brustdrüsenkörper verschieben.

Diese charakteristischen Tumortastbefunde sind zunächst an der stehenden und dann an der liegenden Patientin zu untersuchen (Abb. 591).

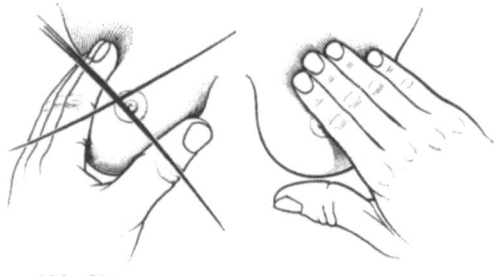

Abb. 591

Das Palpieren muß korrekt sein, niemals die Drüse zwischen zwei Fingern allein tasten, wodurch ein falscher Tumoreindruck entsteht. Dagegen soll die Drüse unter der flachen Hand über den Rippenbogen gerollt werden; so kann eine tumoröse Bildung gegen die Konsistenz des Drüsenkörpers mit Verdichtung oder Dystrophie erfühlt und abgegrenzt werden.

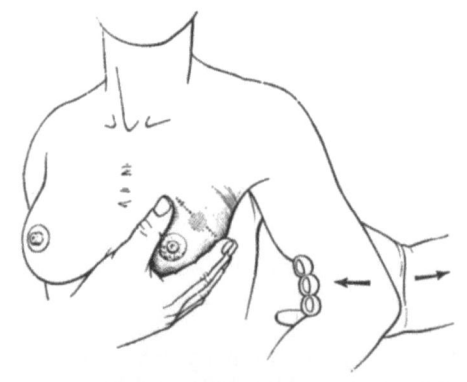

Abb. 592. Anspannung des großen Brustmuskels durch Adduktion des linken Armes gegen Widerstand. Bei Adhärenz des Tumors auf seiner Unterlage ist die Beweglichkeit des Tumors auf der Muskelunterlage herabgesetzt

Lokaluntersuchung der Brustdrüsen

Die Palpation soll den Charakter des Carcinoms und insbesondere seine Konsistenz, die nicht immer hart ist, erfassen.

Die einzige Untersuchung (Abb. 592), bei dem die Brustdrüse zusammengedrückt werden kann, ist das „Manöver nach *Tillaux*", bei dem gleichzeitig der zugehörige Arm nach außen, entgegender Adduktionshaltung der Patientin gezogen wird.

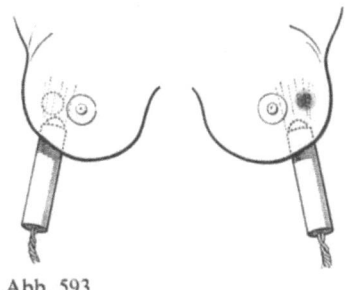

Abb. 593

3. Die Durchleuchtung

Die Durchleuchtung wird dadurch erreicht, daß eine starke punktförmige Lichtquelle in die untere Mammafurche gehalten wird (Abb. 593). Die Diaphanoscopie ist jedoch heute zu Gunsten anderer, zuverlässigerer Methoden verlassen worden.

Gutartiger Tumor
Völlige Durchsichtigkeit des gutartigen Drüsenbefundes (Abb. 594).

Die Multiplizität von Knoten in einer Brust – oder in beiden Brüsten – spricht für den gutartigen Typ, z. B. Mastopathia chronica dystrophia.

Bösartiger Tumor
Undurchsichtigkeit des malignen Tumorbereiches (Abb. 595).

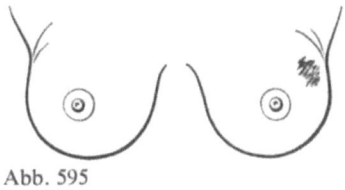

Abb. 595

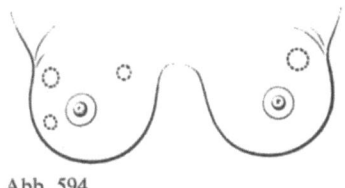

Abb. 594

Ein maligner Prozeß ist im allgemeinen streng unilateral isoliert.

Der *evulotive Charakter des Tumors während des menstruellen Cyclus* – bei normal menstruierenden Patientinnen – ist ein zusätzliches diagnostisches Kriterium (Abb. 596). Hauptlokalisation des Mamma-Carcinoms: oberer äußerer Quadrant (etwa 45%). Etwa 25% befindet sich im zentralen Mamma-Abschnitt.

Ein gutartiger Tumor von dystrophischem Typ ist mit schmerzhafter Vergrößerung während der Menstruation tastbar.

Im Gegensatz dazu ist der maligne Tumor menstruationsunabhängig.

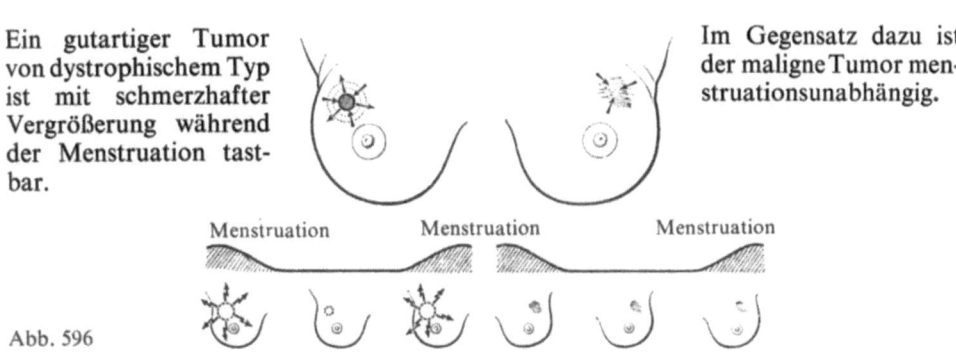

Abb. 596

4. Punktion, Feinnadelbiopsie

Das *Alter der Patientin* schließlich ist ebenfalls ein wichtiges diagnostisches Kriterium. Jeder Brustdrüsentumor jenseits des 40. Lebensjahres muß a priori als malignomverdächtig betrachtet werden.

Die klinische Untersuchung kann vervollständigt bzw. ergänzt werden durch eine *Punktion* (Abb. 597). Diese ergibt:

- entweder reichlich Flüssigkeit mit gleichzeitig zusammenfallendem Tumor: es handelt sich dann um eine Cyste;
- oder aber man gewinnt ein Tröpfchen blutiger Flüssigkeit, die an der Nadel hängen bleibt und auf dem Objektträger unter dem Mikroskop wichtige diagnostische Aufschlüsse ergibt.

Die *Biopsie* wird am besten durchgeführt mit einer Spezialnadel, die aus den Weichteilen einen kleinen Gewebszylinder ausstanzt.

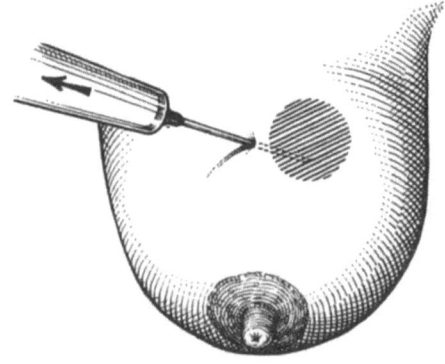

Abb. 597. Technik zur Punktion der Brustdrüse

5. Mammographie

Die *Mammographie* ist die Röntgenaufnahme des Drüsenkörpers mit weichen Strahlen. Sie kann ein typisches Tumorbild ergeben.

Gutartiger Tumor
Diskrete und regelmäßige Weichteilzeichnung des gutartigen, kugeligen Tumors.

Maligner Tumor
Inhomogene Kontrastzeichnung mit unregelmäßigen Konturen, verlängerte, dornartige Gewebsaufzweigungen, manchmal sternförmig. Feinste *Verkalkungen* in der Größe eines Nadelköpfchens sind charakteristisch, aber inkonstant. Mammographisch erscheint der Tumor kleiner als der Palpationsbefund.

Die *Mammographie* muß als Ergänzungsverfahren zur allgemeinen und gründlichen klinischen Untersuchung der weiblichen Brustdrüse gewertet werden. Dies besonders, wenn damit die Diagnose von okkulten Carcinomen ermöglicht werden kann. Sie ist daher kein konkurrierendes, sondern ein ergänzendes Verfahren.
Sie wird ergänzt durch die Galaktographie, bei der ein wasserlösliches Kontrastmittel in die Milchgänge injiziert wird. Es lassen sich hierdurch Erweiterungen der Milchgänge, Cysten, Papillome und Milchgangscarcinome darstellen.
Beim Pneumocystogramm wird nach Punktion und Entleerung der Cyste diese mit Luft gefüllt und anschließend erneut mammographiert.

Einfache Cysten zeigen eine glatte, unauffällige Innenwand und bedürfen keiner weiteren operativen Therapie, während Cysten mit unregelmäßigen Wandstrukturen oder polypösen Veränderungen operativ entfernt werden müssen.
Müssen sehr kleine mammographisch suspekte Befunde operativ entfernt werden, deren intraoperative Lokalisation als sehr schwierig angesehen werden muß, so kann praeoperativ an diese Stelle ein Gemisch aus Röntgenkontrastmittel und Farbstoff injiziert werden. Die anschließend angefertigte Mammographie in zwei Ebenen läßt die exakte Lokalisation von Tumor und Kontrastmittel zu, während der Farbstoff dem Operateur intraoperativ als Markierungspunkt dient.

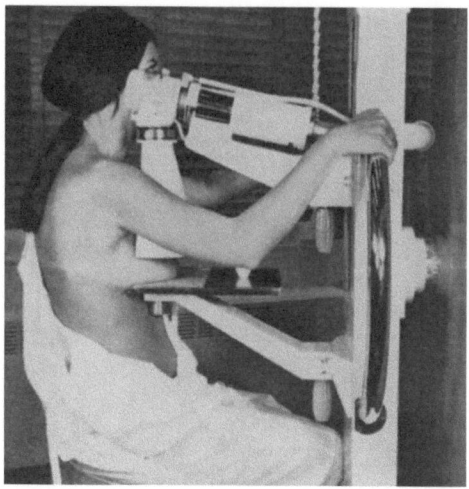

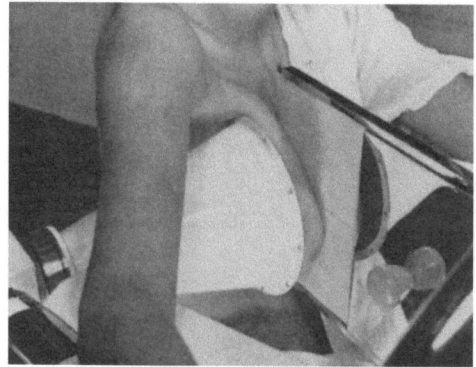

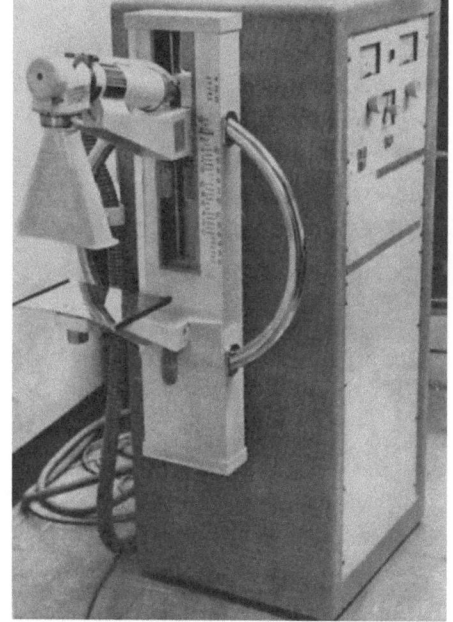

Abb. 598. a Senograph bei cranio-caudaler Projektion, der Brust aufgelegt. b Wie a in lateromedialer Projektion bei sitzender Patientin. c Senographgerät. (Aus J. GERSHON-COHEN, 1970)

Das entfernte Gewebsstück wird anschließend noch einmal geröntgt um sicher zu gehen, daß man die Veränderungen (z. B. Microverkalkungen) vollständig entfernt hat.

Ergänzungsverfahren zur Mammographie sind: Xerographie, Thermographie (Elektrothermographie, Plattenthermographie), Ultraschalluntersuchung und im experimentellen Stadium Isotopen-Untersuchungen.

Indikationen zur Mammographie (technische Durchführung Abb. 598a—c, 599, 600a—d).

1. Prophylaktisch bei Frauen über 40 Jahren aus krebsbelasteten Familien.
2. Bei Brustbeschwerden bei voluminösen und dadurch besonders schlecht abtastbaren Brüsten.
3. Bei bekannter Mastopathie.
4. Bei jeder sezernierenden Mamma, zusätzlich zur Galaktographie und Cytologie.
5. Bei bereits eingetretener, nachgewiesener Metastasierung, aber noch okkultem Primärtumor und Suche nach kleinem Mammatumor.
6. Bei bereits amputierter Brust, auch bei Kontrolluntersuchungen nach vorausgegangener Exstirpation eines gutartigen Tumors.
7. Ganz allgemein bei Vorsorgeuntersuchungen, falls Gründe für besondere Vorsicht bestehen.

Bei der Mammographie sind gegeneinander abzugrenzen:
— Carcinome,
— eine Mastopathie,
— gutartige sonstige Tumoren,
— eine Entzündung

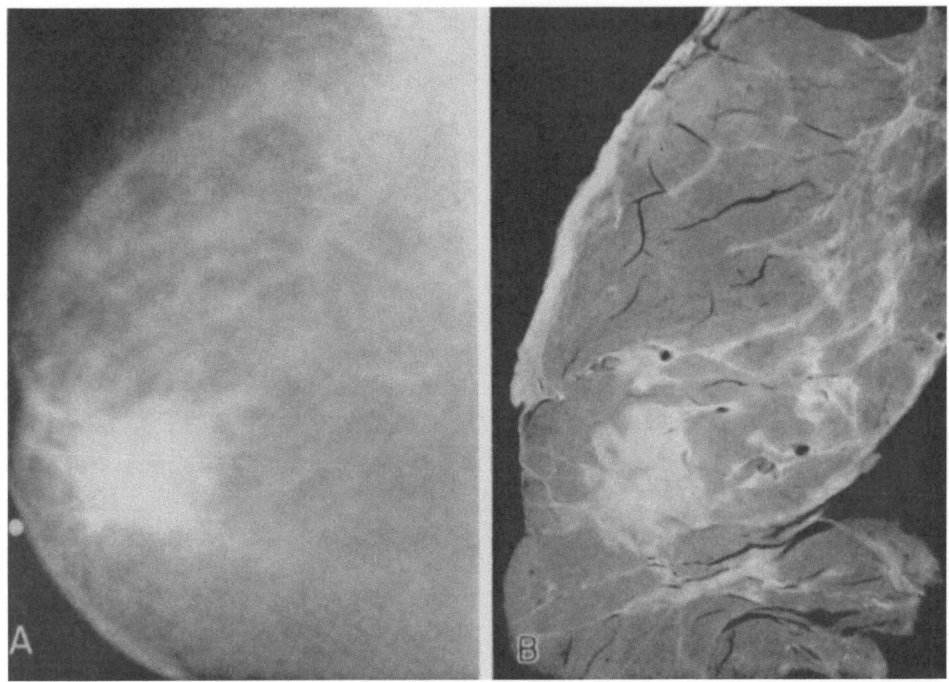

Abb. 599 (linke Bildhälfte). Mammogramm Seitenansicht. Bild zeigt ein infiltrierendes ductuläres Carcinom mit Cirrhose. Die unregelmäßige, wellenförmige Randzeichnung der Cirrhose unterscheidet diese von einer gutartigen, glattbegrenzten Cyste oder einem Fibroadenom (rechte Bildhälfte). Histologischer Schnitt des gleichen Befundes, der das mammographische Bild ergänzt bzw. einwandfrei erläutert. (Aus J. GERSHON-COHEN, 1970)

bei entsprechender Technik und Erfahrung. Niemals kann damit allerdings die histologische Untersuchung ersetzt werden. Ihre Bedeutung liegt aber auch in der Tatsache begründet, daß etwa 20% aller zur Behandlung kommenden Mamma-Carcinome Frühfälle und damit klinisch nicht immer erfaßbare Tumorverläufe sind, zumal der Brustkrebs der häufigste maligne Tumor der Frau ist, der oft zu spät erkannt wird.

Mit der Mammographie ist aber die optimale Diagnostik des Brustdrüsenkrebses noch nicht gegeben. Eine Modifikation ist die *Elastographie* bzw. ein dynamisch-funktionelles *Mammogramm*. Ein unspezifisches Verfahren ist die *Infrarot-Thermographie*. Sie ist als Screening-Methode brauchbar. Sie sollte in diagnostisch besonders schwierigen Fällen kombiniert mit den anderen Untersuchungsmaßnahmen verwendet werden.

Das Thermogramm registriert die Unterschiede in der Hauttemperatur über der Brust gemessen. Da Tumoren die Durchblutung verändern, können sie aus einem unregelmäßigen Wärmebild erkannt werden. Auch eine warme Mamille spricht für ein Malignom. Nur ein pathologischer bzw. ein positiver Befund ist beim Thermogramm aussagekräftig. Für die Lokalisation eines Tumors im Hinblick auf eine gezielte Probeexcision ist die Mammographie die bessere Methode.

II. Untersuchung der Brustdrüsenumgebung

Man untersuche:

1. Die axillären Lymphdrüsen (beachte auf dem Schema 3 Gruppen!).
2. Die supra-claviculären Lymphdrüsen.
3. Die innere Brustdrüsen-Lymphdrüsenkette, deren Befall bei der Röntgenuntersuchung des Thorax untersucht werden soll. Diese Lymphdrüsenkette ist

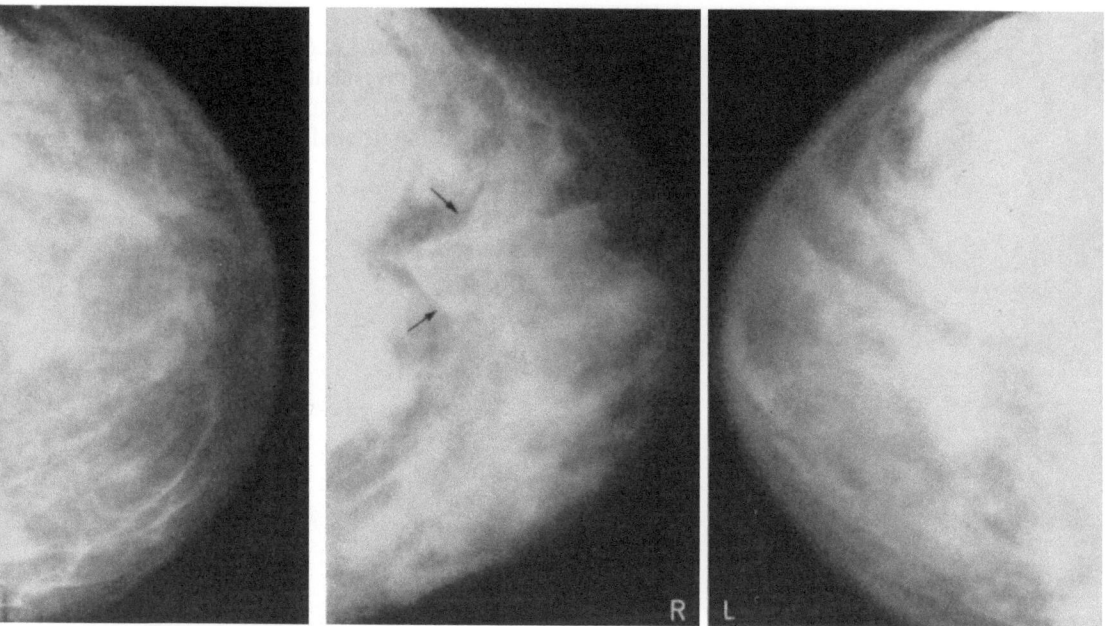

Abb. 600a. (Linkes Bild.) Adenosis. Zerstreute, nur geringfügig angedeutete Zonen homogener Verdichtung. Die an einigen Stellen erkennbare deutlichere Markierung erlaubt die Vermutung einer beginnenden Fibrosis und Sklerosierung. (Rechte Bilder): Adenosis. Irreguläre Zonen von homogener Gewebsdichte mit glattscharfen Rändern und beginnender Sklerosierung (Pfeil im rechten Brustbild). Im linken Brustbild in den oberen Quadranten große Cyste erkennbar. (Aus J. GERSHON-COHEN, 1970)

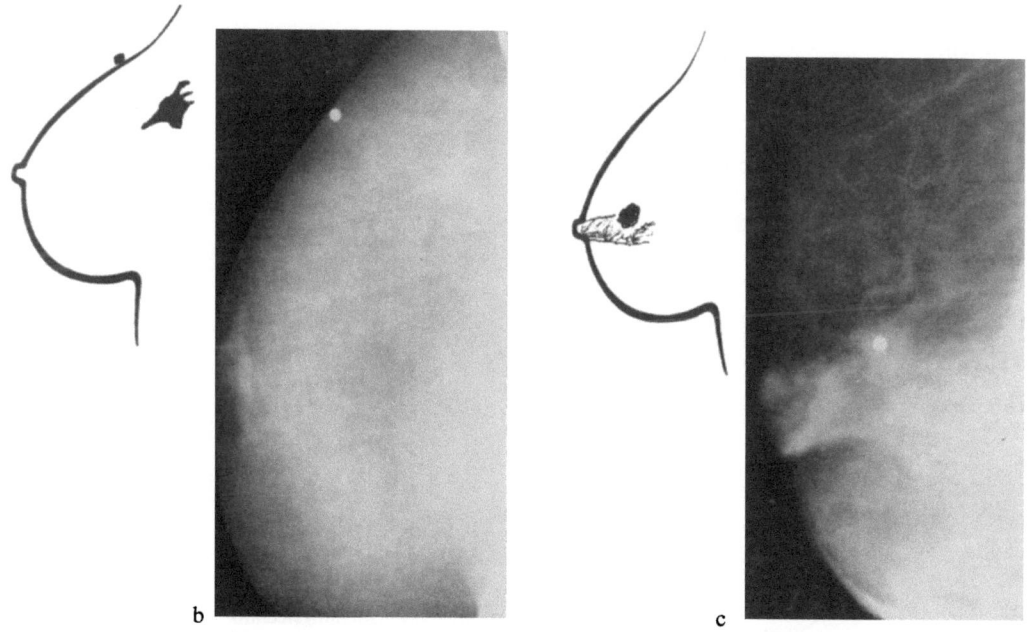

Abb. 600b. Infiltrierendes ductuläres Carcinom mit Cirrhus. Ein eben erkennbarer Tumorbereich, der unter der Haut tastbar ist, von 2 cm Durchmesser bei der klinischen Untersuchung und 1 cm Durchmesser auf dem Röntgenbild. c Infiltrierendes ductuläres Carcinom mit Cirrhus. Gruppenförmige kleine Gänge nahe der Mamille mit sekundärem Cirrhus, der klinisch tastbar war. Erweiterung des Milchganges. (Aus J. GERSHON-COHEN, 1970)

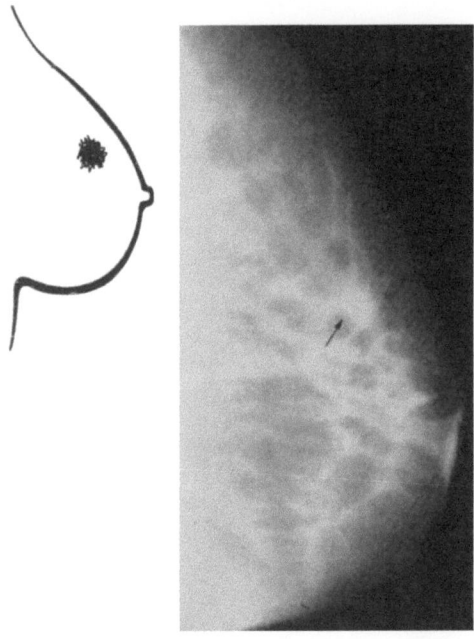

Abb. 600d. Infiltrierend wachsendes Gangcarcinom. Der Pfeil bezeichnet den kleinen, nur schwer tastbaren Tumor innerhalb des fibrosierten Drüsenkörpers. (Aus J. GERSHON-COHEN, 1970)

drüsen im Fettgewebe eingehüllt sein können.

Immer muß auch die Gegenseite zum Vergleich mituntersucht werden, axillär und supra-claviculär, da sie mitbefallen sein kann (Abb. 602 und 603).

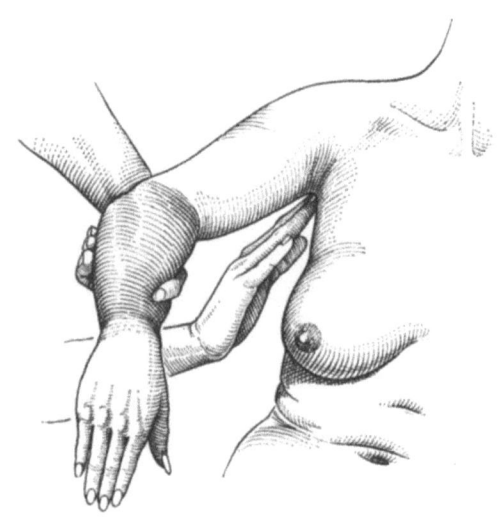

Abb. 602. Untersuchungstechnik bei Austastung der Achseldrüsen. Der Untersucher hebt den Unterarm der Patientin und tastet mit der anderen Hand die Achselhöhle aus

hauptsächlich befallen bei Sitz des Tumors im inneren, unteren Drüsenquadranten.

Bei positivem Drüsenbefall sind die Lymphdrüsen vergrößert, hart, schmerzlos, beweglich.

Können keine Drüsenverhärtungen getastet werden, schließt dies nicht mit Sicherheit Drüsenbefall aus, da die Lymph-

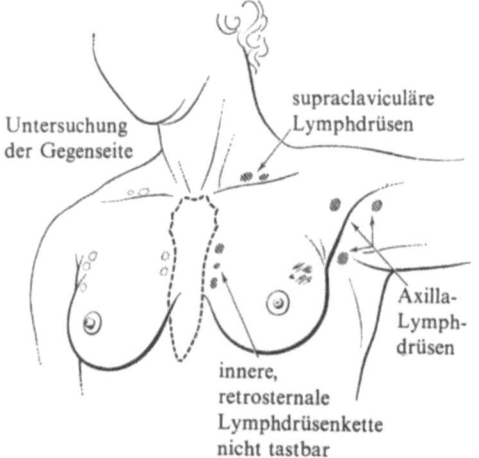

Abb. 601

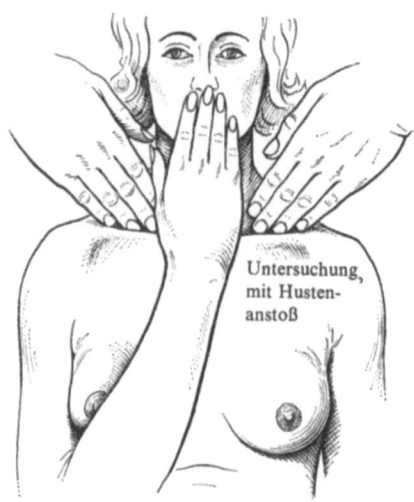

Abb. 603. Untersuchungstechnik zur Austastung der supraclaviculären Drüse auf Drüsenbefall. Der Untersucher steht hinter der Patientin; man läßt husten, um den M. omohyoideus zur Anspannung zu bringen, dessen mittlerer Sehnenanteil fälschlicherweise für eine Lymphdrüse gehalten werden kann

Klassifizierung bösartiger Mamma-Erkrankungen

Die frühere, von STEINTHAL 1906 propagierte 3-Stadien-Einteilung der bösartigen Mamma-Geschwülste ist heute zu Gunsten des TNM-Systems der Union internationale contre le cancer (UICC) aufgegeben worden.

TNM-Klassifikation des Mamma-Carcinoms.
T *Primärtumor*
TIS Präinvasives Carcinom (Carcinoma in situ), nicht infiltratives intraduktales Carcinom oder Morbus *Paget* ohne nachweisbaren Tumor
T_0 kein nachweisbarer Tumor
T_1 Tumorgröße bis 2 cm
   T_{1a} ohne Fixierung an Pectoralisfascie oder -muskel
   T_{1b} mit Fixierung an Pectoralisfascie oder -muskel
T_2 Tumorgröße 2—5 cm
   T_{2a} ohne Fixierung an Pectoralisfascie oder -muskel
   T_{2b} mit Fixierung an Pectoralisfascie oder -muskel
T_3 Tumorgröße mehr als 5 cm
   T_{3a} ohne Fixierung an Pectoralisfascie oder -muskel
   T_{3b} mit Fixierung an Pectoralisfascie oder -muskel
T_4 Tumor jeder Größe mit Infiltration in die Brustwand oder Haut
   T_{4a} mit Fixierung an der Brustwand
   T_{4b} mit Lymphödem, Infiltration oder Exulceration der Haut (einschl. peau d'orange oder Satellitenknoten in der gleichen Brust
   T_{4c} $T_{4a} + T_{4b}$

N *Regionale Lymphknoten*
N_0 keine tastbaren axillaren Lymphknoten
N_1 beweglich homolaterale axillare Lymphknoten
   N_{1a} vergrößert, aber nicht tumorverdächtig
   N_{1b} vergrößert und tumorverdächtig
N_2 homolaterale fixierte axillare Lymphknoten
N_3 homolaterale infra- oder supraclaviculare Lymphknoten oder Lymphödem des Armes

M *Fernmetastasen*
M_0 keine Fernmetastasen nachweisbar
M_1 Fernmetastasen vorhanden (einschließlich Hautbefall außerhalb der Brustdrüse)

Stadieneinteilung

Stadium 1	T_{1a}	N_0 oder N_{1b}	M_0
	T_{1b}	N_0 oder N_{1a}	M_0
Stadium 2	T_0	N_{1b}	M_0
	T_{1a}	N_{1b}	M_0
	T_{1b}	N_{1b}	M_0
	T_{2a}	N_0 oder N_{1a}	M_0
	T_{2b}	N_0 oder N_{1a}	M_0
	T_{2a}	N_{1b}	M_0
	T_{2b}	N_{1b}	M_0
Stadium 3	T_3	mit jedem N	M_0
	jedes T_4	mit jedem N	M_0
	jedes T	mit N_2	M_0
	jedes T	mit N_3	M_0
Stadium 4	jedes T	jedes N	mit M_1

Dieses Einteilungsprinzip ermöglicht eine differenzierte Dokumentation des Primärtumors (prae- wie post- bzw. intraoperative Befunderhebung). Darüber hinaus läßt sich auch die Beziehung des Malignoms zu einer schon eingetretenen regionalen Metastasierung oder Fernmetastasierung erfassen. Bestimmte TNM-Stadien lassen damit prognostische Schlüsse zu. Die Dokumentation der Klassifizierung ist damit Voraussetzung für die Festlegung des jeweilig individuell entsprechenden Therapieplanes.

III. Allgemeine Untersuchung

a) Lebermetastasen. Große, den Rippenbogen überragende Leber, deren Oberfläche und Unterseite höckerige, kastanienförmige Konfigurationen zeigt (Abb. 604), auch Darstellungsmöglichkeit mittels Leberszintigraphie.

b) Knochenmetastasen (bevorzugt Wirbelsäulen-Metastasen). Man findet sie (Abb. 605)
— bei der Perkussion der Dornfortsätze: Suche nach Schmerz;
— Perkussion der Sehnenreflexe der Beine: Kniescheibe, Achillessehne;
— bei neurologischen Symptomen muß sofort eine *Röntgenaufnahme* der Wirbelsäule in zwei Ebenen durchgeführt werden.

Weitere Skelet-Metastasen sind möglicherweise auf den üblichen Knochenaufnah-

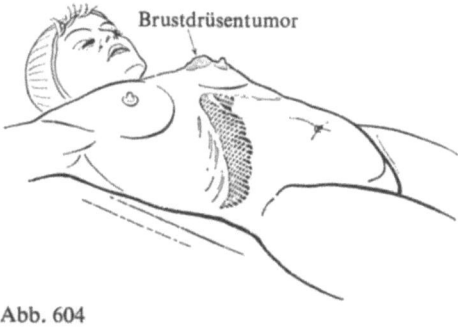

Abb. 604

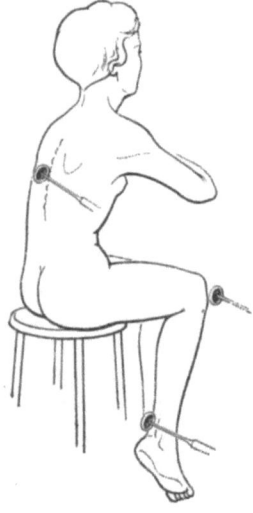

Abb. 605

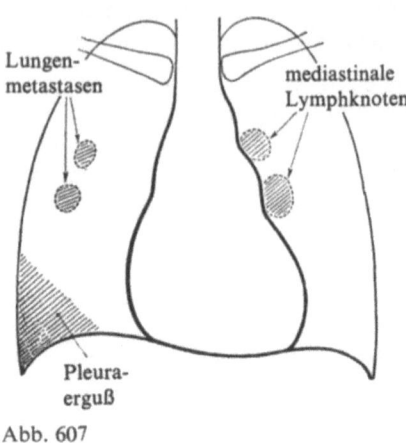

Abb. 607

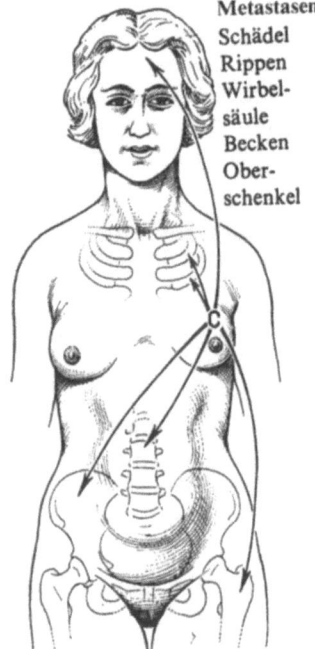

Metastasen:
Schädel
Rippen
Wirbelsäule
Becken
Oberschenkel

Abb. 606. Die häufigsten Lokalisationen der Knochenmetastasen beim Brustdrüsenkrebs

men zu erkennen (Abb. 606), jedoch erst, wenn der Entkalkungsprozeß etwa 30% erreicht hat. Die Knochenszintigraphie mit Radioisotopen kurzer Halbwertzeit ermöglicht eine Darstellung von röntgenologisch noch nicht erfaßbaren Metastasen.

Die *klinische* und die röntgenologische Untersuchung des Brustraumes geben Aufschluß über

c) *Thorakale Metastasen*.

– Pulmonal: isolierte oder multiple Rundherde in der Lunge (Röntgenphänomen der steigenden Luftballons);
– pleural: Pleura- oder Randwinkelerguß;
– mediastinale Lymphdrüsenvergrößerung (Abb. 607).

Behandlungsrichtlinien

Im Zweifelsfall muß bei jedem verdächtigen Mammatumor sofortige *chirurgische Intervention* erfolgen, ohne Zeit mit solchen Behandlungsmaßnahmen zu verlieren, die therapeutisch bedeutungslos sind und unglücklicherweise allzu oft die chirurgische Behandlung hinauszögern.

Die immer notwendige Exstirpation eines Brustdrüsentumors wird man (nach Aufklärung der Patientin über die Notwendigkeit des Eingriffs) in Allgemeinnarkose in der jeweils erforderlichen Ausdehnung vornehmen.

Schon makroskopisch lassen sich nach Entfernung des Tumors gewisse morphologische Kriterien erkennen:

1. Ein gutartiges Adenom ist gut lokalisiert und inkapsuliert. Seine Schnittfläche wölbt sich uhrglasförmig aus der Kapsel hervor und ist regelmäßig gezeichnet.

Ebenso ist ein cystisches Tumorgebilde im allgemeinen als gutartig zu bewerten.

2. Ein maligner Tumor dagegen ist nicht durch Einkapselung deutlich lokalisiert und abgrenzbar. Seine Schnittfläche neigt zur Retraktion und wirkt konkav. Die Schnittfläche ist irregulär gezeichnet mit gelblichen Flecken: Schnittflächenaspekt einer unreifen Birne.

Große Sicherheit in der diagnostischen Beurteilung erfolgt durch die immer anzustrebende intraoperative *histologische Schnellschnitt-Diagnose*. Von dem genauen morphologischen Befund muß die Art des operativen Vorgehens und die Notwendigkeit einer neben der Tumorresektion erforderlichen Lymphdrüsenausräumung abhängen. Die endgültige Beurteilung von Grenzfällen ist im Schnellschnittverfahren oftmals nicht möglich und bleibt der sorgfältigen histologischen Aufarbeitung vorbehalten.

Morphologisch-histologisch werden die Brustdrüsenmalignome in differenzierte und entdifferenzierte Adenocarcinome unterschieden. Makroskopisch erscheint das Carcinom als „Comedo"-Tumor, als medullärer Typ und als Scirrhus (weitere Varianten s. folgendes Kapitel).

IV. Klinische Varianten

1. Gutartiger Tumor

Adenom (als Beschreibungstyp gewählt). Meist solitär.

Cyste. Konsistenzmäßig der härteste Brustdrüsentumor, da die Cyste mit ihrer Flüssigkeit sehr unter Spannung steht. Diese derbe Konsistenz täuscht Malignität vor, allerdings ist der Tumor gut abgrenzbar und von regelmäßiger Beschaffenheit. Die Punktion der Cyste kann den flüssigen Inhalt bestätigen (Abb. 597).

Mastopathia chronica fibrosa cystica. Eine viellappige Tumorbildung, häufig doppelseitig, ist als Präcancerose anzusehen.

2. Bösartiger Tumor

Das Carcinom als beschriebener Prototyp des malignen Tumors.

Der Scirrhus der alten Frau, oberflächlich eingezogen und von langsamer Entwicklung.

Die akute Carcinom-Mastitis der jungen Frau. Vorgetäuschte Entzündung, rosiges Hautödem, pseudoinflammatorische Drüsenveränderung, akute Entwicklung.

3. Die blutende Mamma

Spontan oder bei umschriebener Kompression, besonders auf den Warzenhof, entleert sich aus einem erweiterten und entzündlichen Milchgang blutiges Sekret. Die Cytologie ist hierbei von besonderem Wert (Abb. 608, 609).

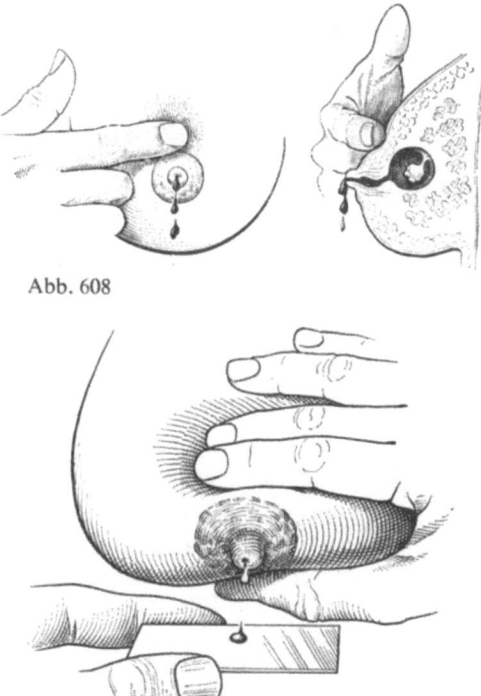

Abb. 608

Abb. 609. Sezernierende Mamma. Das Sekret ist cytologisch unter dem Mikroskop zu untersuchen

Manchmal findet sich im Zentrum der Milchgangserweiterung eine kleine warzenförmige rötliche Tumorbildung, die sehr leicht zur Entartung neigt.

Die *Galaktographie* – Injektion von Kontrastmittel in den erweiterten Milchgang durch die Mamille – zeigt ein charakteristisches Bild: den erweiterten Gang und eine tumoröse Höhlenbildung (Abb. 610).

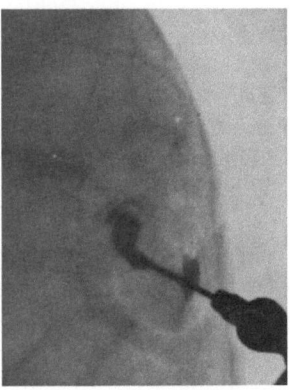

Abb. 610. Galaktographie: Erweiterung des Milchgangs mit Darstellung einer kleinen Aushöhlung, oberhalb davon wieder normaler Milchgang. Pathologisch-anatomischer Befund: Intracaniculär wachsender Tumor

4. Das ulcerierende Mammacarcinom

Im Verlauf eines unbehandelten Brustdrüsenkrebses kann es zur oberflächlichen Geschwürbildung mit blutig-jauchig infizierter Kraterbildung kommen, die von einem diffusen Lymphdrüsenbefall neoplastisch und entzündlich begleitet und daher sehr schmerzhaft bei der Palpation ist (Abb. 611).

5. Sonderfall: Paget-Carcinom

Hierbei befindet sich eine typische Ulceration im Bereich der Mamille. Die Krankheit beginnt mit einer krustigen Entzündung der Mamille, mit Ekzembildung und deutlichem Juckreiz. Es besteht keinerlei Tendenz zur Spontanheilung, der chronische Ulcerationsprozeß amputiert bald die Mamille. Lange Zeit von der Patientin ignoriert und mit lokalen Salbenanwendungen behandelt, ist diese Ulceration in Wirklichkeit ein Brustdrüsencarcinom, das aus der Tiefe auf die Mamille übergreift.

Wie das normale Brustdrüsencarcinom erfordert auch dieses Malignom die radikale chirurgische Behandlung. Zusätzlich: Nachbestrahlung, Hormontherapie: Cytostatika; u. U. ablative Hormontherapie bei noch menstruierenden Frauen.

Notabene. Es gibt noch einen anderen Morbus Paget: Ostitis deformans generalisata (s. Abb. 47).

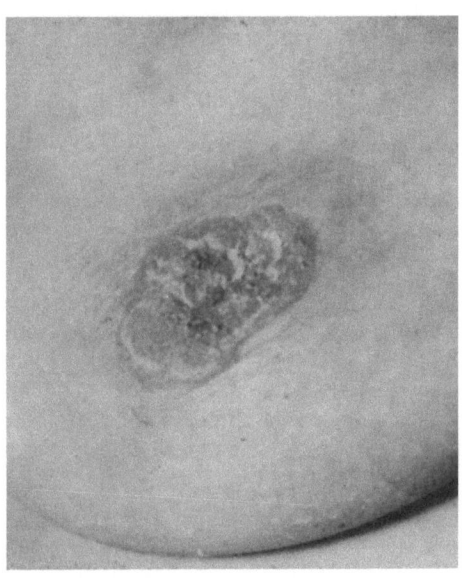

Abb. 611. Morbus *Paget* der Brustdrüse. Oberflächliche Ulceration perimamillär

C. Schlußfolgerungen, Vorsorgemöglichkeiten

Der Brustkrebs ist eine häufige Krebsform der Frau, die aber wie kaum eine andere frühzeitig erkannt werden kann wegen der oberflächlichen, klinisch äußerlich zugänglichen Organlage.

Der Brustkrebs ist eine Krebsform, die vollständig heilbar ist, wenn sie rechtzeitig erkannt wird.

Die Frau hat selbst die Möglichkeit, hierzu teilweise beizutragen durch regelmäßige *Selbstuntersuchung* (Abb. 612).

Diese sollte einmal im Monat nach Ende der Periode erfolgen, um Verdickungen, Verhärtungen oder Knotenbildungen aufzuspüren.

a) Abtasten. Jede Brust durch leichtes Abtasten untersuchen. Die Hand wird über die Brust geführt und dabei jeweils ein Quadrant der Brust durch zarten Druck der Fingerkuppen kontrolliert.

Nach Abtastung der Brust erfolgt das Abfühlen der Achselhöhle. Die Weichteile sollen dabei mit streichendem, gleitendem, verschiebendem Druck gegen die knöcherne Brustwand getastet werden.

b) Untersuchung vor dem Spiegel. Hierbei soll bei entblößtem Oberkörper und mit gleichmäßig *herabhängenden* Armen vor dem Spiegel beobachtet werden: Hat sich die Größe oder die Lage der Brüste verändert? Sind die Brustwarzen eingezogen?

Hat sich die Haut in ihrer oberflächlichen Beschaffenheit verändert?

Gleiche *Untersuchung wiederholen,* aber mit senkrecht *erhobenen* Armen.

D. Brusttumoren beim Mann

Wenn auch das Krankheitsbild seltener ist, stellt die Diagnostik die gleichen Probleme wie oben.

Es ist zu beachten, daß die männliche Drüse Entzündungsphasen unter ganz bestimmten biologischen Bedingungen und in bestimmten Lebensphasen zeigt: während der Geburt, der Pubertät, des männlichen Klimakteriums.

Sonderfall: Gynäkomastie. Eine Veränderung der männlichen Brustdrüse mit femininer Morphologie, meist doppelseitig, die den Verdacht aufkommen läßt:

— beim jungen Mann nach einem Hodencarcinom vom Typ des Chorionepithelioms;
— beim alten Mann nach Behandlung eines Prostatacarcinoms mit weiblichen Hormonen;
— auf Lebercirrhose beim Mann mit gestörtem Androgen-Stoffwechsel (Abb. 613).

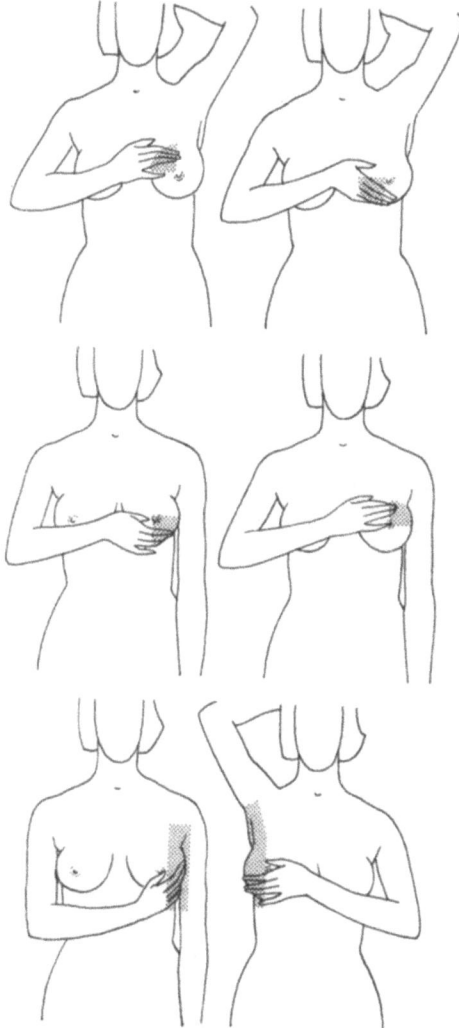

Abb. 612. Selbstabtastung bei verschiedenen Armhaltungen

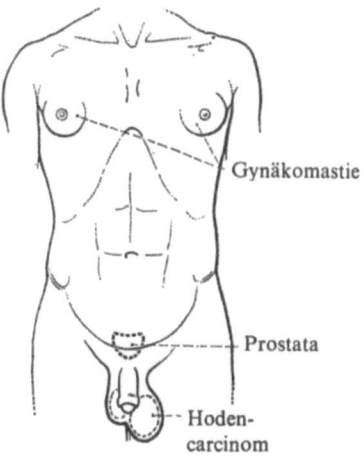

Abb. 613

Urogenitale Erkrankungen

A. Männliche Geschlechtsorgane

I. Descensusanomalien des Hodens

1. Hodenektopie

Subinguinale Lage außerhalb des normalen Descensus (perineal, suprapubisch, femoral).

2. Hodendystopie (Retentio testis)
Unvollständiger Descensus.

A. Kryptorchismus
Hoden nicht palpabel.
a) abdominaler Hoden.
b) canalikulärer Hoden (Hoden im oberen Leistenkanal).

B. Leistenhoden
Hoden palpabel im Bereich des äußeren Leistenringes.
Erreichbarer Abstand zwischen Symphysenoberrand und vorsichtig maximal herabgezogenem Hoden beim Säugling: weniger als 4 cm, beim Schulkind: weniger als 6 cm.

C. Testis reflexus (sog. subkutane inguinale Ektopie)
Hoden palpabel auf der Externusaponeurose.

D. Flottierende Hoden
a) Gleithoden (oberer, retraktiler Typ). Hoden flottiert zwischen mittlerem Skrotumanteil und äußerem Leistenring.
b) Pendelhoden (unterer retraktiler Typ). Hoden flottiert zwischen unterem Skrotumpol und Subinguinalregion.

Therapie:
A.–C.: operative Verlagerung ins Skrotalfach (Orchidopexie) notwendig nach erfolgloser Hormonkur.
D.: keine Operation erforderlich.

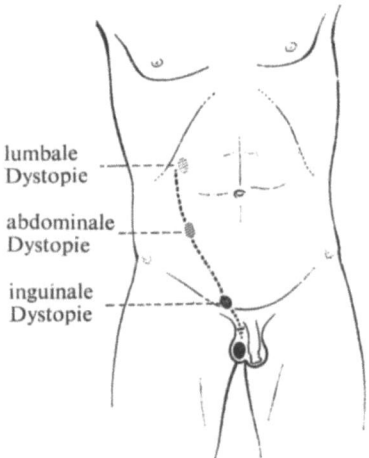

Abb. 614

II. Hodentorsion

Sie wird beobachtet im Säuglings- und Knabenalter; es ist eine Torsion des Samenstranges in einer oder mehreren Windungen (Abb. 615–617).

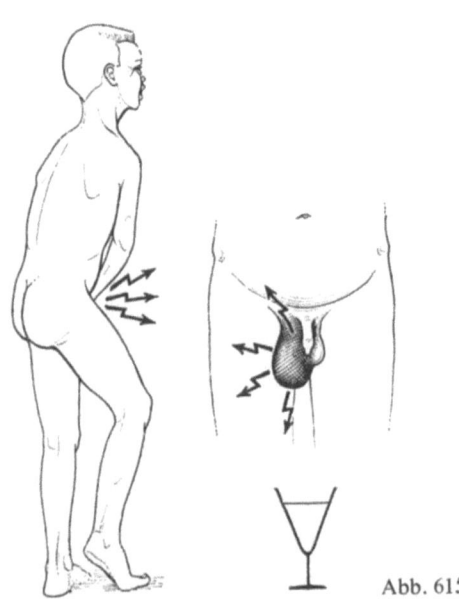

Abb. 615

Hodentorsion

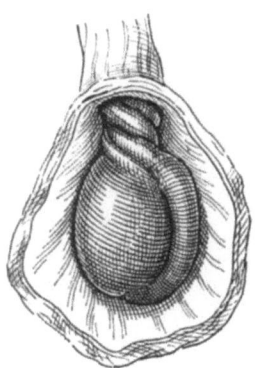

	Hodentorsion	Akute Epididymitis
Allgemeinzustand	beeinträchtigt	nur wenig
Beginn	plötzlich, heftig	plötzlich
Altersdisposition	Neugeborene und Kindesalter (10. bis 14. Lebensjahr)	selten vor dem 18. Lebensjahr
Schmerz	heftig	stark
Übelkeit	häufig	fehlt
Temperatur	keine	*hoch!*
Schmerzlinderung bei Anheben des Hodens	keine	positiv
Urinbefund	ohne Befund	Leukocyten und Bakterien fast regelmäßig vorhanden
Leukocytose	keine	

Abb. 616a. Hodentorsion

Abb. 616b. Differentialdiagnose Hodentorsion und akute unspezifische Epididymitis

Die Hodentorsion ist eine sehr seltene Erkrankung, die aber bei Verkennung oder zu später Diagnose zu schweren Folgen durch irreversible Organschädigung führen kann.

Entstehungsmechanismus. Der Hoden ist normalerweise durch das Gubernaculum Hunteri und das Mesorchium fixiert. Kommt es im Verlaufe der Entwicklung zu irgendwelchen Anomalien, so sind Torsionen die Folge. Prädestiniert hierfür sind insbesondere Hoden mit einem gestörten oder verspäteten Descensus. Die Drehbewegung wird durch Kontraktionen des Cremastermuskels ausgelöst. Nur selten sind Traumen oder abrupte Drehbewegungen das auslösende Moment für die Torsion. Auf der linken Seite ist die Rotation häufiger anzutreffen, da der linke Funiculus spermaticus länger angelegt ist.

Die Hodentorsion tritt fast ausschließlich im ersten Lebensjahr, in der Pubertät und ausnahmsweise auch bei jungen Männern auf. Sie ist immer ein akutes und sehr schmerzhaftes Krankheitsbild.

Klinisch imponiert das Bild einer „akuten Orchitis" („akutes Skrotum"):

- plötzlicher Beginn, ungeheuer schmerzhaft;
- Scrotum gerötet und ödematös;
- rasch entstehende Nebenhodenschwellung, ebenfalls sehr schmerzhaft, der Schmerz dehnt sich entlang des Samenstranges aus, der selbst manchmal verdickt und schmerzhaft ist;
- anfangs ohne Fieber, rascher Temperaturanstieg bis 38°;
- der Urinbefund ist unauffällig, von klarer Beschaffenheit, was eine Urininfektion ausschließt;
- die rectale Untersuchung zeigt die Integrität des tiefer gelegenen Genitalapparates.

Therapie. Die Diagnose oder geringste Verdachtsdiagnose auf Hodentorsion erfordert die sofortige Freilegung, um eine bleibende Schädigung oder gangränöse Auswirkung zu verhindern.

Innerhalb der 4-6 Std-Grenze Erhaltung des Hodens im allgemeinen möglich mit anschließender Orchidopexie zur Verhinderung eines Rezidivs.

Torsion einer Morgagni-Hydatide. Sie ist ein kleiner Anhang am oberen Hodenpol. Klinisch besteht ein ähnliches, abgeschwächtes Bild einer subakuten Orchitis mit normal gelagertem Samenstrang (Abb. 617).

Obwohl die Hydatide selbst auch im Falle einer Torsion nicht unbedingt chirurgisch angegangen werden muß, verlangt aber die Abgrenzung gegen eine Hodentorsion die operative Freilegung.

Die akute Hodentorsion wird mit der akuten Epididymitis am häufigsten verwechselt, da sich beide Erkrankungen durch starke Schmerzen auszeichnen. Ein wichtiges differentialdiagnostisches Merkmal besteht darin, daß bei der Nebenhodenentzündung durch Hochlagerung Schmerzlinderung zu erzielen ist, während bei der Torsion die Schmerzen bei jeglicher Ho-

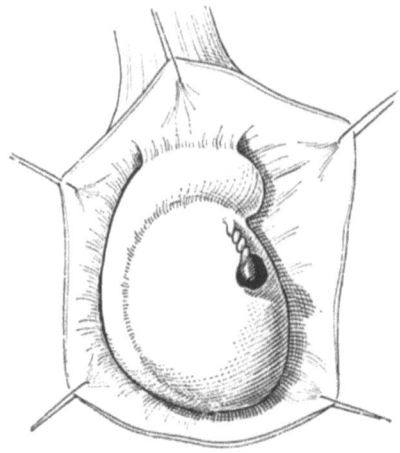

Abb. 617. Torsion einer *Morgagni*-Hydatide

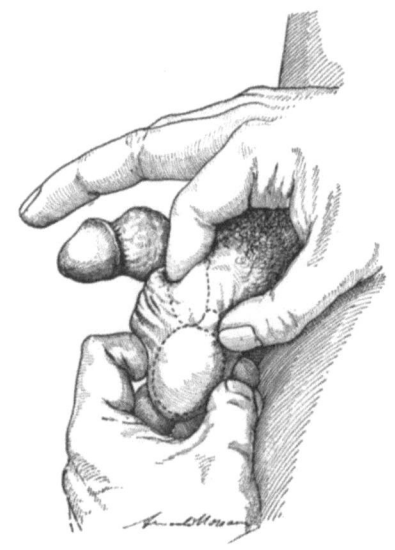

Abb. 618. Abtastung des Nebenhodens

denverlagerung unerträglich stärker werden*. Außerdem kann bei der Epididymitis der entzündlich verdickte Nebenhoden bei vorsichtiger Palpation vom normalen Hoden abgegrenzt werden. Da die Nebenhodenentzündung oft auch mit einer Allgemeininfektion der männlichen Anhangsgebilde (Prostata, Samenblasen) verbunden ist, kann durch Erkennen dieser Primärentzündungsherde eine differentialdiagnostische Abgrenzung ermöglicht werden.

Besteht eine Begleithydrocele, so kann durch Punktion und Feststellen eines hämorrhagischen Exsudates die Diagnose Torsion ebenfalls erhärtet werden. Das letzte differentialdiagnostische Kriterium ergibt sich aus dem Alter des Patienten. Die Nebenhodenentzündung kommt vor dem 18. Lebensjahr praktisch nicht vor.

III. Untersuchung der Hodengebilde

Zunächst ist die topographische Diagnose erforderlich, die darauf hinzielt, den betreffenden Organabschnitt zu erkennen. Die urogenitale Untersuchung und das klinische Bild ermöglichen im allgemeinen die ätiologische Diagnose (Abb. 618).

---

* *Prehn*sches Zeichen.

Die Untersuchung des Hodensackes bzw. der Hodenhüllen erlaubt folgende palpatorischen und anatomischen Differenzierungen des Scrotoms:

1. Der Hoden in seiner eiförmigen, ovalären Beschaffenheit mit der ihm eigenen Sensibilität.

2. Die seröse Schleimhaut, die den Hoden normalerweise umgibt und gut zwischen den Fingerkuppen abzuheben und zu fassen ist.

3. Der Nebenhoden (am hinteren oberen Rand des Hodens gelegen), leicht zwischen Daumen und Zeigefinger fühlbar an der hinteren Circumferenz des Hodens.

4. Das untere Segment des Ductus deferens folgt dem Schwanz des Nebenhodens. Der Ductus deferens fühlt sich selbst an wie ein „Peitschenriemen".

Man muß immer auch rectal untersuchen, um die tiefer gelegenen Genitalanteile zu erreichen:

1. Die Prostata, normalerweise von der Größe einer Kastanie und von fester Konsistenz, mit zwei durch eine Furche getrennten Lappen,

2. die Samenbläschen, normalerweise nicht tastbar.

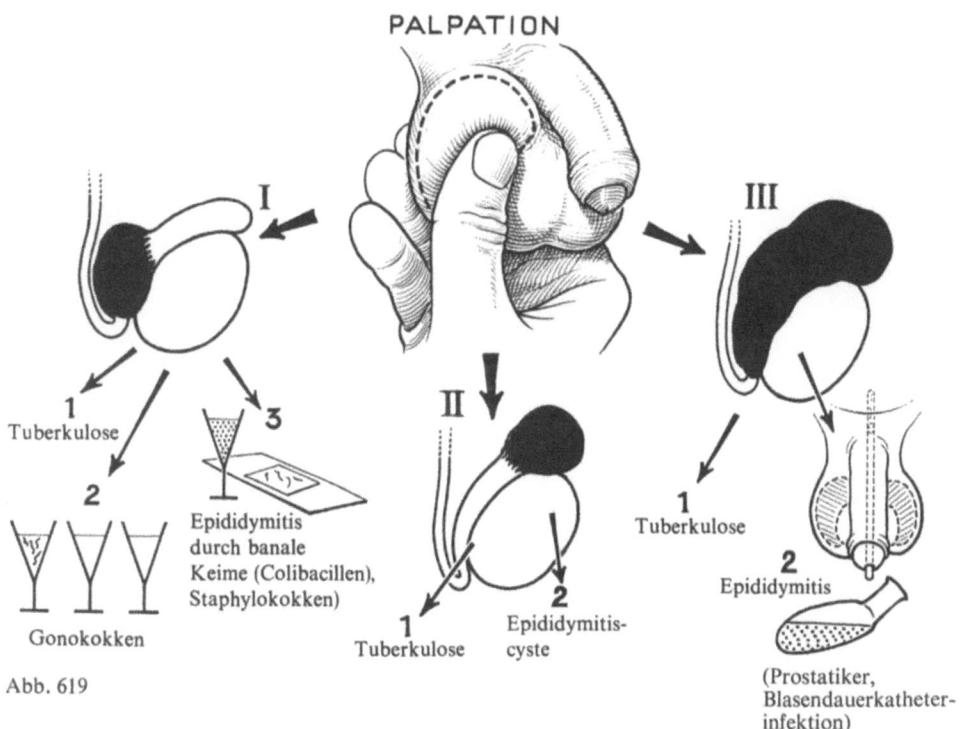

Abb. 619

IV. Nebenhoden-Tumoren

Bei der *Palpation* findet sich ein in Größe und Konsistenz normaler Hoden, überragt von einer mehr oder weniger großen Tumorbildung, die nur auf den Nebenhoden bezogen werden kann.

Man muß die Tumorbildung in Höhe des Nebenhodens präzisieren:

1a. Knoten im Nebenhodenschwanz

Drei ätiologische Möglichkeiten:

1. Tuberkulose mit glattem Knoten, regelmäßig, deutliche Abgrenzung und schmerzlos.

2. Eine Gonorrhoe: hierbei ist der Urogenitalapparat normal. Morgendlicher urethraler Tropfen; bakteriologische Untersuchung: bei der Urinprobe im ersten Glas fadenziehender Schleim (Abb. 619).

3. Die banale Epididymitis (Colibacillen, Staphylokokken) ist begleitet von einer Funiculitis (infiltrative Entzündung des Samenstranges durch Begleitlymphangitis), Prostataknoten bei der rectalen Unter-

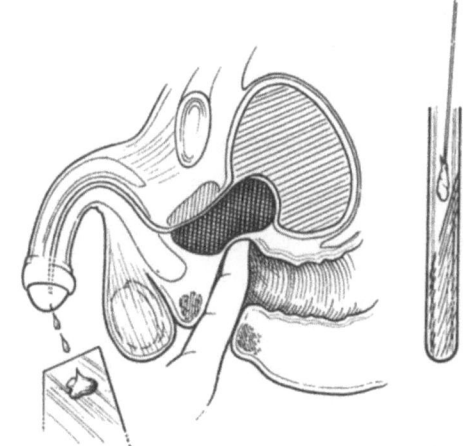

Abb. 620. Rectal-digitale Prostatamassage zur Gewinnung von Prostatasekret aus der Harnröhre für die cytologisch-bakteriologische Untersuchung

suchung mit getrübtem Urin, der die verursachenden Keime enthält (Abb. 620).

1b. Isolierter Knoten im Nebenhoden

Zwei Ätiologien:

1. Tuberkulose (selten) und

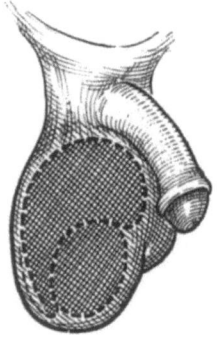

Abb. 621. Helmförmige Erweiterung des Nebenhodens

2. Nebenhodencyste: rund, renitent und deutlich durchsichtig (Diaphanie positiv).

2. Epididymitis

Vollständige tumorförmige Veränderung des Nebenhodens von helmartiger Beschaffenheit (Abb. 621).
Zwei Ursachen:

1. Tuberkulose und
2. Epididymitis des alten Mannes (Prostata mit Dauerkatheter etc.): häufig doppelseitig, bei Harnwegserkrankungen, Pyurie (s. S. 385).

V. Erkrankungen des Hodens

1. Spermatocele

Einzelne multiple Cysten, die hinter und oberhalb des Hodens gelegen sind, vermutlich durch cystisch erweiterte Nebengänge des Ductus deferens. Die Cysten enthalten Spermaflüssigkeit und sind bei der Diaphanie positiv.

2. Varicocele

Krampfaderartige Erweiterungen des Plexus pampiniformis, fast immer links (in 90%). Sie kommen durch die rechtwinklige Einmündung der Vena spermatica sinistra in die Vena renalis zustande, oder aber, wenn eine Abflußbehinderung in der Vena cava bzw. Vena renalis besteht. In diesem Fall handelt es sich dann um eine symptomatische Varicocele. Sie wirkt sich durch die venöse Stase negativ auf die Hodenfunktion aus, weswegen Hodenatrophie mit Beeinträchtigung der Fertilität möglich ist.

Klinisch besteht ein deutliches, tastbares, spontan- und druckschmerzhaftes Venenkonvolut.

Die *Therapie* muß gegebenenfalls in hoher Ligatur der Vena spermatica zur Unterbindung der Stase bzw. des Rückflusses von Blut erfolgen.

VI. Primäre Hodentumoren

Eine im Hoden gelegene, große Tumorbildung mit deutlich abgrenzbarem Nebenhoden.

Zwei ätiologische Formen:

1. maligne und benigne Hodentumoren,
2. das syphilitische Gumma: es wird begleitet von einer Funiculitis, panzerartigen Platten, „Bleikörnern", an der Oberfläche des Hodens auf der Tunica albuginea. Gewöhnlich bilateral.

Die Serumreaktionen (*Wassermann*sche Reaktion, *Reiter*-Test, Treponemen-Immobilisierungstest = *Nelson*-Test, FTA-Test = fluorescent treponemal antibody-Test) sind positiv (Abb. 622).

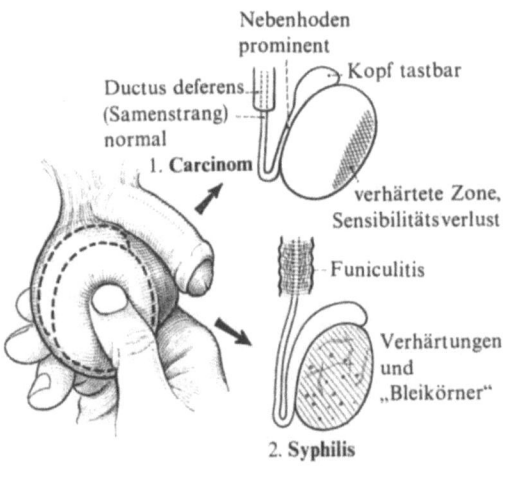

Abb. 622

VII. Veränderungen in den Hodenhüllen (Hydrocele)

Diese Tumorbildung — nicht hustenverschieblich und nicht reponibel — ist transparent bei der Diaphanoskopie (Untersuchung der Lichtdurchlässigkeit mit einer Taschenlampe, Abb. 623). Der nichtlichtdurchlässige Hoden liegt im allgemeinen am Boden dieser „Tumorbildung". Es handelt sich um eine Hydrocele, einen serösen Erguß in die Tunica vaginalis.

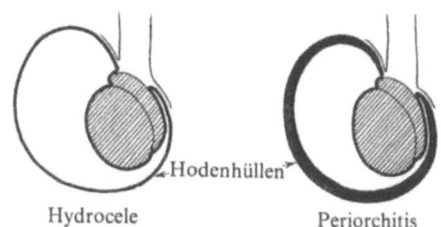

Abb. 624

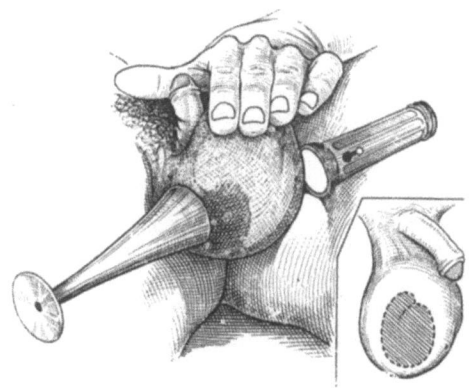

Abb. 623. Diaphanie oder Transillumination bei Hydrocele testis

Klinisch muß immer abgeklärt werden, ob es sich um eine primäre, idiopathische oder um eine symptomatische Hydrocele auf dem Boden einer Epididymitis oder Testikulitis handelt.

Die Punktion der Hydrocelen-Flüssigkeit (mit cytologisch-bakteriologischer Untersuchung) ermöglicht danach leichter die Untersuchung der danebenliegenden Hodenanteile.

Undurchsichtige Ergüsse (Diaphanie negativ) der Tunica vaginalis:

1. hierbei handelt es sich um eine entzündliche Schwellung der Tunica vaginalis: *Pachyvaginitis*, oder
2. um eine Ansammlung von Blut: *Hämatocele*, die durch Punktion identifiziert werden kann. Die Beurteilung der verschiedenen Hodenanteile muß mit größter Vorsicht erfolgen und durch operative Freilegung sicher geklärt werden (Abb. 624).

Differentialdiagnose bei Hodentumoren

Entweder bleibt die Tumorbildung deutlich flüssig und durchsichtig, aber ihr Ausgangspunkt ist nicht genau definierbar:

— Hydrocele vaginalis, oder
— Epididymitis-Cyste: birnenförmige Beschaffenheit am unteren Hodenpol in Form eines Napfkuchens, der den Hoden umgibt.

Tumorbildung von *erheblicher Größe*, mit gut abhebbarer Hodenhaut, bleibt in ihrem Ursprung nicht genau abgrenzbar. Es kann sich handeln um:

— ein Hodencarcinom, das vor allem immer befürchtet werden muß,
— eine hypertrophische Nebenhodentuberkulose,
— eine sklero-gummöse Syphilis.

Tumor von solider Konsistenz, nicht transparent, entweder:

— eine Hämatocele der Tunica vaginalis mit Pachyvaginitis, oder
— ein Hodencarcinom.

VIII. Tumoren der Hodenhüllen mit Fistelbildung oder Ulceration

Zwei wesentliche Elemente sind zu berücksichtigen:

a) Der Sitz der Veränderung. Hinten dorsal bzw. hinten unten: gewöhnlich Hinweis für eine Tuberkulose.

Vorn (ventral) lokalisierte Prozesse sind im allgemeinen testiculären Ursprungs mit krebsiger oder infektiös-syphilitischer Erkrankung (Abb. 625).

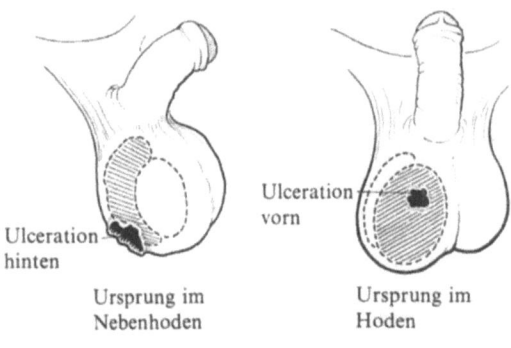

Abb. 625

b) Klinisches Aussehen.
1. Tuberkulöse Fistel, bläulicher Aspekt, unregelmäßige Fistelränder, ausgestanzte aufgelöste Ränder;
2. ulcerierendes Hautcarcinom mit blutendem Grund, harten Wundrändern, jauchig zerfallend, verhärtet.

IX. Maligne Hodentumoren

Ein junger Patient stellt plötzlich eine Hodenvergrößerung fest. Unter der Hodenhaut tastet man deutlich einen Tumor. Durch die deutliche Abgrenzung des Nebenhodens ist die topographische Einordnung leicht möglich. Der Tumor ist schmerzlos, von glatter oder buckliger Oberfläche, von wechselnder Konsistenz, mehr oder weniger groß, der Hoden kann dabei manchmal bereits die ihm sonst eigene Sensibilität verlieren.

Da es ein spezifisches Symptom für den Hodentumor nicht gibt, ist wesentlich:
1. das Erkennen seiner topographischen Lage,
2. seine gute Abgrenzbarkeit gegen den Nebenhoden, den Ductus deferens, die Samenbläschen, die Prostata, die von normaler Beschaffenheit sind (Abb. 626).

Der Urin ist von klarem Aussehen, nicht infiziert.
Ein Hodenkrebs ist damit ein verdickter, gut abgrenzbarer Hoden.

Man muß weiter untersuchen:
a) Den Lymphdrüsenbefall.
1. Para-aortal (nicht inguinal!): die Lymphgefäße des Hodens drainieren ent-

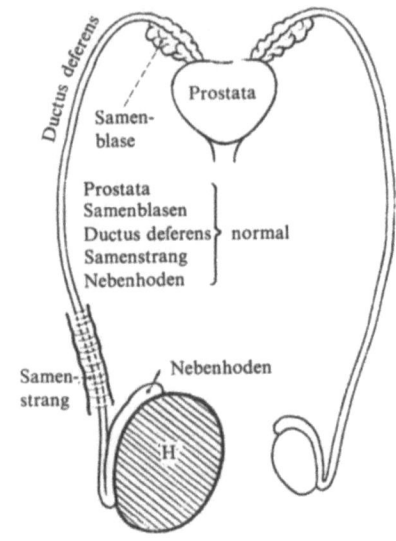

Abb. 626

lang dem Samenstrangverlauf zu den para-aortalen Lymphdrüsen. Die para-aortalen Lymphdrüsen sind praktisch nicht palpabel, häufig aber durch ihre exzentrische Auswirkung auf den Ureterverlauf bei der Urographie erkennbar.

2. Mesenterialer Lymphdrüsenbefall, manchmal besonders retro-peritoneal das untere Duodenalknie bzw. die Flexura duodeno-jejunalis verdrängend (Abb. 627). Die klinische Auswirkung der Lymphdrüsen-Tumoren tritt erst im späteren Verlauf auf. Gelegentlich ist dieser Lymphdrüsenbefall das erste Spätsymptom eines unerkannten Hodencarcinoms.

3. Supraclaviculärer Lymphdrüsenbefall, besonders links, leicht bei der Untersuchung zu tasten.

a) Die Lymphographie gibt wertvolle Hinweise auf die Ausdehnung des para-aortalen Lymphdrüsenbefalls, mit höhlenförmigen partiellen oder totalen Aussparungen und Lymphwegsblockaden.

b) Die Röntgen-Lungenaufnahme (suche nach den hier häufig lokalisierten Metastasen): Röntgenbild: Zeichen in Form von „losgelassenen Ballons" (Abb. 628).

c) Abtastung der Brustdrüsen auf der Suche nach einer *Gynäkomastie* durch Tumorhormonproduktion, hauptsächlich vom Chorionepitheliom ausgehend, manch-

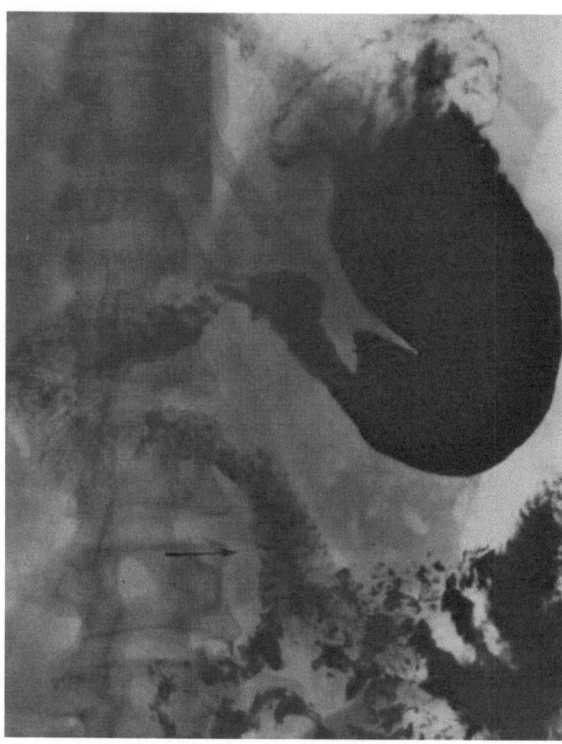

Abb. 627. Verdrängung des horizontalen Duodenalabschnittes und der oberen Jejunalschlinge durch metastatischen Befall der Lymphdrüsenkette neben der Lendenwirbelsäule

mal Erstmanifestationen eines Hodencarcinoms.

In diesem Zusammenhang beachte man die wichtigsten *pathologisch-anatomischen Varianten:*

1. Das *Seminom* entwickelt sich langsam und progressiv bei 30—45jährigen aus einem bis dorthin normalen Hoden.

2. Ein degeneriertes *Embryom (Teratom):* hierbei handelt es sich um ein Gewebe, ausgehend von den Keimblättern mit Zellelementen aus den frühen Entwicklungsstadien und um ein *Chorionepitheliom* (histologischer Aspekt: Placentazotten) bei Patienten im Alter von 20—30 Jahren auf dem Boden eines angeborenen anormalen Hodens, mehr oder weniger groß und unregelmäßig geformt, der plötzlich an Größe zunimmt und seine Konsistenz verändert.

d) *Spezielle biologische bzw. serologische Blutbefunde.*

Hormonmessungen. Prolan A: sehr vermehrt bei Seminomen, aber auch degenerierten Embryomen; Prolan B: spezifisch für ein Chorionepitheliom.

Bemerkenswert: Eine negative Hormonreaktion schließt aber nicht einen Tumor aus.

Nach der therapeutischen Orchidektomie läßt ein positiver Hormonnachweis ein Rezidiv befürchten (prognostisch wichtiger Befund).

X. Hoden- und Nebenhodentuberkulose

Genitale Lokalisation einer Uro-Genital-Tuberkulose, ihr urologisch-canaliculärer Ursprung muß daher immer gesucht werden.

Die *Tumorbildung im Nebenhoden* wird zufällig entdeckt. Es kann sich handeln um:

1. einen Knoten im Nebenhodenschwanz, meistens glatt, regelmäßig, schlecht abgrenzbar, schmerzlos,

2. bipolare Knotenbildung (Kopf und Schwanz, charakteristisch für die tuberkulöse Ätiologie), oder auch

3. einen Gesamtbefall des Nebenhodens in Form eines Helmdaches, das den Hoden mehr oder weniger umhüllt.

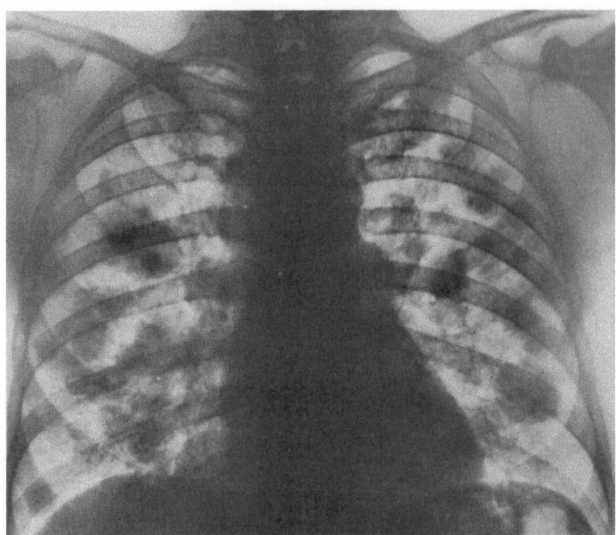

Abb. 628. Ballonartige Auflockerung der Lungenzeichnung bei der Röntgenaufnahme des Thorax, verdächtig auf Fernmetastasen in der Lunge bei Hodentumor

Beim Fehlen von Harntröpfeln oder einer Furunkulose als häufiger Infektionsquelle ist die Krankheit primär auf den Nebenhoden zu beziehen.

Für die Gesamtuntersuchung ist daher die *schematische Abklärung* folgender Erkrankungsprozesse erforderlich:

1. äußere Inspektion und Palpation der Hodenhaut, insbesondere Suche nach Fisteln, die nicht immer sofort erkennbar sind, manchmal mit leichter Sekretabsonderung,

2. Hodenbeschaffenheit,

3. Untersuchung der Hodenhüllen, manchmal reaktiver Begleiterguß,

4. Untersuchung des Samenstranges: Entzündung des Ductus deferens von dickwandiger, harter, unregelmäßiger Beschaffenheit; Funiculitis, *ohne* Entzündung der Samenstranggebilde;

5. Rectaluntersuchung, um auszuschließen eine:

— Prostatitis: mit schmerzlos gut abgrenzbaren Knoten;

— Cystitis

— Affektionen des Ductus deferens: gut tastbare, harte Infiltration, nur schwer abgrenzbar gegen die Samenblasen.

Zur Vervollständigung ist die *Urinuntersuchung* erforderlich:

1. Makroskopisch: häufig klarer Urin bei der 3-Gläser-Probe. Trüb-eitriger Urin würde eher an eine infektiöse Epididymitis des Prostatikers denken lassen.

2. Mikroskopisch: bakteriologische Untersuchung auf Tuberkelbacillen (bei Nichtbefall des Nebenhodens können aber ebenso die Prostata, die Harnwege mit Blase befallen sein, wenn auch nicht regelmäßig).

Wie bei der Nierentuberkulose muß eine klinische und radiologische Untersuchung durchgeführt werden, um andere Tuberkulose-Lokalisationen, insbesondere in der Lunge, aufzudecken.

XI. Phimose

Als Phimose bezeichnet man ein angeborenes enges Praeputium, welches nicht über die Glans bis in den Sulcus coronarius zurückgezogen werden kann. Da hierdurch eine notwendige Reinigung nicht vorgenommen werden kann, kommt es zu einer Sekretansammlung, die über eine Balanitis zu narbigen Strikturen des Praeputiums führt. Ebenso können sich Praeputialsteine bilden, und über den Schrittmacher der chronischen Entzündung kann sich im Alter ein Peniscarcinom entwickeln.

Paraphimose

Die Paraphimose entsteht durch das Zurückstreifen einer zu engen Vorhaut hinter die Glans penis in den Sulcus coronarius, wo sie einen Schnürring bildet, der die venöse Zirkulation drosselt, jedoch den arteriellen Zufluß offenläßt, wodurch es zu der Ausbildung eines sehr schmerzhaften Ödems des inneren Praeputialblatts und der Glans penis kommen kann, welches nicht in der Lage ist, sich spontan zurückzubilden.

XII. Prostata-Adenom

Hyperplasie, damit echter Tumor (Fibro-Adeno-Myomatose), der periurethralen Drüsen.

Hiermit bezeichnet man eine Erkrankung, die auf einem gutartigen Adenom, ausgehend von den peri-urethralen Drüsen, beruht und sich durch Harnabflußstörungen bemerkbar macht.

Anfangssyndrome: *Pollakisurie*, häufige Miktionen, besonders nachts und überwiegend in der zweiten Hälfte der Nacht, bildet das Alarmsignal ab einem gewissen Alter.

Weitere klinische Symptome: schwacher Strahl, Nachträufeln, verzögerte und erschwerte Miktion. „Ischuria paradoxa" – Überlaufblase.

Die *akute Harnretention* beim Prostata-Adenom ist häufig. Sie bezeichnet die totale Harnsperre.

Gelegentlich handelt es sich um:

1. *Eine chronische rezidivierende Harnretention*, eine Urinstagnation ohne Blasendistension: die Blase leert sich unvollständig, eine mehr oder weniger große Menge von Urin bleibt nach der Miktion in der Blase und bildet den Restharn, häufige Miktionen (Pollakisurie) mit Harndrang und Beschwerden einhergehend;

2. oder eine *chronische komplette Harnretention*, eine Urinstagnation mit Blasendehnung, die häufig unter der Maske einer Pseudoinkontinenz erscheint. Der Kranke uriniert dabei ohne Unterlaß, indem er einige Tropfen verliert. Das ist die sog. „Überlauf-Miktion", wie bei einer Bade-

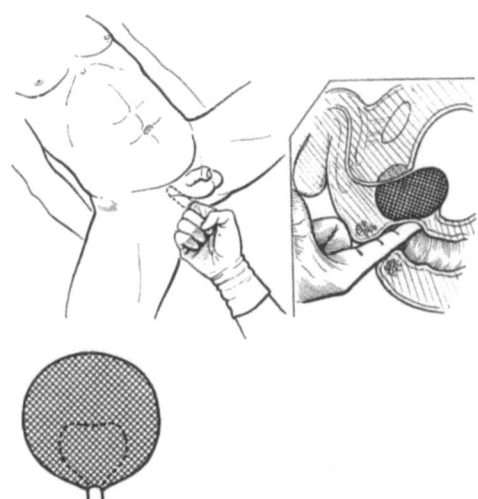

Abb. 629. Rectale Austastung zeigt die Prostata nicht mehr kastanienförmig mit einer Mittelfurche; sie ist tennisballartig vergrößert und abgerundet

wanne, deren Abfluß verstopft ist und die überläuft, ohne sich zu leeren.

Die *rectale Untersuchung* (Abb. 629) ist der Schlüssel für die Diagnose. Die Prostata ist vergrößert, die hintere Medianfurche nicht mehr fühlbar, die Prostata erscheint wie aufgeblasen, aber von glatter, regelmäßiger, elastischer Oberflächenbeschaffenheit in Form eines Tennisballs (Abb. 629).

Die *Ausscheidungs-Cystographie* nach intravenöser Verabfolgung eines Kontrastmittels zeigt die Blase mit angehobenem Blasengrund durch Impression der Prostata, besonders beim Mittellappenbefall, der sich einer rectalen Untersuchung entzieht. Nach der Miktion leert sich die Blase nur unvollständig, und das im Restharn befindliche Kontrastmittel wird erkennbar.

Außerdem gibt die *Urographie* Auskunft über die Beschaffenheit der Harnleiter und des Nierenbeckens, besonders bei Erweiterungen durch Harnabflußstörung.

Die Untersuchung wird vervollständigt durch:

1. eine *cyto-bakteriologische Untersuchung* des Harns auf der Suche nach einer Harninfektion: Pyurie;

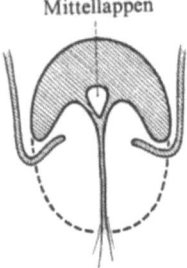

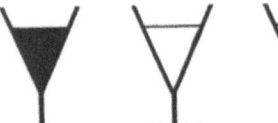

Abb. 631. Initiale Hämaturie: nur das erste Glas ist blutig verfärbt bei der Drei-Gläser-Probe

Abb. 630. Schema einer Prostataveränderung durch Adenom: Konvexförmige Verdrängung des Blasenbodens nach oben. Der Mittellappen erscheint bei der Cystographie aufgehellt. Die zwei Ureteren sind hakenförmig verdrängt in ihrem prävesikalen Abschnitt. Die Harnröhre ist ausgezogen, verlängert und abgeflacht

2. *Nierenfunktionsprüfungen* bei Harnabflußstörungen.

Zur weiteren diagnostischen Abklärung kommt die endoskopische Untersuchung der Harnröhre bzw. der Blase (Cysto-Urethroskopie) in Frage (Abb. 630).

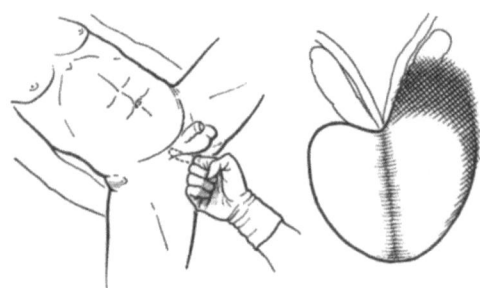

Abb. 632

XIII. Prostata-Carcinom

Das Prostata-Carcinom ist die dritthäufigste Krebs-Todesursache des Mannes.

Pollakisurie und *Dysurie* veranlassen den Patienten, den Arzt aufzusuchen (10% aller Männer haben Dysuriebeschwerden):
- Verdächtig bei einem jungen Mann im noch nicht adenomdisponierten Alter,
- oder bei einem älteren Mann, der bisher keinerlei Miktionsbeschwerden hatte.

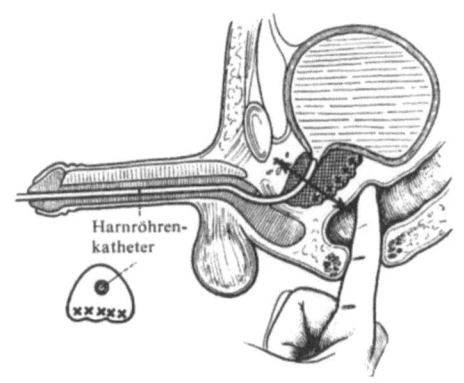

Abb. 633. Der rectal palpierende Zeigefinger tastet nicht den Harnröhrenkatheter

Diese klinischen Störungen sind manchmal von einer *Hämaturie* begleitet (Abb. 631).
Es gibt auch *schmerzhafte Formen* ischialgiformer Art, die auf eine Ausdehnung des Prozesses ins kleine Becken hinweisen.
Das wesentlichste Untersuchungskriterium ist wiederum die *rectale Untersuchung* (Abb. 632, 633). Sie zeigt:
- eine flache, nur wenig vergrößerte Prostata mit erhaltener Medianfurche, aber insgesamt verhärtet, steinhart;
- oder mehrere Knoten in der Prostata mit harter Beschaffenheit. Solche Knoten sind in der Hälfte der Fälle krebsverdächtig, es sei denn, sie sind am unteren Prostata-Dreieck lokalisiert zum Blasendreieck hin: diese Lokalisation ist mit Sicherheit neoplasmaverdächtig. Wichtig und schwierig ist die Abgrenzung eines Carcinoms mit Begleitentzündung gegen ein Prostataadenom. Bei der rectalen Untersuchung und bei eingelegtem Blasenkatheter kann dieser durch die weichere, adenomatös benigne veränderte Prostata getastet werden, im Gegensatz zu der harten, derben, carcinomveränderten Prostata. Das Carcinom entwickelt sich unabhängig, aber häufiger neben oder bei bereits schon mitvorhandener Adenomyomatose (Abb. 634).

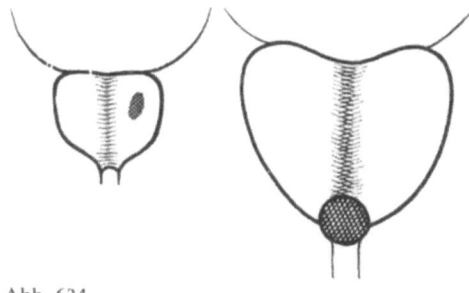
Abb. 634

Die *klinischen Untersuchungen* müssen immer vervollständigt werden durch *Urinuntersuchungen* und durch das Absuchen von evtl. metastatischem Lymphdrüsenbefall. Auch die *Cysto-Urethrographie* kann, wie beim Adenom, funktionelle Auswirkungen auf die Harnabflußwege zeigen.

Bei den *serologischen* Untersuchungen ist die Feststellung einer Erhöhung der sauren Prostataphosphatase wichtig.

Schließlich die *cytologische* Diagnostik im Urin nach Prostatamassage.

Ein wesentliches diagnostisches Hilfsmittel ist die direkte *Prostata-Biopsie* und die *Cytologie* des Prostatasekretes. Ebenso wertvoll auch für die Beurteilung bereits eingetretener Metastasierung ist die *Lymphographie*, da das Carcinom bevorzugt lymphogen metastasiert mit Skeletmetastasen (Röntgenaufnahmen!) und Lungenmetastasen.

Differentialdiagnose. Prostataadenom, Prostatitis, Morbus Paget bei Skeletmetastasenverdacht.

TNM-Klassifikation des Prostata-Carcinoms

Zur TNM-Klassifizierung müssen in den verschiedenen Kategorien einige minimale Anforderungen erfüllt werden. Ist dies nicht möglich, wird hinter die Bezeichnung der Kategorie ein großes X gestellt.

Minimalforderungen:

T-Kategorie: Klinische Untersuchung, Urographie, Endoskopie, Biopsie

N-Kategorie: wie oben, zusätzlich Lymphographie und/oder Urographie

M-Kategorie: wie oben, zusätzlich Thoraxröntgenaufnahme, Skelettstatus, Bestimmung der sauren Phosphatase

TNM-Klassifizierung

T	*Primärtumor*
TX	Minimalerfordernisse können nicht erfüllt werden
T 0	Kein tastbarer Tumor, eingeschlossen sind zufällig bei Operationen oder Biopsien entdeckte Carcinome
T 1	Intrakapsulärer Tumor, umgeben von normal getasteter Drüse
T 2	Tumor auf Drüse beschränkt, weiche Knötchen verformen die Kontur, seitliche Sulci und Samenblasen nicht befallen
T 3	Tumor dehnt sich über die Kapsel hinaus aus, seitliche Sulci und/oder Samenblasen mitbefallen oder nicht
N	*Lymphknotenbefall*
NX	Minimalerfordernisse können nicht erfüllt werden
N 0	Kein Nachweis für Beteiligung der regionären Lymphknoten
N 1	Befall eines einzelnen regionalen Lymphknotens
N 2	Regionale Lymphknoten multipel befallen
N 3	Auf der Beckenwand befindet sich eine fixierte Masse mit freiem Raum zwischen ihr und dem Tumor
N 4	Befall von juxtaregionalen Lymphknoten (Leistenlymphknoten, iliacalen Lymphknoten, paraaortalen Lymphknoten)
M	*Fernmetastasen*
MX	Minimalanforderungen können nicht erfüllt werden
M 0	Fernmetastasen nicht nachweisbar
M 1a	Nachweis okkulter Metastasen
M 1b	Solitärmetastasen in einem einzelnen Organ
M 1c	Multiple Metastasen in einem einzelnen Organ
M 1d	Metastasen in verschiedenen Organen
P	*Histopathologie*
PX	Ausmaß des Befalls kann nicht bestimmt werden
P 0	Kein Tumor nachweisbar
P 1	Focalcarcinom
P 2	Diffuses Carcinom mit oder ohne Ausdehnung auf die Kapsel
P 3	Carcinom mit Austritt aus der Kapsel und/oder Ausdehnung auf die Samenblase
P 4	Ausdehnung auf benachbarte Organe
G	*Histopathologisches „Grading"*
GX	Kann nicht bestimmt werden
G 0	Kein Nachweis für Anaplasie
G 1	Geringe Malignität
G 2	Mittlere Malignität
G 3	Hochgradige Malignität

Den Klassifizierungen T und P kann das Symbol m hinzugesetzt werden, um multiple Tumoren anzuzeigen.

Der Klassifizierung N kann ein − (minus) oder ein + (plus) angefügt werden, um anzudeuten, daß der Knoten mikroskopisch nicht befallen oder befallen ist.

Eine Stadieneinteilung kann zur Zeit von der UICC nicht empfohlen werden.

B. Haupt- und Leitsymptome urologischer Erkrankungen

I. Hämaturie (Makro-Hämaturie)

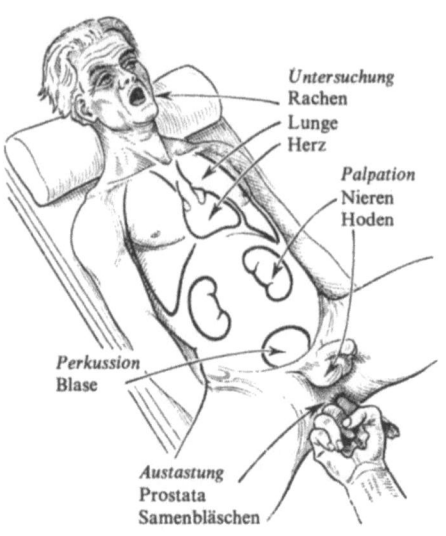

Abb. 635

Die Differentialdiagnose des „roten Urins" ist vielgestaltig. Der Urin kann allein schon durch bestimmte Nahrungsmittel und Medikamente rötlich verfärbt sein oder auch durch eine äußere Blutbeimischung von Blutungsquellen außerhalb der Harnwege, z.B. Rectum oder Genitale (bei der Frau während der Menstruation).

Die *Differentialdiagnose* ist leicht zu klären durch die mikroskopische Untersuchung (Erythrocyten im Zentrifugat) oder chemisch (Benzidinprobe und andere Reaktionen).

Die zweite große Hauptgruppe betrifft die eigentlichen medizinischen und die urologischen Ursachen.

Allgemeine Ursachen für eine Hämaturie: Hämorrhagische Diathese, Antikoagulantienbehandlung, Nierenparenchymerkrankungen. Beachte: Anamnese, Klinik (Abb. 635).

Urologische Ursachen. Tumoren, Steine, Trauma, spezifische und unspezifische Entzündungen in der Niere und den oberen Harnwegen.

In der Blase: Tumoren, Steine, Cystitis, Divertikel, Fremdkörper, selten Endometriose. Schließlich noch Auswirkungen eines Prostataadenoms mit Prostatavesiculitis, gutartige und bösartige Tumoren der Harnröhre.

Die Beschaffenheit des Urins bei Makrohämaturie gibt gewisse weitere Aufschlüsse: Größere Blutkoagel ohne Nierenschmerzen sprechen mehr für die Blasenblutung, Ausgußkoagel für Blutungsquellen im Bereich, bzw. oberhalb der Harnleiter. Blutaustritt aus der Harnröhre ohne Miktion spricht naturgemäß für eine Blutung außerhalb des Blasenverschlußapparates.

Zwei- bzw. Drei-Gläserprobe:

1. Initiale Hämaturie: Blutungsquelle in der Urethra.
2. Terminale Hämaturie: Blutungsquelle in bzw. oberhalb der Urethra.
3. Totale persistierende Hämaturie: Blutungsquelle in oder oberhalb der Blase in den Harnwegen oder den Nieren.

Eine Mikrohämaturie (Erythrocyten im Sediment) spricht fast immer für kleine bzw. diffuse Blutungsquellen im Nierenparenchym oder Urolithiasis.

II. Anurie

Gegen die *prärenale* und *renale* Anurie (Ausscheidungsstörung bzw. Anurie sui generis, hauptsächlich bei ischämisch-toxischem Tubulusschaden) sind die *supravesicalen* Abflußbehinderungen und die *infravesicale* Verlegung der Harnröhre abzugrenzen.

Postrenale, supravesicale Abflußstörung. Ureterstein, sekundär chronische Papillennekrose, Oligurie bis Anurie bei Tumoren im kleinen Becken, selten retroperitoneale Fibrose (*Ormond*sche Krankheit).

Ursachen für die subvesicale Störung der Blasenfunktion (Entleerungsstörung):
1. Neurogene Störungen;
2. Urethrastein, Urethrafremdkörper, Blasenstein, bei Prostatikern nach wiederholtem Katheterismus Striktur (iatrogen); oder Ruptur (posttraumatisch).

III. Dysurie

Dysurie ist das erschwerte Harnlassen, ein variables Symptom von großer diagnostischer Bedeutung.

Wenn auch zunächst nur ein subjektives Symptom, sind die meisten Ursachen objektivierbar. Schmerzhafte Dysurie läßt auf eine Erkrankung der Harnröhre, der terminale Miktionsschmerz bei Männern auf eine Blasen-, bei Frauen auf eine Adnexerkrankung schließen.

Die Dysurie kann sich von einer anfänglichen Harnstrahlveränderung zur vollständigen Harnsperre bzw. Harnverhaltung ausweiten.
Hauptsächliche *Ursachen:* In Ergänzung zu den obengenannten postvesikalen Erkrankungen bei Anurie, insbesondere Entzündungen der Harnwege und der Harnblase, Harnwegsmißbildung und nerval bedingt.
Sonderfall: Dysurie und Inkontinenz im Kindesalter.
Im Kindesalter ist eine Dysurie, besonders bei Kombination mit Inkontinenz, meist auf angeborene Leiden zurückzuführen wie: Blasendivertikel, Hydroureter und Doppelnieren mit ektopischer Harnleitermündung, z. B. in die Vagina mit dann auch im späteren Lebensalter pathogenetisch unerkanntem, urologisch bedingtem und dadurch gynäkologisch therapieresistentem Fluor vaginalis.

C. Urologische Notfälle

I. Die akute Harnverhaltung

Sie ist die gestörte Harnentleerung bei prallgefüllter Blase, dagegen ist die Blase leer bei fehlender Urinausscheidung: Anurie.

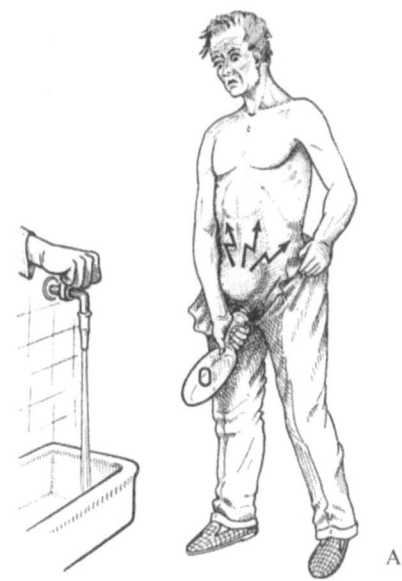

Abb. 636

Die Harnretention ist charakterisiert durch:
1. Harnzwang, äußerst schmerzhafter Harndrang („schiffen oder sterben"), begleitet von heftiger Unruhe des Patienten (Abb. 636).
2. Eine volle Blase durch Überdehnung sichtbar, immer tastbar und bei der Perkussion durch Dämpfung erkennbar, zeigt oberhalb des Schambogens eine deutliche Vorwölbung.
Die *Ursache* der Harnretention kann traumatisch bedingt sein (Wirbelfrakturen mit neurologischen Ausfällen, Urethraverletzung). Oder sie ist funktionell bedingt, z.B. postoperativ reflektorisch nach Operationen im Becken (Abb. 637).

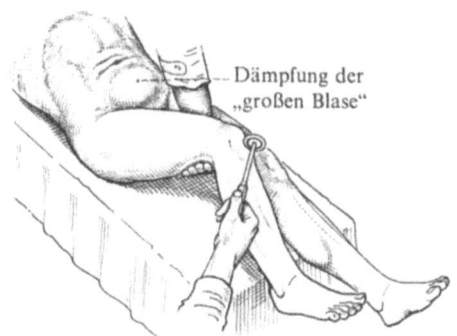

Abb. 637. Bei akuter Harnverhaltung müssen auch neurologisch bedingte Blasenstörungen berücksichtigt werden. Daher Reflexprüfungen

1. Begleitumstände

Außer diesen Ursachen gibt es für die akute Harnverhaltung beim Mann zwei Hauptursachen:

In jedem Alter ist eine Urethrastenose entzündlicher Natur oder posttraumatisch möglich (z.B. fortgeleitete Pankreatitis);

im höheren Alter liegt der Harnretention im allgemeinen ein Prostataadenom zugrunde, seltener ein Prostatacarcinom (Abb. 638).

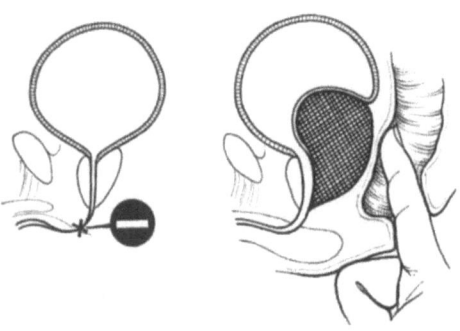

Abb. 628. Zwei häufige Ursachen für Harnverhaltung beim Mann: Urethrastriktur im Bereich der Pars membranacea. Prostataadenom. Zeigefingeraustastung deckt die Vergrößerung auf

Bei der Frau ist die Harnretention bedingt durch Kompression der Urethra:

— bei Graviden: retrovertierter Uterus,
— bei einem Beckentumor: häufig ein Fibrom oder großes Uterusmyom (Abb. 639).

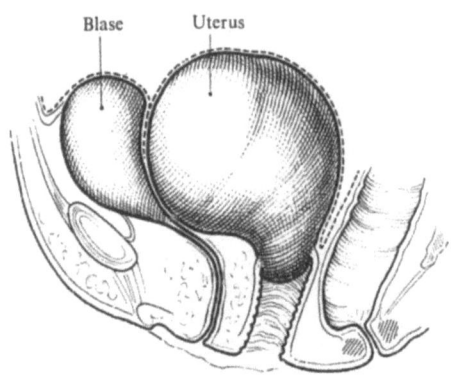

Abb. 639. Ursache für eine Harnverhaltung bei der Frau: Uterus myomatosus komprimiert den Blasenhals gegen die Symphyse

In allen Fällen und besonders bei Fehlen von objektivierbaren organischen Ursachen muß nach Blasenkatheterismus eine neurologische Untersuchung zum Ausschluß einer Rückenmarks-Tabes erfolgen.

2. Diagnostik bei Harnverhaltung

Bei jeder Anurie oder Oligurie ist ein diagnostischer Katheterismus der Blase zum Ausschluß einer Blasenentleerungsstörung notwendig. Häufigste Ursache, vor allem beim älteren Mann, ist das Prostata-Adenom.

Es muß unter absolut sterilen Bedingungen katheterisiert werden mit praktischen sterilen Einmal-Sets, sowie Einmal-Gleitmittel. Eine zusätzliche iatrogene Infektion kann bei einem schweren Grundleiden und bei vorhandener Abflußstörung das Krankheitsbild leicht entscheidend verschlimmern.

Schlußfolgerungen aus dem Ergebnis der Katheterisierung:

Katheterismus mißlingt; Ursachen und Erklärung: Prostata-Adenom, Prostata-Carcinom, Harnröhrenstriktur, Harnröhrenstein, Harnröhrendivertikel, Fehlkatheterisierung (via falsa), Vermeiden von wiederholten Katheterisierungsversuchen!

Notfalls suprapubische Punktion, falls eindeutig volle Blase vorhanden.

Weitere fachurologische Behandlung!

Bei glatter Katheterisierung darf auf subvesikale Ursache der Anurie geschlossen werden. Weitere fachurologische Behandlung.

Bestimmung der harnpflichtigen Substanzen; zum Ausschluß einer postrenalen Ursache Röntgenübersichtsaufnahme: Erfassen von Konkrementschatten im Bereich der ableitenden Harnwege.

II. Nierenkolik

Sie ist das klinische Erscheinungsbild eines Schmerzes, der durch akute Überdehnung der oberen Harnwege entsteht. Die Kolik weist häufig auf das Vorliegen einer Nierenharnwegssteinbildung hin.

Das plötzlich auftretende Schmerzsyndrom wird häufig ausgelöst durch wiederholte körperliche Erschütterungen (eine lange Autoreise auf unebener Straße).

Der *Schmerz* ist in der Lendengegend lokalisiert, wellenförmig verlaufend mit Ausstrahlungen in die Leisten-Genitalgegend. Im Gegensatz zu dem Abdominalschmerz bei Peritonitis befindet sich der Kranke in einem agitierten Zustand, keine Lageveränderung bringt Erleichterung. Während der Schmerzkrise ist eine Oligurie die Regel (geringe, meist dunkelgefärbte Urinausscheidung). Die Dauer der Schmerzkrise ist variabel, von einigen Stunden Dauer. Am Ende der Schmerzkrise folgt eine Polyurie, mit der es häufig zum Abgang eines kleinen Konkrementes kommen kann.

Klinisch besteht bei der Nierenkolik eine Mikro- oder Makrohämaturie. Die Mikrohämaturie läßt sich im Harnsediment mikroskopisch leicht erkennen.

Die *Röntgenleeraufnahme* des Abdomens zeigt in einigen Fällen eine Schattengebung und zeugt damit für das Vorliegen eines Konkrementes im Nierenbeckenharnleitersystem.

Die *venöse Urographie* ist nicht immer sofort durchführbar bzw. diagnostisch unergiebig, da die kranke Niere funktionsstumm ist. Auf der anderen Seite ist dieses negative Zeichen ein indirekter Beweis und gerade auf der rechten Seite von Bedeutung zur Abgrenzung der Nierenkolik gegen mögliche intraabdominelle rechtsseitige Erkrankungen, z. B. Appendicitis. Eine „*stumme*" Niere ist dabei ein deutlicher Hinweis für eine Nierenkolik.

Einige Tage später deckt die intravenöse Urographie dann innerhalb des kontrastmittelangereicherten Hohlwegsystems nicht nur das ausgesparte Konkrement, das auf der Abdomenleeraufnahme häufig unsichtbar ist, auf. Sie gibt darüber hinaus auch Informationen über den Zustand und die Funktionsfähigkeit des Nierenhohlwegsystems beider Seiten. Nicht nur die Steinbildung kann die Ursache für eine Nierenkolik sein; alle Ursachen, die zu einer mehr oder weniger akuten Distension des Nierenbeckens- und Harnleitersystems führen, kommen hierfür in Frage:

Steinwanderung, Eiter und Nekrosenklümpchen bei Harnwegsinfektionen, Abknickung des Harnleiters durch einen Verwachsungsstrang oder ein aberrierendes Gefäß. Ebenso kann sich eine Nierensenkung (Nephroptose, Ren mobilis) durch Abflußstörungen im Nierenharnleitersystem zu akuten Schmerzzuständen auswirken. Die Diagnose ist hier wiederum sehr einfach und durch Urographie wie durch den Vergleich der Röntgenbilder im Liegen und Stehen zu erbringen.

III. Perinephritische Phlegmone

Die perinephritische Phlegmone, eine Vereiterung im perirenalen Fettgewebe, kompliziert leicht den Befall einer Niere durch den Staphylococcus aureus: Furunkel der Niere.

Der meist junge Kranke zeigt *Fieber*, dessen Ursache nicht sofort erkannt werden kann: nach einem akuten Anfall zeigt sich die Affektion durch persistierendes Fieber von wechselhaftem Verlauf und mit oscillierender Fieberkurvenzeichnung.

Klinisch zieht zunächst nichts die Aufmerksamkeit auf die Nierenloge. Der Lumbalschmerz ist nicht konstant. Der Urinbefund ist normal, manchmal entdeckt man indessen einen Harnwegsinfekt, manchmal auch nur vorübergehend.

Der Kranke muß exakt nach der *Vorgeschichte* befragt werden, da häufig für den Patienten unbewußte, banale Staphylokokken-Infektionen vorausgegangen sind durch ein Furunkel, Panaritium, Gerstenkorn (am Auge), Karbunkel oder abscedierende Pankreatitis als Infektionsquelle (Abb. 640).

Durch die tiefe retroperitoneale Lage dieser eitrigen Entzündung bleiben die Symptome lange Zeit vage oder täuschend. Weiterhin: Fieber, Leukocytose mit Polynukleose. Der *einseitige* Lumbalschmerz tritt auf.

Die Lendengegend ist bei der *Palpation* äußerst druckschmerzhaft mit Abwehrspannung und einer darunter tastbaren, nicht genau abgrenzbaren Verschwellung, die mit den Weichteilen teigig verbacken

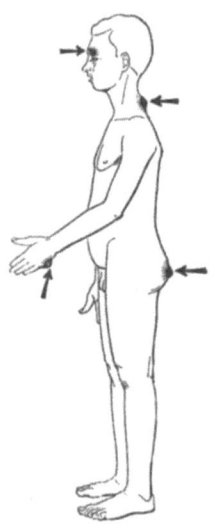

Abb. 640. Mögliche Eintrittspforten für Staphylokokkeninfektion, die für eine paranephritische Phlegmone verantwortlich sein können: Gesichtsfurunkel, Furunkel im Nacken, am Gesäß, Handinfektionen

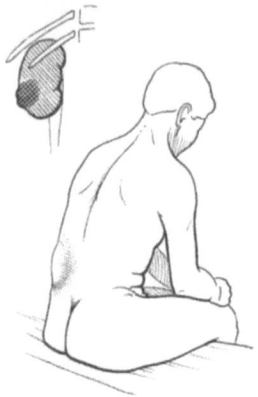

Abb. 642. Tumorbildung mit Begleitödem in der Lende kann Hinweis sein auf eine retroperitoneale paranephritische Phlegmone

ist, manchmal mit Begleitödem, hauptsächlich bei *retrorenaler Lage* der Nierenphlegmone (Abb. 641 und 642).

Im Falle einer Phlegmone am *oberen Nierenpol* sind die Symptome mehr zum Thorax und zur Pleura hin entwickelt: Dämpfung, diskreter reaktiver Pleura-Erguß. Die eingeschränkte Zwerchfellbeweglichkeit der korrespondierenden Thoraxhälfte ist das entscheidende radiologische Zeichen. Es kann aber auch (s. Kapitel „Subphrenischer Absceß") Hinweis für eine Eiterung oberhalb oder unterhalb der Zwerchfellkuppe sein (Abb. 643).

Die Phlegmone am *unteren Nierenpol* ergibt lokale Zeichen, die an der Flanke schneller erkennbar sind. Der Oberschenkel des korrespondierenden Beines zeigt das *Psoas-Phänomen*: Irritation des Psoas mit Flexion, Abduktion und Außenrotation des Beines. Jeder Versuch einer Lageveränderung des Beines ist äußerst schmerzhaft (Abb. 644)

Schwierige Diagnostik wegen der tief lokalisierten, verborgenen Eiterung, aber man muß daran denken!

In diesem Stadium der perirenalen Eiterung ist der Urin im allgemeinen klarflüssig, ohne Bakterienbefall, was den perinephritischen Absceß von der Pyelonephritis deutlich unterscheidet. Ebenso ergibt sich bei der Ureter-Katheterisierung bzw. dem Blasenkatheter-Urin der gleiche Befund.

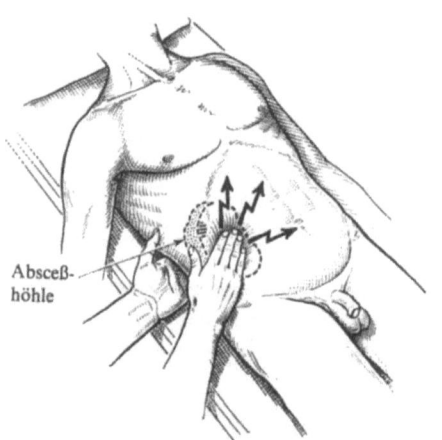

Abb. 641. Teigige Verdickung der Lendengegend (Schmerzen bei bimanueller Palpation) bei perinephritische Phlegmone

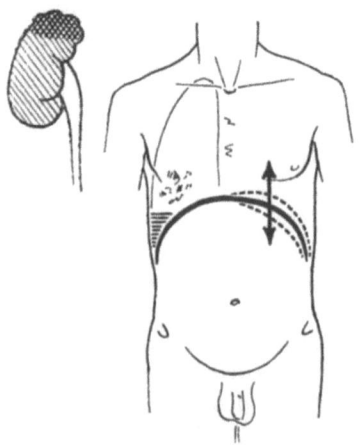

Abb. 643. Eine Phlegmone am oberen Nierenpol führt häufig zu einer Zwerchfellähmung mit Zwerchfellunbeweglichkeit bei der Durchleuchtung und einem Pleurabegleiterguß

Eine Ausnahme gibt es zu dieser Regel: die sekundäre eitrige *Perinephritis* auf dem Boden einer Pyelonephritis oder einer Pyonephrose mit oder ohne Steinbefall, bei der die Infektion zunächst die Harnwege befällt und von hier aus auf das perirenale Gewebe übergreift.

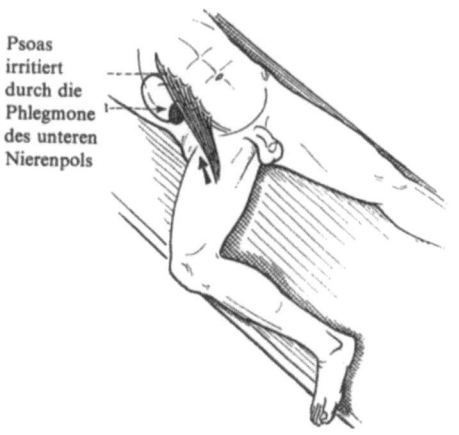

Abb. 644. Eine Phlegmone am unteren Nierenpol führt häufig zum Psoasphänomen

Literatur

ALKEN, C. E., STAEHLER, W.: Klinische Urologie. Stuttgart: Thieme 1973.

ALLGÖWER, M. (Hrsg.): Allgemeine und spezielle Chirurgie, 3. neubearbeitete Aufl. Berlin-Heidelberg-New York: Springer 1976.

BAUER, K. H.: Geschwülste des Mediastinums. In: Handbuch der Thoraxchirurgie, Bd 3. Berlin- Göttingen-Heidelberg: Springer 1958.

BAUMGARTL, F., KREMER, K., SCHREIBER, H. W.: Spezielle Chirurgie für die Praxis. Stuttgart: Thieme 1972—1973.

BECKER, V.: Pathologisch-anatomische Aspekte bei endokrin wirksamen Tumoren. Arch. klin. Chir. **329**, 429 (1971).

BOCK, H. E.: Pathophysiologie, Bd I und II. Stuttgart: Thieme 1972.

BRAND, G., KUNZ, H., NISSEN, R.: Intra- und postoperative Zwischenfälle. Stuttgart: Thieme 1967.

DEMLING, L.: Klinische Gastroenterologie. Stuttgart: Thieme 1973.

EDER, M., GEDIGK, P.: Lehrbuch der allgemeinen Pathologie und der pathologischen Anatomie, 30. völlig neu bearbeitete Aufl. Berlin-Heidelberg-New York: Springer 1977.

Endoscopische Polypektomie im Gastrointestinaltrakt. Symposion Erlangen 1973. Stuttgart: Thieme 1973.

GERSHON-COHEN, J.: Atlas of Mammography. Berlin-Heidelberg-New York: Springer 1970.

HEBERER, G., HEGEMANN, G.: Indikation zur Operation. Berlin-Heidelberg-New York: Springer 1974.

HEBERER, G., RAU, G., SCHOOB, W.: Angiologie, begründet von M. RATCHOW, 2. völlig neu bearbeitete Aufl. Stuttgart: Thieme 1974.

HEBERER, G., TSCHERNE, H., KÖLE, W.: Chirurgie. Berlin-Heidelberg-New York: Springer 1977.

HERMANEK, P.: Klinische Pathologie der Weichteiltumoren. Chirurg **48**, 695—691 (1977).

HERZOG: Poliklinische Chirurgie. 2. überarbeitete Aufl. Jena: VEB G. Fischer 1973.

JANZEN, R.: Schmerzanalyse, 3. Aufl. Stuttgart: Thieme 1973.

KLEIN, E.: Die Schilddrüse. Berlin-Heidelberg-New York: Springer 1969.

KORTING, G. W.: In: Das maligne Helanom. Dtsch. Ärztebl., **76** (1977).

KÜMMERLE, F.: Die chirurgischen Erkrankungen des Dünndarms. Stuttgart: Enke 1963.

KÜMMERLE, F.: Hormonaktive Tumoren. Arch. klin. Chir. **329**, 451 (1971).

LEIBER, B., OLBRICH, G.: Die klinischen Syndrome. 5. wesentlich erweiterte und vollständig überarbeitete Aufl. München-Berlin-Wien: Urban & Schwarzenberg 1972.

LICHTENAUER, F., SCHRÄDER, H.: Thorakale Notzustände. Arch. klin. Chir. **308**, 500 (1964).

LIEBEGOTT, G.: Die Morphologie der primären Knochengeschwülste. Verh. dtsch. orthop. Ges. **47**, 101 (1959).

LINDENSCHMIDT, TH. O.: Der paralytische Ileus in der Chirurgie. Chir. Praxis **13**, 57 (1969).

MUSSHOFF, K., WEINREICH, J.: Differentialdiagnose seltener Lungenerkrankungen im Röntgenbild. Berlin-Göttingen-Heidelberg-New York: Springer 1964.

NAGEL, M., BECK, L.: Das akute Abdomen in der Schwangerschaft. Gynäkologe **4**, 44 (1971).

NISSEN, R., ROSSETTI, M.: Die Behandlung von Hiatushernien und Refluxoesophagitis mit Gastropexie und Fundoplicatio. Stuttgart: Thieme 1959.

OTT, G., KUTTIG, H., DRINGS, P. (Hrsg): Standardisierte Krebsbehandlung. Berlin-Heidelberg-New York: Springer 1974.

PICHLMAYR, R.: Postoperative Komplikationen. Prophylaxe und Therapie. Berlin-Heidelberg-New York: Springer 1976.

PICHLMAYR, R., GROTELÜSCHEN, B.: Chirurgische Therapie. Berlin-Heidelberg-New York: Springer 1978.

POTLAHA, J., HAAF, E.: Manual der peripheren Arterienoperationen. Stuttgart: Enke 1974.

REIFFERSCHEID, M.: Chirurgie, 3. überarbeitete Aufl. Stuttgart: Thieme 1974.

SAEGESSER, M.: Spezielle chirurgische Therapie, 8. vollständig neu bearbeitete Aufl. Bern, Stuttgart, Wien: Huber 1972.

SCHINZ, H. R., BENSCH, W. E., FROMMHOLD, W., GLAUNER, R., UEHLINGER, E., WELLAUER, J. (Hrsg.): Lehrbuch der Röntgendiagnostik. Bd. IV/2: Pleura, Mediastinum und Lunge. Stuttgart: Thieme 1973.

SCHLOSSER, V.: Traumatologie, 2. überarbeitete Aufl. Stuttgart: Thieme 1972.

SCHWAIGER, M., RODECK, G., STAIB, J.: Kurzes Lehrbuch der allgemeinen Chirurgie. Stuttgart: Thieme 1969.

SIEGENTHALER, W.: Klinische Pathophysiologie, 2. überarbeitete und erweiterte Aufl. Stuttgart: Thieme 1973.

SMITH, D.: Allgemeine Urologie. München, Berlin, Wien: Urban & Schwarzenberg.

STENGER, E.: Verbandslehre, 2. unveränderte Aufl. München, Berlin, Wien: Urban & Schwarzenberg 1974.

THURN, P., BÜCHELER, E.: Einführung in die Röntgendiagnostik. Stuttgart: Thieme 1974.

TOBIEN, H. H.: Pulmonale Leitsymptome. Boehringer Ingelheim 1969.

TÖNDURY, G.: Angewandte und topographische Anatomie, 4. überarbeitete und erweiterte Aufl. Stuttgart: Thieme 1970.

UICC: UICC-TNM-Klassifizierung der malignen Tumoren und allgemeine Regeln zur Anwendung des TNM-Systems, 2. Aufl. Berlin-Heidelberg-New York: Springer 1976.

VOSSSCHULTE, K., KÜMMERLE, F., NISSEN, R.: Lehrbuch der Chirurgie, 7. neubearbeitete Aufl. Stuttgart: Thieme 1976.

VOSSSCHULTE, K., ZUCKSCHWERDT, L.: Chirurgische Differentialdiagnostik. Stuttgart: Thieme 1972.

WALKER, R., LICK, R. F.: Farbatlas der chirurgischen Diagnostik. Stuttgart-New York: Schattauer 1977.

WENZ, W.: Abdominale Angiographie. Berlin-Heidelberg-New York: Springer 1972.

ZENKER, R., DEUCHER, A., SCHINK, W.: Chirurgie der Gegenwart, Bd I—VII. München-Wien-Baltimore: Urban & Schwarzenberg.

Sachverzeichnis

A

Abdomen, Absceßbildngen 238
—, akutes 219
—, Schmerz 219, 220
Absceß 1
—, Brustdrüse 357
—, heißer 2
—, kalter 2
—, pericolischer 287
—, perisplenitischer 242
—, retroperitonealer 242
—, subhepatischer 238, 241
—, subphrenischer 171, 221, 239
Achalasie 170, 263
Achillessehnen-Reflex 120, 165
— -Ruptur 125
Adenom 369
—, Prostata 381
—, toxisches 144, 147
Adenopathie 3, 4, 31
Adhon-Test 56
Aerochylie 252, 256
Affenhand 91
Aktinische Colitis 295
Aktinomykose 181
Aldosteronismus, sekundärer 40
Allen-Test 46
Amylase 332
Amyloidose 9
Anaerobier-Infektionen 9
Analatresie 251
Analcarcinom 303
Analfissur 303
Aneurysmen, Aorta 50, 221
—, arterielle 52
—, arterio-venöse 54
—, Kniekehle 120
Angina abdominalis 221, 223 281
Angiographie 36, 200
—, (Arteria carotis) 135
—, cerebrale 123
— -Coeliacographie 283, 316
Ano-rectale Fistel 302
— -Rectal-Prolaps 304
Anurie 384
Anus praeter naturalis 254
Aortenaneurysmen 50, 221
Aortenbogen-Syndrom, Pulseless-disease 55
Aortenisthmusstenose 49
—, infantile 49
—, juvenile 49
—, postductale 49
—, praeductale 49
Aortenruptur 194
Aponeurositis plantaris 92
Apoplex 52

Appendicitis 221, 387
— im Alter 227
— im Kindesalter 227
—, Perforation 230
—, retrocoecal 226
—, Schwangerschaft 200, 228
— und Schwangerschaftspyelitis 229
Argyll-Robertson-Zeichen 120
arterielle Aneurysmen 52
— Blutung 47
— Durchblutungsstörungen, Schweregrade 50
arterielles Gefäßsystem 45
Arteriitis mesenterialis, Angina abdominalis 281
Arteriographie 36, 46, 47, 52, 53, 316, 320
Arteriomesenterialer Darmverschluß 255
Arteriosklerose 49
Arthrographie 111, 115
Ascites 325
Asphyxie 56
Atelektasen 171
Auskultation, Arterien 46
Autodigestion 336
axiale Hiatushernie 209
Azulfidine 280

B

Babinski-Zeichen 161, 353
Bajonettstellung 81
Ballonsonde nach *Sengstaken-Blakemore* 326
Bandscheibenerkrankungen 157
Bandscheibenvorfall, lateraler 165
—, medialer 165
Barrett-Syndrom 210
Bastard-Syndrom 199
Barrett-Syndrom 210
Bauchhöhlenschwangerschaft, ektopische 221
Bauchtraumen 195
Bauchwandbrüche 217
Beckenfrakturen 199
Beckenvenen-Thrombosen 60
*Bennett*sche Fraktur 86
Beugesehne, Verletzung 85
Bewußtlosigkeit 134
Bewußtseinsstörung 134
Bicepsruptur 20
Bifurcationssyndrom 50
Biligraphie 306
Biopsie 27, 34, 383
Blasendivertikel 385
Blasenkontusion 199

Blasenruptur 199
Blockade, intrahepatische 327
—, posthepatische 326
—, praehepatische 327
Blumberg-Zeichen 224
Bluterbrechen (Hämatemesis) 219, 222
Bluthusten, Hämoptyse 171, 175
Blutung, arterielle 47
—, innere 197, 199, 258
*Bochdalek*sches Foramen 202
*Boyd*sche Vene 58
Brachyoesophagus 209
Bridenileus 252
Brillenhämatom 133
Brillen- oder Monokelhämatom 133
*Boehler*scher Tuber-Gelenk-Winkel 127
„Brettharter Bauch" 233
Briden 243
Bronchialcarcinom 169, 171, 173, 174, 175, 176
Bronchiektasen 171, 181, 182
Bronchusadenom 174, 177, 178
Bronchographie 184
Bronchopneumonie 100
Bronchoskopie 172
Brustdrüse, Punktion 362
Brustdrüsenabsceß 357
Brustdrüsencarcinom 358
—, Selbstuntersuchung 371
Brustwandtumoren 172
Brusttumoren beim Mann 371
Budd-Chiari-Syndrom 326, 329
Bursitis olecrani 80

C

Calcaneusfrakturen 127
Callusbildung 98
Calor 3
Caput medusae 324
Carcinoid 178
Carcinoidsyndrom *Cassidy-Scholte*-Syndrom) 41
Carcinom, Anus 303
—, Brustdrüse 358
—, —, Paget 370
—, Colon 285
—, Cardia 264
—, Leber 316
—, Magen 274
—, Mamma 358, 369
— -Mastitis 369
—, Oesophagus 261
—, Pankreas 349
—, Prostata 371, 382, 386

Carcinom, Rectum 221, 296
Cassidy-Schulte-Syndrom 41
Cheyne-Stokessche Atmung 170
Cholecystitis, akute 221, 305
—, chronische 306
Cholecystographie 306, 307
Cholecystojejunostomie 312
Cholecystokinin 332
Choledochoduodenostomie 312
Choledochusstenose bei Kopfpankreatitis 343
Chondrom 28, 89
Chondrosarkom 28, 39
Chorionepitheliom 28, 371, 378
Chvostek-Zeichen 153
Cirrhose Cruveilhier-Baumgarten 328
Claudicatio brachialis 55
—, masticatoria 55
Claudicatio intermittens 59, 50
— mesenterialis 281
Clavicula-Fraktur 73
Clivuskantensyndrom 131
Clostridium perfringens 9
— tetani 10
Cockettsche Venengruppe 59
Coeliacographie 283, 316
Coliinfektion 2
Colitis 221
—, aktinische 295
— -Perforation 292
— ulcerosa 258, 290
Collares Divertikel 265
Colles-Fraktur 81
Collum chirurgicum humeri 73
Coloncarcinom 285
Colondilatation, toxische 293
Colondivertikulose 293
Colonpolypen 258, 289
Colon-Sigma-Perforation 236
Colontumoren 221
Coma diabeticum 170
Commotio cerebri 130
Compressio cerebri 130
— cordis 194
Conn-Syndrom 39
contre-coup-Wirkung 130
Contusio cerebri 130
Cor pulmonale 62, 138
Costo-clavicular-Syndrom 56
Courvoisier-Syndrom (Retentionsikterus) 308, 309, 313, 315, 349
Coxa valga (bei Coxarthrose) 108
— vara epiphysarea 108
Coxalgie 107
Coxarthrose 95, 107, 108, 110
Coxitis 104
— tuberculosa 105
Cruveilhier-Baumgarten-Syndrom 328
Cushing-Syndrom 40
Cutantest nach Casoni 319
Cyste 368
—, Nebenhoden 375
Cystographie 381, 383

Cystoskopie 298, 382
Cysto-Urethrographie 383
Cytologie 27, 382, 383
Cytostatica 370

D
Dalrymplesches Syndrom 140
Darmgangrän 243
Darmgeräusche 219
Darmincarceration 215
Darmtuberkulose 288
Decubitalgeschwüre 100
Diabetes 350
Diaphanie 377
Diaphanoscopie 361
Diaphyse 118
Dickdarmileus 246
Digitus mortuus 56
Distorsionen 19, 125
Divertikel, collares 265
—, epiphrenales 265
—, Traktionsdivertikel 265
—, Oesophagus- 265
—, Zenkersches Pulsionsdivertikel 265
Divertikelkrankheit 258
Divertikulitis 221, 293
Doddsche Venengruppe 58
Dolor 3
Doppelnieren 385
Douglassack, Austastung 225
Drehmannsches Zeichen 97
Drüsentumoren 31
Dünndarm-Ileus 246
Duodenalobstruktion 257
Duodenalulcus 234, 267
Duodenopankreatektomie 348
Duchenne-Trendelenburg-Zeichen 97
Ductus deferens 376, 380
— Wirsungianus 346
Dumping-Syndrom 274
Dupuytrensche Kontraktur 92
Durchwanderungsperitonitis 243
dynamischer Ileus 243
Dysphagie 170, 206, 260, 261
Dyspnoe 170
—, kardiale 170
— bei Struma 138
Dysurie 382, 384

E
Echinococcuscysten 175, 177, 181
Echinococcus 223, 317, 318
Echoencephalographie 132
EEG 132
Ellenbogengelenk 75
—, Luxation 77
— Verletzungen 77
Ellenbogen-Hygrom (Bursitis olecranie) 80
Embolie 221
—, Lunge 62
Embolus 48
Embryom (Teratom) 379

Empyem, Gallenblase 1, 221, 235, 307, 308
Encephalopathie bei Shunt-Operation 331
Endokrinopathien 169
—, paraneoplastische 184, 355
Endometriose 299
Enophthalmus 169
Enteritis regionalis Crohn 221, 278
Enteropathie, exsudative 289
Enterothorax 201, 203
Entzündung 3
Eosinophilie 319
Epauletten-Zeichen 18, 73
Epididymitis 373, 376
epiphrenales Divertikel 265
Epiphysenfraktur 19
Epiphysenlösung 14, 15
Epiphysiolysis acuta 97
— capitis-femoris 97
— lenta 97
Escape-Phänomen 39
Ewing-Tumor 39
Exophthalmus, maligner 140

F
Facialisparese 134
Facies abdominalis 231
Fallhand 15, 89
Faustschlußprobe 46
Feinnadelbiopsie 362
Felsenbeinlängsbrüche 133
Felsenbeinquerbruch 133
Femurfrakturen 97
Fernmetastasen 30, 367
Fersenbeinbrüche 127
Fettembolie 103, 189
Fibrom 28
Fibrosarkom 28, 39
Fissur 304
Fistel, ano-rectale 302
—, tuberkulöse 377
Fluktuation 3
Foramen Bochdalek 202
F.-P. Weber-Syndrom 55
Frakturen 12
—, Becken 199
—, bi-mallcolär 123
—, Calcaneus 127
—, Clavicula 73
—, Collum chirurgicum humeri 74
—, Dornfortsätze 164
—, Epiphysen- 14, 19
—, Extremitäten 191
—, Femur
—, Fersenbein 127
—, Galeazzi- 77
—, Grünholz 14
—, Halswirbelsäule 164
—, Handwurzel 82
—, Humerusschaft 78
—, Hyperflexion 81
—, Kahnbein 82
—, kindliche 14
—, Knöchel 122

Sachverzeichnis

—, Komplikationen 14
—, malleolar 128
—, Mittelfuß 128
—, *Monteggia* 77, 78
—, naviculare 82
—, Oberschenkelschaft 103
—, Olecranon 77, 78
—, Patella 115
—, pathologische 16
—, Radius 81
—, Radiusköpfchen 78
—, Rippen 191
—, Schädel 130
—, Schenkelhals 97
—, Spontan- 16
—, Talus 128
—, Tibiakopf 118
—, Trochanter 98
—, Unterschenkelschaft 121
—, Wirbelkörper 163
—, Hüftgelenkspfanne 102
Frakturformen 98
Frakturzeichen 13
freies Intervall 131
Fremdkörper, verschluckte 243
*Froment*sches Zeichen 91
Fronto-basale Frakturen 133
Functio laesa 73
Funiculitis 376
funktionell-dynamischer Ileus 248
funktioneller Ileus 243
Fußgelenk, Distorsionen 125

G
Galaktographie 369
Galeazzi-Fraktur 78
Gallenblasenempyem 235, 307, 308
Gallenblasenhydrops 221, 235, 307, 314
Gallenkolik 305
Gallensteinileus 248, 250, 252
Gallenwegsverletzungen 199
„Gartenschlauch-Phänomen" 279
Gasbrand 9
Gastrin 283, 341
Gastropexie 205
Gastroskopie 271, 275
Gefäßerkrankungen, entzündliche 48
Gefäßverletzungen 47
Gelenkkörper, freier („Gelenkmaus") 119
Gestationspankreatitis 346
Gipsverband 78
Gleithernie 209
Gleithoden 372
Glockenschwengelzeichen 71
Glucagon-Mechanismus 351
— -Therapie 342
Gonalgie 111
Goodsalls Regel 302
Gravidität, extrauterine 221, 243
Grünholzfraktur 14

Gynäkomastie 371, 378

H
Hämarthros 112, 116
Hämatemesis (Bluterbrechen) 219, 221, 258
Hämatocele 377
Hämatom, extradurales 132
—, pulsierendes 48
Hämaturie 382, 384
Hämatotympanon 134
Hämoptyse, Bluthusten 171, 175
Hämorrhoiden 299
—, Prolaps 301
—, Thrombose 301, 302
Hämothorax 203
Halsdrüsenerkrankungen 32
Halsrippe 173
Halswirbelsäulenfrakturen 164
Hamartom 175
Hand 84
—, Sehnenverletzungen 86
—, Verletzungen 85
Handgelenk 80
Handinfektionen 87
Handnervenverletzungen 86
Handphlegmone 88
Handwurzel 82
Harnretention 381, 385
*Haudek*sche Nische 267, 268
Hedinger-Syndrom 42
Hedrocele 304
Heiserkeit 141, 168
heißer Abszeß 2
„heißer" Knoten 144
Hernia femoralis 214, 221
— inguinalis 212, 221
— lumbalis 218
— umbilicalis 201
Hernie 211, 218
—, innere 218
—, paraoesophageale 206
—, *Treitz*sche 218
Herztamponade 194
Herzverletzungen 194
Hiatushernie 170, 205, 221
*His*scher Winkel 205
Hodenatrophie 376
Hodendystopie 372
Hodenektopie 372
Hodentorsion 372
Hodentuberkulose 379
Hodentumoren 376, 377, 378
Hollander-Test 271
hormonaktive Tumoren, Pankreas 351
Hormontherapie 370
Hoden, Descensusanomalien 372
—, flottierende 372
— Leisten- 372
Homan-Zeichen 60
*Horner*scher Symptomenkomplex 169, 175
Hüfte 93
Hüftgelenksluxation 104

—, angeborene 95
—, traumatische 103
Humerusschaft-Frakturen 78
Hungerdarm 250
Husten 170
Hydarthrose 111
Hydrocele 374, 377
Hydrops, Gallenblase 235, 308, 314
Hyperabduktionssyndrom 56
Hyperaldosteronismus, primärer (*Conn*-Syndrom) 39
Hypercalcämie 36, 151, 170
—, paraneoplastische 152
Hyperparathyreoidismus 151, 338
Hyperthyreoidismus, Hyperthyreose 139, 142, 144
Hypocalcämie 153
Hypoglykämie 169, 351
—, paraneoplastische 175
Hypogonadismus, hypogonadotroper 40
Hypokaliämie 243
hypokaliämischer Ileus 243
Hypoparathyreoidismus 153
Hypophosphatämie 36
Hypothyreoidismus, Hypothyreose 139, 140
Hypothyreose, angeborene 139
— des Erwachsenen 139
—, jugendliche 139

I
Ikterus 308, 318, 343
Ileitis terminalis (Morbus *Crohn*) 221, 279
Ileocolitis Crohn 279, 280, 289
Ileus, Briden- 221, 252
—, Formen 243
—, funktioneller 243
—, Gallenstein- 251
—, hypokaliämischer 243
—, mechanischer 221, 248
—, Obstruktions- 248
—, postoperativer 254
—, Strangulations- 248
—, Ursachen 248
Infektionen, Anaeroberi 9
—, chirurgische 164
—, Coli- 2
—, Hand 87
—, purulente 1
—, putride 2
—, pyogene 1
innere Blutung 197, 258
— Brüche 218
Inselzell-Adenome 351
Intercostalarterien 50
Intestinalinvagination 251
intracerebrales Hämatom 132
Ischämie 49
—, Darm 282
Ischiassyndrom 165
Ischuria paradoxa 381

J
Jodstoffwechsel 141, 144

K

Kahnbeinfraktur 82
kalter Absceß 2
„kalter" Knoten 147
Karbunkel 4
Kardiacarcinom 264
Karthagena-Syndrom 181
Katzenkratzkrankheit 31
*Kehr*sche Drainage 314
*Kerkring*sche Falten 246
Klaviertasten-Phänomen 74
Klippel-Trenaunay-Syndrom 55
Kniegelenk 110
—, Fremdkörper im 119
Kniegelenkentzündung 117
Kniegelenkerguß 111
Kniegelenkpunktion 118
Kniegelenkveränderungen 118
Kniegelenkverletzungen 112
Knochencysten 37
Knochenmetastasen 16, 367
—, Brustkrebs 167
Knochensarkom 119
Knochentumoren 35
—, Hand 89
—, Lokalisation 38
Knöchelbrüche 122
Kollateral-Kreislauf 284
kollaterale Venenzeichnung 324
Komplementbindungsreaktion
  nach *Weinberg* 319
Konsolidierung 15
—, verzögerte 16
Kragenknopfabsceß 6
Krallenhand 90
Kropf 136
Kryptorchismus 372
*Kußmaul*sche Atmung 170
Kypho-Skoliose 158

L

Lähmung, Nervus fibularis 128
—, — medianus 89
—, — radialis 89
—, — ulnaris 90
Laparoskopie 309
*Larrey*sche Spalten 202
Lasègue, Manöver nach 160, 165
Latero-basale Frakturen 133
LATS (long acting thyoid stimulator) 139
Laugier, Zeichen nach 81
Leber, Echinococcus 317
—, Metastasen 309, 316
Leberabsceß 221
Lebercarcinom 316
Lebercirrhose 320, 327, 328, 371
Leberruptur 259, 318, 367
Leberszintigraphie 316, 319, 321
Lebervergößerung 316
— mit portaler Hypertension 320
Leberversagen 331
Leberverletzungen 197

Leiomyosarkom 28
Leistenhernie 212, 221
Leistenhoden 372
Lenkrad-Kontusion 192
Leriche-Syndrom 50
Linea alba, Bruchbildungen 217
Linton-Test 66
Lipase 332
Lipom 28
Liposarkom 28
Liquorfistel 133
*Lobstein*sche Erkrankung 18
Looser-Milkman-Syndrom 19
Luftsichel 197, 234
Lungenabsceß 171, 181, 182
Lungenanomalien 174
Lungencysten 174
Lungeneiterungen 181
Lungenembolie 62, 169, 189
Lungengangrän 171
Lungenhohlraumbildungen 182
Lungeninfarkt 171
Lungenkollaps 187
Lungenmetastasen 368
Lungenmißbildungen 174, 181
Lungenprozesse, entzündliche 174, 179
Lungenrundherde 174, 177
Lungensequestrationen 182
Lungentuberkulose 11, 179
Lungentumoren 177
Luxation, Chassaignac 77
Luxationen 19
—, acromio-claviculäre 74
—, Daumengrundgelenk 87
—, Ellenbogen 77
—, habituelle 19
—, Hüftgelenk 95, 96, 103
—, Os lunatum 82
—, perilunäre 83
—, Radiusköpfchen 77
—, Schultergelenk 19, 73, 74
—, Ulnarköpfchen 77
Lymphangitis 6, 7
— reticularis 6
—, strangförmige 6
Lymphdrüsenbefall 378
—, cervicaler 148
Lymphdrüsenbeteiligung,
  regionäre 3
Lymphdrüsenbiopsie 154
Lymphdrüsenentzündung 4
Lymphdrüsenerkrankungen 31, 68
Lymphdrüsentuberkulose 32
Lymphdrüsenveränderung,
  metastatisch-canceröse 33
Lymphknoten, mediastinale 368
—, metastatische 136
Lymphknotenbiopsie nach *Daniels* 184
Lymphknotenschwellung 141
Lymphoedema congenitum 68
— tardum 68
Lymphödem 69
Lymphödem, *Meige*-Typ 68

—, *Nonne-Milroy*-Typ 68
Lymphographie 34, 68, 378, 383
Lymphosarkom 28

M

Mac-Burney-Punkt 234
Magencarcinom 274
Magen-Darm-Blutung 258
Magendilatation 255
Magenresektion 272
Magensaftanalyse 272
Magensekretions-Analyse 274
Mahler-Zeichen 60
Maisonneuve-Fraktur 123
Maladie des griffes des chat 31
Mal perforans 51
Maldigestion 45, 283
Malleolarfrakturen 128
Mallet-Guy, Manöver nach 334
Mallory-Weiss-Syndrom 258, 266
Mamma, blutende 369
— -Carcinom 68, 358
— —, ulcerierendes 370
—, sezernierende 370
Mammaamputation 69
Mammographie 362
Manöver nach *Mallet-Guy* 334
— nach *Tillaux* 361
Mansfeld-Effekt 351
Marschfraktur 16
Martorell-Fabre-Syndrom 55
Mastitis 4, 357
— -Carcinomatose 358
Mastopathia chronica cystica 361, 369
MEA-Syndrom 152
mechanischer Ileus 243, 248
*Meckel*sches Divertikel 221, 243, 281
Medianuslähmung 89
mediastinale Lymphknoten 368
Mediastinalemphysem 184, 188
Mediastinalflattern 192
Mediastinalhämatom 184
Mediastinaltumoren 170, 183, 184
Mediastinitis 184
Mediastinoskopie 172, 184
Megacolon, Morbus *Hirschsprung* 295
Mega-Oesophagus 263
Mehrfachtumoren 287
Melaena (Teerstuhl) 219, 221, 258
Meniscusverletzungen 114
Mesenterialinfarkt 222
Mesenterialthrombose 222
Mesenterialvenenthrombose 222
Mesenterialverletzungen 199
Metaphyse 118
Metastasen, Fern- 367
—, Knochen 367
—, Lunge 368

—, Skelet 367
—, Wirbelsäule 367
Mohammedaner-Gebetshaltung 255, 333
Monteggia-Fraktur 77, 78
Morbus *Basedow* 141
— *Bechterew* 167
— *Boeck* 179
— *Buerger* 52
— *Crohn* (Ileitis terminalis) 221, 278, 289
— *Hirschsprung* (Megacolon) 263, 295
— *Hodgkin* 183
— *Ormond* 68
— *Paget* 36, 359, 370
— *Raynaud* 36
— *Recklinghausen* 36, 151
— *Winiwarter-Buerger* 52
Morgagni-Hydatide 373
Mikrohämaturie 384
Milzruptur 259
Milzvergrößerung 322
Milzverletzungen 198
Miosis 169
Mittelfußfrakturen 128
Mittellappensyndrom 175, 179
Mucoviscidose 181
Mundbodencarcinome 153
Murphy-Zeichen 306
Muskelhernie 20
Muskelinterposition 14
Muskelkontraktur, paravertebrale 157
Muskelruptur 20
Myasthenia gravis pseudoparalytica 183
Mydriase 135
Myelographie 162
Myelom 36, 167, 173
Mykosen 4, 9
Myom 28
Myxödem 139

N
Nabelhernie 215
Nachtschweiß 168
Nahtinsuffizienz 255
Narbenbrüche 217
Navicularefraktur 82
Nebenhoden 374
Nebenhodencyste 376
Nebenhodentuberkulose 375, 379
Nebenhodentumoren 375
Nebennierenrindencarcinom 40
Nebennierenrindenhyperplasie 40
Nebenschilddrüsen 151
Nebenschilddrüsencarcinom 152
Neck dissection 151
Nelson-Test 120
Neoplasie 27
Nephroptose 387

Nervenverletzungen (bei Frakturen) 14
—, Hand 86
Nervus fibularis, Lähmung 128
— recurrens 138
Neunerregel 22
Neurofibromatose 151
Neurom 28
Neurosarkom 28
Neutral-0-Methode 70, 93
Nicoladoni-Branham-Test 54
„Niemandsland"-Sehnenverletzungen, Hand 86
Niere, „stumme" 387
Nierenfunktionsprüfung 382
Nierenkolik 386, 387
Nierenphlegmone 388
Nierensenkung 387
Nierenverletzungen 198
Nucleus pulposus prolaps 165

O
Oberschenkelschaftbrüche 103
Obstruktionsileus (Obturationsileus) 248
Obturationsileus (Obstruktionsileus) 248
Occlusionsileus 216, 218, 248, 285
Oesophagoskopie 184, 260, 261, 264
Oesophagus 260
— -Atresie 260
— -Carcinom 261
— -Divertikel 264
— -Tumoren 184
— -Varicen 221, 325, 326
— -Varicenblutung 260
Olecranon-Fraktur 76, 78
Oligurie 323
Oliver-Cardarelli-Zeichen 169
Ophthalmopathie, endokrine 141
Opie-Syndrom 337
Opisthotonus 11
Orangenileus 218
Orchidopexie 372
Orchitis 373
Os lunatum-Luxation 82
Osteitis 4, 9
Osteochondritis dissecans 119
Osteochondromatose 120
Osteochondrose, Wirbelsäule 166
Osteodystrophia fibrosa generalisata *Recklinghausen* 36
Osteogenesis imperfecta 18
Osteom 28
Osteomalacie 166, 169
Osteomyelitis, akute 7
—, chronische 9, 36
—, exogene 9
—, hämatogene 104
Osteonekrosen, aseptische 108
Osteopathien, metabolische 166
Osteoporose 163, 169
Osteo-Psathyrosis 18

Osteosarkom 28, 38, 39, 118
Osteosynthese 15, 121
Ostitis deformans generalisata 370
— fibrosa 166
Oszillographie 46

P
Paget-Brustdrüsencarcinom 370
— *Schrötter*-Syndrom 60
Panaritium 1, 87, 387
— ossale 9
— tendinosum, ossale, articulare 88
Pankreas 332
—, äußere Sekretion 332
— -Szintigraphie 332, 345
— und Trauma 345
—, hormonaktive Tumoren 351
—, innere Sekretion 332
—, Nekrose 339
—, Pseudocysten 339
—, Resektion 348
—, Schmerz 333
Pankreascarcinom 349
Pankreaserkrankungen, endokrinologische Auswirkungen 350
Pankreasverletzungen 199
Pankreatitis 171, 221, 386
—, abscedierende 387
—, akute 335
—, calcifizierende 343, 347
—, chronische 342
—, Gestations- 346
—, posttraumatisch 200
—, Satelliten- 346
Pankreatitisformen, nichtchologen 346
Pankreatographie 310, 332, 334, 345
Pankreatolithiasis 152, 344
paradoxe Atmung 192
paralytischer Ileus 243
paraneoplastische Endokrinopathie 355
paraoesophageale Hernien 209
Paraoesophagealhernie 206, 221
Paraphimose 381
Parathormon 152
Parenchympankreatitis, calcifizierende 344
Paronychie 87
Parotistumoren 154
Parotitis 155
Patellafrakturen 115, 117
Patellatanzen 112
pathologische Frakturen 16
Pathosklerose 49
Payr-Zeichen 60
Peau d'orange 359
Pelveoperitonitis 237
Pendelhoden 372
Periarthritis 75
— humeroscapularis 75

pericolischer Absceß 287
Perikardpunktion 194
perilunäre Luxation 83
Perinephritis 389
perinephritische Phlegmone 2, 243, 387
perisplenitischer Absceß 243
Peritonismus 222, 223
Peritonitis 171, 199, 222, 230
— bei Appendicitis 226, 231
—, atypische Formen 237
—, Durchwanderungs- 243
—, gallige 198, 221, 235
—, perforationslose gallige 235
— bei Ulcusperforation 232
—, Verdachtsymptome 219
Perthes-Test 66
*Perthes*sche Erkrankung 108
Peutz-Jeghers-Syndrom, Pigmentfleckenpolypose 285, 290
Pflastersteinrelief 293
Pfortader-Blockade, prae-hepatisch 329
Phäochromocytom 41
Phimose 380
Phlebectasia Nicoladoni 55
Phlebitisformen 58
Phlebographie 66
Phlebothrombose 59
Phlegmasia alba dolens 60
— coerulea dolens 60
Phlegmone 1
—, Hand 88
—, perinephritische 2, 242, 387
Phosphatämie 35
Phosphatase, alkalisch 308
Pigmentfleckenpolypose 285, 290
Pilzinfektionen 9
Plasmocytom 173
Pleuraempyem 181
Pleuraergüsse 171, 239
Pleuratumoren 172
Plummer-Vinson-Syndrom 266
Pneumothorax 185, 188, 192
—, Spannung- 187, 188
—, Spontan- 187, 188
Pollakisurie 381, 382
Polypen, Colon 289
Polyposis coli 285
— —, familär 290
Portale Hypertension 320, 322
— —, segmentäre 320
postoperativer Ileus 254
posttraumatische Pankreatitis 200
postthrombotisches Syndrom 62
Präcancerosen 287, 348
*Prehn*sches Zeichen 374
proktologische Erkrankungen 299
Prostata 374
— -Adenom 381
— -Biopsie 383
— -Carcinom 371, 382, 386

Prostatitis 380
Proteaseninhibitor-Therapie 342
pruritus ani 302
Pseudarthrose 16, 98
Pseudoperitonitis diabetica 223
Pseudocysten des Pankreas 338
Pseudopubertas praecox 41
Psoas-Senkungsabsceß 159
Psoas-Phänomen 388, 389
— -Senkungsabsceß 159
Pulsionsdivertikel, *Zenker*sches 265
Pulseless disease 55
purulente Infektionen 1
putride Infektionen 2
Pyarthros 112
Pyelonephritis 389
Pylorotomie 278
Pylorushypertrophie 278
Pylorusstenose 269
Pyocyaneus-Erreger 2
pyogene Infektionen 1
Pyonephrose 388
Pyosalpinx-Perforation 237
Pyurie 381

Q
Querbruch, äußerer 133
—, innerer 133

R
Radialislähmung 89
Radialispuls 45
Radiusfraktur 81
Radiusköpfchen, Fraktur 78
—, Luxation 77
Ratschow-Test 51
Rectalprolaps 304
Recto-Colitis 221, 290
Rectosigmoidoskopie 290
Rectoskopie 291, 297
Rectumcarcinom 221, 296, 903
*Recklinghausen*sche Erkrankung 166
Refluxkrankheit, gastrooesophageale 205
Refluxoesophagitis 205, 221
Regurgitation 260
Relaxatio, Zwerchfell 204
Reposition 15
respiratorische Insuffizienz 185
Retentio testis 372
Retentionsikterus 308
retroperitonealer Absceß 242
retrosternale Struma (Tauchkropf) 138
Rezidivstruma 147
Riesenzellthyreoiditis (*De Quervain*) 148
*Riolan*sche Anastomose 283
— Arkade 282
Rippenfrakturen 191, 192
Risus sardonicus 10
Rovsing-Zeichen 224
Rubor 3
Rundherde, Lungen 177

S
Sacralsyndrom 165
*Saint*sche Trias 208, 293
Samenblasen 374
Sanduhrmagen 267
Sarcoidose 179
Sarkom 28
Satellitenpankreatitis 346
Scalenus-anterior-Syndrom 56
Scalenus-Biopsie 34
Schädel-Hirn-Trauma 130, 131
— — -Verletzungen 191
— — —, Begleittraumen 191
Schenkelhalsfrakturen 97
—, Komplikationen 100
—, laterale 98
— nach PAUWELS 98
Schenkelhalskopfnekrose 105
Schenkelhernie 214, 221
Scherensymptom 97
Schilddrüse 136
—, Diagnostik 141
Schilddrüsenkrankheiten, Klassifikation 148
—, Komplikationen 147
Schilddrüsen-Szintigraphie 144
Schmerz, akutes Abdomen 219
—, plötzlicher, mit Atemnot 169
—, somatisch 222
—, visceral 222
Schnellschnitt-Diagnose 369
Schock 236, 255, 335
—, hämorrhagischer 189
Schockindex 23, 198, 236, 258
Schrumpfgallenblase 312
Schubladen-Phänomen 113
Schultergelenk 70
—, Luxation 17, 73
— —, habituelle 19
—, Verletzungen 72
Schulterschmerz 197
Schwielen-Absceß 88
Schwurhand 88
Scirrhus 369
Scrotum 374
—, akutes 373
segmentäre portale Hypertension 330, 341
Sehnenscheiden-Tuberkulose 89
Sekretin 283, 332
Seldinger, Katheterisierung nach 47
Seminom 379
Sengstaken-Sonde 326
Senkniere 234
Senkungsabsceß, kalter 214
sezernierende Mamma 369
*Shenton-Menard*sche Linie 95, 96
Shuntoperationen 331
—, Encephalopathie bei 331
Sialographie 156
Sialolithiasis 156
Sialorrhoe 260, 263
Sigmoiditis 293
Singultus 168

Sachverzeichnis

Skelet-Metastasen 367
Spannungspneumothorax 187, 188
Speicheldrüsen 154
Spermatocele 376
Spina ventosa 89
Splenomanometrie 322, 330
Splenoportographie 316, 322, 327, 328, 330, 348
Spondylarthritis ankylopoetica 167
Spondylarthrose, Wirbelsäule 166
Spondylitis 169
—, tuberkulöse 162
Spontanfraktur 35
Spontanpneumothorax 187
Sprungbeinbrüche 128
Sprunggelenk, oberes 121
Staphylococcus 1, 357, 375
— aureus 387
Steatorrhoe 332
Stellwag-Zeichen 141
„Steppergang" 129
*Stokes*scher Kragen 138
Strangulations-Ileus 248
Streptokokken 1
Stridor 141
Strommarken 21
Struma aberrans 184
— basedowificata 141
—, dystopische 136
—, Funktionsprüfung bei 139
— lymphomatosa (*Hashimoto*) 148
— maligna 16, 137, 148
Strumitis, eisenharte (*Riedel*sche Struma) 148
Stuhl- und Windverhaltung 244
„stumme Niere" 387
stumpfes Bauchtrauma 195, 200
Sturge-Weber-Syndrom 55
Subarachnoidalblutung 131
subdurales Hämatom 132
Subclavian-Steel-Syndrom 55
subhepatischer Abszeß 238, 241
subphrenischer Abszeß 171, 221, 239
Sudeck-Dystrophie 16
Syndesmose 123
syphilitisches Gumma 376
Szintigraphie 36, 141, 152, 184

T

Tabes 120
—, gastrische Krisen 223
Takayasu-Syndrom 55
Talusbrüche 128
Tauchkropf 138
Teerstuhl (Melaena) 219, 223
Testis reflexus 372
Tetanus 10
Thorakotomie 194

Thoraxkontusionen 191, 192
Thoraxtrauma 171
Thoraxverletzungen 190
—, offene 194
Thrombo-Embolie 58
thromboembolische Komplikationen 61
Thrombophlebitis 58
— migrans 58
Thrombophlebitisformen, Symptomatologie 60
Thymom 184
Thyreoiditis 148
Thyreotoxikose 141
Tibiakopf, Frakturen 117
Tibialis-anticus-Syndrom 129
Tietze-Syndrom 74
Tillaux, Manöver nach 361
Tismus 10
Tomographie 118
Totenlade 105
„Totenstille" im Abdomen 244
Tracheostomie 193
Traktionsdivertikel 265
*Treitz*sche Hernie 218
Trendelenburg-Lagerung 245
— -Test 65
— -Zeichen 97
Trypsin 333
Trochanterfrakturen 98
Trommelschlegelfinger (*Pierre-Marie*) 169
Trousseau-Zeichen 153
Trümmerfraktur, Patella 116
Tubargravidität 237
Tuberkulin-Hautreaktion 106
tuberkulöse Fistel 378
Tuberkulom 177
Tuberkulose 32, 171
—, extrapulmonale 11
—, Hoden 379
—, Nebenhoden 375, 379
Tumoren 27
—, Brustwand 172
—, Colon 221
—, embryonale 30
—, epitheliale 27
—, Hoden, primäre 376
—, hormonaktive 39
—, Klassifikation 367
—, Knochen 35
—, Lymphdrüsen- 31
—, Mediastinum 183
—, Mehrfach- 287
—, mesenchymale 28
—, Mund- u. Kieferbereich 153
—, Misch- 28
—, Nebenhoden 375
—, Nebennierenrinde 39
—, Nebennierenmark 41
—, Placentagewebe 30
—, Pleura 171
—, Weichteil- 42
—, Wirbelsäule 167
Typhusinfektion 4

U

Ulcus cruris 62
—, duodeni 267
— -Komplikationen 268
— penetrans, perforans 221
Ulcusbildung im Divertikel 283
Ulcusblutung 221
Ulcusperforation 221, 232, 233, 269
Ulnarislähmung 90
Ulnarköpfchen, Luxation 77
Unterschenkelschaftbrüche 121
Ureter, ektopisch 385
Urethrastenose 386
Urethroskopie 382
Urographie 298, 381, 387
Uterusruptur 221

V

Vagotomie 273
Varicen 63
—, primäre 63
—, sekundäre 63
Varicenruptur 66
—, Blutung 66
Variocele 376
Varicosis, idiopathische Form 62
—, symptomatische Form 62
Varicothrombosis 65
Vena spermatica 376
Venae perforantes 57
venöse Insuffizienz 62
venöses System 57
Ventilpneumothorax 185, 188, 192
Verbrennungen 21
Verbrennungsgrade 21, 24
Verbrennungskrankheit 2, 22
Verbrennungsschock 23
Verbrennungstiefe 21
Verletzungen, Blase 199
—, Gallenwege, Pankreas 199
—, Kniegelenk 112
—, Leber 197
—, Meniscus 114
—, Mesenterium 199
—, Milz 198
—, Niere 198
—, Zwerchfell 202
Verner-Morrison-Syndrom 353
Verschlußsyndrom 243
*Virchow*sche Drüse 34
— Trias 61
*Volkmann*sches Dreieck 123, 124
— Syndrom 16, 79
Volvulus 221, 249

W

*Wahl*sches Zeichen 248
Wassermann-Manöver 161, 165
— -Reaktion 120, 376
*Whipple*sche Triade 253
Wirbelsäule 157
—, Fehlhaltungen 157
—, Frakturen und Luxationen 163

Wirbelsäulen-Metastasen 367
Wirbelsäulenmyelome 167
Wirbelsäulentumoren 167
Wundstarrkrampf 10

Z
Zeichen nach *Laugier* 81, 99

– nach *Ortolani* 96
*Zenker*sches Pulsionsdivertikel 265
Zollinger-Ellison-Syndrom 271, 353
Zungenbodenkrebs 33
Zungenkrebs 33
zweiseitige Milzruptur 198

Zwerchfellbrüche 187, 221
Zwerchfelldefekte, angeborene 187
Zwerchfellerkrankungen 201
Zwerchfell-Eventration 204
Zwerchfell-Relaxatio 204
Zwerchfellruptur 202
Zwerchfelltraumatologie 203

Leger / Nagel:
Chirurgische Diagnostik
3. Auflage

Was können wir bei der nächsten Auflage besser machen?

Zur inhaltlichen und formalen Verbesserung unserer Bücher bitten wir um Ihre Mithilfe. Autoren und Verlag würden sich deshalb freuen, wenn Sie die nachstehenden Fragen beantworten könnten.

---

1. Finden Sie ein Kapitel besonders gut dargestellt? Wenn ja, welches und warum? ....
  ....
  ....

2. Welches Kapitel hat Ihnen am wenigsten gefallen. Warum? ....
  ....
  ....

3. Bringen Sie bitte dort ein X an, wo Sie es für angebracht halten.

	Vorteilhaft	Angemessen	Nicht angemessen
Preis des Buches	....	....	....
Umfang	....	....	....
Aufmachung	....	....	....
Abbildungen	....	....	....
Tabellen und Schemata	....	....	....
Register	....	....	....

	Sehr wenige	Wenige	Viele	Sehr viele
Druckfehler	....	....	....	....
Sachfehler	....	....	....	....

4. Spezielle Vorschläge zur Verbesserung dieses Textes (u. a. auch zur Vermeidung von Druck- und Sachfehlern) ....
  ....
  ....
  ....
  ....
  ....
  ....

5. Weitere Anregungen zu diesem Buch oder zu unserem Verlagsprogramm:

....
....
....
....
....

Bei Rücksendung werden Sie in unsere Adressenliste aufgenommen.

Name ....

Adresse ....
....

Beruf/Studium (Med.-Student, Ass.-Arzt, Facharzt usw.) ....

Semester ....

Wir danken Ihnen für die Beantwortung der Fragen und bitten um Einsendung des Blattes an:

      Frau M. Kalow
      Springer-Verlag
      Neuenheimer Landstraße 28
      6900 Heidelberg 1

R. PICHLMAYR, B. GROTELÜSCHEN

Chirurgische Therapie

Richtlinien zur prä-, intra- und postoperativen Behandlung in der Allgemeinchirurgie

1978. 27 Abbildungen, 45 Tabellen.
VIII, 656 Seiten
DM 78,–; US $ 39.00
ISBN 3-540-08600-5

Das vorliegende Buch stellt die Richtlinien der prä-, intra- und postoperativen Behandlung allgemeinchirurgischer Patienten dar, wie sie im Laufe der letzten Jahre an der Medizinischen Hochschule Hannover erarbeitet wurden. Die darin beschriebenen Erfahrungen sind ein wesentlicher Beitrag, den klinischen Betrieb durch die Einführung von Routinemaßnahmen und Standardschemata zu erleichtern. Abgehandelt werden Diagnostik, Indikation, operatives Vorgehen sowie prä- und postoperative Maßnahmen.

Das Buch ist für jedes allgemeinchirurgische Krankenhaus eine wertvolle Hilfe, da die in ihm aufgeführten Behandlungsrichtlinien erfahrungsgemäß allgemein praktikabel sind. Es stellt aber auch eine ausgezeichnete Einführung für Studenten in den chirurgischen Teil des Internatsjahres dar.

Inhaltsübersicht: Schilddrüse.– Nebenschilddrüse.– Mamma.– Hernien.– Oesophagus, Cardia, Zwerchfell.– Haut und Unterhaut.– Magen - Duodenum.– Gallenwege.– Portale Hypertension.– Pankreas.– Milz.– Nebenniere.– Dünndarm.– Appendix.– Colon - Rectum.– Anus.– Bauchtrauma.– Periphere Gefässe.– Präoperative Vorbereitung.– Postoperative Behandlung.

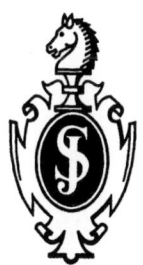

Springer-Verlag
Berlin Heidelberg New York

Postoperative Komplikationen

Prophylaxe und Therapie

Herausgeber: R. PICHLMAYR

1976. 166 Abbildungen, 128 Tabellen.
XII, 407 Seiten.
Gebunden DM 88,–; US $ 44.00
ISBN 3-540-07700-6

Die Rechtzeitigkeit des Erkennens und Handelns bei postoperativen Komplikationen ist oft für den weiteren Verlauf entscheidend. Dies gilt im Bereich der Abdominalchirurgie vor allem für Komplikationen, die durch Relaparotomie behandelbar sind. Die bisherige Zurückhaltung gegenüber einer Relaparotomie als einer weitgehend aussichtslosen ultima-ratio-Methode weicht zunehmend einer mehr aktiven Einstellung. So sehr der Wert der Relaparotomie heute prinzipiell anerkannt ist, so schwer fällt oft weiterhin die Indikation hierzu in der individuellen Situation, wobei nicht nur medizinische Gründe bedeutsam sind. Fortschritte in Prophylaxe und Therapie postoperativer Störungen nach allgemeinchirurgischen Operationen sind auch auf dem kardiovaskulären Sektor, auf dem Stoffwechselsektor, dem urologischen und nephrologischen Sektor und beim Polytrauma erreicht worden. Diese Fragen und Ergebnisse werden unter besonderer Berücksichtigung der Interessensgebiete, der Bedürfnisse und der Möglichkeiten des Allgemeinchirurgen abgehandelt. Das Buch ist somit ein unentbehrlicher Ratgeber für die tägliche Praxis jedes Chirurgen.

Inhaltsübersicht: Probleme der Relaparotomie: Grundsätzliches. Septischer postoperativer Verlauf. Relaparotomie (Indikation und Vorgehen) nach Voroperationen am Gallenwegssystem, am Magen, am Darm. Mehrfach-Relaparotomien.– Prä- und postoperative Grenzsituationen des respiratorischen und kardiovaskulären Systems: Respiratorisches System. Kardiovaskuläres System.– Prä- und postoperative Störungen des Stoffwechsels.– Urologische und nephrologische Komplikationen nach allgemein-chirurgischen Operationen: Urologische Komplikationen. Nephrologische Komplikationen.– Verlauf nach Polytrauma.– Sachverzeichnis.

Preisänderungen vorbehalten

Springer Lehrbücher

Medizin
Eine Auswahl

Für die ärztliche Vorprüfung

Bachmann: **Biologie für Mediziner.** 1976. DM 38,–

Bertolini/Leutert: **Atlas der Anatomie des Menschen** Bd. 1: Arm und Bein. 1978. DM 78,–

v. Ferber: **Soziologie für Mediziner.** 1975. DM 38,–

Forssmann/Heym: **Grundriß der Neuroanatomie.** 2. Aufl. 1975 (HT 139) DM 18,80 Basistext

Ganong: **Lehrbuch der Medizinischen Physiologie.** 3. Aufl. 1974. DM 48,–

Grundriß der Neurophysiologie. Hrsg. Schmidt. 4. Aufl. 1977 (HT 96). DM 24,80 Basistext

Grundriß der Sinnesphysiologie Hrsg. Schmidt. 3. Aufl. 1977 (HT 136). DM 24,80 Basistext

Harten: **Physik für Mediziner.** 3. Aufl. 1977. DM 42,–

Latscha/Klein: **Chemie für Mediziner.** 4. Aufl. 1977 (HT 171*). DM 18,80 Basistext

Lehrbuch der gesamten Anatomie des Menschen. Hrsg. Schiebler 1977. DM 58,–

Medizinische Psychologie Hrsg. Kerekjarto. 2. Aufl. 1976 (HT 149) DM 19,80 Basistext

Physiologie des Menschen Hrsg. Schmidt/Thews 19. Aufl. 1977 DM 78,–

Physiologische Chemie von Harper/Löffler/Petrides/Weiss. 1975. DM 88,–

Für den ersten Abschnitt der ärztlichen Prüfung

Allgemeine Klinische Untersuchungen Hrsg. Savić 1978. DM 48,–

Allgemeine Pathologie. Bleyl u. Mitarb. 2. Aufl. 1976 (HT 163*) DM 19,80 Basistext

Anschütz: **Die körperliche Untersuchung.** 3. Aufl. 1978 (HT 94) DM 18,80

Biomathematik für Mediziner Hrsg. Kollegium Biomathematik. 2. Aufl. 1976 (HT 164*) DM 16,80 Basistext

Bühlmann/Froesch: **Pathophysiologie.** 3. Aufl. 1976 (HT 101) DM 19,80 Basistext

Fischer-Homberger: **Geschichte der Medizin.** 2. Aufl. 1977 (HT 165) DM 19,80 Basistext

Fuhrmann/Vogel: **Genetische Familienberatung.** 2. Aufl. 1975 (HT 42) DM 19,80

Jawetz/Melnick/Adelberg: **Medizinische Mikrobiologie** 4. Aufl. 1977 DM 58,–

Kursus: Radiologie und Strahlenschutz: Red.: Becker/Kuhn/Wenz/Willich. 2. Aufl. 1976. (HT 112) DM 19,80 Basistext

Lehrbuch der Allgemeinen Pathologie und der Pathologischen Anatomie. Hrsg. Eder/Gedigk. 30. Aufl. 1977. DM 96,–

Medizinische Mikrobiologie 1. Virologie. Hrsg. Klein. Bearb. Falke. 2. Aufl. 1977 (HT 178) DM 16,80 Basistext

Meyers/Jawetz/Goldfien: **Lehrbuch der Pharmakologie** 1975. DM 68,–

Radiologie. Hrsg. Hundeshagen 1978. DM 58,–

Rick: **Klinische Chemie und Mikroskopie.** 5. Aufl. 1977 DM 24,80

Wellhöner: **Allgemeine und systematische Pharmakologie und Toxikologie.** 2. Aufl. 1976. (HT 169*) DM 24,80. Basistext

Zum Winkel: **Nuklearmedizin** 1975 (HT 167). DM 24,80

Für den zweiten Abschnitt der ärztlichen Prüfung

Allgemeine und spezielle Chirurgie. Hrsg. Allgöwer 3. Aufl. 1976 DM 48,–

Boenninghaus: **Hals-Nasen-Ohrenheilkunde für Medizinstudenten.** 4. Aufl. 1977 (HT 76) DM 18,80 Basistext

Chusid: **Funktionelle Neurologie.** 1978. DM 58.–

Dubin: **Schnell-Interpretation des EKG.** 2. Aufl. 1977 DM 38,–

Greither: **Dermatologie und Venerologie.** 3. Aufl. 1978 (HT 113) DM 16,80 Basistext

Heberer/Köle/Tscherne: **Chirurgie.** 1977 (HT 191*) DM 36,– Basistext

Idelberger: **Lehrbuch der Orthopädie.** 3. Aufl. 1977 DM 48,–

Kinderheilkunde. Hrsg. von Harnack. 4. Aufl. 1977 DM 39,–

Knörr/Beller/Lauritzen: **Lehrbuch der Gynäkologie** 1972. DM 44,–

Leydhecker: **Grundriß der Augenheilkunde.** 19. Aufl. 1976. DM 48,–

Nasemann/Sauerbrey: **Lehrbuch der Hautkrankheiten und venerischen Infektionen.** 2. Aufl. 1977. DM 48,–

Pichelmayr/Grotelüschen: **Chirurgische Therapie.** 1978. DM 78,–;

Piper: **Innere Medizin.** 1974 (HT 122) DM 19,80 Basistext

Poeck: **Neurologie.** 5. Aufl. 1978. DM 48,–

Schulte/Tölle: **Psychiatrie** 4. Aufl. 1977. DM 42,–

Unfallchirurgie. Von Burri et. al. 2. Aufl. 1976 (HT 145) DM 19,80. Basistext

Für den dritten Abschnitt der ärztlichen Prüfung

Bässler/Fekl/Lang: **Grundbegriffe der Ernährungslehre.** 2. Aufl. 1975 (HT 119) DM 18,80. Basistext

Curran: **Farbatlas der Histopathologie.** 3. Aufl. 1975. DM 64,–

Curran/Jones: **Farbatlas der makroskopischen Pathologie** 1976. DM 78.–

Habermann/Löffler: **Spezielle Pharmakologie und Arzneitherapie.** 2. Aufl. 1977. (HT 166) DM 21.80 Basistext

Interne Notfallmedizin Von Junge-Hülsing et al. 2. Aufl. 1977. DM 38,–

Lehrbuch der Anaesthesiologie, Reanimation und Intensivtherapie. Hrsg. Benzer/Frey/Hügin/Mayrhofer. 4. Aufl. 1977. DM 168,–

Medizinisch und wirtschaftlich rationale Arzneitherapie Hrsg. Kewitz 1978. DM 38,–

Scheurlen: **Systematische Differentialdiagnose innerer Krankheiten.** 1977 (HT 188*) DM 19,80

Therapie innerer Krankheiten Hrsg. Buchborn et al. 3. Aufl. 1977. DM 68,–

Preisänderungen vorbehalten

HT = Heidelberger Taschenbücher

* = Begleittext zum Gegenstandskatalog

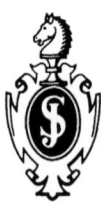

Springer-Verlag
Berlin
Heidelberg
New York

MIX
Papier aus verantwortungsvollen Quellen
Paper from responsible sources
FSC® C105338

If you have any concerns about our products,
you can contact us on
ProductSafety@springernature.com

In case Publisher is established outside the EU,
the EU authorized representative is:
**Springer Nature Customer Service Center GmbH
Europaplatz 3, 69115 Heidelberg, Germany**

Printed by Libri Plureos GmbH
in Hamburg, Germany